E. Hengeveld K. Banks (Hrsg.)

Maitland

Manuelle Therapie und Manipulation der peripheren Gelenke

Im Gedenken an Kevin Banks (1959–2012)

Mit großer Trauer haben wir von Kevin Banks' Tod erfahren. Kevin starb am 14. November 2012 im Alter von 53 Jahren nach kurzer Krankheit.

Kevin war als Mitherausgeber von *Maitland's Peripheral Manipulation, Maitland's Vertebral Manipulation und Maitland's Clinical Companion* beim Elsevier-Verlag beteiligt. Er starb, als wir gerade an der Fertigstellung der Manuskripte für die neue Auflage von *Maitland's Peripheral Manipulation* und *Maitland's Vertebral Manipulation* arbeiteten, deren Erscheinen er nun leider nicht mehr erleben kann.

Kevin war Senior Teacher und Gründungsmitglied der *International Maitland Teachers' Association* (IMTA). Sein Tiefgang und seine kritischen Beiträge haben für die weitere Entwicklung der IMTA als Bildungsinstitut eine entscheidende Rolle gespielt.

Wir haben einen Freund und Kollegen verloren, der sich dem Unterrichten und der Weiterentwicklung der von Maitland eingeführten Prinzipien der manipulativen und neuromuskuloskeletalen Physiotherapie verschrieben hatte. Kevin sah sich selbst als praktizierenden Kliniker und klinischen Pädagogen. Er war davon überzeugt, dass ein strukturierter, aber auch flexibler Praxisrahmen auf der soliden Grundlage von klinischen Denkprozessen (Clinical Reasoning), Kommunikation und kluger Entscheidungsfindung *(wise action)* für ein professionelles Arbeiten unerlässlich ist. Dies bildete das Herzstück seines Unterrichts. Kevin war ein echter Visionär. Er wusste, wo und wie er sein Fachgebiet verbessern konnte, und tat dieses wie kein anderer. Er sagte über sich selbst: „ Mich treibt der Anspruch, den Erwerb von Fertigkeiten, Wissen und Qualitätsmerkmalen in der Physiotherapie sowohl in der Breite als auch in der Tiefe zu fördern, um zu gewährleisten, dass Patienten die bestmögliche Behandlung bekommen." Und in der Tat standen im Zentrum all seines professionellen Handelns und Strebens der Patient und seine Bedürfnisse.

Wir kannten Kevin als einen liebenswürdigen und engagierten Menschen. Viele von uns haben seinen oft feinsinnigen und unerwarteten Humor und vor allem seine Freundschaft und Gutherzigkeit genossen. Kevin wurde in der Blüte seines Lebens von uns genommen. Wir sind stolz, dass wir mit ihm zusammenarbeiten durften, und werden ihn sehr vermissen. Unser Mitgefühl und unsere Gedanken gelten seiner Frau Nancy und seinen Kindern Richard, William und Helen.

Elly Hengeveld
Sheila Black und Rita Demetriou-Swanwick (Elsevier)

Elly Hengeveld
Kevin Banks (Hrsg.)

Maitland
Manuelle Therapie und Manipulation der peripheren Gelenke

Behandlung neuromuskuloskeletaler Funktionsstörungen

5. Auflage

ELSEVIER

ELSEVIER
Hackerbrücke 6, 80335 München, Deutschland

Titel der Originalausgabe:
Maitland's Peripheral Manipulation
Management of Neuromusculoskeletal Disorders Volume 2

First edition 1970, Second edition 1977, Third edition 1991, Fourth edition 2005, Fifth edition 2014.
ISBN: 978-0-7020-4067-2

This translation of Maitland's Peripheral Manipulation Management of Neuromusculoskeletal Disorders Volume 2, 5th edition by Elly Hengeveld and Kevin Banks was undertaken by Elsevier GmbH and is published by arrangement with Elsevier Ltd.
Diese Übersetzung von Maitland's Peripheral Manipulation Management of Neuromusculoskeletal Disorders Volume 2, 5th edition von Elly Hengeveld und Kevin Banks wird durch die Elsevier GmbH ausgeführt und in Absprache mit Elsevier Ltd. veröffentlicht.

Maitland Manuelle Therapie und Manipulation der peripheren Gelenke, Behandlung neuromuskuloskeletaler Funktionsstörungen, 5. Auflage, von Elly Hengeveld und Kevin Banks

1.–3. Auflage Springer Verlag Berlin Heidelberg 1988, 2000, 2004

ISBN 978-3-437-48261-8
eISBN 978-3-437-18815-2

5. Auflage 2017

Wichtiger Hinweis für den Benutzer
Die Erkenntnisse in der Medizin unterliegen laufendem Wandel durch Forschung und klinische Erfahrungen. Herausgeber und Autoren dieses Werkes haben große Sorgfalt darauf verwendet, dass die in diesem Werk gemachten therapeutischen Angaben (insbesondere hinsichtlich Indikation, Dosierung und unerwünschter Wirkungen) dem derzeitigen Wissensstand entsprechen. Das entbindet den Nutzer dieses Werkes aber nicht von der Verpflichtung, anhand weiterer schriftlicher Informationsquellen zu überprüfen, ob die dort gemachten Angaben von denen in diesem Werk abweichen und seine Verordnung in eigener Verantwortung zu treffen.
Für die Vollständigkeit und Auswahl der aufgeführten Medikamente übernimmt der Verlag keine Gewähr.
Geschützte Warennamen (Warenzeichen) werden in der Regel besonders kenntlich gemacht (®). Aus dem Fehlen eines solchen Hinweises kann jedoch nicht automatisch geschlossen werden, dass es sich um einen freien Warennamen handelt.
Hinweise zu Diagnose und Therapie können sich von den in Deutschland üblichen Standards unterscheiden. Achtung: Die bei den genannten Arzneimitteln angegebenen Dosierungen und Anwendungshinweise können von der deutschen Zulassung abweichen.

Bibliografische Information der Deutschen Nationalbibliothek
Die Deutsche Nationalbibliothek verzeichnet diese Publikation in der Deutschen Nationalbibliografie; detaillierte bibliografische Daten sind im Internet über http://www.d-nb.de/ abrufbar.

17 18 19 20 21 5 4 3 2 1

Um den Textfluss nicht zu stören, wurde bei Patienten und Berufsbezeichnungen die grammatikalisch maskuline Form gewählt. Selbstverständlich sind in diesen Fällen immer Frauen und Männer gemeint.

Planung: Rainer Simader, München
Projektmanagement: Martha Kürzl-Harrison, München
Redaktion: Dr. Antje Kronenberg, Gronau (Westf.)
Satz: abavo GmbH, Buchloe/Deutschland; TnQ, Chennai/Indien
Druck und Bindung: Dimograf, Bielsko/Biała, Polen
Umschlaggestaltung und Grafik: SpieszDesign, Neu-Ulm

Aktuelle Informationen finden Sie im Internet unter **www.elsevier.de** und **www.elsevier.com.**

Vorwort

Die Vision für diese Neuauflage von Maitlands Manipulation der peripheren Gelenke war, ein Team von Physiotherapie-Experten zusammenzubringen, die tiefe und breite praktische Kenntnisse des Maitland-Konzepts der manuellen/muskuloskeletalen (MSK) Physiotherapie besitzen, welche ihre klinische Praxis untermauern.

Die Grundprinzipien dieses Konzepts der MSK-Physiotherapie gelten heute noch genauso wie damals, als dieser spezielle Ansatz der klinischen Praxis entwickelt wurde. Ein Nachruf, der nach dem Tod von Geoff Maitland im Januar 2010 geschrieben wurde, drückt das Vermächtnis aus, das die Herausgeber und Autoren dieses Buches weiterführen möchten:

... Ich habe besonders über mein erstes Treffen mit ihm in Melbourne und meine erste Erfahrung, ihn als einen der Sprecher des IFOMT 1988 in Cambridge, Großbritannien, zu hören, nachgedacht. Auf dem Kongress untersuchte Geoff vor 200 Personen einen ihm unbekannten Patienten männlichen Geschlechts, ich glaube, es war ein Reisender. Er war ein sehr schüchterner Mann, der eine Zeitlang Probleme mit der Wirbelsäule gehabt hatte und der offensichtlich unter vielen Beschwerden litt. Vor einem Publikum von 200 Personen aufzutreten, war wahrscheinlich ebenso beunruhigend, und das körperliche Problem dieses Herrn nahm zweifellos eine gewisse Zeit des Therapeuten in Anspruch, um die wirklichen Probleme herauszufiltern und einen gründlichen Clinical-Reasoning-Prozess durchzuführen. In dieser Situation neigen viele Moderatoren dazu, sich auf die Bedürfnisse der Zuschauer zu konzentrieren statt auf die des Patienten, einmal aufgrund der zeitlichen Beschränkungen, zum anderen, um den Erwartungen des Publikums zu entsprechen. Geoff war jedoch anders. Die Frage, wer die wichtigste Person im Auditorium war, stellte sich nicht – es war der Patient. Geoff saß mit seinem Rücken zum Publikum in der Nähe des Patienten, den er vor dem Publikum abschirmte. Wir konnten jedoch alle das Gespräch hören, das im Fluss war, und dem sorgfältigen und bedeutungsvollen Dialog folgen, der sich ergab. Später konnten wir die sehr sanfte, aber zweckmäßige Untersuchung beobachten, die anschließend stattfand. Das Publikum war fasziniert, entzückt und still. Der Mann, der in seinen ersten Lehrbüchern empfohlen hatte, richtig zuzuhören, hörte wirklich zu. Er war ein Vorbild in patientenzentrierter Fürsorge und ein Beispiel für uns alle. Ich hatte bereits großen Respekt vor Geoffrey Maitland und die Kenntnisse seines Denkansatzes haben meine Praxis ungeheuer verändert, wie ich überzeugt bin, dass dies bei Tausenden von Physiotherapeuten weltweit ebenfalls geschehen ist. Geoffs Vorstellung auf der IFOMT-Konferenz war vorbildlich und doch so dezent. Es ist ein Ereignis, an das ich mich immer wieder erinnern werde und von dem ich denke, dass es meine klinische Praxis, meinen Unterricht und auch meinen Forschungsansatz signifikant beeinflusst hat. Als ich Geoffrey Maitland einige Jahre später in Melbourne wiedertraf, war er noch einmal sehr personenzentriert, zurückhaltend, bescheiden, authentisch und wirkte so aufrichtig wie jemand, dem Sie vertrauen können. Seine Haltung während dieses Gespräches war eindeutig. Er betonte die Bedeutung vielseitiger Ansätze der muskuloskeletalen Therapie und begrüßte sehr die neuen und zukünftigen Entwicklungen in dieser Disziplin.

A. P. Moore, 2010.
With sadness on the passing of Geoffrey Maitland.
22.1.2010. Manual Therapy 15:211

Geoff Maitland betonte immer, dass es so etwas wie die „Maitland-Technik" nicht gibt, sondern nur Techniken der passiven Mobilisation, die speziell an die individuellen funktionellen Probleme des Patienten angepasst werden.

Die Kapitel in dieser Auflage sind daher nicht im eigentlichen Sinne technikgesteuert. Stattdessen spiegelt jedes Kapitel eine Expertise und die verschiedenen klinischen Bereiche, innerhalb derer das Maitland-Konzept effektiv funktioniert. Jedes Kapitel steht für sich als ein „Meisterkurs".

➤ Kap. 1 *(Das Maitland-Konzept als Rahmenwerk der klinischen Praxis für neuromuskuloskeletale Störungen)* von Kevin Banks und Elly Hengeveld stellt das Maitland-Konzept in den Geltungsbereich einer evidenzbasierten Praxis.

Elly Hengeveld beschreibt in ➤ Kap. 2 *(Das Maitland-Konzept: evidenzbasierte Praxis und Bewegungswissenschaften)*, wie eine Paradigmenverlagerung in den Fokus von Gesundheitsfachkräften wie Physiotherapeuten Fahrt aufnimmt.

In ➤ Kap. 3 *(Management von kraniomandibulären Dysfunktionen)* reflektiert John Langendoen die sich abzeichnende Rolle, die Physiotherapeuten bei der Behandlung von Patienten mit einer Reihe von kraniomandibulären Dysfunktionen und Einschränkungen spielen.

Matthew Newton und Phil Ackerman zeigen in ➤ Kap. 4 *(Management von Funktionsstörungen von Schulter und Schultergürtel)*, wie die Prinzipien des Maitland-Konzepts die Praxis mit erweiterter Kompetenz untermauern.

In ➤ Kap. 5 *(Management von Funktionsstörungen des Ellenbogens)* stellen Toby Hall und Kim Robinson dar, wie Physiotherapeuten Kenntnisse und Evidenz aus der Literatur nutzen, um ihr Clinical Reasoning zu gestalten, und erinnern daran, dass die Integration von Fertigkeiten in Manualtherapie, motorischer Kontrolle und Neurodynamik in der Praxis essenziell ist.

➤ Kap. 6 *(Management von Funktionsstörungen des Handgelenks und der Hand)* von Pierre Jeangros stellt heraus, dass in der Praxis ein Bedarf über die gewöhnlichen manualtherapeutischen Fähigkeiten hinaus besteht und dass der biopsychosoziale Einfluss einer eingeschränkten Handfunktion ebenso viel Beachtung erfordert.

Diane Addison betont in ➤ Kap. 7 *(Management von Funktionsstörungen des Hüftgelenks)* die Rolle der Manualtherapie im Kontext der Feinabstimmung von motorischen Bewegungsmustern.

In ➤ Kap. 8 *(Management bei Kniebeschwerden)* lenken Gerti Bucher-Dollenz und Elly Hengeveld die Aufmerksamkeit des Klinikers weg von der medizinischen Diagnose hin zu Untersuchung und therapeutischer Wiederherstellung der funktionellen Kapazität und Ausführung von Bewegungsstörungen des Kniekomplexes.

Im letzten Kapitel (➤ Kap. 9 *Management von Funktionsstörungen des Fußes und Knöchels*) zeigt Jukka Kangas die Verknüpfung zwischen Clinical Reasoning und der Entwicklung eines eindeutigen Praxis-Rahmenwerks zur Klassifizierung und daraus folgendem therapeutischem Management von Beeinträchtigungen und Kontrollstörungen des Fußes.

In allen Fällen untermauern die Prinzipien und die Praxis des Maitland-Konzepts klar die Integration und das unterschiedliche Ausmaß der verfügbaren Interventionen, die in der Praxis verwendet werden. Während Mobilisierungstechniken weiterhin im Mittelpunkt des Managements vieler bewegungsbezogener neuromuskuloskeletaler Störungen stehen, unterstützen und fördern sie in anderen Fällen weitere Strategien wie die Erholung der motorischen Kontrolle, die Wiederherstellung gesunder neurodynamischer Prozesse sowie die körperliche Rekonditionierung. Außerdem unterstützen sie das Verständnis der Patienten für ihre Schmerzen und deren Mechanismen.

Antinozizeption und Funktionsgewinn sind die eindeutigen Ergebnisse von Mobilisations- und Manipulationstechniken, die von einer Reihe physiotherapeutischer Interventionen unterstützt werden oder diese unterstützen. Aus individueller Sicht können diese Ergebnisse allerdings nur in Zusammenarbeit mit dem Patienten (patientenzentriert), mit einem Clinical-Reasoning-Modell zur Entscheidungsfindung (die symbolische durchlässige „Backsteinmauer“), durch sorgfältiges und detailliertes Assessment (Untersuchung und analytisches Assessment) sowie mit einem Instrument zur Evaluation der Reaktion auf die Behandlung (Wiederbefundung) erreicht werden.

Als Mitherausgeber hoffen wir, dass Sie gern in dieses Buch eintauchen und auch die zugehörige Website besuchen werden (www.maitlandsresources.com), um Ihr Wissen und Verständnis der Manualtherapie und des Maitland-Konzepts zu erweitern. Wir hoffen, dass sich Ihnen dadurch viele Gelegenheiten zum vertiefenden kontextuellen Lernen eröffnen, um so Ihre eigenen beruflichen und persönlichen Lernziele weiterzuentwickeln.

Kevin Banks, Elly Hengeveld 2012

Danksagung

Kevin dankt Elly für ihre Hilfe, diese Vision zu ihrem Abschluss zu bringen. Bei Sheila Black und Rita Demetriou-Swanwick von Elsevier bedanken sich Kevin und Elly für ihre Unterstützung, ihre Ratschläge und ihre Geduld.

Ebenso dankt Kevin auch Robbie Blake und Peter Wells für ihre fortdauernde Unterstützung und für ihre Rolle als beste Models, die sich jeder nur wünschen kann. Ein großer Danke geht an die Kollegen des Doncaster and Bassetlaw NHS Foundation Trust für ihre kritische Bewertung eines Teils des Materials. Danke, Stefan Karanec, für den Beitrag. Ein Dank auch allen Autoren der einzelnen Kapitel, sich in den Geist der Sache einzufühlen und ihre Expertise mit uns allen zu teilen.

Zu guter Letzt gilt meine Dankbarkeit Nancy, meiner erbittertsten Kritikerin, dafür, dass sie immer für mich da war, und für ihre Freundschaft. Ich stehe für immer in deiner Schuld.

Elly ist Kevin für seine gründliche Vorbereitung dieses Buches, seine Geduld und seine ständige Unterstützung während des gesamten Prozesses des Schreibens dankbar. Ein Dank auch an alle Mitwirkenden dieses Buches, die ihre Einblicke in dieses Praxiskonzept sorgfältig zum Ausdruck gebracht haben. Ein warmer Dank geht an alle Studenten und Kollegen: Ihre Fragen während des Unterrichts und der klinischen Praxis haben bei der Suche nach Antworten auf viele klinische und theoretische Fragen geholfen. Ferner bedankt sich Elly bei Matthew Newton für seine unschätzbare Hilfe bei der Fertigstellung der elektronischen Version dieses Buches. Charles, mein bester Freund im Leben: Es gibt keine Worte für all die Dinge, die ich lernen und geben konnte, indem ich mit dir lebe und mich entfalte.

Benutzerhinweise

Schlüsselwörter zu Beginn eines jeden Kapitels

Merke-Texte

Fallstudien und Patientengespräche

Behandlungstechniken mit Abbildungen

Tipps zur Klinik

Autoren

Phillip Ackerman MSc HPC Reg MCSP MMACP PG Dip (Inj Ther)
Orthopaedic Physiotherapy Practitioner, Doncaster, UK
Di Addison BPhty (Hons) PG Dip (Adv Manip Physio) SEVB1 OMTsvomp
Senior Teacher IMTA; Principal Muscle Balance Teacher, Physiotherapie Hinterm Bahnhof, Affoltern, Schweiz
Kevin Banks (†) MA MMACP MCSP SRP, IMTA-Mitglied
Chartered Physiotherapist, Rotherham, UK
Gerti Bucher-Dollenz MAS (Physiotherapy and Educational Design) OMT
Senior Teacher IMTA, Orthopaedic Physiotherapy Practitioner, Heiligkreuz, Schweiz
Toby Hall Msc PhD PG Dip (Manip Ther) FACP
Adjunct Senior Teaching Fellow, Curtin Innovation Health Research Institute, Curtin University of Technology; Senior Teaching Fellow, The University of Western Australia, Perth, WA, Australien
Elly Hengeveld MSc BPT OMTsvomp Clin Spec Fisiowiss/MSK, IMTA-Mitglied
Senior Teacher IMTA, Oberentfelden, Schweiz
Pierre Jeangros MTsvomp DVMT MACP
senior Teacher IMTA, Lutry, Schweiz
Jukka Kangas MSc (Rehab) PT
Specialist Manipulative Physiotherapist, IMTA Teacher (cand); Fysioterapia-konsultit FTK Oy, Helsinki, Finnland
John Langendoen MSc (Pain Management) OMT BPT
Mitglied der International Maitland Teachers' Association (IMTA), Interdisciplinary Forum for Cranio-Facial Syndromes (IFCFS), International Kinematic Taping Academy (IKTA), Kempten, Deutschland
Matthew Newton Grad Assoc Phys MCSP MMACP PG Dip (Inj Ther) HPC Reg IMTA-Mitglied
Orthopaedic Physiotherapy Practitioner, Doncaster, UK
Kim Robinson BAS (Physio) PG Dip (Man Ther) FACP
Fellow of the Australian College of Physiotherapists (FACP); Mitglied der Mulligan Concept Teachers' Association; Adjunct Senior Teaching Fellow, Curtin University; Senior Teaching Fellow, The University of Western Australia, Perth, WA, Australien

Biografie

Geoffrey Douglas Maitland MBE AU A FCSP FACP (Monografie), FACP (Spezialist in Manualtherapie) MAppSc (Physiotherapie)

Nachdem Geoff Maitland 1949 sein Diplom in Physiotherapie erworben hatte, arbeitete er zunächst im Royal Adelaide Hospital und im Kinderspital von Adelaide, wo seine Behandlungsschwerpunkte im Bereich orthopädischer und neurologischer Störungen lagen. Später arbeitete er dann in Teilzeit in seiner Privatpraxis und war als klinischer Dozent an der Schule für Physiotherapie der University of South Australia tätig. Darüber hinaus verbrachte er einen halben Tag pro Woche in der Barr-Smith Bibliothek und der medizinischen Bibliothek von Südaustralien.

Von Anfang an beschäftigte er sich mit der sorgfältigen klinischen Untersuchung und Beurteilung von Patienten mit neuromuskulären Beschwerden. Zu dieser Zeit waren die Beurteilung und die Behandlung mit spezifischen passiven Bewegungen in der physiotherapeutischen Praxis noch unterdurchschnittlich vertreten. Maitland lernte Techniken aus Büchern über Osteopathie, Chiropraktik und Knochensetzer („Bonesetters"), aber auch aus den medizinischen Werken von T. Marlin, F. A. Jostes, James B. Mennell, John McMillan Mennell, Alan Stoddart, Robert Maigne, Edgar Cyriax, James Cyriax und vielen anderen. Er pflegte eine rege Korrespondenz mit Autoren aus aller Welt, die Arbeiten über passive Mobilisationen, Manipulationen und verwandte Themen publiziert hatten, darunter auch mit Ian MacNab in Kanada und Alf Breig in Schweden.

Als Dozent betonte er stets die klinische Untersuchung und Beurteilung und regte seine Studenten an, die Sitzungen mit Patienten sorgfältig zu dokumentieren, weil er davon überzeugt war, dass *„man seine Gedanken zu Papier bringen muss, um die eigenen Handlungen analysieren zu können"*. 1954 begann Geoff Maitland, die Manualtherapie zu unterrichten. 1961 erhielt er ein Stipendium, das ihm und seiner Frau Anne eine Studienreise ins Ausland ermöglichte, während der sie Osteopathen, Chiropraktiker, Ärzte und physiotherapeutische Kollegen besuchten, mit denen er in den vorangegangen Jahren korrespondiert oder deren Publikationen er gelesen hatte. In London nahm Maitland an interessanten Lunch-Sessions und Diskussionen zu klinischen Themen mit James Cyriax und seinen Mitarbeitern teil. Aus dieser Begegnung entwickelte sich auch die Freundschaft zu dem Briten Gregory P. Grieve. Viele Jahre lang tauschten die beiden sich regelmäßig über ihre klinischen Erfahrungen aus.

1962 reichte Maitland bei der Australischen Gesellschaft für Physiotherapie eine Arbeit mit dem Titel *The Problems of Teaching Vertebral Manipulation.* Hierin grenzte er die Begriffe Manipulation und Mobilisation deutlich voneinander ab und wurde zu einem starken Befürworter der Anwendung von sanften passiven Bewegungen in der Schmerztherapie neben den eher traditionellen kraftvollen Techniken, die damals zur Vergrößerung des Bewegungsausmaßes eingesetzt wurden. In diesem Zusammenhang erscheint es passend, James Cyriax, einen der Begründer der orthopädischen Medizin, zu zitieren, der großen Einfluss auf die Entwicklung der von Physiotherapeuten angebotenen Manualtherapie hatte:

„... in letzter Zeit wendet Maitland, ein australischer Physiotherapeut, repetitive Drucktechniken mit niedriger Frequenz, aber mit einer größeren dahinterstehenden Kraft an. Diese Techniken sind weder mit den Mobilisationstechniken identisch, die Osteopathen fälschlich als ‚Artikulation' bezeichnen, noch sind sie so stoßartig wie die chiropraktischen Techniken. Maitlands besondere Stärke ist das Maßhalten bei seiner Arbeit. Er räumt seinen manipulativen Techniken keinen Kultstatus ein. Weder beansprucht er für seine Technik autonome Effekte, noch behauptet er, sie sei ein Allheilmittel. Theoretische Diskussionen versucht er sogar zu meiden und verweist stets auf die praktische Wirkung der Manipulation ... Der Patient wird während einer Sitzung in regelmäßigen Abständen untersucht, damit der Therapeut die bisherigen Wirkungen seiner Behandlung beurteilen kann. Abhängig von den Veränderungen, die er dabei feststellt oder auch nicht feststellt, führt er seine Behandlung fort bzw. ändert seine Technik. Diese Mobilisationen bieten dem Physiotherapeuten nicht nur eine sinnvolle Ergänzung, sondern viel mehr noch einen neuen Zugang zu den Behandlungsmethoden der orthopädischen Medizin. Er gewinnt durch Anwendung der sanften Techniken an Selbstbewusstsein und muss, wenn der Patient positiv reagiert, ... nicht mehr nach weiteren Techniken suchen."

Cyriax J (1984). Textbook of Orthopaedic Medicine.
Part II – Treatment by Manipulation, Massage and Injection.
11th ed. London: Ballière-Tindall; pp. 40–41.

Maitland lieferte wichtige Beiträge für das *Australian Journal of Physiotherapy* sowie weitere internationale medizinische und physiotherapeutische Fachzeitschriften. Auf Veranlassung von Monica Martin-Jones, OBE, vom Vorstand der *Chartered Society of Physiotherapy* in Großbritannien wurde Maitland ersucht, seine Arbeitsergebnisse zu veröffentlichen. Dieses führte 1964 zur ersten Ausgabe von *Vertebral Manipulation,* der 1968 die zweite Auflage folgte. 1970 erschien die erste Auflage von *Peripheral Manipulation;* darin wurde das „Bewegungsdiagramm" vorgestellt, das aus einer Zusammenarbeit mit Jennifer Hickling im Jahre 1965 entstanden war.

Während seiner jahrelangen Tätigkeit als Dozent und Autor behandelte Maitland auch weiterhin Patienten, da die klinische Arbeit die wichtigste Quelle für seine eigene Weiterbildung und die Weiterentwicklung seiner Ideen war. Mehr als 40 Jahre lang behandelte Geoff Maitland Patienten in seiner Privatpraxis und setzte diese Tätigkeit auch nach deren Schließung im Jahre 1988 noch aktiv bis 1995 fort.

1965 erfüllte sich einer von Maitlands Träumen, als mit Unterstützung von Elma Caseley, der damaligen Direktorin der Physiotherapie-Schule des *South Australian Institute of Technology* und des südaustralischen Zweiges der *Australian Physiotherapy Association* der erste dreimonatige Kurs zur Manipulation der Wirbelsäule in Adelaide abgehalten wurde. Dieser Kurs wurde dann 1974 am *South Australian Institute of Technology* zum einjährigen Aufbaustudium *(Postgraduate Diploma in Manipulative Physiotherapy)* ausgebaut. Inzwischen wird er an der University of South Australia als Masterstudiengang angeboten.

Maitland gehörte 1974 zu den Gründern der *International Federation of Orthopaedic Manipulative Physical Therapy* (IFOMPT), eines Zweiges der *World Confederation of Physical Therapy* (WCPT).

Erst 1978, als er seine ersten Kurse in Europa im schweizerischen Bad Ragaz abhielt, wurde ihm, angeregt durch eine Diskussion mit Dr. Zinn, dem Direktor einer medizinischen Klinik und eines Fortbildungszentrums in Bad Ragaz, bewusst, dass seine Arbeit und seine Ideen tatsächlich eher einem spezifischen Denk- und Handlungskonzept als einer einfachen Methode zur Anwendung von manipulativen Techniken entsprachen. Das sogenannte Maitland-Konzept der Manualtherapie legt Wert auf eine spezifische Denkweise, kontinuierliche Beurteilung, die Kunst der Manualtherapie („zu wissen, wann, wie und welche Techniken angewandt werden und sie individuell auf den jeweiligen Patienten abzustimmen“) sowie die völlige Hingabe an den Patienten.

Maitland war lange Zeit intensiv für verschiedene Berufsverbände tätig:
Australian Physiotherapy Association (APA), wo er 28 Jahre als Mitglied des State Branch Committee verschiedene Aufgaben erfüllte und 11 Jahre lang als Delegierter für das Federal Council tätig war. Zusammen mit anderen war er von 1964 bis 1965 für die Neufassung der APA-Statuten verantwortlich. 1977 reichte er einen Vorschlag für eine Fachgebietsspezialisierung in Manualtherapie ein – ein Konzept, das in der Folge in modifizierter Form angenommen wurde.
Er war der erste Präsident des *Australian College of Physiotherapists,* hatte dieses Amt 6 Jahre inne und war für weitere 6 Jahre Mitglied des Fakultätsrates.
Mitglied des *Physiotherapy Registration Board of South Australia* für 22 Jahre.
Vorsitzender des Expertenausschusses für Physiotherapie für das *Australian Examining Council for Overseas Physiotherapists* (AECOP) für 11 Jahre.
Australischer Delegierter zur IFOMPT für 5 Jahre und Mitglied ihres Komitees für akademische Standards für weitere 5 Jahre.
Seine Arbeit wurde durch verschiedene Auszeichnungen geehrt:
Träger des *Order of the British Empire* (OBE) 1981.
Fellowship by Monograph des *Australian College of Physiotherapy* im Jahr 1970 sowie eine weitere *Fellowship by Specialization* im Jahr 1984.
Master of Applied Science in Physiotherapy (honoris causa) der University of South Australia 1986.
Fellow der britischen *Chartered Society of Physiotherapy.*
Verschiedene Ehrenmitgliedschaften auf Lebenszeit, u. a. *South African Society of Physiotherapy, Group of Manipulative Physiotherapy, Manipulative Physiotherapy Association of Australia* (MPAA), Schweizerischer Verband für orthopädische manipulative Physiotherapie (SVOMP), Deutscher Verband für Manuelle Therapie (DVMT), *American Physical Therapy Association* (APTA) und *International Maitland Teacher's Association* (IMTA).
Er erhielt eine Auszeichnung des IFOMPT in Anerkennung seiner Verdienste und Führungsqualitäten seit der Gründung.
1995 wurde er von der *World Confederation of Physical Therapy* (WCPT) für sein Lebenswerk mit dem renommierten *Mildred Elson Award* ausgezeichnet.
1992 wurde in Zurzach (Schweiz) die *International Maitland Teachers' Association* (IMTA) gegründet. Maitland war Gründungsmitglied und oberster Schirmherr.

Ohne die liebevolle Unterstützung seiner Frau Anne, der Mutter seiner beiden Kinder John und Wendy, wäre diese ganze Arbeit nicht möglich gewesen. Anne fertigte die meisten Zeichnungen in Maitlands Veröffentlichungen an, verfasste Mitschriften, erstellte Manuskripte und nahm viele seiner Vorträge und Kurse auf Video auf. Ihre beständige Feedbackdisziplin war eine der größten Stärken der Maitlands, die seit ihrer ersten Begegnung in England während des Zweiten Weltkrieges praktisch unzertrennlich waren. Anne wurde mit dem Titel „Schirmherrin des Niederländischen Verbands für Orthopädische Manipulative Therapie“ (NVOMT) ausgezeichnet.

Maitlands Arbeit hat, besonders wegen der Denkweise und der kontinuierlichen Beurteilung das Fundament für die zeitgemäße Definition und Berufsbeschreibung der Physiotherapie gelegt.

Anlässlich seines Todes im Jahr 2010 wurde Maitlands Lebenswerk von zahlreichen Autoren in einem Nachruf gewürdigt:

... Geoff wird unzähligen Physiotherapeuten in Australien und der Welt in Erinnerung bleiben. Wir gedenken eines wahrhaftig großartigen Klinikers, Lehrers und Mentors.

Trott P, Grant R. Manual Therapy 2010; 15: 297

... Geoff Maitlands Beitrag zum Beruf des Physiotherapeuten und vor allem zur muskuloskelettalen Physiotherapie kann gar nicht hoch genug eingeschätzt werden. Seine Inspiration und seine Zusammenarbeit mit unseren eigenen britischen Pionieren führten zur Entwicklung des MACP und legten das Fundament für die physiotherapeutische Weiterbildung, wie wir sie heute kennen.

MACP Manual Therapy 2010; 15: 298–299

... Geoff war ein großartiger Zuhörer und Kommunikator. Er legte sehr viel Wert auf die Kunst und Fertigkeit des Zuhörens (im Gegensatz zum einfachen Hören). Er achtete auf jedes Wort seiner Patienten, um auch nicht einen einzigen subtilen Hinweis zu verpassen, der sich aus Wortwahl oder Tonfall ergab, und um zu verstehen, was jeder Einzelne von ihnen für Erfahrungen gemacht hatte. Die Informationsvermittlungsfähigkeit des menschlichen Körpers machte er sich in all ihren Facetten, sowohl verbal als auch nonverbal, zunutze. Er erkannte auch die fast nicht wahrnehmbaren Nuancen der Reaktionen des Patienten auf seine Behandlung. Nur er erkannte in einem Saal voller Studenten, was die auf die Behandlungsbank trommelnden Finger des Patienten bedeuteten. Geoff war Visionär und Wegbereiter in einem. Im Vorwort zur 1. Auflage von Vertebral Manipulation (1964) sagte er: ‚Das praktische Vorgehen bei der Behandlung mit passiven Mobilisationen und Manipulationen sollte sich an den Symptomen und Zeichen des Patienten orientieren und nicht so sehr an der Diagnose‘, und er bekannte, dass ‚man oft unmöglich wissen kann, mit welcher Erkrankung man es genau zu tun hat ... Die Symptome und Zeichen [eines Bandscheibenvorfalls] können oft be-

trächtlich variieren und unterschiedliche Behandlungen erforderlich machen.'

Seine Vision hat maßgeblich zur Entwicklung von inzwischen anerkannten Kompetenzen, darunter auch der ‚patientenorientierten Versorgung', sowie zur Anwendung von Mobilisationen zur Schmerzkontrolle beigetragen und unser Bewusstsein für die ‚Individualität und Einzigartigkeit des Einzelnen' und ihre Auswirkungen auf die Behandlung geschärft. Er machte deutlich, dass wir eine in die Tiefe und Breite gehende theoretische Wissensbasis brauchen, die unsere klinische Arbeit im Sinne einer ‚Evidence-informed Practice' leiten kann. Er sprach sich dafür aus, alles, was wir tun, zu evaluieren, um unsere Kompetenz unter Beweis zu stellen, und damit einher gingen die Verwendung von auf Patienteneinschätzungen basierenden [Patient-Reported Outcomes, PRO] und patientenorientierten Parametern (die Asteriske der subjektiven und der Funktionsuntersuchung) sowie die Forderung nach einer genauen Dokumentation der Behandlung und ihrer Effekte. Auch in der Forschung für Physiotherapeuten durch Physiotherapeuten war Geoff führend, und das zu einer Zeit, in der es Ärzte waren, die Forschung in der Physiotherapie betrieben und entschieden, welche physiotherapeutischen Behandlungsmodalitäten verordnet wurden. Alles in allem hat sich G. D. Maitland, unterstützt von Anne, seiner engen Familie und seinen Kollegen, seinen Platz in der Geschichte unseres Berufsstandes erobert. Er ist der Donald Bradman der Physiotherapeuten. Sir Donald, ein australischer Landsmann, war im Laufe seiner Karriere als Kricketspieler in den Test Matches auf eine durchschnittliche Trefferquote von 99,94 gekommen, und so ist es auch mit Geoff: Viele haben versucht, seinen Standard zu erreichen, und haben es bis heute nicht annähernd geschafft.

Der Vorsitzende und die Mitglieder der International Maitland Teachers' Association (IMTA), Manual Therapy 2010; 15: 300–301

In diesem Zusammenhang scheint es treffend, mit einem Zitat von Professor Lance Twomey, Professor für Physiotherapie und Vizekanzler der Curtin University of Technology, Perth, Australia, zu schließen:

Die von Maitland nachdrücklich betonte genaue und umfassende Untersuchung, die daraus resultierende präzise Behandlung mit Bewegung, der sich eine Wiederbefundung der Wirkungen dieser Bewegung auf den Patienten anschließt, bildet das Fundament eines zeitgemäßen klinischen Konzepts. Eine solche Vorgehensweise kommt der wissenschaftlichen Methodik wahrscheinlich so nahe, wie es in der klinischen physiotherapeutischen Praxis überhaupt nur möglich ist, und dient als Vorbild für andere Spezialgebiete in der Physiotherapie.

Vorwort zu Refshauge K, Gass E (1995). Musculoskeletal Physiotherapy. Oxford: Butterworth-Heinemann; p. IX

Kevin Banks und Elly Hengeveld

Glossar

Kap. 1: Das Maitland-Konzept als Rahmenwerk der klinischen Praxis für neuromuskuloskeletale Störungen

Autonome Praxis Bezieht sich auf eine Gesundheitsfachkraft, die fähig ist, ohne ärztliche Überweisung entsprechend ihrer Ausbildung zu arbeiten.

Backsteinmauer (Brick Wall) Die symbolische durchlässige Backsteinmauer ist ein einzigartiges Denkmodell, das bezeichnend für das Maitland-Konzept ist. Es unterteilt das Denken in eine theoretische und eine klinische Abteilung, sodass Gedanken über die Theorie der Störung des Patienten zwar leiten, aber nicht die Aufdeckung feinerer Details der klinischen Information hemmen.

Beurteilung (Assessment) Umfasst alle Verfahren, die eingesetzt werden, um den therapeutischen Prozess bei allen Begegnungen zwischen Therapeut und Patient zu überwachen. Beurteilungsverfahren enden nicht nach der initialen Untersuchung in der ersten Sitzung, in welcher der Physiotherapeut zu einer Diagnose der Bewegungsstörung des Patienten kommt und gemeinsam mit dem Patienten einen Behandlungsplan entwickelt. Beurteilung (Assessment) ist ein fortlaufender analytischer Prozess in allen Therapiesitzungen.

1. Analytische Beurteilung – Untersuchung und Therapieplanung bei der ersten Konsultation
2. Beurteilung (Wiederbefundung) in jeder Behandlungssitzung – bestimmt die Effektivität und Dauer einer Behandlungstechnik in einem speziellen Behandlungsstadium
3. Abschließende analytische Beurteilung – reflektiert das endgültige Behandlungsergebnis und die Prognose der Störung nach Abschluss der Therapie
4. Beurteilung vor der Behandlung – betrachtet die Wirkung der vorhergehenden Behandlungssitzung
5. Retrospektive und progressive Beurteilung – vergleicht die Behandlungsergebnisse über drei oder vier Sitzungen; insbesondere Rückschau und Wiederevaluierung der Behandlung, wenn der Fortschritt stoppt oder sich verlangsamt (Maitland 1987)

Clinical Reasoning „Das Denken, welches die klinische Praxis untermauert." Clinical Reasoning ist ein Prozess, in dem der Therapeut im Austausch mit dem Patienten und anderen relevanten Personen (z. B. Familie oder anderen Mitgliedern des Gesundheitsdienstes) die Bedeutung, die Ziele und die Behandlungsstrategien strukturiert – basierend auf klinischen Daten, der Wahl des Patienten und dem professionellen Urteil, Wissen und Fertigkeiten (Higgs und Jones 2000).

Evidenzbasierte Praxis Die Anwendung von Fachwissen und Fähigkeiten, welche die klinische Praxis informieren und unterstützen, und die Verwendung von Forschungsergebnissen, um die bestmögliche Beurteilung und Behandlung des individuellen Patienten und von Patientengruppen sicherzustellen.

Kap. 2: Das Maitland-Konzept: evidenzbasierte Praxis und Bewegungswissenschaften

Biopsychosoziale Perspektive Es wurde vorgeschlagen, dass verschiedene Faktoren die Entwicklung und Aufrechterhaltung von Krankheit, Schmerz und Beeinträchtigung beeinflussen. Das Krankheitserleben unterliegt immer kulturellen Einflüssen und hängt davon ab, was die Gesellschaft als angemessenes Verhalten ansieht, von der Biografie der betroffenen Person sowie von psychologischen Prozessen, Bedeutungen und Beziehungen. Somit ist die soziale Welt immer mit der inneren Erfahrung eines Krankheitserlebens verknüpft. Im Rahmen dieser Erfahrung können Kräfte existieren, die Leiden und Behinderung entweder verstärken oder reduzieren, einschließlich des Verhaltens von anderen, wie Verwandten oder klinischen Therapeuten (Kleinmann 1988). Diese Vorstellung wird von Pilowsky (1997) unterstützt, der argumentiert, dass Physiotherapeuten sich des Einflusses ihres Verhaltens auf das Verhalten des Patienten, den sie behandeln, bewusst sein müssen. Weiterhin gibt es Anzeichen, dass sich das Clinical Reasoning von Physiotherapeuten unterscheidet, in Abhängigkeit von der Kultur, in der sie handeln (Cruz et al. 2012), und bestimmte Verhaltensweisen von ihnen selbst und ihren Klienten hervorheben kann.

Evidenzbasierte Praxis Die gewissenhafte, explizite und umsichtige Anwendung der aktuell besten Evidenz auf Entscheidungen über die Versorgung individueller Patienten. Evidenzbasierte Medizin bedeutet, dass individuelle klinische Fachkenntnisse und beste verfügbare externe klinische Evidenz aus systematischer Forschung zusammengeführt werden (Sackett et al. 1998).

Individuelles Krankheitserleben Die persönliche Erfahrung körperlicher Prozesse und der Auswirkung sozialer und kultureller Einflüsse auf diese Erfahrung. Siehe auch biopsychosoziale Perspektive

Neurophysiologische Schmerzmechanismen Die Schmerzerfahrung einer Person sollte nach verschiedenen neurophysiologischen Schmerzmechanismen nicht nur eines einzelnen, interpretiert (Cervero und Laird 1991) sowie aus Sichtweise der Neuroplastizität und Lernprozesse betrachtet werden (Loeser und Melzack 1999). Die vorgeschlagenen neurophysiologischen Mechanismen umfassen periphere nozizeptive Prozesse, periphere neurogene Mechanismen, modulatorische Mechanismen des ZNS und Mechanismen des autonomen Nervensystems. Der klinisch tätige Physiotherapeut muss beurteilen, ob nozizeptive oder periphere neurogene Mechanismen mit einer möglichen Gewebepathologie (Endorgan-Dysfunktion) zusammenhängen, die weiterer medizinischer Behandlung bedarf oder die eine spezifische Vorsichtsmaßnahme oder Kontraindikation für physiotherapeutische Maßnahmen darstellt. Außerdem muss der Kliniker die Art und Weise, wie die geänderte Verarbeitung im zentralen Nervensystem das Schmerzerleben und die Behinderung einer Person beeinflusst, berücksichtigen und wie die physiotherapeutische Behandlung an diese Mechanismen angepasst werden sollte.

Praxismodelle Verschiedene theoretische Modelle, wie pathobiologische Modelle zu biopsychosozialen Paradigmen, physiotherapiespezifische, bewegungsorientierte Paradigmen, neurophysiologische Perspektiven usw., welche die klinische Entscheidungsfindung leiten.

Salutogenese Während sich eine pathogene Sichtweise hauptsächlich auf die verursachenden Faktoren und die Prävention von Krankheiten und Störungen fokussiert, konzentriert sich eine salutogene Perspektive auf Fragen, warum Menschen gesund bleiben, obwohl Stressoren das Krankheitsrisiko erhöhen, oder welche Faktoren die Anleitung von Personen unterstützen können, ein besseres Gefühl für Gesundheit und Wohlbefinden zu entwickeln. Wie Antonovsky (1987) erklärte, „bilden salutogene Faktoren nicht notwendigerweise die andere Seite der Münze der pathogenen Faktoren". Er schlussfolgerte, dass ein „Kohärenzgefühl" eine bessere Belastbarkeit gegenüber Stressoren des Lebens fördert. Dieses Konstrukt unterstützt die Entwicklung und Erhaltung eines Gefühls für Gesundheit, sinnvolle Handlungsfähigkeit und Wohlbefinden. Er postulierte, dass Gesundheit kein feststehender Zustand ist, sondern dass Menschen kontinuierlich zwischen den zwei Extremen von „Unwohlsein und Wohlbefinden" pendeln. Bei der Untersuchung von Patienten müssen solche Faktoren evaluiert werden, die zu einer Vor- und Rückwärtsbewegung in diesem Gesundheits-Krankheits-Kontinuum führen. Salutogene Sichtweisen spielen eine zentrale Rolle in Gesundheitsförderungsprogrammen.

Kap. 3: Management von kraniomandibulären Dysfunktionen

Bruxismus Unbewusstes Knirschen oder Klemmen der Zähne gegeneinander, gewöhnlich während des Schlafens. Bruxismus ist mit Stresszuständen assoziiert und führt zu Muskelschmerzen und damit verbundenen Schmerzen der Temporomandibulargelenke.

Zentrik Die physiologische Position des Caput mandibulae in der Ruheposition der Mandibula sowie in maximaler Verzahnung (Interkuspidation), die als maximal kraniale, maximal anteriore und mittig medial-laterale Position des Caput mandibulae in der Fossa definiert ist.

Kraniomandibulärer Komplex Beschreibt nicht nur die temporomandibulären Gelenke, sondern auch die funktionellen Verbindungen zwischen dem Schädel, der HWS, dem Thorax, der Mandibula, den Zähnen, der Zunge, dem Os hyoideum und dem Larynx.

Führung, Front- und Eckzähne Physiologischer Kontakt zwischen den Frontzähnen während der Protraktion und den Eckzähnen bei Lateralbewegungen der Mandibula.

Malokklusion Fehlausrichtung von Zähnen und Kiefer, oder einfacher gesagt, ein Fehlbiss, z. B. Überbiss, Verlust der vertikalen Dimension der Mandibula in Relation zu den Schädeldimensionen.

Okklusion Kontakt der Kauflächen der Zähne. Genauer gesagt ist das Verhältnis zwischen den maxillaren (oberen) und mandibulären (unteren) Zähnen gemeint, wenn sie sich beim Kauen oder in Ruhe annähern.

Statische Okklusion Kontakt zwischen den Zähnen, wenn der Kiefer geschlossen und in Ruhe ist. Dynamische Okklusion dagegen beschreibt den Zahnkontakt, wenn sich der Kiefer bewegt, z. B. beim Kauen.

Parafunktionelle Gewohnheit Unwillkürlicher Gebrauch willkürlicher Muskeln eines Körperteils auf eine andere Art und Weise als die gewöhnliche Nutzung dieses Körperteils. Er tritt meistens im Zahnbereich auf und betrifft den unwillkürlichen, gewohnheitsmäßigen Gebrauch von Mund, Zunge und Kiefer. Orale Parafunktionen umfassen Bruxismus (Zahnklemmen oder -knirschen), Zungenpressen, Wangensaugen, Lippentics, Nägelkauen, Mundatmung und andere reguläre Nutzung des Mundes, außer Beißen, Kauen (Essen), Trinken, Schlucken oder Sprechen.

Reziprokes Klicken Ein klickendes Geräusch, das während exkursiver und inkursiver Bewegungen der Mandibula auftritt und anscheinend vom Temporomandibulargelenk stammt.

Schienen Aufbisshilfen, die Patienten über der oberen oder unteren Zahnreihe tragen, um eine Reihe von Störungen zu behandeln, wie Abrasio der Zähne aufgrund von Bruxismus, um die Oberflächen des Temporomandibulargelenks und des Discus articularis zu entlasten oder um die Zentrik wiederherzustellen.

Trismus Andauernde Kontraktion der Kaumuskeln („Kiefersperre").

Kap. 4: Management von Funktionsstörungen von Schulter und Schultergürtel

Beeinträchtigungsbasierte Behandlung Identifikation von Beeinträchtigungen, die vermutlich zur funktionellen Einschränkung und den Behinderungen eines Patienten beitragen, mit dem Ziel, das Bewegungspotenzial und die Lebensqualität zu maximieren. Dies steht im Kontrast zum biomedizinischen Modell und Denken, das auf die Identifizierung einer Pathologie und auf diagnostische Bezeichnungen zur Spezifizierung einer Störung abzielt, auf deren Basis Entscheidungen zu Untersuchung und Behandlung getroffen werden.

Diagnostische Validität Der Wert und die Fähigkeit eines speziellen Tests, diagnostisch zu differenzieren.

Extended Scope Practitioner (ESP) Praktisch tätiger Physiotherapeut mit Rollenerweiterung. Die United Kingdom's Chartered Society of Physiotherapy (CSP) definiert einen ESP als „einen klinisch tätigen Physiotherapie-Spezialisten, mit jeglicher anerkannter Spezialisierung, in einer Position mit einem erweiterten Kompetenzbereich, z. B. Anforderung von Röntgenaufnahmen, Ultraschallbildern, Bluttests, Nervenleitfähigkeitsstudien etc.". Traditionell würden solche Aufgaben von einem Arzt durchgeführt werden, können aber mit zusätzlicher Ausbildung und Weiterbildung von Physiotherapeuten mit erweitertem Kompetenzbereich übernommen werden.

Medizinische Diagnose „Die Bestimmung der *Ursache* der Krankheit oder des Leidens des Patienten durch die kombinierte Anwendung von Funktionsuntersuchung, Patientenbefragung, Labortests, kritischer Überprüfung der Krankenakte des Patienten, Wissen um die Ursache der beobachteten Zeichen und Symptome und des differenzierten Ausschlusses von ähnlichen möglichen Ursachen" (Mosby's Medical Dictionary 2009).

Physiotherapeutische Diagnose Befasst sich mit der Klassifizierung der *Konsequenzen* der Dysfunktion, Verletzung oder Störung des Patienten – sowohl den Beeinträchtigungen, funktionellen Einschränkungen und Behinderungen als auch mit der Diagnose von Bewegungsstörungen, die pathobiologischen Prozessen vorausgehen können (WCPT 2007, Zimny 2004, Jette 1989, Gucione 1991).

Screening Triageprozess, in dem Patienten mit spezifischen Störungen von der für ihr Problem am besten geeigneten Fachperson behandelt werden.

Spezielle orthopädische Tests Medizinische Funktionsuntersuchungen, die darauf abzielen, das Vorliegen einer spezifischen Pathologie oder medizinischen Diagnose zu testen.

Kap. 5: Management von Funktionsstörungen des Ellenbogens

Laterale Epikondylagie Syndrom, bei dem Schmerzen über dem lateralen Epikondylus des Ellenbogens wahrgenommen werden. Diese Störung ist durch Schwierigkeiten bei oder den Verlust von funktionellen Aktivitäten wie Greifen aufgrund von lateralem epikondylärem Schmerz charakterisiert.

Mobilisation with Movement (MWM) Mobilisation mit Bewegung, eine Behandlungstechnik, die schmerzfreie Zusatzbewegungen (Gleiten) mit einer aktiven Bewegung oder Aktivität kombiniert.

Neurodynamische Tests der oberen Extremität Untersuchungsverfahren zur Evaluierung der Mechanosensitivität der neuralen Strukturen der oberen Extremität, insbesondere der Nn. radialis, ulnaris und medianus.

Kap. 6: Management von Funktionsstörungen des Handgelenks und der Hand

Nicht-Greifbewegungen Gebrauch der Hand für Aktivitäten außer Greifen, z. B. Drücken, Ziehen, Heben und nonverbale Kommunikation.

Rehabilitation Funktionswiederherstellung durch therapeutische Intervention und Übung.

Sensorische und motorische Repräsentation Im sensorischen und Motorcortex wird die Hand und insbesondere der Daumen in einem erheblich größeren Bezirk repräsentiert als viele andere Körperregionen.

Klassifizierung neuromuskuloskeletaler Dysfunktionen

CRPS (komplexes regionales Schmerzsyndrom oder Sudeck-Dystrophie) Reflektorische sympathische Dystrophie der Extremitäten (Hand und Fuß), häufig die Folge einer Handverletzung. Die Störung ist charakterisiert durch starke Schmerzen (Allodynie und Hyperalgesie), Schwellung, trophische Veränderungen und progressive Steifheit der Gelenke.

Dupuytren-Kontraktur Überwiegend erblich bedingte Bindegewebsstörung der Handinnenfläche (Palmaraponeurose). Wird charakterisiert durch progressive Flexionskontraktion des Mittel- und Ringfingers.

Ganglion Zyste am Handgelenk, ursprünglich tenosynovial, häufig an der Streckseite des Handgelenks. Die Behandlung erfolgt konservativ, außer bei starken Schmerzen und signifikantem Funktionsverlust.

Guyon-Kanal-Syndrom Einklemmung des N. ulnaris im Guyon-Tunnel des Handgelenks. Symptome werden im kutanen Verteilungsgebiet des N. ulnaris wahrgenommen.

Handgelenk-Instabilität oder Bänderdehnung Neigung zu statischer oder dynamischer Dislokation oder Fehlstellung der Karpalknochen.

Karpaltunnelsyndrom Einklemmung des N. medianus im Karpaltunnel des Handgelenks. Symptome werden im kutanen Verteilungsgebiet des N. medianus wahrgenommen. Nächtlicher Schmerz ist das Schlüsselsymptom.

Morbus de Quervain Tenosynovitis der Sehnenscheide der Mm. abductor pollicis longus und extensor pollicis brevis.

Morbus Wartenberg oder Meraligia paraesthetica Sensible Neuropathie, die den oberflächlichen Ast des N. radialis einschließt.

Tendinopathie Verletzung durch Übergebrauch oder Überdehnung, betrifft meistens die Extensorensehnen des Handgelenks (Ashe et al. 2004). Ein Paradigmenwechsel sollte in Betracht gezogen werden: Der Prozess ist eher degenerativ als entzündlich.

Volkmann-Kontraktur Ischämische Retraktion der Muskeln des anterioren Kompartments des Unterarms, führt zu Pronation des Unterarms, Flexion des Handgelenks und Hakenfingerflexion (Extension der proximalen Phalangen, Flexion der mittleren und distalen Phalangen).

Kap. 7: Management von Funktionsstörungen des Hüftgelenks

Flexion/Adduktion Funktionelle Bewegungen des Hüftgelenks, die angewendet werden können, um geringfügige oder weniger offensichtliche schmerzhafte Einschränkungen aufzudecken und zu behandeln.

Intraartikuläre Störung Bewegungsstörung und Symptome, die von intraartikulären Strukturen ausgehen. Sie benötigt häufig Kompression bei der Untersuchung und Behandlung.

Motorische Kontrolle Für eine angemessene motorische Kontrolle sollte der entsprechende Muskelfasertyp rekrutiert werden. Alle menschlichen Muskeln enthalten tonische und phasische Muskelfasern. Für geringfügige Aktivitäten (Aktivitäten, die durchschnittlich 25 % der maximalen willkürlichen Kontraktion benötigen) ist für die Stabilität nur eine selektive Rekrutierung der tonischen Fasern erforderlich. Für Aktivitäten auf hohem Niveau dagegen wird eine maximale tonische Rekrutierung zusammen mit einer Rekrutierung der phasischen Fasern benötigt.

Mehrkomponenten-Bewegungsstörung Obwohl sich einige Patienten mit einer biomedizinischen Diagnose vorstellen, die eine Störung in einem bestimmten Bereich indiziert (z. B. Osteoarthrose), sind häufig weitere Bewegungskomponenten an der Dysfunktion beteiligt. Viele Störungen im Bereich der Hüfte zeigen Bewegungsdysfunktionen des Hüftgelenks in Kombination mit der LWS, den Sakroiliakalgelenken, neurodynamischen Strukturen und dem Muskelsystem.

Kap. 8: Management bei Kniebeschwerden

Anteriorer Knieschmerz/patellofemorales Schmerzsyndrom Zustand mit Symptomen im Bereich des anterioren Aspekts des Knies. Bewegungen des Patellofemoralgelenks sind häufig beteiligt. Die Behandlung besteht oft aus passiver Mobilisation und Normalisierung der Patellabewegung durch die Fossa femoris durch Aktivierung des M. vastus medialis obliquus (VMO) in Relation zum M. vastus lateralis und der gesamten Muskelkette von Becken und Fuß (McConnell 1996). Beitragende Faktoren wie die Ausrichtung von Fuß, Hüfte, Becken und Rumpf sowie Mobilitäts- und Stabilitätsdysfunktionen in dieser Region müssen mitbehandelt werden.

Extension/Abduktion, Extension/Adduktion, Flexion/Abduktion, Flexion/Adduktion Funktionelle Bewegungen des Gelenks („funktionelle Ecken"), die in der Untersuchung und Behandlung geringfügiger oder weniger offensichtlicher schmerzhafter Einschränkungen eingesetzt werden können.

Gelenkstabilität Wird durch den Bandapparat (passive Stabilität) und die umgebenden Muskeln (dynamische Stabilität) bereitgestellt.

Stabilisationstraining Ermöglicht den Stützgeweben, wie Bändern, zu heilen, die umliegende Muskulatur zu stärken sowie die motorische Kontrolle und angemessene Bewegungsmuster des Knies, einschließlich des Gefühls für die Gelenkstellung, wiederherzustellen.

Kap. 9: Management von Funktionsstörungen des Fußes und Knöchels

Bewegungsstörungen von Fuß und Knöchel Der Verlust der normalen physiologischen Bewegung treibt die Schmerzstörung an. Die Bewegung geht in Richtung der Schmerzprovokation verloren. Bewegungsstörungen von Fuß und Knöchel präsentieren sich auf eine richtungweisende Art (Kangas et al. 2011).

Dysfunktion Gesamtheit aller Aspekte und Anomalitäten, die aus einer angenommenen initialen Gewebepathologie resultieren. Dysfunktion umfasst physische und psychosoziale Faktoren bezüglich der Störung und ihrer Auswirkungen (Elvey und O'Sullivan 2004).

Management Spezifische oder allgemeine Intervention, die vom Patienten unter Anleitung oder nach Verordnung des Therapeuten ausgeführt wird.

Störungen der motorischen Kontrolle von Fuß und Knöchel Fehlende motorische Kontrolle treibt die Schmerzstörung an und führt zu monotonen Belastungsmustern und Schmerz in Fuß und Knöchel. Störungen der motorischen Kontrolle von Fuß und Knöchel präsentieren sich auf eine richtungweisende Art (Kangas et al. 2011).

LITERATUR

Antonovsky A: Health Stress and Coping: New Perspectives on Mental and Physical Well-Being, San Francisco, 1979, Jossey-Bass.

Ashe M, McCauley T, Kahn K: Tendonopathies in the upper extremity: a paradigm shift, Journal of Hand Therapy 17 (3): 329–334, 2004.

Cervero F, Laird JMA: One pain or many pains? A new look at pain mechanisms, Neural Inf Process Syst 6: 268–273, 1991.

Cruz EB, Moore A, Cross V: Clinical reasoning and patient-centred care in musculoskeletal physiotherapy in Portugal: a qualitative study, Man Ther 17:246–250, 2012.

Elvey RL, O'Sullivan PB: A contemporary approach to manual therapy. In: Boyling JD, Jull GA, editors: Grieve's Modern Manual Therapy – The Vertebral Column, Edinburgh, 2004, Elsevier Churchill Livingstone, pp 471–493.

Guccione A: Physical therapy diagnosis and the relationship between impairments and function, Phys Ther 71: 499–504, 1991.

Higgs J, Jones M: Clinical Reasoning for Health Professionals, Oxford, 2000, Butterworth Heinemann.

Jette AM: Diagnosis and classification by physical therapists: a special communication, Phys Ther 69 (11): 967–969, 1989.

Kangas J, Dankaerts W, Staes F: New approach to the diagnosis and classification of chronic foot and ankle disorders: identifying motor control and movement impairments, Man Ther doi:10.1016/j.math.2011.07.004, 2011.

Kleinmann A: The Illness Narratives: Suffering, Healing and the Human Condition, New York, 1988, Basic Books.

Loeser JD, Melzack R: Pain: an overview, Lancet 353:1,607–1,609, 1999.

Maitland GD: The Maitland Concept: assessment, examination and treatment by passive movement. In Twomey L, Taylor J, editors: Physical Therapy of the Low Back, vol 13, ed 135–155, New York, 1987, Churchill Livingstone.

McConnell J: Management of patellofemoral problems, Man Ther 1:60–66, 1996.

Mosby's Medical Dictionary, ed 8, Elsevier. Mosby. Saunders, 2009.

Pilowsky I: Abnormal Illness Behaviour, Chichester, 1997, John Wiley.

Sackett D, Richardson SW, Rosenberg W, et al: Evidence-based medicine: how to practice and teach EBM, Edinburgh, 1998, Churchill Livingstone.

WCPT (World Confederation for Physical Therapy): Position statement. Description of physical therapy, 2007. www.wcpt.org/sites/wcpt.org/files/files/WCPT_Description_of_Physical_Therapy-Sep07-Rev_2.pdf (accessed 31 March 2013).

Zimny N: Diagnostic classification and orthopaedic physical therapy practice: what can we learn from medicine, J Orthop Sports Phys Ther 34: 105–115, 2004.

Abkürzungen

A/C	Akromioklavikulargelenk
A/H	Akromiohumeralgelenk
Ab	Abduktion
AbdDM	M. abductor digiti minimi
Ad	Adduktion
AMBRI	atraumatisch, multidirektional, bilateral, Rehabilitation, inferiorer Kapselshift
ANSPM	Altered Nervous System Processing Models – Modelle einer veränderten Nervensystemverarbeitung
AP	anteroposterior
APTA	American Physical Therapy Association
AR	Außenrotation
AROM	aktives Bewegungsausmaß
ATFL	anteriores talofibuläres Band
BWS	Brustwirbelsäule
BZ	bilaminäre Zone
bzgl.	bezüglich
C	zervikales Segment
C/O	„Complains of" – subjektive Untersuchung
CAI	Chronic Ankle Instability
CMC	Karpometakarpalgelenk(e)
CMD	kraniomandibuläre Dysfunktion
CN	Kompressionsneuropathie
CPR	Clinical Prognosis Rules
CRPS	Complex Regional Pain Syndrome
CSP	Chartered Society of Physiotherapy
CT	Computertomografie
DA	Discus articularis
DASH	Disabilities of Arm, Shoulder, and Hand
De	Depression
DF	Dorsalflexion
DHSS	Department of Health and Social Services (Großbritannien)
Distr	Distraktion
E	Extension
E/Ab	Extension/Abduktion
E/Ad	Extension/Adduktion
El	Elevation
EMG	Elektromyografie
EODM	Endorgan-Dysfunktionsmodell
EOR	End-of-Range
ESP	Extended Scope Practitioner
Ev	Eversion
F	Flexion
F/Ab	Flexion/Abduktion
F/Ad	Flexion/Adduktion
FAI	Functional Ankle Instability
FD	funktionelle Demonstration
FDB	M. flexor digitorum brevis
FEDS	Frequence, Etiology, Direction, Severity
G/H	Glenohumeralgelenk
G/H	allgemeiner Gesundheitszustand
GIRD	Glenohumeral Internal Rotation Deficit
HBB	Hand Behind Back – Hand hinter dem Rücken
HE	Horizontalextension
HF	Horizontalflexion
HPC	Healthcare Professional
HRV	Herzfrequenzvariabilität
HVT	High Velocity Thrust
HWS	Halswirbelsäule
Hx	History – Geschichte des Problems
ICC	Intraklassen-Korrelationskoeffizient
ICD	International Classification of Disease
ICF	International Classification of Functioning, Disability and Health
IFCFS	Interdisziplinäres Forum für craniofaziale Symptomatik
IFOMPT	International Federation of Orthopaedic Manipulative Physiotherapists
IGHL	inferiores glenohumerales Ligament
IKTA	International Kinematic Taping Academy
Inf	Inversion
IP	Interphalangealgelenk(e)
IR	Innenrotation
ISQ	(im) Status quo – unverändert
kaud	kaudal
kran	kranial
L	lumbales Segment
LANNSS	Leeds Assessment for Neuropathic Symptoms and Signs Scale
lat	lateral
Lig(g).	Ligamentum, -a
LLNT	Lower Limb Neural Test – neurodynamischer Test für die untere Extremität
Lock	Sperrposition
LWS	Lendenwirbelsäule
M(m).	Musculus, -i
MAI	Mechanical Ankle Instability
MCP	Metakarpophalangealgelenk(e)
MDI	multidirektional
med	medial
MOM	Mature Organism Model – Modell des reifen Organismus
MRT	Magnetresonanztomografie
MSK	muskuloskeletal
MT	Manualtherapie
MTG	mittleres Tarsalgelenk
MTP	Metatarsophalangealgelenk(e)
MWM	Mobilisation with Movement – Mobilisation mit Bewegung
N(n).	Nervus, -i
NMSK	neuromuskuloskeletal
NSAID	nichtsteroidale antientzündliche Medikamente
NSH	neuropathische sensorische Hypersensibilität
NSLBP	Non-Specific Low Back Pain
OA	Osteoarthrose
ÖMPQ	Örebro muskuloskeletaler Schmerzfragebogen
OMT	orthopädisch manualtherapeutische Behandlung
OP	Overpressure – Überdruck
OSG	oberes Sprunggelenk
P	Pain – Schmerz
P/E	Physical Examination – Funktionsuntersuchung
PA	posteroanterior
PAIVM	Passive Accessory Intervertebral Movement(s) – passive Zusatzintervertebralbewegung(en)
PF	Plantarflexion

PFSS	patellofemorales Schmerzsyndrom
PKB	Prone Knee Bend
PNF	Propriozeptive Neuromuskuläre Fazilitation
PNS	periphere Nervensensibilisierung
POMR	problemorientierte medizinische Aufzeichnungen
PP	Present Pain – aktueller Schmerz
PPIVM	Passive Physiological Intervertebral Movement(s) – passive physiologische Intervertebralbewegung(en)
Proc.	Processus
PROM	Patient Reported Outcome Measures – Patientenbewertung von Therapieergebnissen
Pron	Pronation
Protr	Protraktion
PSFS	Patient Specific Functional Scale
PT	Physiotherapie
Q	Quadrant
QP	M. quadratus plantae
QUADAS	Quality Assessment of Diagnostic Accuracy Studies
R	Restriction – Widerstand
RCT	randomisierte kontrollierte Studie
RDC/TMD	Research Diagnostic Criteria for Temporo-Mandibular Disorders
Retr	Retraktion
ROM	Range of Motion – Bewegungsausmaß
Rot	Rotation
Rx	Treatment – Behandlung
S/C	Sternoklavikulargelenk
S/Th	Scapulothorakalgelenk
S/U	„leidet an" – subjektive Untersuchung
SIAS	Spina iliaca anterior superior
SIG	Sakroiliakalgelenk
SIN	Severity, Irritability and Nature
SLAP	superiores Labrum anterior posterior
SLR	Straight Leg Raise
SOAP	Subjektive Informationen, objektive Informationen, Assessment, Plan
SPADI	Shoulder Pain and Disability
SSMP	Schultersystem-Modifikationsverfahren
STARD	Standards for the Reporting of Diagnostic Accuracy Studies
STG	Subtalargelenk
Sup	Supination
TCG	Talokruralgelenk
Th	thorakales Segment
TMD	temporomandibuläre Dysfunktion
TMG	Temporomandibulargelenk
TMT	Tarsometatarsalgelenk
TOS	Thoracic-Outlet-Syndrom
TrP	Triggerpunkt
TSK	Tampa-Skala der Kinesiophobie
TUBS	traumatisch, unidirektional, Bankart-Läsion, Chirurgie (Surgery)
ÜD	Überdruck
ULNT	Upper Limb Neural Test(s) – neurodynamische Test(s) für die obere Extremität
VAS	Visuelle Analog-Skala
VL	M. vastus lateralis
VMO	M. vastus medialis obliquus
VROM	Visual Range of Motion – visuelles Bewegungsausmaß
WCPT	World Confederation of Physical Therapy
WHO	World Health Organisation – Weltgesundheitsbehörde
WOMAC	Western Ontario and McMaster Universities Arthritis Index
ZNS	zentrales Nervensystem

Inhaltsverzeichnis

KAPITEL 1

Kevin Banks und Elly Hengeveld

Das Maitland-Konzept als Rahmenwerk der klinischen Praxis für neuromuskuloskeletale Störungen

Rahmenwerk, Säulen, Kompetenzen, biopsychosozial, Forschung

1.1 Einstimmung – das Maitland-Konzept als Rahmenwerk für die klinische Praxis

Ein Zitat des schottischen Architekten und Designers Charles Rennie Mackintosh (1868–1928) fasst die Denkweise zusammen, in deren Rahmen das Maitland-Konzept mit seinen manuellen und Bewegungstherapien arbeitet:

Hoffnung liegt im ehrlichen Fehler,
nicht in der eisigen Perfektion des bloßen Designers.
Mackintosh (1868–1928)

Das Äquivalent im Maitland-Konzept (Maitland 1991) ist, dass der Manualtherapeut dahin gebracht werden soll, zu:

Adaptieren, übernehmen und verbessern

Die Botschaft ist hier, dass das Maitland-Konzept Veränderungen und Verbesserungen begrüßt. Unter Anwendung kritischer Beurteilung, Reflexion der Praxis und fortlaufender Evaluation der Effektivität der Interventionen wird der Manualtherapeut dazu ermutigt, neue und innovative Wege zu suchen, um Patienten zu helfen.

Die Autoren eines jeden neuen Kapitels dieser Auflage von *Manipulation der peripheren Gelenke* nehmen den Leser mit auf eine Reise durch das „Adaptieren, Übernehmen und Verbessern". In allen Fällen untermauern die Schlüsselelemente des Maitland-Konzepts das Clinical Reasoning und die klinische Kompetenz innerhalb eines umfassenden, ganzheitlichen und sich kontinuierlich weiterentwickelnden Rahmenwerks der klinischen Praxis.

Die Herausgeber dieser Auflage hoffen, dass die bestehenden Prinzipien und die Praxis des Maitland-Konzepts in den kommenden Jahren zu vielen weiteren Veränderungen der zukünftigen Auflagen dieses Textes führen werden.

Daher beschreibt dieses Kapitel ausführlich das Rahmenwerk der klinischen Praxis, das in den Prinzipien und der Praxis des Maitland-Konzepts wurzelt, und umfasst:

1.1.1 Die fünf Säulen der klinischen Praxis

Patientenzentrierte Praxis

Patientenzentrierte Praxis erfordert persönliches Engagement, um die Erfahrungen des Patienten während eines zeitlichen Abschnitts innerhalb der medizinischen Versorgung vollständig zu verstehen. Den Patienten in das Zentrum von allem, was wir tun, zu stellen, bedeutet, dem Patienten Wahlmöglichkeiten bezüglich seiner medizinischen Versorgung zu geben, ihn in alle Aspekte der Entscheidungsfindung einzubeziehen, mit ihm jederzeit zusammenzuarbeiten und ihm die Verantwortung für die Compliance und die Hoheit über eigene Heilungsstrategien zu gewähren.

Clinical Reasoning

Clinical Reasoning bezeichnet den Entscheidungsfindungsprozess, durch den der klinisch tätige Physiotherapeut sicher und effektiv DENKEN, PLANEN, AUSFÜHREN und NACHWEISEN kann. Effektives Clinical Reasoning erfordert, dass der klinisch tätige Physiotherapeut alle Aspekte des theoretischen Wissens und der Forschung, die für den individuellen Patienten relevant sind, sowie alle Aspekte mit klinischer Evidenz aus Untersuchung und den Auswirkungen der Behandlung in Betracht zieht (Jones et al. 2006a, 2006b). Bei der Reflexion und Reasoning *während* einer Sitzung („Reflection in Action") kann der klinisch tätige Physiotherapeut Wissen und Fertigkeiten *sofort* in angemessener Weise einbringen, was zu einem erwünschten Interventionsergebnis führt. Bei der Reflexion und Reasoning *über* die Sitzung („Reflection on Action") kann eine anschließende Reflexion und Analyse dessen, was stattgefunden hat, vorgenommen werden, um weitere und zukünftige Handlungen effektiver zu gestalten. Das Letztere ist insbesondere wichtig, wenn ein Therapeut komplexeren oder ihm unbekannten klinischen Präsentationen gegenübersteht.

Untersuchung

Die Untersuchung sollte in zwei Abschnitte gegliedert werden. Die subjektive Untersuchung (oder S/U – „leidet an" bzw. C/O – „Complains of") umfasst das Sammeln klinischer Informationen über die Erfahrungen des Patienten mit seinem Problem. Die manuelle Untersuchung des klinisch tätigen Physiotherapeuten (Funktionsuntersuchung bzw. Physical Examination – P/E) erkennt und bestätigt das Vorhandensein von Funktionsstörungen. Beide Untersuchungen liefern die Einzelheiten, die der klinisch tätige Physiotherapeut benötigt, um angemessene Interventionen und Managementstrategien zu planen und auszuführen.

Interventionen

Die Interventionen der Manual- und Bewegungstherapien sollten direkt mit dem Problem des Patienten und den festgestellten Funktionsstörungen verbunden sein. Eine breit angelegte und umfassende Auswahl verlässlicher und effektiver Interventionen sollte zur Verfügung stehen und in Betracht gezogen werden.

Beurteilung und Reflexion („Assessment")

Beurteilung und Reflexion („Assessment") sind die Grundpfeiler, die Entscheidungsfindung und Weiterführung der Behandlung zusammenhalten und letztlich zu einem gemeinschaftlichen Ergebnis führen. Die Beurteilung ist die Analyse der klinischen Daten und die zeitgerechte Evaluation der Auswirkungen der Behandlung oder der Managementstrategien. Die Beurteilung und Analyse der Veränderungen in der Leistungsfähigkeit des Patienten (S/U-Parameter oder „-Asteriske") und der Bewegungskapazität (P/E-Parameter oder „-Asteriske") direkt vor, während oder nach jeder Behandlung, in regelmäßigen Intervallen während der Periode der physiotherapeutischen Behandlung, und retrospektiv, wenn sich der Fortschritt verlangsamt oder aufgehört hat, unterstützt die Entscheidungsfindung des klinisch tätigen Physiotherapeuten und letztlich den Weg zu einem gemeinsamen und erfolgreichen Ergebnis.

1.1.2 Professionelle und klinische Kompetenzen, die den Physiotherapeuten in eigenständiger Praxis unterstützen

Internationale Standards der Praxis der manuellen Therapie wurden von der International Federation of Orthopaedica Manipulative Physical Therapists (IFOMPT) durch die Kommission für Ausbildungsstandards der IFOMPT festgelegt (Beeton et al. 2008). Die Kommission hat 10 Dimensionen ermittelt, jede mit damit assoziierten Kompetenzen aus den Bereichen Wissen, Fähigkeiten und Eigenschaften. Diese Kompetenzen dienen dazu, eine effektive und durch Experten ausgeführte Praxis auf dem Spezialgebiet der Manualtherapie und der Bewegungstherapie sicherzustellen. Die Sicherung von Qualitätsstandards fördert außerdem die Anerkennung der Physiotherapie als einen Berufsstand, der eigenständig in einem festgelegten Geltungsbereich der Praxis und in Zusammenarbeit mit anderen Gesundheitsberufen und Regierungsorganisationen besteht.

1.1.3 Das biopsychosoziale Modell

Es ist anerkannt, dass Gesundheitsberufe wie die Physiotherapie am effektivsten innerhalb des biopsychosozialen Modells arbeiten – eher als in dem traditionellen biomedizinischen Modell der Gesundheitsfürsorge (Bazin und Robinson 2002). Dieser Paradigmenwechsel innerhalb des Berufsstands fand über die letzten 10–20 Jahre statt und hat viele neue Wege für die professionelle Entwicklung eröffnet. Die Diagnose und eine pathologische Basis für die Zeichen und Symptome der Patienten sind noch immer sehr wichtig, jedoch kann das Verständnis der Auswirkungen und gesundheitlichen Folgen von Krankheit, Leiden oder Verletzung einen tief greifenden Effekt auf die Möglichkeiten einer Person, ein gesundes Leben zu führen, haben. Die Internationale Klassifikation der Funktionsfähigkeit, Behinderung und Gesundheit (ICF; WHO 2001) ist ein ideales Modell, auf dem ein Verständnis für die Patienten und ihre Probleme basieren kann. Die Erfahrungen der Patienten können sowohl aus der biologischen Perspektive als auch im Kontext möglicher psychologischer und sozialer Faktoren ausgewertet werden.

Physiotherapeuten können Funktionsstörungen, die auf einer Dysfunktion (z. B. Muskelschwäche, Gelenkversteifung, Nervensensibilität) beruhen, identifizieren und differenzieren. Physiotherapeuten können Aspekte der Leistung und Belastbarkeit erkennen und behandeln, die mit Einschränkungen der Alltagsaufgaben und Beschränkung der Teilhabe in Lebensbereichen wie Arbeit, Sport und Freizeit verbunden sind. Die ICF-Arbeitsfelder geben dem klinisch tätigen Physiotherapeut überdies die Möglichkeit, persönliche oder umweltbedingte Mediatoren zu erkennen, die zur Wiederherstellung der Gesundheit (positiv oder negativ) beitragen können und bei der umfassenden Beurteilung der Prognose hilfreich sind.

Das Arbeitsgebiet der Physiotherapie wandelt sich durch den Paradigmenwechsel somit zu einer Domäne, bei welcher der Fokus auf der Schnittstelle zwischen Gesundheitsversorgung und gesundem Leben liegt und bei welcher der Berufsstand der Physiotherapie eine größere Rolle im öffentlichen Gesundheitswesen und der gesunden Lebenserwartung spielt, indem er für Bewegung und Training als Mittel eintritt, um sicherzustellen, dass den *Jahren mehr Leben* hinzugefügt wird (Middleton 2008).

Evidenzinformierte Praxis, Forschung und das Maitland-Konzept

Jedes Rahmenwerk klinischer Praxis wird von der Nachfrage seitens der Dienstleistungsnutzer und Kollegen des Gesundheitssektors benutzt, die Evidenz der Interventionen und Kompetenzen nachzuweisen. Forschung und steigendes Wissen helfen dabei, die Praxis zu beeinflussen. Sowohl qualitative als auch quantitative Forschungsparadigmen sind für die Wissensentwicklung und die berufliche Weiterentwicklung von Bedeutung. Jede klinische Praxis sollte durch solides Wissen, Theorie und Forschung untermauert sein und ebenso sollte alle Forschung praktische klinische Anwendung finden und die klinische Praxis unterstützen.

1.1.4 Das Maitland-Konzept als Rahmenwerk klinischer Praxis

➤ Abb. 1.1 zeigt die Merkmale des Maitland-Konzepts als ein Rahmenwerk der klinischen Praxis.

Die Einzelheiten jeder Komponente des Rahmenwerks werden nun im Kontext der Praxis der manuellen Physiotherapie analysiert. Dies stellt dann die Basis für das Verständnis des Aufbaus und der Präsentation jedes einzelnen, individuellen Kapitels in dieser Ausgabe dar. So beleuchtet z. B. das Kapitel über Schulterdysfunktionen, wie dieses Rahmenwerk die professionelle Weiterentwick-

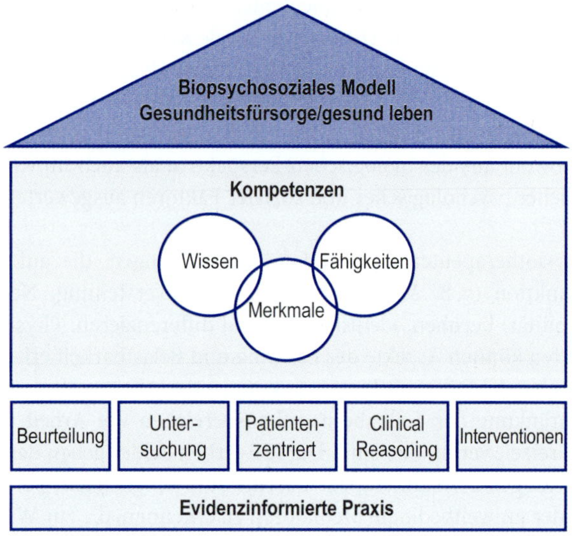

Abb. 1.1 Ein klinisches Praxis-Rahmenwerk

lung jenseits der traditionellen Aufgabenbereiche der physiotherapeutischen Praxis erweiterte. Das Kapitel über Ellenbogenstörungen zeigt die Anwendung des Rahmenwerks auf, um einen multidimensionalen Ansatz zu fördern. Das Kapitel über Hüftdysfunktionen erklärt, wie die Prinzipien bei jeder erkannten Funktionsstörung angewendet werden und nicht ausschließlich auf Gelenkdysfunktionen beschränkt sind.

1.2 Die fünf Säulen der klinischen Praxis

Der folgende Abschnitt umspannt die Schlüsselmerkmale des Maitland-Konzepts als Rahmenwerk der klinischen Praxis. Das Denken im Sinne der fünf Hauptsäulen der Unterstützung wird dem klinisch tätigen Physiotherapeuten helfen, eine strukturelle Basis für die Anwendung klinischer Kompetenzen in der manuellen und Bewegungstherapie zu schaffen. Der Aufbau des Rahmenwerks wird dem klinisch tätigen Physiotherapeuten darüber hinaus dabei helfen, seinen Platz in der Anwendung eines biopsychosozialen Modells der Gesundheitsversorgung und seinen Platz innerhalb einer evidenzbasierten Praxisumgebung zu verstehen.

1.3 Patientenzentrierte Praxis

In jedem Kapitel dieses Buches werden Sie lesen können, wie die jeweiligen Autoren die patientenzentrierte Praxis maximieren, um die klinische Entscheidungsfindung zu beeinflussen und zu verbessern. Es wird ein klares Bild von der Wichtigkeit erscheinen, sich auf den Patienten einzulassen, indem den Details der Befragung, der klinischen Untersuchung und der manuellen physiotherapeutischen Behandlung Beachtung geschenkt wird. Die Bedeutung der Zusammenarbeit mit den Patienten wird dem Physiotherapeuten dabei helfen, zu verstehen, wie integrative Entscheidungen zur Befundung und Behandlung getroffen werden können, um effektivere Ergebnisse zu erzielen. Die Schlüsselmerkmale, die für eine effektive, patientenzentrierte Praxis in Betracht gezogen werden müssen, sind:

- Der Patient und gesundes Leben
- Analyse der individuellen Krankheitserfahrung des Patienten
- Einbeziehung und Teilhabe des Patienten bei der Entscheidungsfindung
- Patientenzentrierte Kommunikation
- Verständnis der Fähigkeit des Körpers, zu beeinflussen und sich anzupassen
- Die Rolle eines gemeinsamen Erkenntnisprozesses

1.3.1 Der Patient und gesundes Leben

Die Grundvoraussetzung für die patientenzentrierte Praxis ist daher, sich mit dem physischen und mentalen Wohlbefinden einer Person zu befassen, damit diese effektiv und ohne Defizit in ihren alltäglichen Lebensaufgaben und Lebensbereichen funktionieren kann (WHO 2001; ➤ Tab. 1.1).

Das endgültige Ergebnis von Interventionen der manuellen Physiotherapie sollte darin bestehen, den „Jahren mehr Leben einzuhauchen" (Middleton 2008). Die Rolle der Physiotherapie innerhalb der *Maximierung des Bewegungspotenzials* ist der Schlüssel zur Förderung eines gesunden Lebensstils, funktioneller Kapazität und körperlicher Fitness (Chartered Society of Physiotherapy, 2008; ➤ Box 1.1).

Box 1.1

Gesunde Lebenserwartung – Healthy Life Expectaney

„Leb lang, stirb schneller"

- Der Anstieg der behinderungsfreien Lebenserwartung
- Hinzugefügte Jahre der relativ guten Gesundheit
- Behinderung ist der Verlust der Autonomie, den ältere Menschen fürchten und der wiederum zu Abhängigkeit und ihrer Kostenauswirkung führt
- Behinderungsfreie Lebenserwartung sollte ein besserer Maßstab des Wohlbefindens einer alternden Bevölkerung sein
- House of Lords, GB 2005

Tab. 1.1 Aktivitätseinschränkungen und Teilhabebeschränkung

Aktivitätseinschränkung – Alltagsaufgaben	Teilhabebeschränkung – Lebensbereich
Schwierigkeiten, die eine Person bei der Ausführung von Alltagsaktivitäten (-aufgaben) haben kann, z. B.: • Bücken • Gehen	Probleme, die eine Person bei der Teilnahme (Partizipation) an Alltagssituationen (-bereichen) erfahren kann, z. B.: • Fehlen von behindertengerechten Transportmitteln
• Ins Bett gehen und aufstehen • Einen Karton anheben • Nach oben in ein Regal greifen • Manuelle Arbeit • Schlagen eines Golfballs	• Schlechter Zugang zu Geschäften oder einem Theater
WHO 2001	

1.3.2 Analyse der Erfahrung des Patienten

Der Anspruch des Maitland-Konzepts ist, dass die Patientenversorgung von der Selbsteinschätzung der Hauptproblematik durch die Patienten, ihren Erwartungen an die therapeutischen Interventionen und ihren persönlichen Zielen vorangetrieben wird. Der therapeutische Prozess sollte daher mit Frage 1 und Frage 2 beginnen.

Der Physiotherapeut sollte immer damit beginnen, dem Patienten Frage 1 zu stellen:

„Was ist aus *Ihrer* Sicht *Ihr* Hauptproblem?" Zum Beispiel: *Ich habe eine schmerzhafte und steife Schulter.*

Anschließend stellt der Therapeut Frage 2:

„Was wäre für *Sie* ein erfolgreiches Ergebnis der physiotherapeutischen Behandlung?" Zum Beispiel: *Ich möchte wieder in der Lage sein, Badminton ohne Schmerz oder Steifheit in meiner Schulter spielen zu können.*

Dieser Ansatz gibt dem Physiotherapeuten Evidenz, um eine Reihe von entscheidungsbildenden Hypothesen aufzustellen, die auf den gegebenen Antworten basieren, einschließlich:

- Wahrnehmung und Erfahrung des Patienten (biopsychosoziale Hypothese). Zum Beispiel: *Ich bin besorgt, dass ich meinen Job nicht ordentlich ausüben kann.*
- Art der Störung (pathobiologische Hypothese; Jones et al. 2006a). Zum Beispiel: *Adhäsive Kapsulitis („Frozen-Shoulder"-Syndrom) sorgt für schmerzhafte und steife Schulterbewegungen.*
- Symptome des Patienten (Beeinträchtigungshypothese). Zum Beispiel: *Es ist zu schmerzhaft für mich, meine Hand hinter meinen Rücken zu legen, und ich bin zu steif, um bei der Arbeit Dinge von Regalen zu nehmen.*
- Auswirkungen der Störung auf Alltagsbereiche und -aufgaben des Patienten (Aktivitätsbeschränkungen, Teilhabebeschränkungen). Zum Beispiel: *Ich habe morgens mit dem Anziehen zu kämpfen. Ich kann nicht auf meiner rechten Seite schlafen. Ich musste aufhören, Badminton zu spielen.*
- Beitragende Faktoren (der Grund für die Ursache). Zum Beispiel: *Ich glaube nicht, dass die Steifheit meines Nackens und der Wirbelsäule, die ich seit dem Autounfall vor acht Jahren habe, meine Schulterproblematik unterstützt.*
- Ideen zu Management- und Behandlungsinterventionen. Zum Beispiel: Schmerzmodulation des Schultergelenkschmerzes, Mobilisation eines steifen Gelenks und Prävention von adaptiver Muskelverkürzung aufgrund von Schutz-/Anpassungshaltung und -bewegung. Sprechen Sie die beitragenden Faktoren im Nacken und in der Wirbelsäule an.
- Notwendige Vorsichtsmaßnahmen. Zum Beispiel Faktoren, die eine ideale Behandlung beeinflussen können, wie die kardiale Leistungsfähigkeit für das Training, medikamentöse Auswirkungen auf die Vitalität des Gewebes (Langzeit-Steroide).
- Gedanken zur Prognose. Zum Beispiel Evidenz aus der Literatur, welche die pathogenetische Entwicklung nachzeichnet und das Ausmaß der Intervention prägt.
- Zu wissen, dass ein „Frozen-Shoulder"-Syndrom eine selbstlimitierende pathogenetische Entwicklung von zwei Jahren (oder mehr) hat, hilft bei der Entscheidungsfindung zu Erwartungen der Interventionen.

1.3.3 Einbeziehung des Patienten und Teilhabe an der Entscheidungsfindung

Die patientenzentrierte Praxis der manuellen und Bewegungstherapie wird daher von einem offenen klinischen Entscheidungsfindungsprozess angetrieben, bei dem die Patienten die Möglichkeit haben, den Entscheidungen bezüglich der Parameter ihrer Therapie zuzustimmen und an ihnen teilzuhaben.

Im folgenden Beispiel einer Patienteninformation werden die Merkmale des Maitland-Konzepts aufgezeigt, welche die PROMs (Patient Reported Outcome Measures/Patientenbewertung von Therapieergebnissen) untermauern und die Patiententeilhabe an der Entscheidungsfindung verbessern:

- Vom Patienten berichtete Problematik – Frage 1/das Hauptproblem: *Ich habe zunehmend Schwierigkeiten, nach unten zu greifen, um morgens meine Socken anzuziehen, aufgrund von Leistenschmerzen und einer Steifheit in meinem Hüftgelenk.*
- Aufmerksamkeit gegenüber den Einzelheiten, was der Patient wo spürt (Körpertabelle): *tiefer, unterbrochener Schmerz in der Leiste, Schmerz, der entlang der Vorderseite des Oberschenkels in das Knie ausstrahlt.*
- Wie das Problem ihn im Alltag beeinflusst (seine funktionelle Leistung): *Jeden Morgen kämpfe ich damit, meine Socken anzuziehen. Ich kann nur mit sehr viel Anstrengung bis ans Ende meines Fußes reichen. Meine Hüfte fühlt sich steif und entzündet in der Leiste an. Ich habe aufgehört, Hallenfußball zu spielen, wegen der Schmerzhaftigkeit nachher und der Einschränkungen während des Spiels.*
- *Seine* Toleranz und Akzeptanz von Bewegung und Aktivität (Stärke und Irritierbarkeit): wird schlimmer, wenn er beginnt, Aktivität und Erholung zu vermeiden. Weniger irritierbar, wenn die Symptome nach der Aktivität rasch abklingen.
- Was seine Reaktionen vermitteln kann: Angst vor Behinderung führt zu Operationen, Frustration, Zorn und Depression, da man nicht in der Lage ist, Dinge zu tun (Ashby et al. 2009).
- Seine S/U- und P/E-Asteriske: (das Hauptaugenmerk liegt auf der Bestimmung des individuellen, spezifischen und nützlichen Ergebnisses; ➤ Box 1.2).

Box 1.2

Asteriske als individueller Ergebnismaßstab

- S/U (Anamnese)
  - ① Steigt an, wenn das Knie in Richtung Brust gehoben wird, sehr steif und scharfer Schmerz in der Leiste ① klingt sofort ab, wenn die Bewegung stoppt
- P/E
  - Hüftflexion 85° steif ++ ① 5/10 (VAS)

- Gesundheitliche und medizinische Belange, die sein Problem erschweren: Typ-2-Diabetes als Risikofaktor für eine periphere vaskuläre Erkrankung und Neuropathie
- Die pathobiologische Natur seines Störungsmusters (Krankengeschichte): Osteoarthrose der Hüfte (OA-Hüfte)

- Sein körperlicher Status und die funktionelle Leistung: Hüftstreckung 85° steif +++ (1) 5/10 (VAS – Visuelle Analog-Skala)
- Seine funktionelle Kapazität gegenüber dem Ideal (Beeinträchtigungen): eingeschränktes Bewegungsausmaß des Hüftgelenks, Schwäche der Hüftmuskeln
- Risikofaktoren für Beeinflussung: schlechter allgemeiner Gesundheitszustand und der Lebensqualität (soziale Benachteiligung), Zugang zu Unterstützung und sozioökonomische Prioritäten tragen zur Compliance einer gesunden Lebensgestaltung bei (Mc Lean et al. 2011)
- Seine körperliche Fähigkeit, Informationen zu vermitteln (Bewegung als Therapie und Schmerzmittel): das Verständnis der gesundheitlichen und schmerzbeeinflussenden Vorteile von Bewegung und Training in Kombination mit einer Anerkennung der individuellen Bewegungsfähigkeit und -defizite
- Empfänglichkeit und Motivation für Veränderung: Responder oder Nonresponder auf manuelle und Bewegungstherapien. Dies kann durch extrinsische (persönliche und umweltbedingte) und intrinsische (Pathobiologie und die Natur des Problems) Faktoren vermittelt werden
- Seine Bewertung der Reaktionen auf die Interventionen: Wahrnehmung der Veränderungen der Symptome und Zeichen während und zwischen den Sitzungen

Der Vorrang der klinischen Evidenz – untermauert und beeinflusst durch Forschung und erfahrungsbegründetes Wissen – treibt daher den patientenzentrierten Ansatz an.

Sims (1999a) erkannte z. B., dass bei Patienten mit osteoarthrotischer Hüfte Röntgenuntersuchungen ein häufiges Auftreten einer Hinab-und-hinein- und Hinauf-und-heraus-Bewegung des Hüftkopfes aufdecken. Dieses Wissen macht die klinische Reaktion eines zunehmenden Ausmaßes der Hüftflexion bei Patienten, bei denen laterale oder longitudinale Mobilisationen des Hüftgelenks nach kaudal angewendet werden, nachvollziehbar (Sims1999b).

Patientenzentrierte Praxis unterstützt den Nachweis von Bewegungsstörung und funktionellem Defizit. Sie bestätigt die Anwesenheit einer funktionellen Pathologie (Stucki und Grimby 2007). Sie unterstützt die Anwendung adäquater Interventionen (Darzi 2008), und erfolgreiche patientenfokussierte Ergebnisse, wenn z. B. der Patient ohne Schmerzen laufen kann, sich innerlich besser fühlt oder er nachweislich mehr tun kann, sind evident.

1.3.4 Patientenzentrierte Kommunikation

Die Beachtung von Einzelheiten aus verlässlichen und aussagekräftigen Antworten auf patientenzentrierte Fragen prägt die klinische Praxis und die therapeutischen Entscheidungen. Fehler in der Kommunikation haben allerdings erfahrungsgemäß einen starken Einfluss auf die Genauigkeit klinischer Entscheidungen (Maitland et al. 2005).

Während der Physiotherapeut mit durchdachten Kommunikationsstrategien versucht, ein breites und tiefes Verständnis dafür zu entwickeln, was mit dem Patienten vor sich geht (Higgs und Jones 2000), sollte die Rolle der manuellen und Bewegungstherapie berücksichtigt werden. Das Verständnis für die Erfahrung des Patienten dient dazu, die Behandlungsentscheidungen relevant und angemessen für das individuelle Problem zu gestalten.

Physiotherapeuten müssen die Feinheiten der nonverbalen Kommunikation erfassen, um ein Verständnis dafür zu entwickeln, wie der Patient auf die Erfahrung von Schmerz und Unvermögen reagiert. Die Hauptquelle für Informationen ist jedoch der verbale Austausch mit dem Patienten. Strategien, die sicherstellen, dass die gesammelten Informationen so verlässlich und aussagekräftig wie möglich sind und die gestellten Fragen eine einzige Bedeutung haben und unmissverständlich sind, sollten mit großer Sorgfalt eingesetzt werden. Diese Strategien sollten z. B. enthalten:

- **Reasoning hinter der Frage, die gestellt wird:** (ausreichendes theoretisches und klinisches Wissen). Zum Beispiel klagt der Patient über Ellenbogenschmerzen, die sensibel auf leichte Berührung reagieren. Dies legt eine Allodynie nahe, die häufig mit einer Nervenverletzung assoziiert ist. Eine häufige Ursache für Nerveneinklemmung liegt in der Halswirbelsäule, also …
- **Formulierung der Frage:** (was der Therapeut wissen muss). Zum Beispiel muss ich, um die Möglichkeit zu erkunden, dass der Ellenbogenschmerz einen neuropathischen Anteil hat, den Patienten fragen: „Hatten oder haben Sie jemals irgendwelche Probleme mit Ihrem Nacken gehabt?"
- **Hören und Verstehen der Worte, mit denen der Patient antwortet:** (nachfragen, um die Bedeutung sicherzustellen). Zum Beispiel hat mir der Patienten erzählt, dass sein Ellenbogen im Frühling zu schmerzen begann. Ein Schlüsselwort hierbei ist „Frühling"; daher muss ich herausfinden, welche Verbindung zwischen seinem Ellenbogenschmerz und dem Frühling besteht. Ich muss ihn fragen: „Was hat dazu geführt, dass Ihr Ellenbogen im Frühling zu schmerzen begann?"
- **Interpretation der Antwort:** (Abklären der Antwort, um die Symptome des Patienten zu verstehen, anstatt Vermutungen anzustellen). Zum Beispiel hat mir der Patient erzählt, dass er im Vorfrühling seinen Schrebergarten umgraben musste, aber niemals zuvor Probleme hatte. Ich könnte nun annehmen, dass das Ausmaß des Grabens größer als gewöhnlich war, sollte aber mit einer Frage abklären, ob dies wirklich der Fall war. Ich muss fragen: „Was war dieses Jahr ungewöhnlich beim Graben?" Der Patient berichtete, er habe einen Bereich umgegraben, der zuvor nicht umgegraben worden war und der sehr steinig war. Er hatte das Gefühl, dass eher die Erschütterung als das Ausmaß des Grabens den Schmerz ausgelöst hat.
- **Antwort in Bezug zur Frage setzen:** (wurde die Frage vollständig in ausreichender Tiefe beantwortet?). Zum Beispiel verlangt die Erwiderung „Nein, jetzt nicht" als Antwort auf die Frage „Hatten Sie jemals Probleme mit Ihrem Nacken?" eine weitergehende Erklärung, um festzustellen, ob irgendwelche früher einmal aufgetretenen Nackenschmerzen mit dem Beginn und der Entwicklung des Ellenbogenschmerzes in Verbindung gebracht werden können.
- **Festlegung der nächsten Frage:** (ausreichendes theoretisches und klinisches Wissen, auf dem die nächste Frage aufgebaut werden kann, ungeachtet der Genauigkeit der Antwort des Pati-

enten). Zum Beispiel kann daher zum Verständnis der Bedeutung der Nackenproblematik die unmittelbare Rückfrage lauten: „Wann hatten Sie zum letzten Mal Probleme mit Ihrem Nacken?"

Während der Therapeut sorgfältig auf die gestellten Fragen und die qualifizierenden Antworten achtet, muss er gleichzeitig sicherstellen, dass der Patient:

- **Die Frage hört und versteht:** (Vermeiden Sie den Gebrauch von Worten, die der Patient nicht verstehen kann, und vermeiden Sie Fragen, die zu einer bestimmten Antwort führen). Zum Beispiel möchte ich bei meinen Folgefragen dieselben Worte verwenden, die der Patient benutzt, und ich möchte Suggestivfragen vermeiden. Also werde ich nicht fragen: „Ist es richtig, dass die Spondylose in Ihrem Nacken durch das Graben ausgelöst wurde und Schmerzen in Ihren Ellenbogen aussendet?" Stattdessen werde ich, um sicherzustellen, dass der Patient die Frage versteht und sie ihn nicht zu einer bestimmten Antwort (meiner Hypothese) hinführt, z. B. fragen: „Glauben Sie, dass Ihr Nackenschmerz in irgendeiner Weise mit Ihrem Ellenbogenschmerz in Verbindung steht?"
- **Die Antwort überdenken:** (Die Gedanken des Patienten beeinflussen, was die Frage für ihn bedeutet, und seine Erinnerung an die Tatsachen kann unvollständig oder ungenau sein). Zum Beispiel muss ich sicherstellen, dass die von mir gestellte Frage keine Zweideutigkeit aufweist. Ferner muss ich sicher sein, dass ich Schlüsselwörter verwende, um die Erinnerung des Patienten anzuregen, damit seine Rückbesinnung auf die Ereignisse und Erfahrungen so genau wie möglich ist. Also werde ich nicht fragen: „Wo haben Sie Ihren ersten Schmerz verspürt?", da der Patient sich fragen könnte, ob ich seinen Nacken oder seinen Ellenbogen meine, oder er glaubt, dass ich herausfinden will, ob er den ersten Schmerz im Schrebergarten oder daheim verspürt hat. Ich werde stattdessen fragen: „Können Sie sich erinnern, was Sie gefühlt haben, als Sie beim Umgraben des steinigen Bereichs erschüttert wurden?"
- **Die Antwort in Worte verpacken:** (Seien Sie sich bewusst, dass der Patient keine Erfahrung mit der Physiotherapieumgebung hat, was seine Antworten beeinflussen kann). Zum Beispiel möchte ich sicherstellen, dass der Patient jede Gelegenheit erhält, zu sagen, was er fühlt oder denkt, und nicht, was er glaubt, das von ihm erwartet wird zu sagen. Daher werde ich nicht fragen: „Was hat Ihr Arzt gesagt, was Ihnen fehlt?" Stattdessen werde ich fragen: „Was glauben Sie ist Ihnen passiert, als Sie sich beim Graben so belastet haben?"

1.3.5 Mitteilungs- und Adaptionsfähigkeit des Körpers verstehen

Ein weiteres Merkmal der patientengeführten klinischen Entscheidungsfindung ist das Verständnis der *Fähigkeit des Körpers, sich mitzuteilen* (über die Erfahrung von Verletzung, neuromuskuloskeletalen Zuständen und Störungen; ➤ Box 1.3) und *zu adaptieren* (Einflüsse von Verletzung, Störung oder Erkrankung auf neuromuskuloskeletale [NMS] Funktionen).

Box 1.3

Mitteilungsfähigkeit des Körpers

- Was der Patient denkt, was ihm fehlt
- Seine Erfahrungen und Gefühle
- Die Lokalisierung seiner Symptome
- Die Auswirkung auf Tätigkeiten und Teilhabe (Arbeit und Freizeit)
- Reaktionen auf Bewegung
- Reproduktion von Symptomen oder Herausbildung vergleichbarer Zeichen
- Reaktionen während der Behandlung
- Wirkungen der Behandlung auf Symptome und Zeichen
- Generelle Zufriedenheit mit dem Ergebnis

Maitland et al. 2005

Werden diese Leistungen verstanden, eröffnen sie eine große Palette von Möglichkeiten:

- Fähigkeit, die Erfahrung des Patienten zu verstehen, und
- Fähigkeit, Interventionen auszuwählen, die in Bezug zu diesen Erfahrungen stehen

Ein Verständnis der Fähigkeit des Körpers des Patienten, sich mitzuteilen und anzupassen, beginnt, sobald der Therapeut den Patienten trifft und ihn beobachtet. Beispiele für die Leistungsfähigkeit des Körpers, sich mitzuteilen und anzupassen, und dadurch Entscheidungen zu beeinflussen, sind:

- **Das Hauptproblem des Patienten:** eine Reflexion der gesamten Erfahrung (z. B. Zerrung des Innenbands des Knies und wie das den Alltag des Patienten beeinflusst).
- **Was wäre für ihn ein erfolgreiches Ergebnis?** (Zum Beispiel freut sich der Patient darauf, keinen Schmerz oder Missempfinden mehr im Knie zu spüren und sobald wie möglich wieder Fußballspielen zu können).
- **Die Körpertabelle:** ein Eindruck von dem, was der Patient fühlt und wie dies in Symptomen ausgedrückt wird (z. B. Schmerzhaftigkeit über dem Ligament, unter der Haut, aber berührungsempfindlich und intermittierender Schmerz).
- **Symptomverhalten:** Was der Patient aufgrund seiner Symptome tun oder nicht tun kann, spiegelt wider, wie der Körper mitteilt und verarbeitet, zu welchen Tätigkeiten und zu welcher Teilhabe (Partizipation) er in der Lage ist, beruhend auf dem eigenen Wissen des Patienten und dem Rahmen vorangegangener Erfahrungen (Zum Beispiel bedeutet ein scharfer Schmerz über dem Knieband bei einer Drehung des Beins, dass der Patient Drehbewegungen vermeidet, weil sie zu schmerzhaft sind und es sich anfühlt, als würde das Band reißen).
- **Symptomgeschichte:** Wenn eine Verletzung Symptome auslöst oder dafür prädisponiert, teilt der Körper dem Patienten mit, was und wie viel davon beschädigt wurde. Ob der Körper dabei helfen kann, eine Verbindung zwischen den Verletzungen und den Symptomen zu erkennen oder nicht, ist ein weiteres Merkmal der Fähigkeit des Körpers, sich mitzuteilen (Zum Beispiel wusste der Patient, dass etwas gerissen ist, als er beim Fußballspielen letzte Woche von der Seite angegriffen wurde. Es schmerzte wie ein gerissenes Band und schwoll fast sofort an).

- **Medizinische Screeningfragen (spezielle Fragen):** Gewöhnlich weiß der Patient, ob es ihm gut geht oder nicht; daher helfen Fragen zum allgemeinen Gesundheitszustand und zum Wohlbefinden, sich über persönliche Mediatoren zu informieren, welche die Reaktion des Körpers auf die physikalische Therapie beeinflussen können (Zum Beispiel fühlt sich der Patient wohl in seiner Haut; er ist lediglich etwas wütend auf den anderen Spieler. Er sagt, dass er Steroide nehme, um im Fitnessstudio Muskelmasse aufzubauen).
- **Beobachtung:** Das Erkennen einer Schutzhaltung spiegelt die Fähigkeit des Körpers wider, sich an schmerzhafte Situationen anzupassen (z. B. das Knie in 10° Flexion beim Stehen zu halten).
- **Den Patienten bitten, sich bis zum Einsetzen des Schmerzes (P_1) oder bis an die Grenze der möglichen Bewegung zu bewegen:** Dies spiegelt die Fähigkeit des Körpers wider, mitzuteilen, was die Bewegung einschränkt (z. B. Knieextension minus fünf Grad aufgrund von Schmerz und Furcht).
- **Den Patienten bitten, eine funktionelle Bewegung zu zeigen,** die von den Symptomen betroffen ist (funktionelle Demonstration), ermöglicht dem Patienten, die Fähigkeit des Körpers zur Mitteilung zu nutzen, wie und wie leicht Symptome reproduziert werden können. Es gibt dem Therapeuten eine Möglichkeit, Bewegung in Bezug auf mögliche therapeutische Interventionen zu analysieren (Banks und Hengeveld 2010). (Zum Beispiel löst eine Drehung des Knies sofortigen Schmerz und Befürchtung aus).
- **Strukturelle Differenzierung** ist eigentlich die Fähigkeit des Körpers, über Gewebereaktionen auf Bewegung und darüber, welche Gewebe therapeutisch beeinflusst werden sollten, zu informieren (Zum Beispiel eliminiert die Stabilisation des Tibiofemoralgelenks während der Drehung des Knies Schmerz und Furcht).
- **Passive Tests** von Gelenken, Muskellängen und neurodynamischer Leistungsfähigkeit helfen dem Therapeuten zu verstehen, wie der Körper auf passive Bewegung reagiert (z. B. tibiofemorale, anteroposteriore Zusatzbewegung Grad II, die lindernd wirkt; M. quadriceps reagiert aufgrund einer Hemmung verzögert; Test des N. saphenus ist nicht schmerzhaft).
- **Palpation:** Auch hier informiert der Körper den Therapeuten über die Gewebereaktion auf die Behandlung und kann Entscheidungen darüber, welche Interventionen effektiver sein könnten, beeinflussen (z. B. geschwollene, verdickte Knieinnenbänder).
- **Beurteilungsstrategien** erschließen ebenfalls die Fähigkeit des Körpers, Hinweise über die Reaktionen auf die Interventionen während und nach der Behandlung zu geben (Zum Beispiel ist der Schmerz seit der Mobilisation nicht mehr so scharf, wenn der Patient sein Knie dreht).
- **Entscheidungen, die Behandlung zu beenden,** bauen häufig auf dem Feedback des Patienten auf, ob die Interventionen effektiv waren. Dies wird oftmals von der Leistungsfähigkeit des Körpers beeinflusst (Zum Beispiel kann der Patient nach einigen Behandlungen mit dem Knie laufen und springen; es schmerzt noch etwas, aber er denkt, dass es geheilt ist und er nur noch fit werden muss).

1.3.6 Die Rolle des kooperativen Denkprozesses (Collaborative Reasoning)

Der kooperative Denkprozess wird als Pflege eines einvernehmlichen Ansatzes zur Interpretation von Untersuchungsergebnissen, der Setzung von Zielen und Prioritäten und der Implementierung und Fortführung der Behandlung definiert (Jones et al. 2006a).

Der kooperative Denkprozess (Jones et al. 2006a) stellt dem Therapeuten ein Rahmenwerk zur Verfügung, das die Informationsfähigkeit des Körpers nutzt. Semi-strukturierte Interviews geben dem Patienten eine Gelegenheit, Informationen, die für ihn als Individuum bedeutungsvoll sind, mitzuteilen. Besonnenheit bei der Gestaltung der semi-strukturierten Fragen fördert die Zusammenarbeit zwischen dem Patienten und dem Therapeuten, korrekte (sichere und effektive) Entscheidungen über die Interventionen zu treffen.

Beispiele für halbstrukturierte Interviewfragen, die für den Therapeuten in Betracht kommen, sind:
- Welches Problem haben Sie?
- Was fühlen Sie und wo?
- Welche Auswirkung hat dieses Gefühl auf Ihren Alltag?
- Was kann Ihr Gefühl anscheinend verändern?
- Wie hat dieses Gefühl zuerst begonnen?
- Haben Sie andere gesundheitliche Probleme oder Störungen des Wohlbefindens?

Im patientenzentrierten Sinn sollte Zusammenarbeit alle unten genannten therapeutischen Prozesse beeinflussen:
- Informationen, die während der subjektiven Untersuchung gesammelt wurden
- Planung der Funktionsuntersuchung – Ziele der Funktionsuntersuchung
- Festlegung, was in welchem Umfang untersucht wird – Identifizierung der Symptomquelle, der Ursache der Quelle und der beitragenden Faktoren
- Auswahl der Interventionen – was sind die gewünschten Effekte?
- Entscheidungen über den Fortschritt – was erzeugt abgestufte Verbesserungen?
- Feedback über die Effekte der Interventionen – was denkt der Patient?
- Bedeutsame Ergebnisse für den Patienten – hat das Ergebnis das Ziel erreicht?

1.4 Clinical Reasoning

In den Kapiteln des vorliegenden Buches werden die Mitwirkenden die Evidenz und Forschung, die der klinischen Praxis zugrunde liegt, und das Vorgehen, wie die klinische Praxis mit Fachbegriffen erklärt werden kann, ausführlich beschreiben.

Clinical Reasoning ist daher ein Prozess, in dem der Therapeut im Austausch mit dem Patienten und anderen relevanten Personen (z. B. Familie oder andere Mitglieder des Gesundheitsdienstes) die Bedeutung, die Ziele und die Behandlungsstrategien strukturiert – basierend auf klinischen Daten, der Wahl des Patienten und dem professionellen Urteil, Wissen und Fertigkeiten (Higgs und Jones 2000).

Clinical Reasoning sollte betrachtet werden in Bezug auf:

- „Backsteinmauer"-Konzept
- Patientenzentrierte Praxis
- Auswahl und Progression der Behandlung
- Der klinisch tätige Physiotherapeut als Experte
- Behandlungskonzepte und „Best Practice"
- Das klinische Praxis-Rahmenwerk des Maitland-Konzepts

1.4.1 Clinical Reasoning und das Backsteinmauer-Konzept

Physiotherapeuten kennen die starke Verbindung zwischen dem Wissen über die Sache, um die es sich handelt, und dessen Anwendung in der klinischen Praxis und wie die klinische Praxis von der Forschungsevidenz informiert wird. Was diese Kenntnis abbildet, ist die Anwendung des Denkmodells der *symbolischen durchlässigen Backsteinmauer* (Maitland et al. 2005; ➤ Tab. 1.2).

Tab. 1.2 Die symbolische durchlässige Backsteinmauer und Clinical Reasoning

Theoretisches Wissen und Forschungsevidenz (Beeton et al. 2008)	Klinische Evidenz und Fertigkeiten
• evidenzbasierte Praxis • biomedizinische Wissenschaften • klinische Wissenschaften • Verhaltenswissenschaften • theoretische Grundlage des neuromuskuloskeletalen (NMS) Managements • Forschungsfortschritte	• Fertigkeiten des Clinical Reasonings • Beurteilung und Behandlung von Patienten mit NMS-Störungen • Kommunikationsfertigkeiten, die eine effektive Beurteilung und Behandlung von Patienten mit NMS-Störungen ermöglichen • praktische Fertigkeiten mit Einfühlungsvermögen und Spezifität der Handhabung • Bereitschaft zur Vertiefung der orthopädisch manualtherapeutischen Arbeit (OMT)

Führende Kommentatoren der manuellen Therapie (Moore und Juli 2009) erkennen, dass Clinical-Reasoning-Beurteilung und Fertigkeiten der klinischen Praxis ein *wesentliches Bindeglied zwischen dem Patienten, der Evidenz aus Forschung und erfolgreichen klinischen Ergebnissen* sind.

Das Fundament des Clinical Reasoning bilden die Kognition – *das Denken, welches die klinische Praxis untermauert,* die Meta-Ebene des Denkens – *Denken über das Denken* (Jones 2012) – und die Fähigkeit, Entscheidungen auf der Grundlage klinischer Evidenz zu treffen, untermauert von einer Kombination aus forschungs- und erfahrungsbasierter Evidenz. Dies ist die Essenz des *Backsteinmauer*-Konzepts.

Clinical Reasoning erfordert zudem die Fähigkeit, klinische Evidenz und Reaktionen auf die Untersuchung und Interventionen im Licht des aktuellen Wissenstandes zu erklären.

Die Backsteinmauer erlaubt dem klinisch tätigen Physiotherapeuten den Luxus, in der Lage zu sein, sichere, effektive therapeutische Entscheidungen zu treffen, wenn unzureichende unterstützende Evidenz vorliegt. Der Vorrang der klinischen Evidenz und die Verwendung klinischer Fakten, die nicht durch restriktive diagnostische Protokolle eingeschränkt werden, unterstützen den klinisch tätigen Physiotherapeuten, Clinical Reasoning auf die individuellen Bedürfnisse des Patienten zuzuschneiden.

Cox (1999), zitiert in Jones et al. (2006a), fasst dies schön mit der Aussage zusammen:

Eine wissenschaftliche Methode fokussiert sich jeweils auf eine Variable aus über hundert identischen … [Subjekten], um einen einzelnen, zu generalisierenden „Beweis" zu extrahieren … Die klinische Praxis befasst sich mit jeweils hunderten Variablen innerhalb einer … [Person] … um eine Mischung von Ergebnissen zu optimieren, welche dazu gedacht ist, die speziellen … Bedürfnisse und Wünsche [der Person] zu befriedigen.

Das Maitland-Konzept liefert uns daher eine Plattform für effektives Clinical Reasoning in Form des *symbolischen durchlässigen Backsteinmauer*-Denkmodells (➤ Abb. 1.2). Durch den Aufbau einer durchlässigen Backsteinmauer in unserer Vorstellung können unsere Gedanken zur klinischen Evidenz und theoretisches Wissen getrennt gehalten werden und trotzdem miteinander im Austausch stehen. Dies liefert uns ein Modell, welches uns erlaubt:

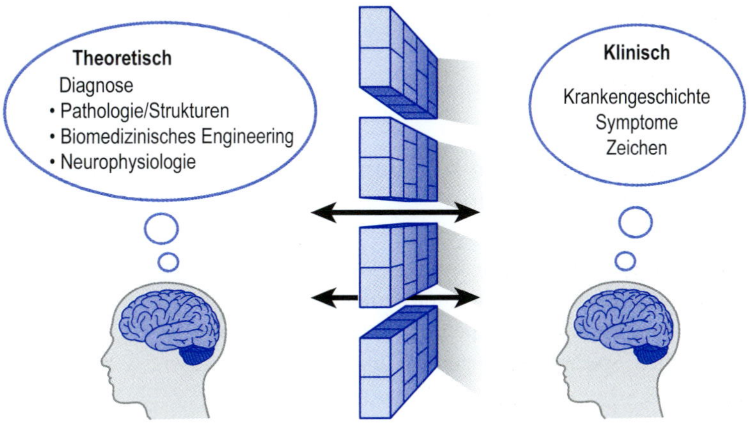

Abb. 1.2 Die symbolische durchlässige „Backsteinmauer": theoretische und klinische Abteilung frdl. Genehmigung von Banks und Hengeveld 2010)

- Unsere Entscheidungen vorrangig auf der klinischen Evidenz bezüglich einer Dysfunktion aufzubauen, ohne dabei von dem eingeschränkt zu sein, was aus Evidenz und Diagnose „bekannt“ ist – *der Vorrang der klinischen Evidenz*
- Unser theoretisches Wissen über biomedizinische, verhaltenspsychologische und klinische Wissenschaft einzusetzen, um die klinische Evidenz zu unterstützen und mitzuhelfen, die *Merkmale zu einem Bild zusammenzufügen („Make Features Fit“)*
- Dem Patienten die Bedeutung der klinischen Evidenz von einer biomedizinischen, biomechanischen, pathologischen und verhaltenspsychologischen, wissenschaftlichen Perspektive her zu erklären und damit die *informierte Einwilligung und die gemeinsame Entscheidungsfindung* zu fördern
- All unser persönliches Wissen, Fertigkeiten und Eigenschaften in Bezug auf die manuelle und Bewegungstherapie, alle verfügbare Evidenz, von der wir wissen, und unsere Analysefertigkeit an einem Platz zusammenzuführen

1.4.2 Patientenzentriertes Clinical Reasoning

Wird die Idee der Vorrangstellung der klinischen Evidenz und patientenzentrierten Praxis ausgeweitet, wird deutlich, dass die klinische Seite der Backsteinmauer von grundlegendem Wissen und aktueller Forschung von der theoretischen Seite der Backsteinmauer unterstützt wird, die gemeinsam das Clinical Reasoning und die Entscheidungsfindung vorantreiben.

Da der klinische Prozess in der Physiotherapie patientengesteuert wurde (Department of Health 2010), haben sich Möglichkeiten eröffnet, die Interventionen anhand der Bedürfnisse der Patienten und dessen, was für sie ein erfolgreiches Ergebnis wäre, zu entwickeln. Wenn sich also z. B. ein Patient wegen eines steifen Knies aufgrund einer Arthrose nicht hinhocken kann, besteht das Hauptanliegen nicht in der Heilung der Arthrose, sondern darin, den Patienten zu befähigen, leichter in die Hocke zu gehen. Auf diesem Weg kann das Knie mobilisiert werden, um das Bewegungsausmaß zu vergrößern und so zu einem Erfolgserlebnis zu führen.

Interventionen sollten und können daher mehr denn je durch das Clinical Reasoning mit den Ergebnisbedürfnissen verknüpft werden (Department of Health 2010). Tatsächlich wird die Domäne der Physiotherapie nicht länger von der *Dysfunktion,* sondern von der Praxis, die auf *Wohlbefinden* oder die gewünschten Effekte der Behandlung fokussiert ist, angetrieben (Hengeveld und Banks 2005).

Clinical Reasoning und die Auswahl und Progression der Behandlung

Theorie und Praxis des Clinical Reasoning (Jones et al. 2006a) verlangen eine umfassende und tiefe multidimensionale Bandbreite physiotherapeutischer Interventionen, die der klinischen Praxis zur Verfügung stehen. Spezifischer zeigen die folgenden Beispiele, wie eine Auswahl an Mobilisationstechniken anhand der Clinical-Reasoning-Hypothese zusammengestellt werden kann:

- **Quelle der Symptome** – der Einsatz von Kompression, um den Schmerz, der von intraartikulären Komponenten einer Kniegelenkstörung ausstrahlt, zu beeinflussen (Noel et al. 2000)
- **Mechanismen, die die Symptome vorantreiben** – neurodynamische Gleittechnik, um eine Allodynie zu überwinden, die von dem druckempfindlichen N. radialis bei einem Patienten mit lateraler Epikondylagie ausgelöst wird
- **Beitragende Faktoren** – der Patient mit einer schwachen Außenrotation der Schulter, die sich sofort nach Anwendung von Techniken zur C5–6-Gelenkmobilisation bessert (Wang und Meadows 2010)
- **Funktionelle Demonstration (FD)** – ein Patient mit anteriorem Knieschmerz beim Steigen auf eine Stufe, der sich aufgrund eines steifen Knöchels entwickelt hat. Die FD kann als eine Behandlungsposition eingesetzt werden, mit Ausrichtungskorrektur und einer anteroposterioren Mobilisation des oberen Sprunggelenks während des Hinaufsteigens (Collins et al. 2004). Dies ist in ➤ Abb. 1.3 dargestellt.
- **Ergebnisse der Differenzierungstests und Verschmelzung von Untersuchung und Behandlung** – Verbessert sich die Hüftgelenkflexion eines Patienten in Rückenlage über das Ausmaß von 90° hinaus und ist weniger schmerzhaft, wenn eine mittlere Gleittechnik am Trochanter major angewendet wird und die Aktivierung der Mm. gluteus medius und maximus den Zug eines überaktiven M. rectus femoris kontrolliert, dann steht fest, dass dieser Differenzierungsprozess auch zur Behandlung der Wahl wird, um gemeinsam eine Schmerzlinderung und ein erweitertes Mobilitätsausmaß zu erreichen.

Natürlich reicht es nicht aus, im Umgang mit dem Patienten nur die physischen Beeinträchtigungen im Clinical Reasoning anzusprechen. Eine klare Vorstellung von der *Natur der Person* und davon, wie ihr *Bezugsrahmen* für die Störung ihre Reaktion auf die Behandlung beeinflusst, muss ebenfalls vorliegen und in Betracht gezogen werden.

Der Kontext von Mobilisation und Manipulation bei der Unterstützung der Wiederherstellung der funktionellen Kapazität und der Maximierung von Aktivität und Teilhabe muss verstanden werden, soll eine klare Rolle identifiziert werden. Passive Mobilisations- und Manipulationstechniken können ein Werkzeug darstellen, mit dessen Hilfe der klinisch tätige Physiotherapeut relevante Quellen, Ursachen und beitragende Faktoren identifizieren sowie effektive Symptome und funktionelle Verbesserungsstrategien erkennen kann. Diese Strategien können außerdem integriert werden, um Rückfällen vorzubeugen.

Die Wahl der Mobilisation als therapeutische Intervention muss sorgfältig überdacht werden und sollte basieren auf solider und zuverlässiger klinischer Evidenz, den Bedürfnissen und Erwartungen des Patienten sowie dem, was die Forschung uns darüber lehrt (Sackett et al. 1996). Diese Aufmerksamkeit für Details bei der Entscheidungsfindung und Anwendung von Mobilisationstechniken kann nur als Hilfe und Unterstützung dienen, die *gewünschten Effekte* zu erzielen.

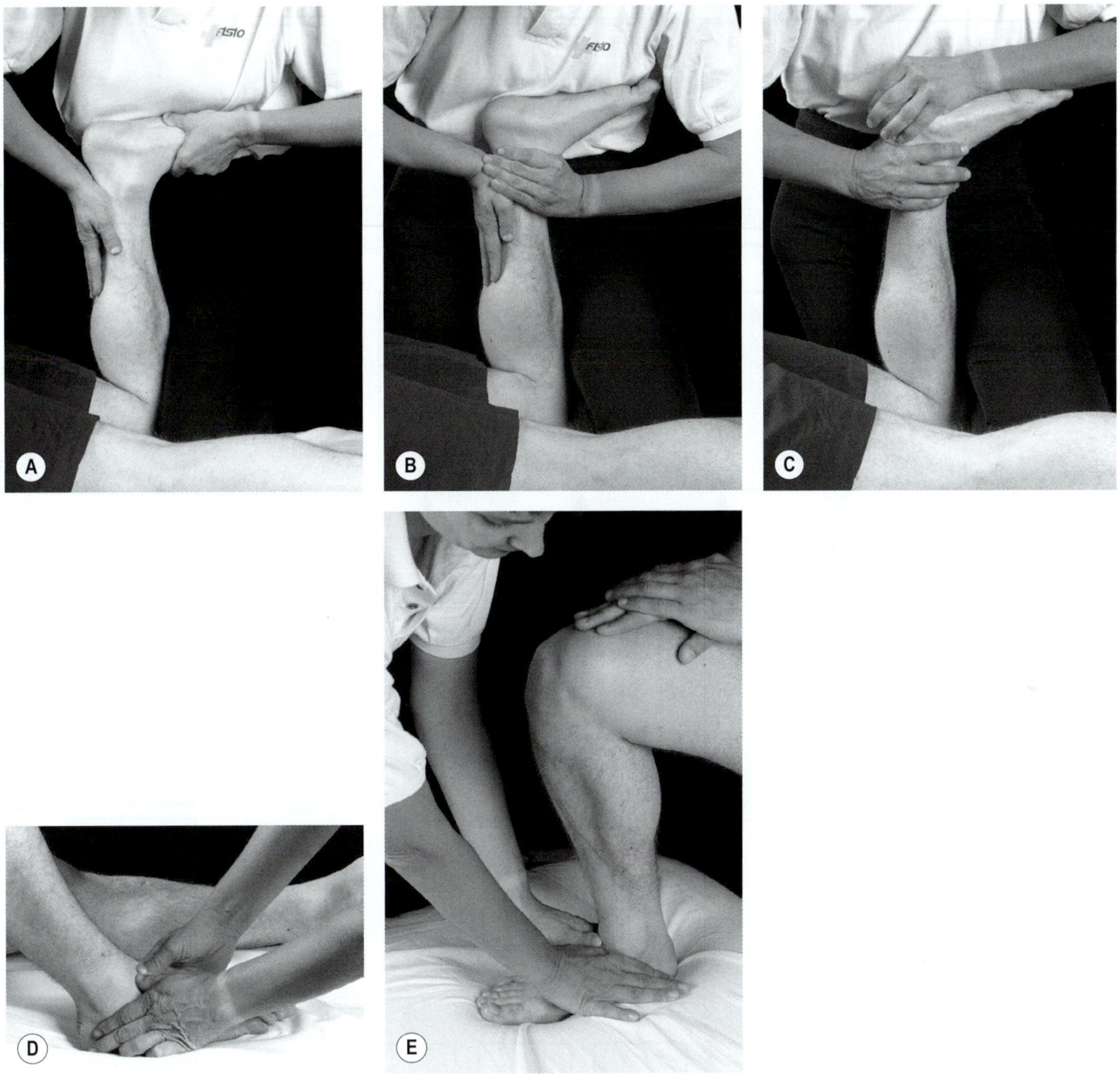

Abb. 1.3 Fußgelenk: **A** anteroposteriore Bewegung; **B** lokalisierteres oberes Sprunggelenk; **C** lokalisierteres Subtalargelenk; **D, E** lokalisiertes oberes Sprunggelenk für die Behandlung

Clinical Reasoning und der erfahrene Experte

Um auf das Niveau der Expertise zu gelangen, ist es essenziell, dass der Physiotherapeut in seinen Clinical-Reasoning-Prozessen die Unabhängigkeit der klinischen Evidenz und des theoretischen Wissens beibehält, um in der Praxis Entscheidungen zu begründen, einen Patienten zu behandeln oder auch nicht zu behandeln.

Effektives Clinical Reasoning beruht auf klinischer Kompetenz. Ein Anfänger oder ein unerfahrener Kliniker werden strategisch argumentieren, da es ihnen häufig an Wissenstiefe und der Fertigkeit, die Praxis mit der Theorie zu verknüpfen und umgekehrt, mangelt. Der Argumentationsprozess ist hypothetisch-deduktiv oder rückwärtsgerichtet und ein ganzes Spektrum von Hypothesen wird überprüft. Ein erfahrender Experte dagegen wird analytisch urteilen, denn ihm steht sowohl ein tiefes und umfangreiches Wissen als auch ein großes Portfolio an Fertigkeiten zur Verfügung, um daraus zu schöpfen. Sein Reasoning ist eher induktiv und beruht auf Mustererkennung. Hypothesen basieren selektiv auf dieser Erkennung und einem größeren Vermögen, Wissen und Fertigkeiten anzuwenden. Dies bedeutet nicht, dass der erfahrene Experte immer richtigliegt und die richtigen Entscheidungen trifft, aber es sollten ihm mehr unterschiedliche Optionen zur Verfügung stehen, um den Endpunkt schneller zu erreichen. Maitland (1986) verglich diesen Prozess mit einem Schach- oder Bridgespiel, bei dem Pläne gemacht und verändert werden können, wenn die Evidenz es erfordert, bis das Endziel erreicht ist.

Die Erfordernisse für die Wandlung von strategischen zu analytischen Denkprozessen, also vom Anfänger zum erfahrenen Therapeuten, sollten daher einschließen:

- Aufmerksamkeit auf die Details in der Kommunikation mit dem Patienten
- Ein klares Verständnis vom Kontext der Erfahrung des Patienten und dessen Bezugsrahmen
- Tiefes Wissen und Patientenerfahrung, wobei Muster der Symptompräsentation wiedererkannt und mit dem Wissen aus den kli-

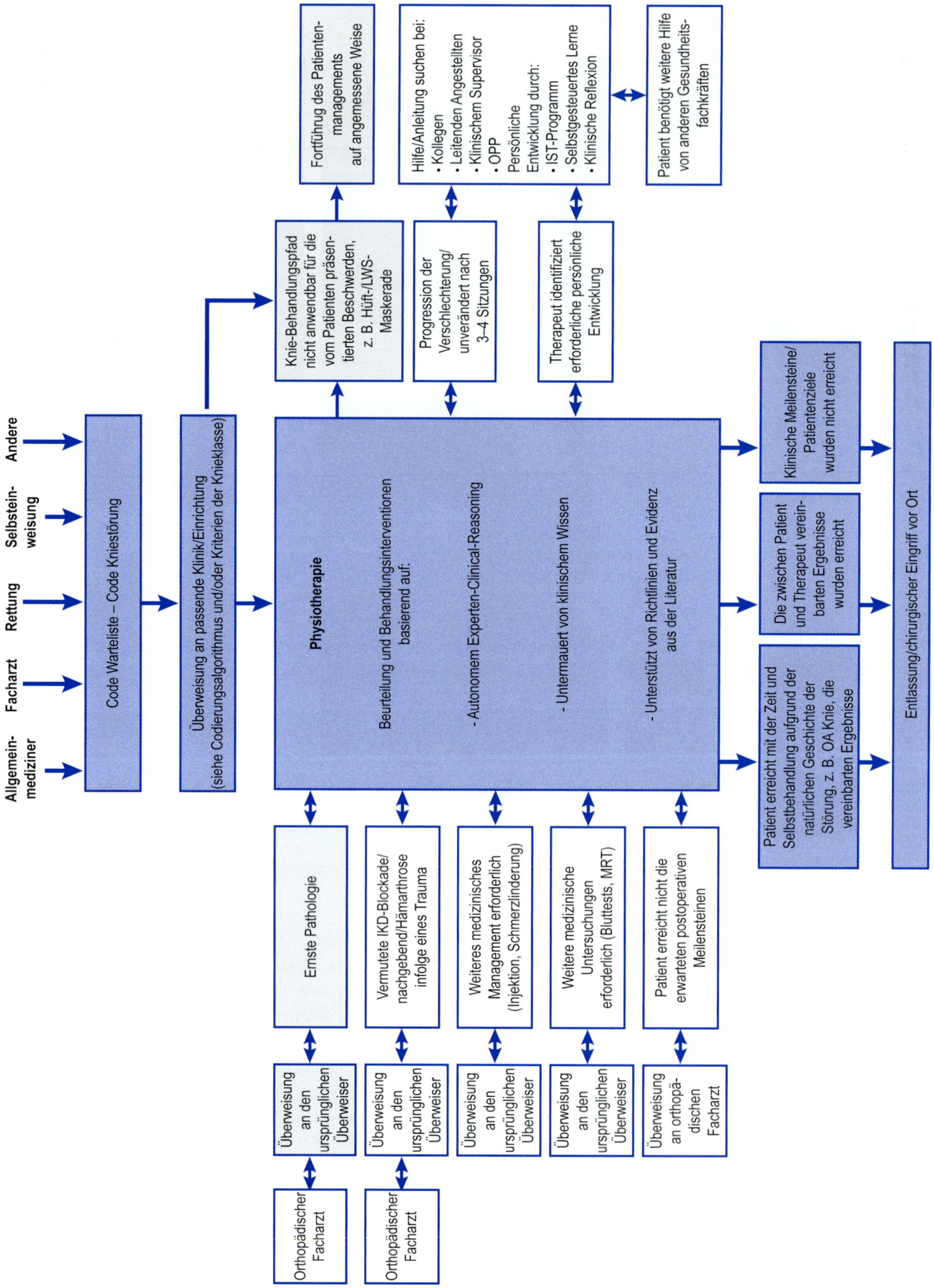

Abb. 1.4 Das Beispiel für einen Behandlungspfad, entwickelt von einem Kollegen der Autoren dieses Kapitels, beleuchtet die entscheidende Rolle des Clinical Reasoning innerhalb eines MSK Knie-Behandlungspfades. Wiedergabe mit frdl. Erlaubnis des Doncaster and Bassetlaw NHS Foundation Trust (Karanec 2010)

nischen, verhaltenspsychologischen und biomedizinischen Wissenschaften sowie der aktuellen Forschung erklärt werden können

- Entscheidungsfindung aufgrund messbarer klinischer Evidenz von Defiziten in der physischen und/oder in der mentalen Leistungsfähigkeit oder Ausführung (S/U-Asteriske)
- Tiefgreifende und umfangreiche Untersuchungs- und Interventionsfähigkeiten, auf die zurückgegriffen werden kann, um Hypothesen zu bestätigen und Veränderungen bei funktionellen Dysfunktionen zu bewirken
- Auswahl von Standarduntersuchungen und Interventionen als Referenz, für die klinische Prognoseregeln (Clinical Prediction Rules) vorliegen (Beattie und Nelson 2006) oder für die es Evidenz in der Literatur gibt, die ihren Einsatz in der klinischen Praxis befürwortet (P/E-Asteriske und Behandlung)
- Ein breit gefächertes und tief gehendes Verständnis der Ergebnisbestimmung (S/U- und P/E-Asteriske), um sicherzustellen, dass die Interventionen zu jeder Zeit evaluiert werden (Beurteilung, Wiederbefundung)
- Eigenschaften, welche die Analyse, Beurteilung und Reflexion der klinischen Praxis und die verfügbare Evidenz fördern

1.4.3 Clinical Reasoning, spezielle Behandlungspfade und „Best Practice"

Behandlungspfade werden in der klinischen Praxis gewöhnlich verwendet, um die Lenkung von Entscheidungen bezüglich spezieller Störungen zu unterstützen. Die zentrale Route des Pfades sollte jedoch immer für das Clinical Reasoning, basierend auf den individuellen Bedürfnissen des Patienten, reserviert sein. Auf diesem Wege wird der Physiotherapeut dazu ermutigt, seine eigene Erfahrung, sein Wissen und seine Fertigkeiten dafür einzusetzen, gut überdachte Entscheidungen zum Patientenmanagement zu treffen.

Ein Beispiel eines Behandlungspfades, der von einem Kollegen der Autoren dieses Kapitels entwickelt wurde, beleuchtet die zentrale Rolle des Clinical Reasonings innerhalb eines muskuloskeletalen (MSK) Knie-Behandlungspfades (Karanec 2010; ➤ Abb. 1.4).

Das Clinical Reasoning untermauert zudem „Best-Practice"-Rahmenwerke, die dazu entwickelt wurden, klinisch tätige Physiotherapeuten bei ihrer Entscheidungsfindung zu unterstützen. Ein solches Beispiel ist die CSP-Richtlinie für das subakromiale Impingementsyndrom (Hanchard et al. 2004), in der Wissen und klinische Evidenz verglichen werden, um eine Richtlinie für das beste Verfahren aus physiotherapeutischer Perspektive zu entwickeln. Solche Rahmenwerke sollten umfassen:

- Hintergrund der Dysfunktion, einschließlich Epidemiologie, Risikofaktoren, Diagnose, Definition und Mechanismen der Verletzung oder Störung
- Klinische Merkmale, die bei der Störung häufig in der subjektiven und Funktionsuntersuchung gefunden werden
- Effektive Interventionen oder Managementstrategien
- Geeignete Verlaufszeichen zur Bestimmung der Therapieergebnisse
- Forschung, welche die Praxis unterstützt

Tatsächlich unterstützt dies den klinisch tätigen Physiotherapeuten bei der Mustererkennung der Präsentation eines Patienten und gibt ihm gleichzeitig die Flexibilität in der Praxis, um individuelle therapeutische Entscheidungen zu treffen.

1.4.4 Clinical Reasoning und das Rahmenwerk klinischer Praxis des Maitland-Konzepts

Das Maitland-Konzept bietet daher ein Rahmenwerk für die klinische Praxis, bei dem Clinical Reasoning und Entscheidungsfindung im Zentrum stehen. Es besteht aus:

- Informationssammlung (S/U)
- Planung einer geeigneten Funktionsuntersuchung
- Funktionsuntersuchung (P/E)
- *Evaluation* und Auswahl geeigneter manualtherapeutischer oder bewegungstherapeutischer Interventionen
- Anwendung klinischer Fertigkeiten in der Bewegungstherapie
- Ausführung einer auf den Patienten zugeschnittenen Schulung und Information
- Ein tief greifendes und umfassenden Portfolio an Wissen, um Reaktionen und Aktionen interpretieren zu können

➤ Box 1.4 beschreibt ein solches Praxis-Rahmenwerk, das durch analytisches Denken untermauert wird, näher.

Box 1.4

Clinical-Reasoning-Formular zur Unterstützung des Patientenmanagements

Wie verschiedene Stadien des therapeutischen Prozesses geplant werden

Obwohl Clinical Reasoning ein fortlaufender Prozess mit vielen stillschweigenden, impliziten Entscheidungen ist, ist es unumgänglich, einige Elemente des Argumentationsprozesses explizit darzustellen, um die unten beschriebenen Prozesse zu strukturieren und zu organisieren. Die Strukturierung des Denkens findet am besten in einigen der sogenannten *kritischen Phasen* des therapeutischen Prozesses statt:

- Überweisung
- Begrüßung des Patienten
- Erste Sitzung: während der subjektiven Untersuchung
- Erste Sitzung: Planung der Funktionsuntersuchung (und erste erkundende Behandlung)
- Planung der zweiten und dritten Sitzung
- Planung der generellen Behandlung (spätestens in der dritten Sitzung)
- Planung der retrospektiven Beurteilung
- Planung des Therapieabschlusses

Bei Überweisung

Die biomedizinische Diagnose kann bereits Hypothesen zu den möglichen Befunden für die physiotherapeutische Diagnose eruieren, indem diese Fragen verfolgt werden:

- Was weiß ich über die Störung: biologischer Hintergrund, welche Art von Behandlungszielen kann notwendig sein?
  ....
  ....
  ....
- Vorhersage der möglichen Befunde: Was werde ich bei der subjektiven und Funktionsuntersuchung erwartungsgemäß finden?
  ....
  ....
  ....
- Wie lange braucht die Behandlung einer solchen Störung normalerweise, um Ergebnisse zu erzielen?
  ....
  ....
  ....
- Was für Erfahrungen habe ich bereits mit einer (medizinischen) Überweisung wie dieser gemacht? (Zum Beispiel kann die Diagnose „Coxarthrose" eine Bewegungsstörung der LWS, des Sakroiliakalgelenks, des Hüftgelenks oder des neurodynamischen Systems sein.)
  ....
  ....
  ....

Begrüßung des Patienten – Informations- und Vorstellungsphase

Diese Phase beeinflusst den Verlauf der ersten Sitzung und ist relevant für die Förderung des Verständnisses des Patienten für die notwendigen Schritte, die der Physiotherapeut unternehmen muss.

Stellen der folgenden Fragen:

- Hat der Patient Physiotherapie als Behandlung der Wahl bei der Problematik erwartet?
  ....
  ....
- Versteht der Patient die spezifische Rolle des Physiotherapeuten bei der Diagnose und Behandlung von bewegungsbezogenen Störungen komplementär zur biomedizinischen Diagnose?
  ....
  ....
- Gibt es irgendwelche offensichtlichen Probleme in Hinblick auf Privatsphäre, Setting, Therapie oder Therapeut?
  ....
  ....

Während der subjektiven Untersuchung – regelmäßiges Zusammenfassen der Informationen

Während der Therapeut die Schritte zur Ermittlung des Hauptproblems durchgeht – insbesondere Körpertabelle, 24-Stunden-Verhalten der Symptome, Krankheitsgeschichte und spezielle Fragen –, ist es nützlich, *regelmäßig* die Informationen, die der Patient liefert, *zusammenzufassen.* Dies dient dazu, Ihr Verständnis des Problems des Patienten zu bestätigen und zu vertiefen sowie die therapeutische Beziehung zu fördern:

- Hauptproblem: ....
  ....
- Körpertabelle: ....
  ....
- Symptomverhalten: ....
  ....
- Geschichte der Symptome: ....
  ....
- Medizinische Screeningfragen: ....
  ....

Nach der subjektiven Untersuchung – Vorbereitung auf die Funktionsuntersuchung

Dies ist eine wichtige Reflexions- und Planungsphase.

- Reflexion über den Prozess der subjektiven Untersuchung:
  - Ist die Information verständlich genug, besonders in Hinblick auf Vorsichtsmaßnahmen?
  - Wurden nützliche Parameter erhalten, um einen in die Tiefe gehenden Vergleich der Ergebnisse zu Beginn der zweiten Sitzung durchzuführen (Wiederbefundung)?
  - Fehlen noch relevante Informationen?
  - Welche Informationen können bis zur zweiten Sitzung warten?
- **Hypothesen** – obgleich sicher mehrere Hypothesen während der subjektiven Untersuchung aufgestellt wurden, müssen einige Hypothesenkategorien in dieser Planungsphase eindeutig festgelegt werden:
- Quellen (von allen Bewegungskomponenten, die möglicherweise involviert sind; kann auch mögliche involvierte Strukturen einschließen)
  ....
  ....
- Beitragende Faktoren (z. B. Muskelungleichgewicht, Haltung, adäquate/weniger adäquate Bewegungsstrategien, wenn sich der Schmerz verschlimmert)
  ....
  ....
- Pathobiologische Prozesse:
  - Gewebepathologie ....
    ....
  - Heilungsstadien: bekannte natürliche Heilungsgeschichte der verschiedenen Strukturen (z. B. Meniskus, Muskel, Bandscheibe, Knochen) ....
    ....
- Neurophysiologische Schmerzmechanismen:
  - Nozizeptive Mechanismen ....
    ....
    ....
  - Periphere neurogene Mechanismen ....
    ....
    ....
  - Verarbeitung des Zentralnervensystems ....
    ....
    ....
  - Autonome Output-Mechanismen ....
    ....
  - Affektive (kognitive/emotionale) Mechanismen ....
    ....
    ....
- Kontraindikationen für Untersuchungs- und Behandlungsverfahren – Vorsichtsmaßnahmen für Untersuchungs- und Behandlungsverfahren wie durch die Fragen ermittelt:
  - Ist das Problem schwer/irritierbar, ja oder nein?
    ....
  - Gibt es irgendwelche Faktoren der „Natur des Problems", die berücksichtigt werden müssen? ....
    ....
  - Pathobiologischer Prozess ....
    ....
  - Komorbidität ....
    ....
  - Heilungsstadien ....
    ....
  - Stadium und Stabilität der Störung (Hx) ....
    ....
  - „Natur der Person": (fehlendes) Zutrauen, sich zu bewegen ....

- Erwarte ich, dass ein „vergleichbares Zeichen" einfach/schwierig zu finden sein wird? Warum? ....
- Welche Bewegungen erwarte ich als vergleichbar?
- Gibt es irgendwelche Positionen oder Bewegungen, die während der P/E besonders beachtet werden müssen (z. B. Bauchlage)?
- Welche Symptome sollen reproduziert werden?
- Gibt es irgendwelche Symptome, die ich NICHT erzeugen will (z. B. Schwindel, Parästhesie)?
- Tests zum Einsetzen von P_1/vorsichtig jenseits P_1 („Vertrauen$_1$")/an der Bewegungsgrenze (L) ....
  ....
  ....
- Initiale Tests/standardisierte Tests, ohne Überdruck/standardisierte Tests mit Überdruck/„Wenn-notwendig-Tests" ....
  ....
  ....
  ....

- Funktionsuntersuchung, Wiederbefundung und erste Probebehandlung:
  - Inspektion/Beobachtung ....
    ....
    ....
  - Funktionelle Demonstration (und Differenzierung) ....
    ....
  - Aktive Tests (einschließlich Überdruck) – kann möglicherweise „Wenn-notwendig-Tests" erfordern? ....
    ....
    ....
  - Isometrische und Muskelaktivierungstests? ....
    ....
    ....
  - Neurologische Untersuchung? (Leitfähigkeit?) ....
    ....
    ....
  - Passive Tests und Wiederbefundung: neurodynamische Tests; passive Komponenten; andere Tests (z. B. Instabilitätstest) ....
    ....
    ....
- Planung der Zeitpunkte der Wiederbefundungsverfahren.

Während der Funktionsuntersuchungsverfahren

Während der Durchführung der funktionellen Untersuchungsverfahren – insbesondere nach der Durchführung der funktionellen Demonstrationstests einschließlich der Differenzierungsverfahren und nach der Ausführung der aktiven Tests – ist häufig eine „kurze Bewertung" erforderlich:

Soll ich mit den Funktionsuntersuchungsverfahren wie geplant fortfahren oder muss ich den Verlauf der Untersuchung verändern? ....

....

....

Nach der ersten Sitzung – Planung der zweiten Sitzung

Dies ist eine wichtige Reflexions- und Planungsphase.

- Reflexion und Zusammenfassung aller relevanten Informationen der subjektiven und der Funktionsuntersuchung, erkundenden Behandlung und Wiederbefundung.
- Hypothesen – alle Hypothesen müssen nun eindeutig angegeben werden, einschließlich der nochmaligen Prüfung derjenigen Hypothesen, die nach der subjektiven Untersuchung eindeutig festgelegt wurden.
- Pathobiologische Prozesse, einschließlich neurophysiologischer Schmerzmechanismen ....
  ....
- Quellen der Bewegungsdysfunktion und des Schmerzes, einschließlich möglicher beteiligter Strukturen ....
  ....
  ....
- Vorsichtsmaßnahmen und Kontraindikationen ....
  ....

- Grad der Störung (ausgedrückt in Bezug auf Funktionsstörung, Einschränkungen der Aktivitäten und der Teilhabe [Partizipation])
- Beitragende Faktoren (Haltung, Muskelgleichgewicht, Arbeitsmuster, Fitness- und Gesundheitszustand etc.)...
- Individuelles Krankheitserleben (Überzeugungen, Haltung, Emotionen, Verhalten, soziale Einflüsse, Werte, Angewohnheiten, Bewältigungsstil etc.), einschließlich besonderer Bedürfnisse des Patienten ...
- Management: kurzfristige und langfristige Ziele, Interventionen (und alternative Wahlmöglichkeiten, um die Ziele zu erreichen) ...
- Prognose ...
- Erkenne ich ein klinisches Muster? ...
  - Gibt es pathobiologische Prozesse im Hintergrund der Bewegungsstörung (z. B. unstabiles Bandscheibenproblem, lumbale Spinalkanalstenose)? ...
  - Ist es eine Ein-Komponenten- oder eine Mehr-Komponenten-Bewegungsdysfunktion (z. B. Schmerz im Bereich der Schulter mit mehreren involvierten Komponenten, wie Nacken, Thorax, Glenohumeralgelenk, motorische Kontrolle und neurodynamisches System)? ...
  - Ist ein multidimensionaler Ansatz für die Behandlung notwendig, einschließlich Berücksichtigung von kognitiven, emotionalen und verhaltenspsychologischen Elementen? ...

Ablauf der zweiten Sitzung

- Welche subjektive Untersuchung (S/U)*** will ich wiederbefunden? (Die Indikatoren der Verbesserung sollten bekannt sein!) ...
- Wie will ich die S/U vervollständigen? *(Hauptproblem, Körpertabelle, 24-Stunden-Verhalten, Geschichte, spezielle Fragen)* ...
- Welche P/E*** will ich wiederbefunden? ...
- Welche Tests muss ich ausführen, um die P/E zu vervollständigen?
  (Denken Sie an Dinge wie Beobachtungselemente, aktive Tests, neurologische Untersuchung, Muskeltests, was Sie gern in der ersten Sitzung getestet hätten, aber aus irgendeinem Grund nicht getan haben.) ...

- Weitere Bewegungskomponenten: Welche Komponenten will ich außerdem untersuchen? Screeningtests – Festlegung, welche Tests wann als Wiederbefundungsverfahren eingesetzt werden sollen
- Welche Behandlungsinterventionen einschließlich welche *** für die Wiederbefundung?
- Welche Komponenten und Elemente will ich in der dritten Sitzung untersuchen und/oder behandeln?
- Was unternehme ich, wenn:
  - Es dem Patienten besser geht?
  - Der Zustand des Patienten unverändert ist
  - Der Patientenzustand sich verschlechtert hat?

S/U- *und* P/E-Befunde und mögliche Bewältigungsstrategien müssen in Betracht gezogen werden.

Planung und Vorbereitung der dritten Sitzung

Wie bei der Planung der zweiten Sitzung – eine Zusammenfassung der Hauptinformationen aus der ersten und zweiten Sitzung ist erforderlich (Befunde, Reaktionen auf die Behandlung):

- Erneute Überprüfung aller Hypothesenkategorien: Haben sie sich verändert? (Kann sich auf das Blatt, das nach der ersten Sitzung verwendet wurde, rückbeziehen.)
- Plan des konkreten Verlaufs der dritten Sitzung – muss mehr Behandlungsstrategien und, wenn einsetzbar, Selbstbehandlungsstrategien einschließen.

Planung und Vorbereitung der vierten und der folgenden Sitzungen

Wie bei der Planung der zweiten und dritten Sitzung – eine *retrospektive Beurteilung* in regelmäßigen Intervallen muss in Betracht gezogen werden (jede vierte Sitzung).

Nach der dritten Sitzung – Definition umfassender Behandlungsziele und Setzen von Prioritäten: Planung für den Endpunkt

In dieser Phase ist es häufig erforderlich, die folgenden Fragen in Betracht zu ziehen, um die Behandlung umfassend zu planen, sowohl mit kurz- und langfristigen Zielen als auch mit sinnvollen Interventionen:

1. In Bezug auf das individuelle Krankheitserleben
   - Welche Beeinträchtigungen habe ich gefunden; welche Tätigkeiten sind eingeschränkt; welche Tätigkeiten und Teilhabeelemente könnten als Ergebnismaßstab verwendet werden?
   - Krankheitsverhalten: angepasst/nicht angepasst?
   - Wie sehr scheint der Patient zu leiden?
   - Gibt es irgendwelche pathobiologischen Prozesse, die berücksichtigt werden müssen?
2. In Bezug auf ein optimales Gesundheitsstadium in Hinblick auf Bewegungsfunktionen – was kann als „*Planung für den Endpunkt*" angesehen werden – Wie nahe/entfernt ist der Patient einem optimalen Erleben von Wohlbefinden und Gesundheit in Bezug auf Bewegung?
   - Normalisierung der Beeinträchtigungen so weit wie möglich

- Unterstützung des Patienten, wieder Zutrauen in den Gebrauch des Körpers zu entwickeln ....
- Prophylaktische Maßnahmen ....
- Selbstbehandlungsstrategien, Implementierung von Bewältigungsstrategien, um zu lernen, die Symptome zu kontrollieren ....
- Optimierung des Aktivitäts- und Teilhabeniveaus, Fitnessniveaus ....
- Gegen Ende der Behandlungsserie – abschließende analytische Beurteilung ....

Review des gesamten therapeutischen Prozesses, einschließlich Aussagen des Patienten zum individuellen Lernprozess

- Reflexion des generellen therapeutischen Prozesses: Welche Interventionen waren effektiv? ....
- Reflexion des Lernprozesses: Was war dem Patienten besonders wichtig – was hat er gelernt? ....
- Die Effektivität jeder prophylaktischen Maßnahme und Selbstbehandlungsintervention ....
- Zukünftige Betrachtung: Erwartung möglicher Schwierigkeiten und Strategien, um die Langzeit-Compliance im Hinblick auf Rat, Selbstbehandlungsmaßnahmen und Training zu fördern ....
- Strategien zur Compliance-Förderung: Welche Selbstbehandlungsinterventionen sind besonders hilfreich? In welchen Situationen erwartet der Patient in Zukunft Schwierigkeiten? Welche Tätigkeiten oder Übungen würde der Patienten im Falle einer Rückkehr der Symptome wieder aufnehmen? ....
- Vorschläge für medizinische oder andere Maßnahmen, die ausgeführt werden sollten ....
- Prognose möglicher bleibender funktioneller Störungen auf Ebene der Beeinträchtigung, Aktivität und Teilhabe ....

1.5 Untersuchung

Die analytische Bewertung bei der ersten Konsultation beruht auf detaillierten Untersuchungsbefunden. Dies bildet gemeinsam mit der Evaluation der manuellen und Bewegungstherapie den *Grundstein,* der das Maitland-Konzept zusammenhält (Maitland 1986).

Die Schlüsselmerkmale der Untersuchung sind:

- Kommunikation während der subjektiven und der Funktionsuntersuchung
- Interviewstrategien bei der subjektiven Untersuchung
- Manuelle Tests
- Wiederbefundung während der Untersuchung
- Reihenfolge und Struktur der Untersuchung
- Reasoning-Strategien während der Untersuchung
- Planung und Durchführung der Untersuchung

1.5.1 Kommunikation während der subjektiven Untersuchung

Die Beachtung von Details in der Kommunikation und Information über die Erfahrung des Patienten mit seiner Problematik (S/U-Asteriske) sollte fokussieren auf:

- Was er fühlt und wo (angezeigt in einer Körpertabelle)
- Wie stark er im Alltag betroffen ist
- Wie und wann die Problematik begann
- Ob die Störung neu, anhaltend, wiederkehrend ist oder in Zusammenhang mit anderen Problematiken steht
- Welche gesundheitlichen und medizinischen Risikofaktoren Einfluss auf die therapeutischen Interventionen haben könnten

Interviewstrategien bei der subjektiven Untersuchung

Bei der subjektiven Untersuchung muss der klinisch tätige Physiotherapeut eine Reihe unterschiedlicher Interviewstrategien entwickeln, die zu der Art und Weise passen müssen, auf die sich der Patient am effektivsten ausdrücken kann. In den meisten Fällen ist ein halbstrukturiertes Interview mit offenen Fragen am zweckmäßigsten, da dies dem Patienten die Gelegenheit gibt, seine individuelle Sicht von seiner Störung zu schildern, und gleichzeitig dem Therapeuten ermöglicht, therapeutisch relevante Informationen zu sammeln.

Bei anderen Gelegenheiten ist ein strukturiertes Interview vielleicht nicht angebracht. Es gibt Fälle, in denen dem Patienten erlaubt werden sollte, seine Schilderung ungehindert von Fragen vorzutragen, die den Gedankenfluss unterbrechen und das Vermögen, sich an alle notwendigen Informationen zu erinnern, hemmen könnten. Daher sollte das Interview unstrukturiert sein und eher eine Diskussion mit einem gemeinsamen Konsens über weitere Schritte darstellen.

Andererseits gibt es Zeiten, in denen ein sehr strukturiertes und gerichtetes Interview notwendig ist. Obwohl dies nicht patientenzentriert und kollaborativ ist, gibt es dem Therapeuten die Möglichkeit, spezifische Informationen zu sammeln, wenn der Patient Lern- oder Kommunikationsschwierigkeiten hat. Diese Flexibilität bei den Interviews und die weitere Analyse und Planung sollten zu jeder Zeit eine Auswahl anerkannter Clinical-Reasoning-Strategien beinhalten.

1.5.2 Manuelle Tests

Die manuelle Untersuchung, die auf gängigen Tests mit funktionellem Nutzen basiert, ist nützlich, um klinische Maßnahmen und Merkmale (P/E-Asteriske) zu erhalten, die dabei helfen, Folgendes nachzuweisen oder zu bestätigen:

- Funktionelle Beeinträchtigungen
- Dysfunktionen (Aktivitätseinschränkungen, Teilhabebeschränkungen; WHO 2001)
- Quelle der Symptome des Patienten
- Beitragende Faktoren
- Mechanismen der Symptomprovokation
- Mögliche Behandlungstechniken oder Interventionsstrategien (Jones et al. 2006a, 2006b)

Die Reflexion der Informationen und Tests hilft bei der Planung und Entscheidungsfindung in Bezug auf die Rolle der manuellen und Bewegungstherapie. Die Auswahl und der Verlauf der Interventionen können dann auf dem Anliegen aufgebaut werden, den Patienten dabei zu unterstützen, mit seinen Bewegungsstörungen, eingeschränkten Alltagsaufgaben oder beschränkter Arbeits- oder Freizeitfähigkeit umzugehen oder diese zu überwinden.

1.5.3 Wiederbefundung während der Untersuchung

Weitere und wiederholte Beurteilung und Wiederbefundung der Wirkung der Interventionen auf die berichteten Problematiken des Patienten und seinen funktionellen Status (S/U- und P/E-Asteriske) leiten die Notwendigkeit, die Behandlung fortzuführen oder zu verändern (Hengeveld und Banks 2005). Auf diese Weise erfolgt immer eine Bewegung in Richtung eines erfolgreichen Ergebnisses, eines Teilerfolgs oder eines Ergebnisses, bei dem klar ist, dass der Patient und seine Störung eines Managements bedürfen, das außerhalb des Anwendungsbereichs der manuellen und Bewegungstherapie liegt.

Nehmen Sie als Beispiel den Patienten (ein junger Läufer, 24 Jahre alt) mit Leistenproblemen beim Start. Der Thomas-Test deckt eine Verkürzung des Iliotibialbandes (ITB) auf. Bei weiteren Untersuchungen veränderte die Aktivierung des M. psoas zwar nicht die ITB-Länge während der Wiederbefundung, aber die Aktivierung des M. gluteus medius führte zu einer physiologische Verlängerung des ITB, wie in der Wiederbefundung des Thomas-Tests nachgewiesen wurde. Interventionen könnten daher auf die Aktivierung eines schwachen M. gluteus medius ausgerichtet werden.

Die konsequente Untersuchung und Wiederbefundung führten zur Bestätigung der Verbesserung beim Laufen. Die Botschaft lautet also, dass die Disziplin bei der Beurteilung („Assessment") und Wiederbefundung die Interventionen und adäquaten Ergebnisse vorantreibt und belegt.

1.5.4 Reihenfolge und Struktur der Untersuchung

Das Format, die Reihenfolge und die Struktur der Untersuchung von Patienten mit neuromuskuloskeletalen Störungen oder Zuständen ist anerkannt (➤ Box 1.5, ➤ Box 1.6 und ➤ Box 1.7; Hengeveld und Banks 2005).

Box 1.5

Zusammenfassung: subjektive Untersuchung

Die subjektive Untersuchung kann als „Befragung mit Empathie" verstanden werden. Die Fragen gegen in die Tiefe und vermitteln dem Therapeuten einen Eindruck davon, wie der Patient seine Störung und deren Auswirkungen auf sein Leben persönlich erlebt.

Die subjektive Untersuchung verfolgt mehrere Ziele:

- Bestimmung des Problems des Patienten aus der Sicht des Patienten
- Subjektive Parameter, die als Anhaltspunkte in der Wiederbefundung dienen (subjektive Asteriske)
- Ermittlung von Warnzeichen und Kontraindikationen für die funktionellen Untersuchungs- und Behandlungsverfahren
- Formulierung vielfältiger Hypothesen, die während der funktionellen Untersuchungsverfahren und Behandlungsinterventionen getestet werden müssen

Die subjektive Untersuchung kann in fünf Teile untergliedert werden:

- „Art" der Störung – Feststellung des Hauptproblems und der wahrgenommenen Behinderung
- Lokalisierung der Symptome – Körpertabelle
- Verhalten der Symptome und Grad der Behinderung
- Geschichte (aktuell, vorhergehend)
- Spezielle Fragen

Die systematische Dokumentation der erhaltenen Informationen ist eine wertvolle Lernerfahrung, da sie dabei hilft, die wichtigen Elemente für die weitere Untersuchung und Behandlung zu erkennen. Die Informationen und Gedanken zu Papier zu bringen, stellt eine unschätzbare Hilfe für die Entwicklung von gezieltem Clinical Reasoning dar. Indem Angaben anschließend z. B. in der Körpertabelle notiert werden, fördert der Therapeut sein Selbstbeobachtungsvermögen für nachfolgende Sitzungen. Außerdem wird er dabei unterstützt, festzustellen, ob wichtige Informationen fehlen.

Die Verwendung von Asterisken bei der Erfassung von Informationen ist unverzichtbar. Dies dient zwei Funktionen:

1. Es werden Punkte identifiziert, die bei der Wiederbefundung der Fortschritte des Patienten eingesetzt werden können.
2. Es entsteht ein Lehrprozess, um an informative und signifikante Wörter anzuknüpfen.

Dies beschleunigt den Prozess und präzisiert ihn. Es ist wichtig, dass die Asteriske unmittelbar beim Erfassen der Informationen eingesetzt werden *(„Asteriske während Sie es tun")*, nicht erst nach Abschluss der Untersuchung als retrospektive Übung. Dies hilft dem Therapeuten, *sofort* die relevanten Informationen zu erkennen, die in späteren Stadien des therapeutischen Prozesses weiterverfolgt werden.

„Making Features Fit", die Merkmale zu einem Bild zusammenfassen, ist ein wichtiges Prinzip des Maitland-Konzepts:

- Anhand spezifischer Fragen wird beurteilt, ob die Merkmale der Geschichte zum Verhalten und der Lokalisierung der Symptome passen. Wenn schwer behindernde Symptome durch ein triviales Ereignis ausgelöst wurden, ist extreme Vorsicht angebracht: „Die Merkmale passen *nicht*" zusammen und können nicht durch das Bewegungsverhalten des Patienten oder strukturelle Veränderungen (z. B. osteoarthrotische Veränderungen) erklärt werden. In solchen Fällen muss der Patient u. U. zur weiteren Abklärung an einen Arzt überwiesen werden
- Des Weiteren wird im Maitland-Konzept beurteilt, ob das Verhalten der Symptome zu einem erkennbaren Syndrom oder einer Pathologie passt. Dies schließt die Diagnose von Mustern einer biomedizinischen Pathologie oder von Bewegungsstörungen mit ein.
- Diese Informationen werden mit den Untersuchungsbefunden und Reaktionen auf die therapeutischen Interventionen verknüpft, was dem Berufsanfänger bei der Entwicklung klinischer Muster hilft und damit zum Aufbau einer empirischen Wissensbasis beiträgt.

Bei einigen Patienten wird der erfahrene Physiotherapeut vielleicht Formen des *narrativen Reasoning* einsetzen, um ein tieferes Verständnis der Überzeugungen, Gedanken, Gefühle und früheren Erfahrungen mit der Störung und verschiedenen Gesundheitsfachkräften zu erhalten. Wenn sich der Physiotherapeut für einen eher narrativen als einen verhaltensorientierten Ansatz für die Untersuchungsverfahren entscheidet, ist es wichtig, den Überblick über die restlichen Informationen zu behalten, die im Rahmen der subjektiven Untersuchung noch gewonnen werden müssen. Der Patient beschreibt nämlich oft die Vorgeschichte und alle bisher vorgenommenen Behandlungsinterventionen sehr ausführlich. Allerdings kann es für viele Patienten eine heilsame Erfahrung sein, wenn ihnen zuerst erlaubt wird, ihre eigene Darstellung ihrer Erfahrung zu geben, ohne dabei von Fragen unterbrochen zu werden, die der physiotherapeutischen Diagnose dienen.

Kleinmann 1988, Greenhalgh und Hurwitz 1998, Thomson 1998

Box 1.6

Planungsbogen zur Vorbereitung der Funktionsuntersuchung (P/E)

A. **Reflexion der subjektiven Untersuchung**

(Verifizierung der Vollständigkeit der subjektiven Untersuchung, sodass die Funktionsuntersuchung begonnen und eine Wiederbefundung der subjektiven Parameter – „Asterisks" – in nachfolgenden Sitzungen vorgenommen werden kann)

1. Zusammenfassung der wichtigsten Informationen aus der subjektiven Untersuchung:
   ...
   ...
   ...
2. Vereinbarte Behandlungsziele aufgrund der Befunde aus der subjektiven Untersuchung:
   ...
   ...
   ...
3. Welche subjektiven Parameter („Asterisks") sollen in nachfolgenden Sitzungen als Teil der Wiederbefundung verwendet werden? Ausreichend detaillierte Beschreibung der Parameter:
   ...
   ...
   ...
4. War die subjektive Untersuchung umfassend genug, um zuverlässige Aussagen treffen und Hypothesen bezüglich Vorsichtsmaßnahmen und Kontraindikationen für die funktionellen Untersuchungsverfahren entwickeln zu können? (Überprüfung der Informationen von Hauptproblem, Symptomverhalten, Hx, SF):
   ...
   ...
   ...

B. **Hypothesen**

- Dominante neurophysiologische Symptommechanismen
  Auflistung der subjektiven Informationen, welche die Hypothesen zu den verschiedenen neurophysiologischen Symptommechanismen stützen:
  – Inputmechanismen – nozizeptive Symptome: ...
  ...
  ...
  – Inputmechanismen – peripher neurogene Mechanismen: ...
  ...
  ...
  – Verarbeitung – Mechanismen des ZNS und/oder kognitive/affektive/soziokulturelle Einflüsse: ...
  ...
  ...
  – Outputmechanismen – motorische und autonome Reaktionen:
  ...
  ...
  ...
- Quellen der Symptome/Beeinträchtigungen
  Auflistung *aller denkbaren* Quellen aller Aspekte der Symptome des Patienten, die untersucht werden *müssen:*
  – Gelenke, die dem/den symptomatische(n) Bereich(en) zugrunde liegen: ...
  ...
  ...
  – Gelenke, die in den/die symptomatische(n) Bereich(e) fortleiten: ...
  ...
  ...
  – Neurodynamische Elemente, die mit den Symptomen und Dysfunktionen in Verbindung stehen: ...
  ...
  ...

- Neuromuskuloskeletal: ...

  ...

  Gründe, warum das Gelenk/der Muskel oder andere Strukturen symptomatisch wurden/Gründe, warum die Störung erneut auftreten könnte (z. B. Haltung, Muskeldysbalance, Muskelkoordination, Adipositas, Steifheit, Hypermobilität, Instabilität, Deformität in benachbarten Gelenken etc.): ...

  ...

  ...

  - Auswirkung der Störung auf die Gelenkstabilität:
  - Muskeln, die dem/den symptomatischen Bereich(en) zugrunde liegen: ...

    ...

    ...
  - Weichgewebestrukturen, die dem/den symptomatischen Bereich(en) zugrunde liegen: ...

    ...

    ...
  - Andere: ...

    ...

    ...
- Beitragende Faktoren

  Welche assoziierten Faktoren könnten zu dem Problem und der Beeinträchtigung beitragen/sie auslösen/sie fortbestehen lassen?
- Medizinische Faktoren: ...

  ...

  ...
- Kognitive Faktoren: ...

  ...

  ...
- Affektive Faktoren: ...

  ...

  ...
- Verhaltensfaktoren: ...

  ...

  ...

Wann werden diese Faktoren voraussichtlich in das funktionelle Untersuchungsverfahren aufgenommen (sofort/in späteren Sitzungen)? Spezifizierung: ...

...

...

- Vorsichtsmaßnahmen und Kontraindikationen bei Untersuchungsverfahren und Behandlungsinterventionen
  - Sind die Symptome stark/irritierbar? Ja/Nein

    a. Spezifizierung der Antwort durch Beispiele aus der subjektiven Untersuchung:

    ...

    ...

    b. Könnte eine anhaltende Empfindlichkeit aufgrund einer Sensibilisierung des ZNS oder aufgrund eines Vermeidungsverhaltens vorhanden sein? Spezifizierung der Antwort: ...

    ...
  - Ist wegen der Natur des Problems Vorsicht geboten? Ja/Nein

    a. Gewebepathologie: ...

    ...

    ...

    ...

    b. Andere pathologische Prozesse (z. B. Osteoporose): ...

    ...

    ...

    c. Stadien der Gewebeheilung: ...

    ...

    ...

1

d. Stadium der Störung (Hx) (progressiv/regressiv/statisch): ....

e. Leicht auszulösende Verschlimmerung oder akute Episode (Stabilität der Dysfunktion): ....

f. Patient bewegt sich mit Selbstvertrauen/äußerster Vorsicht: ....

Welche Implikationen hat diese Antwort hinsichtlich des Umfangs der Funktionsuntersuchung? ....

- Management – Ziele/bei Behandlung einer lokalen Bewegungsstörung – P oder R

a. Welche kurz- oder langfristigen Behandlungsziele werden verfolgt? ....

b. Falls passive Mobilisation eine Behandlungsoption darstellt, was sind die Behandlungsziele: Behandlung von Schmerz, Widerstand unter Beachtung der Schmerzreaktion, Widerstand oder Widerstand mit Provokation eines Schmerzes („Bite")? ....

c. Müssen irgendwelche Vorsichtsmaßnahmen oder Kontraindikationen beachtet werden („nicht um den Preis von" …)? ....

d. Welchen Rat sollte erteilt und/oder welche Maßnahmen sollten ergriffen werden, um Rückfälle zu verhindern/vermindern und dem Patienten das Gefühl zu geben, dass er die Symptome in den Griff bekommen kann? ....

C. **Untersuchungsverfahren**

Antizipation der Ergebnisse der Untersuchungsverfahren

- Glaube ich, dass ich voraussichtlich behutsam oder gemäßigt stark bei den Untersuchungen vorgehen muss? ....
- Erwarte ich, dass ein „vergleichbares Zeichen" leicht/schwer zu finden ist? (Falls schwer zu finden, können „funktionelle Demonstrationstests" und „Wenn-notwendig-Tests" bereits im voraus geplant werden, um Zeit zu sparen). Warum? ....
- Welche Bewegungen werden voraussichtlich „vergleichbar" sein? ....
- Ist von irgendwelchen Stellungen oder Bewegungen auszugehen, die während der Funktionsuntersuchung besonders zu beachten sind? (z. B. Bauchlage): ....

Umfang der Untersuchungsverfahren

- Welche Position muss während der Untersuchung u. U. vermieden werden? (z. B. Bauchlage): ....
- Welche Symptome möchte ich reproduzieren? ....
- Gibt es irgendwelche Symptome, die ich nicht auslösen will? (z. B. Schwindel, Parästhesie) ....

- In welchem Umfang dürfen Symptome provoziert werden (Auflistung für jeden relevanten Symptombereich)? Bis zum Beginn von P_1/vorsichtig über P_1 hinaus – vielleicht „Vertrauen$_1$" prüfen/bis zur Bewegungsgrenze führen: ....

- Anzahl der Tests, die ausgeführt werden: ....

Wenige initiale Tests (aktive Bewegungen bis kurz vor Ende des Bewegungsausmaßes)/Standardtests ohne Überdruck (aktive Bewegungsgrenze)/Standardtests mit Überdruck (aktive Grenze plus Überdruck)/„Wenn-notwendig-Tests" (oder „Wenn-anwendbar-Tests")

- Welche Komponenten werden ich untersuchen und welche Tests (inkl. Wiederbefundungsverfahren) werde ich in der *ersten Sitzung* ausführen? ....
- Welche Komponenten werde ich voraussichtlich in der *zweiten Sitzung* untersuchen? (und mit welchen Tests?): ....
- Welche Komponenten oder beitragenden Faktoren werde ich voraussichtlich in späteren Sitzungen untersuchen? (und mit welchen Tests?): ....
- Reihenfolge der Untersuchungsverfahren in der ersten Sitzung: ....
- Inspektion: ....
- Funktionelle Demonstrationstests und Differenzierung: ....
- Aktive Bewegungstests (Spezifikation welche): ....
- Isometrische Tests (zu welchem Zweck?): ....
- Spezifizierung, welche Tests: ....
- Sind spezielle Tests angezeigt? ....
  a. Neurologische Untersuchung (Leitfähigkeit): ....
  b. Andere (z. B. Instabilitätstests): ....

1

- Neurodynamische Tests: ....
....
....
- Palpation und passive Bewegungstests: ....
....
....
  a. Zusatzbewegungen (Spezifizierung der Gelenkstellung; welche Zusatzbewegungen): ....
  ....
  ....
  b. Physiologische Bewegungen: ....
  ....
  ....
  c. Andere: ....
  ....
  ....

Wann ist die Wiederbefundung während der P/E-Verfahren geplant?
(Anzeige mit einem Doppelstrich hinter den oben aufgeführten Testverfahren)

Box 1.7

Allgemeiner Überblick über Verfahren der Funktionsuntersuchung

Beobachtung

- Allgemeine Inspektion, lokale Inspektion
- Achten Sie auf die Bereitschaft des Patienten, die Strukturen zu bewegen

PP (Present Pain – aktueller Schmerz)

- Korrektur von Schutzdeformitäten

Funktionelle Demonstration – funktionelle Tests einschließlich Differenzierung

Kurze Bewertung

Aktive Bewegungen

- Ganganalyse, andere aktive Tests unter Belastung (Sitz, Stand)
- Aktive physiologische Bewegungen:
  - Überdruck
  - „Wenn-notwendig-Tests"/„Wenn-anwendbar-Tests"
    - Testbewegungen schneller, wiederholt, gehalten, Wechsel von einem Ende zum anderen
    - kombinierte Bewegung
    - Kompression, Distraktion

Isometrische Tests

- Funktion – Kraft, Koordination
- Symptomreproduktion

Aktive Tests anderer Komponenten im Plan

- Gelenke, die möglicherweise in den Bereich fortleiten
- Gelenke oberhalb und unterhalb – Bewegungsqualität als beitragender Faktor zur Bewegung in der Hauptkomponente?

Kurze Bewertung

Spezielle Tests (z. B. neurologische Untersuchung, Instabilitätstests, vaskuläre Tests)

Neurodynamische Tests (können als Teil der passiven Tests und der Komponentenanalyse ausgeführt werden)

Passive Bewegungen (als Komponentenanalyse, einschließlich regelmäßiger Wiederbefundung)

- Bewegungsdiagramm
- Zusatzbewegungen (definieren Sie die Position in der physiologischen Bewegungsstrecke)
- Physiologische Bewegungen (z. B. F/Ad Hüfte, Schulter-Quadrant)
- Muskellängentests

Palpation

- Temperatur, Schwellung, Schwächung, Empfindung, Lage der Strukturen, Druckempfindlichkeit der Strukturen
- Untersuchung der Weichteile (z. B. Triggerpunkte, Muskelinsertionen)
- Nervenpalpation

(Palpation von Temperatur/Schwellung kann während der Inspektion und regelmäßig während der P/E vorgenommen werden; Palpation der Gewebedruckempfindlichkeit/Lage kann vor den passiven Tests ausgeführt werden.)

Prüfen Sie die Patientenakten und Röntgenbilder

Markieren Sie die wichtigsten Befunde mit Asterisken

Planen Sie die Wiederbefundungen (wann, welche Informationen/Tests)

Warnungen, Instruktionen und Empfehlungen

Das Ziel des subjektiven Teils der Untersuchung ist es, Parameter der Störung aus der Perspektive des Patienten, den Krankenakten und den medizinischen Untersuchungsberichten zusammenzustellen. Eine Reihe an Hypothesen (Jones et al. 2006a) wird daraus entwickelt, wie sich die Störung darstellt, und beeinflusst die weiteren klinischen Untersuchungen und die Wahl der therapeutischen Interventionen.

Die Planung der Funktionsuntersuchung hilft dann dem Physiotherapeuten dabei, Prioritäten zu setzen. Das Hauptziel der Funktionsuntersuchung ist es, funktionelle Beeinträchtigungen, die in Bezug zu den Symptomen des Patienten stehen, zu identifizieren oder zu bestätigen. Häufig geht die subjektive Untersuchung in die funktionelle Untersuchung über, die sich wiederum mit der Behandlung und der Wiederbefundung vermischt.

Die Wechselwirkungen zwischen Untersuchung, Planung, Behandlung und Wiederbefundung werden an folgendem Beispiel verdeutlicht:

Ein Patient mit anteriorem Knieschmerz berichtet, dass er aufgrund des Schmerzes große Schwierigkeiten beim Treppensteigen habe. Dies ist eine ideale Gelegenheit für den Therapeuten, den Patienten zu bitten: „Zeigen Sie es mir". Umgehend wurde die relevante funktionelle Untersuchung identifiziert.

Der Therapeut hat nun die Möglichkeit, die Aktivität des Treppensteigens bis zu dem Punkt zu analysieren, an dem der Schmerz reproduziert wird. Er kann Ausrichtungsfehler oder Fehlstellungen erkennen und Anpassungsfehler sehen. „Fehlzündungen" des M. quadriceps können beobachtet werden. Er kann Einschränkungen der Gelenke, z. B. des Knöchels, wahrnehmen. Diese Fehler oder Anpassungen können verändert werden, um abzuschätzen, ob Veränderungen im Schmerzempfinden oder im Bewegungsausmaß auftreten. Die Belastung verschiedener Strukturen kann die Quelle der Symptome bestätigen. Interventionen wie das mediale Gleiten der Patella, das ein Nachlassen der Schmerzen und steigende Kraft beim Hochsteigen bewirkt, können dann als Behandlung in funktionellen Stellungen eingesetzt werden.

Die Wiederbefundung des Hochsteigens wird dann evaluiert, ob diese zeitnahen Interventionen einen sofortigen Effekt auf die funktionelle Störung hatten. Die Wiederbefundung bei nachfolgenden Sitzungen hilft bei der Evaluierung, ob die Behandlung in der funktionellen Stellung und die Korrektur der Fehlstellung von nachhaltigem Nutzen waren.

Dieser integrative Ansatz unterstützt die weitere Untersuchung der Auswirkungen des steifen Knöchels als verstärkenden Faktor oder darüber hinaus der Beckenstabilität und lumbalen Mobilität/Stabilität oder als Analyse der funktionellen Bewegungsdeterminanten.

➤ Box 1.5 bis ➤ Box 1.9 geben einen Überblick darüber, wie die subjektive Untersuchung strukturiert und wie die Funktionsuntersuchung geplant werden kann, sowie über die Schlüsseldetails, welche Folgen die Funktionsuntersuchung haben kann. Unter speziellen Umständen kann es ferner notwendig sein, das Vorliegen von Red und Yellow Flags zu überprüfen.

Box 1.8

Red Flags

- Alter bei Beginn < 20 oder > 55 Jahre
- Gewaltsames Trauma
- Andauernder progressiver, nichtmechanischer Schmerz (keine Linderung bei Bettruhe)
- Thoraxschmerz
- Maligner Tumor in der Anamnese
- Länger andauernder Gebrauch von Kortikosteroiden
- Drogenmissbrauch, Immunsuppression, HIV
- Systemische Erkrankung
- Unerklärlicher Gewichtsverlust
- Große neurologische Defizite (einschließlich Cauda-equina-Syndrom)
- Strukturelle Deformierung
- Fieber

Moffet und McLean 2006

Box 1.9

Zusammenfassung der Yellow Flags

- Die Annahme, dass Rückenschmerz schädlich oder potenziell schwer behindernd ist
- Angstvermeidungsverhalten (Vermeidung einer Bewegung oder Aktivität aufgrund der fehlgeleiteten Erwartung von Schmerz) und reduziertes Aktivitätsniveau
- Tendenz zu getrübter Stimmung und Rückzug von sozialer Interaktion
- Erwartung passiver Behandlung(en) anstelle der Überzeugung, dass aktive Teilhabe helfen wird

Moffet und McLean 2006

Was daher über den Untersuchungsprozess betont werden sollte, ist, dass er angemessen, relevant, verständlich, logisch und methodisch sein sollte. Es sollte nicht vom Patienten erwartet werden, sich den Untersuchungspräferenzen des Therapeuten anzupassen. Im Gegenteil – die Untersuchung sollte sich nach den Bedürfnissen des individuellen Patienten richten.

1.5.5 Reasoning-Strategien während der Untersuchung

Edwards et al. (2004) stellten in einer qualitativen Studie eine Reihe von Clinical-Reasoning-Strategien auf, die von Physiotherapeuten über eine Behandlungsepisode hinweg angewendet wurden. Diese Strategien unterstützen ebenfalls die Flexibilität und bieten ein Clinical-Reasoning-Modell, anhand dessen der Therapeut seinen klinischen Behandlungspfad ausloten und gestalten kann.

➤ Box 1.10 fasst die Clinical-Reasoning-Strategien zusammen, die von Physiotherapeuten in der klinischen Praxis eingesetzt werden (Edwards et al. 2004).

Box 1.10

Clinical-Reasoning-Strategien

Diagnostisches Reasoning

Die Präsentation klinischer Merkmale führt zur Stellung einer Diagnose, bezogen auf die Hypothesenkategorien: Funktionsstörung, Pathobiologie, Schmerzmechanismen und beitragende Faktoren.

Narratives Reasoning

Befundung und Reasoning bezogen auf die Überzeugungen, die Kultur und das Krankheitserleben des Patienten.

Prozedurales Reasoning

Reasoning, das Entscheidungen bezüglich Untersuchung und Behandlungsverfahren untermauert, basierend auf klinischer Evidenz und unterstützendem theoretischen und Forschungswissen.

Interaktives Reasoning

Reasoning, das strategische Maßnahmen zur Optimierung der therapeutischen Beziehung untermauert.

Kooperatives Reasoning (Collaborative Reasoning)

Ein konsensueller Ansatz bei Entscheidungen bezüglich der Ziele, der Untersuchung und des Managements.

Didaktisches Reasoning

Reasoning, das ausgewählte und implementierte Lehrstrategien untermauert.

Prädiktives Reasoning

Reasoning bezüglich der Prognose.

Ethisches Reasoning

Reasoning in Bezug auf ethische Themen, die in der Praxis auftauchen.

Professionelle Standards der Praxis und Sorgepflicht sind in die Entscheidungsfindung über die Bedürfnisse des Patienten im Gesundheitssystem eingebunden.

1.5.6 Planung und Ausführung der Funktionsuntersuchung

Die Planung der Funktionsuntersuchung sollte gemeinschaftlich und ethisch sein. Dies bedeutet, dass der Patient durch den Rat des Experten und Informationen in die Lage versetzt wird, sich die therapeutische Betreuung zu eigen zu machen und Entscheidungen gemeinsam mit seinem Physiotherapeuten zu treffen. Es sollte daher eine Zusammenarbeit in Bezug auf das erfolgen, was wie untersucht werden muss. Daraus wird sich dann ergeben, wie die Untersuchung interpretiert wird und welche Möglichkeiten für Interventionen, Behandlung und Handhabung zur Verfügung stehen. Durch die Planung sollte die Funktionsuntersuchung logisch, angemessen und vor allem sicher und risikoarm sein.

Die Funktionsuntersuchung sollte anhand der Bedürfnisse des Patienten gestaltet werden, wie:

- Bewegungen und Tätigkeiten: welche reproduzieren die Symptome oder identifizieren Bewegungseinschränkungen; welche berücksichtigen Bewegungstoleranz oder -akzeptanz (Stärke, Irritierbarkeit, Natur) und welche können verlässlich wiederbefundet werden. Es ist wichtig, dass diese Bewegungen oder Tätigkeiten funktionell wichtig für die Person sind und in Bezug zu *ihren* Alltagsaktivitäten stehen.
- Differenzierungsstrategien, welche die verursachenden Strukturen oder Mechanismen der Symptomerzeugung (Schmerzmechanismen) erkennen.
- Kurze Beurteilung von Strukturen, welche beitragen können oder als nicht verursachend angesehen werden.
- Bestätigung der Störung mit speziellen manuellen Tests.
- Risikoanalyse der empfindlichen Strukturen, wo die Behandlung schädlich sein könnte.
- Manuelle oder bewegungstherapeutische Behandlungstechniken, die während der Sitzung eine Veränderung in der Qualität oder Quantität der Bewegung bewirken oder die beitragende Faktoren ansprechen, welche Symptome herbeiführen.
- Behandlungstechniken, deren Gestaltung sich direkt auf die funktionellen Einschränkungen oder Teilhabebeschränkungen zurückführen lässt und damit verknüpft ist.
- Behandlungstechniken, die auf das abgestimmt sind, was für den Patienten ein erfolgreiches Ergebnis der Behandlung darstellt.

Tatsächlich sollte die Untersuchung den individuellen Bedürfnissen und der Duldung des Patienten angemessen sein (patientenzentriert), sicher sein (gemeinsam und mit Einverständnis geplant) und die Effektivität der Behandlung im Rahmen der Praxis sicherstellen.

Wie in der subjektiven Untersuchung sollte der Physiotherapeut die Fertigkeit besitzen, bei der Funktionsuntersuchung flexibel zu reagieren, um sicherzustellen, dass jeder ihrer Aspekte relevant für den Zustand des Patienten und dessen Präsentation ist. Dies erfordert manchmal einiges Nachdenken darüber, aber eher häufiger als gar nicht wird der Patient Ihnen sagen, was zu tun ist!

1.6 Interventionen

Es muss unbedingt klargestellt werden, dass es keine „Maitland-Techniken" gibt oder je gab. Die Techniken der Manualtherapie, der Mobilisation und Manipulation sollten nicht mit einem einzigen Konzept verbunden werden. Das allerwichtigste Merkmal einer jeden Behandlung durch manuelle Physiotherapie ist, dass sie die erwünschte Wirkung für den individuellen Patienten erzielt. Daher sollte der Therapeut das Folgende haben:

- Einen Überblick über Mobilisation und Manipulation und deren Auswirkungen
- Ein Verständnis dafür, wie Techniken ausgewählt, in der Progression der Behandlung an die sich verändernde Situation des Patienten angepasst und mit Selbstbehandlungsstrategien verknüpft werden

1.6.1 Überblick über Mobilisation und Manipulation und deren Auswirkungen

Die Technik sollte an die Bedürfnisse des Patienten angepasst werden, anstatt die Problematik des Patienten passend zu einem speziellen Ansatz zu gestalten.

Ganz allgemein gehört die manuelle Physiotherapie in den Bereich der Bewegungstherapien. Die Wirkungen der manuellen Therapie sind auf allen Ebenen des Bewegungskontinuums angesiedelt (➤ Abb. 1.14; Cott et al. 1995). Die tatsächlichen Effekte gehen über das Gewebe hinaus und haben mechanische, physiologische und verhaltenspsychologische Auswirkungen entlang des gesamten Bewegungskontinuums.

Die Probleme des Patienten in Bezug auf Bewegungseinschränkungen und -defizite stellen sich normalerweise als schmerzhafte Bewegung, geschützte Bewegung, eingeschränkte Bewegung, übermäßige Bewegung oder empfindliche Bewegung dar. Furcht, Angst und Vertrauensverlust in die Bewegung sollten immer in Betracht gezogen werden.

Daher sollten manualtherapeutische Techniken auf den Umgang mit diesen Patientenproblemen abgestimmt werden und Mobilisation oder manuelle Techniken verwenden, die bewegungsbezogenen Schmerz und übermäßigen Schutz (z. B. Zusatz- oder physiologische Bewegungen Grad I und II) sowie Bewegungseinschränkungen (z. B. physiologische und Zusatzdehnung Grad III und IV) reduzieren. Diese Techniken sollten außerdem an den Umgang mit Bewegungsempfindlichkeit („Movement Sensitivity"; z. B. neurodynamische Slider- und Tensioner-Techniken) angepasst sein und gleichzeitig die kognitiven oder anderen psychologischen Mediatoren der Erfahrung des Patienten ansprechen.

Die individuellen therapeutischen Interventionen sollten jederzeit in den Kontext des Ergebnisses eines gesunden, produktiven Lebens gestellt werden. Daher eröffnet das Anknüpfen von Behandlungstechniken an funktionell demonstrierte Aktivitätseinschränkungen und vor allem die Ausführung der Techniken innerhalb der funktionell eingeschränkten Bewegung ein großes Ausmaß an Behandlungsmöglichkeiten.

Ein Beispiel dafür sind die Schmerzreduktion und die steigende Bewegungskapazität, wenn eine laterale Gleitbewegung der Tibia des Patienten während der aktiven Knieflexion und -extension nach arthroskopischem Débridement von Meniskusfragmenten angewendet wird (➤ Abb. 1.5).

Ein anderes Beispiel ist ein Patient mit lateraler Epikondylagie, der Schmerzen an den lateralen Epikondylen des Ellenbogens beim Greifen hat. Die schmerzfreie Greifkraft wird verbessert, wenn posteroanteriores Gleiten am Radiuskopf angewendet wird (➤ Abb. 1.6).

Der Patient mit Symptomen einer Nerveneinklemmung in der oberen Extremität, die mit einer posterior gerichteten Bewegungseinschränkung der Schulter („Posterior Tightness") und eingeschränkter Bewegung des neurodynamischen Tests des N. medianus verbunden ist, stellt ein weiteres Beispiel dar. Die Symptome der Nerveneinklemmung und das neurodynamische Bewegungs-

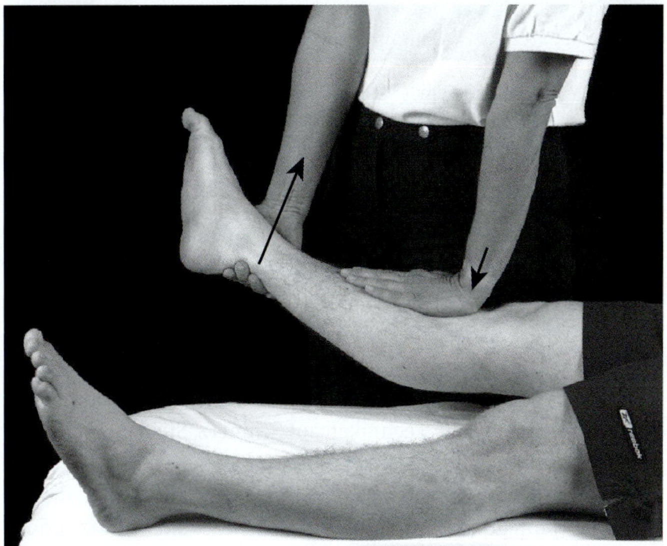

Abb. 1.5 Laterale tibiofemorale Bewegungen

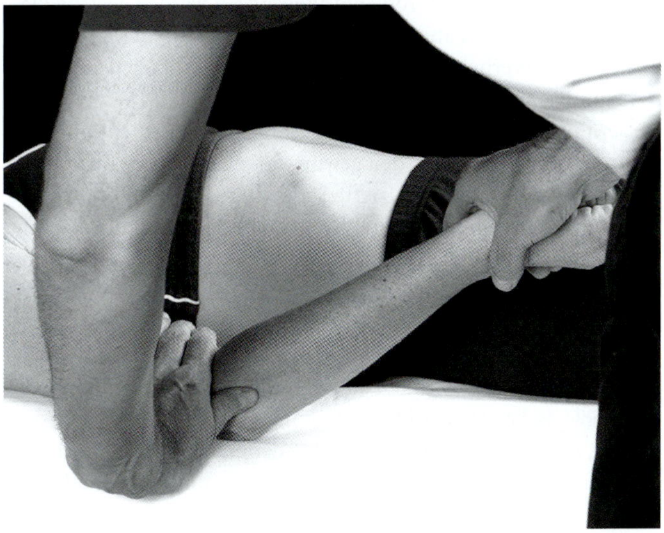

Abb. 1.6 Superiores Radioulnargelenk: posteroanteriore Bewegung auf dem Rücken liegend

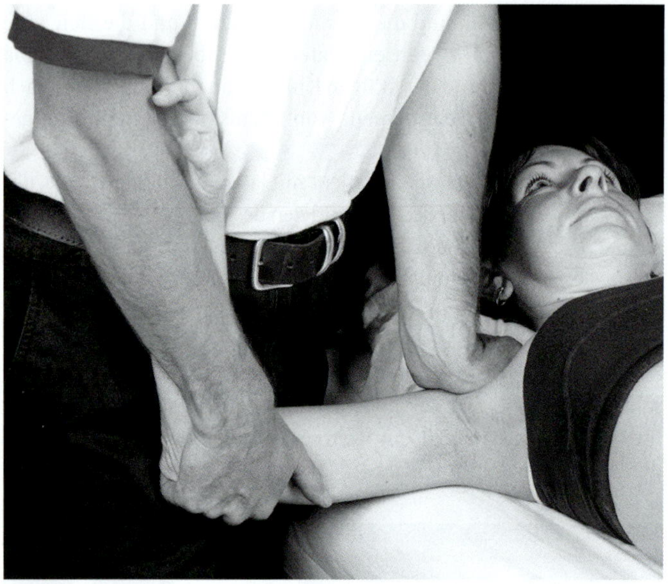

Abb. 1.7 Anteroposteriore Bewegung in Abduktion

ausmaß der oberen Extremität verbessern sich, wenn ein anteroposteriores Gleiten am Humeruskopf ausgeführt wird (➤ Abb. 1.7).

Der Schlüssel zu einer wohldurchdachten Auswahl manueller und bewegungstherapeutischer Interventionen liegt in:

- Kenntnis der Bewegung, welche die Symptome des Patienten reproduziert
- Kenntnis davon, was diese Symptome sind (Schmerz, Steifheit, Spasmen, Nachgeben, Schwäche etc.)
- Kenntnis davon, welche Auswirkungen manuelle und bewegungstherapeutische Techniken auf Schmerz, Steifheit, Spasmen, Schwäche und andere Symptome haben
- Kenntnis aller möglichen Techniken und Interventionen, die mit der Bewegungseinschränkung assoziiert sind (Zusatz- und physiologische Bewegungen, funktionelle Eckpunkte, neurodynamische Slider- und Tensioner-Techniken, motorische Kontrollaktivierung und Rekrutierung)
- Kenntnis davon, wie Probleme angegangen werden, welche die Erfahrungen des Patienten und die Reaktion auf Bewegung beeinflussen (verhaltenspsychologische Aspekte – Vermeidung, kognitive Aspekte – Angst vor Bewegung)
- Der Entscheidung für diejenige Technik oder Intervention, die am wahrscheinlichsten den gewünschten Effekt hervorruft (Schmerzreduktion, reduzierte Steifheit, reduzierte motorische Schutzreaktionen, reduzierte Druckempfindlichkeit der Nerven, verbesserte motorische Kontrolle, Aktivierung und Verstärkung, reduzierte Vermeidung und Angst vor Bewegung, verbesserte funktionale Kapazität und Ausführung von Tätigkeiten)
- Feinabstimmung der Parameter der Technik, um sie an die gezeigte Stärke und Irritierbarkeit der Symptome und das Stadium in der pathologischen Geschichte der Störung anzupassen (Ausgangsstellung, Lokalisierung und Anwendung der manuellen Technik)
- Ausführung der Technik oder Intervention und Wiederbefundung ihrer unmittelbaren Auswirkungen
- Planung des weiteren Einsatzes der Intervention und der assoziierten Techniken, einschließlich der Verstärkung sowie Integration der Behandlung bei Störungen mit unterschiedlicher Präsentation (z. B. laterales Gleiten nach kranial mit dem N. medianus in progressiver Stellung der Verlängerung; Dehnung der Schultergelenkkapsel, um die Rekrutierung der Rotatorenmanschettenmuskulatur zu erleichtern; Mobilisation eines steifen Knöchels, um eine Korrektur der Ausrichtung zu ermöglichen und anterioren Knieschmerz zu reduzieren)
- Hinarbeiten auf ein gemeinsames, erfolgreiches Ergebnis, während Änderungen der Interventionen und Managementstrategien in Abhängigkeit von den Reaktionen auf die Behandlung vorgenommen werden.

1.6.2 Verständnis dafür, wie Techniken ausgewählt, weiterentwickelt und mit Selbstbehandlungsstrategien verknüpft werden

Es ist daher klar, dass sich die Auswahl und die Weiterentwicklung der manuellen und bewegungsbezogenen Therapien nicht mehr länger an wohlbekannten Formeln orientieren. Maitlands *Gebot der Wirksamkeit* (Maitland 1992) oder die *klinische Gruppierung* (Hengeveld und Banks 2005; ➤ Abb. 1.8) dienen dazu, sehr lockere Auswahlkriterien zu liefern. Gut gestaltete Forschungsmethoden haben dem Manualtherapeuten einen breiteren und kritischeren Überblick über die Interventionsauswahl zur Verfügung gestellt und angegeben, wie wir über die Kombination von Therapien nachdenken sollen, die nachgewiesenermaßen den besten Effekt erzielen (Maricar et al. 2009).

Moore und Jull (2009) weisen in einem Editorial darauf hin, dass heute in den meisten Fällen multimodale Behandlungspakete eingesetzt werden. Diese Pakete sollten eine passive/aktive Intervention einschließen, die funktionell relevante Übungen, Schulungen und Ratschläge unterstützt.

Die Schlüsselstrategie zur Auswahl der manualtherapeutischen Interventionen liegt nun im Clinical Reasoning, untermauert von einem breiten und tiefen Wissen über manuelle und bewegungstherapeutische Theorie und eine großes und tiefes Ausmaß an sensiblen und spezifischen Behandlungsfertigkeiten. Die Schlüsselfaktoren für die Auswahl sind:

- Zusammenarbeit mit dem Patienten, sodass die Interventionen gut begründet und sinnvoll für den Patienten sind
- Bewährte und geteilte Ergebnisse der Interventionen, die bekanntermaßen sicher und effektiv sind

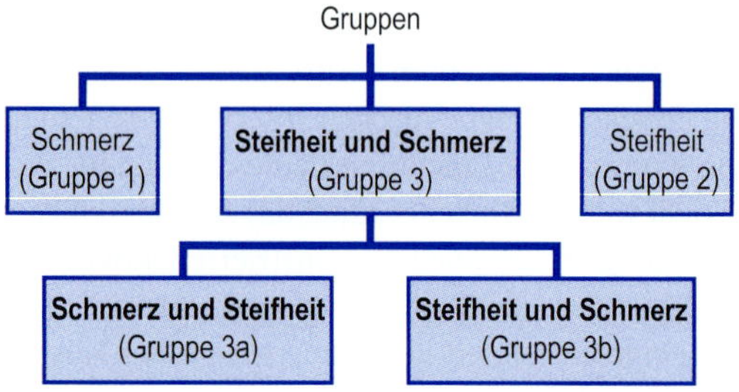

Abb. 1.8 Einteilung von klinischen Gruppen

- Unterstützung durch Forschungsevidenz
- Ein tiefes Verständnis der Reaktionen des neuromuskuloskeletalen Gewebes und des Patienten auf Verletzung, chirurgische Eingriffe, Erkrankung oder Störung
- Ein wohlüberlegtes Verhältnis zwischen der Behandlungsauswahl und der funktionellen Störung
- Detailtreue in der geübten Anwendung von Techniken, untermauert durch die Kenntnis von Struktur und Funktion und einem Verständnis von Schmerz-(Symptom-)mechanismen
- Bewusstsein für kognitive und verhaltenspsychologische Aspekte, welche die Reaktion auf die Interventionen beeinflussen können oder zur Vermittlung der Effektivität beitragen

➢ Tab. 1.3 zeigt Beispiele für die Auswahl, Weiterentwicklung und funktionelle Integration von manuellen und bewegungstherapeutischen Interventionen, die auf Hypothesenkategorien des Clinical Reasoning basieren (Jones et al. 2006a). In diesem Fall beziehen sich die Auswahl, Weiterentwicklung und funktionelle Integration auf einen Patienten, der eine Knöchelverstauchung erlitten hat (vor zwei Monaten) und in erster Linie Knöchelschmerzen und Steifheit erlebt.

1.7 Beurteilung (Assessment)

Beurteilung (Assessment) bezieht sich auf:

- Analytische Beurteilung bei der ersten Konsultation (Untersuchungs- und Behandlungsplanung)
- Beurteilung vor der Behandlung (die Auswirkungen der vorangegangen Behandlungssitzung)
- Beurteilung während jeder Behandlungssitzung (die Wirksamkeit einer Technik zu einen bestimmten Zeitpunkt in der Behandlung)
- Progressive Beurteilung (Vergleich der Auswirkungen der Behandlung über drei oder vier Sitzungen)
- Retrospektive Beurteilung (Rückschau und Wiederevaluierung der Behandlung, wenn der Fortschritt stoppt oder sich verlangsamt)
- Abschließende analytische Beurteilung (das endgültige Ergebnis der Behandlung; Maitland 1987)

Tab. 1.3 Beispiele für Auswahl und Progression der Behandlung

Hypothesenkategorie und unterstützende Evidenz	Reasoning und Auswahl
Die eigenen Wahrnehmungen und Erfahrungen des Patienten: Der Patient glaubt, dass etwas in seinem Knöchel nicht am richtigen Platz ist. Er glaubt, dass sein Knöchelgelenk deshalb abnutzt. Als Ergebnis dieser Überzeugung hat er ein Hinken entwickelt und belastet seinen Knöchel nicht, weil dies Schmerzen bei ihm auslöst. **Quelle/Beeinträchtigung:** Der Patient klagt über einen tiefen Schmerz auf der Vorderseite des Knöchels, anterioren Knieschmerz und Ermüdung des gesamten Beins, verbunden mit schmerzenden Rückenmuskeln.	Die Untersuchung ergibt, dass der Knöchel schmerzhaft und steif in der Bewegung ist. Es wird schlimmer, wenn das obere Sprunggelenk komprimiert und bewegt wird … AUSWAHL: Es ist sehr wichtig, den Patienten zu Beginn der Behandlung zu schulen und ihn über seine Schmerzwahrnehmung und -überzeugung zu informieren. Das Verständnis der Schmerzmechanismen wird dem Patienten dabei helfen, seine Überzeugung von Schmerz und Schaden zu verändern. Der Einsatz von Röntgen kann ebenfalls nützlich sein, um seine
	Ängste zu zerstreuen. Mobilisationstechniken wie eine stufenweise Bewegungstherapie können abschließend effektiver angewendet werden. Beginnen Sie mit Zusatzbewegungen Grad III am Talus mit Distraktion des Talus, um den Gelenkschmerz und die Steifheit zu behandeln. Fahren Sie mit derselben Technik ohne Distraktion fort, danach mit Kompression und anschließend in der funktionellen Belastungsstellung, wenn Schmerz und Steifheit nachlassen und sich die Funktion verbessert (Collins et al. 2004). Die Symptombereiche deuten auf ein steifes Knöchelgelenk (oberes Sprunggelenk oder unteres Tibiofibulargelenk) hin, das zu Ausrichtungsfehlern des Knies führt (patellofemoral oder tibiofemoral) und sich auf zugrunde liegende Haltungsfehler innerhalb der LWS oder BWS auswirkt (Prior 1999). AUSWAHL: Der Knöchel benötigt Mobilisierung, Ausrichtungsfehler müssen angegangen werden, die Anpassung der Wirbelsäule muss untersucht werden.

Tab. 1.3 Beispiele für Auswahl und Progression der Behandlung *(Forts.)*

Hypothesenkategorie und unterstützende Evidenz	Reasoning und Auswahl
Dysfunktion (Aktivität, Teilhabe): Die Symptome treten nach einer Periode (zwei Stunden) längeren Gehens auf; der Knöchel fühlt sich seit einer Knöchelverstauchung vor zwei Jahren immer steif an; die Knie- und Rückensymptome verstärkten sich graduell über die letzten sechs Monate und führten zu einem ansteigenden Missempfinden beim Gehen. Nicht so gut beim Bowlen beim Cricket, weil die Symptome die Leistung beeinflussen. **Schmerzmechanismen:** Während der Knöchel graduell straffer und lokal schmerzhaft beim Gehen wird, sind lokale nozizeptive Mechanismen im Knöchel und im Knie aufgrund der Überlastung der sensibilisierten talokruralen und tibiofemoralen oder patellofemoralen Gewebe zu vermuten. Der Rückenschmerz stammt wahrscheinlich von den Muskeln selbst mit adaptiver Aktivität und die gesamte Ermüdung im Bein könnte mit einer disproportionalen autonomen Reaktion des Nervensystems auf die Irritation des postganglioniären Grenzstranges in der haltungsmäßig adaptierten BWS zusammenhängen. Bedenken Sie immer auch eine vaskuläre oder neurogene Claudicatio als Ursache für die Beinprobleme, ebenso Schmerzen und Leiden als Teil eines anhaltenden medizinischen Zustands wie Diabetes oder metabolischer Mangelzustände.	Knöchelsteifheit ist ein Schlüsselproblem und könnte auch der Grund für die Quelle des anterioren Knieschmerzes sein. Eine Möglichkeit, die Symptome zu erklären, liegt in dem sympathisch vermittelten Ermüdungsgefühl der gesamten unteren Gliedmaße mit Steifheit in der BWS (Cleland und McRae 2002). AUSWAHL: Eine Mobilisierung oder Mobilisierung mit einer Bewegungstechnik, welche die Knöchelsteifheit und die nozizeptiven Mechanismen anspricht (z. B. eine anteroposteriore Mobilisation Grad III oder IV des Talus mit aktiver Dorsalflexion im Stand). Der Patient kann immer noch Cricket spielen, daher ist die Stärke und Irritierbarkeit der Symptome nicht zu hoch. Die Symptome machen sich erst nach längeren Gehstrecken bemerkbar (Fryer et al. 2002). Der lokale Schmerz von einem überlasteten Knie sollte sich mit der Behandlung des Knöchels und der Korrektur der Anpassungsveränderungen an Knie und Wirbelsäule legen. Die sympathisch übermittelten Symptome können mit manuellen Techniken an der BWS beeinflusst werden, sofern diese Symptome in einer mechanischen Irritation des postganglionären Grenzstranges begründet sind (Cleland et al. 2002).
Beitragende Faktoren: Es wäre unbedingt notwendig, die Korrektur der Stellungsfehler am Knie und Haltungsanpassungen der BWS anzugehen. Diese könnten sich als motorische Kontroll- und Rekrutierungsfaktoren um das Hüftgelenk, das Becken und den Rumpf oder als Mobilitätsproblem in der BWS manifestieren.	AUSWAHL: Motorische Kontroll- und Bewegungskorrekturen mit Übungen und Mobilisation der BWS. Es ist wichtig, bei jeder dieser potenziellen Interventionen die Wiederbefundung einzusetzen, um ihre Wirkung auf die Symptome und Zeichen des Patienten festzustellen.
Pathobiologie: Nach der Verstauchung des Knöchels werden fibröse Reparaturen in den Seitenbändern stattgefunden haben. Möglicherweise finden sich Zeichen für eine Gelenkknorpelabnutzung im Knie. Die Haltungsadaption, die degenerative Veränderungen innerhalb der Facettengelenke der BWS hervorgerufen hat, ist eine Erklärung für die sympathisch übermittelten Beinsymptome.	AUSWAHL: Bewegungstechniken im Bewegungsausmaß (Grad III) und am Ende des Bewegungsausmaßes (Grad IV) für Knöchel und BWS. Möglicherweise sind Bewegungstechniken durch das Bewegungsausmaß für das Knie erforderlich, um die Schmerzlinderung in Verbindung mit Irritationen der Gelenkflächen zu beeinflussen. Zusatzbewegungen durch das Bewegungsausmaß der thorakalen Intervertebralgelenke und Rippen, wenn Schmerz und Steifheit der BWS mit den Beinsymptomen zusammenhängen.
Psychosoziale Mediatoren: Mediatoren der Wiederherstellung können in Form von Ängsten wegen der Funktionseinschränkung aufgrund von Schmerz und Stress in Verbindung mit der Befürchtung, was falsch ist, auftreten. Anhaltende Besorgnis wegen der Abhängigkeit von Medikamenten und des Einflusses auf die Funktionsfähigkeit sowie die Angst vor einer möglichen Operation können ebenfalls eine Rolle spielen. Der psychologische Einfluss der Knöchelverstauchung sollte auch mit den Wahrnehmungen und der Schmerzüberzeugung des Patienten verknüpft werden, wie oben bereits ausgeführt.	AUSWAHL: Integrieren Sie manuelle und Bewegungstherapietechniken mit besonderem Augenmerk auf Information, Rückversicherung und Unterstützung bei psychologischen und sozialen Belangen.
Behandlung: Es gibt klare Evidenz für die Erfordernis einer Bewegungstherapie und verhaltenspsychologischer Ansätze.	AUSWAHL: Während der Dorsalflexion des Knöchels im Stand wird der Talus von anterior nach posterior mobilisiert. Korrektur der Stellung und motorischen Kontrolle am Knie und Rumpf/Becken. In der Position des Slump in Langsitz. Mobilisation der steifen Rippen, die mit sympathischen Symptomen in der Gliedmaße verknüpft sind. Integration funktioneller Verbesserungen in Alltagsaktivitäten (Gehen) und Freizeit (Cricket).
Prognose: Ein erfolgreiches Ergebnis basiert auf gemeinschaftlichen Zielen, um sicherzustellen, dass der Patient in der Lage ist, Tätigkeiten ohne Schmerz oder Missempfinden auszuführen.	AUSWAHL: Stufenweise Wiederherstellung des Gewebes zu voller Kapazität, soweit möglich. Für die Beeinträchtigungen: Mobilisierung von Knöchel und Thorax im vollständigen Bewegungsausmaß, korrigierte Stellungen und Adaptionen von Knie und Wirbelsäule. Für Tätigkeiten: Wiederherstellung sowohl der physischen als auch der mentalen Leistungsfähigkeit, damit Tätigkeiten wie Gehen und schnelles Werfen ungehindert ermöglicht werden. Für ein gesundes Leben: Anstreben einer Rückkehr zu einem funktionellen Status, um gesundes Leben und das Gefühl des Wohlbefindens zu unterstützen.

1.7.1 Beurteilung und Bestimmung der Verlaufsparameter

Die Evaluation dessen, was ein erfolgreiches Behandlungsergebnis wäre, einschließlich Mobilisation und Bewegungstherapie, beginnt, sobald der Patient das aus seiner Sicht bestehende Hauptproblem benennt.

Jedes Ergebnis sollte entweder qualitativ oder quantitativ messbar sein. Die Ergebnisse sollten auf solidem Clinical Reasoning und den individuellen Bedürfnissen des Patienten basieren. Die Ergebnismessungen sollten während des gesamten Untersuchungs- und Beurteilungsprozesses dokumentiert werden und bilden die Mittel, mit denen die Interventionen auf sinnvolle und informative Art evaluiert werden.

Darzi (2008) plädiert dafür, dass die Ergebnisse von Interventionen patientenzentriert (informierte Entscheidungen), sicher (frei von Risiko) und effektiv (erreichen die gewünschten Effekte) sein sollten.

Die Evaluierung oder analytische Beurteilung der Behandlung war schon immer der Grundstein des Maitland-Konzepts. Kontinuierliche Beurteilung bildet die Basis für Entscheidungsfindung, Begründung der Behandlung und den Fortschritt bis zur Entlassung.

Individuelle Ergebnismessungen oder Asteriske (die wichtigsten klinischen Merkmale für die Wiederbefundung) können an jedem Punkt innerhalb des klinischen Prozesses genutzt werden.

S/U-Parameter sind:

- Bereich und Natur der Symptome des Patienten, wie in der Körpertabelle dokumentiert
- Ausmaß der Beeinträchtigung bei Alltagsaktivitäten oder der Teilhabe in Beruf und Freizeit
- Evaluation von Stärke oder Irritierbarkeit
- Anzahl von Rückfällen innerhalb einer bestimmten Zeitspanne
- Menge der Medikation, die zur Schmerzreduktion benötigt wird

P/E-Parameter sind:

- Sichtbare Beeinträchtigungen
- Fähigkeit, funktionelle Tätigkeiten auszuführen, die für die Symptomreproduktion relevant sind
- Aktive Bewegungen (Ausmaß/Schmerz/Reaktion und Qualität der Bewegung)
- Passive Bewegungen (Bewegungsdiagramme)
- Isometrische Tests, Rekrutierung und Muskelkraft oder -länge
- Nervenleitung und neurodynamische Kapazität
- Auswirkungen auf psychosoziale Faktoren

Diese individuellen Ergebnismessungen können mit spezifischen und nützlichen Ergebnisinstrumenten (üblicherweise Fragebögen) verbunden werden, die validiert wurden, z. B. SF-36 (Brazier et al. 1992), um die Wahl der Behandlung, den Fortschritt und die Entscheidung zur Beendigung der Behandlung zu fördern und zu unterstützen.

Innerhalb des Maitland-Konzepts bedeutet die analytische Beurteilung, das Gesamtbild zu betrachten, die Praxis zu reflektieren und das auszuführen, was effektiv eine interne Moderation der vorgenommenen Handlungen ist.

Beurteilung bedeutet Evaluation. Jede Handlung, Behandlung, Übung oder Managementstrategie sollte evaluiert werden, um ihre patientenzentrierte, gewünschte Wirkung, ihre Sicherheit und ihren gemessenen Einfluss auf den Patienten und dessen Gesundheit und Wohlbefinden sicherzustellen.

1.7.2 Analytische Beurteilung

- Die analytische Beurteilung ist der Grundpfeiler dieses Konzepts der manuellen Physiotherapie.
- Die analytische Beurteilung (Evaluation) beinhaltet Inspektion, Bewertung und Reflexion.
- Sie umfasst alle Vorgänge, mit denen der therapeutische Prozess zwischen dem Patienten und dem Physiotherapeuten überwacht wird. Sie dient dazu, die Indikation für und die Effektivität der therapeutischen Intervention während aller Behandlungssitzungen zu beurteilen.
- Beurteilungs- und Behandlungsverfahren sind direkt miteinander verknüpft, so wie viele Untersuchungstechniken auch als Behandlungsstrategien eingesetzt werden können (➤ Abb. 1.9).
- Verschiedene Formen der Beurteilung werden während des therapeutischen Prozesses verwendet.
- Die Beurteilungsverfahren sind das Herzstück in der Planung und Ausführung physiotherapeutischer Interventionen.
- Der Therapeut entscheidet, den Patienten nur nach sorgfältiger Beurteilung zu behandeln und die Auswirkungen der Behandlung während jeder Sitzung zu überprüfen.
- Die analytische Beurteilung umfasst den gesamten physiotherapeutischen Prozess, in dem verschiedene Beurteilungsverfahren unter Verwendung von Untersuchungs- und Behandlungsfähigkeiten eingesetzt werden. ➤ Abb. 1.10 stellt die relative Bedeutung der analytischen Beurteilung dar.

Im Prozess der analytischen Beurteilung sollte der Physiotherapeut folgende Fragen und Ziele berücksichtigen:

- Ist das Problem dieses Patienten für die manuelle Physiotherapie geeignet? Dies bezieht sich auf Fragen nach:
  - Indikationen
  - Warnzeichen
  - Kontraindikationen
  - Screening auf biomedizinische Erkrankungen einschließlich der Berücksichtigung von Red Flags
  - Frühere Behandlungen, die der Patient für dasselbe Problem erhalten hat

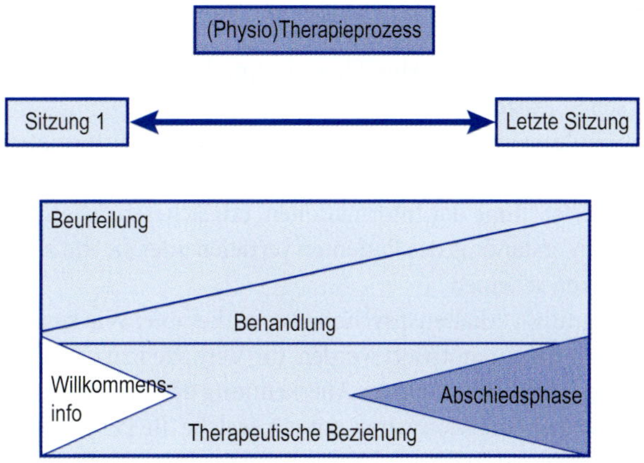

Abb. 1.9 Die Beurteilung dient der Überwachung des gesamten therapeutischen Prozesses zwischen dem Physiotherapeuten und dem Patienten.

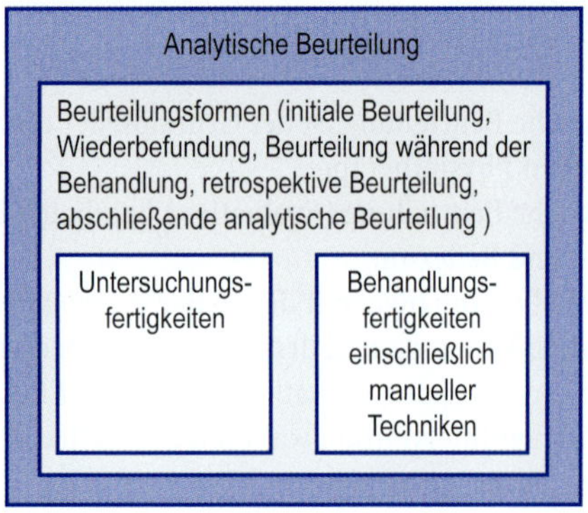

Abb. 1.10 Analytische Beurteilung und die relative Gewichtung der Untersuchungs- und Behaltungstechniken

- Wenn das Problem des Patienten für die Behandlung *nicht* geeignet erscheint, stellt sich die Frage, wohin der Patient überwiesen werden könnte. Daher muss der Therapeut ein Netzwerk verschiedener Kliniker aufbauen, an die der Patient verwiesen werden kann
- Wenn das Problem des Patienten für weitere Behandlungen geeignet ist, muss der Therapeut überlegen, wie die Behandlung angegangen und wie der therapeutische Prozess überwacht werden sollte. Dies bezieht sich auf folgende Fragen:
  - Physiotherapeutische Diagnose
  - Definition von kurzfristigen und langfristigen Zielen der Behandlung (ausgedrückt im Sinne der Internationalen Klassifikation der Funktionsfähigkeit, Behinderung und Gesundheit – ICF; WHO 2001)
  - Auswahl der Behandlungsmethoden und -techniken
  - Auswahl der Parameter zur Überwachung der Effektivität der ausgewählten Behandlungsinterventionen
  - Wie die ausgewählte Behandlung sorgsam weiterentwickelt und angepasst werden kann, wenn positive Resultate erreicht werden
  - Entscheidungen, wann andere Behandlungsformen und -techniken miteinbezogen werden
  - Entscheidungen, wann die Behandlung unterbrochen oder abgebrochen wird
- Berücksichtigung der aktiven Miteinbeziehung des Patienten in den therapeutischen Prozess – Entwicklung einer therapeutischen Beziehung mit den folgenden Aspekten:
  - Motivation
  - Vertrauen und Selbstvertrauen
  - Information zu regelmäßigen Zeitpunkten des therapeutischen Prozesses
  - Schulung und Lerntheorien – Anpassung der Informationsstrategien an das kognitive Niveau des Patienten
  - Überwachung der Informationen, um sicherzustellen, ob sie das Verständnis des Patienten vertiefen oder sie ihn zu verwirren scheinen
  - Kognitiv-verhaltenspsychologische Therapie: Wie kann eine Person dazu motiviert werden, ihr Verhalten zu verändern? Dies schließt Phasen der Anerkennung der Veränderung in Bezug auf die Motivation mit ein, welche die Person möglicherweise durchmacht, bevor das neue (Bewegungs-)Verhalten ein automatischer Teil der alltäglichen Funktionen wird.

1.7.3 Formen der Beurteilung

Um in der Lage zu sein, den gesamten therapeutischen Prozess vom ersten bis zum letzten Treffen zu überwachen, werden in diesem Konzept der manuellen oder muskuloskeletalen Physiotherapie verschiedene Formen der Beurteilung beschrieben:

- Initiale Beurteilung
- Wiederbefundungsverfahren
- Beurteilung während der Ausführung der Behandlungstechniken
- Retrospektive und prospektive Beurteilung
- Abschließende analytische Beurteilung

Ein Vorschlag ist, die verschiedenen Formen in sogenannten „kritischen Phasen" des therapeutischen Prozesses einzusetzen, da sie bei der Reflexion und klinischen Entscheidungsfindung helfen (➤ Abb. 1.11).

Erste Beurteilung

Die erste(n) Sitzung(en) dient (dienen) der Informationssammlung unter Berücksichtigung der Ursachen, beitragenden Faktoren, Warnzeichen, Kontraindikationen, Behandlungsplanung und der Entwicklung einer therapeutischen Beziehung (➤ Abb. 1.12).

Die Hauptziele des initialen Beurteilungsverfahrens, bestehend aus Interview und Testverfahren, können wie folgt zusammengefasst werden:

- Definition des Problems des Patienten aus der spezifischen Sicht des Physiotherapeuten: physiotherapeutische Diagnose, meist als Bewegungsdysfunktion mithilfe der Begriffe der Internationalen Klassifikation der Funktionsfähigkeit, Behinderung und Gesundheit – ICF (WHO 2001) beschrieben (z. B. Struktur und Funktion – Beeinträchtigung; Tätigkeiten – Einschränkungen und Ressourcen; Teilhabe – Einschränkungen und Ressourcen)
- Hypothesenentwicklung unter Berücksichtigung von:
  - Quelle der Dysfunktion
  - Bewegungskomponenten und Strukturen
  - Beitragende Faktoren zur Ursache und/oder Aufrechterhaltung der Störung
  - Pathobiologische Prozesse (Gewebeprozesse in Hinblick auf Pathologie, Heilungsphasen; neurophysiologische Schmerzmechanismen: nozizeptiv, peripher neurogen, ZNS-Modulation, ANS als Outputmechanismus)
  - Kontraindikationen und Warnzeichen bei Untersuchungs- und Behandlungsverfahren
  - Individuelle Krankheitserfahrung (bezüglich Erwartungen, Gedanken, Gefühlen, der Ebene des Verständnisses und der Haltung des Patienten in Bezug auf das Problem, Einflüsse von/auf das soziale Umfeld, spezielle Bedürfnisse des Patienten)
  - Management: Behandlungsziele, Auswahl der Behandlungsverfahren, Fortführung der Behandlung

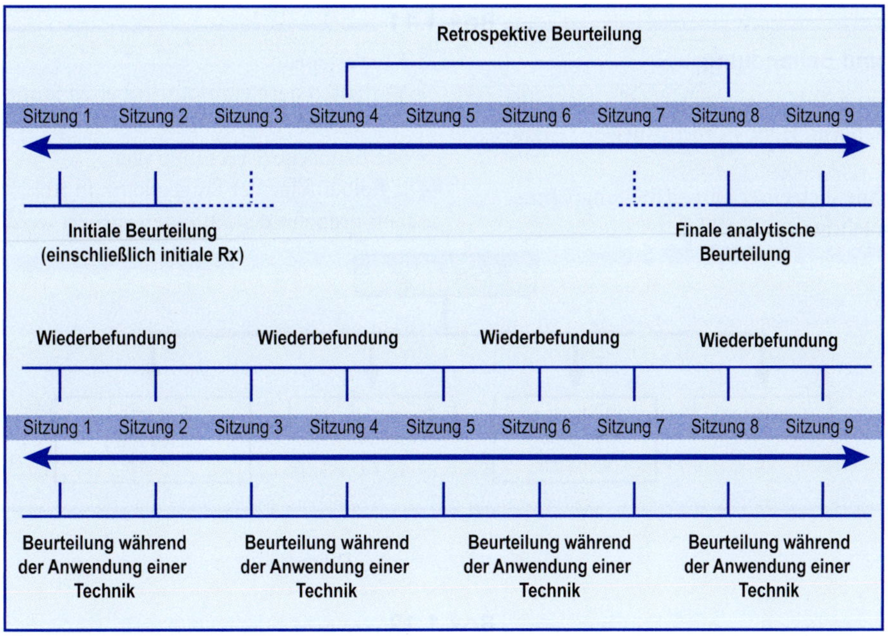

Abb. 1.11 Formen der Beurteilung – eingesetzt in verschieden Stadien des Therapieprozesses

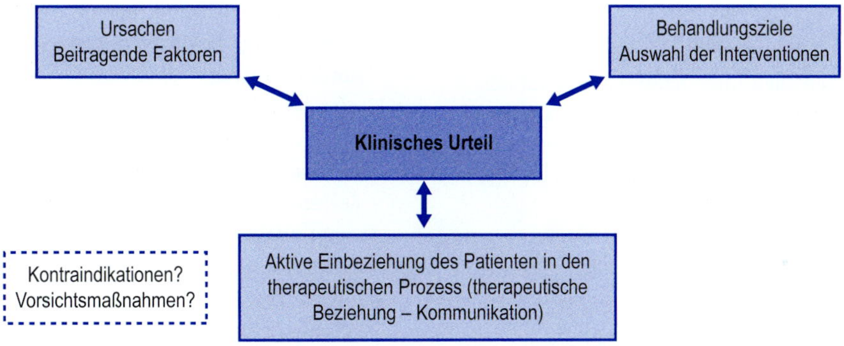

Abb. 1.12 Verschiedene Ziele der Beurteilung in der physiotherapeutischen Initialphase

- Prognose (kurz- und langfristige Prognose)
  - Definition subjektiver und funktioneller Parameter (Asterisks), um den Fortschritt und den Erfolg der Behandlung zu überwachen
  - Definition der Behandlungsziele und Auswahl der anfänglichen Behandlungsmethoden

Die erste Sitzung

Der Verlauf der ersten Sitzung besteht gewöhnlich aus verschiedenen Phasen (➤ Box 1.11):

1. Vorstellungsphase
2. Subjektive Untersuchung – Befragung des Patienten
3. Planung der Funktionsuntersuchung (➤ Box 1.12)
4. Funktionsuntersuchung (➤ Box 1.13)
5. Initiale (Probe-)Behandlung
6. Planung der nächsten Sitzung (➤ Box 1.14)

Box 1.11

Erste Untersuchung und Behandlung

- Subjektive Untersuchung (S/U – „Complains of"/„klagt über")*
- Name, Geburtsdatum, Beruf, Hobbys, medizinische Diagnose, Ziele des Patienten
- Hauptproblem, einschließlich einer kurzen Stellungnahme zum Grad der Beeinträchtigung im Alltag
- Körpertabelle
- Verhalten der Symptome (über 24 Stunden/sieben Tage)
- Geschichte (Hx), aktuelle und Vorgeschichte
- Medizinische Screeningfragen

Die Reihenfolge der Fragen kann in Abhängigkeit vom spezifischen Problem des Patienten variiert werden.

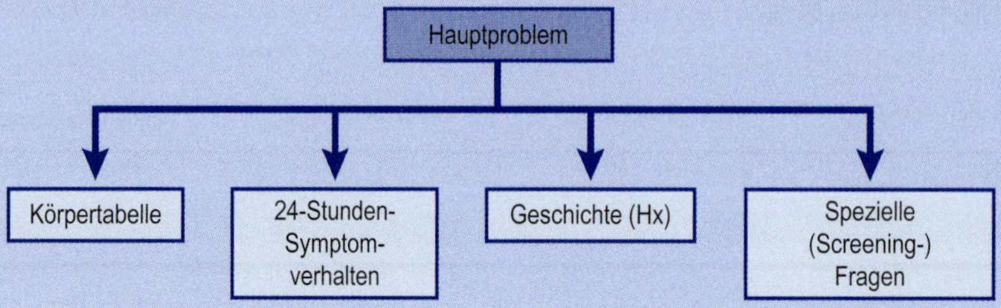

Box 1.12

Planung einer Funktionsuntersuchung

Diese wichtige Phase vor der Ausführung einer Funktionsuntersuchung besteht aus drei Stadien:

- Reflexion über die vorausgegangene Phase der subjektiven Untersuchung: Habe ich nach allen Informationen im Hinblick auf mögliche Kontraindikationen und Warnzeichen für die Untersuchungs- und Behandlungsverfahren gesucht?
- Berücksichtigung einiger Hypothesen („Implizite Hypothesen explizit machen")
  - Symptomquellen
  - Beitragende Faktoren
  - Pathobiologische Prozesse
  - Gewebepathologie
  - Phasen der Gewebeheilung
  - Dominante neurophysiologische Schmerzmechanismen (nozizeptiv, peripher neurogen, ZNS-Modulation, Outputmechanismen des autonomen Nervensystems)
  - Kontraindikationen für funktionelle Untersuchungsverfahren
  - Warnzeichen für funktionelle Untersuchungsverfahren – bestimmt durch Faktoren der **Stärke, Irritierbarkeit und Natur** der Störung.
- Umfang der Untersuchungsverfahren:
  - Welche Symptome möchte ich reproduzieren?
  - Welche Symptome möchte ich *nicht* reproduzieren?
  - Testumfang: bis zum ersten Einsetzen des Schmerzes (P_1)/bis zum Ende des Bewegungsausmaßes (bis L, unter Berücksichtigung von Schmerz)
  - Initiale Tests/Standardtests/Standardtests mit Überdruck/„Wenn-notwendig-Tests"
- Reihenfolge der Funktionsuntersuchung, einschließlich einer Einschätzung der ersten erkundenden Behandlung sowie der Planung der Wiederbefundung

Box 1.13

Funktionsuntersuchung (P/E) einschließlich Wiederbefundung

Verfahren der Funktionsuntersuchung umfassen verschiedene Bewegungstests, spezifische Screeningtests für biomedizinische Krankheiten, Probebehandlungsverfahren und Wiederbefundung wie unten beschrieben:

- Inspektion
  - Allgemeine Beobachtung von Haltung, Körperstellung
  - Lokale Inspektion von Haltung, Schwäche, Schwellung, Bereitschaft, die Struktur zu bewegen
  - Aktueller Schmerz? (PP)
  - Korrektur von sichtbaren Asymmetrien
- Funktionelle Demonstration – funktionelle Tests, einschließlich Differenzierungsverfahren, wenn möglich
- Kurze Bewertung (Prüfen des Untersuchungsplans – Weiterverfolgung oder Änderung des Plans?)
- Aktive Tests (Beobachten von Qualität, Quantität und Symptomreaktion)
  - Ganganalyse
  - Aktive physiologische Bewegungen (der Hauptbewegungskomponente; kann Bewegungen anderer Komponenten in den Plan einschließen: Gelenke im betroffenen Bereich; Gelenke ober- und unterhalb des symptomatischen Bereichs)
- „Wenn-notwendig-Tests" zu aktiven Tests einschließlich:

- Überdruck
- Testbewegungen schneller, wiederholt, gehalten, unter Belastung
- Kombinierte Bewegungen
- Kompression, Distraktion, Abklopftests
- Kurze Bewertung (Prüfen des Untersuchungsplans – Weiterverfolgung oder Änderung des Plans?)
- Spezielle Tests (Nervenleitfähigkeit – radikuläre oder periphere Nervenbeteiligung; Instabilitätstests, vaskuläre Tests, andere Testverfahren zum Screening auf biomedizinische Krankheiten)
- Neurodynamische Tests (können als Teil der passiven Tests und der Komponentenanalyse ausgeführt werden)
- Passive Tests (als Komponentenanalyse einschließlich regelmäßiger Wiederbefundung)
  - Bewegungsdiagramm (➤ Kap. 1.10.5; Anhang 1–3 in Hengeveld und Banks 2016)
  - Zusatzbewegungen (definieren Sie eine Stellung im physiologischen Bewegungsausmaß: In … mache …)
  - Physiologische Bewegungen (z. B. F/Ad Hüfte, Schulterquadrant; PPIVMs)
  - Muskellängentests
- Palpation
  - Temperatur, Schwellung, Schwäche, Berührungsempfindung, Lage von Strukturen, Druckempfindlichkeit der Strukturen
  - Weichgewebeuntersuchung (z. B. Bänder, Muskel, Sehnen)
  - Nervenpalpation

(Palpation von Temperatur/Schwellung kann während der Inspektion und regelmäßig während der P/E vorgenommen werden; Palpation der Gewebedruckempfindlichkeit/Lage kann vor den passiven Tests ausgeführt werden)

- Prüfen Sie die Patientenakten und Röntgenbilder
- *Markieren Sie wichtige Befunde sofort mit Asterisken* (für eine schnelle Übersicht in späteren Sitzungen)
- Planung der Wiederbefundungen (wann, welche Informationen/Tests; einschließlich subjektive Aussagen und P/E-Tests)
- Erste Probebehandlung, einschließlich Wiederbefundung
- Warnungen, Instruktionen und Empfehlungen (Der Patient wird ermutigt, nicht nur zu beobachten, sondern auch zu vergleichen); gehört in die Patientenakte

Box 1.14

Planung der folgenden Sitzung(en)

Nachfolgende Sitzungen müssen sorgfältig geplant werden, um sicherzustellen, dass die Untersuchungsverfahren richtig abgeschlossen werden, und um die initialen Behandlungsverfahren anzupassen und zu verfeinern.

Planungsschritte für nachfolgende Sitzungen sollten umfassen:

- Subjektive Wiederbefundung: Suche nach spontanen Informationen und Vergleich von Tätigkeiten und Symptomen
- Zusätzliche subjektive Untersuchungsfragen, die in der ersten Sitzung nicht abgeschlossen wurden
- Wiederbefundung der funktionellen Parameter, welche die Symptome des Patienten in der vorherigen Sitzung reproduzierten, sowie jener Parameter, die als relevante „vergleichbare Zeichen" erachtet wurden
- Zusätzliche Untersuchungsverfahren, wie z. B. Nervenleitfähigkeitstests, Instabilitätstests, die in der ersten Konsultation nicht abgeschlossen wurden
- Screening von anderen beteiligten Bewegungskomponenten (aktive Tests, passive Tests) gefolgt von Wiederbefundungsverfahren
- Reasoning über die Behandlung – welche Art von Behandlung wird ausgeführt, wenn es dem Patienten als Resultat der vorherigen Sitzung(en) besser/gleichbleibend oder schlechter geht?
- Wie basieren die Behandlungstechniken auf den Untersuchungsbefunden und der verfügbaren Forschungsevidenz?
- Welche Art von Selbstbehandlungsstrategien wird in die Behandlung mit einbezogen – wie wird dies dem Patienten beigebracht? Wie wird es wiederbefundet?

Es kann für den Patienten schwierig zu verstehen sein, dass jedes Mitglied eines multidisziplinären Teams einem spezifischen Referenzrahmen folgt, der gewissermaßen ausschließlich für seinen Berufszweig gilt (Kleinmann 1988). Daher ist es unumgänglich, den Patienten über die spezifische Rolle des Physiotherapeuten bei der Diagnose und Behandlung von *Bewegungsdysfunktionen* aufzuklären, die komplementär zur medizinischen Diagnose ist und einen Fokus auf die Wiederherstellung eines gesunden Lebens legt. Diese Information muss in einer frühen Phase des Treffens gegeben werden, bevor der Untersuchungs- und Behandlungsprozess aufgenommen wird.

Des Weiteren sind Erklärungen über das Setting und die Schritte erforderlich, die in der ersten Sitzung ablaufen (Interview, Funktionsuntersuchung und Bewegungstests, erste Probebehandlung, Wiederbefundung). Es kann notwendig sein, zu erklären, dass diese Untersuchung sehr wichtig ist, um die Behandlung auf die speziellen Probleme und Bedürfnisse des Patienten abzustimmen.

Zusätzlich muss herausgefunden werden, ob der Patient Physiotherapie als Behandlungsoption für seine Problematik überhaupt erwartet hat (speziell in solchen Fällen, bei denen der Patient von einer anderen medizinischen Fachkraft überwiesen wurde). Außerdem ist es nützlich festzustellen, ob der Patient versteht, dass Physiotherapie verschiedene Methoden der Bewegungstherapie (nicht nur Gymnastik) umfasst, z. B. die Anwendung passiver Mobilisationen, Manipulationen, Weichteiltechniken und anderer Modalitäten.

In dieser Vorstellungsphase kann sich der Therapeut durch aufmerksames Zuhören und Beobachten ein Bild von den Ängsten und Vorbehalten des Patienten in Hinblick auf die Therapie, das Setting und den Therapeuten machen, die ebenfalls angesprochen werden können (Main und Spanswick 2000).

Funktionsuntersuchung

- Diskutieren Sie mit dem Patienten wichtige Schritte, z. B. Wiederbefundungsverfahren.
- Holen Sie die Zustimmung für Berührung ein, insbesondere wenn der Patient den Physiotherapeuten nicht sehen kann.
- Erklären Sie dem Patienten, dass die aktiven Tests, welche die Symptome reproduzieren, dazu verwendet werden, um die Behandlungsergebnisse in einem späteren Stadium zu vergleichen. Bitten Sie den Patienten, er solle versuchen, sich daran zu erinnern, wie sich die Bewegung angefühlt hat und welche Symptome aufgetreten sind.
- Wenn Sie Zusatzbewegungen an der Wirbelsäule ausführen, erklären Sie dem Patienten, dass speziell solche Bewegungen, die Schmerz auslösen, in der Behandlungsstrategie eingesetzt werden können, aber nur bis kurz vor Einsetzen des Schmerzes oder mit einem kontrollierten Schmerzausmaß ausgeführt werden.
- Gibt es bei der Wiederbefundung günstige Ergebnisse, fassen Sie diese Ergebnisse für den Patienten zusammen.
- Achten Sie darauf, was dem Patienten gesagt wird, da es vom Patienten unterschiedlich aufgefasst werden kann, wenn ein Therapeut sagt: „Ich kann nichts finden" im Gegensatz zu: „Ich denke, Ihre Reflexe und Muskelkraft sind völlig in Ordnung."

Wiederbefundung vor und nach der Behandlung

Die Wirkungen der verschiedenen Untersuchungs- und Behandlungsinterventionen werden kontinuierlich durch die Wiederbefundung überwacht und die Behandlung nach Bedarf an die aktuelle Situation des Patienten angepasst.

Wiederbefundungen sollten während jeder Behandlungseinheit stattfinden:

- Während der anfänglichen Funktionsuntersuchungsphase während des ersten Treffens, nach der Untersuchung verschiedener aktiver und passiver Bewegungstests, bevor mit der Untersuchung einer weiteren möglichen beteiligten Bewegungskomponente fortgefahren wird
- Zu Beginn jeder folgenden Behandlungssitzung, Vorbehandlungsbeurteilung, um die Reaktionen auf die letzte Behandlung und die Zeit bis zur aktuellen Therapiesitzung zu reflektieren
- Sofort nach der Anwendung der verschiedenen Behandlungsinterventionen – Aufzeigen der Wertigkeit der Intervention und Überwachung, ob die Behandlungsziele Schritt für Schritt erreicht werden. Diese Interventionen können passive Mobilisationstechniken, aktive Bewegungen und die Anwendung physikalischer Einwirkungen, Informationen und Schulungsstrategien umfassen.
- Am Ende der Behandlungssitzung

Die Wiederbefundung dient unterschiedlichen Zwecken:

- Sie erlaubt dem Physiotherapeuten, Behandlungsergebnisse zu vergleichen und somit den Wert der gewählten Intervention zu bestätigen.
- Bietet eine Differenzialdiagnose: Nicht nur Untersuchungsbefunde, sondern auch Reaktionen auf Behandlungsinterventionen liefern eine Beitrag zur Differenzialdiagnose der Ursachen und beitragenden Faktoren von Bewegungsdysfunktionen („Differenzierung durch Behandlung").
- Sie ermöglicht den Physiotherapeuten, die während des diagnostischen und therapeutischen Prozesses getroffenen Entscheidungen zu reflektieren. Durch die Wiederbefundung lassen sich Hypothesen zu Ursachen, beitragenden Faktoren und Behandlungsstrategien bestätigen, modifizieren oder verwerfen. Der Therapeut lernt, klinische Präsentationsmuster zu erkennen, was zukünftig bei der Entscheidungsfindung helfen wird. Wiederbefundungsverfahren fördern den Ausbau der individuellen, auf Erfahrung beruhenden Wissensbasis des Physiotherapeuten und spielen daher eine zentrale Rolle in der Entwicklung der klinischen Expertise.
- Sie unterstützen den Lernprozess des Patienten. Unter dem Gesichtspunkt einer kognitiv-verhaltenspsychologischen Therapie spielen Wiederbefundungsverfahren eine zentrale Rolle in der Entwicklung der Wahrnehmung, dass tatsächlich vorteilhafte Veränderungen auftreten, selbst wenn der Schmerz noch anzuhalten scheint. Wenn der Patient tatsächlich unterschiedliche Veränderungen in der Testbewegung (z. B. Quantität, Qualität der Bewegung, gemeinsam mit Symptomreaktionen) *erlebt*, kann er lernen, Veränderungen wahrzunehmen, deren Auftreten er zunächst nicht erwartet hat.

- Wiederbefundung stellt ein entscheidendes Element des therapeutischen Prozesses dar.

Indikatoren von Veränderungen

Es sollte unbedingt im Hinterkopf behalten werden, wie sich Symptome und Zeichen verändern können, um den Patienten auf verständliche Art durch die Wiederbefundung zu führen und auch kleine positive Veränderungen zu überwachen (➤ Box 1.15).

Ausgewogenheit der Wiederbefundung der subjektiven und funktionellen Parameter

Anmerkung: Ein ausgewogener Ansatz für die Wiederbefundung der subjektiven und funktionellen Parameter ist notwendig. Einige Physiotherapeuten konzentrieren sich ausschließlich auf die Beobachtung der Ergebnisse der Funktionsuntersuchung und wenden vielleicht nur Tests mit akzeptabler Intertester- und Intratester-Reliabilität an. Allerdings wird argumentiert, dass ein gewisses Maß an Skepsis beibehalten werden sollte, wenn Tests mit einem hohen Reliabilitätskoeffizienten direkt als klinisch brauchbar deklariert werden, oder es umgekehrt heißt, dass Tests mit einem relativ niedrigen Koeffizienten klinisch *nicht* brauchbar seien (Keating und Mayas 1998, Bruton et al. 2000). Häufig kann die Kombination aus Tests für sowohl subjektive als auch Bewegungsparameter dem klinisch tätigen Physiotherapeuten valide Wiederbefundungsparameter liefern (Chesworth et al. 1998).

Wenn subjektive Parameter außer Acht gelassen werden, besteht die Gefahr, dass der therapeutische Prozess zu einer ziemlich mechanischen Angelegenheit wird, in der für die individuelle Wahrnehmung des Patienten hinsichtlich seiner Störung nur wenig Raum bleibt. Überdies kann die Beobachtung der eher subtilen verhaltenspsychologischen Parameter (z. B. weniger Beachtung des betroffenen Arms, Veränderung in Gesichtsausdruck und Wortwahl) anzeigen, dass Veränderungen in der individuellen Krankheitserfahren stattfinden.

Allerdings ist es essenziell, dass der Ausgangspunkt klar ist: Wenn aus der ersten Beurteilung nicht ausreichend deutlich hervorgeht, welche Alltagsfunktionen aufgrund von Schmerz oder anderen Gründen eingeschränkt sind, wird der Vergleich zur Identifizierung von Veränderungen in späteren Sitzungen beeinträchtigt. Dies lässt den Patienten häufig daran zweifeln, ob die Therapie wirklich ihren Zweck erfüllt hat. Überdies kann die Definition von eindeutigen Behandlungszielen behindert werden und weder der Patient noch der Physiotherapeut sind in der Lage, ausreichende Details zu beobachten, wenn sich etwas an der Situation des Patienten verbessert.

Box 1.15

Indikatoren für Veränderung

Subjektive Untersuchung

- Schmerz: sensorische Aspekte wie Schmerzintensität (kann in VAS oder anderen NRS ausgedrückt werden), Qualität der Symptome, Dauer, Lokalisierung, Häufigkeit
- Emotionen/Stimmung
- Normalisierung des Aktivitätsniveaus und des Grads der Teilhabe (Partizipation)
- Zutrauen zum Körpereinsatz in Alltagssituationen
- Motivation/Selbsteffizienz
- Reduzierte Medikamenteneinnahme
- Vermehrtes Verständnis
- Bewusster Einsatz von Bewältigungsstrategien, wenn die Symptome wieder ansteigen

Funktionsuntersuchung

- Inspektionsparameter (Haltung, Form, Haut, Hilfen)
- Aktive Tests: Bewegungsausmaß, Bewegungsqualität, Symptomreaktion
- Passive Tests (wie neurodynamische Tests, PAIVMs, PPIVMs, Muskellänge): Veränderung im Schmerzverhalten, wahrgenommenem Bewegungswiderstand und motorischen Reaktionen
- Muskeltests: Veränderungen bei Kraft, Qualität der Muskelkontraktion und Symptomreaktion
- Palpationsbefunde: Qualität und Symptomreaktion
- Nervenleitfähigkeitstests: Veränderungen bei Quantität und Qualität der Reaktionen

Behandlungsintensität

Höhere Intensität aktiver Bewegungen, passive Mobilisationen (Grad, Dauer, Inklination, Kombinationen), Übungen, Weichgewebetechniken ohne Auslösen von Missempfindungen

Verhaltenspsychologische Parameter

Zum Beispiel Gesichtsausdruck, nonverbale Ausdrucksweise, Augenkontakt, Gebrauch von Schlüsselwörtern und Schlüsselgesten, gewohnheitsmäßige Benutzung der Extremität bei Alltagsaktivitäten

Die „Kunst" der Wiederbefundung

- Bei der Anwendung von Wiederbefundungsverfahren muss der Physiotherapeut eine klare Vorstellung davon entwickeln, welche Interventionen eine Wirkung auf die Störung des Patienten haben. Manche Interventionen können einige aktive Parameter beeinflussen, während sich andere Maßnahmen auf andere Tests und Tätigkeiten auswirken.
- Daher ist es notwendig, bei der Wiederbefundung mehrere Parameter zu verfolgen
- Umfassende Wiederbefundung: Die Indikatoren der Änderungen müssen akribisch überwacht werden, anstatt sich mit einer oberflächlichen Frage zu Beginn einer Sitzung wie z. B. „Wie ist es Ihnen ergangen?" zufrieden zu geben, ohne die Informationen weiterzuverfolgen.
- Ein ausgewogener Ansatz für die Wiederbefundungs- und Behandlungsverfahren: Wenn einige Patienten mit einem hochgradig irritierbaren Problem oder Schwierigkeiten, sich auf die Behandlungsliege zu legen oder wieder aufzustehen, kann es sinnvoll sein, nur die subjektive Erfahrung regelmäßig wiederzube-

funden und einige Wiederbefundungstests auszuführen, während der Patient noch auf der Behandlungsliege liegt.

- Kognitive Ziele: Im Fall von Schulungs- und Informationsstrategien sollte der Therapeut kontrollieren, ob der Patient die Informationen verstanden hat und danach handelt. Dieses Engagement zeigt sich beispielsweise in Änderungen der Alltagsaktivitäten und Übungscompliance. Der klinisch tätige Physiotherapeut sollte außerdem die Überzeugungen des Patienten reevaluieren und prüfen, ob sich diese ebenfalls geändert haben. Glaubt der Patient z. B. noch immer, dass jeder Schmerz schädlich ist?
- Ist in bestimmten Fällen Schmerz das dominante Merkmal im individuellen Krankheitserleben, ohne dass sich über einen längeren Zeitraum etwas geändert hat, kann es nützlich sein, Metaphern für die Erfahrung des Patienten zu finden (z. B. eine Welle auf dem Ozean, die abklingen kann). In anderen Fällen ist es vielleicht hilfreich, funktionellere Bewegungen wie z. B. „einen Tennisaufschlag" oder eine Arbeitsaktivität zu integrieren – bei denen der Patient lernt, andere Parameter neben dem Schmerz allein als Gefühl wahrzunehmen.
- Es ist essenziell, dass der Physiotherapeut gemeinsam mit dem Patienten die Kontrolle über die Behandlung behält. In Anbetracht von Praxis und Erfahrung ist die Behandlung einschließlich fundierter Wiederbefundungsverfahren keine langwierige Prozedur.

Beurteilung während der Ausführung der Behandlungsverfahren

Die Beurteilung *während* der Ausführung von Behandlungsverfahren muss von den Wiederbefundungsverfahren unterschieden werden.

Beurteilung während der Ausführung der Behandlung

Anmerkung: Während der Ausführung einer passiven Bewegung, von Übungen, Schulungssitzungen oder anderen therapeutischen Verfahren bei einem Patienten muss der Physiotherapeut folgende Fragen verfolgen:
- Werden die Ziele des Behandlungsverfahrens erreicht?
- Ist die Behandlung frei von unerwünschten Nebenwirkungen?

Insbesondere während der Anwendung passiver Bewegungstechniken sollten Veränderungen im Schmerzverhalten und Gewebewiderstand überwacht werden. Wenn sich Schmerz oder Widerstand verändert, sind sofortige Anpassungen der Techniken möglich. Solange diese Veränderungen erwünscht sind, kann die Technik fortgeführt werden. Dann, wenn die Veränderungen nach einer Weile der Behandlung abklingen, empfiehlt es sich, eine Wiederbefundung der Hauptparameter durchzuführen, um die direkte Auswirkung der eingesetzten Technik zu evaluieren.

Daher ist die Beurteilung *während* der Anwendung der Behandlungstechnik ein entscheidender Faktor, um festzulegen, wie lange die Technik angewendet wird.

Auf der anderen Seite muss der Physiotherapeut *mögliche unerwünschte Nebenwirkungen* in Betracht ziehen.

In einigen Fällen wird der Physiotherapeut, während er die gewünschten Ergebnisse der therapeutischen Intervention kontrolliert, gleichzeitig folgende Aspekte durch Notieren entgegengesetzter oder unerwünschter Reaktionen auf die Behandlung beobachten:

- Entzündungszeichen (auf Schwellung, Rötung, Temperatur achten)
- Schmerzsteigerung (insbesondere in Fällen von akuten, irritierbaren nozizeptiven und peripher neurogenen Schmerzzuständen)
- Nervenleitfähigkeit (Überwachung von Reflexen, Muskelfunktion, Sensibilität)
- Beeinträchtigter Heilungsprozess im Weichteilgewebe oder Knochen (bezogen auf die Phasen des physiologischen Heilungsprozesses)
- Autonome Reaktionen, z. B. Rötung der Haut, Schwitzen, Kälte (z. B. bei Palpation der Wirbelsäule)
- Generalisierte Anspannung mit vermehrter muskulärer Schutzspannung und Atemmustern (insbesondere bei Patienten, bei denen ein Mangel an Entspannung oder autonomes Ungleichgewicht möglicherweise beitragende Faktoren zu ihrer Störung darstellen)
- Überzeugung von der eigenen Selbstwirksamkeit/Externalisierung der Kontrolle/Entwicklung passiver Bewältigungsstrategien (z. B. in Fällen, in denen der Patient anscheinend die Wirkung der Behandlung ausschließlich den Händen des Physiotherapeuten zuschreibt, ohne die vorgeschlagenen Selbstbehandlungsstrategien anzuwenden)
- Angst vor Bewegung (z. B. vermehrtes Angst-Vermeidungsverhalten)
- Verwirrung (z. B. in Schulungssitzungen, in denen viele Informationen ohne Wiederbefundung und Berücksichtigung des kognitiven Niveaus, des Vorwissens und der Überzeugungen des Patienten gegeben werden)

Retrospektive Beurteilung

Eine der wichtigsten, aber häufig vernachlässigten, Formen der Wiederbefundung ist die retrospektive Beurteilung in Kombination mit geschulter Kommunikation (Maitland 1986).

Die retrospektive Beurteilung sollte während des gesamten Prozesses in regelmäßigen Intervallen stattfinden, in denen der Physiotherapeut alle Entscheidungen und Hypothesen reflektiert, die bis dahin getroffen wurden. Die Patienten werden ermutigt, die Änderungen ihres Zustands über einen längeren Zeitraum zu vergleichen als von Sitzung zu Sitzung. In ➤ Box 1.16 sind Fragen für die Wiederbefundung zusammengestellt.

Box 1.16

Retrospektive Beurteilung

Mithilfe von Fragen müssen folgende Informationen erhoben werden:
- Beurteilung des generellen Wohlbefindens des Patienten im Vergleich zu der ersten Sitzung.
- Welche subjektiven und funktionellen Parameter (Asteriske) haben sich bis jetzt verbessert? Welche blieben unverändert?
- Die prozentuale Verbesserung der S/U- und P/E-Asteriske. Welche Aspekte der Asteriske haben sich verändert und welche nicht?

- Welche Behandlungen waren am hilfreichsten?
- Wurden die vereinbarten Behandlungsziele erreicht?
- Was hat der Patient bis jetzt gelernt? Was war im Lernprozess besonders wichtig für den Patienten?
- Überwachung der Auswirkungen der verschiedenen Behandlungsinterventionen (Information des Patienten sowie Überprüfung der Behandlungsdokumentation).
- Was ist nach Meinung des Patienten erforderlich, damit sich die verbliebenen Symptome und Zeichen ändern?
- **Prospektive Beurteilung:** (Wieder-)Festlegung der Behandlungsziele für die nächste Therapieperiode: Muss die Therapie an die neu definierten Ziele angepasst werden? *(An welchen Aspekten sollten wir ab jetzt gemeinsam arbeiten?)* Es ist eventuell hilfreich, „vom Ende aus zu denken“: Welche Behandlungsziele sollten verfolgt werden, um „das individuelle Gefühl des Wohlbefindens“ im Hinblick auf die Alltagsaktivitäten zu optimieren?
- Festlegung, ob andere therapeutische oder medizinische Maßnahmen notwendig sein können.
- Muss der Therapeut mehr Strategien zur Förderung der Compliance einsetzen, um den Patienten bei der verhaltenspsychologischen Veränderung hinsichtlich Vorschlägen, Übungen und Empfehlungen zu unterstützen?
- (Wieder-)Festlegung der Parameter zur Überwachung der vereinbarten Behandlungsziele. (Beispielsweise können mehr funktionelle Bewegungsparameter eingesetzt werden, z. B. Tennisaufschlag, Bückaktivitäten wie bei der Arbeit.)

Wenn die Fortschritte stagnieren

Die retrospektive Beurteilung ist ebenfalls sinnvoll, wenn die Therapie scheinbar stagniert oder nicht die erwünschten Ergebnisse zu erbringen scheint. Dann muss der Therapeut die folgenden Fragen überdenken:

- Habe ich die subjektiven und funktionellen Parameter (Asteriske) regelmäßig genug und ausreichend genau verglichen?
- Habe ich sichergestellt, dass der Patient sich der positiven Veränderungen bei diesen Parametern bewusst wird?
- Bin ich den korrekten funktionellen Asterisken nachgegangen, die das Hauptproblem des Patienten und das Ziel der therapeutischen Interventionen widerspiegeln?
- Habe ich den therapeutischen Prozess gemeinsam mit dem Patienten kritisch überprüft?
- Wurde die richtige Symptomquelle behandelt?
- Sind mögliche beitragende Faktoren angemessen angegangen worden (funktionell, psychologisch, umweltbedingt)?
- Wurden die Selbstbehandlungsverfahren gründlich genug eingeführt? Erlangte der Patient dadurch ausreichende Kontrolle über den Schmerz und sein Wohlbefinden in *allen* Alltagssituationen?
- Sind irgendwelche medizinischen oder andere Interventionen erforderlich?

Abschließende analytische Beurteilung

Die abschließende analytische Beurteilung umfasst eine Reflexion des gesamten Prozesses, der zwischen Physiotherapeut und Patient stattgefunden hat (➤ Box 1.17). Dazu gehören Informationen aus der subjektiven und Funktionsuntersuchung zu Beginn, das Verhalten der Störung während der Behandlung, die Reaktionen auf verschiedene Behandlungsinterventionen, Details, die aus der retrospektiven Beurteilung stammen, der Zustand am Ende der geplanten Behandlung, unter Einbeziehung der Veränderungen der subjektiven und funktionellen Parameter (Asteriske).

Box 1.17

Abschließende analytische Beurteilung

Die abschließende analytische Beurteilung umfasst folgende Aspekte:

- Kritische Überprüfung des gesamten therapeutischen Prozesses, einschließlich der Aussagen des Patienten zum individuellen Lernprozess:
  - Reflexion des gesamten therapeutischen Prozesses: Welche Interventionen erbrachten welche Ergebnisse?
  - Reflexion des Lernprozesses: Was war für den Patienten besonders wichtig – was wurde gelernt?
  - Effektivität jeder prophylaktischen Maßnahme und Selbstbehandlungsintervention
- Prospektiver Ausblick: Antizipation möglicher Schwierigkeiten und Strategien zur Verbesserung der langfristigen Compliance mit Ratschlägen, Selbstbehandlungsmaßnahmen und Übungen:
  - Strategien zur Förderung der Compliance: Welche Formen der Selbstbehandlung sind besonders günstig? Für welche Situationen antizipiert der Patient Probleme in der Zukunft? Auf welche Tätigkeiten/Übungen würde der Patient im Falle einer Rückkehr der Symptome zurückgreifen?
  - Vorschläge zu medizinischen oder anderen möglichen Maßnahmen, die ausgeführt werden sollten
  - Prognose möglicher verbleibender funktioneller Defizite hinsichtlich Beeinträchtigung, Aktivitätsniveau und/oder Grad der Teilhabe

1.7.4 Prognose

Eine Prognose abzugeben, kann eine der größten Herausforderungen für einen klinisch tätigen Physiotherapeuten sein. Bei der Untersuchung und Behandlung eines Patienten muss der klinisch tätige Physiotherapeut regelmäßig einschätzen, wie die Behandlungsergebnisse erreicht werden können, wie lange es dauern kann und welche konkreten Resultate erzielt werden können.

Patienten suchen zu Recht nach Antworten auf die folgenden Fragen, die Rückfragen zur Prognose einschließen:

- Was fehlt mir?
- Was kann dagegen getan werden?
- Wie lange wird das dauern?

Überdies ist es aus physiotherapiespezifischer Perspektive, aber auch vom Standpunkt der Versicherungsgesellschaften und der überweisenden Ärzte wichtig, diese Fragen möglichst zu beantworten.

Wenn ein Manualtherapeut eine Prognose stellt, werden theoretisches Wissen (z. B. Gewebeheilung) und klinische Erfahrung (erfahrbare Wissensbasis) mit der klinischen Präsentation des Problems des Patienten abgeglichen. Daher enthält sie ein Element der klinischen Mustererkennung, ähnlich wie bei der Identifizierung von möglichen Kontraindikationen der Behandlung.

Die Kunst und die Fertigkeit der Prognosestellung stehen vor allem in Verbindung mit den Jahren der klinischen Erfahrung und kann im Zuge der klinischen Praxis anwachsen. Nichtsdestotrotz können auch Neulinge im Feld lernen, eine Prognose zu stellen, wenn sie explizit bestimmte Fragen berücksichtigen, wohlüberlegt Hypothesen über die Prognose während des gesamten therapeutischen Prozesses stellen und regelmäßig darüber reflektieren. Weiterhin werden sie, sobald sie einige Patienten mit ähnlicher klinischer Präsentation (z. B. postoperative Versorgung des vorderen Kreuzbandes des Knies) behandelt haben, in der Lage sein, vorherzusagen, welche Behandlung der Patient benötigt, welche Reaktionen zu erwarten sind und wie die Behandlung fortzuführen ist. Dieses Element eines entwickelten klinischen Musters verbessert sich, wenn regelmäßige Wiederbefundung und Reflexion bezüglich der Therapie ausgeführt werden. Die verschiedenen Phasen der Prognose sind in ➤ Box 1.18 zusammengestellt.

Box 1.18

Die verschiedenen Phasen der Prognose

- Zu Beginn der Behandlungsserie:
  - Was kann kurzfristig erreicht werden: Welche Ergebnisse können innerhalb der ersten drei bis vier Sitzungen erwartet werden?
  - Was kann langfristig während des allgemeinen Prozesses der Physiotherapie erreicht werden?
  - Was kann eventuell nicht erreicht werden?
- Während der Behandlungsserie, insbesondere während der retrospektiven Beurteilung in jeder der drei bis vier Sitzungen, ist es wichtig, über alle bis dahin formulierten und abgelehnten Hypothesen im therapeutischen Prozess zu reflektieren; vor allem die Reflexion der Prognose kann dem klinisch tätigen Therapeuten dabei helfen, aus jedem Treffen mit dem Patienten umfassend zu lernen und im Gedächtnis klinische Muster zu entwickeln und zu vertiefen.
- Am Ende während der abschließenden analytischen Beurteilung – die Aufstellung einer Prognose für die Zeit nach der Therapie vervollständigt unter Berücksichtigung der folgenden Aspekte:
  - Wahrscheinliche Einschränkungen des Lebensstils
  - Wahrscheinlichkeit des Wiederauftretens der Störung und mögliche Frühwarnzeichen, die der Patient beachten muss, um die Stärke des Rückfalls zu minimieren, sowie die Schritte, die der Patient dann einleiten muss
  - Erfordernis an spezifischen ständigen Übungen, zwischenzeitlichen Erhaltungsbehandlungen oder Folgebeurteilungen

Bei der Stellung einer Prognose sollte unbedingt beachtet werden:

[Prognose] ist eine Kunst oder eine Fertigkeit, keine Wissenschaft. Sie betrifft Wahrscheinlichkeiten, keine Gewissheiten, und sie bezieht sich auf das Individuum, nicht auf die Allgemeinheit … Glücklicherweise unterscheiden sich die Individuen zwar hinsichtlich ihrer Reaktion auf Schädigungen, ihre Beschwerden folgen jedoch wiedererkennbaren Mustern, und es ist möglich, allgemeine Vorhersagen über den natürlichen Verlauf der Störungen zu treffen.

(Jeffreys 1991, in Maitland et al. 2005)

Spezifische Hypothesenkategorien sollten ebenfalls zur Verbesserung der Prognose herangezogen werden:

- Störungen, die leicht oder schwierig zu beeinflussen sind (z. B. komplexe regionale Schmerzsyndrome)
- Die Natur der Person, einschließlich Haltung, Überzeugungen, Gefühle, Werte, Erwartungen, (Bewegungs-)Verhalten usw.
- Natur der Störung (intra-/periartikuläre Störungen, mechanisch bedingte Osteoarthrose/entzündliche Osteoarthrose, akute Verletzung/chronisch degenerativ, isolierte Nozizeption/Nozizeption mit peripher neurogener oder zentraler Sensibilisierung)
- Mitteilungs- und Adaptionsfähigkeit des Körpers (Was der Patient über seine Störung „fühlt", korreliert häufig gut mit anderen Aspekten der Prognose. Zum Beispiel: „Ich habe jetzt schon seit 20 Jahren Knieschmerzen, daher weiß ich, dass ich sie nie mehr ganz los werde.")
- Beitragende Faktoren und andere Hindernisse gegen die Wiederherstellung (strukturelle Anomalien, systemische Erkrankungen, allgemeine Gesundheitsprobleme wie Diabetes, ergonomisches/sozioökonomisches Umfeld wie z. B. ein PC-Arbeitsplatz, schwere manuelle Arbeit, sich wiederholende einseitige Tätigkeiten bei der Arbeit, wenig Kontrolle über die Arbeitsumstände)
- Fachkompetenz des Physiotherapeuten, insbesondere im Bereich Kommunikation und therapeutische Verfahren

Das biopsychosoziale Modell des ICF (Internationale Klassifikation von Funktion, Behinderung und Gesundheit – WHO 2001) kann als Hilfe dienen, alle Aspekte einer Prognose einzubeziehen (➤ Abb. 1.13). Wenn nur Funktionsbeeinträchtigungen vorhanden sind, z. B. eingeschränkte Mobilität der Schulter und Muskelungleichgewicht bei einem Patienten mit guter Gesundheit, ohne große Aktivitätseinschränkungen, Teilhabeeinschränkungen und keinen negativen kontextbezogenen Faktoren, fällt die Prognose natürlich viel günstiger aus, als wenn Störungen aller Elemente vorliegen. Der Physiotherapeut muss evaluieren, ob Diskrepanzen zwischen den Elementen des Modells auftreten.

Bei der Stellung einer Prognose müssen viele Faktoren in Betracht gezogen werden, die entweder mit den kurzfristigen oder den langfristigen Zielen in Verbindung stehen, z. B.:

- Allgemeine Gesundheit
- Allgemeines Fitnessniveau
- Stadien der Gewebeheilung und -zerstörung
- Mechanische versus entzündliche Präsentation der Störung
- Irritierbarkeit der Störung
- Beziehung zwischen Beeinträchtigung, Aktivitätseinschränkungen und Teilhabeeinschränkungen

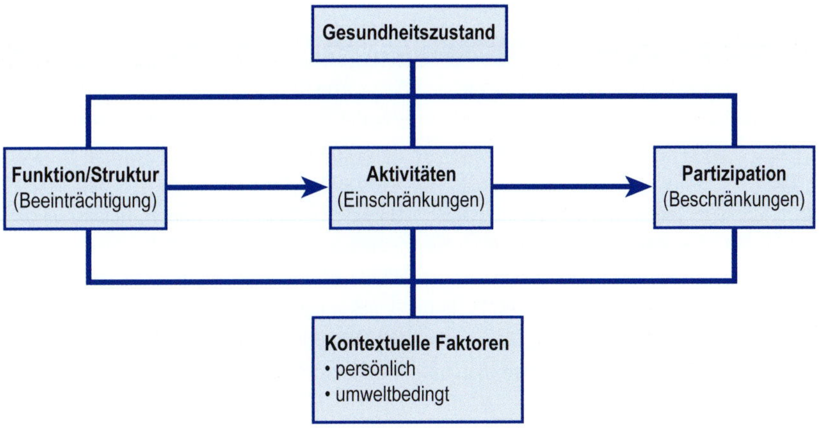

Abb. 1.13 Das biopsychosoziale Modell der ICF (International Classification of Functioning, Disability and Health; WHO 2001)

- Beginn der Störung, Dauer der Geschichte, Stabilität der Störung und Fortschritt/Verlauf der Störung (Sind die Attacken häufig oder behindernd?)
- Früher aufgetretene Störungen oder Dysfunktionen (Ein Patient ist z. B. auf die Schulter gefallen, hatte aber vielleicht seit einigen Jahren degenerative, schmerzhafte Veränderungen im Nacken)
- Ein- oder Mehrkomponenten-Bewegungsdysfunktion (z. B. nur lokale Bewegungsdysfunktion im Ellenbogen oder die Störung hat mehrere beitragende Komponenten: Schulter, HWS und BWS, neurodynamische Dysfunktion)
- Beitragende Faktoren – „Ursache der Ursache" (z. B. Haltung, Muskelschwäche oder -straffheit, Diskrepanzen in der Mobilität der Gelenkkomplexe, z. B. Wirbelsäule oder Handgelenk etc.)
- Kognitive, affektive, soziokulturelle Aspekte, Lernprozesse (Überzeugungen des Patienten, frühere Erfahrungen, Erwartung, Persönlichkeit, Lebensstil, Lernverhalten, Bewegungsverhalten)
- Multidimensionaler Ansatz der Behandlung (Berücksichtigung, ob die kognitive, affektive, verhaltenspsychologische Dimension bei der Behandlung angesprochen werden muss)

Physiotherapeuten lernen im Laufe der Jahre klinischer Erfahrung zu erkennen, welche klinischen Präsentationen mehr oder weniger günstig auf die Behandlung ansprechen. Diese sind in ➤ Tab. 1.4 zusammengestellt.

In der dritten oder vierten Behandlungssitzung und bei der abschließenden analytischen Beurteilung sollte der Manualtherapeut imstande sein, die folgenden Fragen zu der Störung des Patienten hinsichtlich einer Prognose zu beantworten:

- Wie lautet die biomedizinische Diagnose und welche pathobiologischen Mechanismen sind beteiligt? (Gewebemechanismen – Pathologie, Heilungsprozesse, neurophysiologische Schmerzmechanismen)
- Was ist (sind) die Quelle(n) für die Symptome des Patienten?
- Was sind die beitragenden Faktoren zur Ursache der Symptome? („Ursache der Quelle")
- In welchem Umfang beeinträchtigen die Symptome die Bewegungen und schränken Aktivitäten oder Teilhabe ein?
- In welchem Umfang begrenzen Stärke oder Irritierbarkeit Bewegung und Aktivität?
- Welche Vorhersagen lassen sich über die natürliche Geschichte der Störung machen, wenn Beginn, Stadium der pathologischen Entwicklung und pathologische Stabilität/Labilität zugrunde gelegt werden? (z. B. Heilungsphasen einer Bandscheibe)
- Welche prädisponierenden Faktoren beeinflussen den Verlauf der Störung? (vorbestehende Pathologie, Komorbidität, schwaches Glied in der Kette, Natur und Ausdehnung der Verletzung, altersabhängige Prozesse, allgemeiner Gesundheitszustand, Konstitution, Berufstätigkeit, Hobbys, Lebensstil, genetische Prädisposition etc.)
- Welche Faktoren tragen zu einer günstigen oder ungünstigen Prognose bei?
- Kann die Störung leicht oder schwer beeinflusst werden (aufgrund der Untersuchung und der Reaktion auf die Behandlung)?
- Was ist über die Natur des Patienten und seine Rektion auf Verletzung und Krankheit bekannt? (adaptives/maladaptives Verhalten; Überzeugungen, Gedanken, Gefühle, Haltung, frühere Erfahrungen, Werte etc.)

Zusammenfassend ist eine Prognose eine Voraussage der künftigen Geschichte der Störung des Patienten, die sich auf die Wahrscheinlichkeit der physischen, psychologischen und funktionellen Wiederherstellung des Betroffenen und seiner Störung stützt. Daher sollte in die Überlegungen mit einbezogen werden:

1. Die natürliche Geschichte einer bestimmten Störung. (Seien Sie jedoch vorsichtig, da einige Studien behaupten, dass sich z. B. Tennisarm und Schultersteife innerhalb eines Zeitraums von zwei Jahren erholen können. Wie groß ist jedoch das Ausmaß der bleibenden funktionellen Beeinträchtigungen?)
2. Die Reaktion auf die manuelle Physiotherapie – war der Fortschritt hinreichend?
3. Was kann der Patient akzeptieren – wurde das Hauptproblem gelöst?
4. Ist Prophylaxe erforderlich – muss mithilfe eines Selbstbehandlungsprogramms die Wiederherstellung ergänzt und/oder gesichert werden? Ist der Patient in der Lage, Elemente dieses Programms in passenden Momenten umzusetzen? Ist von Zeit zu Zeit eine Nachfolgebehandlung erforderlich?
5. Die Prognose sollte immer realistisch sein.

Tab. 1.4 Formen von Störungen

Leicht beeinflussbare Störungen	Schwer beeinflussbare Störungen
Wiedererkennbare(s)/typische(s) Syndrom oder Pathologie. Starke Beziehung zwischen Symptomen des Patienten und Bewegung	Schwache Beziehung zwischen Symptomen und Bewegungen, nach Ansicht des Patienten. Atypische, unklare Muster, Syndrome oder Pathologien.
Vorwiegend primäre Hyperalgesie und gewebebasierte Schmerzmechanismen (Nozizeption, peripher neurogen)	Vorwiegend sekundäre Hyperalgesie aufgrund zentraler Sensibilisierung anstelle von gewebebasierten Symptomreaktionen
Modell des Patienten: konstruktive Gedanken und Verhaltensweisen („Ich kann immer noch einige Dinge tun"; „Ich habe Wege gefunden, wie ich mir Linderung verschaffe")	Ungünstige Gedanken und Verhaltensweisen („Ich glaube nicht, dass es mir jemals besser geht"; „Ich traue mich nicht, mich zu bewegen, denn es tut immer weh") sowie weitere „Yellow Flags"
Vertraute Symptome, die der Patient dem Gewebe zuordnen kann („Es fühlt sich wie eine Prellung an")	Unbekannte Symptome, die der Patient nur schwer mit sensorischen Begriffen beschreiben kann
Keine oder geringfügige Hindernisse für die Gesundung oder Vorzeichen für eine Chronifizierung („Yellow Flags")	Multifaktorielle/Mehrkomponenten-/komplexe regionale Schmerzsyndrome
Stärke, Irritierbarkeit und Natur der Symptome des Patienten entsprechen der Geschichte der Störung/der Verletzung oder dem Stress der Strukturen des Bewegungsapparats	Stärke, Irritierbarkeit und Natur passen nicht zur Geschichte oder dem Stadium der natürlichen Geschichte der Störung
Der Patient hat bereits positive Erfahrung mit Manualtherapie gemacht	Vorausgegangene Erfahrung mit oder Kenntnisse von Manualtherapie sind ungünstig („Mein Arbeitskollege hatte Manipulation seiner Schulter und er sagte, nachher wäre es viel schlimmer gewesen")
Es gibt leicht zu identifizierende Zeichen für Funktionsstörungen und Aktivitätseinschränkungen mit starker Beziehung zu Bewegung	Offensichtliche Bewegungsbeeinträchtigungen, jedoch mit geringer Übereinstimmung mit dem Grad der Aktivitätseinschränkung
Patienten sind berührungstolerant (erfahren Linderung durch Berührung, Reiben oder Massage)	Patienten sind berührungsintolerant („Ich mag es nicht, wenn jemand mein Knie anfasst")
Interne Kontrollüberzeugung („Ich muss nur wissen, wie ich mir selbst helfen kann"); Kontrollüberzeugung hinsichtlich Gesundheit und Wohlbefinden ist gleichbleibend	Externe Kontrollüberzeugung („Sie sind der Physiotherapeut, Sie müssen mir helfen") oder wechselnde Kontrollüberzeugungen hinsichtlich Gesundheit und Wohlbefinden
Der Patient hat realistische Erholungserwartungen, die der Geschichte der Störung entsprechen	Unrealistische Heilungerwartungen („Ich wünschte, ich wachte auf und alle Schmerzen wären weg")
Der Patient nimmt in den relevanten Erholungsstadien Aktivitäten und Übungen in angemessener Weise wieder auf	Anhaltende Schmerzzustände mit geringen Symptomveränderungen über einen langen Zeitraum hinweg

Es ist unerlässlich, jederzeit eine selbstkritische Haltung gegenüber der Prognose beizubehalten und regelmäßig dieselben Fragen wie in der retrospektiven Beurteilung zu stellen, wenn die Therapie zu stagnieren scheint:

- Habe ich die subjektiven und funktionellen Parameter (Asteriske) regelmäßig genug und ausreichend genau verglichen?
- Habe ich sichergestellt, dass der Patient sich der positiven Veränderungen bei diesen Parametern bewusst wird?
- Bin ich den korrekten funktionellen Asterisken nachgegangen, die das Hauptproblem des Patienten und das Ziel der therapeutischen Interventionen widerspiegeln?
- Habe ich den therapeutischen Prozess gemeinsam mit dem Patienten kritisch überprüft?
- Wurden die richtigen Symptomquellen behandelt?
- Wurden die Selbstbehandlungsverfahren gründlich genug eingeführt? Erlangte der Patient dadurch ausreichende Kontrolle über den Schmerz und sein Wohlbefinden in *allen* Alltagssituationen? Habe ich sie gut genug unterrichtet?
- Sind irgendwelche medizinischen oder andere Interventionen erforderlich?

Vor allem wenn sich Physiotherapeuten auf eine therapeutische Behandlung mit weniger günstiger Prognose einlassen, sollten sie daran denken, dass eine Prognose auf Wahrscheinlichkeiten und Hypothesen beruht, und weiterhin eine positive Haltung gegenüber der Behandlung einnehmen. Das folgende Zitat in Bezug auf neurologische Rehabilitation kann als Demonstration dieses Prinzips dienen:

Ein positiver Ansatz gleich von Beginn an kann stark zum Behandlungserfolg beitragen. Ich finde es hilfreich, wenn ich mit der ersten Behandlung eines Patienten beginne, mir vorzustellen, wie er eines Tages ohne Hilfe aus dem Krankenhaus geht, gut gekleidet und mit einem Lächeln zum Abschied winkend, selbst dann, wenn die Dinge in den ersten Tagen nach der Aufnahme düster ausschauen. Sollte der Patient das initiale Trauma nicht überleben oder traurigerweise niemals das Bewusstsein wiedererlangen, wird nichts durch aktive Intervention verloren sein, aber so viel erreicht. Allzuoft wird mir gesagt, dass die Dinge so schief gelaufen sind, weil jeder dachte, der Patient würde nicht lange überleben. Statistische Studien zur Prognose können ebenfalls zu einer negativen Haltung führen, aber Statistiken handeln nicht von Individuen, und es gibt viele überraschende Ausnahmen. Es wurde vernünftig darauf hingewiesen, dass die Haltung des klinisch tätigen Therapeuten die Heilung in dem Umfang beeinflussen kann, dass der Stillstand der Wiederherstellung nach sechs Monaten, eine weitverbreitete Überzeugung, möglicherweise tatsächlich das Ergebnis einer sich selbst erfüllenden Prophezeiung sein kann.

(Davies 1994)

1.8 Kompetenzenrahmenwerk und autonome Praxis

Die Physiotherapie ist ein kompetenzenbasierter Berufsstand. Um sicherzustellen, dass die beste Praxis von Wissen, Fertigkeiten und Eigenschaften gefördert wird, müssen Kompetenzen der Physiotherapie eingerahmt werden durch:

- Standard der Orthopädischen Manuellen Therapie (OMT), wie er durch die International Federation of Orthopaedic Manipulative Physical Therapists (IFOMPT) festgelegt wurde
- Physiotherapeuten als autonome Praktiker

1.8.1 OMT und IFOMPT

Die Definition der OMT (Orthopädische Manuelle Therapie), wie von der IFOMPT (International Federation of Orthopaedic Manipulative Physical Therapists) auf der Generalversammlung in Kapstadt, Südafrika im März 2004 beschlossen, lautet:

Orthopädische Manualtherapie ist ein spezialisierter Bereich der Physiotherapie für das Management von neuromuskuloskeletalen (NMS) Störungen, basierend auf Clinical Reasoning, unter Verwendung von hoch spezifischen Behandlungsansätzen, einschließlich manueller Techniken und therapeutischer Übungen.

Außerdem umfasst Orthopädische Manualtherapie die verfügbare wissenschaftliche und klinische Evidenz und das biopsychosoziale Rahmenwerk jedes individuellen Patienten und wird davon angetrieben.

(Beeton et al. 2008)

Das IFOMPT Educational Standards Committee unter Leitung von Dr. Alison Rushton (Beeton et al. 2008) veröffentlichte für Mitgliedsorganisationen ein Dokument zum Ausbildungsstandard. Der Zweck dieses Dokuments ist, jede nationale repräsentative Gruppe bei ihrer Entwicklung und Ausführung eines Curriculums zu unterstützen.

Das Standarddokument gibt detaillierten Einblick in die von Manualtherapeuten geforderten Dimensionen und Kompetenzen, um auf anerkanntem internationalem Standard zu praktizieren. Das IFOMPT Educational Standards Committee benennt zehn Dimensionen mit jeweils drei qualifizierenden Kompetenzen (Wissen, Fertigkeiten und Einstellungen). Jede Dimension ist relevant für die Definitionen und Paradigmen, mit denen OMT praktiziert wird (➤ Box 1.19).

Box 1.19

IFOMPT-Dimensionen

Dimension 1: Demonstration der kritischen und evaluativen evidenzbasierten Praxis

Dimension 2: Demonstration eines kritischen Einsatzes einer verständlichen Wissensbasis der biomedizinischen Wissenschaften im Spezialbereich der OMT

Dimension 3: Demonstration eines kritischen Einsatzes einer verständlichen Wissensbasis der klinischen Wissenschaften im Spezialbereich der OMT

Dimension 4: Demonstration eines kritischen Einsatzes einer verständlichen Wissensbasis der verhaltenspsychologischen Wissenschaften im Spezialbereich der OMT

Dimension 5: Demonstration eines kritischen Einsatzes einer verständlichen Wissensbasis der OMT

Dimension 6: Demonstration eines kritischen und fortgeschrittenen Levels der Clinical-Reasoning-Fertigkeiten, das eine effektive Beurteilung und ein Management von Patienten mit NMS-Störungen ermöglicht

Dimension 7: Demonstration auf einem fortgeschrittenen Level der Kommunikationsfertigkeiten, das eine effektive Beurteilung und ein Management von Patienten mit NMS-Störungen ermöglicht

Dimension 8: Demonstration praktischer Fertigkeiten mit Sensibilität und Spezifität in der Handhabung auf einem fortgeschrittenen Level, die eine effektive Beurteilung und ein Management von Patienten mit NMS-Störungen ermöglicht

Dimension 9: Demonstration eines kritischen Verständnisses und der Anwendung des Prozesses der Forschung

Dimension 10: Demonstration der klinischen Expertise und professionellem Bekenntnis zur Weiterentwicklung der OMT-Praxis

Beeton et al. 2008

Jede Dimension wird in Begriffen der drei Kompetenzen qualifiziert, welche die Hauptfunktionen für die Ausführung der klinischen Praxis in jeder einzelnen demonstrieren. Kompetenzen sind definiert als:

Wissen: das theoretische und professionelle Verständnis, der Einsatz von Evidenz, Prinzipien, Verfahren

Fertigkeiten: die kognitiven, psychomotorischen und sozialen Fertigkeiten, die benötigt werden, um vorgegebene Aktionen auszuführen.

Haltungen: die persönlichen Qualitäten, Charakteristika und Verhalten in Bezug zur Umgebung (Beeton et al. 2008)

Das Educational Standards Committee legt außerdem ein klinisches Praxis-Rahmenwerk vor, das die Qualitätskontrolle in der Gesundheitsversorgung innerhalb des neuromuskuloskeletalen Spezialbereichs und der Domäne der Bewegungstherapie sichert und ermöglicht.

Das Standarddokument unterstreicht zudem die Wichtigkeit von effektivem Clinical Reasoning bei der Untermauerung hochqualitativer klinischer Praxis. Banks und Hengeveld (2010) stellen für die praktische Arbeit ein Rahmenwerk klinischer Praxis vor, aus dem ein kompetenzbasiertes Berufsfeld hervorging und das manuelle Physiotherapeuten befähigt, zu *denken, zu planen, auszuführen, um zu beweisen.*

➤ Box 1.20 stellt eine Feedback-Methode dar, welche sich in der klinischen Praxis-Domäne der Autoren entwickelt hat. Das Ziel des Feedbackbogens ist es, die klinische Praxis mit den Standards des IFOMPT der Dimensionen und Kompetenzen zusammenzubringen. Zwanzig klinische Kompetenzen oder Messeinheiten der Ausführung wurden mit unterstützenden Kriterien ausgemacht. Diese Art des Feedbacks war wertvoll beim Identifizieren von Bereichen guter Praxis und Bereichen, in denen Individuen sich auf ihre Lernbedürfnisse konzentrieren können durch kontinuierliche, professionelle Entwicklung (CPD).

1

Box 1.20

Beurteilung der Standards der klinischen Praxis

Beurteilung der klinischen Praxis in Abstimmung mit den IFOMPT-Dimensionen 1–8.

Es sollte in der Praxis Übereinstimmung mit den unten genannten Kriterien vorliegen.

Subjektive Untersuchung

- **Demonstration eines patientenzentrierten Ansatzes für die klinische Praxis (Dimension 6)**
  - Der Patient erhält durchgehend Auswahlmöglichkeiten.
  - Der Patient wird durchgehend in die Entscheidungsfindung einbezogen.
  - Informierte Einwilligung wird durchweg deutlich angestrebt.
  - Der Therapeut erkennt die Mitteilungsfähigkeit des Körpers, welche die Entscheidungsfindung antreibt.
  - Der Clinical-Reasoning-Prozess wird vom Patienten angetrieben und Entscheidungen basieren eindeutig auf der Evidenz des Patienten.
  - Der Fokus liegt auf dem „Du" als Patienten.
- **Demonstration eines gemeinsamen Ansatzes bei der Befragung (Dimensionen 6 und 7)**
  - Verwendung offener, eindeutiger Fragen.
  - Fokus der Fragen liegt auf der Erfahrung des Patienten mit seinen Beschwerden.
  - Der Therapeut hört dem Patienten zu (d. h. kein Unterbrechen, kein Bombardieren des Patienten mit Fragen).
  - Gerichtete Fragen sind die Ausnahme, nicht die Regel.
  - Der Patient erhält die Gelegenheit, seine Geschichte zu erzählen.
- **Demonstration von Detailtreue bei der Informationssammlung (Dimensionen 6 und 7)**
  - Detaillierte Analyse des Hauptproblems des Patienten, Körpertabelle (Symptombereiche und -natur), Verhalten der Symptome (einschließlich der Analyse der Bewegungstoleranz und -akzeptanz), aktuelle und vergangene Symptomgeschichte, relevante medizinische und Gesundheitsfragen und Risikofaktoren
- **Demonstration durchdachter und effektiver Kommunikationsstrategien (Dimension 7)**
  - Aufmerksamkeit gegenüber nonverbalen Themen wie die Positionen von Patient/Therapeut während des Interviews, Kommunikationsbarrieren
  - Aufmerksamkeit gegenüber der Entwicklung einer effektiven therapeutischen Beziehung (einschließlich Beruhigung des Patienten)
  - Fragen werden deutlich und nacheinander gestellt.
  - Verständliche Bedeutung der Frage.
  - Aufmerksamkeit bei der Suche nach verlässlichen Antworten.
  - Unvoreingenommene Fragen.
  - Der Therapeut erkennt die Bedeutung von Schlüsselwörtern und Sätzen.
  - Bedarf an sofort zu beantwortenden Fragen und identifizierten Feedback-Schleifen („Sie sagen also, dass …?")
- **Demonstration fortgeschrittener Fertigkeiten beim Clinical Reasoning (hypothetisch-deduktive Mustererkennung; Dimension 6)**
  - Vielfältige Hypothesen in Betracht ziehen und analysieren (deduktive Argumentation)
  - Klarer Einsatz von Wissen, um die Analyse der klinischen Evidenz zu unterstützen
  - Fähigkeit, deutliche Muster in der klinischen Präsentation zu erkennen (induktive Argumentation)
  - Dem Patienten Befunde aus dem Interview, der Untersuchung und der Behandlung eindeutig erklären, was sie bedeuten und was erwartet werden sollte (diagnostische, narrative, prozessorientierte und prognostische Argumentation)
- **Demonstration eines fachmännischen Bewusstseins von differenzialmedizinischer Diagnose und Risiko-/Nutzenanalyse (Dimension 2)**
  - Identifizierung des aktuellen medizinischen und gesundheitlichen Status des Patienten
  - Verständnis der Medikation
  - Verständnis der Ergebnisse der medizinischen Screenings
  - Bewusstsein für Differenzialdiagnosen (Nachahmungssymptome)
  - Bewusstsein für Red-Flags-/Yellow-Flags-Problematiken
- **Demonstration von Expertise bei der Verknüpfung der Patientenerfahrung mit der Beurteilung der Funktionsuntersuchung (Dimension 6)**
  - Aufmerksamkeit bei der Planung der Funktionsuntersuchung (einschließlich Übereinkunft und Zustimmung bezüglich des Stadiums der Entkleidung)
  - Kenntnis, welche Tests ausgeführt werden und in welchem Umfang (bis P_1 oder L)
  - Identifizierung des Potenzials und relevanter beitragender Faktoren
  - Weitere spezielle Tests, die benötigt werden
  - Mögliche Interventionen

Funktionsuntersuchung

- **Demonstration von Expertise bei der Inspektion (Dimension 8)**
  - Zeit, die für die allgemeine und spezifische Inspektion eingeplant wird
  - Erkennung relevanter Fehler
  - Erkennen, was ideal ist und was nicht
  - Auswirkungen der Fehlerkorrekturen auf die Symptome
- **Demonstration von Expertise bei der Analyse von funktionell demonstrierten Bewegungen (Dimension 8)**
  - Direktes Verknüpfen der funktionellen Demonstration mit Beschwerden
  - Identifizieren Sie klare Parameter der Bewegungseinschränkung (Begrenzungen und Beschränkungen)
  - Detaillierte Analyse der funktionalen Bewegung
- **Demonstration von Expertise bei der strukturellen Differenzierung (Dimension 8)**
  - Direkte Verknüpfung mit der Analyse der funktionellen Demonstration
  - Detailwissen von Struktur und Funktion wird zur Differenzierung angewendet
  - Fertigkeit bei der Belastung und Entlastung individueller Strukturen des Bewegungsapparats (arthrogen, myogen, neurogen)
  - Reproduzierbarkeit und Reliabilität der Reaktion und Handhabung
- **Demonstration einer umfassenden und tiefen Palette multidimensionaler klinischer Handlingfertigkeiten, die adäquat angewendet werden (Dimension 8)**
  - Details und Umfang der gewählten klinischen Maßnahmen (aktive Bewegung, Überdruck, Palpation, kombinierte Bewegungen, Motorkontrollstrategien, neurodynamische Tests, Muskellängenkraft, Gelenkbewegung [Zusatzbewegungen/physiologische, funktionelle Ecken], spezifische diagnostische Tests, Spezialtests)
  - Zusammenhang zwischen Interventionen und subjektiven und objektiven Daten herstellen
- **Demonstration einer Fertigkeit, Forschungsevidenz und Wissen einzusetzen, um die klinische Entscheidungsfindung zu unterstützen (Dimension 1)**
  - Zusammenhang zwischen klinischer Präsentation, klinischen Maßnahmen und Interventionen und relevanter Evidenz in der Literatur oder den Kenntnissen von Struktur, Funktion und Pathobiologie herstellen
  - Tiefe und Umfang des Forschungsportfolios

Behandlung

- **Demonstration von Genauigkeit und Sensibilität bei der Anwendung eines umfangreichen und tiefen Spektrums klinischer Interventionsfertigkeiten (Dimension 8)**
  Achten Sie auf Detailgenauigkeit von:
  - Gelenkmobilisationstechniken
  - Neurodynamischen Techniken
  - Motorkontrollstrategien
  - Kognitiven verhaltenspsychologischen/Schulungsstrategien
  - Übungsdesign und -anwendung
  - Elektrotherapie und verwendeten Modalitäten
  - Selbstbehandlung
  - Rehabilitation
  - Bewegungskapazität und -leistung

Wiederbefundung, Dokumentation und Analyse

- **Demonstration der Fertigkeit, Interventionen mit passenden multidimensionalen Ergebnisbestimmungen zu verknüpfen (Dimension 6)**
  - Legen Sie klare patientenzentrierte Ergebnisse fest. Die Ergebnisse beziehen sich auf:
    - Beeinträchtigung
    - Aktivitätseinschränkung
    - Teilhabebeschränkung
    - Verständnis des Kontextes von umweltbedingten und persönlichen Einflüssen
- **Demonstration von Expertenfertigkeit, die Wiederbefundung als effektives Clinical-Reasoning-Werkzeug einzusetzen (Dimension 6)**
  Details der Wiederbefundung:
  - Während der Behandlung
  - Nach jeder Intervention
  - Vor jeder Behandlungssitzung
- **Demonstration einer Fertigkeit, die Beurteilung, Untersuchung und Behandlung in Einklang mit HPC- und CSP-Standards zu dokumentieren**
  Dokumentation entspricht professionellen und medizinisch-rechtlichen Standards. Dokumentation ist:
  - Akkurat
  - Verständlich
  - Logisch
  - Methodisch
  - Sinnvoll
- **Demonstration einer Fertigkeit, klinische Fertigkeiten und theoretisches Wissen und den adäquaten Einsatz unterstützender Evidenz aus Forschung und den biomedizinischen,**

1

klinischen, verhaltenspsychologischen Wissenschaften zu reflektieren (Dimensionen 2, 3, 4 und 5)
- Merkmale der reflektiven Praxis
- Identifizierung der verwendeten Fertigkeiten und Kenntnisse
- Identifizierung und Vorschlag von Aktionen zur Behebung von Fertigkeits- und Wissenslücken

- **Demonstration einer Fertigkeit, klinische Fertigkeiten und theoretisches Wissen und die passende Verwendung unterstützender Evidenz aus Forschung und den biomedizinischen, klinischen, verhaltenspsychologischen Wissenschaften zu analysieren (Dimensionen 2, 3, 4 und 5)**
  - Merkmale der analytischen Praxis
  - Fertigkeit, Praxis und Kenntnisse bezüglich des individuellen Patienten zu analysieren
  - Fertigkeit, die klinische Evidenz im Bezug auf Kenntnisse und Forschung zu analysieren und umgekehrt
- **Demonstration einer Fertigkeit, klinische Fertigkeiten und theoretisches Wissen und den passenden Einsatz unterstützender Evidenz aus Forschung und den biomedizinischen, klinischen, verhaltenspsychologischen Wissenschaften kritisch zu bewerten (Dimensionen 2, 3, 4 und 5)**
  - Merkmale der kritischen Bewertung von Wissen und Praxis
  - Identifizierung zuverlässiger und unzuverlässiger Evidenz

Auf Basis der IFOMPT-Ausbildungsstandards, Teil A, Kompetenzen in OMT 1 (Beeton et al. 2008).

1.8.2 Autonome Praxis

Die autonome Praxis wurde von der American Physical Therapy Association (2009) definiert als: *„charakterisiert durch unabhängiges, selbstbestimmtes, professionelles Urteil und Handeln. Physiotherapeuten besitzen die Fähigkeit, die Fertigkeit und die Verantwortung, professionelle Urteilsfindung im Rahmen der Praxis auszuüben und professionell nach der Urteilsfindung zu handeln."*

Paris (2008) beschreibt autonome Praxis als: [Praktiker, die] *„fähig sind zu arbeiten, unabhängig von anderen, entsprechend ihrer Ausbildung"*.

Die Chartered Society of Physiotherapy (2008) definiert den Geltungsbereich der Praxis wie folgt:

Jede Aktivität, ausgeführt durch einen individuellen Physiotherapeuten, die innerhalb der vier Säulen der Physiotherapiepraxis angesiedelt ist, bei der die Person geschult, geübt und kompetent für die Ausführung dieser Aktivität ist … und durch Evidenz gestützt [ist].

McMeeken (2007) erkennt in einem Review über die Physiotherapieausbildung in Australien an, dass Physiotherapeuten in Australien die Ersten waren, die autonom praktizierten, und das seit 1976.

In Großbritannien veröffentlichte im September 1977 das Department of Health and Social Services (DHSS) einen Praxiskodex. HC (77)33 erkannte die Rechte der vereinigten Gesundheitsberufe, inkl. der Physiotherapeuten, an, ihre eigen Entscheidungen bezüglich der Interventionen, der Fortführung und der Entlassung von Patienten, die zu ihnen überwiesen wurden, zu treffen. Das Rundschreiben erkannte sogar das Recht der Therapeuten an, es abzulehnen Therapien auszuführen, die schädlich für den individuellen Patienten sind.

Die American Physical Therapy Association (2009) erläutert die Privilegien, welche die autonome Praxis mit sich bringen kann. Diese umfassen:

- Entwicklung des direkten und uneingeschränkten Zugangs des Patienten zu physiotherapeutischen Dienstleistungen
- Die Befähigung zur Überweisung von Patienten an andere medizinische oder Gesundheitsfachkräfte, wenn ein Patient Gesundheitsversorgung neben der Physiotherapie benötigt
- Die Befähigung, eine Überweisung für diagnostische Tests außerhalb des Praxisbereichs zu empfehlen

Die Autonomie verlangt daher eine Praxis innerhalb des professionellen Bereichs und innerhalb einer Kultur der interdisziplinären Zusammenarbeit. Autonome Praxis wird deutlich von dem klinischen Praxisrahmenwerk gefördert, das auf den fünf Säulen der klinischen Praxis, den Dimensionen und Kompetenzen in Zusammenarbeit mit den IFOMPT Ausbildungsstandards und der Anerkennung des Praxisbereichs oder sogar ausgedehnten Praxisbereichs ruht (➤ Kap. 4).

1.9 Das biopsychosoziale Modell der Gesundheitsversorgung

1.9.1 Internationale Klassifikation der Funktionsfähigkeit, Behinderung und Gesundheit (WHO 2001)

Ein Paradigmenwechsel hat in den Gesundheitsberufen stattgefunden. Es gibt eine signifikante Bewegung weg vom traditionellen biomedizinischen Modell der Gesundheitsversorgung hin zu einem Modell, das auch andere Bestandteile von Gesundheit, wie psychologische, soziale, persönliche und umweltbedingte Faktoren, einschließt (das biopsychosoziale Modell).

Evidenzbasierte oder vorzugsweise evidenzbeeinflusste Praxis bildet die Basis klinischer Leitlinien und Behandlungspfade für umfangreiche gesundheitsbezogene Zustände (Childs et al. 2008).

Stucki und Grimby (2007) identifizierten die Notwendigkeit, Rehabilitation und dazugehörige Forschung in definierten wissenschaftlichen Feldern zu organisieren. Sie erkannten ferner, dass die Wissenschaft der menschlichen Funktionen darauf abzielen sollte, *„das menschliche Funktionieren zu verstehen und Ziele für verständliche Interventionen zu benennen, mit der Absicht, zur Minimierung der Erfahrung von Behinderung innerhalb der Gesellschaft beizutragen"*.

Lord Darzi konzentriert sich in seinem Next Stage Review des NHS in Großbritannien auf die Idee, dass *„wir nur sicher sein können, das zu verbessern, was wir aktuell bestimmen können"* (Darzi 2008).

Bithel (2009) fragt in einem einleitenden Aufsatz über den Bereich Lernen und Entwicklung der Fokusgruppe „Kartierung der Zukunft" der Chartered Society of Physiotherapy, ob es die Notwendigkeit gibt, das Curriculum in Richtung eines sozialen Modells von Behinderung zu verschieben. Unter Verwendung der ICF als einem internationalen Standard zur Feststellung von Gesundheits und Behinderung argumentiert Bithel (2009), dass ICF ein Werkzeug zur Verbesserung der Kommunikation sowohl zwischen den Rehabilitationsberufen als auch mit Patienten und Ärzten werden könnte.

Die Internationale Klassifikation der Funktionsfähigkeit, Behinderung und Gesundheit der Weltgesundheitsorganisation (WHO 2001) wurde zur Beschreibung, Klassifikation und Funktionsbestimmung in Praxis und Forschung der Gesundheitsversorgung entwickelt. Rundell, Davenport und Wagner (2009) weisen darauf hin, dass die WHO/ICF ein effektives Rahmenwerk für Therapeuten bietet, um die Interventionsauswahl durch ein besseres Verständnis der Patientenerfahrung zu priorisieren.

Die ICF wurde verknüpft mit: klinischen Beurteilungswerkzeugen (Xiong und Hartley 2008), spezifischen Störungen wie Rückenschmerz (Rundell et al. 2009), Nackenschmerz (Childs et al. 2008) und Behandlungszielen (Mittrach et al. 2008).

Sykes (2011) erkennt die Wichtigkeit der ICF als ein Rahmenwerk, das Physiotherapeuten bei dem Versuch, die vielschichtige und multidirektionelle Natur der menschlichen Funktion zu enträtseln, nutzen können. Sykes bezieht sich auf ihre Wichtigkeit bei der Erkennung nicht nur einer funktionellen Störung, sondern auch der Rolle, die andere persönliche Faktoren und die Umgebung bei der Bestimmung dessen, was die Reaktion einer Person auf Gesundheitsversorgungsprobleme übermittelt, spielen.

1.9.2 Die Theorie des Bewegungskontinuums der Physiotherapie

Banks und Hengeveld (2010) verknüpften die ICF mit dem biopsychosozialen Paradigma der physiotherapeutischen Praxis durch den von Cott et al. (1995) vorgestellten Bewegungskontinuum-Ansatz.

Miteinander verbundene Ebenen der Moleküle, Zellen, Geweben, Organsysteme, Körperteile, der Person in der Umwelt und der Person innerhalb der Gesellschaft beeinflussen die Bewegungen einer Person. Es ist anerkannt, dass externe, soziale und kulturelle Faktoren ebenso wie interne, physiologische und psychologische Faktoren die Bewegungsfunktionen auf jeder Ebene des Bewegungskontinuums beeinflussen. Jede Ebene hat eine *aktuelle Bewegungskapazität* und *ein Bewegungspotenzial*, die idealerweise dieselben sein sollten. In diesem Bewegungskontinuum sollten die verschiedenen Konzepte und Methoden der Physiotherapie ihren Platz finden (➤ Abb. 1.14).

Passive Mobilisation, Manipulation und andere Interventionen finden ihren Platz auf der Ebene der Bewegung von „Körperteilen". Dies verdeutlicht, dass passive Bewegung eine zentrale Rolle beim „Anschub" aktiver Bewegung und unabhängiger Funktion einer Person bei vielen Bewegungsstörungen spielen kann. Wenn jedoch eine Wiederherstellung in vollem Umfang erreicht wird, muss dies durch regelmäßige Wiederbefundung festgestellt werden, die ein weiteres Hauptelement des Maitland-Konzepts der manuellen Physiotherapie ist. Andere Bewegungstherapien und damit assoziierte Therapien müssen eventuell in das Behandlungsprogramm eingefügt werden, wenn die funktionelle Wiederherstellung hinterherzuhinken scheint.

1.9.3 Die Theorie des Bewegungskontinuums und die Internationale Klassifikation der Funktionsfähigkeit, Behinderung und Gesundheit (ICF)

Die Theorie des Bewegungskontinuums (Cott et al. 1995) wird vielleicht das theoretische Modell, das die klinische Praxis untermauert und die Forschung anleitet. Allerdings ist ein solches Modell in der täglichen Praxis für physiotherapeutische Diagnostik oder Diagnosestellung nicht unbedingt geeignet, da die Mikroebenen Aspekte der Bewegung beschreiben, die innerhalb der klinischen Routineuntersuchung nicht direkt *beobachtet* werden können.

Daher soll die Diagnose in der Physiotherapie in Begriffen der Bewegungsdysfunktionen ausgedrückt werden, wobei der Grad an Behinderung anhand der Internationalen Klassifikation der Funktionsfähigkeit, Behinderung und Gesundheit (ICF; WHO 2001) bestimmt wird (➤ Box 1.21, ➤ Abb. 1.14).

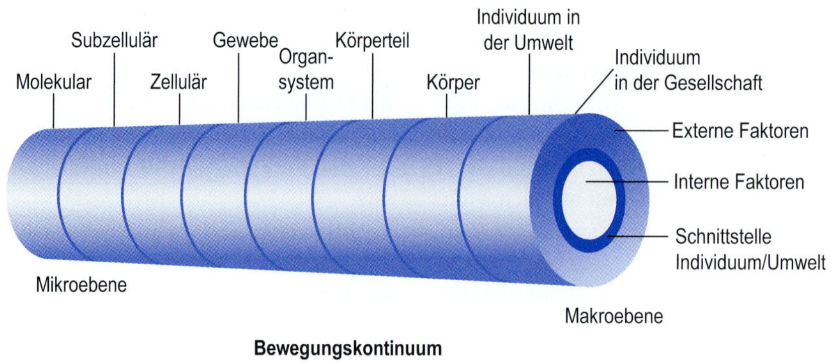

Abb. 1.14 Theorie des Bewegungskontinuums: vorgeschlagenes Modell des physiotherapeutischen Fachwissens. Die Ebenen sind voneinander abhängig. Funktionen auf einer Ebene beeinflussen die Bewegungskapazität auf anderen Ebenen. In dieses Modell sollten alle Konzepte der physiotherapeutischen Praxis eingeteilt werden können (nach Cott et al. 1995 mit frdl. Genehmigung)

Box 1.21

ICF-Bereiche

- Funktionen meinen die physiologischen oder psychologischen Funktionen von Körpersystemen.
  - Körperstrukturen sind anatomische Körperteile, wie Organe, Gliedmaßen und ihre Komponenten.
  - Beeinträchtigungen sind Probleme bei Funktion oder Struktur, wie eine signifikante Abweichung oder ein Verlust.
- Aktivität bezeichnet die Ausführung einer Aufgabe oder einer Handlung durch eine Person.
  - Aktivitätseinschränkungen sind Schwierigkeiten, die eine Person bei der Ausführung von Aktivitäten hat.
- Teilhabe ist das Einbezogensein in eine Lebenssituation.
  - Teilhabeeinschränkungen sind Probleme einer Person, sich in Lebenssituationen einzubringen.
  - Umweltbedingte und persönliche Faktoren bilden das physische, soziale und durch Einstellungen bedingte Umfeld, in dem Menschen leben und ihr Leben gestalten.
- Gesundheitszustand: jeder pathobiologischer Prozess, der die Funktionsebenen beeinflusst.

WHO 2001

Die Analyse von Bewegungsbeeinträchtigungen ist von jeher die ursprüngliche Domäne der Manualtherapeuten, bei der passive Bewegung und Manipulation eine zentrale Rolle spielen. ➤ Abb. 1.15 zeigt modellhaft, wie Manualtherapeuten ihre spezifischen Kenntnisse und Praxiserfahrung in das Modell der ICF einbringen können (Hengeveld 1998, 1999).

Dieses Modell kann außerdem zur Definition umfassender Behandlungsziele auf allen Ebenen der Behinderung dienen, wobei das individuelle Krankheitserleben (Kleinmann 1988) ausschlaggebend dafür ist, welche Ziele Priorität erhalten sollen.

Mit dem ICF-Modell können die besonderen Stärken der verschiedenen Gesundheitsberufssparten maximiert werden. Zum Beispiel haben allgemein tätige Physiotherapeuten und Ergotherapeuten Fertigkeiten in der Rehabilitation auf der Ebene von Aktivitäten und Teilhabe entwickelt. Manuelle Physiotherapeuten setzen ihre manuellen und Rehabilitationsfertigkeiten in allen ICF-Domänen und Ebenen des Bewegungskontinuums ein, einschließlich physikalischer Beeinträchtigungen (z. B. Muskelschwäche), Aktivitätseinschränkungen (z. B. Gehen) und Teilhabebeschränkungen (z. B. Tennis spielen). Innerhalb dieser Bereiche wird der Einfluss umweltbedingter und persönlicher Kontextfaktoren (z. B. Überzeugungen, Haltungen und Beschäftigungsumstände) darauf, wie Gesundheit vermittelt wird, immer mitbetrachtet (➤ Abb. 1.15).

1.9.4 Vom medizinischen zum biopsychosozialen Paradigma

In der Vergangenheit wurden die physiotherapeutische Praxis und Forschung vom biomedizinischen Paradigma beeinflusst. Historisch akzeptierten die Begründer des physiotherapeutischen Berufsstands im 19. und 20. Jahrhundert die medizinische Hegemonie und übernahmen für ihre Arbeit die biomedizinischen Sichtweisen, um die professionelle Anerkennung und Praxiserlaubnis zu erhalten (Parry 1997, Barclay 1994, Welti 1997).

In den letzten Jahrzehnten jedoch wurde das biomedizinische Modell in beiden Feldern, der Medizin und der Physiotherapie, hinterfragt. Engel (1977) greift das biomedizinische Modell mit dem Argument an, es lege zu viel Wert auf die Pathologie, ohne den psychosozialen Einfluss von Krankheit und Leiden zu berücksichtigen.

Unter biopsychosozialen Gesichtspunkten können vielfältige Faktoren zu Entwicklung und Fortbestand von Krankheit, Schmerz und Behinderung beitragen:

- Biologische Prozesse
- Emotionale Aspekte
- Kognitive Aspekte
- Soziale Faktoren

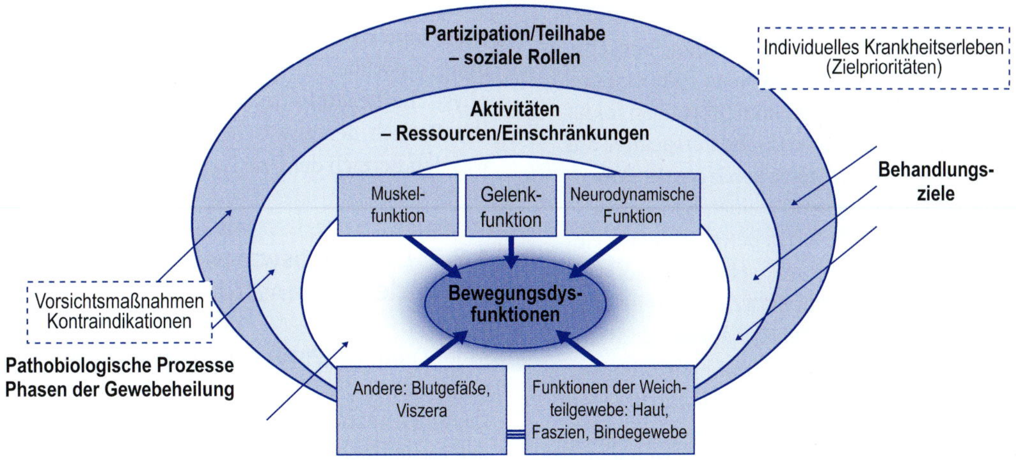

Abb. 1.15 Modell der ICF, in das manuelle/NMS-Physiotherapeuten die spezifische Taxonomie für die Analyse von Bewegungsstörungen integrieren (nach Hengeveld 1999, mit frdl. Genehmigung)

- Kulturelle Faktoren
- Verhaltenspsychologische Faktoren

1.9.5 Die Rolle des biomedizinischen Modells in der Manualtherapie

Trotz des Wandels des Paradigmas hin zum biopsychosozialen Modell spielt das biomedizinische Denken (➤ Box 1.22) noch immer eine wichtige Rolle im Clinical Reasoning der manuellen Physiotherapeuten, z. B. bei der Notwendigkeit, Vorsichtsmaßnahmen, Kontraindikationen und Beschränkungen des Praxisbereichs festzulegen.

Box 1.22

Die Rolle des biomedizinischen Modells

Das biomedizinische Modell ist von Wert bei:
- Erstellung einer medizinischen oder orthopädischen Diagnose als initialen Referenzpunkt für die manuelle Physiotherapie
- Medizinisches Screeningverfahren zur Festlegung von Kontraindikationen und Vorsichtsmaßnahmen für Untersuchungs- und Behandlungsverfahren
- Prognoseerstellung – Einschätzung der natürlichen Geschichte von Heilung und Erholung

Die Rolle des biopsychosozialen Modells ist in ➤ Box 1.23 zusammengefasst.

Box 1.23

Die Rolle des biopsychosozialen Models

Biopsychosoziale Paradigmen sind nun wesentlicher Bestandteil des Clinical Reasoning der manuellen Physiotherapie, insbesondere bei der Bestimmung von Behandlungsansätzen, z. B. derjenigen, die sich beziehen auf:
- Das individuelle Krankheitserleben (Kleinmann 1988) sowie den individuellen Referenzrahmen und die Art, auf die der Patient gelernt hat, mit der Krankheit umzugehen
- Kommunikationsfertigkeiten zwischen Patient und Therapeut. Aufmerksames Zuhören und Beobachten ermöglichen häufig einen Einblick in die Welt der Gedanken, Gefühle, Haltung, Werte, früheren Erfahrungen und das Verhalten des Patienten hinsichtlich seiner Störung
- Die psychologischen und sozioökonomischen Variablen in der menschlichen Erfahrung und wie sie wahrscheinlich zu anhaltendem Schmerz und Behinderung beitragen, anstatt ein Auslöser für sie zu sein (Kendall et al. 1997)

Die essenziellen Komponenten des biopsychosozialen Paradigmas:
- Eine klientenzentrierte Haltung mit Empathie, bedingungslosem Respekt, Authentizität (Rogers 1980)
- Fähigkeit, verschiedene Kommunikationsfertigkeiten anzuwenden
- Gemeinsame Zielsetzung, geteilte Definition der Parameter zur Überwachung der Behandlungsergebnisse und Auswahl der Behandlungsinterventionen mit den Patienten
- Auswahl der Behandlungsinterventionen, die für den Patienten sinnvoll sind
- Erklärung, Information und Schulungsstrategien, um das Verständnis, die Motivation und die Selbstsicherheit, den Körper wieder zu benutzen, zu fördern
- Bewusstsein der Verhaltensänderung: Da manuelle Physiotherapeuten regelmäßig Ziele der (Bewegungs-)Verhaltensänderung verfolgen, müssen sie sich darüber bewusst werden, dass sich Verhalten nicht über Nacht ändert. Einblicke in die kognitive Verhaltenstherapie helfen dabei, den Patienten durch diesen Prozess der Veränderung zu führen.

- Eine *salutogenetische* Perspektive als Ergänzung zu einer pathogenetischen Perspektive. Während eine pathogenetische Perspektive hauptsächlich auf die auslösenden Faktoren und die Prävention von Krankheit und anderen Störungen fokussiert, konzentriert sich eine salutogenetische Perspektive auf Fragestellungen wie z. B., warum Menschen trotz der Anwesenheit bestimmter Stressoren gesund bleiben und welche Faktoren Menschen helfen, ein besseres Bewusstsein für Gesundheit zu entwickeln. Wie Antonovsky (1979) anmerkte, sind *„salutogenetische Faktoren nicht notwendigerweise die andere Seite der Münze der Pathogenese"*. Andere Faktoren, die unter dem Begriff „Kohärenzgefühl" (mit Elementen der Verständlichkeit, der Sinnhaftigkeit und der Handhabbarkeit) zusammengefasst werden, spielen eine Rolle bei der Frage, warum Menschen ihr Gefühl für Gesundheit und Wohlbefinden trotz der Anwesenheit von Stressoren behalten.
  Die Rolle der manuellen Physiotherapeuten ist, Patienten zu einem Gesundheitsbewusstsein hinsichtlich der Bewegungsfunktionen zu führen. Somit ist in der professionellen Praxis eine salutogenetische Orientierung bereits vorhanden.

1.9.6 Die Internationalen Klassifikationen von Krankheit (ICD) sowie Funktionsfähigkeit, Behinderung und Gesundheit (ICF) und das Konzept der Backsteinmauer

Es ist ebenso möglich, die ICF in den Kontext des klinischen Praxis-Rahmenwerks des Maitland-Konzepts zu stellen. Ermöglicht wird das durch das symbolische durchlässige Backsteinmauer-Modell der Abteilungen von Theorie und klinischer Praxis, wie in ➤ Tab. 1.5 ausführlich beschrieben. Erneut stellt das symbolische Modell der durchlässigen Backsteinmauer sicher, dass der Physiotherapeut Fakten und Evidenz über Krankheit und Funktionsfähigkeit getrennt voneinander halten kann. Ein Verständnis der Krankheitsprozesse ist eine Voraussetzung der Backsteinmauer. Dieses Verständnis sollte jedoch unabhängig von und nicht die treibende Kraft hinter der Fertigkeit des Physiotherapeuten sein, Entscheidungen darüber zu treffen, wie die funktionelle Kapazität und die physische Leistung des Patienten wiederhergestellt werden kann. Der Bereich der physischen Gesundheit ist im Wesentlichen das, was den Bereich der Praxis der Physiotherapie definiert.

Tab. 1.5 ICF im Kontext der symbolischen durchlässigen Backsteinmauer

Neuromuskuloskeletale Störungen	Bewegungsbezogene Störungen
ICD-10 (International Classification of Disease/Internationale Klassifikation von Krankheiten) • Biomedizinische Diagnose • Pathobiologie (Störung) • **Ursachen** • Trauma • Degeneration • Störung	ICF (International Classification of Functioning, Disability and Health/Internationale Klassifikation von Funktionsfähigkeit, Behinderung und Gesundheit) • Biopsychosozial • Funktionell (Leistung und Kapazität) • **Auswirkung** • Beeinträchtigung (Körperstruktur und Funktion) • Aktivitätseinschränkungen • Teilhabebeschränkungen • Kontextuale Faktoren (persönlich und umweltbedingt)

1.9.7 Das biopsychosoziale Paradigma und gesunder Lebensstil

Moore und Jull (2010) ermutigen in einem Leitartikel Physiotherapeuten dazu, die Herausforderungen für manuelle und Bewegungstherapien anzunehmen, welche die sich wandelnden Komplexitäten der Gesundheitswirtschaft und die sich ändernden Bedürfnisse in den meisten Ländern vorantreiben.

Die Änderungen in der Bereitstellung der Gesundheitsversorgung ermöglichten Physiotherapeuten, sich bei der Gestaltung ihrer Dienstleistungen auf Qualität, Innovation, Produktivität und Prävention zu konzentrieren. Die Physiotherapie entwickelt sich zu einem wichtigen Merkmal des öffentlichen Gesundheitswesens, wodurch Patienten ermächtigt werden, die Verantwortung für ihre Gesundheit in Partnerschaft mit ihrer Gesundheitsfachkraft zu übernehmen. Hochqualitative klinische Fertigkeiten sind wesentlich für diese Forderungen.

Ergebnisse bilden nun den Fokus der Qualität innerhalb der Gesundheitsversorgung (Department of Health 2010). Dies bedeutet, dass durch die Fähigkeit, die vom Patienten berichteten Probleme mit der funktionellen Störung zu verknüpfen und dann die Gesundheitsversorgung um die zu erfolgreichen Ergebnissen führenden Interventionen herum zu gestalten, die Fertigkeiten der Physiotherapeuten zu Beurteilung und Clinical Reasoning entscheidend sind. Das in diesem Kapitel dargestellte Rahmenwerk der klinischen Praxis liefert ein ideales Modell, um diesen sich verändernden Bedürfnissen und Forderungen gerecht zu werden.

Physiotherapeuten und andere Gesundheitsberufe spielen eine strategische Rolle an der Schnittstelle zwischen Gesundheitsversorgung und gesundem Lebensstil.

➤ Abb. 1.16 zeigt, wie Fertigkeiten und Wissen im Bereich der neuromuskuloskeletalen und Bewegungsstörungen eine effektive Gesundheitsversorgung bieten können und den individuellen Menschen bei der Rückkehr zu einem gesunden Lebensstil – den Gesundheitsvorteilen, die allzu offensichtlich sind – unterstützen.

Letztendlich sind physische und psychische Gesundheit und Wohlbefinden Bestandteile und Unterstützer der Lebenserwartung („dem Leben mehr Jahre geben") und vor allem der gesunden Lebenserwartung („den Jahren mehr Leben geben"; Middleton 2008).

1.10 Forschung und das Maitland-Konzept

Gut konzipierte Forschung ist mittlerweile ein etablierter Partner der klinischen Praxis und untermauert die täglichen Arbeitsaktivitäten von Manualtherapeuten (Jones et al. 2006b).

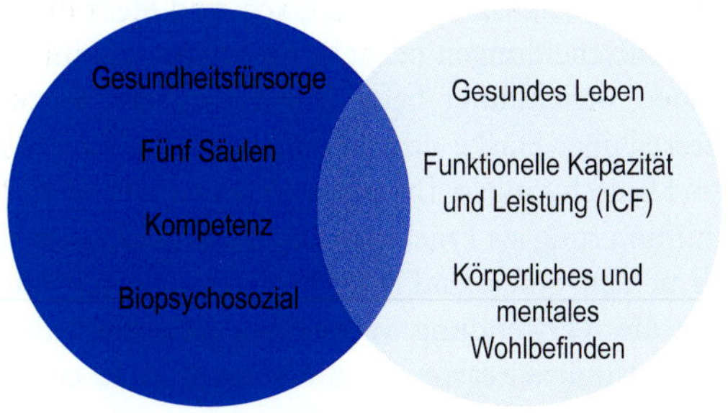

Abb. 1.16 Schnittstelle Gesundheitsversorgung/gesund leben

Die für die manuelle Physiotherapie relevante verlässliche Evidenz erhöht die professionelle Verantwortlichkeit gegenüber den Dienstleistungsnutzern, der allgemeinen Öffentlichkeit, medizinischen und Gesundheitsfachkollegen und der wissenschaftlichen Gemeinschaft insgesamt.

Das Maitland-Konzept und seine Merkmale waren nicht immun gegenüber der Forschung. In vielen Forschungsarbeiten, die konzipiert wurden, um die Reliabilität und Effektivität von Interventionen der manuellen Physiotherapie zu messen, werden die Techniken, die von Maitland (1986, 1991) so detailliert beschrieben wurden, als methodologische Referenzstandards verwendet (Maricar et al. 2009, Fujii et al. 2010, Courtney et al. 2010).

Merkmale des Maitland-Konzepts, die Objekt unterschiedlicher Grade akademischer und experimenteller Prüfung waren, umfassen:

- Passive Bewegung
- Irritierbarkeit
- Grad der Mobilisation und Manipulation
- Messparameter von Mobilisation und Manipulation
- Bewegungsdiagramme
- Beurteilung/Wiederbefundung und Auswertung

1.10.1 Passive Bewegung

Maitland (1987) war immer ein großer Fürsprecher der Verwendung von passiver Bewegung als therapeutische Intervention. Maitland verstand stets den Kontext des Gebrauchs von passiver Mobilisation oder Manipulation innerhalb des gesamten therapeutischen Prozesses. Die Forderung war, dass die Technik ihre gewünschte Wirkung erzielte, und diese Wirkung war durch detaillierte subjektive S/U- und funktionelle P/E-Marker messbar. Wenn die Technik ihre klinische Wirkung nicht erreichte, dann war Geoff Maitland offen gegenüber anderen, neuen und innovativen Wegen, dem Patient zu helfen. Zum Beispiel sah der Autor dieses Kapitels ihn einmal eine Frau mit einem schmerzhaften, arthritischen Knie behandeln, die nicht auf Zusatzbewegungen ansprach. Er bat die Frau, sich auf eine Matte auf den Boden zu legen; er nutzte sein Brustbein, um eine Kompressionskraft durch das Knie anzuwenden, während er es in Extension und Adduktion mobilisierte.

Maitland glaubte, dass „Beurteilung, Untersuchung und Behandlung durch passive Bewegungen“, sofern sie mit Empathie, Genauigkeit und fähiger Anwendung ausgeführt werden, den Patienten dabei unterstützen würden, sich mit weniger Schmerz oder größerer Mobilität zu bewegen. Er glaubte ferner, dass passive Bewegung eine andere therapeutische Wirkung hätte als aktive Interventionen allein.

Zusman (2010) verwendete in einem Ausblick auf passive Bewegung eine Analyse der existierenden Forschung, um die Hypothese zu unterstützen, dass manuelle Anwendung von passiven Mobilisationstechniken, „wenn sie auf heilendes Weichteilgewebe angewendet werden, optimale Wiederherstellung und Gewebeintegrität ermöglichen“ können. Zusman diskutiert die aktuellen Kenntnisse über die intrinsische Sensitivität der Bindegewebszellen gegenüber mechanischen Reizen wie Dehnung, Druck oder Gleiten. Die Implikation für passive Bewegung als therapeutische Intervention wird ebenfalls angemerkt.

Vom Bindegewebe ist bekannt, dass es regelmäßige mechanische Reize benötigt, um die Gewebegesundheit zu fördern und zu erhalten. Die Evidenz ist klar (Van Wingeren 1995), dass Stressmangel zu ungesundem und daher potenziell schmerzhaftem Gewebe führt.

Zusman (2010) schließt daraus, dass es ein steigendes Wissen darüber gibt, wie sich passive Bewegung wahrscheinlich günstig auf die optimale Heilung von kürzlich traumatisiertem Gewebe auswirkt. Spezifische Gewebestörungen könnten die Wiederherstellung durch die Bereitstellung eines spezifischen externen „Ankerpunktes“, der benötigt wird, um die mit Heilung und Wachstum in Verbindung stehenden strukturellen und biochemischen Ereignisse zu fördern, ermöglichen und optimieren.

Obwohl auf Übungsverschreibungen bezogen, beschreiben Khan und Scott (2009) in einem Review genau, wie der Körper mechanischen Druck durch „Mechanotransduktion“ in zelluläre Reaktionen und strukturelle Veränderungen umwandelt. Von Schub und Kompressionsdruck auf Gewebe wird angenommen, dass sie funktionelle Störungen der Zellen, die das Gewebe bilden, hervorrufen. Evidenz aus Studien über Sehne, Muskel, Knorpel und Knochen legt nahe, dass „ein mechanischer Reiz an der Außenseite der Zelle intrazelluläre Prozesse, die zu einer Matrixumgestaltung führen, unterstützt“. Die Botschaft ist hier, dass „Mechanotherapie“, einschließlich Mobilisation und Manipulation sowie auch Übungen, eine Rolle bei der Unterstützung der Gewebeheilung spielen muss.

Diese Analyse kann durchaus das „etwas andere“ sein, das Maitland immer als das erachtete, was die passive Mobilisation von anderen Arten und Anwendungen der therapeutischen Bewegung abhebt (➤ Box 1.24).

Box 1.24

Definition der passiven Bewegung

Jede Bewegung (eines Gelenks oder eines vertebralen Segments), die durch beliebige Mittel außer durch bestimmte Muskeln, die mit der speziellen Gelenk- oder vertebralen Segmentsbewegung verbunden sind, erzeugt wird, ist eine passive Bewegung. Das schließt Mobilisation und Manipulation ein.

Mobilisation

Dies ist eine „passive Bewegung“, aber mit einem Rhythmus und Grad, dass der Patient die Ausführung verhindern kann.

Manipulation

Grob definiert jede Art „passiver Bewegung", die bei der Untersuchung und Behandlung eingesetzt wird. Eine schnelle Bewegung mit kleiner Amplitude (nicht notwendigerweise am Ende des Bewegungsausmaßes ausgeführt), die der Patient nicht verhindern kann.

Maitland et al. 2005

1.10.2 Irritierbarkeit

➤ Box 1.25 definiert den Begriff Irritierbarkeit (Maitland et al. 2005) gemeinsam mit den Originaldefinitionen ihrer Begleiter – Stärke und Natur.

Box 1.25

Definition von Stärke, Irritierbarkeit und Natur (SIN)

Stärke

Ein Symptom wird als stark definiert, wenn die Aktivität, die den Schmerz auslöst, aufgrund der Intensität des Schmerzes unterbrochen und gestoppt werden muss. In vielen Fällen ist dies ein Zeichen, dass Vorsichtsmaßnahmen bei den Untersuchungs- und Behandlungsverfahren erforderlich sind.

Irritierbarkeit

Irritierbarkeit bezieht sich auf den Umfang von Stimuli (Aktivität, Haltung etc.), der erforderlich ist, um Symptome auszulösen, die Stärke dieser Symptomen und die Zeit, die zum Abklingen benötigt wird, wenn der Stimulus unterbrochen wurde. Wie bei den meisten Dingen existiert sie als ein Kontinuum. Eine stark irritierbare Präsentation bedeutet, dass sehr wenig Aktivität starken Schmerz auslöst, der relativ lange bis zum Abklingen braucht. In den meisten Fällen ist dies ein Zeichen, das Vorsichtsmaßnahmen bei den Untersuchungs- und Behandlungsverfahren erforderlich sind.

Natur der Störung und der Person

Aspekte eines Problems, die bei den Untersuchungs- und Behandlungsverfahren berücksichtigt werden müssen, können der Störung unterliegende pathobiologische Prozesse, beitragende Faktoren wie Osteoporose, Heilungsstadium, Stadium und Stabilität der Störung und bestimmte persönliche Faktoren wie Angst vor Bewegung einschließen.

Smart und Doody (2007) befragten unter Verwendung einer qualitativen, semi-strukturierten Forschungsmethode erfahrene Physiotherapeuten. Zweck der Studie war es, ihre Clinical-Reasoning-Strategien in Bezug auf Schmerzdarstellungen zu untersuchen. Durch die Befragung von sieben Teilnehmern entstand Evidenz, dass klinische Entscheidungen auf einer Evaluation der Stärke und Irritierbarkeit auf den Informationen von Schmerzberichten beruhen. Insbesondere wurde die Beurteilung der Irritierbarkeit herangezogen, um das Ausmaß der Funktionsuntersuchung festzulegen. Und bei der Stärke lag Evidenz vor für ein Konzept von Stärke und Irritierbarkeit, das Entscheidungen bezüglich der Planung des Ausmaßes der folgenden Behandlung beeinflusst. Der Sinn eines solchen Denkprozesses über Stärke und Irritierbarkeit scheint in dem Bedürfnis des klinisch tätigen Therapeuten begründet zu sein, Symptomverschlimmerung als Ergebnis von Untersuchung und Behandlung zu vermeiden. Smart und Doody (2007) schließen daraus, dass ihre Studie die Verwendung von Stärke und Irritierbarkeit als Werkzeug des Clinical Reasonings unterstützt, wenn es auch wenig Nachweise gibt, dass solche Konzepte andernorts in der Literatur, außer in Lehrbüchern, erforscht werden.

Barakatt et al. (2009) untersuchen speziell das Konzept der Irritierbarkeit bei Patienten mit Rückenschmerz. In einer Querschnittstudie wurde eine Probandengruppe von 183 Patienten mit Rückenschmerz aus drei Physiotherapiekliniken rekrutiert und zunächst gebeten, eine Reihe von Fragebögen zu Behinderung und Überzeugung sowie eine Schmerz-Skala auszufüllen. Dann wurden die Teilnehmer untersucht und nach den Praxis-Standards behandelt. Die Therapeuten wurden dann gebeten, ihre Einschätzung der Irritierbarkeit des Rückenschmerzes der Person zu notieren. Die Ergebnisse der Studie zeigten, dass Rückenschmerz-Charakteristika, die durch den Fragebogen zur Behinderung identifiziert wurden, das Vorhandensein peripherer Symptome und die Bewegungsanalyse (nach vorn beugen) alle mit den Einschätzungen der Irritierbarkeit durch die Therapeuten assoziiert waren, wie von Maitland (1986) vorgeschlagen.

1.10.3 Grad der Mobilisation und Manipulation

Obgleich eigentümlich (Zusman 2010), werden Abstufungen der Mobilisation in vielen Manualtherapiekreisen als Arbeitsmodell für die Verfeinerung und Dokumentation von Mobilisationstechniken akzeptiert (Maitland et al. 2005; ➤ Box 1.26).

Box 1.26

Definition der Grade der Mobilisation

Stellung im Bewegungsausmaß und Amplitude (Grad)

- **Grad I:** Bewegung mit kleiner Amplitude, ausgeführt am oder nahe dem Beginn des verfügbaren Bewegungsausmaßes
- **Grad II:** Bewegung mit großer Amplitude, ausgeführt innerhalb des *widerstandsfreien* Teils des verfügbaren Bewegungsausmaßes (in diesem Fall ist der Widerstand fest und beginnt, die Bewegung einzuschränken)
- **Grad III:** Bewegung mit großer Amplitude, ausgeführt in den festen Widerstand hinein oder bis zum Ende des verfügbaren Bewegungsausmaßes
- **Grad IV:** Bewegung mit kleiner Amplitude, ausgeführt in den festen Widerstand hinein oder bis zum Ende des verfügbaren Bewegungsausmaßes
- **Grad V:** Leichte Stoßbewegung mit kleiner Amplitude und hoher Geschwindigkeit, lokalisiert an einem einzelnen Gelenk oder vertebralen Segment, normalerweise, aber nicht immer nahe dem Ende des verfügbaren Bewegungsausmaßes (immer innerhalb der physiologischen Grenze der Gelenkbewegung)

- **Manipulationstechniken Grad V,** wie oben definiert, sollten hauptsächlich für die Progression der Behandlung eingesetzt werden, wenn Mobilisationstechniken zur Behandlung der Steifheit der vertebralen Segmente nicht länger effektiv sind. Techniken Grad V bedürfen Umsicht und Erfahrung in Auswahl und Anwendung. Die Details der Prinzipien und praktischen Anwendung von Techniken Grad V liegen außerhalb des Rahmens dieses Textes und sollten klinisch nur nach adäquatem Training und Praxis in Abstimmung mit den Professional Codes of Practice angewendet werden.

Bazin und Robinson 2002

Es gibt viele Fälle in der experimentalen Forschung und den klinischen Praxisrichtlinien, in denen von Maitland beschriebene Techniken als methodologischer Standard für Tests verwendet werden, welche die Auswirkungen der Bewegung auf eine Reihe von peripheren Zuständen evaluieren (Maricar et al. 2009, Fujii et al. 2010, Courtney et al. 2010). Grade der Mobilisation werden außerdem in der Forschung beschrieben, die darauf abzielt, die Effekte von Bewegung auf Schmerz und Dysfunktion zu bestimmen (Moss et al. 2007).

Chester und Watson (2000) zeigen, dass Physiotherapeuten üblicherweise rhythmische, oszillierende passive Bewegungen anwenden, um Symptome wie Schmerz und Steifheit zu behandeln. Chester und Watson betrachten die Abstufung ferner als Bezugsnorm gegenüber dem, was als Behandlung und Progression geplant werden kann.

Jull (2002) bestätigt, dass der manuelle Therapieansatz von Maitland die Praxis australischer Physiotherapeuten seit mehr als 50 Jahren unterstützt hat. Eine Überprüfung der Behandlungsprotokolle von Patienten mit zervikogenem Kopfschmerz aus einer multizentrischen, randomisierten Studie zeigt, dass in den Fällen, in denen Manualtherapie in der Praxis angewendet wurde, beide Behandlungstechniken – Manipulationen mit hoher und Mobilisierung mit niedriger Geschwindigkeit – eingesetzt wurden.

Rollins und Robinson (1980) evaluierten in einer pragmatischen, nicht kontrollierten Studie das Verständnis des Abstufungssystems von Physiotherapiestudenten (I–IV entwickelt von Maitland). Nach Training und Anleitung, wie Abstufungen ausgeführt werden, wurden die Studenten gebeten, die Grade zu identifizieren, die von einem erfahrenden Instruktor auf einem Videoband ausgeführt wurden. Abstufungen wurden außerdem vom Instruktor an den Studenten ausgeführt. Die angewendete Technik war die anteroposteriore glenohumerale Mobilisationstechnik, die von Maitland (1991) beschrieben wurde. In dieser Studie lag bei aus 720 zufällig zugewiesenen Abstufungen eine 94,5-prozentige visuelle Genauigkeit und eine 91,7-prozentige Genauigkeit bei der Erkennung des korrekten Grads vor. Obwohl die methodologische Qualität der Studie keiner genauen Prüfung standhält, zeigt sie doch einen Schnappschuss des Potenzials für den Einsatz von Abstufungen bei der Akquise von Fertigkeiten und daher größerer Kompetenz in der therapeutischen Anwendung.

Ein Beispiel für die Verwendung von Abstufungen in der Forschung bezüglich der potenziellen Effektivität der therapeutischen Anwendung der Mobilisation wird von Fujii et al. (2010) gegeben. In einer Studie an Leichen erforschten Fujii et al. die Auswirkung von mechanisch erzeugter distaler Mobilisation des Tibiagelenks auf das Ausmaß der Dorsalflexion der Knöchelbewegung. Die auf das Tibiagelenk ausgeübte Kraft entspricht einer Mobilisation Grad III, wie von Maitland (1991) beschrieben, und führt zu einem signifikanten Anstieg des Ausmaßes der Knöcheldorsalflexion der Leiche. Obwohl die Studie nicht direkt in Beziehung zur Patientenbehandlung steht, zeigt sie doch, wie Abstufungen der Mobilisation als methodologische Standards in der Forschung eingesetzt werden.

In einer klinischen Studie mit Kontrollgruppe verwendeten Courtney et al. (2010) eine posteroanteriore Kniemobilisationstechnik Grad III, wie von Maitland (1991) beschrieben, um die Auswirkungen, die diese auf die Rückzugsreaktion des Beugers bei einem Patienten mit Osteoarthrose des Knies hat, zu evaluieren. Diese Studie mit niedriger Power demonstrierte eine signifikant reduzierte nozizeptive Reflexreaktion (elektrokutane Stimulation) nach der Gelenkmobilisation. Während die Generalisierung aus dieser Studie begrenzt oder nichtexistent ist, hat sie trotzdem einen Wert für die Bestätigung, dass eine starke Debatte innerhalb der Welt der Physiotherapie über den klinischen, neurophysiologischen und funktionellen Wert von graduierten passiven Mobilisationstechniken in Verbindung mit anderen Interventionen stattfindet.

In einem Fallbericht untersuchen Maricar et al. (2009) die Auswirkungen von Übungen und Übungen mit Mobilisation auf Mobilität, Funktion und Schmerz der Schulter. Die Mobilisationsmethode bestand aus der Anwendung von anteroposteriorer Mobilisation Grad IV in Flexion und Longitudinalbewegungen nach kaudal in Abduktion bei einer Gruppe von Patienten mit adhäsiver Capsulitis. Die Studie fand heraus, dass es eine Verbesserung bei Schmerz, Funktion und Bewegungsausmaß sowohl mit Übungen als auch mit Übungen und Mobilisation gab. Das Bewegungsausmaß verbesserte sich stärker mit Übungen und Mobilisation.

Nelson und Hall (2011) benutzten lumbale Zusatzbewegungen, um segmentale Hypomobilität in einem Fallbericht eines jungen Tennisspielers mit bilateralem, dorsalem Fußschmerz zu identifizieren. Es wurden unilaterale posteroanteriore Mobilisationstechniken Grad III- und Grad III in Kombination mit neurodynamischen Behandlungstechniken der unteren Extremität angewendet, um eine erfolgreiche neurodynamische Behandlung dieses bestimmten jungen Patienten zu erzielen. Das erfolgreiche Management dieses Patienten ist einer Beachtung der Details beim Clinical Reasoning und der Anwendung verlässlicher manueller Fertigkeiten und Behandlungstechniken zuzuschreiben.

1.10.4 Dosierungsparameter der Mobilisation und Manipulation

Bei der Auswahl und Anwendung oszillierender Mobilisationstechniken besteht eine Grauzone der Evidenz in Bezug auf die Dosierungsparameter. Hengeveld und Banks (2005) schlugen vor, dass Techniken, die dazu entwickelt wurden, einen unmittelbaren Modulationseffekt auf starken oder irritierbaren bewegungsbezogenen Schmerz auszuüben, folgende Eigenschaften haben sollten:

- Grad I und II
- Mit einem langsamen, sanften Rhythmus

Tab. 1.6 Parameter der Mobilisations- und Manipulationsbehandlungstechniken

Zitiert	Technik	Grad, Geschwindigkeit, Rhythmus, Dauer	Gründe für die Auswahl
Courtney et al. (2010)	Zusatzbewegung von posterior nach anterior der Tibia mit dem Knie in 20° Flexion	Grad III schmerzfreies Bewegungsausmaß 45 Oszillationen pro Minute sechsminütige Dauer Wiederbefundung innerhalb von 15 Sekunden	Anwendung einer rhythmischer Oszillation bei Gelenkschmerz Beurteilung des Rückzugsreflexes des Flexors als Maß der nozizeptiven Reizbarkeit bei Vorliegen einer Osteoarthrose im Knie
Fuji et al. (2010)	Simulierte posterosuperiore Leichenmobilisierung des Malleolus lateralis	Grad III 30 N Kraft berechnet, um 2 mm Bewegung der Fibula zu erzeugen zyklische Belastung von 15–30 N 15 N pro Sekunde Geschwindigkeit 1 000 Zyklen	Anwendung einer Bewegung Grad III mit großer Amplitude, um das Ausmaß der Dorsalflexion des Knöchels der Leichenproben zu bestimmen
Wang und Meadows (2010)	C5/6 laterales Gleiten auf der rechten Seite	Grad III ein bis zwei pro Sekunde fünf Minuten Dauer	Anwendung von Mobilisationstechniken, um inhibitorische Stimuli der Wirbelsäule zu reduzieren, die eine Inhibition der Außenrotationskraft der Schulter verursachen
Maricar et al. (2009)	Anteroposteriore Mobilisation des Glenohumeralgelenks in 90° Schulterflexion Longitudinalbewegung nach kaudal des Glenohumeralgelenks in 90° Schulterabduktion (beide Techniken ausgeführt mit Distraktion Grad I)	Grad IV zwei bis drei Oszillationen pro Sekunde ungefähr 30 Sekunden Wiederholung, wenn Wiederbefundung eine Verbesserung zeigte	Anwendung von Mobilisationstechniken am Ende des Bewegungsausmaßes und mit geringer Amplitude, um das Bewegungsausmaß der Schulter bei Patienten mit adhäsiver Capsulitis zu erhöhen
Jull (2002)	Techniken mit hoher (Manipulation) und niedriger (Mobilisation) Geschwindigkeit an der HWS	acht bis zwölf Behandlungen über eine sechswöchige Interventionsperiode	Gewöhnlich angewendete Behandlungstechniken für Patienten mit zervikogenen Kopfschmerzen
Herzog (2000)	Manipulation mit hoher Geschwindigkeit und geringer Amplitude der HWS	typische Dauer von 100–200 ms typische Kraft von 100–150 N	Wird eingesetzt, um eine Reihe von Effekten zu erzeugen, einschließlich eines temporären Anstiegs des möglichen Verschiebeausmaßes in einem Gelenk

- Von kurzer Dauer, Ausführung für bis zu zwei Minuten (abhängig von der Beurteilung während der Anwendung der Technik)
- Nur ein oder zwei Wiederholungen in einer Sitzung

Techniken dagegen, die entwickelt wurden, um einen Effekt auf bewegungsbezogene Steifheit und Schmerz zu erzielen, sollten folgende Eigenschaften haben:

- Grad III oder IV
- Mit einem schnelleren, schärferen Staccato-Rhythmus
- Ausführung über mehrere Minuten (abhängig von der Beurteilung während der Anwendung der Technik)
- Mehrere Wiederholungen in einer Sitzung

Manipulationstechniken Grad V der peripheren Gelenke bilden nicht den Schwerpunkt dieses Texts und werden detaillierter in anderen Texten beschrieben (Kesson und Atkins 1998). Die Parameter eines Grad V sind jedoch, dass sie mit geringer Amplitude und hoher Geschwindigkeit und nur bis zu dreimal über mehrere Sitzungen hinweg ausgeführt werden sollten, um ihre gewünschte Wirkung zu erzielen.

Zusman (2010) schlägt vor, dass es für den Berufsstand der Physiotherapie an der Zeit sein könnte, willkürlich erreichte Parameter der passiven Mobilisation, wie Frequenz, Ausführung und Dauer der Anwendung, zu überdenken, um das aufkommende Wissen, wie spezielle Gewebe und zelluläre mechanische Störungen eine optimale Gewebewiederherstellung ermöglichen könnten, zu maximieren.

➤ Tab. 1.6 beschreibt ausführlich die Studien und Untersuchungen, die passive Mobilisationstechniken verwendeten und die eine direkte Wirkung auf Schmerz, Bewegung und Funktion hatten. Die Behandlungsparameter werden genannt und die Gründe für die Auswahl dieser Parameter angegeben. Die Analyse der in experimentellen Studien gezeigten Evidenz kann als Evidenz für die Ausrichtung von Entscheidungen zu Techniken und Progression dienen.

1.10.5 Bewegungsdiagramme

Bewegungsdiagramme wurde innerhalb des Maitland-Konzepts „ausschließlich als eine Schulungs- und Kommunikationshilfe" entwickelt (Maitland 1991). Die Idee war, dass das Bewegungsdigramm als eine „dynamische Karte" dienen sollte, mit der klinisch tätige Physiotherapeuten passive Bewegung analysieren können (z. B. Hüftflexion/-adduktion), in Bezeichnungen des verfügbaren Bewegungsausmaßes und der Beziehung zwischen klinischen Merkmalen, wie Schmerz, Resistenz (Steifheit) und Spasmus, und Bewegung. Mit diesem analytischen Verständnis kann der klinisch tätige Physiotherapeut dann eine Verknüpfung zu einer ausgewogenen Anwendung adäquat abgestufter Mobilisation herstellen.

➤ Abb. 1.17 und ➤ Abb. 1.18 erinnern den Leser daran, wie ein Bewegungsdiagramm konstruiert werden kann.

Die Evidenz in der Literatur zeigt, dass Versuche unternommen wurden, Bewegungsdiagramme als Werkzeuge für Schmerz und Bewegungsindikatoren (MacDermid et al. 1999), als Messinstrument

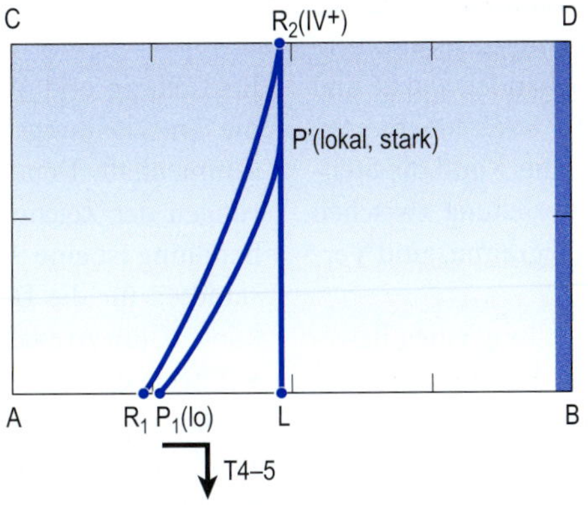

AB = eine passive Bewegungsrichtung (physiologisch, Zusatzbewegung, Kombination)
A = jede Ausgangsstellung
B = Ende des durchschnittlichen Bewegungsausmaßes (B ist natürlich variabel und als verdickte Linie gezeichnet)
AC = Quantität, Qualität, Natur und Intensität der aufgetragenen Faktoren
CD = maximale Quantität, Qualität, Natur und Intensität der aufgetragenen Faktoren
R_1 = Beginn des wahrnehmbaren Widerstands gegen Bewegung
R_2 = maximale Quantität des zulässigen Widerstands
A–R_1 = reibungsfreies Gefühl
R_1–R_2 = Endgefühl (hart, weich etc.)
L = pathologisches Limit des Bewegungsausmaßes
H = durchschnittliches normales Ende des hypermobilen Bewegungsausmaßes

Abb. 1.17 Dimensionen und Merkmale von Bewegungsdiagrammen (aus Banks und Hengeveld 2010, mit frdl. Genehmigung)

für die Behandlungseffektivität (Conroy und Schneider 2005) und als Werkzeug für den Versuch der Förderung der intertherapeutischen Reliabilität in der Ausführung von Bewegungsabstufungen durch ein besseres Verständnis der R1-Perzeption (Cook 2003) zu validieren.

MacDermid et al. (1999) zeigten in einer klinischen Blindstudie den Einsatz eines Bewegungsdiagramms, um die passive Außenrotation bei 34 Patienten mit verschiedenen Schulterdysfunktionen zu begutachten. Die Studie fand eine Korrelation zwischen Bewegungsdiagrammen und dem Bewegungsausmaß, bestimmt durch Winkelmessung. Es gab ferner eine Korrelation zwischen Schmerzwerten und dem mit dem Bewegungsdiagramm erfassten Beginn und der Intensität des Schmerzes, ebenso zwischen den Bestimmungen der Beeinträchtigung aus dem Bewegungsdiagramm und der vom Patienten bewerteten Schulterbehinderung. Mit gutem Grund können daher Bewegungsdiagramme als Hilfsmittel betrachtet werden, die relevante Informationen über Bewegungsbeeinträchtigungen und Schmerz bei Patienten mit Schulterstörung liefern.

In einem Fallbericht über das T4-Syndrom untersuchten Conroy und Schneider (2005) die Verwendung eines Bewegungsdiagramms, um die segmentale Beeinträchtigung (Schmerz und Steif-

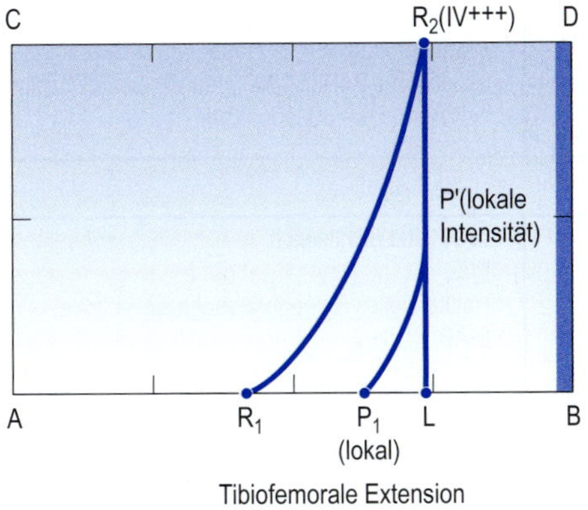

- Parameter definieren
- Wahl der Richtung für die Testbewegung
- P_1 (ungefähr/exakt) finden
- P_1 bestimmen
- Limit (L) finden
- L (R_2) bestimmen
- R_1 finden
- P' finden und bestimmen
- P_1 mit P' verbinden
- R_1 mit R_2 verbinden
- Klinische Gruppen und Rolle der Mobilisation definieren

Abb. 1.18 Aufbau eines Bewegungsdiagramms (aus Banks und Hengeveld 2010, mit frdl. Genehmigung) heit) den mit dem T4-Syndrom assoziierten Symptomen zuzuordnen. In diesem Fall bestand der Wert des Bewegungsdiagramms in der Sicherstellung, dass das korrekte Segment behandelt wurde und der Grad der posteroanterioren Mobilisation der BWS angemessen für den durch das Diagramm identifizierten Schmerz und die Steifheit war. Conroy untersuchte außerdem die Beziehung zwischen Veränderungen der Parameter des Bewegungsdiagramms und Veränderungen der Symptome.

Cook (2003) benutzte das Konzept der Aufstellung eines Bewegungsdiagramms, um zu untersuchen, ob sein Einsatz als Schulungsinstrument für eine vorzeitige Wahrnehmung die Interrater-Reliabilität der Therapeuten bei der Ausführung stufenweiser Mobilisation unterstützt. Es gab keine Evidenz in dieser Studie, dass dies der Fall war. Dennoch erkennt der Autor der Studie die intrinsischen motorischen Variablen eines jeden individuellen Therapeuten und die Schwierigkeiten, die dies für die universelle Wahrnehmung einer stufenweisen Mobilisation darstellt.

1.10.6 Wiederbefundung

Beurteilung und Wiederbefundung bilden den Grundpfeiler, der die Entscheidungsfindung innerhalb des Maitland-Konzepts zusammenhält. Detailgenauigkeit bei der Beurteilung der Veränderungen der Zeichen und Symptome des Patienten durch die Behandlung ist eine Anforderung des Konzepts und ist integraler Bestandteil für die Disziplin der Erfassung der Behandlungsauswirkungen, um zu evaluieren:

- Effekte der Behandlung während der vorhergehenden Sitzung
- Planung der nächsten Sitzung
- Effekte der Behandlung, während diese ausgeführt wird
- Sofortige Effekte der Behandlung
- Effekte zwischen den Behandlungssitzungen

➤ Abb. 1.19 zeigt ein Beispiel für die Dokumentation einer Behandlung.

Beispiele

Passive Bewegung	
Rx G/H Rückenlage In: 150° F (vor P_1) Mache: ↕ —•→ ↷ lat. IV - IV Sanfter Rhythmus, rel. schnell Gesamt ca. 6' „angenehm": nach 4' R1 bis L, insbesondere mit ▪ – nach ca. 6' keine weiteren Veränderungen bei P oder R	**S/U:** 'gleich' **P/E:** F 160°Ⓛ IV++☺ (fühlt sich viel freier an, ich kann höher hinaufgreifen) HBB: Bewegungsausmaß ISQ, P ISQ **Plan:** Wiederholung derselben Rx: Wenn HBB ISQ bleibt, Zusatzbewegung in EOR HBB

Andere Formen der Behandlung	
Übungen	
Im Sitzen: Durchführung F/Ad Hüfte li. und re. 5×, ca. 10, bis leichtes Ziehen im Gesäß „angenehm"	**C/O:** 'Stehen leichter als vorher' **P/E:** LxF: 2 cm ✓ ac1 EOR ☺ Hüfte F: 130°Ⓘ IV+☺ **Plan:** Übungen für zu Hause/am Arbeitsplatz: mindestens 3×/Tag UND wenn P Gesäß beginnt 1–2 Serien: 5×/30 jedes Bein
Ultraschall	
Langsitz Rx: US 3 MHz großer Kopf; 1:2 int. 1,0 W/cm², 3'; auf weicher Stelle, mittleres Knie Kein Schmerz	**C/O:** 'jetzt nicht weich' **P/E:** Hocke: volles Bewegungsausmaß ✓ ☺ E/AB: ✓, Ⓘ IV+ ☺ *(Oft ist es nützlich, die Ergebnisse zu vergleichen und die Elemente zu markieren, die sich infolge der Intervention verbessert haben)*

Abb. 1.19 Beispiel für die Dokumentation einer Behandlung (aus Banks und Hengeveld 2010, mit frdl. Genehmigung)

Tuttle (2005) erkannte, dass Physiotherapeuten Veränderungen der Symptome und Zeichen des Patienten innerhalb der Sitzung verwenden, um die Führung und Verfeinerung der Behandlung und der Therapiepläne zu unterstützen. Tuttle erkundete die augenscheinliche Validität von Maitlands Beurteilung und Wiederbefundung des Bewegungsausmaßes z. B. als Indikator für manuelle Physiotherapiebehandlung. Die klinische Studie untersuchte, ob sich aus Veränderungen des zervikalen Bewegungsausmaßes innerhalb einer Sitzung bei Patienten mit Nackenschmerzen Veränderungen auch zwischen den Sitzungen vorhersagen lassen. Die Studie mit 29 Teilnehmern fand heraus, dass Veränderungen des Bewegungsausmaßes innerhalb einer Sitzung Prädiktoren für Veränderungen zwischen den Sitzungen und daher ein positives Ergebnis sind. Daher zeigt diese Studie, dass eine explizite Evaluation der Veränderungen im Bewegungsausmaß während der Behandlung wichtig für den Planungsprozess ist, um die Behandlung zu einem erfolgreichen Ergebnis zu führen.

In einer weiteren beobachtenden Längsschnittstudie von Patienten mit Nackenschmerzen zeigten Tuttle et al. (2006), dass Veränderungen der Bewegungsbeeinträchtigung während der ersten beiden Sitzungen der manuellen Physiotherapie dabei helfen können, Ergebnisse in der Beeinträchtigung (Bewegungsausmaß) vorherzusagen, aber nicht für Aktivitätseinschränkungen (Behinderungsindex und Funktionsskalen). Die Schlussfolgerungen aus dieser Studie unterstützen Maitlands Sichtweise, dass Errungenschaften während der Behandlung in funktionelle Errungenschaften mit dem Schwerpunkt auf der Beurteilung übersetzt werden sollten, und zwar nicht nur des Bewegungsausmaßes (P/E-Asteriske), sondern ebenso des 24-Stunden-Symptomverhaltens zwischen den Sitzungen. Auf diese Weise kann eine Analyse und Evaluation sowohl von Beeinträchtigungen als auch Aktivitätseinschränkungen identifiziert und umgesetzt werden, nicht nur bei der Manualtherapie, sondern auch bei anderen aktiveren Funktionstrainingsstrategien. Maitland würde immer sicherstellen, dass die Behandlung eine funktionelle Übertragung mit einen gut aufgebauten und adäquaten Heimprogramm hat.

Cook et al. (2012) verfolgten diesen Studienansatz weiter, indem sie die seit Langem vertretene klinische Beobachtung untersuchten, dass wenn sich Schmerz und Bewegung des Patienten durch explorative manualtherapeutische Behandlung (Mobilisation und/oder Manipulation) während der ersten Beurteilung und der Folgesitzungen verbessert, dies eine gute Evidenz dafür bietet, dass der Patient gut auf die manualtherapeutische Intervention reagiert hat und weiterhin reagieren wird. Cook et al. (2012) führten daher eine zweite Analyse der Daten einer randomisierten klinischen Studie durch. Diese Studie mit Patienten, die wegen Rückenschmerz mit Manipulation und Mobilisation behandelt worden waren, versuchte herauszufinden, ob Veränderungen während der Sitzung (Verbesserungen bei entweder Schmerz oder Mobilität während einer einzelnen Sitzung) und Veränderungen zwischen den Sitzungen (übertragene Verbesserung bei folgenden Sitzungen) experimentell in Zusammenhang stehen mit selbstberichteter funktioneller Verbesserung, Schmerzreduktion und verbesserter Heilung. Wenn dieser Zusammenhang bestand, war ein weiteres Ziel, das Ausmaß der Veränderung zu bestimmen, das erforderlich war, um den Zusammenhang zwischen Veränderungen während der Sitzung oder zwischen den Sitzungen und der funktionellen Heilung zu bestimmen.

Wenn Patienten Veränderungen in der Reproduktion ihrer Symptome mit einer unilateralen posteroanterioren Bewegung oder einer zentralen posteroanterioren Bewegung während der Sitzung zeigten, machten sie Fortschritte in der Behandlungsphase. Alle Patienten (N=102) wurden dann von erfahrenen Physiotherapeuten mit Manualtherapie, Heimübungen und anderen Modalitäten behandelt, wie sie auch in der klinischen Praxis behandelt worden wären. Selbstberichtete Befunde (numerische Schmerzraten-Skala, Oswestry-Behinderungsfragebogen, Heilungsrate und Schmerzskalen für die Zeit während der Sitzung oder zwischen den Sitzungen) wurden anschließend (bei der ersten Beurteilung) nach zwei Sitzungen und bei Entlassung gesammelt.

Die Ergebnisse von 100 Patienten, die bei der Entlassung Fortschritte zeigten, deuten darauf hin, dass wenn Patienten eine signifikante Reduktion der Befunde während der Sitzungs oder zwischen den Sitzungen berichten, dies bei der Festlegung brauchbar ist, wer am meisten funktionell profitieren wird. Es gibt jedoch keine Signifikanz für Veränderungen während der Sitzung oder zwischen den Sitzungen und der hohen Selbstberichtsrate der Heilung.

Die Autoren räumen ein, dass keine Schlussfolgerungen aus dieser Studie gezogen werden können, da es keine Kontrollgruppe gab und beeinträchtigungsbasierte Ergebnismessungen, wie das Bewegungsausmaß, fehlten und dadurch eine wahre klinische Anwendung der Studienergebnisse limitiert wurde.

Sie schlussfolgerten jedoch, dass die Evaluierung der Veränderungen während und zwischen den Sitzungen bei selbstberichteten Befunden die klinische Entscheidungsfindung dahingehend ergänzt, dass sie Evidenz dafür gibt, wer wahrscheinlich auf manualtherapeutische Behandlung anspricht.

1.10.7 Das Oxymoron des Maitland-Konzepts

Das in diesem Kapitel vorgestellte klinische Praxisrahmenwerk enthält alle Merkmale des Maitland-Konzepts, wie von Geoff Maitland (1987) vorgestellt. Das Rahmenwerk ist als Struktur konzipiert, die in die klinische Praxis übertragbar ist.

Obwohl es nicht alle Fragen beantwortet, unterstützt es manuelle und Bewegungstherapeuten, effektiv auf dem Gebiet der NMS und bewegungsbezogenen Störungen zu arbeiten (WHO 2001). Das von G.D. Maitland bis zum Zeitpunkt seiner Pensionierung entwickelte Rahmenwerk für die klinische Praxis ist auf vielerlei Weise ein Widerspruch in sich. Geoff Maitland selbst war sehr leidenschaftlich, wenn es um Manualtherapie ging, doch sanft und fürsorglich in seiner Beziehung zu allen seinen Patienten. Das Konzept spiegelt dies durch seine hartnäckige Adaptionsfähigkeit in seinen Prinzipien wider. Es erfordert Fertigkeiten bis hin zu wissenschaftlicher Kunstfertigkeit. Es erlaubt logische Lateralität im Denken. Es ist komplex in seinen Einzelheiten, doch einfach in seinen erwünschten Wirkungen.

Dies sind die Stärken des Maitland-Konzepts, und wenn es auf eine Art und Weise eingesetzt wird, die eine feste und unerschütterliche Struktur bietet und dennoch Veränderungen und Fortschritt zulässt, dann wird es seinen Zweck erfüllen und für weitere 50 Jahre oder mehr nachhaltig und akzeptiert sein.

LITERATUR

American Physical Therapy Association: Autonomous physical therapist practice: definitions and privileges, APTA BOD P03-03-12-28, 2009, 2009.

Antonovsky A: Health Stress and Coping: New Perspectives on Mental and Physical Well-Being, San Francisco, 1979, Jossey-Bass.

Ashby E, Grocott M, Haddad F: Hip outcome measures, Orthop Traumatol 23(1):40–45, 2009.

Banks K, Hengeveld E: Maitland's Clinical Companion, Edinburgh, 2010, Churchill Livingstone Elsevier.

Barclay J: In Good Hands: the History of the Chartered Society of Physiotherapy 1894–1994, Oxford, 1994, Butterworth Heinemann.

Barakatt E, Romano P, Riddle D, et al: An exploration of Maitland's concept of pain irritability in patients with low back pain, J Manual Manip Ther 17(4);4:196–205, 2009.

Bazin S, Robinson P, editors: Chartered Society of Physiotherapy Rules of Professional Conduct, ed 2, London, 2002, CSP.

Beattie P, Nelson R: Clinical prediction rules: what are they and what do they tell us? Aust J Physiother 52:157–162, 2006.

Beeton K, Langendoen J, Maffey L, et al: Educational standards in orthopaedic manipulative physical therapy. Part A: educational standards, IFOMPT 1–51, 2008.

Bithel C: Charting the future. 2009, Chartered Society of Physiotherapy Focus Group, Chartered Society of Physiotherapy Publications.

Brazier J, Harper R, O'Cathain A, et al: Validating the SF-36 health survey questionnaire: new outcome measure for primary care, BMJ 305:160–164, 1992.

Bruton A, Conway J, Holston S, et al: Reliability: what is it, and how is it measured? Physiotherapy 86(2):94–99, 2000.

Chartered Society of Physiotherapy: Scope of Practice, CSP January:1–17, 2008.

Chesworth B, MacDermid J, Roth J, et al: Movement diagrams and "end-feel" reliability when measuring passive lateral rotation of the shoulder in patients with shoulder pathology, Phys Ther 78(6):593–601, 1998.

Childs J, Cleland J, Elliot J, et al: Neck Pain: Clinical Practice Guidelines linked to the International Classification of Functioning, Disability and Health from the Orthopaedic section of the American Physical Therapy Association, J Orthop Sports Phys Ther 38(9):1–67, 2008.

Chester R, Watson M: A newly developed spinal simulator, Man Ther (200):5(4):234–242, 2000.

Cleland J, Durall C, Scott S: Effects of slump long sitting on peripheral sudomotor and vasomotor function: a pilot study, J Manual Manip Ther 10(2):67–75, 2002.

Cleland J, McRae M: Complex regional pain syndrome 1: management through the use of vertebral and sympathetic trunk mobilisation, J Manual Manip Ther 10(4):188–199, 2002.

Collins N, Teys P, Vincenzino B: The initial effects of a Mulligan's mobilisation with movement technique on dorsiflexion and pain in sub acute ankle sprain, Man Ther 9:77–82, 2004.

Conroy J, Schneider A: Case report: the T4 syndrome, Man Ther 10(4):292–296, 2005.

Cook C: Effectiveness of visual perceptual learning on inter-therapist reliability of lumbar spine mobilisation, Int J Health Sci 1(2):1–9, 2003.

Cook CE, Showalter C, Kabbaz V, et al: Can a within/between-session change in pain during reassessment predict outcome using manual therapy interventions in patients with mechanical low back pain? Man Ther doi:10.1016/j.math.2012.02.020:1–5, 2012.

Coombes B, Bisset L, Vincenzino B: A new integrative model of lateral epicondylalgia, Br J Sports Med 43:253–258, 2009.

Cott C, Finch E, Gasner D, et al: The movement continuum theory for physiotherapy, Physiother Can 47:87–95, 1995.

Courtney C, Witte P, Chmell S, et al: Heightened flexor withdrawal response in individuals with knee osteoarthritis is modulated by joint compression and joint mobilisation, J Pain 11(2):179–185, 2010.

Cox K: Doctor and Patient: Exploring Clinical Thinking, Sydney, 1999, University of New South Wales Press.

Darzi Lord: High quality care for all: NHS next stage review final report, 2008, Department of Health, pp 1–19.

Davies P: Starting again: early rehabilitation after traumatic brain injury, Berlin, 1994, Springer Verlag.

Department of Health: The NHS outcome framework 2010–2011, UK, 2010, Department of Health, pp 1–56.

Edwards I, Jones M, Carr J, et al: Clinical reasoning strategies in physical therapy, Phys Ther 84:312–335, 2004.

Engel G: The need for a new medical model: a challenge for biomedicine, Science 196(4286):129–136, 1977.

Fryer G, Mudge G, McLaughlin P: The effect of talocrural joint manipulation on range of motion of the ankle, J Manipulative Physiol Ther 25:384–396, 2002.

Fujii M, Suzuki D, Uchiyama E, et al: Does distal tibiofibular joint mobilisation decrease limitation of ankle dorsiflexion? Man Ther 15:117–121, 2010.

Greenhalgh T, Hurwitz B, editors: Narrative Based Medicine, London, 1998, British Medical Journal Press.

Hanchard N, Cummins J, Jeffries C: Evidence-based clinical guidelines for the diagnosis, assessment and physiotherapy management of shoulder impingement syndrome, London, 2004, Chartered Society of Physiotherapy.

Hengeveld E: Gedanken zum Indikationsbereich der Manuallen Therapie. Teil 1, Teil 2, Manual Therapy 2, 3:176–181, 2–7, 1998, 1999.

Hengeveld E, Banks K, editors: Maitland's Peripheral Manipulation, ed 4, Oxford, 2005, Butterworth-Heinemann Elsevier.

Hengeveld E, Banks K: Maitland – Manuelle Therapie und Manipulation der Wirbelsäule, 5. Auflage, München, 2016, Elsevier GmbH, Urban & Fischer Verlag.

Herzog W: Clinical Biomechanics of Spinal Manipulation, New York, 2000, Churchill Livingstone.

Higgs J, Jones M: Clinical Reasoning for Health Professionals, Oxford, 2000, Butterworth Heinemann.

House of Lords Science and Technology Committee: Ageing: Scientific Aspects, vol I Report, London, 2005, The Stationary Office Limited.

Jones M: Clinical reasoning: the Maitland Concept and beyond. In Hengeveld E, Banks K, editors: Maitland's Vertebral Manipulation: Management of Neuromusculoskeletal Disorders, Oxford, UK, 2012, Elsevier.

Jones M, Grimmer K, Edwards I, et al: Challenges in applying best evidence to physiotherapy practice part 2: health and clinical reasoning models to facilitate evidence based practice, Internet J Allied Health Sci Pract 4(4): 1–9, 2006a.

Jones M, Grimmer K, Edwards I, et al: Challenges of applying best evidence in physiotherapy, Internet J Allied Health Sci Pract 4(3):1–8, 2006b.

Jull G: Use of high and low velocity cervical manipulative therapy procedures by Australian manipulative physiotherapists, Aust J Physiother 48: 189–193, 2002.

Khan K, Scott A: Mechanotherapy: how physical therapists' prescription of exercise promotes tissue repair, Br J Sports Med 43:247–251, 2009.

Karanec S: Knee Care Pathway, Doncaster and Bassetlaw NHS Foundation Trust, 2010.

Keating J, Matyas T: Unreliable inferences from reliable measurements, Aust J Physiother 44(1):5–10, 1998.

Kesson M, Atkins E: Orthopaedic Medicine: A Practical Approach, Oxford, 1998, Butterworth-Heinemann.

Kendall N, Linton S, Main C, et al: Guide to assessing psychosocial yellow flags in acute low back pain: Risk factors for long term disability and work loss, Wellington, New Zealand, 1997, Accident Rehabilitation and Compensation Insurance Corporation of New Zealand and the National Health Committee.

Kleinmann A: The Illness Narratives: Suffering, Healing and the Human Condition, New York, 1988, Basic Books.

MacDermid J, Chesworth B, Patterson S, et al: Validity of pain and motion indicators recorded on a movement diagram of shoulder lateral rotation, Aust J Physiother 45:269–227, 1999.

Mackintosh CR: Inscription, Canongate Wall, Holyrood, Edinburgh, 1868–1928, Scottish Parliament.

Maitland G: Vertebral Manipulation, ed 5, Oxford, 1986, Butterworth-Heinemann.

Maitland GD: The Maitland Concept: assessment, examination and treatment by passive movement. In Twomey L, Taylor J, editors: Physical Therapy of the Low Back, vol 13, ed 135–155, New York, 1987, Churchill Livingstone.

Maitland GD: Peripheral Manipulation, ed 3, London, 1991, Butterworth Heinemann.

Maitland GD: Neuro/musculoskeletal Examination and Recording Guide. ed 5, Adelaide, 1992, Lauderdale Press.

Maitland G, Hengeveld E, Banks K, et al: Maitland's Vertebral Manipulation, ed 7, Edinburgh, 2005, Butterwoth Heinemann Elsevier.

Main C, Spanswick C: Pain Management – An interdisciplinary approach, Edinburgh, 2000, Churchill Livingstone.

Maricar N, Shacklady C, McLaughlin L: Effect of Maitland mobilisation and exercise for the treatment of shoulder adhesive capsulitis: a single case design, Physiother Theory Pract 25(3):203–217, 2009.

McLean S, Klaber Moffett J: An investigation to determine the association between neck pain and upper limb disability for patients with non-specific neck pain: a secondary analysis, Man Ther doi:101016/j.math.2011.01.003, 2011.

McMeeken J: Physiotherapy education in Australia, Physical Therapy Review 12:83–91, 2007.

Middleton K: Framing the contribution of allied health professionals-delivering high quality health care, UK, 2008, Department of Health, pp 1–38.

Mittrach R, Grill E, Walchner-Bonjean M, et al: Goals of Physiotherapy Interventions can be described using the International Classification of Functioning Disability and Health, Physiotherapy 94;2:150–157, 2008.

Moffet J, McLean S: Review: the role of physiotherapy in the management of non-specific back and neck pain, Rheumatology 45:371–378, 2006.

Moore A, Jull G: The Primacy of clinical reasoning and clinical practical skills (editorial), Man Ther 14:353–354. 2009.

Moore A, Jull G: Changing complexities of challenges for clinical practice (editorial). Man Ther 15:513, 2010.

Moss P, Sluka K, Wright A: The initial effects of knee joint mobilisation on osteoarthritic hyperalgesia, Man Ther 12:109–118, 2007.

Nelson R, Hall T: Case report: bilateral dorsal foot pain in a young tennis player managed by neurodynamic treatment techniques, Man Ther doi;10:1016/j.math.2011.02.006:1–5, 2011.

Noel G, Verbruggen L, Barbaix E, et al: Adding compression to mobilisation in a rehabilitation program after knee surgery: a clinical observational study, Man Ther 5(2):101–107, 2000.

Paris S: Autonomy and the future of physiotherapy, N Z J Physiother 36(2):67–75, 2008.

Parry A: New paradigms for old: musing on the shape of clouds, Physiotherapy 83:423–433, 1997.

Prior T: Biomechanical foot function: a podiatric perspective: part 2, J Bodyw Mov Ther (July):169–184, 1999.

Rogers C: A Way of Beginning, Boston, 1980, Houghton Mifflin.

Rollins C, Robinson R: Evaluation of undergraduate physical therapy students' comprehension of Maitland's grades (I–IV) for posterior mobilisation of the glenohumeral joint, J Orthop Sports Phys Ther 214–221, 1980.

Rundell S, Davenport T, Wagner T: Physical therapy management of acute and chronic low back pain using the World Health Organization's International Classification of Functioning Disability and Health, Phys Ther 89(1):82–90, 2009.

Sackett D, Rosenburg W, Gray J: Evidence based medicine: what it is and what it is not, BMJ 312:71–72, 1996.

Sims: The development of hip osteoarthritis: implications for conservative management, Man Ther 4(3):127–135, 1999a.

Sims: Assessment and treatment of hip osteoarthritis, Man Ther 4(3): 136–144, 1999b.

Smart K, Doody C: The clinical reasoning of pain by experienced musculoskeletal physiotherapists, Man Ther 12:40–49, 2007.

Stucki G, Grimby G: Organizing human functioning and rehabilitation research into distinct scientific fields Part 1: developing a comprehensive structure from the cell to society, J Rehabil Med 39:293–298, 2007.

Sykes C: Guest editorial, Physiotherapy 97:1–2, 2011.

Thomson D: Counselling and clinical reasoning: the meaning of practice, Br J Ther Rehabil 5:88–94, 1998.

Tuttle N: Do changes within a manual therapy treatment session predict between-session changes for patients with cervical spine pain? Aust J Physiother 51:43–48, 2005.

Tuttle N, Laakso L, Barrett R: Changes in impairment in the first two treatments predicts outcome in impairment, but not in activity limitations, in sub acute neck pain: an observational study, Aust J Physiother 52: 281–285, 2006.

Van Wingerden B: Connective Tissue in Rehabilitation, Vaduz, 1995, Scirpo Verlag.

Wang S, Meadows J: Immediate and carryover changes of C5–6 joint mobilisation on shoulder external rotation muscle strength, J Manipulative Physiol Ther 33(2):102–108, 2010.

Welti S: Massage und Heilgymnanstik in der ersten Halfe des 20. Jahrunderts, Sempach Schweizerisches Rotes Kruez (SRK). Scheizerischer Physiotherapeuten Verband (SVP), 1997.

World Health Organization: International Classification of functioning disability and health, Geneva, 2001, World Health Organization.

Xiong T, Hartley S: Challenges in linking health-status outcome measures and clinical assessment tools to the ICF, Adv Physiother 10:152–156, 2008.

Zusman M: There's something about passive movement …, Med Hypotheses 75:106–110, 2010.

KAPITEL

2

Elly Hengeveld

Das Maitland-Konzept: evidenzbasierte Praxis und Bewegungswissenschaften

Theorie des Bewegungskontinuums, ICF, evidenzbasierte Praxis, Klientenzentrierung, Paradigmen der Bewegungsanalyse und Behandlung

2.1 Einleitung

In den letzten Jahrzehnten hat sich die Wissenschaft der Physiotherapie im Feld der Bewegungswissenschaften etabliert. Es wurde akzeptiert, dass Physiotherapeuten einem spezifischen Paradigma der Bewegung und deren Rehabilitation innerhalb eines biopsychosozialen Rahmenwerks folgen (CSP 1990, CPA 1992, KNGF 1998, APTA 2001).

Die Wurzeln dieser Sichtweise haften diesem Berufsstand an, aber es war Hislops bahnbrechender Vortrag, der das Fundament für Bewegung als Kernstück der klinischen Praxis legte (Hislop 1975). Sie schlug ein kybernetisches Modell mit einer Hierarchie der Funktionen für Forschung, Analyse und Behandlung der menschlichen Bewegung vor. Cott et al. (1995) verfeinerten Hislops Modell zur Theorie des Bewegungskontinuums (➤ Abb. 2.1). Demnach nehmen miteinander verknüpfte Ebenen von Molekülen, Zellen, Geweben, Organsystemen, Körperteilen sowie der physischen und sozialen Umgebung des Individuums alle Einfluss auf die Bewegungsfunktionen einer Person. Es wird davon ausgegangen, dass externe, soziale und kulturelle Faktoren ebenso wie interne, physiologische und psychologische Faktoren die Bewegungsfunktionen auf jeder Ebene des Bewegungskontinuums beeinflussen. Jede Ebene besitzt eine aktuelle Bewegungskapazität und ein Bewegungspotenzial, die idealerweise deckungsgleich sind. In dieser Theorie des Bewegungskontinuums sollten alle Konzepte und Methoden der Physiotherapie einen Platz finden.

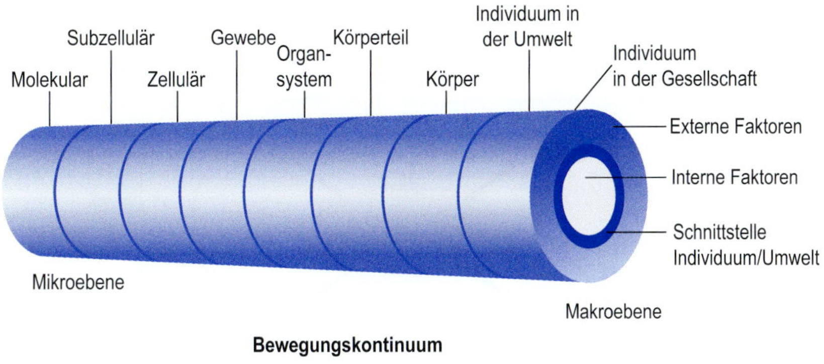

Abb. 2.1 Theorie des Bewegungskontinuums: vorgeschlagenes Modell des physiotherapeutischen „Körper des Wissens". Die Ebenen sind voneinander abhängig: Funktionen auf einer Ebene beeinflussen die Bewegungskapazität auf anderen Ebenen. Dieses Modell sollte alle Konzepte der physiotherapeutischen Praxis einschließen. Nach Cott et al. (1995) mit frdl. Genehmigung

Die World Confederation of Physical Therapy (WCPT) empfiehlt ebenfalls, einem Bewegungsparadigma zu folgen, und schließt sich der von Cott et al. formulierten Theorie des Bewegungskontinuums an, indem sie betont:

[Physiotherapie] befasst sich mit der Identifizierung und Maximierung des Bewegungspotenzials in den Bereichen Förderung, Prävention, Behandlung Rehabilitation. Dies erfolgt in Interaktion zwischen Physiotherapeut, Patient oder Klient und anderen Klinikern im Zuge eines Prozesses, in dem Bewegungspotenzial beurteilt und gemeinsam vereinbarte Ziele angestrebt werden, unter Verwendung von Wissen und Fähigkeiten, die einzig der Physiotherapie angehören … Uneingeschränkte und funktionelle Bewegung bildet den Kern dessen, was es heißt, gesund zu sein.

WCPT (1999), S. 7

2.1.1 Physiotherapeutische Diagnose und ICF

Im Zuge der Professionalisierung dieses spezifischen physiotherapeutischen Bewegungsparadigmas machten zahlreiche Autoren auf der ganzen Welt sowohl die Notwendigkeit dieses Standpunktes als auch die Erfordernis des klinisch tätigen Physiotherapeuten, eine Bewegungsdiagnose als Basis für die Behandlung aufzustellen, geltend (Rose 1988, 1989; Sahrmann 1988, 1993, Guccione 1991, Grant 1995, Delitto und Snyder-Mackler 1995, Hüter-Becker 1997, de Vries und Wimmers 1997). Auch Maitland postulierte in der frühen Entwicklungsphase seines Konzepts, dass seine Arbeit mit der Behandlung von „Bewegungsrichtungen" verknüpft war, die auf ihre Qualität, das Bewegungsausmaß, motorische Reaktionen und Schmerz hin analysiert werden mussten. Der Kern des Konzepts widmete sich der Rehabilitation von Bewegungsfunktionen, dem allgemeinen Wohlbefinden und sinnvollen Handlungen (Maitland 1986).

Die World Confederation of Physical Therapy bezieht hinsichtlich der physiotherapeutischen Diagnose und Bewegungsfunktionen klar Stellung:

Die Diagnose ergibt sich aus der Untersuchung und Evaluierung und stellt das Ergebnis eines Clinical-Reasoning-Prozesses dar. Sie lässt sich als Bewegungsdysfunktion formulieren oder in die Kategorien Beeinträchtigung, funktionale Einschränkung, Fähigkeiten/Behinderungen oder Syndrome einordnen.

WCPT (1999), S. 7

Internationale Klassifikation der Funktion, Behinderung und Gesundheit (ICF)

Während die Theorie des Bewegungskontinuums (Cott et al. 1995) eventuell das theoretische Modell werden kann, das die klinische Praxis untermauert und an dem sich die Forschung orientiert, ist es in der täglichen Praxis für die Erstellung einer physiotherapeutischen Diagnose weniger geeignet, da auf den Mikroebenen Bewegungsaspekte beschrieben werden, die mit den üblichen Untersuchungsinstrumenten des klinischen Physiotherapeuten nicht direkt beobachtet werden können.

Daher bietet es sich an, die physiotherapeutische Diagnose als Bewegungsdysfunktion auszudrücken und dabei den Grad der Behinderung anzugeben, wie er in der Internationalen Klassifikation der Funktion, Behinderung und Gesundheit (ICF) beschrieben wird (WHO 2001):

- Funktionen sind physiologische oder psychologische Funktionen von Körpersystemen.
- Körperstrukturen sind anatomische Teile des Körpers, wie Organe, Gliedmaßen und ihre Komponenten.
- Beeinträchtigungen sind Probleme der Funktion oder Struktur, wie signifikante Abweichungen oder ein Verlust.
- Aktivität ist die Ausführung einer Aufgabe oder Handlung durch eine Person.

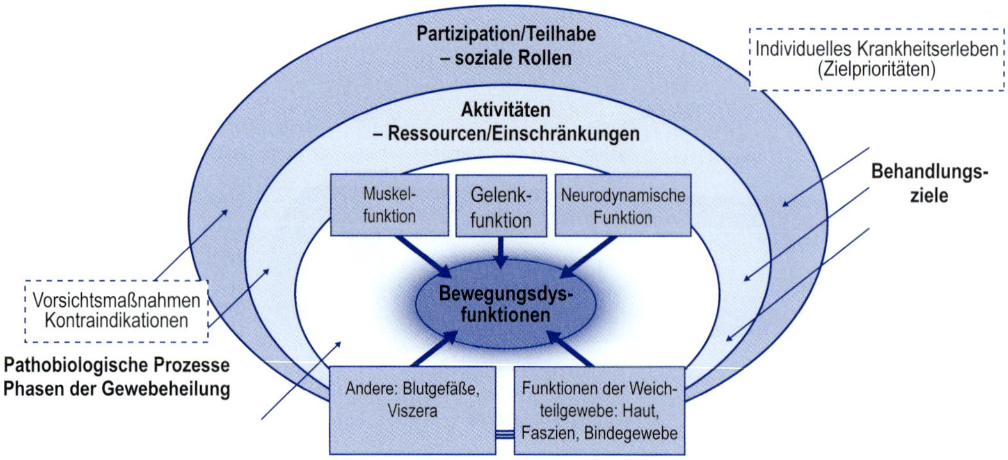

Abb. 2.2 Modell der ICF für die Integration einer Manualtherapie-spezifischen Taxonomie für die Analyse von Funktionsstörungen. Nach Hengeveld (1998, 1999) mit frdl. Genehmigung

- Aktivitätseinschränkungen sind Schwierigkeiten, die eine Person bei der Ausführung von Aktivitäten hat.
- Teilhabe (Partizipation) ist die Einbeziehung in eine Lebenssituation.
- Einschränkungen der Teilhabe beschreiben Schwierigkeiten einer Person, sich in Lebenssituationen einzubringen.
- Umweltbedingte und persönliche Faktoren bilden das physische, soziale und durch Einstellungen bestimmte Umfeld, in dem Menschen leben und ihr Leben gestalten.

Ein Vorschlag ist, die ICF in die grundlegende Taxonomie der Physiotherapie und der Praxis der Manualtherapie einzubeziehen (Hengeveld 1998, 1999), um die Verfolgung von Behandlungszielen jenseits von lokalen Funktionsstörungen zuzulassen, wie von Dekker et al. (1993) und Van Baar et al. (1998ab) dargelegt.

Die Analyse der Beeinträchtigungen von lokalen Bewegungsfunktionen ist bereits seit langer Zeit die spezielle Domäne der Manualtherapeuten. ➢ Abb. 2.2 zeigt modellhaft, wie Manualtherapeuten ihre spezifische Taxonomie für die Analyse der Komponenten einer Bewegungsdysfunktion in das Modell der ICF integrieren können. Dieses Modell kann außerdem zur Definition umfassender Behandlungsziele auf allen Ebenen der Behinderung dienen, wobei das individuelle Krankheitserleben (Kleinmann 1988) die Prioritäten der Nah- und Fernziele für jeden Behinderungsgrad bestimmt. In der Rehabilitation können die spezifischen Stärken der verschiedenen Berufssparten besser genutzt werden: So haben allgemein tätige Physiotherapeuten und Ergotherapeuten viele Verfahren für die Rehabilitation auf den Ebenen der Aktivitäten und der Teilhabe entwickelt, während Manualtherapeuten in der Lage sind, die Analyse und Behandlung von lokalen Funktionsstörungen und Schmerz in ein Team einzubringen.

2.2 Evidenzbasierte Praxis

Der Beruf des Physiotherapeuten hat seit Hislops historischem, bahnbrechendem Vortrag 1975 einen weiten Weg zurückgelegt. Viele Länder haben wissenschaftliche Gemeinschaften etabliert und ein regelmäßiger Austausch von Informationen findet bei Konferenzen, in von Experten begutachteten (Peer-Reviewed) Fachzeitschriften und auf elektronischem Wege statt. Wie für viele andere Berufssparten auch, ist für die Physiotherapie die Ära der *evidenzbasierten Praxis* angebrochen. Richtlinien für die Praxis werden entwickelt und Empfehlungen für die Versorgung ausgesprochen, basierend auf Reviews und Metaanalysen klinischer Studien.

Evidenzbasierte Praxis wurde wie folgt definiert (Sackett et al. 1998):

Die gewissenhafte, explizite und umsichtige Anwendung der aktuell besten Evidenz auf Entscheidungen über die Versorgung individueller Patienten. Evidenzbasierte Medizin bedeutet, dass individuelle klinische Fachkenntnisse und beste verfügbare externe klinische Evidenz aus systematischer Forschung zusammengeführt werden.

Es wird betont, dass evidenzbasierte Medizin keine „Kochbuch"-Medizin ist und der klinisch tätige Therapeut in der Patientenbefragung und den körperlichen Untersuchungstechniken bestens ausgebildet sein muss (Sackett et al. 1998, S. 2, 3, IX).

2.2.1 Dilemma und Herausforderung der evidenzbasierten Praxis

Die Einhaltung der evidenzbasierten Praxis wird dringend angeraten; jedoch kann sie die klinisch tätigen Therapeuten manchmal in ein Dilemma stürzen, wenn Entscheidungen basierend auf der besten verfügbaren externen klinischen Evidenz getroffen werden. Ein Teil des Dilemmas wird durch die Tatsache verursacht, dass weitere Faktoren neben der Auswahl von Behandlungsverfahren eine wich-

Tab. 2.1 Evidenzklassen verschiedener Forschungsgruppen

Evidenzklasse		Evidenzklasse		Evidenzklasse	
I	Systematischer Review	1A	Systematischer Review/RCTs	1 Stark	Konsistente Ergebnisse aus mehreren RCTs von hoher Qualität
		1B	RCTs mit engem Konfidenzintervall		
		1C	Alles-oder-Nichts-Fallstudien		
II	RCT – randomisierte klinische Studie	2A	Systematischer Review Kohortenstudien	2 Mittel/moderat	Konsistente Ergebnisse aus einer RCTs von hoher Qualität
		2B	Kohortenstudie/RCT von geringer Qualität		
		2C	Beschreibende Kohortenstudien		
III	Quasi-experimentelle Studien	3A	Systematischer Review/Fallkontrollstudien	3 Begrenzt/widersprüchlich	Eine RCT oder widersprüchliche Ergebnisse in mehreren RCTs
		3B	Fallkontrollstudie		
IV	Vorexperimentelle Studien	4	Fallserien, schwache Kohorten- oder Fallkontrollstudien	4 Keine Evidenz	Keine RCTs
V	Expertenmeinung	5	Expertenmeinung		
VI	„Hörensagen"				
Sackett et al. 1998		Sackett et al. 2008		Van Tulder et al. (1999) in Bekkering et al. 2003	

tige Rolle bei der optimalen Versorgung spielen. Außerdem können die Physiotherapeuten auf Probleme treffen, die vielleicht nicht so kritisch-wissenschaftlich betrachtet wurden, dass sie innerhalb des Wertesystems einer bestimmten wissenschaftlichen und politischen Gemeinschaft als „beste Evidenz" akzeptiert werden.

Sackett et al. (1998) und Straus et al. (2005) beschrieben verschiedene Evidenzklassen oder -grade, die allerdings im Kontrast zu den von van Tulder et al. (1999, in Bekkering et al. 2003) beschriebenen Evidenzklassen stehen (➤ Tab. 2.1).

Es scheint, als ob die beiden Aufstellungen aus unterschiedlichen Blickwinkeln entwickelt wurden. Die Aufstellung von van Tulder et al. unterstützt Wissenschaftler bei der Erstellung einer Metaanalyse und bildet die Grundlage für die Entwicklung von Praxisrichtlinien. Die Zusammenstellung von Sackett et al. dagegen wurde wahrscheinlich aus der Perspektive eines Klinikers entwickelt. Insbesondere die Liste der Evidenzebenen von van Tulder et al. könnte klinisch tätigen Therapeuten in den verschiedenen Alltagssituationen Probleme bereiten, weil Physiotherapeuten häufig Entscheidungen zur Behandlung von Problemen treffen müssen, für die keine randomisierten Kontrollstudien (RCTs) veröffentlicht wurden. Zum Beispiel hat die Behandlung häufiger Störungen wie eine Osteoarthrose des Karpometakarpalgelenks mit passiven Mobilisationen und Muskelkontrolle bisher nicht das Interesse der klinischen Forscher geweckt. Eine Literatursuche in CINAHL und Medline bis Dezember 2011 zeigt, dass keine Studie dieses Thema bisher erforscht hat, obwohl sich zahlreiche Studien mit der physiotherapeutischen Behandlung einer Osteoarthrose anderer Gelenke, wie dem Kniekomplex oder der Hüfte, beschäftigt haben (z. B. Hoekstra 2004, Ottawa Panel 2005, Dieppe und Lohmander 2005, Moss et al. 2007, Altmann et al. 2010). Ähnliches gilt für die Behandlung der Neurodynamik und Bewegungsdysfunktionen. Ein Wissensfundus wächst heran, unterstützt durch systematische Erhebungen; jedoch wurden bisher nur wenige systematische Reviews veröffentlicht (Ellis und Hing 2008). Daher erfüllt eine Liste der Evidenzebenen, die nur RCTs einschließt, die klinisch tätigen Physiotherapeuten mit einem Gefühl des Unbehagens, vor allem wenn sie in die Praxisrichtlinien integriert wurden (Bekkering et al. 2003) und daher möglicherweise Auswirkungen auf daraus entwickelte politische Entscheidungen haben.

Von einem puristischen wissenschaftlichen Standpunkt aus mag es sinnvoll sein, das Hauptaugenmerk auf experimentelle, quantitative Forschung, RCTs und Metaanalysen als höchste Evidenzklasse zu legen. Allerdings können manche Informationen aus der qualitativen Forschung oder aus klinischen Fallstudien aufschlussreicher für die klinische Entscheidungsfindung sein als eine RCT oder eine Metaanalyse.

Klinische Physiotherapeuten können in Bezug auf die evidenzbasierte Praxis mit weiteren Dilemmata konfrontiert werden, z. B.:

- Bei der Rehabilitation von schmerzhaften Bewegungsstörungen werden die Ergebnisse der letztlich durchgeführten Behandlung davon beeinflusst, wie diese durchgeführt wurde, von der Kommunikation zwischen Physiotherapeut und Patient sowie von Faktoren wie Motivation, Überzeugungen, Lernerfahrungen, Kooperation, Schulung, Setting, individuellen Interessen usw. (Linton 1998). In Entscheidungsfindungsprozessen in Bezug auf die Behandlung könnten subtile nichtbiomedizinische Anhaltspunkte wie Intonation der Stimme, Körpersprache, Gesichtsausdruck und Wortwahl einen entscheidenden Einfluss auf die Art und Weise, wie die Behandlung eingesetzt wird, haben (Stein 1991). Dies warf die Frage auf, ob die Effekte einer soliden therapeutischen Beziehung als Basis für die klinische Praxis bereits so detailliert erforscht sind, dass RCTs und Metaanalysen vorliegen, um die momentane klinische Praxis zu untermauern (Linton 1998).
- Unabhängig von verfügbaren Studien ist es wahrscheinlicher, dass evidenzbasierte Praxisrichtlinien Aufschluss darüber geben, welche Entscheidungen *nicht* getroffen werden sollten, z. B. Vermeidung von Bettruhe oder übermäßiger Einsatz von Röntgenaufnahmen. Sie bieten aber nur wenige Hinweise, welche Themen speziell angegangen werden sollten, was für den individuellen Patienten von Bedeutung ist und was das Endergebnis der Störung des Patienten beeinflussen könnte (Van Tulder et al. 2006, Vleeming et al. 2008). In einer Analyse der evidenzbasierten Praxis und klientenzentrierten Versorgung wirft Bensing (2000) die Frage auf, wie viel Klientenzentrierung die evidenzbasierte Praxis bietet und inwieweit evidenzbasierte, klientenzentrierte Praxis derzeit etabliert ist. Sie argumentiert, dass die evidenzbasierte Praxis ungeachtet ihrer Definition eher krankheitsorientiert als klientenorientiert geworden ist. In einem klientenzentrierten Ansatz sollten Therapeuten ihre Entscheidung auf der Grundlage der besten verfügbaren Evidenz und der Bedürfnisse und Vorlieben des Patienten treffen. Bensing postuliert, dass mit der Entwicklung von Richtlinien, Protokollen und Standards, die aus der evidenzbasierten Medizin abgeleitet werden, „die Diskussion über Normen und Werte anscheinend vom Behandlungsraum des Therapeuten in die Konferenzräume der Berufsverbände verschoben wird" (S. 19), in denen kein Platz für individuelle Entscheidungen bleibt, die der Therapeut gemeinsam mit dem Klienten bespricht. Auf diese Weise könnte die Individualisierung der Behandlung eingeschränkt werden und sich die Zuständigkeit für klinische Entscheidungen von einer persönlichen Therapeut-Patient-Entscheidung zu einer Berufsverbandentscheidung verlagern (Bensing 2000). Aus einer Studie mit Tonbandinterviews und Fragebögen mit einem einmonatigen Follow-up folgerten Turner et al. (1998), dass die Kliniker gewöhnlich medizinische Probleme angingen, aber Funktionseinschränkungen in Verbindung mit Schmerz nur bedingt oder gar nicht beurteilten. Die Ärzte besprachen auch nicht, wie eine Wiederaufnahme der normalen Aktivitäten erreicht werden kann, obwohl dies das erklärte Ziel fast aller Patienten war. Weder versicherten Ärzte den Patienten auf angemessene Weise, dass schwerwiegende Erkrankungen ausgeschlossen wurden, noch gingen sie durchgängig auf die deutlichen Ängste des Patienten ein. Foster et al. (2008) unterstützen aufgrund ihrer Studie mit verschiedenen Fragebögen, dass es notwendig ist, die kognitive Vorstellung des Patienten bzgl. ihrer Rückenprobleme anzusprechen. Sie folgerten, dass Patienten, die erwarten, dass ihre Rückenprobleme lange andauern, die ernste Konsequenzen wahrnehmen oder wenig überzeugt von der Kontrollierbarkeit ihrer Schmerzen sind, mit höherer Wahrscheinlichkeit schlechte Ergebnisse sechs Monate nach der ersten Konsultation aufweisen. Deshalb unterstützen die Autoren die Notwendigkeit, die Wahrnehmung der Patienten bezüglich ihrer Rückenprobleme anzusprechen. Des Weiteren stellten Moore et al. (2000) heraus, dass die Wahrnehmung von Krankheit, wie

schmerzbezogene Ängste und Angst-Vermeidungs-Einstellungen, effektiver behandelt werden können, wenn Selbstbehandlung bei Schmerz und Funktionseinschränkungen bereits bei der ersten Konsultation angesprochen werden und schriftliches Informationsmaterial wie Bücher oder Videos ausgegeben wird.

- Die Einschluss- und Ausschlusskriterien für viele Studien bilden einen anderen Aspekt des Dilemmas. Physiotherapeuten können nicht immer ihre *eigenen* Patienten unter den Teilnehmern einer klinischen Studie erkennen: Die Einschlusskriterien fußen häufig eher auf einer pathobiologischen Diagnose als auf Bewegungsstörungen (Maluf et al. 2000), oder die in den Studien verwendeten Messwerte für Behandlungsergebnisse spiegeln nicht die relevanten klinischen Werte für Schmerz und Bewegungsfunktion des Physiotherapeuten wider (Jones und Higgs 2000). Nichtsdestotrotz wurden in den letzten Jahren einige Klassifikationen vorgestellt, welche die klinische Realität der Physiotherapeuten zweckdienlicher abbilden, z. B. die Klassifikationen der Schmerzverteilung und einer Patientenreaktion auf wiederholte Bewegungen von McKenzie (1981), Sahrmanns und O'Sullivans Klassifikation von Bewegung und motorischer Kontrolle (O'Sullivan 2005) sowie die Adaptation von O'Sullivan's Arbeit über Bewegungsstörungen des Fußes und Knöchels (Kangas et al. 2011). Allerdings ist anscheinend noch kein international etabliertes, valides Klassifikationssystem für die physiotherapiespezifische Forschung verfügbar (Billis et al. 2007).
- Eine weitere Dimension des Dilemmas besteht in der Tatsache, dass es sich bei vielen Problemen, die in der physiotherapeutischen Alltagspraxis auftreten, um aus vielen (Bewegungs-)Komponenten zusammengesetzte und multidimensionale Bewegungsstörungen handelt, während viele Studien monostrukturelle Probleme bearbeiten, von denen angenommen wird, dass sie eine einzige Ursache haben und einen einzigen Behandlungsansatz benötigen.
- Studien im Hinblick auf Ergebnismessungen haben häufig nicht dieselbe Relevanz wie Ergebnismessungen in der täglichen klinischen Praxis (Jones und Higgs, 2000). Außerdem scheinen in jeder neu gebildeten wissenschaftlichen Gemeinschaft ähnliche Diskussionen stattzufinden, z. B. zu Fragen der Validität, Reliabilität, Sensibilität und Spezifität klinischer Beurteilungsverfahren. Einige Wissenschaftler tendieren anscheinend dazu, Tests mit geringen Reliabilitätskoeffizienten, z. B. Palpationsverfahren und intervertebrale Mobilitätstests, zu verwerfen, ohne sinnvolle Alternativen zur Beurteilung der entsprechenden Parameter anzubieten (Comeaux et al. 2001, Bullock-Saxton et al. 2002). Dennoch zeigt eine differenziertere Analyse von Reliabilitätsstudien und deren Ergebnissen, dass die Werte ansteigen können, wenn die Daten gebündelt werden (DePoy und Gitlin 1998) oder andere Referenzstandards als Inter-Therapeuten-Vergleiche angewandt werden (Jull und Bogduk 1988, Phillipps und Twomey 1996). Obwohl es zweckmäßig ist, Untersuchungs- und Behandlungsmethoden zu verwerfen, die sich als uneffektiv erwiesen haben, sollten keine relevanten Verfahren abgelehnt werden, ohne sinnvolle Alternativen anzubieten.
- Es ist zu diskutieren, ob es eine wachsende Lücke zwischen forschungsbasiertem Wissen und seiner Anwendung in der klinischen Praxis gibt. Einige Autoren behaupten, dass die klinische Praxis per definitionem hinter dem Stand der Wissenschaft zurückbleibt (Van den Ende 2004). Schön (1983) dagegen argumentiert, dass die *empirische Wissensbasis* klinisch tätiger Therapeuten respektiert werden muss, da diese unvollständige und mehrdeutige Informationen interpretieren müssen, um praxisrelevante Entscheidungen treffen zu können. Insbesondere empirisches Wissen mit Einsichten oder ungewöhnlichen Beobachtungen aus zahlreichen klinischen Situationen kann zu sinnvollen Forschungsfragen führen, die im Laufe der Zeit in der allgemeinen Praxis generalisiert werden könnten (z. B. die Anwendung der neurodynamischen Untersuchung und Behandlung oder die passive Mobilisierungsbehandlung unter Kompression von Gelenkoberflächen). In solchen Fällen kann die klinische Praxis sogar einen Vorsprung vor der Wissenschaft haben. Parry merkt sogar an, dass viele Physiotherapeuten, die zur aktuellen klinischen Praxis beigetragen haben, Formen der qualitativen Forschung angewandt haben, ohne dies explizit zu erwähnen:

Die derzeitige Praxis verdankt ihre Vielfalt und Vitalität der qualitativen Beobachtung … Bobath, Knott, Maitland und andere, die nicht unerheblich zum Wissensstand und der Praxis der Physiotherapie beigetragen haben, durchliefen einen Prozess, der charakteristisch für die Ethnografie ist, um ihre Konzepte und Techniken zu entwickeln … (Sie) beobachteten Patienten und ihre eigenen Handlungen systematisch, analysierten fortlaufend die Auswirkungen … (Sie) fertigten schriftlichen Dokumentationen an, verglichen sie mit anderen Aufzeichnungen und nutzten Erfahrungswerte, um Techniken zu modifizieren … Auf diese Art kann die Physiotherapie der Wissenschaft Jahrzehnte voraus sein, bevor die Forschung in den biomedizinischen Wissenschaften die ersten objektiven Belege zur Untermauerung liefert. In der Zwischenzeit werden viele Innovationen abgelehnt oder auch verbreitet, je nachdem, wie die Praktizierenden deren Effektivität einschätzen.

Parry (1991) S. 437

Damit künftig Innovationen möglich sind und nicht nur die bestehende Praxis kritisch durchleuchtet wird, braucht die Physiotherapie Kliniker, die ausgewogenen an Forschungsergebnisse herangehen und gegenüber ungewöhnlichen Präsentationen, die im Widerspruch zu aktuellen theoretischen Modellen und klinischen Rahmenkonzepten stehen, geistig aufgeschlossen bleiben. Eine kritische Überprüfung von Forschungsergebnissen ist in der täglichen Begegnung mit Patienten erforderlich. Zu diesem Zweck sind präzise Beobachtung, kritische Selbstreflexion, mehrgleisiges Denken, gründliche Beurteilung und konsequente Wiederbefundung sowie ein verfeinertes systematisches Dokumentationssystem nötig, das sowohl reguläre als auch ungewöhnliche klinische Beobachtungen in ausreichender Genauigkeit beschreiben kann. Deshalb sind die Kernelemente dieses Konzepts der NMS-Physiotherapie genauso relevant wie Jahrzehnte zuvor, als Maitland sie zum ersten Mal beschrieb.

2.2.2 Evidenzbasierte Praxis und Clinical Reasoning

Als Konsequenz aus diesem Dilemma sind Physiotherapeuten oft auf sich gestellt, wenn sie im Praxisalltag die besten Entscheidungen mit und für ihre Patienten treffen. Sie müssen häufig ausgewogen und pragmatisch zwischen klinischer Praxis und den Ergebnissen einer evidenzbasierten Praxis vermitteln. Physiotherapeuten brauchen nicht nur *eine hohe Kompetenz in der Patientenbefragung und den körperlichen Untersuchungstechniken* (Sackett et al. 1998), sondern müssen darüber hinaus *verschiedene Behandlungsmetoden und -techniken beherrschen, Kommunikationsgeschick aufweisen und tief gehende Clinical-Reasoning-Fähigkeiten vorweisen.*

Clinical Reasoning kann zusammenfassend als „kluge Handlungsweise" (Jones 1995) bezeichnet werden, bei der sich Physiotherapeuten bemühen, drei Bereiche in den Entscheidungsfindungsprozess zu integrieren:

1. Die besten Erkenntnisse aus der Wissenschaft
2. Die besten aktuellen Therapien mit soliden Beurteilungsverfahren und unterschiedlichen Behandlungsstrategien
3. Die beste Patient-Therapeut-Beziehung, beruhend auf einem klientenzentrierten Ansatz mit Empathie, bedingungsloser Wertschätzung und Authentizität (Rogers 1980), Kommunikation, Schulungsstrategien und einem Bewusstsein über die Möglichkeiten eines kognitiv-verhaltenspsychologischen Ansatzes für den allgemeinen therapeutischen Prozess.

Nichtsdestotrotz ist evidenzbasierte Praxis Grundvoraussetzung für eine leistungsstarke klinische Praxis; sie kann jedoch nur erfolgreich angewandt werden, wenn ein gesteigertes Bewusstsein für Clinical-Reasoning-Prozesse (Jones und Higgs 2000) und konsequent durchgeführte Untersuchungs- und Beurteilungsprozesse besteht. Hier korreliert die evidenzbasierte Praxis mit einem der Hauptpfeiler dieses Physiotherapie-Konzepts: der Vorrangstellung der klinischen Evidenz (Wells 1996).

Die Anwendung von konsequent eingesetzten Wiederbefundungsverfahren erlaubt eine Reflexion der im Zuge der Behandlung getroffenen Entscheidungen, mögen diese auf Erfahrungswissensbasis oder auf theoretischem Wissen wie evidenzbasierten Forschungsergebnissen beruhen. Nur die klinischen Ergebnisse werden anzeigen, ob die Empfehlungen der „besten Evidenz" tatsächlich auf den individuellen Patienten anwendbar sind. Auf diese Weise kann die tägliche klinische Praxis als Klasse IV oder manchmal Klasse III der von Sackett et al. aufgestellten Evidenzhierarche angesehen werden, da jede Behandlungssitzung als eine klinische Fallstudie betrachtet werden kann, vorausgesetzt, sie ist von bewussten Clinical-Resoning-Prozessen und konsequenten Wiederbefundungsverfahren gelenkt. Daraus wird ersichtlich, dass der einzigartige Ansatz, an klinische Praxis heranzugehen, gestützt auf die von Maitland vor mehr als vier Jahrzehnten ausgearbeiteten Prinzipien, auch zu Beginn des 21. Jahrhunderts immer noch Gültigkeit besitzt. Es ist daher angebracht, diesen Abschnitt mit dem folgenden Zitat von Professor Lance Twomey, Vize-Kanzler, Professor der Physiotherapie, Curtin University of Technology, Perth, Australia, abzuschließen:

Maitlands Hervorhebung einer sorgsamen und umfassenden Untersuchung, die zu einer präzisen Behandlung durch Bewegung führt und an die sich die Beurteilung der Auswirkungen dieser Bewegung auf den Patienten anschließt, bildet die Grundlage für den modernen klinischen Ansatz. Diese liegt wahrscheinlich so nah an der wissenschaftlichen Methodik, wie innerhalb der physiotherapeutischen klinischen Praxis möglich, und dient als Modell für andere Sparten des Berufs.

Twomey im Vorwort zu Refshauge und Gass (1995)

2.3 Bewegungswissenschaften und Paradigmen zur Bewegung

2.3.1 Paradigmen zur Bewegung

Maitlands „Backsteinmauer"-Modell des Clinical Reasonings dient als Rahmenwerk für die Entscheidungsfindungsprozesse (siehe ➤ Kap. 1). Es hilft Therapeuten dabei, verschiedene Sichtweisen bei der Analyse der (Bewegungs-)Störung und des Schmerzes einer Person einzunehmen. Das Backsteinmauer-Modell des Clinical Reasonings beschreibt, dass bewusst zwischen der Anwendung von biomedizinischem, pathobiologischem Wissen und physiotherapiespezifischen Einsichten unterschieden werden muss. Es unterstützt Physiotherapeuten dabei, sich von biomedizinischen Diagnosen zu lösen, ohne sie zu verwerfen, und eine physiotherapeutische, bewegungsorientierte Diagnose als Grundlage für die Entscheidungsfindung bezüglich einer spezifischen physiotherapeutischen Behandlung zu formulieren. Das Backsteinmauer-Modell des Clinical Reasonings legte das Fundament für Physiotherapeuten, bewusst verschiedene Paradigmen in den Problemlösungsprozess mit einem Patienten einzubeziehen.

Zusätzlich zu den biomedizinischen und physiotherapeutischen Paradigmen können weitere Modelle und Perspektiven in das Backsteinmauer-Modell des Clinical Reasonings integriert werden. Es wurde postuliert, dass Physiotherapeuten oder Manualtherapeuten unterschiedliche Paradigmen (Modelle) in ihren Clinical-Reasoning-Prozessen anwenden, die – in Abhängigkeit von der klinischen Relevanz der gegebenen Situation – mehr oder weniger dominant eingesetzt werden können (Banks und Hengeveld 2010). Einige dieser Modelle scheinen mehr oder weniger wissenschaftlich profund untersucht worden zu sein und tragen daher mehr oder weniger zum akzeptierten Wissen der entsprechenden wissenschaftlichen Gemeinschaften bei. Jedoch finden anscheinend einige Studienergebnisse weniger dominanter Paradigmen in einer wissenschaftlichen Gemeinschaft weniger Akzeptanz und werden möglicherweise nicht als relevanter Wissensbeitrag zu den Evidenzniveaus angesehen. ➤ Abb. 2.3 stellt verschiedene Paradigmen in Clinical-Reasoning-Prozessen dar.

2.3.2 Physiotherapeutische Diagnose

Wie schon erwähnt, leitet sich die Grundlage der physiotherapeutischen Diagnose aus der subjektiven und der Funktionsuntersuchung sowie Probebehandlungen ab (Banks und Hengeveld 2010). Passive Mobilisierung spielt eine zentrale Rolle bei der Diagnose vieler Bewegungsdysfunktionen – nicht nur beim Screening mit dem Ziel, die Symptome des Patienten zu reproduzieren, die von den verschiedenen Gelenken, neuronalen Strukturen oder Weichteilen ausgehen, sondern auch während der Probebehandlung und der Wiederbefundung. Letzteres verdeutlicht ein wichtiges Prinzip dieses Manualtherapie-Konzepts: *Differenzierung nicht nur durch Befundungsverfahren, sondern auch durch Behandlung.*

Daher spielen die verschiedenen Formen der Beurteilung, wie sie von Maitland beschrieben wurden, bei der physiotherapeuti-

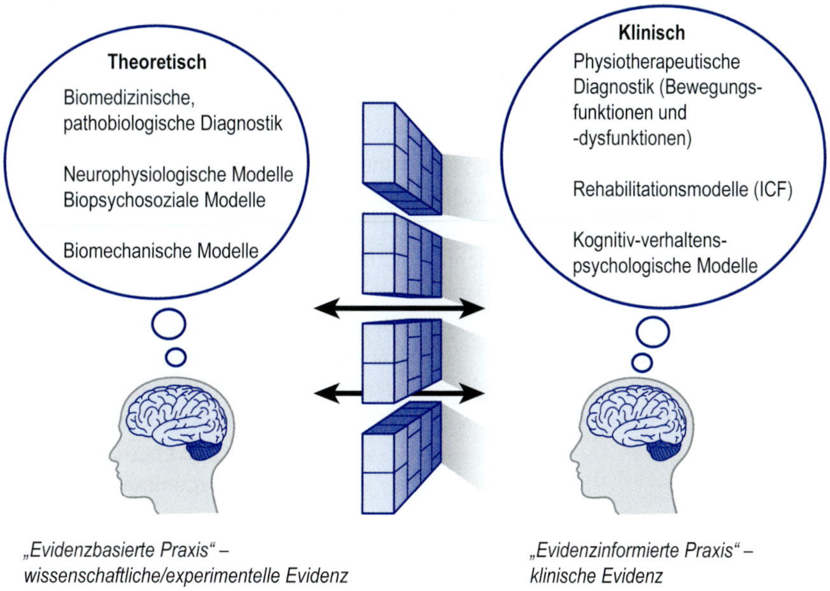

Abb. 2.3 Physiotherapeuten folgen verschiedenen Paradigmen in ihren Clinical-Reasoning-Prozessen.

schen Diagnose eine essenzielle Rolle. Nicht nur die ersten Beurteilung, sondern auch die Beurteilung während und die Wiederbefundung nach Anwendung einer therapeutischen Intervention sowie gelegentlich retrospektive Beurteilungen müssen zur Bestätigung der während des therapeutischen Prozesses ausgearbeiteten Hypothesen eingesetzt werden, um eine abschließende Diagnose zu stellen.

Die Begriffe der Internationalen Klassifikation der Funktion, Behinderung und Gesundheit (ICF – WHO 2001) können als Grundlage bei der Beschreibung physiotherapeutischer Diagnosen dienen (➤ Abb. 2.4). Zur umfassenden Beschreibung des Patientenzustands gehören Beobachtungen der funktionalen und möglichen strukturellen Beeinträchtigungen, der Aktivitäts- und Teilhabe-Ressourcen und/oder -Beeinträchtigungen, des Einflusses biomedizinischer Prozesse auf die Funktionsebenen sowie möglicher sozialpsychologischer Faktoren, die vielleicht auf die Funktionsebenen einwirken (➤ Abb. 2.4).

2.3.3 Vom biomedizinischen Modell zum biopsychosozialen Modell

In der Vergangenheit wurden Praxis und Forschung der Physiotherapie stark vom biomedizinischen Paradigma beeinflusst. Historisch bedingt akzeptierten die Begründer der Physiotherapie im 19. und 20. Jahrhundert die Hegemonie der Medizin und übernahmen deren biomedizinische, häufig positivistisch orientierte Sichtweise für ihre Arbeit, um professionelle Anerkennung und die Praxiserlaubnis zu erhalten (Barclay 1994, Parry 1997, Welti 1997, Terlouw 2007). Während der letzten Jahrzehnte wurde das biomedizinische Modell jedoch sowohl im medizinischen Bereich als auch in der

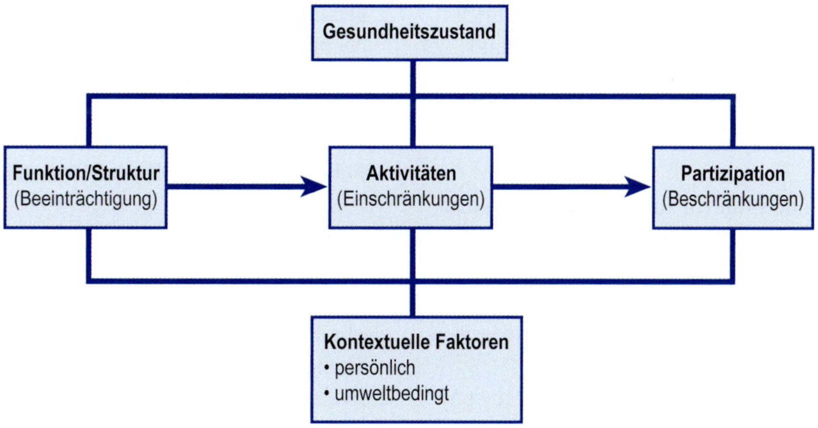

Abb. 2.4 Die physiotherapeutische Diagnose muss alle Dimensionen der ICF (nach WHO 2001) umfassen. Aus Banks und Hengeveld (2010) mit frdl. Genehmigung

Physiotherapie infrage gestellt. Engel (1977) zweifelte das biomedizinische Modell mit dem Argument an, es lege zu viel Augenmerk auf die Pathologie, ohne die psychosoziale Auswirkung von Krankheit und Leiden in Betracht zu ziehen. Er argumentierte, biomedizinische Modelle verliehen der Erklärung von Störungen und Krankheiten durch Abweichungen in biomedizinischen Prozessen zu viel Gewicht. Die einfache Anwendung des biomedizinischen Modells erschafft Engel zufolge eine Dichotomie, bei der organische Krankheitsfaktoren auf der einen Seite und psychosoziale Elemente menschlicher Fehlfunktion auf der anderen Seite stehen. Dabei werden Letztere zu häufig mit kausalen Prinzipien, wie einer Psychopathologie oder psychosozialen Problemen, verbunden.

Unter biopsychosozialen Gesichtspunkten können vielfältige Faktoren zur Entstehung und Aufrechterhaltung von Krankheit, Schmerz und Behinderung beitragen:

- Biologische Prozesse
- Emotionale Aspekte
- Kognitive Aspekte
- Soziale Faktoren
- Kulturelle Faktoren
- Verhaltensbezogene Faktoren

Die Rolle des biomedizinischen Modells

Trotz des Paradigmenwechsels hin zu biopsychosozialen Modellen und einer spezifischeren physiotherapeutischen Diagnose spielt die biomedizinische Denkweise noch immer eine wichtige Rolle in Clinical-Reasoning-Prozessen von Manualtherapeuten. Dieses Modell ist von besonderem Wert bei:

- Aufstellen von Vorsichtsmaßnahmen, Kontraindikationen und Eingrenzungen des Praxisbereichs
- Festlegung einer medizinischen oder orthopädischen Diagnose als initialem Referenzpunkt für die Manualtherapie
- Medizinisches Screening zur Bestimmung von Kontraindikationen und Vorsichtsmaßnahmen der Untersuchungs- und Behandlungsverfahren
- Prognosestellung – Einschätzung der natürlichen Heilungsstadien und Erholung
- Wiedererkennung von klinischen Mustern als Faktoren, die zur Bewegungsstörungen eines Patienten beitragen, einschließlich ihrer Folgen für die physiotherapeutische Untersuchung und Behandlung; z. B. Bewegungsstörung aufgrund einer Kombination aus Lumbalstenose und einer aktivierten Osteoarthrose der Hüfte oder einer stabilen Bandscheibenerkrankung der Lendenwirbelsäule usw.

In der aktuellen Ära des Wandels hin zur Integration psychosozialer Aspekte in die medizinische und physiotherapeutische Diagnostik und deren möglicher Überbewertung ist es von besonderer Bedeutung, pathoanatomische Läsionen als mögliche Quelle für Schmerz, Unbehagen und Behinderung nicht zu vernachlässigen (Hancock et al. 2011, Jull und Moore 2012).

So wie eine biomedizinische Diagnose einen Hinweis für die physiotherapeutische Diagnostik geben kann, kann eine physiotherapeutische Diagnose Indikationen für die biomedizinische Diagnostik liefern. Tatsächlich können beide Sichtweisen auf die Diagnose des Problems einer Person in vielen Fällen komplementär sein. Jedoch sollten die spezifischen physiotherapeutischen Untersuchungs- und Beurteilungsverfahren, wie in diesem Manualtherapie-Konzept dargestellt, nicht übergangen werden, um umfassende Behandlungsziele und Maßnahmen gemeinsam mit dem Patienten zu definieren.

Die Rolle des biopsychosozialen Modells

Biopsychosoziale Standpunkte sind derzeit von zentraler Bedeutung für das Clinical Reasoning in der Manualtherapie, insbesondere bei der Festlegung von Behandlungsansätzen, und beziehen sich auf:

- Das individuelle Krankheitserleben (Kleinmann 1988) und den Referenzrahmen der betroffenen Person – die Art und Weise, wie sie gelernt hat, mit der Krankheit und/oder Behinderung umzugehen.
- Kommunikationsfähigkeit zwischen Patient und Therapeut. Aufmerksames Zuhören und die Beobachtung erlauben häufig einen Einblick in die Welt der Gedanken, Gefühle, Haltung, Werte, Vorerfahrungen, Verhalten des Patienten in Bezug auf die Erkrankung.
- Die psychologischen und sozioökonomischen Variablen in der menschlichen Erfahrung und wie sie wahrscheinlich zu andauerndem Schmerz und Behinderung beitragen, anstatt ein Auslöser für sie zu sein (Kendall et al. 1997).

Die essenziellen Komponenten des biopsychosozialen Paradigmas:

- Eine klientenzentrierte Haltung mit Empathie, bedingungsloser Wertschätzung und Authentizität (Rogers 1980).
- Fähigkeit, verschiedene Kommunikationstechniken anzuwenden.
- Gemeinsame Zielsetzung, gemeinsame Definition der Parameter zur Überwachung der Behandlungsergebnisse sowie Auswahl der Behandlungsmaßnahmen mit dem und nicht für den Patienten.
- Auswahl von Behandlungsmaßnahmen, die für den Patienten sinnvoll sind.
- Erklärung, Information und Schulung, um das Verständnis, die Motivation und das Vertrauen des Patienten in den erneuten Gebrauch des Körpers zu fördern.
- Bewusstsein der Verhaltensänderung: Manualtherapeuten verfolgen häufig das Ziel, das (Bewegungs-)Verhalten zu verändern. Dabei muss ihnen unbedingt klar sein, dass sich das Verhalten nicht über Nacht ändert. Einblicke aus der kognitiven Verhaltenstherapie und ein Bewusstsein für die verschiedenen Rollen, die ein Therapeut zur Motivation des Patienten spielen kann, helfen bei der Führung eines Patienten durch diesen Veränderungsprozess.

Phänomenologische Perspektive

Innerhalb des biopsychosozialen Modells spielt die phänomenologische Perspektive eine zentrale Rolle. Innerhalb dieser Sichtweise verdienen die Ansichten von Kleinmann (1988) in Bezug auf das individuelle Krankheitserleben und von Antonovsky (1979) mit seinen Untersuchungen eines salutogenen Blickwinkels auf Gesundheit, Krankheit und Behandlung besondere Aufmerksamkeit.

Das Konstrukt des *individuellen Krankheitserlebens* bezieht sich auf die persönliche Erfahrung von körperlichen Prozessen und die Auswirkung von sozialen und kulturellen Einflüssen auf diese Erfahrung. Die folgenden Aspekte stehen im Vordergrund (Kleinmann 1988):

- Das Krankheitserleben unterliegt immer kulturellen Einflüssen und hängt davon ab, was die Gesellschaft als angemessenes Verhalten ansieht, von der Biografie der betroffenen Person sowie von psychologischen Prozessen, Bedeutungen und Beziehungen. Somit ist die soziale Welt immer mit der inneren Erfahrung eines Krankheitserlebens verbunden.
- Im Rahmen dieser Erfahrung können Kräfte existieren, die Leiden und Behinderung entweder verstärken oder reduzieren, einschließlich des Verhaltens von anderen, wie Verwandten oder klinischen Therapeuten. Diese Vorstellung wird von Pilowsky (1997) unterstützt, der argumentiert, dass Physiotherapeuten sich des Einflusses ihres Verhaltens auf das Verhalten des Patienten, den sie behandeln, bewusst sein müssen. Weiterhin gibt es Anzeichen, dass sich das Clinical Reasoning von Physiotherapeuten unterscheidet, in Abhängigkeit von der Kultur, in der sie handeln (Cruz et al. 2012), und bestimmte Verhaltensweisen von ihnen selbst und ihren Klienten hervorheben kann.
- Alle Mitglieder der Berufsgruppe sind dafür ausgebildet, das individuelle Krankheitserleben in die theoretische Begrifflichkeit von Krankheit und in eine berufsspezifische Taxonomie und Nomenklatur zu übersetzen. Daher ist es unumgänglich, dass Patienten verstehen, dass jeder Kliniker eine unterschiedliche Sichtweise in Bezug auf ihr individuelles Krankheitserleben hat, die als Grundlage für die Behandlung dienen kann.
- Die Interpretation der Geschichte dieses individuellen Erlebens sollte eine zentrale Aufgabe der medizinischen Praxis sein. Wird der individuelle Bericht über das persönliche Erleben nicht berücksichtigt, kann dies den Patienten vom medizinischen Personal entfremden.

Die Perspektive des individuellen Krankheitserlebens kann durch die *salutogenen Gesichtspunkte* ergänzt werden, die von Antonovsky (1979) beschrieben wurden. Basierend auf einer kritischen Bewertung von Forschungsergebnissen, die tendenziell auf pathogene Faktoren fokussiert sind, wurde die Einführung einer *salutogenen Perspektive* empfohlen, die z. B. fragt, warum bestimmte Menschen trotz vieler Stressoren gesund bleiben.

Während sich eine pathogene Sichtweise hauptsächlich auf die verursachenden Faktoren und die Prävention von Krankheiten und Störungen fokussiert, konzentriert sich eine salutogene Perspektive auf Fragen, warum Menschen gesund bleiben, obwohl Stressoren das Krankheitsrisiko erhöhen, oder welche Faktoren die Anleitung von Personen unterstützen können, ein besseres Gefühl für Gesundheit und Wohlbefinden zu entwickeln. Wie Antonovsky (1987) erklärte, *„bilden salutogene Faktoren nicht notwendigerweise die andere Seite der Münze der pathogenen Faktoren"*. Basierend auf Studien mit Überlebenden von Konzentrationslagern des Zweiten Weltkriegs, fiel Antonovsky auf, dass ein relativ hoher Prozentsatz der Teilnehmer angab, bei guter physischer und emotionaler Gesundheit zu sein, trotz der vielen Stressoren, unter denen sie in den Jahren des Krieges zu leiden hatten. Er schlussfolgerte, dass ein *„Kohärenzgefühl"* eine bessere Belastbarkeit gegenüber Stressoren des Lebens fördert. Dieses Konstrukt unterstützt die Entwicklung und Erhaltung eines Gefühls für Gesundheit, eines Gefühls für Zweckmäßigkeit und Wohlbefinden. Er postulierte, dass Gesundheit kein feststehender Zustand ist, sondern dass Menschen kontinuierlich zwischen den zwei Extremen von „Unwohlsein und Wohlbefinden" pendeln. Bei der Untersuchung von Patienten müssen solche Faktoren evaluiert werden, die zu einer Vor- und Rückbewegung in diesem Gesundheits-Krankheits-Kontinuum führen. Anzumerken ist, dass die salutogene Sichtweise zunehmend von Gesundheitsförderungsprogrammen anerkannt wird. Sie ist in der beruflichen Beschreibung der physiotherapeutischen Praxis implizit enthalten (Hengeveld 2006).

Vor allem das Kohärenzgefühl verdient in diesem Prozess Beachtung. Es enthält drei Kernelemente:

- *Verstehbarkeit:* Versteht eine Person die Situation, in der sie sich befindet? In der physiotherapeutischen Praxis muss der Therapeut unbedingt wissen, welche Vorstellung ein Patienten vom Grund, der Diagnose und den Behandlungsoptionen für sein Problem hat. Wenn der Patient die grundlegenden Paradigmen der physiotherapeutischen Praxis verstanden hat, können Bewegungsfunktionen den Heilungsprozess erheblich unterstützen und zu einem besseren Gefühl des Wohlbefindens beitragen.
- *Sinnhaftigkeit:* Kann die Person ein Gefühl für den Sinn der Situation entwickeln, in der sie sich befindet? Physiotherapeuten müssen sich Zeit nehmen, um dieses Konstrukt gemeinsam mit dem Patienten zu erkunden und verschiedene Strategien anzubieten, um das Gefühl für die Sinnhaftigkeit zu fördern. Dies kann sowohl pädagogische Strategien zu Schmerzmechanismen und den Einsatz von (aktiver/passiver) Bewegung und Entspannung als Behandlungsmöglichkeiten beinhalten als auch regelmäßige Wiederbefundungsverfahren bei Selbstmanagementstrategien, um die Entwicklung eines Erfolgsgefühls zu unterstützen.
- *Handhabbarkeit:* Scheint die Person über Ressourcen zu verfügen, um mit den Stressoren dieser Situation umzugehen? Physiotherapeuten müssen sinnvolle Selbstmanagementstrategien entwickeln, die regelmäßig wiederbeurteilt werden müssen, um zu einem Erfolgserleben, der Sinnhaftigkeit der gewählten Behandlung und der Handhabbarkeit des Problems beizutragen.

Zusammengefasst betont eine salutogene Sichtweise verschiedene Aspekte:

- *Reflexion der grundlegenden Standpunkte zu Gesundheit und Krankheit.* Welche Faktoren könnten ausschlaggebend dafür sein, dass bestimmte Menschen gesund bleiben und andere erkranken, wenn bestimmte Stressoren vorhanden sind?
- *Kohärenzgefühl.* Es hat sich herausgestellt, dass dies ein wichtiger Faktor ist, um Stressoren erfolgreich bewältigen und ein Gefühl für Gesundheit bewahren zu können.
- *Gesundheit und Krankheit.* Diese sollten als die beiden Extreme eines dynamischen Kontinuums verstanden werden.
- Bezug zu sowohl pathogenen als auch salutogenen Paradigmen, in denen der Therapeut nach solchen Faktoren sucht, die rückwärts gewandt ein Krankheitserleben erschließen können. Darüber hinaus geht er Faktoren nach, die ein nach vorn gewandtes

Tab. 2.2 Aus einer salutogenen Perspektive muss besonders auf die Formulierung geachtet werden.

Situation	Pathogene Perspektive	Salutogene Ausrichtung
Subjektive Untersuchung: Bestimmung der Schwere und Irritierbarkeit einer Störung	*Wenn es wehtut, während Sie Fenster putzen, müssen Sie aufgrund des Schmerzes aufhören?*	*Wären Sie in der Lage, weiterhin die Fenster zu putzen, trotz des Schmerzes, den Sie verspüren?*
Subjektive Untersuchung	*Warum ist es morgens schlimmer?*	*Warum glauben Sie, dass es am Nachmittag besser ist als am Morgen? Was würde es benötigen, damit der Morgen genauso wird wie der Nachmittag?*
Subjektive Untersuchung: 24-Stunden-Verhalten	*Was können Sie aufgrund des Schmerzes nicht mehr tun?*	*Welche Aktivitäten sind trotz des Schmerzes noch möglich? Welche Hobbys und Aktivitäten würden Sie wirklich gern ausführen?*
P/E: aktive Tests von z. B. Lx, F, E, Seitenflexion, Rot	*Könnten Sie sich nun bitte nach vorne beugen? Nun umdrehen? etc.*	*Ich würde gerne die folgenden vier Bewegungen machen. (kurze Demo) Welche würden Sie vorziehen?*
P/E: neurologische Leitfähigkeitstestung	*Ich finde hier nichts!*	*So weit es mich betrifft, sind Ihre Reflexe, Muskeln und Berührungsempfindungen in bester Ordnung.*
Untersuchung von Zusatzbewegungen (viele Bewegungen sind empfindlich und der Patient zeigt extremes Schutzverhalten)	*Wo tut es weh?*	*Wenn ich Sie in diesem Bereich bewege, wo empfinden Sie es als eher angenehm oder entspannend?*

E = Extension, F = Flexion, Lx = Lendenwirbelsäule, Rot = Rotation, P/E = Funktionsuntersuchung
(Banks und Hengeveld 2010)

Erleben von Gesundheit und Wohlbefinden unterstützen (Antonovsky 1987, Schüffel et al. 1998).

Mit einem besonderen Augenmerk auf die Wortwahl kann der wahre Wert der salutogenen Perspektive in der klinischen Praxis, z. B. während der Untersuchung, Wiederbefundung und Behandlung, erkannt werden. Dies soll den Patienten zu einem besseren Erleben von Gesundheit und Wohlbefinden führen. Einige Beispiele sind in ➤ Tab. 2.2 aufgeführt.

Beide Perspektiven – Kleinmanns Sicht auf die individuelle Krankheitserleben und Antonovskys Modell des Krankheits-Gesundheits-Kontinuums – erlauben die Entwicklung einer spezifischen phänomenologischen Sichtweise auf die physiotherapeutische Praxis (Hengeveld 2003).

Einerseits müssen Physiotherapeuten die eher pathogene Faktoren erfassen, was zu einer Rückwärtsbewegung im Krankheits-Gesundheits-Kontinuum führt, z. B. das Vorhandensein möglicher pathobiologischer Prozesse, den Behinderungsstatus und den Leidensdruck einer Person in Bezug auf das Problem und das Krankheitsverhalten. Letzteres ist selbst das Ergebnis physiologischer, kognitiver, emotionaler und soziokultureller Erfahrungen. Anderseits kann es bei der Behandlungsplanung nützlich sein, vom „Ende aus zu denken" und das mögliche ideale Stadium der Bewegungsfunktionen in Betracht zu ziehen, wenn alle Behandlungsziele erreicht werden könnten. Bei der Definierung der Behandlungsziele gemeinsam mit dem Patienten können Physiotherapeuten berücksichtigen, welche Aspekte des „idealen Zustands" fehlen und von besonderer Bedeutung für den Patienten sind (➤ Abb. 2.5). Dazu gehören:

- Welche Bewegungsbeeinträchtigungen (Impairments) sollten verbessert werden, wenn ein idealer Zustand erreicht werden könnte?
- Welche Aktivitäten müssen sich verbessern? Müssen irgendwelche Aktivitäten bezüglich der Teilhabe (Partizipation) verfolgt werden?
- Ist das generelle Aktivitätsniveau im Alltag optimal, zu gering, oder relativ hoch? Ist es zu gering, wie motiviert der Therapeut den Patienten, um das Fitnessniveau zu erhöhen und ein Fitnessprogramm zu starten? Ist es relativ hoch, gibt es irgendwelche Entspannungsstrategien, die der Patient in seinen Tagesablauf einbauen kann? Werden irgendwelche Strukturen aufgrund angewöhnter Bewegungsmuster im Alltag ungünstig genutzt, die angegangen werden müssen?
- Scheint der Patient den Bewegungen seines Körpers im Alltag zu vertrauen? (Falls nicht, wie kann der Therapeut ihn zu dieser Erfahrung führen?)
- Bewegt sich der Patient mit einem übersteigerten Körperbewusstsein (und Schutz) oder scheint der Körper bei bedeutsamen Handlungen „vergessen" zu werden?
- Ist sich der Patient irgendwelcher präventiver Maßnahmen und der Art und Weise, wie er seinen Körper im Alltag einsetzt, bewusst?
- Hat der Patient ein angemessenes Gefühl für die Kontrolle von Schmerzen oder Wohlbefinden? Falls nicht, welche Maßnahmen sollten eingeleitet werden?

Bislang haben nur wenige wissenschaftliche Studien die Rolle dieser phänomenologischen Sichtweise des individuellen Krankheitserlebens sowie die Rolle der Salutogenese im physiotherapeutischen Clinical Reasoning und für die Behandlungsergebnisse untersucht.

2.3.4 Neurophysiologische Modelle

Die Vorstellung und Akzeptanz der „Gate-Control"-Theorie 1965 (Melzack und Wall 1984) katalysierte einen Wandel in der Erforschung, Beurteilung und Behandlung von Schmerz. Das bis dahin dominierende biomedizinische, dualistische Paradigma wurde schrittweise durch ein eher ganzheitliches biopsychosoziales Paradigma abgelöst. Dem biomedizinischen Paradigma zufolge besteht ein direkter Zusammenhang zwischen Schmerz und dem Ausmaß einer körperlichem Schädigung. Infolgedessen basierte die Behandlung auf der Normalisierung oder Entfernung der zugrunde liegen-

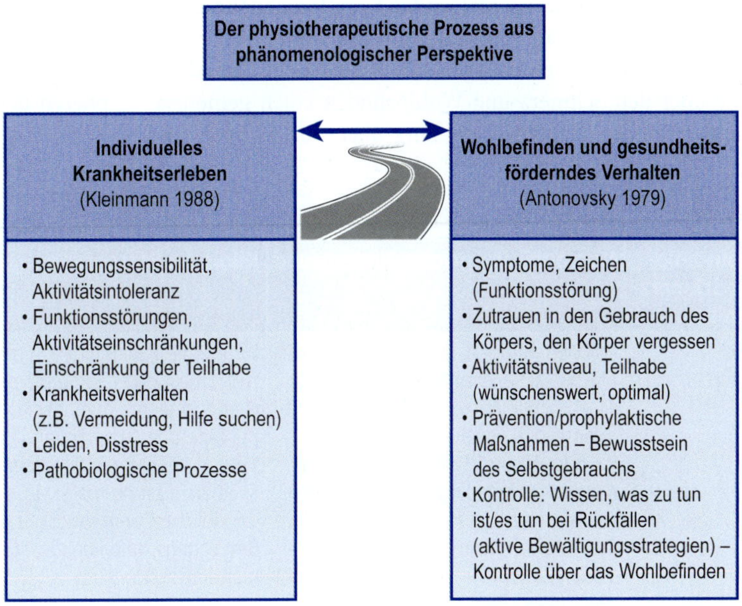

Abb. 2.5 Im Rahmen einer phänomenologischen Perspektive begleiten Physiotherapeuten die Patienten im Krankheits-Gesundheits-Kontinuum zu einem Erleben von Gesundheit und Wohlbefinden bezüglich der Bewegungsfunktionen. Dieser Ansatz hilft Physiotherapeuten bei der umfassenden Planung der Behandlungsziele.

den Pathologie. In Abwesenheit eines körperlichen Schadens wurde eine psychische Problematik angenommen und eine Psychopathologie unterstellt (Vlaeyen und Crombez 1999).

Die Gate-Control-Theorie folgte der Hypothese, dass die Verarbeitung des zentralen Nervensystems sowohl an sensorisch-diskriminierenden als auch an affektiv-motivationsbedingten Aspekten von Schmerz beteiligt ist. Aus neurophysiologischer Sicht besagte die Gate-Control-Theorie, es handle sich bei Schmerz nicht nur um das Ergebnis nozizeptiver Information, die von peripheren Strukturen aufsteigt, sondern Schmerz könne auch auf absteigenden Bahnen im ZNS moduliert werden. Mit dieser Theorie wurde anerkannt, dass Schmerz das Resultat von Verarbeitungsprozessen in neuronalen Netzwerken und nicht nur die Folge von Gewebeverletzungen allein ist. Die Implikation dieser Theorie war, dass kognitive, emotionale, verhaltenspsychologische, soziale und kulturelle Dimensionen wesentliche beitragende Faktoren zur individuellen Schmerzerfahrung darstellen.

Daher dienen neurophysiologische Paradigmen verschiedenen Zielen:

- Sie helfen, ein umfassenderes Verständnis für die Schmerzerfahrung des Patienten zu entwickeln.
- Sie unterstützen die Schulungs- und Informationsprozesse des Patienten, um ein besseres Verständnis von Schmerz und der Rolle von Bewegung und anderen therapeutischen Maßnahmen in der Schmerzbehandlung zu fördern.
- Sie können zudem Therapeuten Erklärungsmodelle für (manuelle) physiotherapeutische Prozesse und Methoden innerhalb einer biopsychosozialen Sichtweise bieten, die vom Interview, körperlichen Untersuchungsverfahren, therapeutischen Interventionen bis hin zu Kommunikation und Schulungsstrategien reichen.
- Sie liefern grundlegende Informationen über menschliche Lernprozesse und motorisches Lernen im Besonderen.

Neurophysiologische Schmerzmechanismen

Es wird argumentiert, dass Schmerz verschiedenen Mechanismen im nozizeptiven System neuronaler Netzwerke zugeordnet werden müsse, nicht allein einem einzelnen neurophysiologischen Schmerzmechanismus (Cervero und Laird 1991), sowie aus der Perspektive der Neuroplastizität oder Lernprozessen (Loeser und Melzack 1999). Daher wird empfohlen, bei der Beurteilung von Schmerz zwischen diesen zugrunde liegenden neurophysiologischen Schmerzmechanismen zu unterscheiden (Cervero und Laird 1991). ➤ Tab. 2.3 zeigt die klinische Identifizierung und die unterstützende neurophysiologische Evidenz für die wichtigsten neurophysiologischen Schmerzmechanismen, die gewöhnlich in der neuromuskuloskeletalen Praxis angetroffen werden. Alle Interventionen der Physiotherapie, inklusive Selbstmanagement und Schulungsstrategien, sollten an diese Schmerzmechanismen angepasst werden.

Es scheint, dass diese neurophysiologischen Schmerzmechanismen eine relevante Hypothese darstellen, auf die sich klinische Entscheidungen in der Physiotherapiepraxis stützen. Eine qualitative Studie folgerte Ende der 1990er-Jahre, dass die Konzeptualisierung von Schmerzmechanismen und der damit verbundenen Konzepte noch immer ein implizierter Prozess innerhalb der manuellen Physiotherapiepraxis zu sein scheint (Hengeveld 2000). Allerdings schlussfolgerten Smart und Doody (2007) in einer qualitativen Studie mit erfahrenen Physiotherapeuten, die auf Video aufgenommene Behandlungssitzungen und Interviews beobachteten, dass die ausgewählten Teilnehmer die oben genannten Schmerzmechanismen und die damit verbundenen Konzepte in ihre Clinical-Reasoning-Prozesse integrierten. In einer dreiphasigen Delphi-Studie entwickelten Smart et al. (2010) einen Konsens unter 103 klinischen Experten über die klinischen Kriterien, mit deren Hilfe eine mechanismusbasierte Klassifikation der Patientendarstellungen erstellt wird. Es hat sich herausgestellt, dass der Bezug zwischen dem Einsetzten der Symptome, der nachfolgenden Symptomabnahme und gleichzeitiger Zunahme des Aktivitätenniveaus während der voraussichtlichen Zeit der Geweberegeneration sowie ein Gefühl der Kontrolle über den Schmerz und Wohlbefinden einen gemeinsamen Nenner in der Hypothesenbildung über nozizeptiven und ZNS-modulierten Schmerz bilden. In standardisierten Beurteilungen von Patienten wurde beschrieben, dass die Genauigkeit der Klassifikation von nozizeptiven Schmerzmechanismen und peripheren neurogenen Mechanismen bei Patienten mit Rücken- und Beinschmerz hoch ist (Smart et al. 2012a, 2012b, 2012c).

Tab. 2.3 Klinische Identifizierung der wichtigsten neurophysiologischen Schmerzmechanismen

Neurophysiologischer Schmerzmechanismus	Neurophysiologischer Hintergrund	Klinische Präsentation	Bemerkungen
Nozizeptive Mechanismen	Aktivierung der A_δ- und C-Fasern durch mechanische, chemische oder thermische Stimuli, Aktivierung der primär afferenten Neuronen. Nachfolgend „Alles-oder-Nichts"-Reaktionen, Aktivierung sekundärer und tertiärer afferenter Neuronen, als Resultat, die zur Schmerzwahrnehmung führt (Fields 1988). Zahlreiche Bereiche in Mittelhirn und Kortex sind involviert (Neuromatrix; Moseley 2003)	Symptome haben einen Stimulus-Reiz-Bezug. Qualität der Symptome kann stechend, ziehend, dumpf sein. Schmerz und Behinderung stimmen mit den natürlichen Verlauf der Dysfunktion überein, d. h., der Schmerz lässt normalerweise innerhalb der üblichen Genesungszeit nach und die Bewegungs- und Funktionsfähigkeit normalisiert sich	Bei Gewebeverletzungen kann die antidrome Aktivität der C-Fasern zum Entzündungsprozess („neurogene Entzündung") und zu einer übermäßigen Schmerzempfindlichkeit (Hyperalgesie) beitragen (Fields 1988). Dieser Prozess ist jedoch entsprechend dem Heilungsstadium reversibel. Tatsächlich scheint seine Hauptfunktion in der Unterstützung des Heilungsprozesses zu liegen
Peripher neurogene Mechanismen	Können durch Änderungen des Blutdruckgradienten (Sunderland 1978), abnorme impulsgenerierende Zentren aufgrund von Veränderungen in Ionenkanälen oder Traumata wie Zug oder Reibung (Butler 2000) ausgelöst werden	Symptome haben einen Stimulus-Reiz-Bezug. Schmerz und Behinderung stimmen mit dem natürlichen Verlauf der Dysfunktion überein. Kann schwerer sein. Qualität Brennen, Pochen, Krampfen. Auch im Ruhezustand besonders stark. Symptome und Behinderung folgen gewöhnlich dem normalen Verlauf der Störung; sie können jedoch aufgrund der zugrunde liegenden Mechanismen länger andauern als dominante nozizeptive Mechanismen	Gegebenenfalls muss zunächst das die Nerven (Schnittstellen) umgebende Gewebe behandelt werden, bevor das Nervensystem durch Palpation, „Gleit"- oder „Dehnungs"-Techniken behandelt wird (Butler 2000, Shacklock 2005, Coppieters und Butler 2008)
Modulation des Schmerzerlebens aufgrund von ZNS-Prozessen	Andauernde sensibilisierte Zustände im Hinterhorn, Thalamus, Kortex. Pathophysiologische Prozesse ebenso wie kognitive, emotionale Faktoren und/oder Verhaltensaspekte können eine wichtige Rolle in der andauernden Sensibilisierung spielen (Woolf 1991, Jeanmonod et al. 1993, Gifford und Butler 1997)	Keine klare Beziehung zwischen Schmerz, Behinderung, natürlichem Verlauf der Dysfunktion und Bewegungsverhalten. Die klinische Präsentation folgt nicht unbedingt einem klaren, erkennbaren klinischen Muster	Insbesondere der modulierende Einfluss des Zentralnervensystems (ZNS) bei der Übertragung nozizeptiver Impulse findet in der physiotherapeutischen Literatur zunehmend Beachtung. Es wird empfohlen, das ZNS als ein integriertes zyklisches System und nicht als ein System zu verstehen, das einfach nach Ursache-Wirkung funktioniert und zwischen afferenten und efferenten Aspekten der Funktion unterscheidet (Wright 1999). Ein sensibilisierter Zustand ist ein normales Phänomen bei Verletzungen; die Sensibilisierung klingt aber normalerweise im Heilungsverlauf ab. Allerdings bleibt das ZNS in einigen Fällen aufgrund von pathobiologischen Prozessen (z. B. Nervenläsionen) oder aufgrund von kognitiven/emotionalen/soziokulturellen/verhaltenspsychologischen Faktoren sensibilisiert
Einflüsse des autonomen Nervensystems	Das autonome Nervensystem wird als Mediator bei der Schmerzerfahrung des Patienten angesehen. Der Grad autonomer Aktivitäten wird vom Grad der Bedrohung durch die Schmerzerfahrung bestimmt und drückt sich in „Kampf-oder-Flucht"- oder andere Stressreaktionen aus (Selye 1976, Sapolsky 1994)	Schmerz kann in generalisierten Bereichen wahrgenommen werden, Gliedmaßen können sich geschwollen und kalt anfühlen sowie unterschiedliche Schweißreaktionen aufweisen	Klinisch gesehen wird während der durch den Schmerz aufgezwungenen Bedrohung die autonome Aktivität solange aufrechterhalten, bis die Bedrohung durch physikalische, psychologische oder sozioökonomische Faktoren beseitigt ist

Banks und Hengeveld 2010

Endorgan-Dysfunktion und geänderte Verarbeitung im Nervensystem – komplexe Clinical-Reasoning-Prozesse

Die Komplexität von Clinical-Reasoning-Prozessen auf vielfältigen, parallelen „Tracks" zeigt sich an den neurophysiologischen Schmerzmechanismen. Auf der einen Seite muss ein klinisch tätiger Physiotherapeut aktive nozizeptive und periphere neurogene Mechanismen mit einer möglichen Gewebepathologie in Zusammenhang bringen, die weiterer medizinischer Behandlung bedarf oder die eine spezifische Vorsichtsmaßnahme respektive Kontraindikation für physiotherapeutische Maßnahmen darstellt. Auf der anderen Seite muss die Art und Weise, wie die geänderte Verarbeitung im zentralen Nervensystem das Schmerzerleben und die Behinderung einer Person beeinflusst, berücksichtigt werden. Vor allem in der heutigen Zeit, in der psychosoziale Probleme stärker beachtet werden als zuvor (Hancock et al. 2011) und Praxisrichtlinien die freien Clinical-Reasoning-Prozesse einschränken können (Bensing 2000), ist es unumgänglich, eine mögliche Gewebepathologie als „Endorgan-Dysfunktion" in Betracht zu ziehen, die angemessen behandelt werden muss.

Apkarian und Robinson (2010) schlagen daher vor, sich einerseits auf ein „Endorgan-Dysfunktionsmodell" (EODM) zu konzentrieren, in dem erkennbare Ereignisse zur Entwicklung von Symptomen führen und die Symptome mit erkennbaren Präsentationen übereinstimmen, welche bestimmten Gewebe- oder pathobiologischen Prozessen zugeschrieben werden können. Im EODM würde keine veränderte Verarbeitung im Nervensystem vermutet. Das bedeutet, dass der Schmerz abklingen und sich das Aktivitätsniveau im Laufe der Geweberegeneration verbessern sollte. Symptome und Zeichen zeigen ein erkennbares, wiederholbares Stimulus-Reaktions-Muster. Andererseits sollten Modelle einer veränderten Nervensystemverarbeitung (ANSPM) in Betracht gezogen werden, wenn die Symptome und Zeichen nicht in Verbindung mit der Entstehungsgeschichte stehen oder das Stimulus-Reaktions-Muster nicht reproduziert werden kann.

Dynamik des Schmerzerlebens

Das Schmerzerleben und die damit verbundene Behinderung verändern sich häufig mit der Zeit. Dies kann aufgrund von Interaktionen zwischen der betroffenen Person, ihrer Umwelt und den medizinischen Fachkräften geschehen (Delvecchio Good et al. 1994). Weiterhin spielt der zunehmende Einfluss von kognitiven, emotionalen und verhaltenspsychologischen Faktoren eine Rolle (Vlaeyen und Crombez 1999). Diese können ein wachsendes Gefühl von negativem Stress oder Leiden, Sorgen, Angst, ein Gefühl der Hilflosigkeit, weil der Schmerz nicht kontrolliert werden kann, bis hin zu einem Gefühl der Wertlosigkeit und einer beeinträchtigten Selbstwertschätzung umfassen (Corbin 2003). Daher kann argumentiert werden, dass die Interpretation neurophysiologischer Schmerzmechanismen zu linear sei und die Dynamiken einer Schmerzerfahrung nicht ausreichend in Betracht ziehe. Wenn sich die Dynamik des Schmerzerlebens im Lauf der Zeit verändert, muss der Physiotherapeut sich dessen bewusst sein, dass sich das Schmerzerleben oder das Gefühl der Hilflosigkeit möglicherweise nicht in dem Maße verbessert wie die funktionale Kapazität und die therapeutischen Interventionen diesem verbreiteten Phänomen Rechenschaft tragen sollten. Der Physiotherapeut muss seine Interventionen anpassen und z. B. Selbstmanagement- und/oder Schulungsstrategien in sein Therapiekonzept einbeziehen.

Integrative, dynamische Schmerzmodelle

Aus neurobiologischer Sicht drücken integrative Modelle die Dynamik einer Schmerzerfahrung aus, an die der Behandlungsansatz angepasst werden muss. Zu diesen Modellen gehören:

- Das Modell des reifen Organismus (MOM – Mature Organism Model; Gifford 1998)
- Das Verarbeitungsmodell (Processing Model; Shacklock 1999)

Diese Modelle versuchen die Schmerzerfahrung aus der Perspektive zu erklären, dass der Input noxischer Stimuli im zentralen Nervensystem verarbeitet wird, wodurch die Reaktion des Körpers („Output") auf die Bedrohung durch die noxischen Stimuli beeinflusst wird.

Aus biologischer Sicht ist das Gehirn oder das Zentralnervensystem ein differenzierendes Zentrum, das kontinuierlich die Umwelt, den eigenen Körper und relevante Erfahrungen aus der Vergangenheit sichtet und prüft (Gifford 1998). Die Verarbeitung durch das Zentralnervensystem wird durch biologische Faktoren, kognitive und emotionale Aspekte, soziokulturelle Bedeutungszuschreibung und frühere Lernerfahrungen beeinflusst. Es wird vermutet, dass diese Verarbeitung des ZNS einen erheblichen Einfluss auf die efferenten physiologischen Systeme, wie Muskeltonus, autonome Reaktionen, endokrine und immunologische Systeme, sowie auf verhaltensspezifische Reaktionen wie Ausdruck, Bewegung oder Aktivität („Outputmechanismen") hat. Darüber hinaus beeinflussen diese „Outputmechanismen" den „Input" und die Sensibilität für alle Arten von Reizen – was die zyklische Natur von „Input", „zentraler Verarbeitung" und „Outputmechanismen" demonstriert (Gifford 1998, Shacklock 1999).

Definition von Schmerz in Bezug auf Einschlusskriterien in der Forschung

Schmerzmechanismen stellen zunehmend relevante Einschlusskriterien für Forschungsprojekte dar. Aus diesem Grund diskutiert Bogduk (2009) die Notwendigkeit einer klaren Unterscheidung zwischen nozizeptivem Rückenschmerz, somatisch geleitetem Schmerz, radikulärem Schmerz und Radikulopathie. Wenn radikulärer Schmerz nicht von somatisch geleitetem Schmerz unterschieden wird, können diagnostische Irrtümer auftreten und Patienten falschen (Sub-)Gruppen in wissenschaftlichen Studien zugeteilt werden (➤ Tab. 2.4). Bogduk postuliert, dass nozizeptiver Rückenschmerz und somatisch geleiteter Schmerz häufiger vorkommen als radikulärer Schmerz. Letzterer könne mit MRT oder Röntgenverfahren untersucht werden, während somatisch geleiteter Schmerz häufig keine eindeutigen Ergebnissen liefert.

Tab. 2.4 Unterscheidung der häufigen Schmerzarten (Kombinationen sind möglich; Bogduk 2009)

Beschreibung	Ursache	Bemerkungen	Art des Schmerzes
Nozizeptiver Rückenschmerz	Noxische Stimuli der lumbalen Strukturen		„Dumpfer Schmerz, ‚Weh' im Rücken"
Somatisch geleiteter Schmerz	Noxische Stimuli der lumbalen Strukturen – keine Stimulation der Lumbalwurzeln. Erklärung: Konvergenz von nozizeptiven afferenten Impulsen auf dem sekundären afferenten Neuron	Unterscheidung dieser Art von Symptom von viszeral geleitetem und radikulärem Schmerz nötig	Normalerweise wird diese Art von Schmerz in Bereichen mit geteilter segmentaler Innervation wahrgenommen. „Dumpf, schmerzhaft, nagend" und manchmal „sich ausweitender Druck". Sehr oft am gleichen Ort wahrgenommen, Grenzen des Bereichs sind schwierig zu definieren – Präsentationsmuster entsprechen nicht unbedingt den dermatombezogenen Mustern
Radikulärer Schmerz	Schmerz wird ausgelöst durch ektopische Salven in Dorsalwurzel oder spinalem Ganglion. Häufig, aber nicht notwendigerweise, in Verbindung mit Bandscheibenprotrusionen. Entzündung des Nervs ist der kritische pathophysiologische Mechanismus	Eine Nervenwurzel reagiert ohne eine Entzündung nicht auf Kompression. Ein Spinalganglion dagegen ist hoch sensibel gegenüber Kompression und reagiert mit heterospezifischen Impulssalven innerhalb des gesamten Nervs.	Plötzlich auftretende, heftig einschießende Schmerzen, schockierend, elektrische Qualität. (Der Begriff Ischias sollte durch radikulären Schmerz ersetzt werden)
Radikulopathie	Neurologischer Zustand mit einer Nervenleitungsstörung	Radikulopathie ist nicht durch Schmerz definiert, sondern durch motorische und sensorische Veränderungen.	Taubheit (dermatombezogen), Schwäche, reduzierte Reflexaktivität

2.3.5 Kognitiv-verhaltenstherapeutische Modelle

Physiotherapeuten spielen bei der Änderung des Verhaltens von Patienten, vor allem in Bezug auf Bewegung und funktionelle Bewegungskapazität, eine wichtige Rolle. Von einer phänomenologischen Perspektive aus führen sie Personen zu einem Gefühl des Wohlbefindens und gesundheitsförderndem (Bewegungs-)Verhalten. Es gilt als anerkannt, dass sich Verhaltensweisen und Gewohnheiten nach einer einmaligen Übungsanleitung nur in den seltensten Fällen über Nacht ändern. Zum Teil geht es bei der physiotherapeutischen Arbeit um ein „Change Management", bei dem Motivation, das Schärfen des Bewusstseins für Veränderung und die sorgfältige Planung aller Schritte des therapeutischen Prozesses essenziell sind. Dabei muss sich der Therapeut darüber im Klaren sein, dass Patienten oft verschiedene Motivationsphasen durchlaufen, in denen sie begleitet werden müssen, bevor neue Verhaltensmuster erfolgreich in den Alltag eingebaut werden. Daher ist es sinnvoll, Erkenntnisse aus kognitiv-verhaltenstherapeutischen Modellen in den Clinical-Reasoning-Prozess einzubinden.

Die Anwendung kognitiv-verhaltenstherapeutischer Prinzipien gilt sowohl für die Behandlung mit passiven Mobilisationen und Manipulationen als auch für die Maximierung der funktionellen Bewegungskapazität. Diese umfassen:

- Veränderungen im Bewegungsverhalten im Alltag: Die Patienten lernen, bestimmte Bewegungen, Entspannungstechniken oder einfache Übungen auszuführen, wenn Schmerzen oder Beschwerden auftreten.
- Veränderungen der habituierten Bewegungsmuster im Alltag, die einen Kausalfaktor für Schmerzen darstellen können.
- Motivation zur Verhaltensänderung in Bezug auf regelmäßiges Training und den Erhalt der Fitness.
- Mithilfe von Informations- und Schulungsstrategien können Patienten einen anderen Blickwinkel auf ihr Problem entwickeln. So könnte sich z. B. die Wahrnehmung von Schmerz als einer Bedrohung ändern; der Patient wird damit zur Entwicklung von verschiedenen Bewältigungsstrategien befähigt (Empowerment).

Neben Kommunikationsgeschick ist ein Bewusstsein für kognitiv-verhaltenstherapeutische Schlüsselstrategien für eine effektivere klinische Praxis wichtig. Diese umfassen:

- Phasen der Veränderung
- Rolle des Physiotherapeuten als Lehrer
- Förderung der Compliance

Phasen der Veränderung

Es wird angenommen, dass Menschen verschiedene Motivationsphasen durchlaufen, bevor sie anfangen, ihr Verhalten zu ändern. Es ist essenziell, diese Phasen zu erkennen sowie die Schulung und die Anweisungen daran anzupassen. Prochaska und DiClemente (1994) schlugen folgendes Modell der Phasen von Veränderung vor:

1. Präkontemplation: In dieser Phase wird eine Verhaltensänderung nicht in Betracht gezogen.
2. Kontemplation: Eine Verhaltensänderung wird erwogen, aber es bestehen diesbezüglich keine konkreten Pläne.
3. Vorbereitung: Pläne zur kurzfristigen Verhaltensänderung werden aktiv entwickelt.
4. Handlung: die Phase, in der das gewünschte Verhalten ausgeführt wird.

5. Konsolidierung: Das gewünschte Verhalten wird beibehalten, auch ohne Kontakt mit dem Therapeuten, und Rückfällen in das alte Verhalten wird vorgebeugt.

Der Physiotherapeut als Lehrer

In der Physiotherapie-Behandlung und -Forschung werden zunehmend Strategien zur Patientenschulung eingesetzt, um Patienten zu motivieren, ihr Verhalten zu ändern. Die Anwendung von Schulungsprinzipien, wie die Einschätzung des kognitiven Niveaus des Patienten sowie die Auswahl von Schulungsmethoden und -materialien, sind wichtige Elemente.

Förderung der Compliance

Verschiedene Strategien müssen möglicherweise eingesetzt werden, um die Compliance des Patienten mit den Vorschlägen, Empfehlungen und Anweisungen des Physiotherapeuten zu fördern. Diese schließen Motivationsphasen, Kurzzeit- und Langzeit-Compliance ein.

Die Phasen der Veränderung, Schulung und Compliance-Förderung werden detailliert in ➤ Kap. 8 in Maitland – Manuelle Therapie und Manipulation der Wirbelsäule (Hengeveld und Banks 2016) erörtert.

Forschung

Einige Studien vergleichen kognitiv-verhaltenstherapeutische Ansätze mit physiotherapeutischen Ansätzen (Pool et al. 2010); allerdings stellt es eine Herausforderung dar, den Studienprotokollen genau zu folgen, da intrapersonelle, körperliche und kognitive Faktoren und situative Abweichungen die Prioritätensetzung der Behandlungsverfahren, einschließlich Kommunikation und Beratung, mitbestimmen (Green et al. 2008, Sandborgh et al. 2010). Generell wird die *Integration* von kognitiv-verhaltenstherapeutischen Ansätzen für die Physiotherapiepraxis empfohlen und es gibt moderate Evidenz, dass diese das Therapieresultat fördern können (Bunzli et al. 2011). Es wird postuliert, dass kognitiv-verhaltenspsychologische Konzepte, wie Ablenkung und Selbstwirksamkeit, spezifisch für die Physiotherapiepraxis sind und explizit in der Entwicklung von Selbsthilfestrategien, um Kontrolle über den Schmerz zu erlangen, eingesetzt werden müssen (Zusman 2005). Ein kombinierte Herangehensweise von Physiotherapie und Verhaltensmedizin bedeutet, dass Kognitionen, Emotionen sowie das physische und soziale Umfeld genauso wichtig für das Bewegungsverhalten sind wie körperliche Grundvoraussetzungen (Sundelin 2010). Eine wachsende Anzahl von Publikationen zur Implementierung verhaltenspsychologischer Prinzipien in die Physiotherapiepraxis zeigte günstige Auswirkungen auf Behinderungsgrad, Angstvermeidungsverhalten, gesteigerte Schmerzkontrolle und das Vertrauen, zukünftige Aktivitäten bewältigen zu können (Moore et al. 2000, Johansson und Lindberg 2001, Söderlund et al. 2001, Åsenlöf et al. 2005, Bunzli et al. 2011).

2.3.6 Biomechanische Modelle

Biomechanische Einsichten wie die „Konvex-konkav-Regel" für periphere Gelenke (Schohmacher 2009) oder Theorien über die Koppelung von Wirbelsäulenbewegungen (White und Panjabi 1978) können ebenso als Modelle in der klinischen Praxis genutzt werden. Tatsächlich stellten sie in mehreren Schulen der manuellen Therapie ein zentrales Element im Entscheidungsfindungsprozess in Bezug auf die Behandlung dar. Aktuelle Erkenntnisse zeigen jedoch, dass sich die Gelenkoberflächen anders bewegen, als die theoretische Regel impliziert (Stenvers 1994, Schohmacher 2009, Vicenzino und Twomey 1993). Dies sollte nicht als Entschuldigung gelten, um die Anwendung von theoretischen, biomechanischen Modellen für die Versorgung des individuellen Patienten zu verwerfen, aber diese Modelle müssen mit klinischen Befunden, z. B. Schmerzveränderungen und wahrgenommenem Widerstand während passiver Bewegung, verknüpft werden. Die Auswahl passiver Behandlungstechniken sollte primär auf den klinischen Befunden der Veränderung von Schmerz, Widerstand und motorischen Reaktionen während passiver Zusatzbewegungen und passiver physiologischer Bewegung beruhen. Abschließend lässt sich sagen, dass biomechanische Theorien die Entscheidungsfindung fördern können, sofern die Wirkung jeder ausgewählten Technik regelmäßig wiederbefundet wird.

2.4 Zusammenfassung

Der Denkprozess von NMS-Physiotherapeuten dreht sich um verschiedene Paradigmen mit dem Ziel, die Behandlung für den einzelnen Patienten zu individualisieren und zu optimieren. Es besteht eine moderate bis akzeptabele Wissensgrundlage für diese Paradigmen, welche die klinische Praxis untermauern. Jedoch scheinen mehrere Praxisrichtlinien noch immer auf einem biomedizinischen Modell zu beruhen. Um in der Zukunft klientenzentrierte Ansätze für die physiotherapeutische Behandlung in dieser Zeit der evidenzbasierten Praxis garantieren zu können, wird empfohlen, dass Therapeuten verschiedene Paradigmen in klinischen Praxisrichtlinien als Elemente der „besten verfügbaren Evidenz" einsetzen. Dazu gehören insbesondere die kognitiv-verhaltenspsychologische Integration in die Physiotherapiepraxis, salutogene Ansätze als Ergänzung zu pathogenen Ansätzen und die Erkenntnisse aus den neurophysiologischen Schmerzmechanismen.

Die Prinzipien des Maitland-Konzepts der neuromuskuloskeletalen Physiotherapie, das vor mehreren Jahrzehnten vorgestellt wurde, sind auch in diesen Zeiten der evidenzbasierten Praxis noch immer relevant. Individualisierte Beurteilungsverfahren, wohl durchdachte Behandlungsplanung gemeinsam mit dem Patienten, bewusste Kommunikationsstrategien zur Entwicklung einer therapeutischen, klientenzentrierten Beziehung und eine konstruktive, selbstkritische Haltung gegenüber der eigenen klinischen Entscheidungsfindung bilden die Grundlage für den klinischen Ansatz. Wenn Physiotherapeuten regelmäßig über ihre Entscheidungen bei der Planung der Behandlungsphasen und während der Wiederbefundungsverfahren reflektieren und „das Beste der Wissenschaft" in ihre Arbeit integrieren, werden sie ihre eigene Entwicklung hin zur klinischen Expertise fördern und können durch Beobachtung, Behandlung und der Berichterstattung ungewöhnlicher klinischer Phänomene zur klinischen Wissenschaft beitragen. Individualisierte Behandlung muss auf soliden klinischen Beurteilungsverfahren beruhen, in denen der Bewegungsstatus des Patienten, sein Bewegungspotenzial und seine Präferenzen festgelegt werden. Die therapeutische Berührung und die Kunst der passiven Bewegung als „Kickstart" für aktive Bewegung spielt noch immer eine bedeutende Rolle in der Rehabilitation vieler schmerzhafter Bewegungsdysfunktionen, wie Jull und Moore (2012) erklären:

Hands on, Hands off? Es gibt reichlich Evidenz, dass es in Zusammenhang mit Nacken- und Rückenschmerzen zu Veränderungen der motorischen Kontrolle kommt. Daher besteht kein Zweifel daran, dass Bewegung und Aktivität wichtige Komponenten eines jeden Rehabilitationsprogramms sind, um diese Defizite auszugleichen. Ebenso ist vielfach belegt, dass Facettengelenke und Bandscheiben häufige Schmerzquellen darstellen. Der Fokus der Manualtherapie liegt primär auf der schmerzhaften Gelenkdysfunktion und es liegen zahlreiche Forschungsergebnisse über die Wirkmechanismen und die Effektivität der manuellen Therapie vor. Erwiesenermaßen hat die Manualtherapie eine schmerzlindende Wirkung. […] Die Evidenz legt nahe, dass die Anwendung der Manualtherapie nicht in Vergessenheit geraten sollte. Eine schmerzhafte Gelenkdysfunktion liegt bei den meisten Patienten mit Nacken- und Rückenschmerzen vor …

Jull und Moore (2012) S. 199

LITERATUR

Altman RD, Briggs M, Chu C, et al: Knee pain and mobility impairments: meniscal and articular cartilage lesions. Clinical Practice Guidelines Linked to the International Classification of Functioning, Disability and Health from the Orthopaedic Section of the American Physical Therapy Association, J Orthop Sports Phys Ther 40(6):A1–A35, 2010. doi:10.2519/jospt.2010.0304.

Antonovsky A: Health, Stress, and Coping: New Perspectives on Mental and Physical Well-Being, San Francisco, 1979, Jossey-Bass.

Antonovsky A: The salutogenic perspective: towards a new view of health and illness, Advances J Inst Adv Health 4:47–55, 1987.

Apkarian AV, Robinson JP: Low back pain. IASP, Pain Clinical Updates, Vol. VXIII, Issue 6, August, 2010.

APTA: Guide to Physical Therapist Practice, Alexandria, VA, 2001, American Physical Therapy Association.

Åsenlöf P, Denison E, Lindberg P: Individually tailored treatment targeting activity, motor behaviour, and cognitions reduces pain-related disability: A randomized controlled trial in patients with musculoskeletal pain, J Pain 6:588–603, 2005.

Banks K, Hengeveld E: Maitland's Clinical Companion: An Essential Guide for Students, Edinburgh, 2010, Churchill Livingstone Elsevier.

Barclay J: In Good Hands – The History of the Chartered Society of Physiotherapy 1894–1994, Oxford, 1994, Butterworth-Heinemann.

Bekkering GE, Hendriks HJM, Koes BW, et al: National practice guidelines for physical therapy in patients with low back pain, Amersfoort, 2003, KNGF.

Bensing J: Bridging the gap: the separate worlds of evidence-based medicine and patient-centered medicine, Patient Educ Couns 39:17–25, 2000.

Billis EV, McCarthy CJ, Oldham JA: Subclassification of low back pain: a cross-country comparison, Eur Spine J 16:865–879, 2007.

Bogduk N: On the definitions and physiology of back pain, referred pain, and radicular pain, Pain 147:17–19, 2009.

Bullock-Saxton J, Chaitow L, Gibbons P, et al: The palpation reliability debate: the experts respond, J Body Move Ther (JBMT) 6(1):19–36, 2002.

Bunzli S, Gillham D, Esterman A: Physiotherapy-provided operant conditioning in the management of low back pain disability: a systematic review, Physiother Res Int 16(2011):4–19, 2011.

Butler D: The Sensitive Nervous System, Adelaide, 2000, NOI Group Publications.

Cervero F, Laird JMA: One pain or many pains? A new look at pain mechanisms, Neural Inf Process Syst 6:268–273, 1991.

Comeaux Z, Eland D, Chila A, et al: Measurement challenges in physical diagnosis: refining inter-rater palpation, perception and communication, J Body Move Ther (JBMT) 5:245–253, 2001.

Coppieters MW, Butler DS: Do "sliders" slide and "tensioners" tension? An analysis of neurodynamic tcchniques and considerations regarding their application, Man Ther 13:213–221, 8(3):130–140, 2008.

Corbin JM: The body in health and illness, Qual Health Res 13(2):256–267, 2003.

Cott CA, Finch E, Gasner D, et al: The movement continuum theory for physiotherapy, Physiother Can 47:87–95, 1995.

CPA: Description of Physiotherapy, Toronto, 1992, Canadian Physiotherapy Association.

CSP: Standards of Physiotherapy Practice, London, 1990, The Chartered Society of Physiotherapy.

Cruz EB, Moore A, Cross V: Clinical reasoning and patient-centred care in musculoskeletal physiotherapy in Portugal: a qualitative study, Man Ther 17:246–250, 2012.

Dekker J, van Baar ME, Curfs EC, et al: Diagnosis and treatment in physical therapy: an investigation of their relationship, Phys Ther 73:568–580, 1993.

Delitto A, Snyder-Mackler L: The diagnostic process: examples in orthopedic physical therapy, Phys Ther 75:203–211, 1995.

Delvecchio Good MJ, Brodwin PE, Good BJ, et al: Pain as Human Experience. An Anthropological Perspective, Berkeley, 1994, University of California Press.

DePoy E, Gitlin L: Introduction to Research. Understanding and Applying Multiple Strategies, St. Louis, 1998, Mosby.

De Vries CDL, Wimmers RH: Is fysiotherapie gevolgengeneeskunde? FysioPraxis 6:10–13, 1997.

Dieppe PA, Lohmander LS: Pathogenesis and management of pain on osteoarthritis, Lancet 365:965–973, 2005.

Ellis RF, Hing W: Neural Mobilization: A systematic review of randomized controlled trials with an analysis of therapeutic efficacy, Journal of Manual and Manipulative Therapy 16(1):8–22, 2008.

Engel GL: The need for a new medical model: a challenge for biomedicine, Science 176:129–136, 1977.

Fields H: Pain, Philadelphia, 1988, McGraw-Hill.

Foster NA, Bishop A, Thomas E, et al: Illness perceptions of low back pain patients in primary care: what are they, do they change and are they associated with outcome? Pain 136:177–187, 2008.

Gifford L: The mature organism model. In Gifford L, editor: Topical Issues in Pain I – Whiplash: Science and Management. Fear-avoidance beliefs and behaviour, Falmouth, Adelaide, 1998, NOI Press.

Gifford L, Butler D: The integration of pain sciences into clinical practice, J Hand Ther 10:86–95, 1997.

Grant R: The pursuit of excellence in the face of constant change, Physiotherapy 81:338–344, 1995.

Green AJ, Jackson DA, Klaber Moffet JA: An observational study of physiotherapists' use of cognitive-behavioural principles in the management of patients with back pain and neck pain, Physiotherapy 94:306–313, 2008.

Guccione A: Physical therapy diagnosis and the relationship between impairments and function, Phys Ther 71:499–504, 1991.

Hancock MJ, Maher CG, Laslett M, et al: Discussion paper: what happened to the "bio" in the bio-psycho-social model of low back pain? Eur Spine J 20:2105–2110, 2011.

Hengeveld E: Gedanken zum Indikationsbereich der Manuellen Therapie. Teil 1, Teil 2, Manuelle Therapie 2, 3:176–181; 2–7, 1998, 1999.

Hengeveld E: Gedanken zum Indikationsbereich der Manuellen Therapie. Part 1, Part 2, Manuelle Therapie 2:176–181; 3, 2–7, 1998, 1999.

Hengeveld E: Psychosocial issues in physiotherapy: manual therapists' perspectives and observations. MSc Thesis, Department of Health Sciences, London, 2000, University of East London.

Hengeveld E: Das biopsychosoziale Modell. In van den Berg F, editor: Angewandte Physiologie: Schmerzen verstehen und beeinflussen. (Band 4), Stuttgart, 2003, Thieme Verlag.

Hengeveld E: Salutogenese – was hält Menschen gesund? Physiopraxis 4:22–26, 2006.

Hengeveld E, Banks K: Maitland's Vertebral Manipulation Management of Neuromusculoskeletal disorders Volume 1, ed 8, Edinburgh, 2014, Butterworth Heinemann Elsevier.

Hislop HJ: The not-so-impossible dream, Phys Ther 55:1,069–1,080, 1975.

Hoekstra H: Manual Therapy in Osteoarthritis of the Hip, Amsterdam, 2004, Vrije Universiteit.

Hüter-Becker A: Ein neues Denkmodell für die Physiotherapie, Krankengymnastik (4):565–569, 1997.

Jeanmonod D, Magnin M, Morel A: Thalamus and neurogenic pain: physiological, anatomical and clinical data, NeuroReport 4:475–478, 1993.

Jull G, Bogduk N, Marsland A: The accuracy of manual diagnosis for cervical zygapophyseal joint pain syndromes, Med J Aust 148:233–236, 1988.

Jull G, Moore A: Editorial: Hands on, hands off? The swings in musculoskeletal physiotherapy practice, Man Ther 17:199–200, 2012.

Johansson E, Lindberg P: Clinical application of physiotherapy with a cognitive-behavioural approach in low back pain, Adv Physiol 3:3–16, 2001.

Jones M: Clinical reasoning and pain, Man Ther 1:17–24, 1995.

Jones M, Higgs J: Will evidence-based practice take the reasoning out of practice? In Clinical Reasoning in the Health Professions, Oxford, 2000, Butterworth-Heinemann.

Kangas J, Dankaerts W, Staes F: New approach to the diagnosis and classification of chronic foot and ankle disorders: identifying motor control and movement impairments, Man Ther doi:10.1016/j.math.2011.07.004, 2011.

Kendall NAS, Linton SJ, et al: Guide to assessing psychosocial yellow flags in acute low back pain: risk factors for long-term disability and work loss, Wellington, New Zealand, 1997, Accident Rehabilitation & Compensation Insurance Corporation of New Zealand and the National Health Committee.

Kleinmann A: The Illness Narratives: Suffering, Healing and the Human Condition, New York, 1988, Basic Books.

KNGF: Beroepsprofiel Fysiotherapeut, Amersfoort/Houten, 1998, Koninklijk Nederlands Genootschap voor Fysiotherapie/Bohn Stafleu van Loghum.

Linton S: In defence of reason. meta-analysis and beyond in evidence-based practice, Pain Forum 1998. 7:46–54, 1998.

Loeser JD, Melzack R: Pain: an overview, Lancet 353:1,607–1,609, 1999.

Maitland GD: Vertebral Manipulation, ed 5, Oxford, 1986, Butterworth-Heinemann.

Maluf K, Sahrmann S, van Dillen LR, et al: Use of a classification system to guide non surgical management of patients with low back pain, Phys Ther 80:1,097–1,111, 2000.

McKenzie R: The Lumbar Spine: Mechanical Diagnosis and Therapy, Waikanae, New Zealand, 1981, Spinal Publications Ltd.

Melzack R, Wall P: The Challenge of Pain, London, 1984, Penguin Books.

Moore JE, Von Korff M, Cherkin D, et al: A randomized trial of a cognitive behavioral program for enhancing back pain self care in a primary care setting, Pain 88:145–153, 2000.

Moseley GL: A pain neuromatrix approach to patients with chronic pain, Man Ther 8(3):130–140, 2003.

Moss P, Sluka K, Wright A: The initial effects of knee joint mobilisation on osteoarthritic hyperalgesia, Man Ther 12:109–118, 2007.

O'Sullivan P: Diagnosis and classification of chronic low back pain disorders: maladaptive movement and motor control impairments as underlying mechanism, Man Ther 10:242–255, 2005.

Ottawa Panel Evidence-Based Clinical Practice: Guidelines for therapeutic exercises and manual therapy in the management of osteoarthritis, Phys Ther 85:907–971, 2005.

Parry A: Physiotherapy and methods of inquiry: conflict and reconciliatation, Physiotherapy 77:435–439, 1991.

Parry A: New paradigms for old: musing on the shape of clouds, Physiotherapy 83:423–433, 1997.

Phillips DR, Twomey LT: A comparison of manual diagnosis with a diagnosis established by a uni-level lumbar spinal block procedure, Man Ther 1(2):82–87, 1996.

Pilowsky I: Abnormal Illness Behaviour, Chichester, 1997, John Wiley.

Pool JJM, Ostelo RWJG, Knol DL, et al: Is a behavioural graded activity program more effective than manual therapy in patients with subacute neck pain? Spine 35(10):1017–1024, 2010.

Prochaska J, DiClemente C: Stages of change and decisional balance for twelve problem behaviours, Health Psychol 13(1):39–46, 1994.

Refshauge K, Gass E: Musculoskeletal Physiotherapy, Oxford, 1995, Butterworth-Heinemann.

Rogers CR: A Way of Being, Boston, 1980, Houghtin Mifflin.

Rose S: Musing on diagnosis, Phys Ther 68:1,665, 1988.

Rose SJ: Physical therapy diagnosis: role and function, Phys Ther 69:535–537, 1989.

Sackett D, Richardson SW, Rosenberg W, et al: Evidence-based medicine: how to practice and teach EBM, Edinburgh, 1998, Churchill Livingstone.

Sahrmann S: Diagnosis by the physical therapist – a prerequisite for treatment, Phys Ther 68:1,703–1,706, 1988.

Sahrmann S: Movement as a cause of musculoskeletal pain, Perth, Australia, 1993, Congress Proceedings of MPAA.

Sandborgh M, Åsenlöf P, Lindberg P, et al: Implementing behavioural medicine in physiotherapy treatment. Part II: Adherence to treatment protocol, Arch Phys Ther 12:13–23, 2010.

Sapolsky RM: Why Zebras Don't Get Ulcers: A Guide to Stress, Stress-Related Diseases and Coping, New York, 1994, WH Freeman.

Schohmacher J: The convex-concave rule and the lever law, Man Ther 14:579–582, 2009.

Schön DA: The Reflective Practitioner: How Professionals Think in Action, Aldershot, 1983, Arena.

Schüffel W, Brucks U, Johnen R, editors: Handbuch der Salutogenese – Theorie und Praxis, Wiesbaden, 1998, Ullstein Medical.

Selye H: The Stress of Life, New York, 1976, McGraw-Hill.

Shacklock MO: Central pain mechanisms: a new horizon in manual therapy, Aust J Physiother 45:83–92, 1999.

Shacklock MO: Clinical Neurodynamics, Oxford, 2005, Butterworth Heinemann Elsevier.

Smart KM, Blake C, Staines A, et al: Clinical indicators of "nociceptive", "peripheral neuropathic" and "central" mechanisms of musculoskeletal pain: a Delphi survey of expert clinicians, Man Ther 15:80–87, 2010.

Smart KM, Blake C, Staines A, et al: Self-reported pain severity, quality of life, disability, anxiety and depression in patients classified with "nociceptive", "peripheral neuropathic" and "central sensitisation" pain: the discriminant validity of mechanisms-based classifications of low back (±leg) pain, Man Ther 17:119–125, 2012a.

Smart KM, Blake C, Staines A, et al: Mechanisms-based classifications of musculoskeletal pain: part 2 of 3: symptoms and signs of peripheral neuropathic pain in patients with low back (±leg) pain, Man Ther doi:10.1016/j.math.2012.03.003, 2012b.

Smart KM, Blake C, Staines A, et al: Mechanisms-based classifications of musculoskeletal pain: part 3 of 3: symptoms and signs of nociceptive pain in patients with low back (±leg) pain, Man Ther doi:10.1016/j.math.2012.03.002, 2012c.

Smart K, Doody C: The clinical reasoning of pain by experienced musculoskeletal physiotherapists, Man Ther 12:40–49, 2007.

Söderlund A, Lindberg P: Cognitive behavioural components in physiotherapy management of chronic whiplash associated disorders (WAD) – a randomised group study, Physiother Theory Pract 17:229–238, 2001.

Stein HF: The role of some nonbiomedical parameters in clinical decision making: an ethnographic approach, Qual Health Res 1:6–26, 1991.

Stenvers JD: De primaire frozen shoulder – een retrospectief onderzoek naar de behandeling door middel van fysiotherapie, Rijksuniversiteit Groningen, 1994, PhD Thesis.

Straus SE, Richardson SW, Glasziou P, et al: Evidence-based medicine: how to practice and teach EBM, ed 3, Edinburgh, 2005, Churchill Livingstone.

Sundelin G: Editorial: behavioural medicine in healthcare and physiotherapy, Adv Physiother 12:1, 2010.

Sunderland S: Nerves and Nerve Injuries, ed 2, Edinburgh, 1978, Churchill Livingstone.

Terlouw TJA: Roots of physical medicine physical therapy, and mechanotherapy in the Netherlands in the 19th Century: a disputed area within the healthcare domain, The Journal of Manual & Manipulative Therapy 15(2):E23–E41, 2007.

Turner JA, LeResche L, von Korff M, et al: Backpain in primary care-patient characteristics, content of initial visit and short-term outcome, Spine 23:463–469, 1998.

van Baar ME, Dekker J, Bosveld W: A survey of physical therapy goals and interventions for patients with back and knee pain, Phys Ther 78:33–42, 1998a.

van Baar ME, Dekker J, Oostendorp RA: The effectiveness of exercise therapy in patients with osteoarthritis of the hip or knee: a randomized clinical trial, J Rheumatol 25:2432–2439, 1998b.

van den Ende CHM: Editorial, NTvF 4:3, 2004.

van Tulder M, Annette Becker, Trudy Bekkering, et al: European guidelines for the management of acute low back pain, Eur Spine J Suppl (15): 131–300, 2006.

Vicenzino G, Twomey L: Sideflexion induced lumbar spine conjunct rotation and its influencing factors, Aust J Physiother 39:299–306, 1993.

Vlaeyen JWS, Crombez G: Fear of movement/(re)injury, avoidance and pain disability in chronic low back pain patients, Man Ther 4:187–195, 1999.

Vleeming A, Albert HB, Östgaard HC, et al: European guidelines for the diagnosis and treatment of pelvic girdle pain, Eur Spine J 17:794–819, 2008.

Wells P: Maitland Concept of manipulative physiotherapy. In IFOMT Proceedings, Norway, 1996, Lillehammer.

Welti SR: Massage und Heilgymnastik in der ersten Hälfte des 20 Jahrhunderts. Sempach, 1997, Schweizerisches Rotes Kreuz (SRK), Schweizerischer Physiotherapeuten Verband (SPV).

White A, Panjabi MM: Clinical Biomechanics of the Spine, Philadelphia, 1978, J. B. Lippincott Company.

Woolf CJ: Generation of acute pain: central mechanisms, Br Med Bull 47:523–533, 1991.

World Confederation of Physical Therapy (WCPT): Description of physical therapy, London, 1999, World Confederation of Physical Therapy.

World Health Organization (WHO): ICF – International Classification of Functioning, Disability and Health, Geneva, 2001, World Health Organization.

Wright A: Recent concepts in neurophysiology of pain, Man Ther 4:196–202, 1999.

Zusman M: Cognitive behavioural components in musculoskeletal physiotherapy: the role of control, Phys Ther Rev 10:89–98, 2005.

KAPITEL

3

John Langendoen

Management von kraniomandibulären Dysfunktionen

Temporomandibulargelenk, Kiefergelenk, kraniomandibuläre Dysfunktion, Larynx, Kehlkopf, Os hyoideum, Zungenbein, N. trigeminus, Ncl. trigeminocervicalis, Kaumuskeln, mastikatorische Muskeln, M. masseter, M. temporalis, Mm. pterygoidei lateralis und medialis, infrahyoidale Muskeln, suprahyoidale Muskeln, Okklusion, Parafunktion, Bruxismus, Knirschen, emotional-motorisches System, Schiene

3.1 Einführung

Der temporomandibuläre Gelenkkomplex unterscheidet sich in mehreren Punkten deutlich von den übrigen peripheren Gelenken des menschlichen Körpers. Beide distalen Gelenkpartner sind Teil eines Knochens, der Mandibula, wodurch sich beide Gelenke wie siamesische Zwillinge verhalten, das einzige periphere Gelenk dieser Art des neuromuskuloskeletalen Systems. Dies bedeutet, dass sich ein Gelenk nie separat bewegen kann, ohne dass sich das andere mitbewegt. Zudem gehören beide Kiefergelenke weiteren Systemen an: dem stomatognathen System, einem Teil des Verdauungstrakts und dem Atemsystem. Außerdem spielt der Gelenkkomplex eine Rolle bei der Kommunikation und dem Ausdruck. Anatomisch, arthrokinematisch, neurophysiologisch und deshalb auch bei verschiedenen pathologischen Zuständen ist der kraniomandibuläre Komplex direkt mit der HWS verbunden.

Zusätzlich zu den Gelenkflächen, Gelenkinhalten und Muskeln hat eine dritte Entität einen relevanten Einfluss auf die Positionierung und Bewegung des Kieferkomplexes: Kontakte der Zahnkauflächen (Okklusion) sowie der Front- und Eckzähne (Bewegungsführung) bzw. deren Abwesenheit während der Kieferbewegungen und in Ruhe. Okklusion als eine führende Größe kann in Panjabis Modell der drei Subsysteme der Stabilität, auf das in verschieden Kapiteln dieser Ausgabe verwiesen wird, eingefügt werden. Panjabis Modell ist sehr hilfreich, um die Mehrzahl der temporomandibulären Dysfunktionen (TMD) und orofazialen Schmerzen zu verstehen (Panjabi 1992a, b). Okklusale Gesichtspunkte könnten auch bei der Haltungskontrolle von Bedeutung sein.

In der modernen Gesellschaft spielen die Zähne eine immer bedeutendere Rolle für die menschliche Ästhetik und für psychosoziale Aspekte. Große, schöne Zähne und ein einladendes Lächeln werden als wichtig angesehen, können das Selbstbewusstsein steigern und die Karriere fördern. Heutzutage stellt die Kieferorthopädie eine Standardbehandlung für Jugendliche dar, um Unregelmäßigkeiten im Wachstum des Unterkiefers und der Zähne zu korrigieren. Wachstumsstörungen sind weit verbreitet, da der Unterkiefer nach der Geburt viel stärker wachsen muss als die angrenzenden Schädelknochen (Maxilla und Ossi temporales). Eine Vielzahl von Faktoren kann eine reibungslose Entwicklung stören.

Aber auch schöne Zähne müssen den Funktionsregeln der Verzahnung und Öffnung (Okklusion und Disklusion) in Ruhe und der Führung bei Bewegung folgen. In der Zahnheilkunde wird okklusalen Faktoren bei der Ätiologie und beim Management vieler Dysfunktionen und Schmerzen eine besondere Bedeutung zugemessen. Daher ist für die meisten Patienten die Zahnheilkunde bzw. die Kieferorthopädie das primäre Fachgebiet bei der Analyse und beim Management dieser Problematik.

Des Weiteren spielen die Kaumuskeln eine natürliche Rolle bei der Stressverarbeitung. Exzessives Knirschen und Pressen führt sowohl zum Abschleifen der vorderen und der Eckzähne (Abrasio) als auch zu Muskelschmerzen. Nächtliches Knirschen (Bruxismus) ist das bekannteste Beispiel für stressbedingtes parafunktionelles Verhalten. Biopsychosoziale und neurophysiologische Faktoren sollten deshalb bei der Befundung und Behandlung in Betracht gezogen werden.

Schließlich leiden Frauen während ihrer reproduktiven Phase bis zu viermal häufiger unter kraniomandibulären Dysfunktionen als Männer (LeResche et al. 1997, Cairns et al. 2003). Dafür gibt es mehrere akzeptierte Erklärungen. So verarbeiten Frauen und Männer Stress auf unterschiedliche Weise. Weibliche Hormone, z. B. Östrogen, beeinflussen die Schmerzschwelle und Schmerzstärke vor der Menopause. Außerdem zeigen weibliche Kaumuskeln weniger Ausdauer- und Maximalkraft als männliche. Spezifisch weibliche Faktoren sollten beim Management der Dysfunktionen, wie einem Wechsel des Kontrazeptivums („Pille") oder dem Erlernen effektiver Entspannungsstrategien, berücksichtigt werden. Sie können entscheidende Faktoren zur erfolgreichen Langzeitbehandlung darstellen.

Die beschriebenen Fakten zeigen, dass verschiedene Disziplinen in die Behandlung eines einzelnen Patienten involviert sein können. Eine Spezialisierung innerhalb dieser Disziplinen ist erforderlich und es wird empfohlen, dass ein Behandler, z. B. der Zahnarzt, die Federführung bei der Koordination des komplexen, auch logistisch herausfordernden Plans für die Langzeitbehandlung übernimmt.

Der Kieferkomplex gehört nicht zum Lehrplan für Physiotherapie bei der Berufsausbildung. Die Erörterung der basalen (neuro-) anatomischen und arthrokinematischen Prinzipien in diesem Kapitel dient dazu, allgemeine Missverständnisse oder übermäßige Vereinfachungen beim Management von TMD oder orofazialen Schmerzen zu vermeiden. Die zahnheilkundliche Nomenklatur und dentale Therapiekonzepte sollten vorgestellt werden, um sowohl ein adäquates Verständnis der multifaktoriellen, multidimensionalen Dysfunktionen entwickeln zu können als auch den manuellen Physiotherapeuten zu befähigen, effektiv an einem multidisziplinären Setting teilzunehmen. Obwohl passive Bewegungen beim Management von TMD oder orofazialen Beschwerden nur von begrenzter Bedeutung sind, kann der spezialisierte Physiotherapeut aktiv zur Funktionsdiagnostik sowie zur Aufstellung und Durchführung eines multidisziplinären Gesamtbehandlungsplans beitragen.

Schließlich sorgen die vielen Disziplinen, die in den Bereich der TMD und der orofazialen Beschwerden involviert sind, sowie die enorme Menge der verfügbaren Literatur für anhaltende Kontroversen, von der Entstehung bis hin zum Management von TMD. Die in dieem Kapitel zitierte Literatur stellt nur eine sehr begrenzte Auswahl dar, die es dem Leser aber ermöglicht, TMD und orofaziale Beschwerden fundamental zu verstehen.

3.2 Theorie – funktionelle Anatomie

Für umfassende theoretische Informationen wird der Leser auf anatomische, biomechanische, zahnheilkundliche und kieferorthopädische Fachbücher verwiesen (z. B. Die et al. 1991, Fitzgerald 1992, Kraus 1994, Okeson 1985, 1996, 1998). Ausgewählte Bereiche werden in diesem Kapitel erörtert, um Einsicht in die häufigsten Dysfunktionen und Pathologien zu erlangen.

- Die Fossa des Os temporale artikuliert mit dem Caput mandibulae des Condylus mandibulae, das ellipsen- und pilzförmig ist. Sein Knorpel ist fibrös, nicht hyalin, und unterliegt bemerkenswerten Formveränderungen während des Verlaufs einer Arthropathie (Müller et al. 1992ab).
- Die anteriore Kapsel setzt ca. 4,4 mm (Standardabweichung 1,7 mm) vor der Eminentia (Tuberculum) articularis an (Johansson und Isberg 1991). Dies ermöglicht der Mandibula, sich bei weiter Mundöffnung bis vor die Eminentia zu bewegen. Die Gelenkpartner sind nicht kongruent und Bewegung und Position des Caputs werden von einem intraartikulärem Diskus (Discus articularis, DA) unterstützt. Dieser Diskus ist eine dreidimensionale, bikonkave, hutförmige Knorpelstruktur mit einem dicken anterioren und posterioren Teil und einem dünnen mittleren Teil. Der DA unterteilt das Gelenk in zwei Kompartimente mit unterschiedlichen Bewegungsaufgaben.
- Der hintere Rand des DA ist normalerweise auf oder etwas vor dem Caput positioniert: in radiologischer Sprache in der 11- bis 12-Uhr-Stellung. Die physiologische Position des Köpfchens in einer geschlossenen Mundposition mit maximaler Verzahnung (Interkuspidation) ist durch das Konzept der Zentrik definiert: maximal oben, maximal vorne und in Bezug auf medial-lateral mittig, mit dem DA in der korrekten Position (Schimmerl et al. 1993, Bumann und Lotzmann 2000). Schätzungsweise weisen 85 % der Bevölkerung eine veränderte Caput-Fossa-Position in der habituellen Okklusion auf (zentrische Okklusion). In der Zahnheilkunde ist es eine zentrale Aufgabe, die Zentrik zu erhalten oder wiederherzustellen. Die normale Ruhestellung des Unterkiefers bei geschlossenem Mund (Lippen) weist keinen Zahnkontakt auf. Diese Disklusion wird Ruheschwebelage genannt und deutet auf propriozeptive Fähigkeiten des Kauorgans hin (Kraus 1994).

- Eine der wichtigsten Aufgaben des M. pterygoideus lateralis ist die Stabilitätskontrolle des Fossa-Diskus-Kondylus-Komplexes. Er fungiert als Muskel zur Feinabstimmung, Balance oder lokalen Stabilisierung (Osborn 1995a, Langendoen 2004, Phanachet et al. 2003, 2004). Es gibt experimentelle, zweidimensionale Evidenz, dass sich der DA passiv über das Caput mandibulae bewegt (de Vocht et al. 1996) und dafür keine Aktivität des M. pterygoideus erforderlich ist.
- In der Zahnheilkunde wird der retrodiskale, intraartikuläre Bereich bilaminäre Zone (BZ) genannt. Er enthält zwei Ligamente, Synovialflüssigkeit und ein knieförmiges Gefäßpolster (Genu vasculosum), das während der Mund- und Kiefergelenkbewegungen als arteriovenöser Shunt dient und für erhebliches Entzündungspotenzial sorgt (Schimmerl et al. 1993).
- Das obere Ligament, das Lig. discotemporale oder Stratum superius, kann sich falten und verlängern und ermöglicht somit eine Translation des Diskus-Kondylus-Komplexes in der oberen Gelenkkammer. Das Ligament ist im permeablen petrotympanischen Spalt (Fissura) verankert, der Fasern der Chorda tympani enthält und somit das Symptom Tinnitus bei Kiefergelenkarthropathien erklären kann.
- Das untere Ligament, das Lig. discocondylare oder Stratum inferior, ist unelastisch, behält seine Länge während der Unterkieferbewegungen und verhindert somit eine Translation in der unteren Gelenkkammer, die nur für Rotation konzipiert ist (Rees 1954, Dauber 1987, Bumann et al. 1991, Eckerdal 1991, Scapino 1991, Rodríguez-Vásquez 1993, Wilkinson und Crowley 1994, Chiarini und Gajisin 2002, Linsen et al. 2006).
- Therapeutisch bedeutet dies, dass anteroposteriore, posteroanteriore und longitudinal-kraniale Zusatzbewegungen der Mandibula in der Behandlung von Arthropathien kontraindiziert sind.
- Die Innervation des Kiefergelenks und der Kaumuskeln wird durch den N. auriculotemporalis, den N. massetericus und den N. buccalis – Äste des N. mandibularis, dem 3. Ast (NV_3) des N. trigeminus – versorgt. Der Trigeminus-Komplex spielt eine dominante Rolle bei der sensorischen Innervation fast aller kraniofazialen Strukturen und ist mit weiteren Hirnnerven verbunden: N. facialis (NVII). N vestibulocochlearis (NVIII), N. glossopharyngeus (NIX), N. vagus (NX). Seine Bedeutung wird weiter unten näher erörtert (➤ Abb. 3.1).

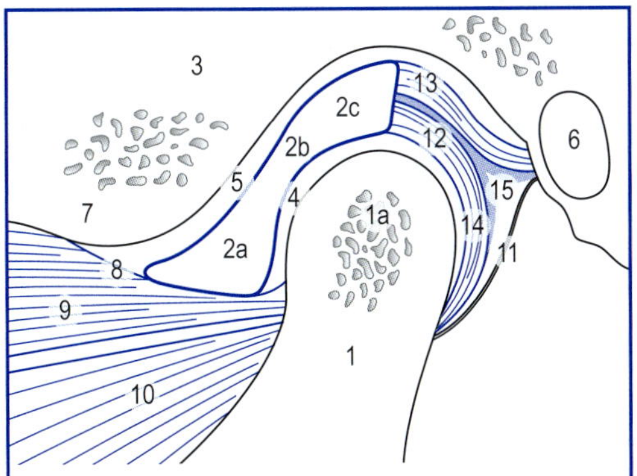

1 Condylus mandibula
1a Caput mandibula
2a Discus articularis, Pars anterior
2b Discus articularis, Pars intermedius
2c Discus articularis, Pars posterior
3 Fossa mandibulae ossis temoralis
4 Unteres Kompartiment
5 Oberes Kompartiment
6 Meatus acusticus externa
7 Eminentia/Tuberculum articularis ossis temporalis
8 Anteriore Kapsel
9 M. pterygoideus lateralis superior
10 M. pterygoideus lateralis inferior
11 Posteriore Kapsel
12 Bilaminäre Zone/retrodiskaler Bereich
13 Lig. discotemporale/Stratum superius
14 Lig. discocondylare/Stratum inferius
15 Genu vasculosum/Gefäßpolster

Abb. 3.1 Anatomie des Kiefergelenks (TMG)

3.3 Kraniomandibuläre Dysfunktionen – Ursachen und beitragende Faktoren

- Die fünf axialen Bewegungen des Unterkiefers sind:
  - Depression (Mundöffnung)
  - Elevation (Mundschließen)
  - Protrusion oder Protraktion
  - Retrusion oder Retraktion
  - Laterotrusion oder -pulsion nach links und rechts (Lateralbewegung)
- Aufgrund der „Siamesische-Zwillinge-Konstruktion" bewegen sich beide Kiefergelenke simultan, symmetrisch oder asymmetrisch.
- Depression, Protrusion und Lateralbewegung sind exkursive Bewegungen, wobei sich der Diskus-Kondylus-Komplex bis vor das Tuberculum articularis bewegen kann. Die rückführenden Bewegungen des Komplexes in die Fossa hinein werden inkursive Bewegungen genannt. Obwohl die meisten Patienten Beschwerden bei den exkursiven Bewegungen angeben, liegt die Ursache einer Gelenkstörung oft an einer unphysiologischen inkursiven Bewegung durch einen Vorkontakt zweier Backenzähne.
- Die funktionelle Kau- und Mahlbewegung ist ein dreidimensionales Ereignis mit einer favorisierten Kauseite und einer kontralateralen Balanceseite.
- Arthrokinematisch zeigt das Gelenk bei der Mundöffnung: Initialrotation des Kieferköpfchens in der unteren Gelenkkammer, allmählich gefolgt von einer anterioren Translation des Diskus-Kondylus-Komplexes über die temporale Gelenkfläche (obere Gelenkkammer; Piehslinger et al. 1993, 1994, Ferrario et al. 2005, Mapelli et al. 2009). Eine eingeschränkte Translation der oberen Gelenkkammer ist ein anerkannter bedeutender ätiologischer Faktor bei der Entstehung und Entwicklung einer Arthropathie.
- Erhöhter intraartikulärer Druck, z. B. durch unphysiologische Kompression, bewirkt, dass sich der Diskus wie ein Saugnapf verhält und ein Vakuum zwischen dem mittleren Diskusteil und der Fossa temporale induziert (Nitzan und Marmary 1997).
- Ein weiterer gleichzeitig oder nachfolgend bestehender Faktor ist eine kompensatorische unphysiologische Translation in der

unteren Gelenkkammer, z. B. bei einer Unterentwicklung des Caput mandibulae in anteroposteriorer Richtung, welche die normale Diskongruenz zwischen Fossa- und Caput-Größe noch verstärkt (Müller et al. 1992 ab). Dies ist ein weiterer Grund, warum anteroposteriore oder posteroanteriore Zusatzbewegungen kontraindiziert sind, während manuelle longitudinale kaudale Distraktion mit einer Distraktionsschiene (kontinuierlich für ca. 6 Monate) und anschließende dentale Restaurierung eine adäquate Langzeitbehandlung der allermeisten Arthropathien zu sein scheint (Hugger et al. 2004, Linsen et al. 2006).

- Durch eine pathologische Translation der unteren Gelenkkammer verändert sich die runde Form des fibrösen, nichthyalinen Knorpels des Kieferköpfchens in eine anterokaudale Gleitfläche. Dies wird als wichtiger Faktor bei Arthropathien wie Diskus-Kondylus-Instabilitäten betrachtet.
- Da der anteroposteriore Durchmesser des Kieferköpfchens therapeutisch nicht beeinflusst werden kann, werden andere Subsystemkomponenten des Stabilitätsmodells von Panjabi (1992ab) zum Ausgleich in die Behandlung miteinbezogen.
- Das Stabilitätsmodell von Panjabi besteht aus 3 interaktiven Subsystemen: das passive, das aktive und das Kontrollsystem (➤ Abb. 3.2).
- Das passive Subsystem umfasst in Bezug zum temporomandibulären Komplex die Gelenkflächen der temporalen Fossa und des Mandibula-Köpfchens, die anteriore und posteriore Kapsel, die extra-, peri- und intraartikulären Ligamente, den Discus articularis und alle Zähne (okklusale Komponente). Okklusale Störungen wie Backenzahnkontakte in der Ruheschwebelage, Vorkontakte der Molaren bei inkursiven Bewegungen, fehlende Frontzahnführung bzw. Eckzahnführung bei Vorwärts- bzw. Seitwärtsbewegungen oder fehlende Kontakte durch den Verlust von Backenzähnen (Dulcic et al. 2003) werden als relevante kausale Faktoren für temporomandibuläre Dysfunktionen betrachtet und können von einem Zahnarzt behandelt werden.
- Für das Entstehen von Dysfunktionen wurden weitere Defizite des passiven Subsystems identifiziert:
  - Ein kleiner anteroposteriorer Durchmesser des Caput mandibulae (Müller 1992ab)
  - Eine tiefe, steile vordere Gelenkpfanne, die auf einen erhöhten Widerstand für exkursive Bewegungen und eine vermehrte Muskelaktivität im M. pterygoideus lateralis hinweist (Osborn 1995)
- Innerhalb der Toleranzgrenze kann dies alles durch adäquate Funktion der übrigen Subsysteme kompensiert werden und bleibt dann subklinisch. Werden die Grenzen der strukturellen Toleranz überschritten, z. B. durch erhöhten anhaltenden Stress, dekompensiert das System (Okeson 1985, 1996, 1998, Hansson et al. 1987)
- Disstressfaktoren können innerhalb des Kontrollsubsystems kategorisiert werden. Das Kontrollsubsystem für den kraniofazialen Komplex enthält viele Anteile des peripheren und zentralen somatischen sowie des autonomen Nervensystems (SNS, ANS):
  - Den peripheren Verlauf von Hirnnerven (primär N. trigeminus, N. facialis, N, glossopharyngeus, N. vagus, N. accessorius, N. hypoglossus), die zervikalen Nerven des Plexus cervicalis, die oberen zervikalen posterioren Rami inkl. der autonomen Ganglien und den sympathetischen Grenzstrang (Pedulla et al. 2009)
  - Teile des Zentralnervensystems, z. B. die motorischen Kerne im Hirnstamm (der Truncus cerebri beinhaltet Pons, Mesencephalon, Medulla oblongata) und das obere zervikale Rückenmark inkl. des Nucleus trigeminocervicalis (spinale sensorische Kerne des N. trigeminus; Price et al. 1976, Sessle et al. 1976, Bushnell et al. 1984, Kojima 1990, Widenfalk und Wiberg 1990, Fitzgerald 1992, Neuhuber 1998, Imbe et al. 1999, Iwata et al. 1999, Gibson und Zorkun 2008)

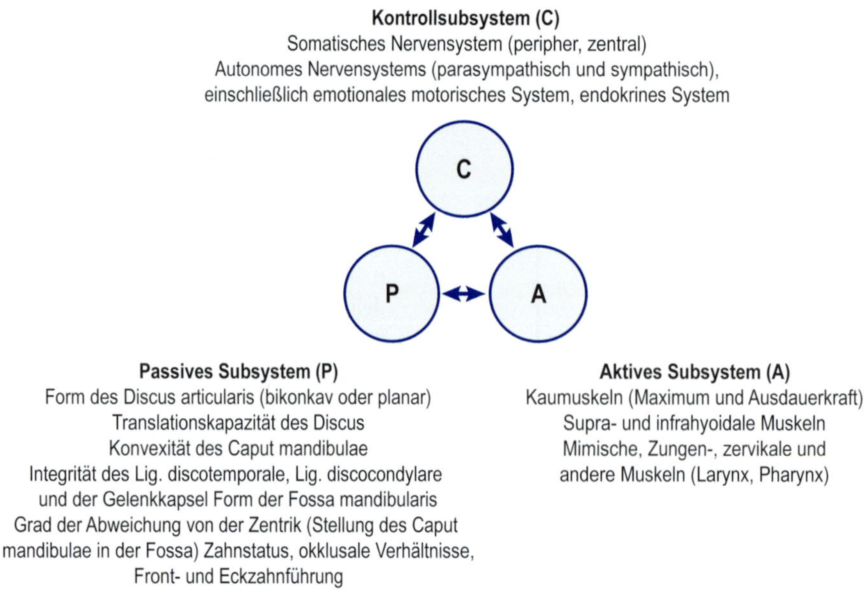

Abb. 3.2 Die drei Subsysteme der Stabilität für den kraniomandibulären Komplex (Panjabi 1992a,b)

- Das sensorische Trigeminuskerngebiet erhält sowohl nozizeptive und thermische trigeminale als auch faziale, glossopharyngeale und vagale Afferenzen, sein kaudaler Anteil breitet sich mindestens bis zum C3-Segment aus.
- Innerhalb des spinalen trigeminalen Kerns werden Informationen Zwiebelring-ähnlich dargestellt. Die untere Bereiche des Nukleus, der Pars caudalis in der unteren Medulla oblongata und dem oberen Rückenmark, repräsentieren die peripheren Bereiche des Gesichts (Schädel, Ohren, Kinn). Klinisch gesehen ist das auch der häufigste Symptombereich bei TMD-Patienten. Dies unterstreicht, wie wichtig das Miteinbeziehen der oberen HWS bei der Befundung und Behandlung von TMD ist (Clark et al. 1987, Browne et al. 1998, Toti et al. 2010). Höhere Bereiche in der oberen Medulla, der Pars intermedius, repräsentieren mehr zentral gelegene Bereiche wie Wangen und Nase. Die oberen Bereiche in der Pons, der Pars cranialis, repräsentieren Mund, Zähne und Pharynx (➤ Abb. 3.3 und ➤ Abb. 3.4).
- Die motorischen Kerne der Nn. trigeminus, facialis und vagus stehen unter dem direkten Einfluss des limbischen Systems, auch als emotional-motorisches Systems (EMS) bezeichnet (Holstege 1996, 2001, van der Horst et al. 1997, 2001, Gerrits et al. 1999, 2004, Mouton et al. 2005).
- Disstress-bedingte efferente Aktivität des limbischen Systems, z. B. vom Mandelkern (Amygdala), dem Ncl. retroambiguus oder dem periaquäduktalen Grau, kann verschiedene absteigende motorische Bahnen aktivieren:
  - Mimik
  - Vokalisation
  - Lecken, Kauen, Schlucken
  - Mit einer hormonellen Komponente (Östrogen): Lordoseverhalten bzw. Empfängnishaltung beim weiblichen Geschlecht im reproduktiven Alter. Letztes impliziert eine Änderung der Ruheaktivität („Länge“) der Rückenmuskeln, des Psoas major, der Adduktoren und der ischiokruralen Muskelgruppen während des Zyklus.

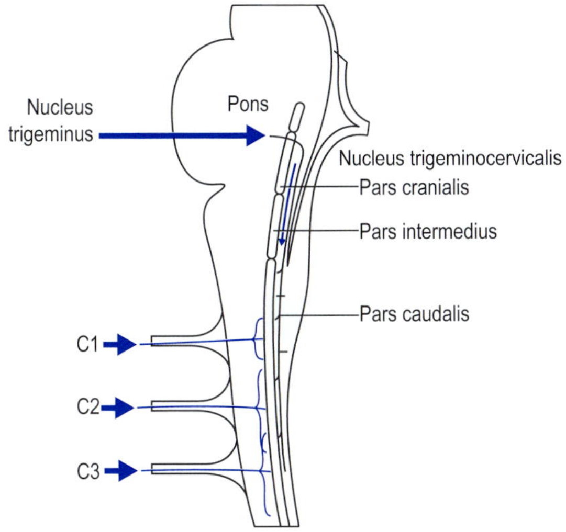

Abb. 3.3 Spinale sensorische Kerne des N. trigeminus für thermische und nozizeptive Afferenzen: Nucleus trigeminocervicalis, Pars cranialis, intermedius und caudalis

- Das EMS liefert in Abwesenheit direkter periphernervöser Verbindungen eine Erklärung für das reflektorische Meersseman-Phänomen, das besagt, dass Malokklusion, eingeschränkte Mundöffnung und Längendefizite einiger Beckenmuskeln zusammenhängen (Esposito und Meersseman 1988, Huelse und Losert-Bruggner 2002, Entrup 2009, Fischer et al. 2009).
- Das EMS zeigt sich deutlich bei Fußball- und Eishockey-Trainern während des Spiels. Kaugummi kauen kann die Aufmerksamkeit erhöhen und den Stress verringern und weist damit nach, dass parafunktionelles Verhalten bis zu einem gewissen Grad eine nützliche angeborene Stressverarbeitungsstrategie

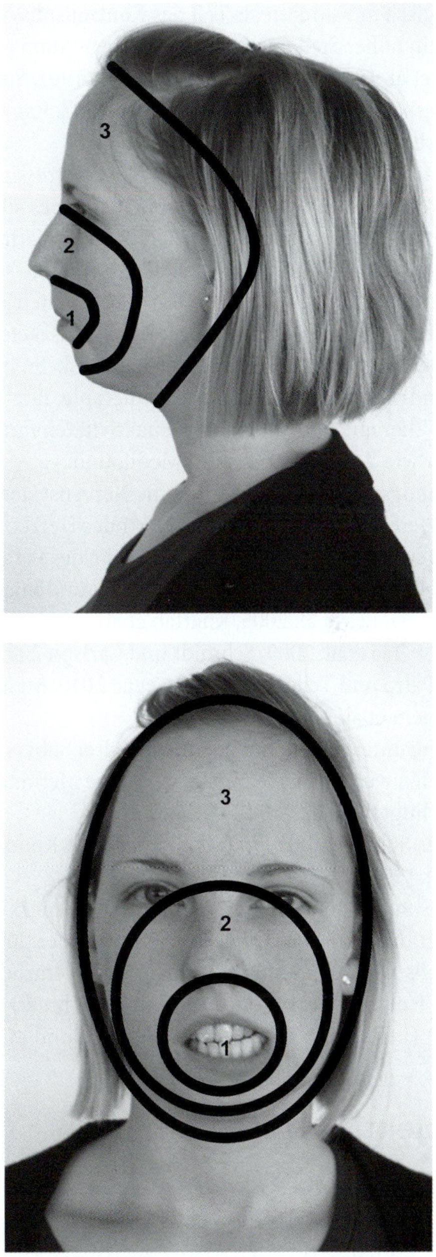

Abb. 3.4 Projektion der Gesichtsbereiche im Ncl. trigeminocervicalis
1. Pars cranialis: Mund, Zähne, Pharynx
2. Pars intermedius: Nase, Wangen
3. Pars caudalis: Schädel, Ohren, Kinn

darstellt (Tahara et al. 2007, Hellhammer et al. 2009, Scholey et al. 2009, Smith et al. 2010, Johnson et al. 2011).

- Panjabis Modell kann eine bedeutende Frage in der Zahnheilkunde („Wie viel Okklusion braucht der Mensch?") beantworten. Während Personen mit positiven Interaktionen zwischen den drei Subsystemen mit suboptimalen okklusalen Verhältnissen problemlos auskommen, benötigen Patienten mit zusätzlichen Dysfunktionen (des passiven Subsystems: Hypermobilität, kleiner Kondylus, bzw. des aktiven Subsystems: schwache Muskeln) die bestmögliche Okklusion (Okeson 1985, 1996, 1998, Hansson et al. 1987). Dieses Modell bestätigt somit die anerkannte Notwendigkeit zur interdisziplinären Kooperation.
- Psychologischen Faktoren als Teil des Kontrollsubsystems wird generell ein hoher Stellenwert zugeschrieben (Stam et al. 1984, Dworkin et al. 1990, Dworkin und LeResche 1992, Suvinen et al. 1997, Auerbach et al. 2001, Dworkin et al. 2002, Rantala et al. 2003, Ohrbach et al. 2010).
- Stressverarbeitung und das Management von stressinduzierten Beschwerden sind verbreitete Komponenten eines allumfassenden Behandlungsplans, der Schienen, kognitive Verhaltenstherapie sowie medikamentöse, Körper-Geist- und Physiotherapie beinhalten kann. Die Rolle eines Physiotherapeuten in diesem Bereich reicht von der Anwendung lokaler Massagetechniken, Elektrotherapie zur Entspannung der Kaumuskeln, individueller Body-Mind-Therapie wie Kraniosakraltherapie, Bio- und Myofeedback-Therapie bis hin zu Gruppenaktivitäten mit sozialem Charakter wie Yoga, Qi Gong oder Meditation.
- Entspannungseffekte auf das autonome Nervensystem können über die Herzfrequenzvariabilität (HRV oder Herzkohärenz) gemessen werden, eine Methode zur Kontrolle des Parasympathikusstatus (Brown und Gerbarg 2005, Cysarz und Buessing 2005, Jovanov 2005, Lee et al. 2005, Khattab et al. 2007, Raghuraj und Telles 2008, Lia et al. 2009, Schmidt und Carlson 2009, Asher et al. 2010, Patra und Telles 2010, Tang et al. 2010, Matsubara et al. 2011, Nugent et al. 2011).
- Geschlechtsunterschiede können in allen drei Subsystemen eine Rolle spielen; vor allem spezifische weibliche Merkmale müssen berücksichtigt werden, z. B.:
  - Passives Subsystem: Hypermobilität, kleiner Kondylus (Müller 1992ab)
  - Aktives Subsystem: geringere Muskelausdauerkraft (Van Eijden et al. 1995, English und Widmer 2003)
  - Kontrollsubsystem: unterschiedliche Stressverarbeitungsstrategien. Hormonelle Aspekte beeinflussen Schmerzempfindlichkeit (LeResche 1992, Cairns et al. 2003) und Muskeltonus.

3.4 Subjektive Untersuchung

Ein strukturierter und standardisierter Fragebogen und eine entsprechende Untersuchung wie Research Diagnostic Criteria For Temporo-Mandibular Disorders (RDC/TMD des Department of Oral Medicine, Orofacial Pain Research Group, University of Washington, Seattle USA, Dworkin und LeResche 1992, List und Dworkin 1996, Dworkin et al. 2002) bieten sich für multidisziplinäre klinische oder wissenschaftliche Settings an.

Allerdings weist der RCD/TMD-Fragebogen in der Diagnose einiger artikulärer Störungen anerkannte Limitationen auf (Look et al. 2010); aus diesem Grund wird das Maitland-Modell eines semistrukturierten Dialogs mit 5 Abschnitten bevorzugt. Es erlaubt dem Kliniker, spezifischere, detailliertere Informationen zu gewinnen, um parallel verschiedene Hypothesen zu entwickeln und Mischbilder mit soliden Clinical-Reasoning-Prozessen zu erkennen.

3.4.1 Hauptproblem

Vier Arten von Beschwerden können als Leitsymptom einer TMD betrachtet werden:

1. Schmerz am/vor dem Ohr bei Unterkiefer-/Mundbewegungen
2. Geräusche am/vor dem Ohr bei Unterkiefer-/Mundbewegungen
3. Öffnungs- oder Schließsperre als Hinweis auf eine intra- oder periartikuläre Dysfunktion
4. Schmerz in der Masseter- und/oder Temporalregion beim Mundöffnen, Kauen oder frühmorgens als Hinweis auf ein extraartikuläres Problem

Ein Patient mit TMD weist normalerweise Symptome auf, die mit Unterkieferbewegungen wie weites Mundöffnen verknüpft sind. Diese erlauben eine Initialhypothese, dass die Quelle der TMD strukturell im/am Kiefergelenk oder den Kauapparatmuskeln zu finden ist. Neben dem Schmerz kann das Hauptsymptom ein Geräusch oder eine Öffnungs- bzw. Schließblockade sein.

Hängen die Mundbewegungen und Kaumuskelaktivität nicht mit den Gesichts- oder Kieferbeschwerden zusammen, scheint eine primäre TMD weniger wahrscheinlich und es müssen weitere mögliche Ursachen, wie Dysfunktionen der oberen HWS, in Betracht gezogen werden. Kribbeln, Taubheitsgefühl an Kopf, Gesicht oder Zunge und alle weiteren derartigen Beschwerden außerhalb der genannten Bereiche (verschiedene Arten von Kopfschmerz, Schwindel, Beschwerden beim oder mit dem Schlucken, Tinnitus, Seh-, Hör-, Riech- oder Geschmacksstörungen usw.) weisen auf primäre

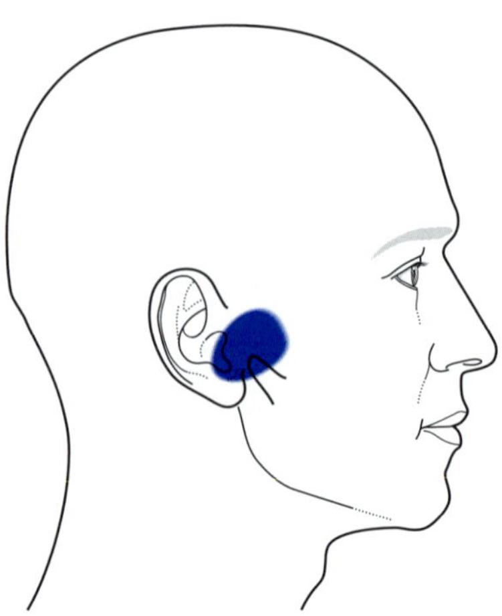

Abb. 3.5 Typische primäre Symptombereiche bei intra- und periartikulären Kiefergelenkstörungen

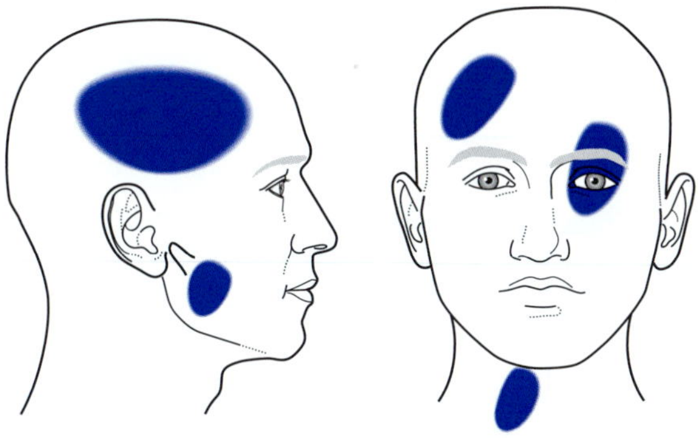

Abb. 3.6 Typische myogene oder andere Symptom- und Schmerzbereiche bei extraartikulären Kiefergelenkstörungen

zervikale, neurologische, viszerale oder Hals-Nasen-Ohren-Hypothesen hin.

3.4.2 Symptombereiche (Körpertabelle)

- ➤ Abb. 3.5 zeigt die am häufigsten vorkommenden Schmerzbereiche, die von Patienten mit einer intra- oder periartikulären Störung beschrieben werden (Campbell et al. 1982).
- In ➤ Abb. 3.6 sind die üblichen Schmerzbereiche bei Patienten mit extraartikulären Dysfunktionen dargestellt (Svensson et al. 2003).
- Lokaler Schmerz über den Kau- oder hyoidalen Muskeln, von Triggerpunkten ausstrahlende Schmerzen der Kau-, hyoidalen oder zervikalen Muskeln, z. B. auf die Zähne ausstrahlend, Unterkieferschmerzen nach Frakturen usw. sind typische Symptome.
- Kieferschmerzen können von parodontalen Dysfunktionen, Zahnverfall oder Infektionen (odontogener Schmerz) verursacht werden, die ebenfalls Schmerzen vom Zahn zum Kiefer ausstrahlen können.
- Schmerzen im Wangenbereich können auf eine Störung der Parotisdrüse hinweisen. Diese werden häufig von Funktionsstörungen in den Speicheldrüsen mit Speichelüberproduktion oder Mundtrockenheit, sogar beim Essen, begleitet.
- Anhaltende Nackenbeschwerden, die nicht auf adäquate lokale neuromuskuloskeletale Behandlungen reagieren, können von Parafunktionen oder okklusalen Störungen verursacht werden und erfordern eine zahnärztliche Untersuchung und -behandlung (Clark et al. 1987, 1993, Browne et al. 1998).
- Eine TMD kann von Tinnitus begleitet werden oder otologische Störungen wie Gehörgang-/Mittelohrentzündungen nachahmen, die jedoch normalerweise mit Hörverlust bzw. vestibulären Störungen (Vertigo) einhergehen.
- Die kraniofaziale Region kann viele verschiedene merkwürdige Symptome, häufig als assoziierte Anzeichen bezeichnet, aufweisen, die einen viszero- oder neurokranialen Hintergrund haben und möglicherweise in Verbindung zu hohen zervikalen und Hirnnerven, Meningen, Schädelknochen und -nähten, Nebenhöhlen, Ohr- oder weiteren Strukturen bzw. sogar Tumoren stehen können (Ciancaglini et al. 1994, Parker und Chole 1995, Steigerwald et al. 1996, Tuerp 1998, Wright et al. 2000, Lam et al. 2001, Peroz 2001, 2003, Tuz et al. 2003, Sobhy 2004, Wright 2007, Biesinger et al. 2008, 2010, Boesel et al. 2008).
- Entsprechende Symptome können sein: Kribbeln an Kopf, Gesicht, Zunge, Spasmus oder Trismus der Kaumuskeln, Tinnitus, Schwindel, Gleichgewichtsstörungen, Tränen, Schluckbeschwerden, Kloßgefühl im Hals, Dystonie, Dysfunktionen der 5 klassischen Sinne (riechen, hören, sehen, schmecken, fühlen), Übelkeit und Brechreiz, Konzentrationsstörungen, Gedächtnisverlust, Panikattacken und verschiedene Arten von Kopfschmerz, wie Spannungskopfschmerz, Migräne mit oder ohne Aura oder kraniale Neuralgien (IHS 2013). All diese Beschwerden erfordern eine sofortige spezifische neurologische Untersuchung des zentralen Nervensystems, der hohen zervikalen und der Hirnnerven sowie radiologische, Gefäß- und/oder HNO-Untersuchungen.
- Eine echte Trigeminusneuralgie ist durch sehr schwere, oft unerwartete Episoden (Attacken) brennender Schmerzen charakterisiert, z. B. verursacht durch eine arterielle Kompression des 5. Hirnnervs beim Verlassen des Pons oder nach einer Infektion mit Herpes-zoster-Viren, und stellt primär eine Indikation für eine medikamentöse oder chirurgische Therapie dar.
- Der mandibuläre Kondylus ist eine relativ verbreitete Stelle für das Auftreten eines (oft) benignen Tumors. Eindeutige Begleiterscheinungen sind eine lokale Schwellung und weitere Anzeichen einer anhaltenden oder akuten Entzündung. Der Schmerz ist eher konstant und in Ruhe unverändert.
- Symptome entlang des Jochbogens oder der Stirn, begleitet von Druckänderungen und Atemstörungen, können von den Nebenhöhlen ausgehen.
- Synoviale Gelenke mit Knorpel finden sich auch zwischen dem Knorpel und den Seiten des Krikoids, den Laminae des Krikoids und der Basis des Aryknorpels und gelegentlich zwischen den großen und kleinen Cornua des Os hyoideum (Hengeveld und Banks 2015). Üblicherweise treten an diesen Gelenken keine Schmerzen auf; da sie aber Synoviamaterial und Ligamente besitzen, können sie gelegentlich Anlass für lokale Beschwerden geben.

3.4.3 Verhalten der Beschwerden (über 24 Stunden)

- Typische auslösende und oder eingeschränkte Aktivitäten bei TMD sind eine größere Mundöffnung beim Essen, Beißen, Gähnen, Singen, Küssen und Schlucken oder länger andauerndes Spielen von Musikinstrumenten wie Geige, Flöte oder Blasinstrumenten (Yap et al. 2001).
- Parafunktionen, z. B. Knirschen oder Klemmen (Bruxismus), die zu Muskelschmerzen führen, verursachen normalerweise frühmorgens nach dem Aufwachen oder in Zeiten erhöhter Anspannung Schmerzen, während okklusale Störungen vor allem Muskelschmerzen beim (sub-)maximalen Gebrauch der Kaumuskeln beim Beißen und Kauen bewirken (Svensson et al. 2008). Schätzungsweise 80 % aller TMD Patienten leiden unter diesen myogenen Schmerzen (Graber 1989, Bendtsen et al. 1996) und werden häufig zunächst von Zahnärzten oder Kieferorthopäden behandelt (Ommerborn et al. 2011).

3

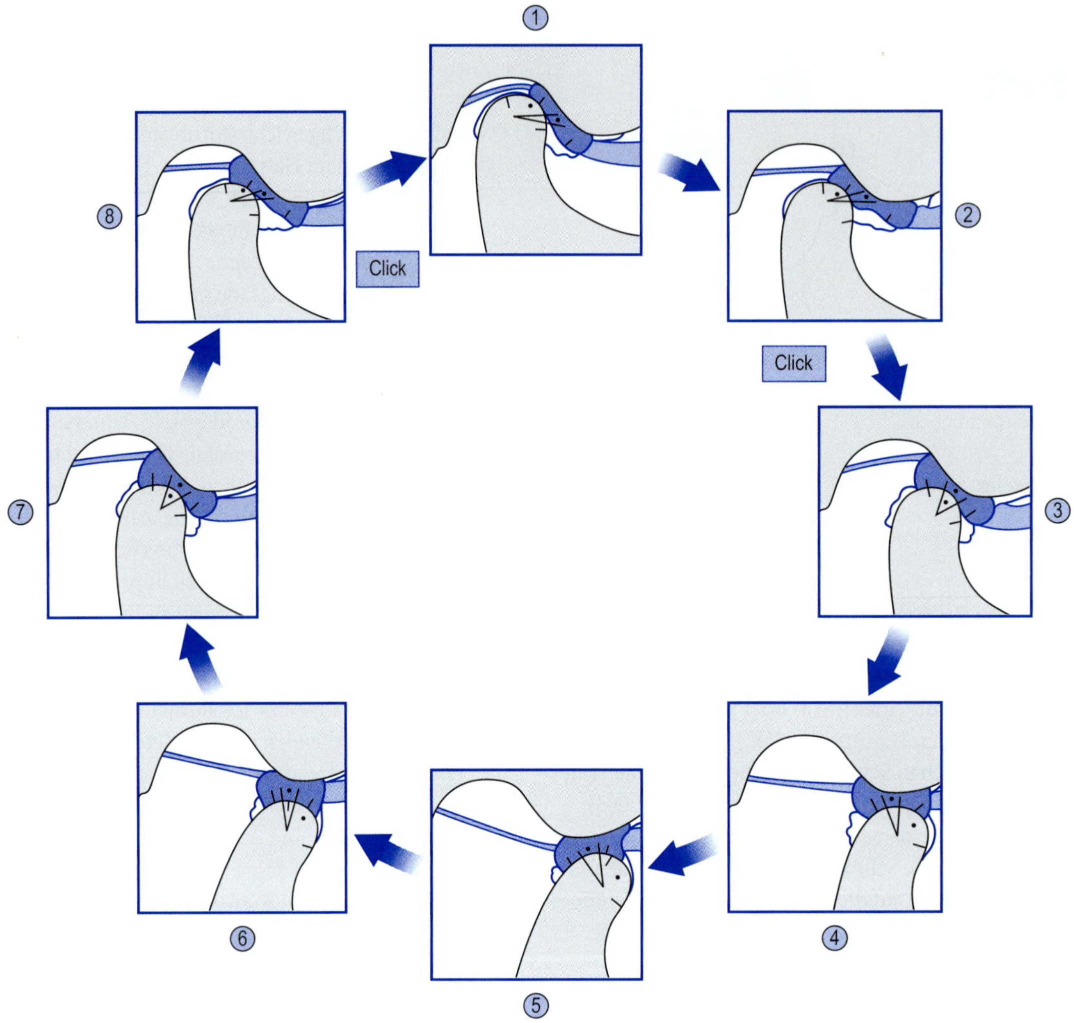

Abb. 3.7 Dérangement interne im Kiefergelenk, reziprokes Knacken durch Reposition bzw. Abrutschen des Discus articularis (nach Kraus 1985, mit frdl. Genehmigung)

- Auf-die-Zunge-Beißen kann eine stressbedingte Koordinationsstörung sein.
- Psychosoziale Faktoren (Yellow Flags) sollten sorgfältig evaluiert werden.
- Während Muskelschmerzen häufig auftreten, sind Muskelläsionen selten.
- Kau-, infra- und suprahyoidale Muskeln können Triggerpunkte mit typischen Schmerzausbreitungsmustern, wie Zahnschmerzen ausgehend vom M. pterygoideus medialis beim Beißen, aufweisen (Svensson et al. 2003ab).
- Spannungskopfschmerzen und muskuläre Nackenschmerzen können mit temporalen, Masseter- oder pterygoidalen Muskelschmerzen einhergehen.
- Nur einer von acht Patienten weist eine echte, isolierte Arthropathie mit oder ohne Knacken auf (Graber 1989). Diese Subgruppe benötigt allerdings häufigere und längere physiotherapeutische Betreuung als Patienten mit myogenen Beschwerden. Die restlichen 8 % aller TMD-Patienten zeigen anscheinend orokraniofaziale Symptome aus anderen Quellen, wie der HWS oder den Hirnnerven (Graber 1989).
- Physiotherapeuten in der ambulanten Praxis sehen gewöhnlich nicht viele Patienten mit starken akuten oder irritierbaren Schmerzen, die ihren Unterkiefer und Mund nicht bewegen und gebrauchen können.
- Die Ursache eines intraartikulären Schmerzes liegt höchstwahrscheinlich in der bilaminären Zone, da dieser retrodiskale Bereich ein hohes Entzündungspotenzial hat. Solche Patienten werden normalerweise primär vom Zahnarzt mit entzündungshemmenden Medikamenten, lokaler Kühlung und Schienen versorgt.
- Knackgeräusche sind meistens Zeichen einer Diskus-Kondylus-Instabilität bei exkursiven und/oder inkursiven Bewegungen.
- Der Diskus kann in statischer Okklusion anterior, anteromedial oder -lateral verlagert sein oder wird während einer exkursiven Bewegung verlagert. Die klassische Variante, begleitet von einem lautem Knacken während der Mundöffnung, umfasst eine Reposition des Diskus auf dem Kondylus, während das Knacken der anterioren Vorverlagerung am Ende der Mundschließbewegung so leise ist, dass es nicht gehört oder gespürt wird. Das Knacken während des Öffnens kann zu Beginn (initial), während (intermediär) oder am Ende (terminal) der Bewegung auf-

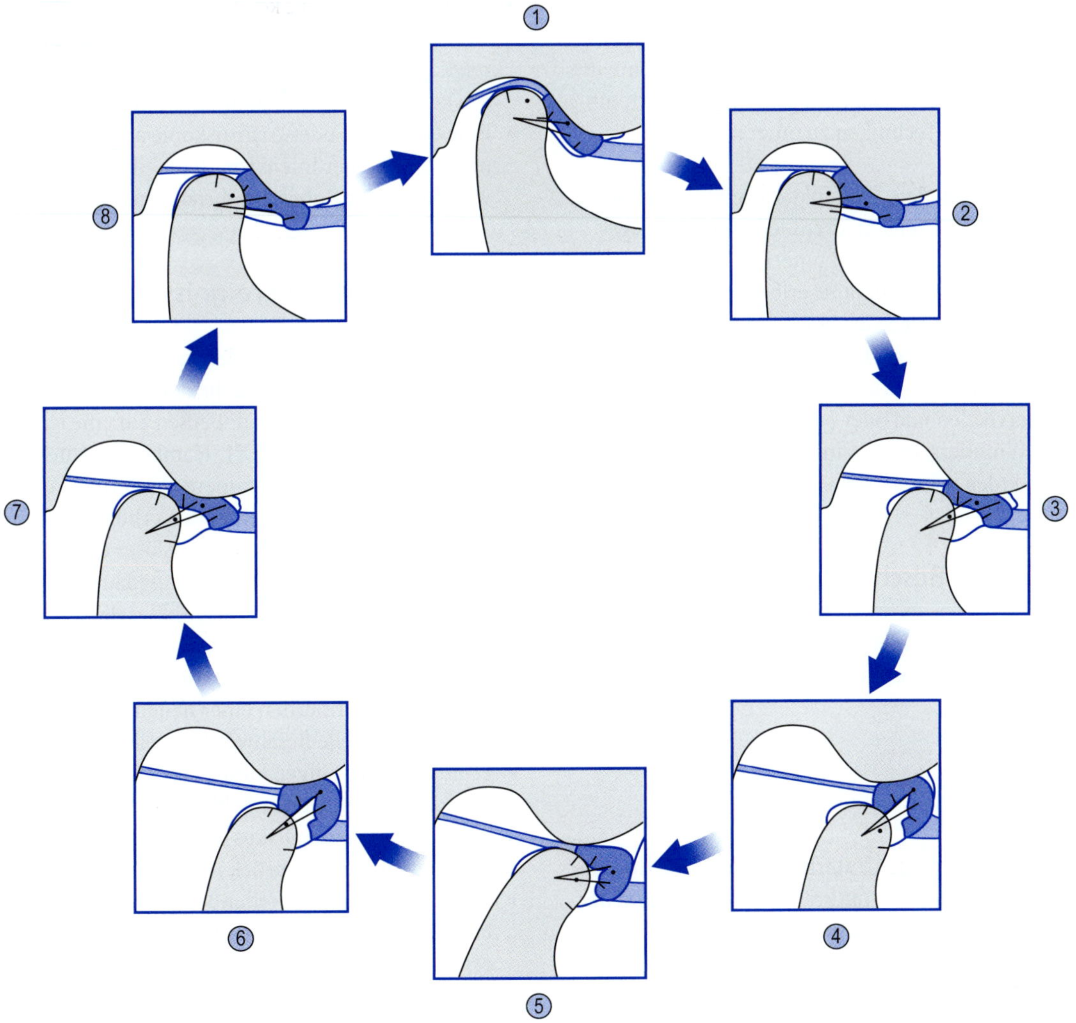

Abb. 3.8 Dérangement interne im Kiefergelenk, ohne Reposition eines vorverlagerten Discus articularis (nach Kraus 1985, mit frdl. Genehmigung)

treten. Ein Krankheitsverlauf mit dieser Reihenfolge deutet auf ein Fortschreiten der Pathologie hin und führt eventuell zu einer Situation ohne Reposition, wobei der vorverlagerte Diskus die maximale Mundöffnung einschränkt (➤ Abb. 3.7 und ➤ Abb. 3.8).

- Ein Knacken des Diskus-Kondylus-Komplexes über der Eminentia am Ende der Mundöffnung und/oder zu Beginn der Mundschließbewegung kommt z. B. während des Gähnens bei hypermobilen Kiefergelenken vor und könnte zu einer Bewegungsblockade führen.
- Eine Reposition kann bei lang anhaltender Sperre und Muskeltrismus eventuell nur unter Narkose durchgeführt werden.
- Ein leichtes Knacken des Lig. laterale während der Öffnungs-/Schließbewegung kann oberflächlich mit einer Fingerspitze an der Außenseite des Kondylus palpiert werden. Es ist normalerweise nicht schmerzhaft und könnte durch eine laterale Fehlstellung des Kondylus mit erhöhter Spannung im lateralen Kapsel-Bandapparat verursacht sein.
- Krepitationen sind normalerweise Zeichen einer degenerativen Arthropathie mit Knorpelschäden an der Fossa und oder der Diskusoberfläche und verursachen selten Schmerzen, können jedoch frühmorgens mit Kiefersteifigkeit einhergehen.
- Gelegentliches Auftreten von leichten Geräuschen (Popping) kann durch fibröse Adhäsionen aufgrund von anhaltenden Kompressionen ausgelöst werden.
- Frakturen der dünnen knöchernen Trennwand zum äußeren Gehörgang können ein periostales, kapsuläres Flattern bei Druckveränderungen durch Mundbewegungen verursachen. Durch die Nähe zum Ohr kann dies ein lauter, klickender Klang sein (Sound; Muhl et al. 1987, Osborn 1995, Capurso 1997, Widmalm et al. 1996, 2003ab, Prinz 1998abc, Bumann und Lotzmann 2000, Leader et al. 2003).
- Knackgeräusche, die während der Bewegung auftreten („In Range-of-Motion"), stellen eine Kontraindikation für intraartikuläre manuelle Therapietechniken dar, während longitudinale kaudale Dehnungen nützlich sein können, um die kapsulären Strukturen zu mobilisieren und somit die intraartikulären Strukturen zu entlasten.
- Endgradige intraartikuläre Störungen, wie Fibrosierung nach einem Trauma oder einer Operation, sind in der täglichen Praxis eher sel-

ten, können aber gut auf transversal gerichtete Zusatzbewegungen am Ende der problematischen exkursiven Bewegung reagieren.
- Aktives Training der rotatorischen Bewegungskomponente in der unteren Gelenkkammer ist dagegen generell indiziert, um den Effekt der manuellen Techniken zu unterstützen (➤ Abb. 3.55).
- Eine extraartikuläre muskuläre Dysfunktion zeigt sich üblicherweise als ein endgradiges Problem, eventuell sogar so ausgeprägt, dass es eine endgradige Gelenkuntersuchung verhindert und, wenn möglich, sofortige Therapie erfordert (➤ Tab. 3.1).
- Die laryngealen oder hyoidalen Gelenke können lokale Symptome wie Kloßgefühl oder andere Halsbeschwerden beim Schlucken, Sprechen oder Husten verursachen und bedürfen einer medizinischen, zervikalen und oder psychosozialen Evaluation (Pancherz 1986, Winnberg 1987, Winnberg et al. 1988).
- Akute Probleme werden normalerweise durch Fachärzte behandelt.

3.4.4 Geschichte der Beschwerden (aktuell, früher)

Die Beschwerden können durch ein Trauma entstanden sein, mit einem belastenden Ereignis zusammenhängen oder sich völlig spontan entwickelt haben.

Trauma

- Durch einen Unfall könnten der Unterkiefer, der Kondylus, die bilaminäre Zone oder weitere Strukturen des Schädels und der HWS verletzt oder gebrochen worden sein, z. B. bei einem Autounfall, Sturz oder Schlag auf das Kinn beim Skifahren, Radeln, Boxen, anderen Kampfsportarten, durch einen Hockeyschläger, ein Pferd oder durch Ellenbogen, Faust, Kopf oder Schuh beim Fußball (Weinberg und Lapointe 1987, McKay und Christensen 1998, O'Shaughnessy, Garcia und Arrington 1996, Abd-Ul-Salam et al. 2002).
- Sogar das Ziehen eines Zahns kann für das Kiefergelenk traumatisch sein und eine Entzündung in der bilaminären Zone zur Folge haben. Eine extreme retrodiskale Entzündung mit enormer Schwellung könnte eine anteriore Diskusverlagerung verursachen.
- Mittels Arthroskopie könnte der Diskus entfernt worden sein. Dies ist kein routinemäßiger Eingriff, da sich der Diskus in der anterioren Kapsel einnistet und sich teilweise auflöst. Eine Operation dagegen könnte bei einer Fraktur oder einem Tumor erforderlich sein.
- Eine Operation oder Arthroskopie am Kiefergelenk bedarf normalerweise einer intensiven Rehabilitation der Unterkieferbewegungen, der Ruheschwebelage und der HWS.

Traumatisierende Ereignisse

- Der Beginn der Beschwerden kann möglicherweise auf eine bestimmte Form des Gebrauchs der Strukturen zurückzuführen sein. Einige Beispiele sind: Beißen auf eine harte Nuss, in einen großen Apfel, in einen XXL-Hamburger, intensives Üben mit einem (neuen) Musikinstrument (Kiefermuskel-, Larynx- oder Zungenschmerzen). Auch Zeiten erhöhter innerer Anspannung, z. B. vor Prüfungen, könnten Auslöser der Beschwerden sein.
- Weitere häufige Ursachen sind langdauernde Zahnbehandlungen mit weiter Mundöffnung, okklusale Probleme nach zahnärztlicher Behandlung, Spangenbehandlungen in der Kieferorthopädie oder exzessiver, abnormaler Gebrauch des Unterkiefers. Sogar das Erlernen einer neuen Sprache könnte vorübergehend funktionelle Beschwerden auslösen.
- Professionelles Singen kann zu Beschwerden bei maximaler Mundöffnung wie einer Schließsperre führen: Bei hypermobilen Personen kann der Diskus-Kondylus-Komplex manchmal nicht über die Eminentia zurück in die Fossa gleiten.
- Das Erkennen der zutreffenden Form des Gebrauchs hilft bei der Erstellung eines adäquaten Behandlungsplans inkl. Veränderungen im Alltag.
- Bekannte Stressoren können primär muskuläre Beschwerden verursachen, sekundär aber auch Gelenkprobleme zur Folge haben. Bruxismus scheint für 30 % aller Beschwerden verantwortlich zu sein (Graber 1989). Der Schmerz ist zuerst im Temporal- oder Masseterbereich spürbar, kann sich aber im späteren Verlauf zur vorderen bzw. hinteren HWS ausbreiten. Eine lokale symptomatische Behandlung ist meistens unzureichend und der Langzeiterfolg hängt mit der Erkennung und Behandlung der kausalen Stressfaktoren zusammen.

Tab. 3.1 Beispiele für TMD, eingeteilt nach Lokalisation der Symptome in Bezug zum Kiefergelenk und Ausmaß der Dysfunktion

Quelle des Symptoms und Ausmaß der Dysfunktion	Intraartikulär	Periartikulär	Extraartikulär
Schmerzproblem (sehr stark oder irritierbar; SIN) Mandibuläre Bewegungen sind (fast) unmöglich	Akute retrodiskale Entzündung in der bilaminären Zone, z. B. des Stratum superius (Lig. discotemporale)	Akute Kapsulitis	Zahnschmerz, Schmerz nach Extraktion, Mandibulafraktur, Halsentzündung, Trigeminus- oder Facialis-Neuralgie, Otitis, Kaumuskelverletzung usw.
Schmerz während der Bewegung (ROM)	Diskus-Kondylus-Instabilität mit/ohne Knacken bei exkursiven/inkursiven Bewegungen	Subakute Kapsulitis oder Knacken des Lig. laterale	Spasmus (Trismus) der Kaumuskeln, Trigeminus- oder Facialis-Neuropathie
Schmerz am Ende der Bewegung (EOR)	Anterior vorverlagerter Diskus, blockierte kondyläre Einkehr an der Eminentia articularis, posttraumatische intraartikuläre Fibrosierung	Chronische Kapsulitis, eingeschränkte kapsuläre Flexibilität, degenerative Gelenkerkrankung	Hyperaktive Kaumuskeln, Störungen der (oberen) HWS (inkl. 1. Rippe)

Spontane Entwicklung der Symptomatik

- Der häufigste Grund für spontane Schmerzen im Kieferbereich kann auf ein Zahnproblem zurückgeführt werden und eine zahnärztliche Behandlung ist normalerweise erfolgreich. Versteckte Zahninfekte (Herde) sind möglicherweise für diffuse allgemeine Beschwerden verantwortlich. Sie stellen Kliniker und Wissenschaftler auf eine harte Probe und werden oft erst nach einem langen Leidensweg erkannt.
- Die Antworten auf weitere gezielte Fragen können einer versteckten Ursache auf die Spur kommen. Die Analyse früherer Traumata, Ereignisse, psychoemotionaler und sozioökonomischer Faktoren sowie weitere Untersuchungen könnten eine Reihe von beitragenden Faktoren ans Licht bringen, z. B.:
  - Eine alte Kondylusfraktur oder juveniles Gelenkrheuma können zu einer degenerativen Gelenkerkrankung geführt haben.
  - Eine Reihe angeborener Anomalien, Fehlentwicklungen mesodermaler Strukturen wie einer Gaumenspalte, suboptimale oder unterlassene zahnheilkundliche oder kieferorthopädische Behandlungen während der Wachstumsjahre bis hin zu asymmetrischen Gelenken können an der Entstehung beteiligt gewesen sein.
  - Zudem können ein zu kleiner Kondylus (A-P-Diameter) zur Diskus-Kondylus-Instabilität oder der Verlust von Backenzähnen zu einer dauerhaft erhöhten intraartikulären Kompression führen.
- Okklusionsstörungen können spontane Beschwerden myogener Art erklären. Diese sind schätzungsweise für 50 % aller Beschwerden verantwortlich (Graber 1989).
- Dysfunktionen der oberen HWS liefern eine weitere, weit verbreitete Erklärung für Gesichts- und Kopfschmerzen.
- Haltungsschäden, z. B. eine ausgeprägte thorakale Kyphose mit Flexion der unteren HWS, können zu einer Kompensation in der oberen HWS in Extension mit einer vorgeschobenen Kopfstellung, einer Stellungsänderung nach posterior des Unterkiefers und einem anormalen Biss in der Ruhestellung führen (Fink et al. 2003, Klemm 2009, Mansilla-Ferragut et al. 2009, Matheus et al. 2009, Munhoz und Marques 2009, Saito et al. 2009, Schupp et al. 2009, Toti et al. 2010).
- Eine posteriore Verlagerung des Kondylus in der Fossa beeinträchtigt die optimale Gelenkzentrierung und kann einen erhöhten intraartikulären Kompressionsdruck und überaktive Kaumuskeln verursachen.
- Bei Abwesenheit jeglicher beitragender Faktoren müssen Krankheiten wie Tumoren, Drüsen- und Lymphstörungen sowie bei Kindern eine abnormale Kiefer- und Zahnentwicklung in Betracht gezogen werden (Egermark et al. 2003, Tecco et al. 2010).

Allmähliche Entwicklung

Die aktuelle Geschichte kann zur Diagnostik beitragen und erlaubt, die Stabilität der jetzigen Situation einzuschätzen. Der fibröse Knorpel des Caput mandibulae ermöglicht eine lange, schleichende Entwicklung einer Arthropathie und Degeneration ohne Beschwerden. Falls Beschwerden auftreten, zeigen funktionelle kernspintomografische Messungen ein fortgeschrittenes Stadium der Störung. Die Wiederherstellung kann lange dauern oder fehlschlagen. Viele Patienten mit einer langen Vorgeschichte berichten von vielen verschiedenen Therapien ohne bzw. ohne anhaltenden Erfolg.

Anhaltende Störungen und die damit verbundene Sensibilisierung des zentralen Nervensystems mit sekundärer Hyperalgesie und Allodynie führen zur Chronifizierung der Beschwerden, die mit verbreiteten oder bizarren Schmerzmustern und -beschreibungen einhergehen können, begleitet von weiteren psychosomatischen Symptomen, welche die somatischen, immer noch relevanten Dysfunktionen überlagern.

Beitragende Faktoren

Ein psychosomatischer Auslöser (Parafunktionen, die Muskelschmerzen verursachen) sowie psychoemotionale Folgen anhaltender Probleme rechtfertigen eine psychosomatische Behandlung wie Schmerzmanagement (Coping, Pacing, Graded Exposure), kognitive Verhaltenstherapie, Bio-/Myofeedback-Verfahren oder Body-Mind-Therapien wie Kraniosakraltherapie als Teil der Gesamtbehandlung.

Kraniale Techniken können auf verschiedene Arten eingesetzt werden, in Abhängigkeit vom aktuellen Zustand des Patienten und dem aktuellen Ziel der Therapie (Ridley 2006). Bei einer strukturbezogenen Behandlung können kraniale Techniken endgradig angewandt werden, während emotionale Zustände eher vom leichten, sanften rhythmischen Handling profitieren. Letzteres übt balancierende Effekte auf das autonomen Nervensystem und das emotionalmotorische System aus; diese können mit dem Herzfrequenzvariabilitätsverfahren bzw. mit elektromyografischen Messungen an den Kaumuskeln nachgewiesen werden (siehe Management).

Spezielle Fragen

Routinefragen nach dem allgemeinen Gesundheitszustand, anderen medizinischen Problemen, der Medikation und unerklärlichem Gewichtsverlust (Special And Health Screening Questions) können weitere Hinweise auf nicht neuromuskuloskeletale Störungen, ernsthafte Pathologien oder relevante Begleiterkrankungen geben, die weitere medizinische Untersuchungen oder eine Veränderung des Behandlungsplans bzw. besondere Vorsicht erfordern.

- Frauen empfinden möglicherweise aufgrund ihres Östrogenspiegels stärkere Schmerzen. Dies könnte eine gynäkologische Konsultation erfordern. Eine spezifische Medikation bzw. ein Wechsel der Anti-Baby-Pille könnten hilfreich sein.
- Bildgebende Verfahren werden als wichtige ergänzende Verfahren zur präzisen Diagnostik betrachtet. Ein (Ortho-)Pantomogramm ist ein Röntgenbild, das in der zahnheilkundlichen oder kieferorthopädischen Praxis für die dentale Diagnostik angefertigt wird. Es zeigt außerdem beide Kiefergelenke und die Atlas-Axis-Beziehung. Wird eine Arthropathie vermutet, ist eine funktionelle Magnetresonanztomografieuntersuchung (MRT) in geschlossener und offener Mundstellung erforderlich. Zudem können weitere Unterkieferstellungen, z. B. wenn eine Schiene

getragen wird, untersucht werden. Eine funktionelle MRT zeigt die Position (physiologisch oder pathologisch) des Diskus, eine Instabilität des Diskus, die genaue Richtung einer Verlagerung, Reposition (oder nicht) des Diskus, das Ausmaß der kompensierenden bzw. degenerativen Veränderungen am Caput mandibulae, zusätzliche Entzündungszeichen sowie muskuläre oder andere Anomalien (Schmid et al. 1992, Schimmerl et al. 1993, de Laat et al. 1993, Langendoen-Sertel und Volle 1997, Mueller-Leisse et al. 1997, Yang et al. 2002, Guler et al. 2003, Rocha Crusoé-Rebello et al. 2003, Kitai et al. 2004, Pedulla et al. 2009).

- Eine erneute Untersuchung nach einer sechsmonatigen Therapie mit einer Dauerdistraktionsschiene zeigt gewöhnlich eine stabile Distraktion, die darauf hinweist, dass das neu gebildete Bindegewebe in dem entstandenen Gelenkspalt hart, steif und belastbar ist.
- Besondere Aufmerksamkeit erfordern Schienen (Aufbisshilfen), die Patienten über der oberen oder unteren Zahnreihe tragen können (Bumann und Lotzmann 2000, Tuerp et al. 2004, Al-Ani et al. 2005).
- Die wichtigsten Schienentypen sind:
  a. *Bissführungs- und Entspannungsschiene,* früher auch Michigan-Schiene genannt, oder vergleichbare Vorrichtungen wie ein anteriorer Bissstopp bzw. ein nozizeptives Trigeminus-Inhibitions-Spannungsunterdrückungs-System (NTI-tss; Stohler und Ash 1986, Canay et al. 1998, Becker et al. 1999, Baad-Hansen et al. 2007, Macedo et al. 2007, Kares 2008): Die Schiene wird während des Schlafs getragen und zielt darauf ab, das Knirschen zu reduzieren und somit das Abschleifen der Zähne zu verhindern sowie die Okklusion und die Front- und Eckzahnführung zu optimieren. Patienten berichten, dass die Kaumuskelschmerzen sowie Nacken- und Kopfschmerzen (vom Spannungstyp) positiv beeinflusst werden. In extremen Fällen (Knirschen auch tagsüber – Bruxomanie) kann die Schiene auch tagsüber bei der Arbeit getragen werden.
  b. *Repositionsschiene:* Dieser Typ ist nur bei akuten Diskusverlagerungen mit intakter Morphologie des Diskus und der intraartikulären Ligamente indiziert. Er bewirkt eine stabile Reposition des Diskus und wird zusammen mit entzündungshemmenden Medikamenten eingesetzt.
  c. *Distraktions- oder Dekompressionsschiene:* Sie ist indiziert bei intraartikulären Pathologien, wird aber meistens nur bei Diskusverlagerungen mit Schmerzen eingesetzt. Sie wird kontinuierlich getragen (24/7/6: 6 Monate, 24 Stunden am Tag, wird nur zum Reinigen herausgenommen), um das Köpfchen des Unterkiefers nach kaudal zu verlagern, damit in dem entstehenden Gelenkspalt Bindegewebe gebildet wird, das nach 6 Monaten als harter Diskusersatz dienen kann (Hugger et al. 2004).
  d. *Zentrische Schiene:* Sie dient zur Wiederherstellung der Zentrik und reduziert die bilaminäre und periartikuläre Belastung (Tuerp 2004). Dieser Typ kann eingesetzt werden, wenn Patienten mit intraartikulären Störungen eine Distraktionsschiene ablehnen.
- Schienen haben normalerweise eine eingebaute Front- und Eckzahnführung. Damit wird auch der Bewegungsablauf des Unterkiefers optimiert bzw. eine abnormale Belastung der Strukturen verhindert (Fitins und Sheikholeslam 1993).
- Spezielle Fragen und spezielle Untersuchungsprozedere für hohe zervikale Risikofaktoren werden in Kap. 4 in Hengeveld und Banks (2016) beschrieben.
- Wenn ein Patient nicht vom Zahnarzt oder Kieferorthopäden überwiesen wurde, wird umgehend eine okklusale Untersuchung empfohlen und, wenn erforderlich, eine okklusale Therapie initiiert (Egermark et al. 2003, Suvinen und Kemppainen 2007, Tecco et al. 2010).

3.5 Funktionsuntersuchung (P/E)

Nachdem die Initialhypothesen während der subjektiven Untersuchung zusammengestellt wurden, wird die Funktionsuntersuchung entsprechend geplant. Nachfolgend wird eine Vorgehensweise beschrieben, die für die große Mehrzahl der ambulanten Patienten mit dominant nozizeptiven Problemen geeignet ist, die keine akuten, sehr starken oder irritierbaren Probleme bzw. chronische Schmerzen mit dominanten zentralnervösen Verarbeitungsmechanismen haben.

Die Funktionsuntersuchungen der HWS und BWS werden in Hengeveld und Banks (2016) sowie die des Schultergürtels in ➤ Kap. 4 beschrieben. Eine Untersuchung der oberen HWS ist immer ein fester Bestandteil einer initialen Untersuchung des kraniomandibulären Komplexes (➤ Kasten 3.1).

Box 3.1

Funktionsuntersuchung der kraniomandibulären Region

Inspektion

- Im Stehen: allgemeine Haltung
- Im Sitzen und oder in Rückenlage: Viszerokranium, extraoral
- Später in Rückenlage: intraorale Inspektion für okklusale Beziehungen, periodontologische Veränderungen, vorhergehende intraorale Palpation und Zusatzbewegungen

Funktionelle Demonstration

Funktionell gestörte Bewegungen bzw. Aktivitäten einschließlich orientierender klinischer Differenzierungen, z. B. aktive mandibuläre Bewegungen und Initialpalpation im Sitzen

Kurze Bewertung

In Abhängigkeit von den vorherigen Untersuchungsergebnissen wird die Untersuchung wie geplant fortgesetzt oder verändert.

Aktive Bewegungen

- In Rückenlage: Bewegung bis zum Schmerzbeginn (P_1) oder bis zur Bewegungsgrenze (L), wenn erforderlich, mit Überdruck
- Depression, Elevation, Protraktion, Retraktion, Lateralbewegung links und rechts
- Beurteilung von Schmerz, Quantität, Qualität inkl. okklusale Kontakte, Front- und Eckzahnführung

Isometrische Tests

Stomatognathe Muskeln in Rückenlage

Neurologische Untersuchung

Obere zervikale und kraniale Nerven oder weitere Vorsichtsmaßnahmen, wenn indiziert

Weitere Strukturen im Plan

- Aktiv und passiv physiologisch (angulär)
- HWS (üblicherweise in Rx1)
- Becken/Hüfte (Muskellänge bzw. -aktivität) in Kombination mit Okklusion (Rx1 oder 2)
- BWS, Schultergürtel (Rx2, 3)

Neurodynamische Tests

Für die Wirbelkanalstrukturen, die hohen zervikalen und kranialen Nerven im Sitzen oder in Rückenlage

Palpation

Extraoral: TMG, stomatognathe Muskeln, Nerven Palpationsstellen

Zusatzbewegungen

- In Rückenlage und in einer adäquaten funktionellen Ausgangsstellung der Mandibula und mit einer Wiederbefundung der relevanten auffälligen Tests
- Inspektion (periodontologisch und okklusal)
- Palpation (Masseter und pterygoidale Muskeln)
- TMG extraoral: transversal-medial (∞med)
- TMG intraoral:
  - longitudinal-kaudal *f*caud ↔
  - posteroanterior ϒ ↓
  - anteroposterior , ↑
  - transversal-medial ∞med ←
  - transversal-lateral/lat →
  - longitudinal-kranial
  - longitudinal-dorsokranial

Palpation und Zusatzbewegungen der (oberen) HWS

- HWS (Rx1 oder 2)
- Hyoid, Kehlkopfgelenk, Viszero- und Neurokranium in Rückenlage (Rx2 oder 3)

Die Reihenfolge der Tests kann variieren.

Arztberichte, bildgebende Verfahren usw. müssen beachtet werden.

Die wichtigsten Befunde werden sofort mit Asterisken (*) markiert.

Instruktion des Patienten.

3.5.1 Aktuelle Symptomatik (Present Pain, PP)

Der Therapeut notiert Bereich und Intensität.

3.5.2 Inspektion

Im Stehen

Allgemeine Inspektion der BWS, HWS und des Schultergürtels.

Im Sitzen

- Farbänderungen
- Narben
- Atrophie, Schwellung/Hypertrophie, z. B. Konvexität des M.-masseter-Bereichs (➤ Abb. 3.9)
- Gesichtsasymmetrien

Von vorne (en face)

- Anormale Schädel- oder Unterkieferentwicklung wie offener Mund/Lippen und/oder diskludierte/okkludierte Ruheposition der Mandibula (Der Therapeut sollte den Patienten auch fragen, wo die Zunge ruht)
- Überbiss
- Nasen- oder Mundatmung
- Horizontale Ausrichtung der Augen, Jochbögen, Tragus der Ohren oder Ohrläppchen und Mund
- Vertikale Symmetrie von Augenwinkel zum Mundwinkel
- Verlust der vertikalen Dimension im Links-rechts-Vergleich, Vergleich der Distanz Nasenspitze-Kinnspitze und der Distanz Augenwinkel-Mundwinkel: Diese beiden Linien sind normalerweise gleich lang. Wenn Letztere mehr als 1 cm kürzer ist, liegt ein Überbiss vor.
- Hals von vorne mit Zungenbein und Kehlkopf (inkl. Art. cricothyroidea)

Von der Seite (en profile)

(➤ Abb. 3.10)

- Konkave (prognathe)
- Konvexe (retrognathe, z. B. Überbiss) oder
- Gradlinige (orthognathe) Gesichtsform
- Beurteilung in Relation zur Haltung der HWS (vorgeschobener Kopf?)

3.5.3 Funktionelle Demonstration

- Wenn Schmerz im Bereich des Kiefergelenks beim Essen mit oberer zervikaler Extension und mandibulärer Depression (➤ Abb. 3.11) ausgelöst wird:
  - Der Kopf wird in der Stellung stabilisiert, in welcher der Schmerz beginnt, und der Therapeut vergrößert/verkleinert das Ausmaß der Mandibuladepression.

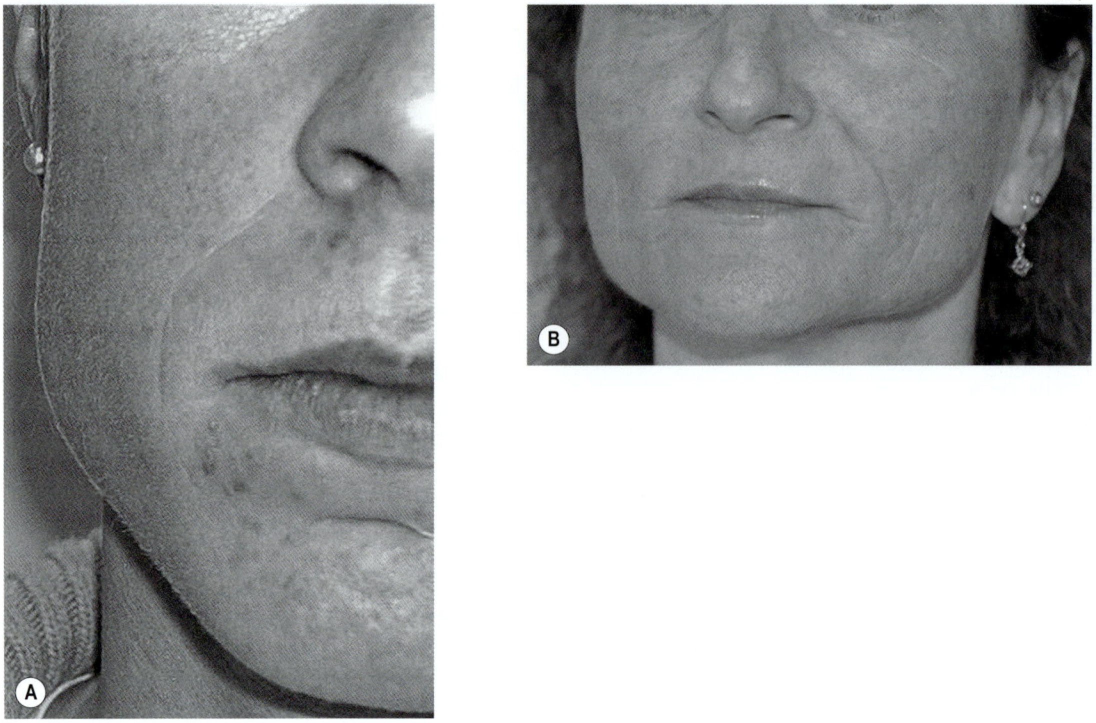

Abb. 3.9 Konvexität der Wange: ein Zeichen für eine Masseter-Hypertrophie als Folge einer **A** Parafunktion (Bruxismus) oder **B** okklusalen Störung (mit frdl. Genehmigung des Interdisziplinären Forums für craniofaziale Symptomatik, IFCFS)

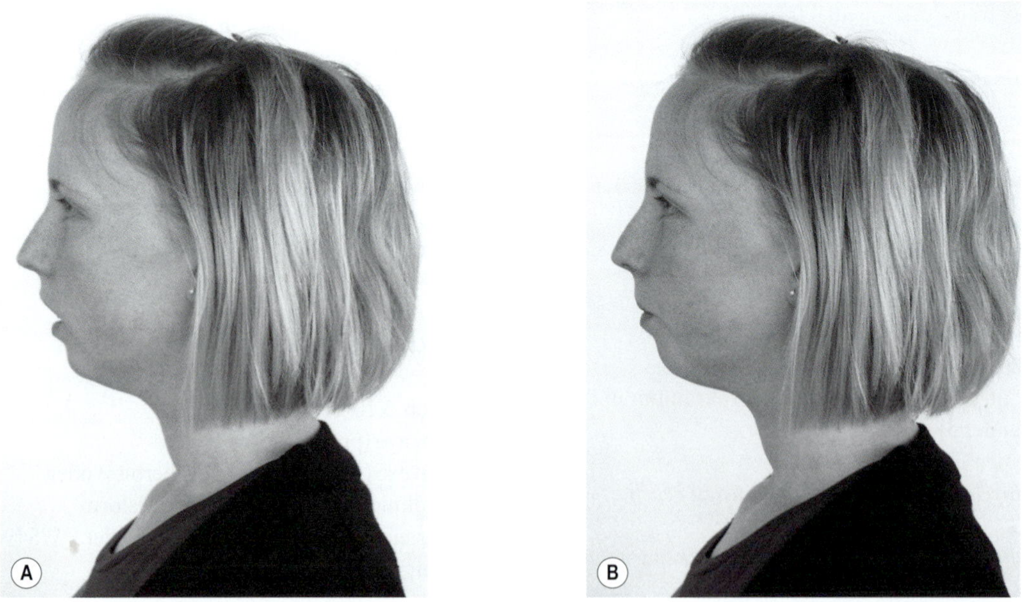

Abb. 3.10 Faziale Konvexität aufgrund einer Retrognathie
A Entspannter offener Mund (habituell)
B Mit einem gezwungenen, forcierten, geschlossenen Mund (mit frdl. Genehmigung des IFCFS)

  - Er stabilisiert die Mandibula in der Stellung, in welcher der Schmerz beginnt, und vergrößert/verkleinert das Ausmaß der oberen HWS-Extension.
- Wenn Schmerz frühmorgens beim Aufwachen in Bauchlage mit gedrehtem Kopf (➤ Abb. 3.12) verspürt wird:
  - Temporal- oder Masseterbereich: Löst das Anspannen der Kaumuskeln den Schmerz aus? Ist die Palpation der muskulären Stellen schmerzhaft?
  - TMG, Ohr, Atlasbereich: Der Therapeut stabilisiert den Kopf in der schmerzhaften Stellung und vergrößert/verkleinert das Ausmaß der Lateralbewegung der Mandibula; er stabilisiert

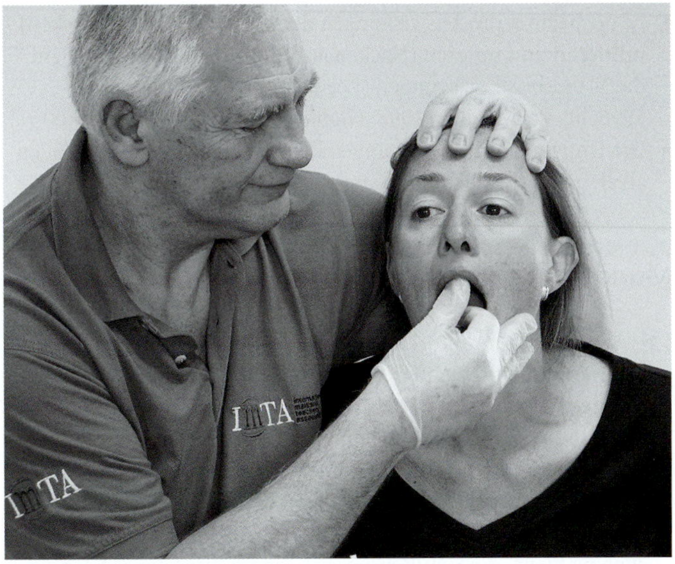

Abb. 3.11 Differenzierung eines Schmerzes beim Essen zwischen der oberen HWS (vor allem Extension) und TMG (vor allem Depression)

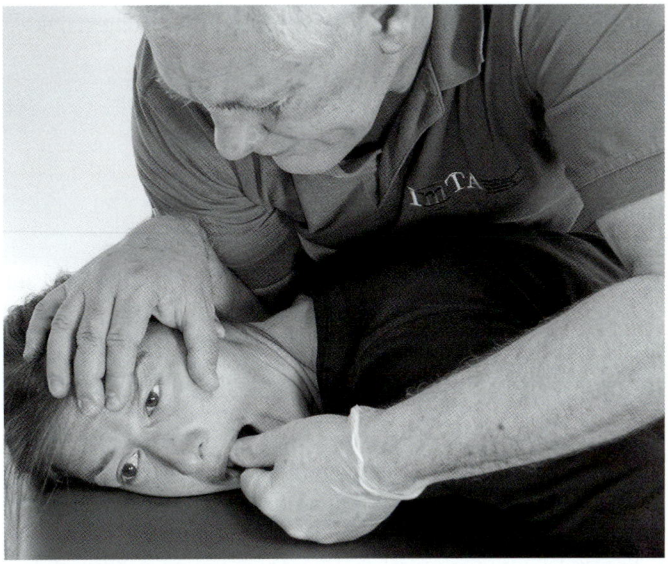

Abb. 3.12 Differenzierung eines Schmerzes in Bauchlage mit rotierter HWS zwischen der oberen HWS (vor allem Rotation) und TMG (vor allem Depression und Lateralbewegung li.)

die Mandibula in Depression/Lateralstellung und vergrößert/verkleinert die HWS-Rotation.
  - Er führt für die weitere Bestätigung Zusatzbewegungen am TMG bzw. an der oberen HWS (z. B. unilateral PA) in der rotierten Stellung aus.
- Wenn Halsschmerzen während der HWS-Extension ausgelöst werden:
  - Der Kopf wird in der Stellung, in welcher die Beschwerden beginnen, stabilisiert und der Patient gebeten, zu schlucken bzw. die Zunge zu bewegen, um zwischen den Kehlkopf- und Zungenbeingelenken sowie den zervikalen Strukturen zu differenzieren.
  - Die korrekte Position der Zunge am harten Gaumen beim Schlucken wird kontrolliert.

3.5.4 Kurze Bewertung

Im Sitzen

- Der Therapeut beobachtet den habituellen Biss.
- Er beobachtet die HWS, wenn der Patient den Mund so weit wie möglich öffnet bzw. die Mandibula maximal lateral bewegt. Er

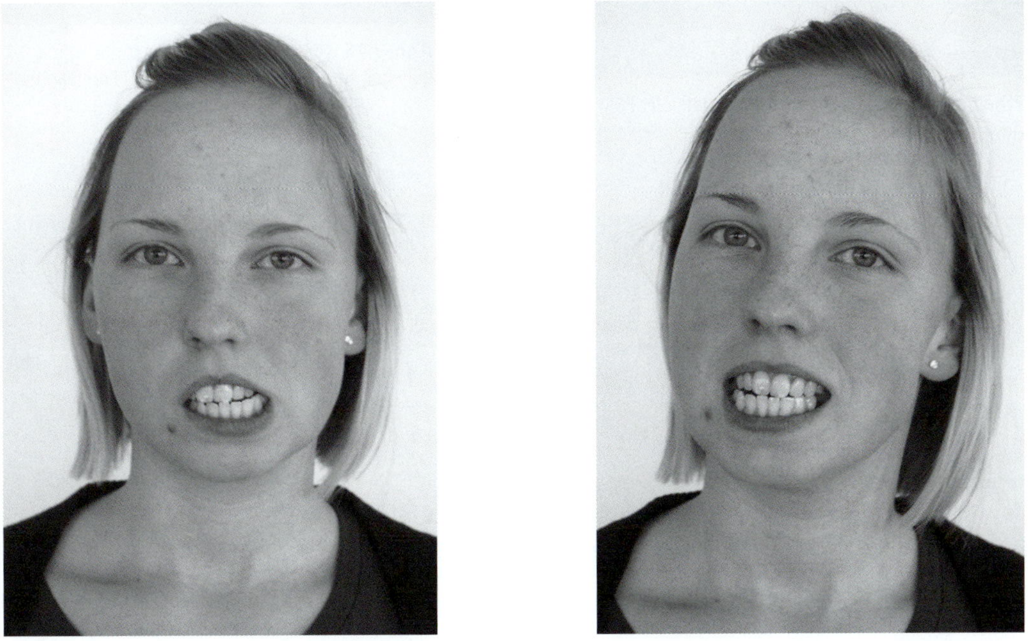

Abb. 3.13 Kurze Bewertung der Lateralbewegung nach links und rechts im Sitzen. Bei der Lateralbewegung nach rechts zeigt sich eine okklusal bedingte kompensatorische Lateralbewegung der HWS. (mit frdl. Genehmigung des IFCFS)

vergleicht Quantität und Qualität der Lateralbewegungen links und rechts (➤ Abb. 3.13).
- Die Zähne fest zusammenbeißen lassen.
- Palpation der Kaumuskeln.

Aktive Bewegungen

- In Rückenlage mit bilateraler kondylärer Palpation und Sicht auf die Front- und Eckzähne.
- Der Patient sollte bei allen Testbewegungen die Lippen spreizen und die Zähne zeigen.
- Der Physiotherapeut sitzt hinter dem Kopf des Patienten in Richtung der Füße des Patienten.
- Er beurteilt Schmerz, Quantität und Qualität wie Knackgeräusche, Front- und Eckzahnführung, okklusale Kontakte, Deviationen oder Deflektionen (evtl. mit Differenzierungen).
- Er wendet, wenn erforderlich, Überdruck an und stabilisiert dabei die HWS.
- Er beobachtet die Auswirkungen der oberen (Kopf auf Nacken), mittleren und unteren (Nacken auf Rumpf) HWS-Stellung auf die Mandibulabewegungen (Lee et al. 1995, de Wijer et al. 1996abc, Palazzi et al. 1996, Higbie et al. 1999, Ioi et al. 2008).
- Die Untersuchungsbewegungen können in ausgewählten Fällen als Behandlungstechniken angewandt werden.

Mundöffnung (Depression)

(➤ Abb. 3.14, ➤ Abb. 3.15)
- Schmerz: wo und wann (in mm)? In Bezug zum Knacken? Kein Schmerz: Überdruck mittels einer geldzählähnlichen Bewegung des Daumens über den Zeigefinger. Die Spitze des Zeigefingers drückt die unteren Schneidezähne nach unten, während die Daumenspitze gegen die oberen Schneidezähne nach oben drückt. Die zweite Hand wird hinten am Okziput und im Nacken platziert, die Schulter dieser Körperhälfte liegt auf der Stirn, um Nacken und Kopf zu stabilisieren.

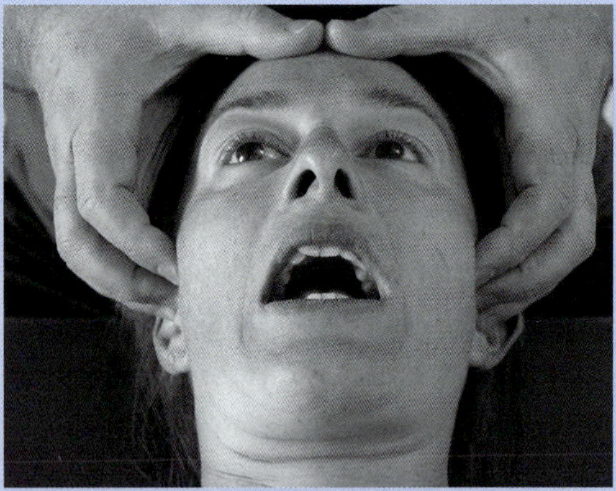

Abb. 3.14 Aktive Mundöffnung (Depression) mit bilateraler Palpation der Kondylen und Beobachtung des mandibulären Bewegungsverlaufs

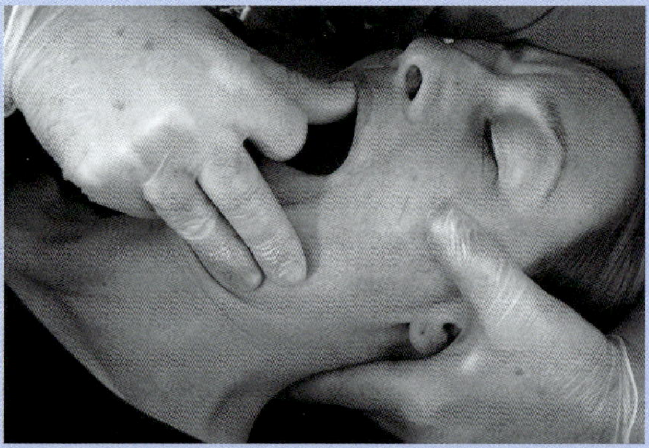

Abb. 3.15 Überdruck für die Mundöffnung mit Daumen und Zeigefinger an den oberen bzw. unteren Frontzähnen

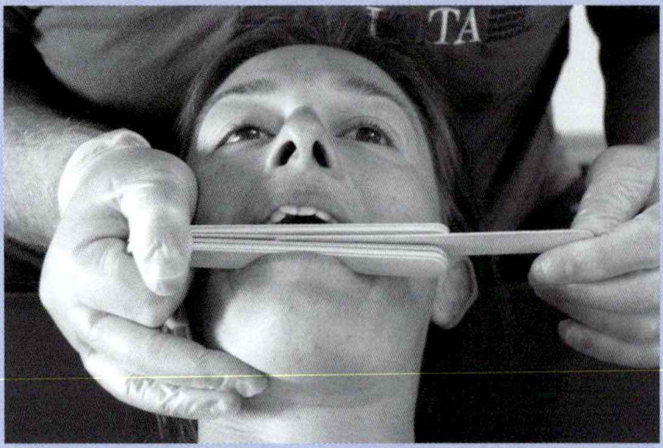

Abb. 3.16 Hold-Relax-Technik beim Beißen zur Entspannung der Kaumuskeln. Transversales Dazwischenschieben von Spateln bei der Entspannung, um die Mundöffnen erweitern zu können.

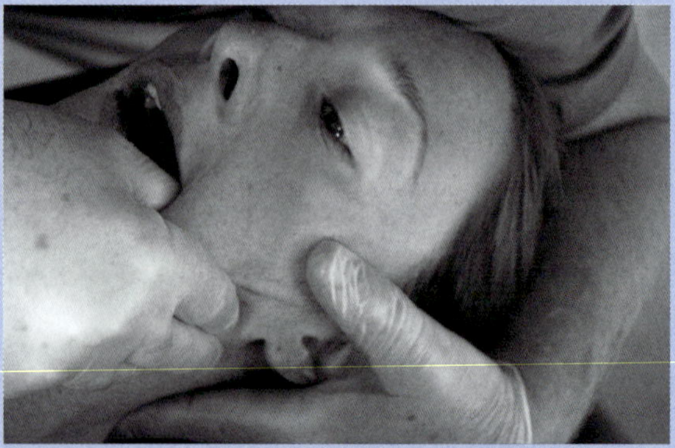

Abb. 3.17 Massage-Knettechnik mit Daumen (intraoral) und Zeige- oder Mittelfinger (extraoral), um eine lokalisierte Masseterverspannung zu behandeln

- Bewegungsausmaß: Gemessen wird in mm einschließlich des vertikalen Überbisses (normal 4 mm). Das Ausmaß beträgt ca. 40–55 mm oder entspricht der Breite von 3 Fingern (Zeige-, Mittel- und Ringfinger) auf Höhe der PIPs (nicht Fingerspitzen).
- Eingeschränkte Beweglichkeit mit Schmerz im Kaumuskelbereich: sofortige Behandlung mit lokaler Massage, Hold-Relax-Techniken, Elektromassage oder Taping, um die überaktiven Muskeln zu entspannen (➤ Abb. 3.16, ➤ Abb. 3.17).
- Verlauf (Qualität): Gibt es eine symmetrische Kondylenbewegung oder eine Deviation oder Deflexion mit Knacken (initial, intermediär, terminal)?
- Klinische Differenzierung bei einem initialen oder intermediären Knacken aufgrund eines vorverlagerten Diskus mit instabiler exkursiver Reposition, das eine Deviation und evtl. Schmerz zeigt:
  - Depression mit gehaltenem longitudinal-kranialem Druck an der Mandibula („dynamische Kompression"): Der Druck bewirkt einen größeren Widerstand für die Reposition des Diskus und zeigt ein lauteres oder späteres Knacken und evtl. Schmerzzunahme vor dem Knacken (➤ Abb. 3.18).
  - Depression bei gehaltenem transversal-medialem Druck an der Mandibula („dynamische mediale Translation"): Dieser Druck kann die Reposition erleichtern, dann wird das Knacken leiser oder verschwindet (➤ Abb. 3.19).
  - Positionierung von Watterollen quer zwischen den hinteren Backenzähnen am Ende der Depression: Die terminale Elevation wird verhindert und der Diskus bleibt auf dem Caput. Bei Wiederöffnung des Mundes gibt es nun kein Knacken mehr, wodurch die Hypothese bestätigt wird (➤ Abb. 3.20).

Mundschluss (Elevation)

(➤ Abb. 3.21)

- Während der Schließbewegung wird erneut die Qualität der Bewegung beurteilt. Zuerst wird die Schließbewegung bis zum allerersten Zahnkontakt ausgeführt.
- Kommen alle Zähne gleichzeitig miteinander in Kontakt oder gibt es Stellen mit einem frühzeitigen Vorkontakt?
- Danach wird der Kiefer bis zur maximalen Interkuspidation (Verzahnung aller Zahnhöcker) mit Maximalkraft zusammengepresst (gilt auch als Überdruck). Gibt es dabei eine am Kondylus fühlbare Verschiebung oder ein Knacken, liegt eine okklusale Störung bzw. eine mögliche Diskusvorverlagerung (s. Depression) vor.
- Statt mit den Zeigefingerkuppen zu fühlen, kann auch mithilfe eines Stethoskops abgehört werden.

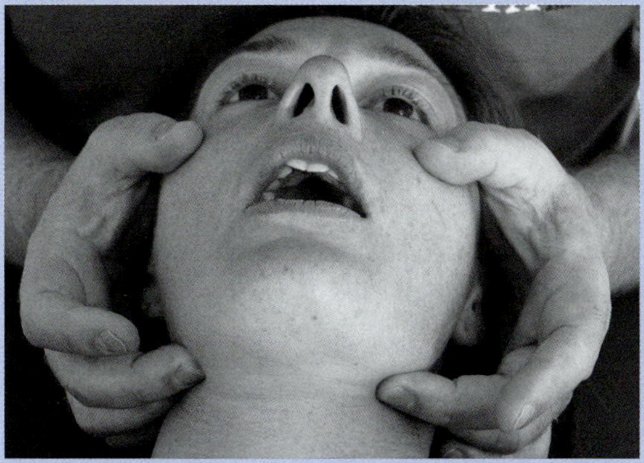

Abb. 3.18 Mundöffnung bei gehaltener bilateraler longitudinal-kranialer Bewegung (dynamische Kompression) am Unterkieferwinkel zur klinischen Differenzierung eines Knackens

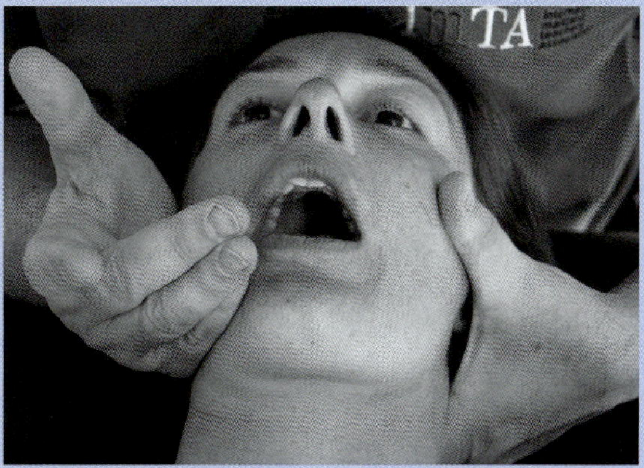

Abb. 3.19 Mundöffnung bei gehaltenem transversal-medialem Druck an der Mandibula für das rechte TMG (dynamische Translation) zur klinischen Differenzierung eines Knackens

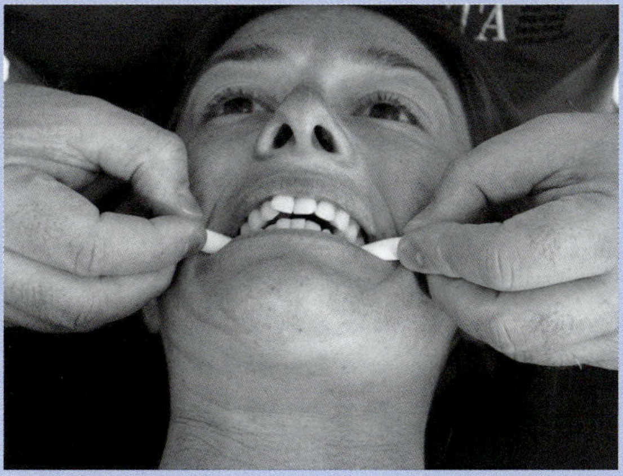

Abb. 3.20 Verhinderung der terminalen Phase des Mundschließens mit bilateral applizierten Watterollen zwischen den Molaren

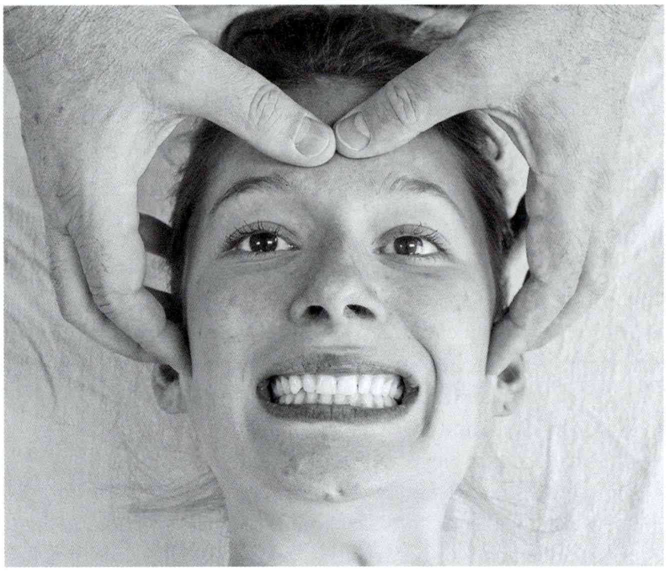

Abb. 3.21 Mundschluss (Elevation) mit maximalem Zubeißen und bilateraler kondylärer Palpation

Protraktion oder Protrusion

- Schmerz: Der Therapeut beurteilt die Schmerzstelle und misst den Bereich des Auftretens in mm.
- Bei Abwesenheit von Schmerz wird beidseitig am Mandibulawinkel mit Mittel- und Ringfinger Überdruck nach anterior gegeben, während die Daumen am Jochbein den Kopf stabilisieren (➤ Abb. 3.22).
- Verursacht dieser Druck am Unterkiefer zu viel Schmerz, kann der Unterkiefer mit einer Daumenkuppe, die hinter die vorderen unteren Schneidezähne gehakt wird, nach vorne gezogen werden, während der Kopf, wie bei der Depression beschrieben, stabilisiert wird (➤ Abb. 3.23).
- Bewegungsausmaß: ca. 8 mm, inkl. 3 mm horizontaler Überbiss.
- Verlauf: Beurteilt wird die Frontzahnführung mit Disklusion im Seitenzahnbereich (➤ Abb. 3.24). Bei einem offenen Biss oder heruntergeknirschten vorderen Schneidezähnen wird die Bewegung nicht über die Frontzähne geführt und die Backenzähne bleiben somit in Kontakt. Dies sollte zur Wiederherstellung der Frontzahnführung von einem Zahnarzt restauriert werden.
- Eine Deviation mit Knacken oder Deflektion kann ein ähnliches Muster wie bei der Depression aufweisen.

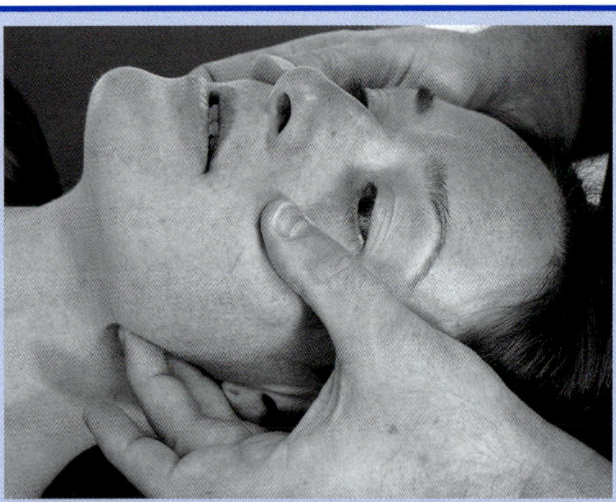

Abb. 3.22 Bilaterale Ausführung des Überdrucks für Protraktion am Unterkieferwinkel mit Mittel- und Ringfinger an beiden Seiten sowie Fixierung des Kopfs am Jochbein mit den Daumen

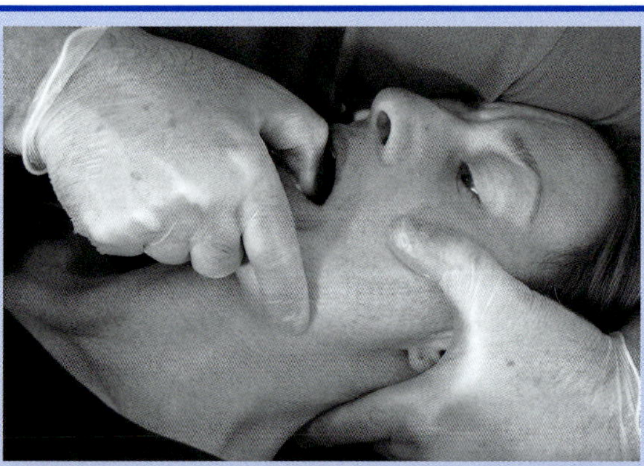

Abb. 3.23 Ausführung des Überdrucks für Protraktion durch Vorwärtsziehen der unteren Schneidezähne mit einem Daumen sowie Fixierung des Kopfs und der HWS mit der zweiten Hand

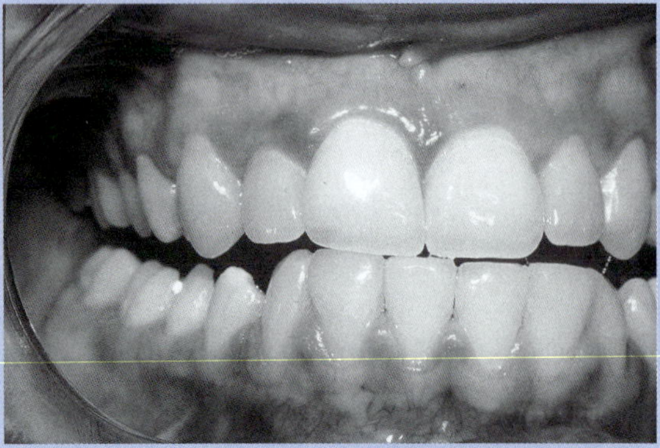

Abb. 3.24 Physiologische Frontzahnführung während der Protraktion mit Disklusion im Seitenzahnbereich (mit frdl. Genehmigung des IFCFS)

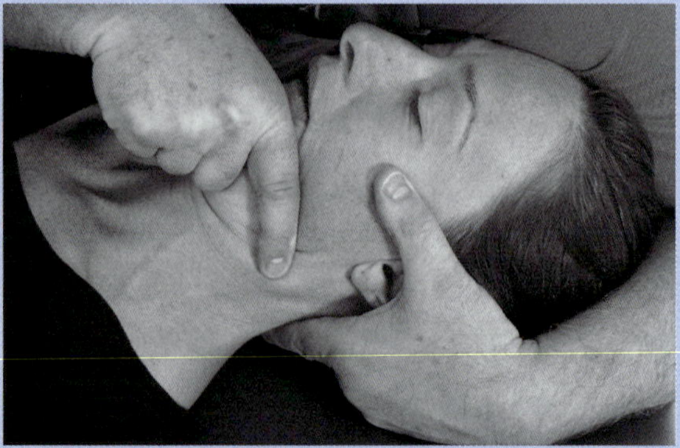

Abb. 3.25 Überdruck bei Retraktion, indem der Unterkiefer mit der „Schwimmhaut" zwischen Daumen und Zeigefinger nach posterior geschoben wird und dabei Kopf und HWS mit der zweiten Hand fixiert werden

Retraktion oder Retrusion

- Eine kleine Bewegung (1–4 mm) sollte sichtbar und fühlbar sein. Messen ist überflüssig.
- Keine Bewegung indiziert eine pathologische posteriore Stellung des Kondylus in der Fossa.
- Bei Abwesenheit von Schmerz wird Überdruck ausgeübt, der die bilaminäre Zone zusammendrückt, indem die Interdigitalfalte („Schwimmhaut“) zwischen Daumen und Zeigefinger um das Kinn herumgelegt wird. Der Kopf wird, wie bei der Depression beschrieben, stabilisiert (➤ Abb. 3.25).
- Seitwärtsbewegung (Lateropulsion oder Laterotrusion) nach links und rechts.
- Ipsilaterales Bewegungsmuster: eine kleine lineare kondyläre Bewegung nach lateral (Bennett-Shift).
- Kontralaterales Bewegungsmuster: eine große anguläre kondyläre Bewegung (Bennett-Winkel).
- Die schmerzende Stelle wird beurteilt und der Bereich des Auftretens in mm gemessen.
- Bei Abwesenheit von Schmerz wird Überdruck mit der ulnaren Seite der Hand am Corpus und Ramus mandibulae ausgeführt, wobei die Metakarpophalangealgelenke um 90° gebeugt sind. Die zweite Hand stabilisiert Kopf und Nacken, mit dem Daumen am Jochbein (➤ Abb. 3.26).
- Verlauf: Die ipsilaterale Eckzahnführung oder die kompensatorische Frontzahnführung mit Disklusion im Seitenzahnbereich werden beurteilt; es muss auf Backenzähne, die nicht diskludieren, geachtet werden (➤ Abb. 3.27, ➤ Abb. 3.28).
- Bewegungsausmaß: normalerweise ca. ein Viertel der Depression (➤ Abb. 3.29, ➤ Abb. 3.30). Beim Messen muss auf eine asymmetrische Mittellinie der unteren und oberen Zahnreihe geachtet werden (➤ Abb. 3.31).

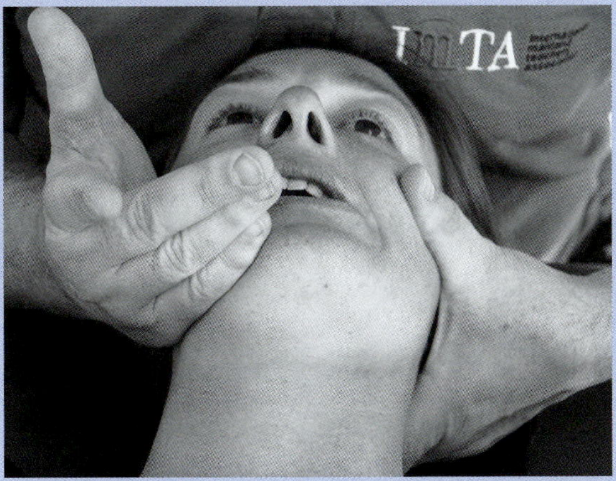

Abb. 3.26 Ausführung des Überdrucks für die Lateralbewegung nach links mit der in den MCP-Gelenken abgewinkelten ulnaren Seite der rechten Hand sowie Fixierung des Kopfs und der HWS mit der linken Hand

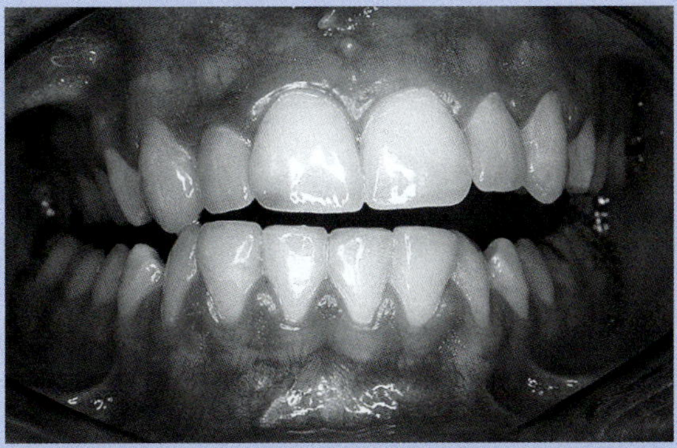

Abb. 3.27 Physiologische Eckzahnführung rechts bei der Lateralbewegung nach rechts mit vollständiger Disklusion im ipsi- und kontralateralen Seitenzahnbereich (mit frdl. Genehmigung des IFCFS)

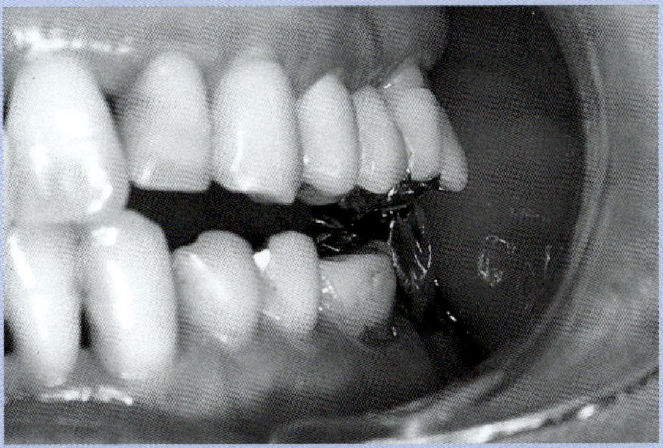

Abb. 3.28 Fehlende Eckzahnführung bei der Lateralbewegung nach rechts aufgrund einer Hyperbalance (Krone) im linken hinteren Molarenbereich (mit frdl. Genehmigung des IFCFS)

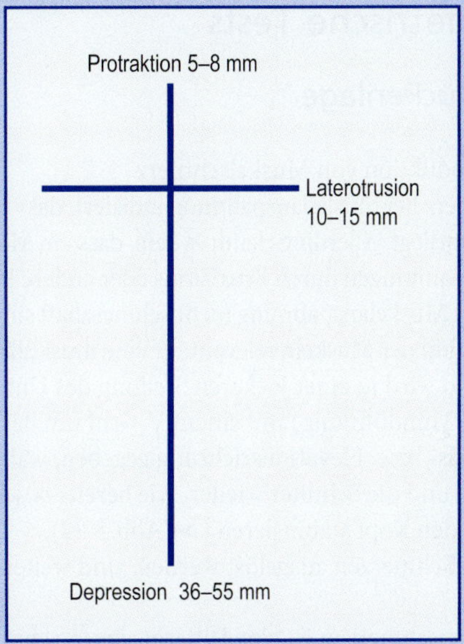

Abb. 3.29 Grafische Darstellung des visuellen Bewegungsausmaßes (Visual Range of Motion – VROM Scale) mit normalen Bewegungsabläufen und Ausmaßen (nach Curl 1992)

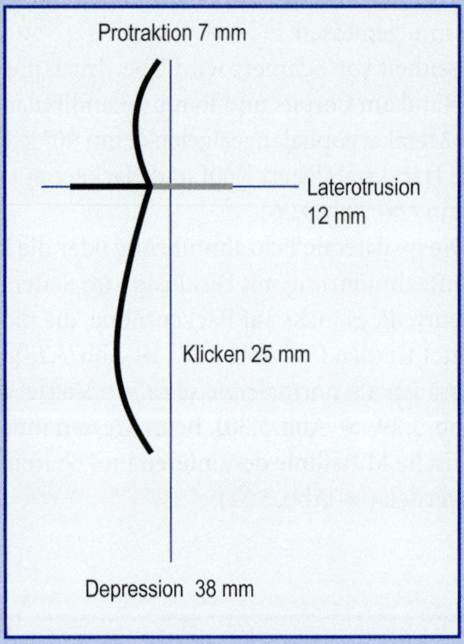

Abb. 3.30 Grafische Darstellung der aktiven Bewegungen des Unterkiefers bei einem Patienten mit anteriorer Diskusverlagerung und instabiler exkursiver Reposition (mit frdl. Genehmigung des IFCFS)

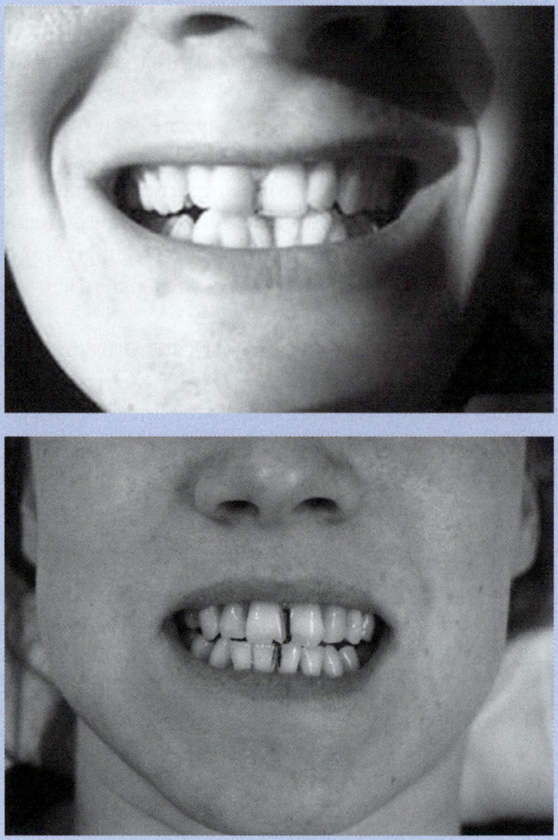

Abb. 3.31 Asymmetrische Ausgangssituation der oberen und unteren Mittellinie für die Lateralbewegungen (mit frdl. Genehmigung des IFCFS)

3.6 Isometrische Tests

3.6.1 In Rückenlage

- Ziel: Reproduktion von Muskelschmerz
- Kein Schmerz bei Muskelanspannung indiziert, dass keine Muskelläsion vorliegt. Allerdings kann es sein, dass ein Muskelkater oder -verspannungen durch Bruxismus oder andere Parafunktionen bei der Muskelanspannung nicht schmerzhaft sind. Deshalb ist eine Palpation der Muskeln relevant für eine muskuläre Diagnose.
- Widerstand wird in einer lockeren Stellung des Unterkiefers (z. B. 2 cm Mundöffnung) mit einem V-Griff um das Kinn für die Depressions- bzw. Elevationsrichtung gegeben, während die andere Hand und die Schulter wieder, wie bereits beschrieben, die HWS und den Kopf stabilisieren (➤ Abb. 3.32).
- Nur wenn Schmerzen ausgelöst werden, sind weitere Tests notwendig.
- Bei Wangenschmerzen ist eine Differenzierung zwischen M. masseter und M. pterygoideus medialis erforderlich. Dabei wird Widerstand entgegen der ipsi- und kontralateralen Lateralbewegung gegeben.
- Ipsilateraler Widerstand fordert, dem anatomischen Verlauf entsprechend, den M. masseter mehr, kontralateraler Widerstand dagegen den M. pterygoideus medialis mehr.

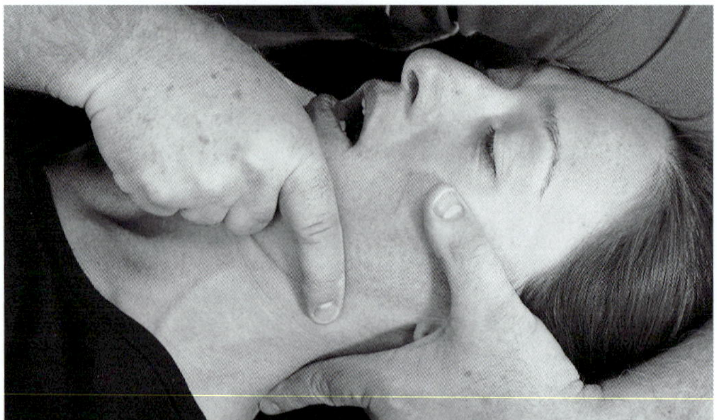

Abb. 3.32 Isometrische oder statische Tests mit dem „Schwimmhaut-“ oder V-Griff um das Kinn sowie Stabilisierung des Kopfs und der HWS

- Bei Schmerzprovokation vor dem Ohr ist eine Differenzierung zwischen dem M. pterygoideus lateralis und dem TMG erforderlich. Widerstand wird nun gegen eine anhaltende protrahierende kontralaterale Lateralbewegung oder mit einer rhythmischen Stabilisationstechnik aus der PNF gegeben, während auf einer Watterolle gekaut wird. Dies könnte einen typischen Krampf mit Schmerz in dem Muskel auslösen.

3.6.2 Aktive Tests für die HWS

Um eine Belastung der Kiefergelenke zu verhindern, werden beim Überdruck Griffvarianten angewandt:
- Obere HWS-Flexion und oberer HWS-Quadrant: Die „Schwimmhaut" zwischen Daumen und Zeigefinger wird über der Maxilla statt um das Kinn herum platziert.
- Extension: Die „Schwimmhaut" wird am Okziput statt um das Kinn herum platziert.

3.7 Vorsichtsmaßnahmen

Eine neurologische Untersuchung ist für das periphere (Plexus cervicalis, Hirnerven) und das zentrale Nervensystem indiziert, wenn neurologische Symptome angegeben wurden, z. B. Kraft- oder Sensibilitätsverlust, Taubheit, Kribbeln (Kopf, Gesicht, Zunge), und schließt eine Untersuchung der fünf Sinne durch einen Neurologen mit ein. Weitere Vorsichtsmaßnahmen können Tests für die obere HWS-Stabilität (Integrität der oberen HWS-Ligamente) bzw. zervikalen Arterien sein (Blake und Beames 2013).

3.7.1 Neurodynamische Tests

Zervikaler Slump-Test und Test des N. occipitalis major (Maitland et al. 2005)

- Der N. trigeminus und der N. facialis können bei Gesichtsschmerzen eine Rolle spielen und sollten auf Schmerz und Beweglichkeit getestet werden.
- Eine initiale neurodynamische Differenzierung kann bereits bei der funktionellen Demonstration ausgeführt werden. Die schmerzhafte Stellung wird stabilisiert und nachfolgend werden die Effekte von addierten Slump-Testkomponenten von Kopf bis Fuß beurteilt.
- Beispielsweise zeigt ein Mann morgens früh Unterkieferschmerzen in einer typischen Rasierhaltung für die rechte untere Kinnseite, während er zum Spiegel nach vorne gebeugt steht und seine obere HWS in Extension, Rotation und Lateroflexion nach links hält. Sein Mund ist leicht geöffnet und der Unterkiefer steht leicht lateral nach links. Diese Position kann im Sitzen auf der Behandlungsliege eingenommen werden. Wenn Mandibula- und HWS-Bewegungen beide den Schmerz verändern, dann stabilisieren Sie die Kopf- und Nackenstellung und ergänzen thorakale Flexion, dann lumbale Flexion; schließlich, wenn möglich, ergänzen Sie bilaterale SLR, um Veränderungen des Unterkieferschmerzes zu beurteilen und somit klinisch eine Beteiligung des N. mandibularis festzustellen.

Standardisierte Tests für kraniale Nerven sind beschrieben worden (v. Piekartz 2006), z. B.:

N. mandibularis, rechts

Der Patient liegt in Rückenlage. Der Kopf ragt über das Ende der Liege hinaus, stabilisiert durch den Bauch des Therapeuten, oder liegt auf der Liege, mit ca. 1,5 cm Depression und entspannter Zungenposition am Mundboden. Der Therapeut steht hinter dem Kopf des Patienten, Blickrichtung zu den Füßen des Patienten, und greift das Okziput mit beiden Händen und mit den nach vorne zeigenden Daumen seitlich am Schädel. So wird die obere HWS flektiert, nach lateroflektiert und rotiert. Der Therapeut greift seine rechte Hand um und appliziert eine laterale Mandibulabewegung nach links.

N. facialis, rechts

Der Patient liegt in Rückenlage mit dem Kopf am Rand der Liege. Der Therapeut sitzt hinter dem Kopf und lässt seine Unterarme auf der Liege ruhen. Obere HWS-Flexion, kontralaterale Lateroflexion und ipsilaterale Rotation werden mit einem ipsilateralen Griff am Os frontale und der Mandibula ausgeführt, während die kontralaterale Hand am kontralateralen Okziput stabilisiert. Verschiedene Teile des N. facialis können nun zusätzlich belastet werden, z. B.
- Durch eine neurokraniale Manipulation des Os temporale für die meist kranialen Endäste
- Mit Depression und kontralateralen Bewegungen der Mandibula für den N. buccalis
- Mit einer laterokaudalen Bewegung des Os hyoideum für die unteren Endäste
- Mit zusätzlichen Kontraktionen der mimischen Muskeln

Auf diese Weise kann die Mechanosensibilität des rechten N. mandibularis des N. trigeminus bzw. des N. facialis beurteilt und mit der anderen Seite verglichen werden. Ein Befund kann durch Palpation der oberflächlichen Ästchen des N. trigeminus bzw. des N. facialis bestätigt werden.

Beobachtung, Palpation und Zusatzbewegungen können sowohl extra- als auch intraoral ausgeführt werden. Für eine intraorale Untersuchung und Behandlung durch einen Physiotherapeuten muss der Patient eine Erlaubnis erteilen. Der Therapeut arbeitet mit Daumen und Zeige- bzw. Kleinfinger oder Zeige- und Mittelfinger in der Mundhöhle und muss einen medizinischen Handschuh tragen. Da manche Patienten eine Latexallergie haben, empfiehlt sich das Tragen von Vinyl-Handschuhen. Somit werden intraorale Inspektion, Palpation und Zusatzbewegungen besser in einer Sequenz durchgeführt.

Möglicherweise wird ein Brechreflex ausgelöst. Der Therapeut soll bis zu dessen Abklingen warten und anschließend achtsam vorgehen. Wenn das intraorale Prozedere länger dauert, ist es empfehlenswert, die Finger ab und zu aus dem Mund zu nehmen, damit sich der Patient entspannen, schlucken oder etwas trinken kann.

3

3.8 Extraorale Palpation

3.8.1 Palpation des TMG

Der Gelenkspalt liegt unmittelbar vor dem äußeren Gehörgang und kann von dort oder direkt vor dem Ohr palpiert werden. Das hintere Gelenkgewebe ist gewöhnlich sehr empfindlich, verdickt und geschwollen. Beurteilen Sie die Symmetrie der beiden lateralen Pole des Kondylus in Bezug zum Os temporale. Die Palpation der oberflächlichen Äste des N. trigeminus und des N. facialis hat das Ziel, eine neurogene oder neuropathische Komponente der Dysfunktion zu bestätigen.

Obwohl es bei lange bestehenden Dysfunktionen häufiger vorkommt, dass empfindliche Nervenstellen auf einen zentralen Sensibilisierungsprozess hinweisen, kann eine erhöhte Mechanosensibilität eine periphere Ursache (Kompressionsstelle) haben (➤ Tab. 3.2).

3.8.2 Extra- und intraorale Palpation der stomatognathen Muskeln

- Die Kau-, infra- und suprahyoidalen Muskeln können bei muskulären Schmerzen auf Druckempfindlichkeit und Triggerpunkte palpiert werden.
- Der M. masseter kann intraoral (mit behandschuhtem Klein- oder Zeigefinger oder Daumen) an seinem Ursprung am Jochbogen und extraoral vom unteren Jochbogen nach unten und hinten zum Mandibulawinkel palpiert werden. Wenn der Patient die Zähne zusammenpresst, können die Muskelbündel, vor allem wenn sie verspannt sind, extraoral lokalisiert werden.
- Der M. temporalis kann intraoral (mit behandschuhtem Kleinfinger) an seinem Ansatz des Pr. coronoideus und extraoral bei leichtem Zähnezusammenpressen über seiner Fächerform am Schädel palpiert werden.
- Der M. pterygoideus lateralis superior kann extraoral indirekt palpiert werden, wenn gerade anterior vom Mandibulaköpfchen fest nach medial gedrückt wird, und möglicherweise intraoral, wenn durch die Öffnung zwischen M. pterygoideus medialis und lateralis inferior nach oben, hinten und innen in Richtung des Ansatzes des Muskels auf den Kondylus der Mandibula gedrückt wird. Die Zuverlässigkeit und der praktischer Nutzwert der intraoralen Palpation werden kontrovers diskutiert.
- Der M. pterygoideus medialis kann extraoral an der inneren Seite des Kieferwinkels palpiert werden.
- Von den suprahyoidalen Muskeln könnte der M. digastricus Triggerpunkte in den bilateralen vorderen Muskelbäuchen aufweisen, die extraoral im Bereich des Mundbodens palpiert werden, sowie in den hinteren Muskelbäuchen hinter den Rami mandibulae. Bei intraoraler Palpation des Mundbodens könnten Tender- oder Triggerpunkte des M. mylohyoideus gefunden werden.
- Der infrahyoidale M. omohyoideus mit einer Schlinge, welche die oberen und unteren Muskelbäuche voneinander trennt, könnte bei einem anterioren HWS-Eingriff beschädigt werden, was zu Schluck und Sprachschwierigkeiten führt. Manchmal zeigt der untere Bauch eine lokale Druckempfindlichkeit und eine Verspannung, die den oberen Anteil des Plexus brachialis reizen und somit neurogene Armbeschwerden verursachen kann.
- Jede Schmerzreproduktion bei muskulärer Palpation bietet eine sofortige symptomatische Behandlungsoption mit passiven Techniken (Massage, Triggerpunkt-Therapie, Elektrotherapie, elastisches Taping) oder aktiver Rehabilitation mit dem Ziel, Muskeln zu entspannen oder neu auszurichten. Weitere Untersuchungen sollten die Ursachen der muskulären Befunde ausfindig machen.

Tab. 3.2 Einige Palpationsstellen des Nervengewebes

Nerv	Ort
N. supraorbitalis des N. opthalmicus	In einer Delle der Augenbraue
R. temporalis des N. facialis, kraniolateral des M. orbicularis oculi	Lateral der Augenbraue
N. nasalis des N. opthalmicus	Lateral auf der Nase
N. infraorbitalis des N. maxillaris	Unterhalb der Mitte des Auges auf der Maxilla
Rr. zygomatici des N. facialis	Über dem Jochbogen
R. auricularis posterior des N. facialis	Über dem Os petrosa, 5 bis 18 mm hinter dem äußeren Gehörgang
N. auriculotemporalis des N. mandibularis	Zwischen dem äußeren Gehörgang und dem Unterkieferköpfchen, gewöhnlich bei geöffnetem Mund zu palpieren
R. buccalis des N. mandibularis	Unterhalb des Os zygomaticus, über dem M. buccalis
R. mandibularis des N. facialis	Ventral der Parotisdrüse, auf dem M. masseter superficialis, gewöhnlich bei leichter Muskelanspannung zu palpieren
N. lingualis des N. mandibularius	Anterior und innerhalb des Mandibulawinkels, gerade anterior des M. pterygoideus medialis
N. mentalis des N. mandibularis	Lateral auf dem Kinn

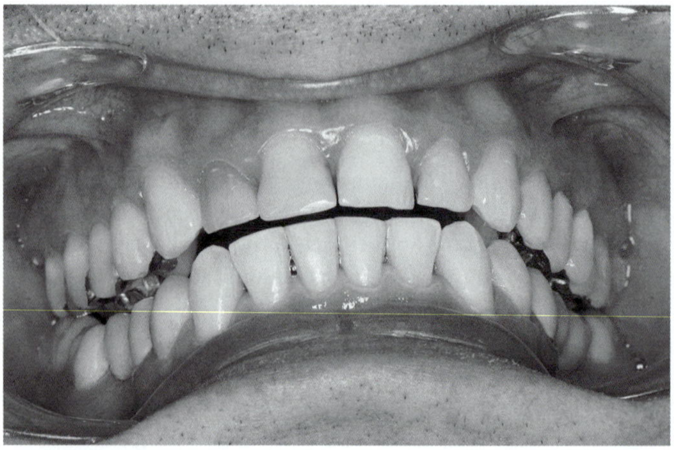

Abb. 3.33 Offener Biss in der Zentrik (mit frdl. Genehmigung des IFCFS)

3.8.3 Intraorale Inspektion und Palpation

Ruheposition der Mandibula

Der Therapeut spreizt die Lippen des Patienten, um die vorderen Schneidezähne zu beurteilen. Die Zähne sollten minimal diskludiert (Ruheschwebelage) und die Schneidezähne sollten mit Überbiss und symmetrisch gegeneinander ausgerichtet sein. Wenn die Mandibula abweicht, wird dies korrigiert und die Wirkung auf die Beschwerden evaluiert.

Malokklusion

Der Therapeut sucht nach einem offenen Biss, einem Kreuzbiss, einer retro- oder prognathen Fehlstellung, fehlenden Zähnen (➤ Abb. 3.33). Er bittet den Patienten, zu beißen, und notiert jeden Schmerz. Anschließend werden die Lippen gespreizt und jede Malokklusion beobachtet, z. B. Links-rechts-Asymmetrien oder zu viel Überbiss wegen fehlender Backenzähne. Dies könnte die Mandibula in Retraktion führen, wodurch die schmerzsensiblen retrodiskalen Weichteile belastet werden.

Inspektion der Zähne

Der Therapeut bittet den Patienten, den Mund zu öffnen, und beurteilt das Ausmaß des Abschleifens (Abrasie) der Zähne aufgrund von Bruxismus. Er palpiert und presst alle Zähne in bukkale, linguale, orale und palatinale Richtung, um Schmerz auszulösen und die Stabilität zu kontrollieren. Peridontale Veränderungen wie Zahnfleischrezession, -spalten, -schwellungen werden beurteilt, die ein Anzeichen für eine Parodontitis sind und durch Bruxismus verursacht sein können.

Wenn die Wangen nach innen zwischen die Zähne gesaugt werden, können die Wangeninnenseiten linienförmige Schwellungen aufweisen.

Die Ruheposition der Zunge sollte entspannt am Mundboden sein. Beim Schlucken (sind die Lippen dabei geschlossen?) sollte die Zungenspitze an den harten Gaumen, direkt hinter den oberen Schneidenzähnen, gedrückt werden. Bitten Sie den Patienten, zu schlucken, und fragen Sie, wohin die Zunge dabei gedrückt hat.

Inspektion der Zunge

Aufgrund von Parafunktionen, abnormalen Schluckmustern oder Sprachstörungen kann die Zunge zwischen die Zähne gesaugt werden oder gegen die oberen bzw. unteren Schneidezähne oder dazwischen stoßen. Eindrücke der Zähne an der Zungenseite können sichtbare Hinweise sein.

3.9 Zusatzbewegungen

Die Basisuntersuchung beinhaltet sieben Zusatzbewegungen, die in einer neutralen oder in einer funktionellen Position der Mandibula bzw. der HWS untersucht werden (➤ Abb. 3.34). Diese Tests werden als spezifische peri- und intraartikuläre Belastungstests angesehen und ermöglichen eine strukturelle Interpretation der Dysfunktion (Langendoen et al. 1997a, Bumann und Lotzmann 2000). Alle Zusatzbewegungen können intraoral ausgeführt werden. Extraoral können am Ende des Bewegungsausmaßes nur die beiden transversalen Bewegungen adäquat getestet werden.

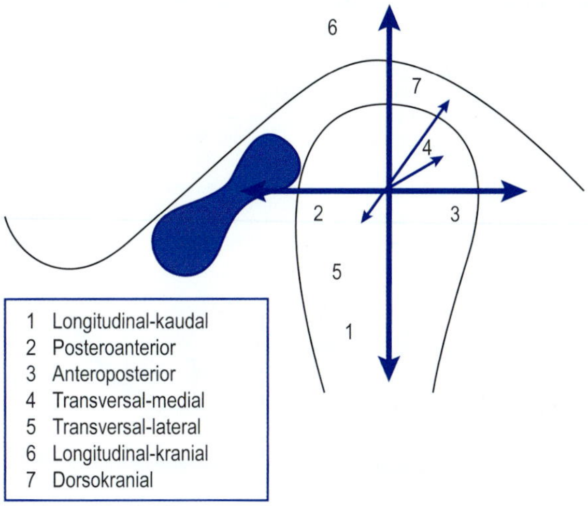

Abb. 3.34 Grafische Darstellung der mandibulären Zusatzbewegungen beim TMG mit einem vorverlagerten Diskus (mit frdl. Genehmigung des IFCFS)

Die sieben Bewegungen in der Reihenfolge einer intraoralen Ausführung sind:

longitudinal-kaudal	(ƒcaud) ←•→
posteroanterior	(ϒ) ↓
anteroposterior	(') ↑
transversal-medial	(∞med) ←•—
transversal-lateral	(/lat) —•→
longitudinal-kranial	(ƒcran)
longitudinal-dorsokranial	(ƒpost-cran)

Die meisten Zusatzbewegungen können als Behandlungstechnik angewandt werden. Indikationen und Kontraindikationen und die Art der Ausführung sollten anhand der klinischen Situation, der strukturellen Diagnose und im Rahmen des Gesamtbehandlungsplans sorgfältig überlegt werden.

3.9.1 Extraoral ausgeführte Zusatzbewegungen

Transversal-medial

(➤ Abb. 3.35)

Richtung Bewegung des Condylus mandibulae in transversal-mediale Richtung im Verhältnis zur Fossa des Os temporale
Symbol ∞med (rechtes Gelenk) ←•—

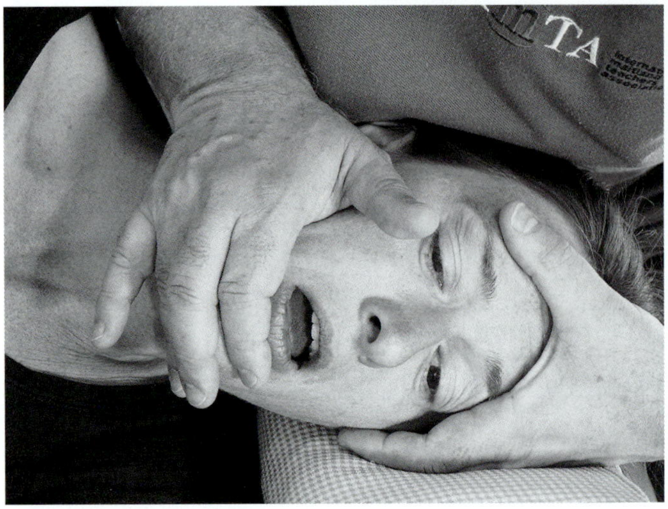

Abb. 3.35 Extraorale Ausführung der transversal-medialen Zusatzbewegung nach links mit Fixierung des Kopfs und der HWS und gleichzeitiger Palpation am kontralateralen Kiefergelenk

Ausgangsstellung Patient Seitlage, der Kopf mit einem Kissen unterlagert. Wenn es als relevant betrachtet wird, gelegentlich auch in Rückenlage mit dem Kopf auf einem Kissen und nach links gedreht

Ausgangsstellung Therapeut Hinter dem Kopf des Patienten stehend

Lokalisation der einwirkenden Kräfte (Handgriffe)
- Die Daumenkuppen werden einander gegenüber auf dem lateralen Pol des Caput mandibulae platziert. Die Daumenrücken sollten so nah wie möglich nebeneinanderliegen.
- Die Finger beider Hände sind gespreizt und stützen stabil ab.
- Die beiden Arme sind in Verlaufsrichtung der Transversalbewegung ausgerichtet.
- Um Druckschmerz zu vermeiden, kann die Bewegung alternativ mit dem ipsilateralen Thenar ausgeführt werden. Die andere Hand kann nun den Kopf und den Nacken stabilisieren und gleichzeitig das kontralaterale Kiefergelenk mit dem Zeigefinger palpieren.

Anwendung der Technik
- Mit stabilen Daumen werden oszillierende Bewegungen mit einer kleinen Amplitude (Grad I) durch die Arme des Therapeuten ausgeführt.
- Nur geringer Druck reicht aus, um viel Bewegung zu produzieren.
- Die Bewegung muss so angenehm wie möglich ausgeführt werden.

Interpretation der Befunde Ipsilateraler Schmerz und Bewegungseinschränkung weisen auf eine intraartikuläre Behinderung, wie eine Diskusverlagerung oder Fibrose nach einem Trauma, hin. Kontralateraler Schmerz indiziert eine kapsuläre Dysfunktion, entweder eine akute Kapsulitis oder eine schmerzhafte kapsuläre Steifigkeit.

Anwendung
- Die wichtigste Indikation ist eine intraartikuläre Steifigkeit am Ende des Bewegungsausmaßes, wie eine Fibrose nach einem Trauma oder einer Operation.
- Der Effekt auf dem kontralateralen Gelenk ist eine transversal-laterale Bewegung, die eine indizierte Behandlungsrichtung bei schmerzhaften oder steifen periartikulären Störungen sein kann. Das Vermeiden von ipsilateralem Druckschmerz ist ein großer Vorteil einer kontralateralen Anwendung.

3.9.2 Intraoral angewandte Zusatzbewegungen

(➤ Abb. 3.36, ➤ Abb. 3.37)

Longitudinal-kaudale Bewegung

Richtung Bewegung des Condylus mandibulae in longitudinal-kaudaler Richtung im Verhältnis zur Fossa des Os temporale

Symbol *f*caud ↔

Ausgangsstellung Patient Rückenlage, zum Therapeuten gewandt

Ausgangsstellung Therapeut Neben dem Patienten, in Höhe dessen Schulter

Lokalisation der einwirkenden Kräfte (Handgriffe) Der rechte Daumen wird intraoral auf den letzten linken unteren Backenzahn gelegt. Der rechte Zeige- und Mittelfinger umfassen den Kieferwinkel. Die linke Hand und der Arm stabilisieren den Kopf des Patienten, während ein Finger das linke Kiefergelenk palpiert, um die Bewegung zu beurteilen.

Anwendung der Technik Während die linke Hand stabilisiert, übt der Therapeut Druck gegen den letzten linken unteren Molaren nach kaudal aus, um das Gelenk zu distrahieren. Das gelingt am besten als oszillierende Bewegung am Ende des Bewegungsausmaßes.

Interpretation der Befunde Eine Schmerzabnahme indiziert eine intraartikuläre Schmerzquelle und ist gleichzeitig eine Behandlungsoption. Eine Schmerzreproduktion zu Beginn der Bewegung ohne Widerstand deutet auf eine akute Kapsulitis hin, während Steifigkeit auf eine länger bestehende kapsuläre Einschränkung hinweist.

Anwendung
- Eine in kaudaler Richtung oszillierende Bewegung ist die häufigste artikuläre Behandlungstechnik.
- Die Kaudalbewegung ist sinnvoll als dehnende Technik, falls die Mundöffnung aufgrund einer kapsulären Steifigkeit eingeschränkt ist.
- Grad-II-Techniken ohne Schmerz können dabei helfen, das Management einer (sub-)akuten Kapsulitis oder einer Entzündung der bilaminären Zone zu unterstützen.
- Kaudale Bewegungen zur Mobilisation von kapsulärer Steifigkeit mit oder ohne Angulationen können bei einer gleichzeitig bestehenden intraartikulären Diskusverlagerung nutzbringend sein.

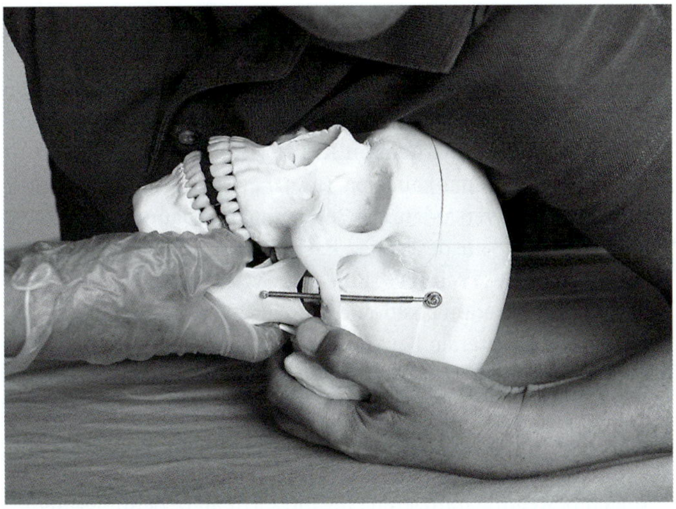

Abb. 3.36 Transversale Positionierung der Daumenkuppen auf dem meist hinteren linken Backenzahn, während das linke Kiefergelenk mit dem Daumen palpiert und der Kopf mit der ipsilateralen Hand und vorderen Schulter fixiert wird

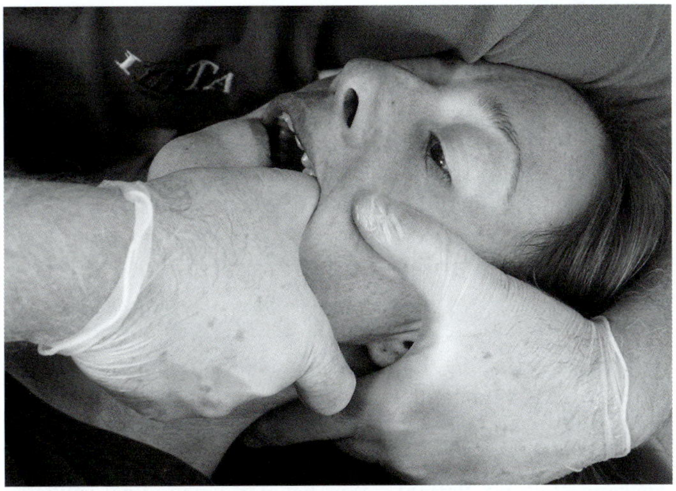

Abb. 3.37 Intraorale Ausführung von Zusatzbewegungen am Kiefergelenk in funktionellen Ausgangsstellungen der Mandibula mit Fixierung des Kopfs und der HWS

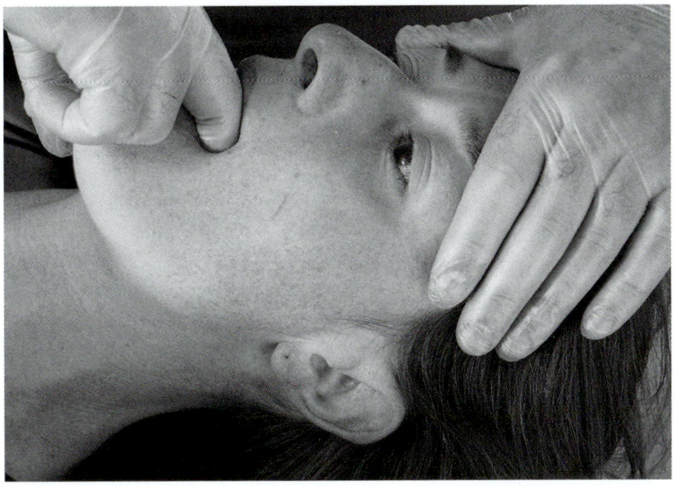

Abb. 3.38 Eine bilaterale longitudinal-kaudale Zusatzbewegung kann als Behandlungstechnik in verschiedenen Graden, Rhythmen und Stellungen angewendet werden.

- Die Technik dekomprimiert die Gelenkflächen und ermöglicht eine Verbesserung der anterioren Diskustranslation in der oberen Gelenkkammer.
- Merke: Posteroanteriore Bewegungen der Mandibula fördern die Translation in der unteren Gelenkkammer, können somit die intraartikuläre Dysfunktion verschlimmern und haben keinen Einfluss auf die diskale Translation.
- Eine stärkere Variante der Technik zur Mobilisierung einer steifen Kapsel in kaudaler Richtung wird mit Unterstützung der anderen Hand am Handgelenk der intraoral arbeitenden Hand ausgeführt, wobei die vordere Schulter des Therapeuten auf der Stirn des Patienten liegt und dessen Kopf stabilisiert.
- Eine subtile Variante der Technik (Grad I bzw. II, angehalten), vor allem zur Entspannung, ist eine bilaterale Anwendung, mit dem Zeige- und Mittelfinger in verschiedenen Positionen der Mandibula (➤ Abb. 3.38).

Posteroanteriore und anteroposteriore Bewegung

Richtung Bewegung des Caput mandibulae in posteroanteriorer und anteroposteriorer Richtung im Verhältnis zur Fossa des Os temporale

Symbole Y' ↓, ↑

Ausgangsstellung Patient Entspricht jener der longitudinal-kaudalen Bewegung.

Ausgangsstellung Therapeut Entspricht jener der longitudinal-kaudalen Bewegung.

Anwendung der Technik

- Die Bewegung in diese Richtungen wird durch den Arm des Therapeuten ausgeführt und durch Daumen, Zeige- und Mittelfinger übertragen.
- Der Kontaktbereich am Angulus mandibulae könnte bei stärkerem Druck unangenehm sein.

Alternative Ausführung, falls intraoral nicht möglich

- **Für posteroanterior:** Der Therapeut steht an der rechten Schulter des Patienten mit Blickrichtung über dessen Körper hinweg.
- **Für anteroposterior:** Der Therapeut steht an der linken Schulter des Patienten mit Blickrichtung über dessen Körper hinweg.

Lokalisation der einwirkenden Kräfte (Handgriffe)

- **Für posteroanterior:**
  - Die gegeneinander zeigenden Kuppen beider Daumen werden hinter dem Ohrläppchen des Patienten auf die posteriore Seite des Mandibulaköpfchens gelegt. Die Rückseiten der Daumen liegen eng aneinander.
  - Die Finger ruhen entspannt auf der Stirn und dem Unterkiefer.
  - Beide Unterarme zeigen in die Verlaufsrichtung der posteroanterioren Bewegungsrichtung des Mandibulaköpfchens.
- **Für anteroposterior:**
  - Die gegeneinander zeigenden Kuppen beider Daumen werden gegen die Vorderfläche des Condylus mandibulae gelegt, und zwar so nahe wie möglich am Mandibulaköpfchen, ohne den

Kontakt mit der Vorderfläche des Kondylus zu verlieren. Die Rückseiten der Daumen liegen eng aneinander.
  - Die Finger ruhen entspannt auf der Stirn, dem Unterkiefer und der Halwirbelsäule.
  - Beide Unterarme zeigen in die Verlaufsrichtung der anteroposterioren Bewegungsrichtung des Mandibulaköpfchens.

Anwendung der Technik

- Die Bewegungen in diesen Richtungen werden durch den Unterarm ausgeführt und durch beide Daumen übertragen.
- Da diese Knochenkontaktstellen gewöhnlich druckempfindlich sind, ist es erforderlich, die Daumen achtsam zu positionieren und die Bewegung mit den Armen und nicht mit den Daumenflexoren auszuführen.

Varianten der Ausführung

- Die posteroanteriore Bewegung am Mandibulaköpfchen kann auch von der Innenseite des äußeren Gehörgangs ausgeführt werden.
- Die anteroposteriore Bewegung kann auch am Ramus mandibulae statt am Köpfchen ausgeführt werden.

Interpretation der Befunde Posteroanteriore Bewegungen dehnen die posteriore und komprimieren die anteriore Kapsel und können bei einer periartikulären Störung schmerzhaft eingeschränkt sein.

- Bei einer anterioren Diskusverlagerung könnte sich die Bewegung blockiert anfühlen. Schmerz könnte an den hinteren gedehnten und zudem komprimierten intraartikulären Ligamenten entstehen.
- Krepitus bei Bewegung, meist ohne Schmerz, deutet auf eine degenerative Gelenkerkrankung hin.
- Anteroposteriore Bewegungen belasten die posteriore Kapsel, komprimieren die bilaminäre Zone und sind bei einer intraartikulären Entzündung schmerzhaft.
- Eine sehr eingeschränkte Bewegung deutet auf eine pathologische posteriore Position des Caput mandibulae in der Fossa hin.

Anwendung

- Posteroanterior gerichtete Bewegungen sind als Behandlungstechnik nur indiziert, wenn eine ausgeprägte Steifigkeit mit Schmerz zusammenhängt, wie bei einer Fibrosierung nach einem Trauma, und der Diskus-Kondylus-Komplex sehr stabil ist.
- Anteroposteriore Bewegungen sind bei intra- oder periartikulären Störungen als Behandlungstechnik nicht indiziert, da sie durch die Förderung einer unphysiologischen Translation in der unteren Gelenkkammer die Diskus-Kondylus-Stabilität und die Zentrik gefährden.

Transveral-mediale und -laterale Bewegungen

Richtung Bewegung des Caput mandibulae in transversal-medialer oder -lateraler Richtung im Verhältnis zur Fossa des Os temporale
Symbole ∞med/lat —•→, ←•—
Ausgangsstellung Patient Wie bei der longitudinal-kaudalen Zusatzbewegung
Ausgangsstellung Therapeut Wie bei der longitudinal-kaudalen Zusatzbewegung
Lokalisation der einwirkenden Kräfte (Handgriffe) Entspricht denen der longitudinal-kaudalen Zusatzbewegung, mit einer Änderung für die transversal-laterale Bewegung: Die Daumenkuppe liegt an der lingualen Seite des letzten Backenzahns.
Anwendung der Technik Eine transversal-mediale Bewegung wird von den extraoral positionierten Zeige- und Mittelfingern und eine transversal-laterale Bewegung vom Daumen an der lingualen Seite des letzten Backzahns ausgeführt. Die intraorale Anwendung ermöglicht ein Testen bis zum Ende des Bewegungsausmaßes.
Interpretation der Befunde und Anwendung

- Schmerz und Bewegungseinschränkung bei der transversal-medialen Bewegung indizieren eine intraartikuläre Behinderung wie eine Diskusverlagerung oder eine Fibrosierung nach einem Trauma. Bei Steifigkeit ohne Diskusverlagerung könnte diese Bewegung als Behandlungstechnik mit Grad III oder IV Anwendung finden.
- Schmerz und Bewegungseinschränkung bei der transversal-lateralen Bewegung weisen auf eine kapsuläre Dysfunktion hin, entweder eine Kapsulitis oder eine schmerzhafte steife Kapsel. Diese Störungen können mit einer schmerzfreien Grad-II- bzw. mit einer Grad-III/IV-Dosierung mit leichten Schmerzen behandelt werden.

Longitudinal-kraniale und -dorsokraniale Bewegung

Richtung Bewegung des Caput mandibulae in longitudinal-kranialer bzw. longitudinal-dorsokranialer Richtung im Verhältnis zur Fossa des Os temporale
Symbol ƒcran ƒdorso-cran ←•→
Ausgangsstellung Patient Wie bei der longitudinal-kaudalen Zusatzbewegung
Ausgangsstellung Therapeut Wie bei der longitudinal-kaudalen Zusatzbewegung
Lokalisation der einwirkenden Kräfte (Handgriffe) Entsprechen denen der longitudinal-kaudalen Bewegung
Anwendung der Technik Die Technik ist eine kraniale bzw. dorsokraniale oszillierende Druckbewegung in verschiedenen Ausgangsstellungen der Mandibula (medial, neutral, lateral, anterior), um die Fossa und die retrodiskale Strukturen an verschiedenen Stellen zu belasten.
Interpretation der Befunde

- Wenn der Diskus normal positioniert ist, kann die kraniale Bewegung nie schmerzhaft sein.
- Jeder Schmerz deutet auf eine intraartikuläre Störung hin.
- Dorsokraniale Bewegungen testen spezifisch Teile der bilaminären Zone und des diskotemporalen Ligaments, die auch ohne eine Diskusverlagerung schmerzhaft entzündet sein können.

Anwendung Die kranialen und dorsokranialen longitudinalen Bewegungen sind nie Behandlungsrichtungen.

3

3.9.3 Schlussfolgerung

Nach einer Funktionsuntersuchung des TMG mit Zusatzbewegungen inkl. Wiederbefundung der relevanten Tests sollte ein klinisches Fazit über den intra- und periartikulären Status gezogen werden. Eine Initialbehandlung für eine intra- oder periartikuläre Störung kann nach einer Untersuchung der Zusatz- und der passiven physiologischen Bewegungen der oberen HWS durchgeführt werden (s. Kap. 4 in Hengeveld und Banks [2016]). Weitere Strukturen, die routinemäßig infrage kommen, wie der zervikothorakale Übergang und die oberen Rippen oder funktionelle Muskeltests der relevanten Nacken-Schultergürtel-Muskeln, werden während der nächsten Sitzungen beurteilt (s. Kap. 4 in Hengeveld und Banks [2016] und ➤ Kap. 4).

Die Schlussfolgerungen sollten ggf. an die Kliniker weiterer Disziplinen weitergeleitet werden. Der Therapeut könnte zur Erstellung eines Gesamtbehandlungsplans beitragen. Eventuell ist es angebracht, die Funktion einer existierenden Schiene zu evaluieren bzw. instrumentelle Messungen durchzuführen, z. B. den Jaw Motion Analyser, eine Elektromyografie der Kaumuskeln, ein Monitoring der Herzfrequenzvariabiliät oder bildgebende Verfahren wie die funktionelle Magnetresonanztomografie.

Weitere Strukturen

Weitere Untersuchungen können die erste Sitzung vervollständigen oder in den Folgesitzungen durchgeführt werden.

3.9.4 Os hyoideum und Larynx

(➤ Abb. 3.39)

Die Ruheposition des Zungenbeins, das in der Medianlinie unter der Mandibula auf der Höhe von C3 liegt, wird beurteilt. Der Therapeut untersucht durch gleichzeitige Palpation von Os hyoideum und Kehlkopf bei Husten, Schlucken und Sprechen.

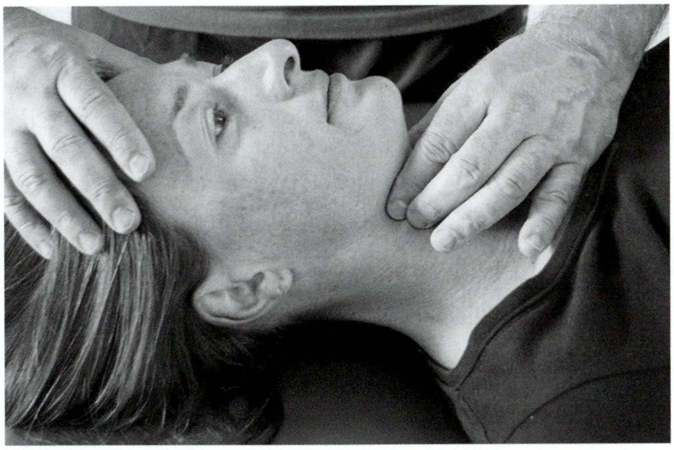

Abb. 3.39 Untersuchung und Behandlung des Zungenbeins

Transversale und rotatorische Bewegungen der laryngealen und hyoidalen Gelenke

Richtung Transversal- oder Rotationsbewegungen des krikothyroidalen Gelenks im Verhältnis zum Os hyoideum und des Os hyoideum im Verhältnis zur Mandibula bzw. zum krikothyroidalen Knorpel
Symbole ∞/||∫ ⟶, ↻
Ausgangsstellung Patient Rückenlage ohne Kissen, sodass Kopf und Hals nicht flektiert sind. Eine ausführliche Untersuchung könnte eine Wiederholung der Basistests in verschiedenen Stellungen der oberen HWS bzw. der Mandibula erfordern.
Ausgangsstellung Therapeut Im Stand an der Seite des Patienten, Blickrichtung über dessen Körper hinweg
Lokalisation der einwirkenden Kräfte (Handgriffe)

- **Bewegung des thyreoidalen Knorpels**
  - Daumen und Zeigefinger der linken Hand fassen den oberen Rand des thyreoidalen Knorpels locker.
  - Mit Daumen und Zeigefinger der rechten Hand wird der untere Rand des thyreoidalen Knorpels locker gegriffen.
  - Die restlichen Finger spreizen sich über Nacken, Brust und Gesicht.
  - Die Kleinfinger stellen den festesten Kontakt her.
- **Bewegung des Os hyoideum**
  - Zeigefinger und Daumen der linken Hand greifen das Zungenbein an beiden Seiten.
  - Die rechte Hand stabilisiert entweder den thyreoidalen Knorpel oder den Kopf inkl. Mandibula.

Anwendung der Technik

- Durch Druck der Daumen erzeugt der Therapeut eine Bewegung des thyreoidalen Knorpels von sich weg.
- Die Kleinfinger fungieren als Drehpunkt für die Daumenbewegung.
- Damit die Bewegung für den Patienten so angenehm wie möglich ist, wird die Technik durch Adduktion der Schultergelenke des Therapeuten und leiche Extension im Ellenbogen und nicht durch Druck mit den Daumenflexoren ausgeführt.
- Die Bewegung des Thyroidknorpels in Richtung des Therapeuten wird durch eine entgegengesetzte Bewegung der Arme des Therapeuten, die durch seinen Zeigefinger wirkt, ausgeführt.
- Eine Rotationsbewegung kann ebenfalls durchgeführt werden.
- Das Zungenbein kann mit Zeigefinger und Daumen von einer Seite zur anderen oder in einer Drehung um eine sagittale Achse herum sowie in verschiedenen Stellungen der HWS und des Unterkiefers bewegt werden, um seine Beweglichkeit und Schmerz zu beurteilen.
- Dabei sollte vor allem auf leichte Asymmetrien in der Beweglichkeit, begleitet von leichten Beschwerden, geachtet werden.

Anwendung

- Wenn Transversal- oder Rotationsbewegungen der laryngealen bzw. hyoidalen Gelenke schmerzhaft sind, werden weiche, schmerzfreie Bewegungen zur Therapie durchgeführt.

- Anhaltende weiche hyoidale Techniken können zur lokalen oder Tiefenentspannung im Rahmen eines standardisierten Protokolls angewandt werden.
- Hyoidale Wiederbefundung kann auch als Effektkontrolle nach Weichteiltechniken für verspannte supra- und infrahyoidale Muskeln dienen.

3.9.5 Okklusal-zervikale Beckenbeziehungen

Die Theorie und Evidenz des emotional-motorischen Systems kann als Erklärung für den Meersseman-Test dienen (Esposito und Meersseman 1988, Holstege et al. 1996, van der Horst et al. 1997, 2001, Gerrits et al. 1999, 2004, Holstege 2001, Huelse und Losert-Bruggner 2002, Mouton et al. 2005, Entrup 2009, Fischer et al. 2009).

Ein Algorithmus für die klinische Anwendung des Meersseman-Tests könnte sein:

1. Messung im Stand mit geschlossenen Lippen und diskludierten Zähnen
   a. Finger-Boden-Abstand (FBA)
   b. Lumbale Entfaltung beim Bücken (im Verhältnis zum Kippen des Beckens) und/oder
   c. Ferse-zu-Ferse-Abstand beim bilateralen Spreizen der Hüften
2. Messung des Bewegungsausmaßes in Rückenlage
   a. Straight Leg Raise (SLR) und/oder
   b. Abduktion der Hüften und/oder
   c. Extension der Hüften für die Länge des M. iliopsoas (Thomas-Test)
3. Wiederholung der auffälligsten Tests (1a–c, 2a–c)
   a. Bei maximaler Interkuspidation
   b. Während der Patient auf Watterollen zwischen den Backenzähnen (uni- oder bilateral, je nach okklusalem Befund) beißt (➤ Abb. 3.20)
   c. Nach oberer zervikaler Mobilisierung
   d. Nach Taping der Kaumuskeln (➤ Abb. 3.52)

Ein entgegengesetzter Algorithmus kann sein:

1. Messung des Ausmaßes der maximalen Mundöffnung in Rückenlage
2. Wiederbefundung nach
   a. Aktiver Verlängerung der verspannten Muskeln (ischiocrurale Muskeln oder Adduktoren) und/oder
   b. Taping zur Entspannung der Mm. ischiocrurales oder Mm. adductores oder M. iliopsoas
   c. Mobilisation der oberen HWS

Die Integration der Testprozedur in Rx1 oder Rx2 ist bei extraartikulären Störungen, z. B. okklusale Störungen oder parafunktioneller Hyperaktivität der Kaumuskeln mit oder ohne Beschwerden im Lenden-Becken-Bereich, indiziert.

3.9.6 Kranium

- Die Schädelknochen sind in jungen Jahren beweglich und können sich im Erwachsenenalter immer noch an Druck und Belastung adaptieren.
- Die Suturen enthalten Nervenrezeptoren und werden als eine mögliche Quelle der Symptome betrachtet.
- Die Schädelentwicklung und Veränderungen der Kraftübertragung zwischen den Schädelknochen können – nicht nur bei Jüngeren – sowohl schmerzhafte Zustände (Kopfschmerzen) als auch eine Reihe von weiteren Symptomen wie Konzentrationsstörungen, Schwindel, Verhaltensveränderungen, Weinen, Bettnässen, Verlust einer Sinnesfunktion usw. verursachen.
- Abgesehen von interkranialen Kräften, sind Schädelknochen ein interessantes und herausforderndes Medium zwischen den Kräften der extrakranialen Muskeln und der intrakranialen Meningen. Dies bedeutet, dass die damit zusammenhängenden Muskeln und neuromeningealen Strukturen, auch wenn sie nicht behandelt werden, bei der Anwendung von kranialen Techniken trotzdem befundet und wiederbefundet werden sollten.
- Techniken, welche die Reaktion auf Druckänderungen der fibrösen Strukturen der Schädelnähte beurteilen, sind in der traditionellen Kraniosakraltherapie beschrieben (Liem 2000).
- Kraniale Techniken sind in das Befundungs- und Behandlungskonzept neuromuskuloskeletaler Strukturen nach Maitland integriert (von Piekartz und Bryden 2000).

Eine Reihe von üblichen Techniken zur Linderung kraniomandibulärer Dysfunktionen (CMD) bzw. orofazialer Schmerzen, wie Muskelschmerzen, Kopfschmerzen infolge von Parafunktionen wie Bruxismus, oder anderer Symptome, die auf benigne Dysfunktionen von Hirnnerven hinweisen (Suturen, Foraminae), wird hier beschrieben. Für eine vollständige Beschreibung aller Techniken wird auf die entsprechende Literatur verwiesen.

Hypothetische Erklärungen für eine positive Wirkung der Techniken sind z. B.:

1. Neuausrichtung, Rebalancing, des autonomen Nervensystems, Tiefenentspannung zur Stimulierung des parasympathischen Teils, vor allem des Ncl. ambiguus, messbar mit Herzfrequenzvariabilität
2. Ausbalancieren der extrakranialen muskulären und der intrakranialen meningealen Strukturen und deren Ansätze

Generell gibt es drei Möglichkeiten oder Sichtweisen, um kraniale und kraniosakrale Techniken einzusetzen (Ridley 2006). Diese stehen in Bezug zu dem Bewertungssystem von Maitland (Banks und Hengeveld 2005).

1. Starke Einwirkung (in Übereinstimmung mit Grad IV- bis IV+). Entweder direkte Techniken, mit Krafteinsatz, um Knochen zu bewegen, oder indirekt, wenn einer wahrgenommenen Bewegung bis zum Ende gefolgt und dort gehalten wird. Beide Methoden sind Struktur-Funktions-Modelle. Die Änderung einer Struktur wird die Funktion verändern (direkt, sofort, vorübergehend?) und eine Veränderung der Funktion führt zur strukturellen Neuausrichtung (indirekt, langsamer, anhaltend?).
2. Leichte Einwirkung (in Übereinstimmung mit Grad II): Einer wahrgenommen Bewegung wird gefolgt, sie wird jedoch nicht gehalten, bis eine Entspannung oder Normalisierung eintritt.
3. Keine Einwirkung: Der manuelle Kontakt folgt nur der Atembewegung, bis Veränderungen in Rhythmus bzw. Bewegungen und Entspannung eintreten (Grad I).

- Die *Ausgangsstellung Patient* ist für alle beschriebenen Techniken die Rückenlage auf einer Behandlungsliege mit oder ohne Kissen unter dem Kopf.
- Die *Ausgangsstellung Therapeut* ist, mit Ausnahme der Maxilla- und Mandibula-Techniken, der Sitz hinter dem Kopf des Patienten.

Okziput-C1 longitudinal-kranial

(➤ Abb. 3.40)

Diese Technik ist ein typisches Beispiel für eine Technik mit hoher Einwirkung, mit dem Ziel, die Funktion am Übergang wiederherzustellen. Sie bewirkt eine Entspannung der subokzipitalen Muskeln bzw. der Duramater.

Lokalisation der einwirkenden Kräfte (Handgriffe)

- Beide Hände liegen links und rechts hinter dem kaudalen Okziput.
- Die Unterarme liegen entspannt auf der Liege auf.
- Die Fingerkuppen II bis V bewegen sich sanft und langsam so tief wie möglich Richtung Okziput-C1.

Anwendung der Technik

- Der Therapeut führt 1 bis 2 Minuten eine anhaltende IV-, IV- longitudinal-kraniale Technik am Okziput durch, gefolgt von einer longitudinal-kaudalen Bewegung mit dem Zeige- und Mittelfinger, während Ring- und Kleinfinger den longitudinal-kranialen Druck aufrechterhalten.
- Schließlich wird durch sanftes Schaukeln in Flexion-Extension durch die Handgelenke des Therapeuten eine weitere Bewegungskomponente hinzugefügt.

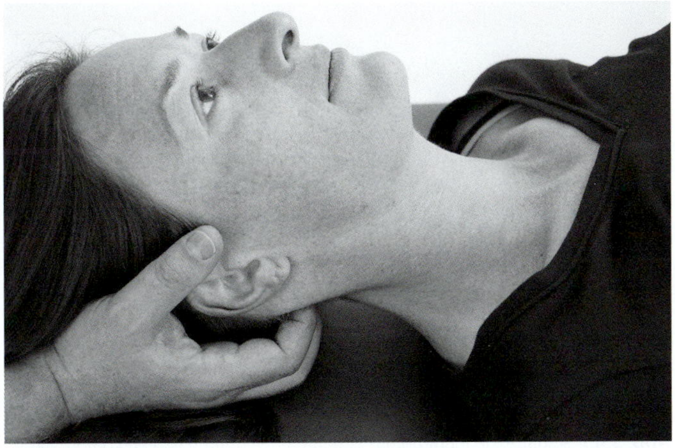

Abb. 3.40 Longitudinal-kraniale Technik zur Entspannung der Okziput-Atlas-Region

3.9.7 Os temporale

Bilateral medial

(➤ Abb. 3.41)

Lokalisation der einwirkenden Kräfte (Handgriffe)

- Beide Hände liegen links und rechts am Okziput hinter den Kondylen und dem Pr. mastoidei.
- Die Unterarme liegen entspannt auf der Liege.

Anwendung der Technik Beide Daumenballen führen einen langhaltenden, alternierenden medialen (lateralen) Druck (IV-) aus.

Bilateral zirkumferenziell (umlaufend)

(➤ Abb. 3.42)

Lokalisation der einwirkenden Kräfte (Handgriffe) Die Spitze des Zeigefingers liegt auf dem Jochbein, die des Mittelfingers im äußeren Gehörgang und die des Ringefingers am Pr. mastoideus.

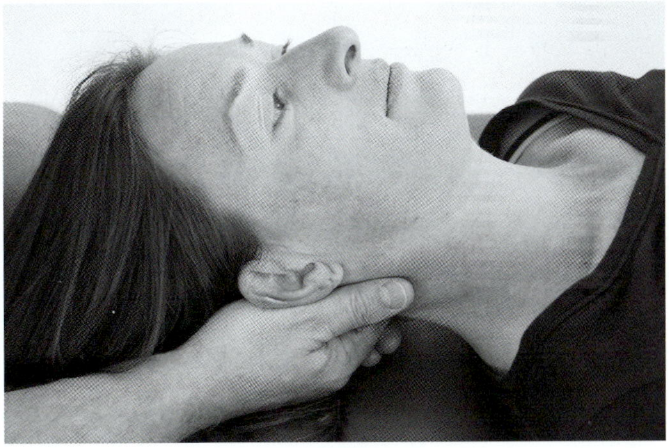

Abb. 3.41 Os temporale, bilateral-mediale Technik

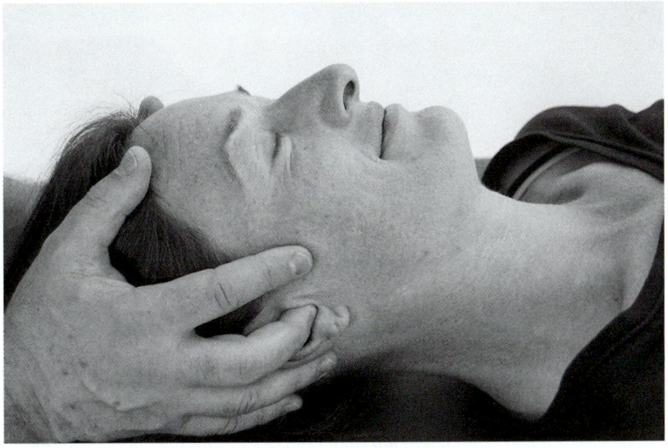

Abb. 3.42 Os temporale, bilaterale Zirkumferenztechnik

Anwendung der Technik

- Der Therapeut führt eine kombinierte Bewegung durch: Flexion-Extension/Innen-Außenrotation um eine schräge Achse um den Pars petrosa des Os temporale.
- Die traditionelle Reihenfolge der Technik ist:
  a. Bilateralsymmetrisch fühlen
  b. Die einfachere Seite erfühlen, diese Seite wie beschrieben bewegen
  c. Danach die schwierigere Seite ebenso behandeln
  d. Beide Seiten entgegengesetzt

3

Bilateral kaudolateral

(➤ Abb. 3.43)

Lokalisation der einwirkenden Kräfte (Handgriffe) Die Daumen liegen am unteren Rand des äußeren Gehörgangs.

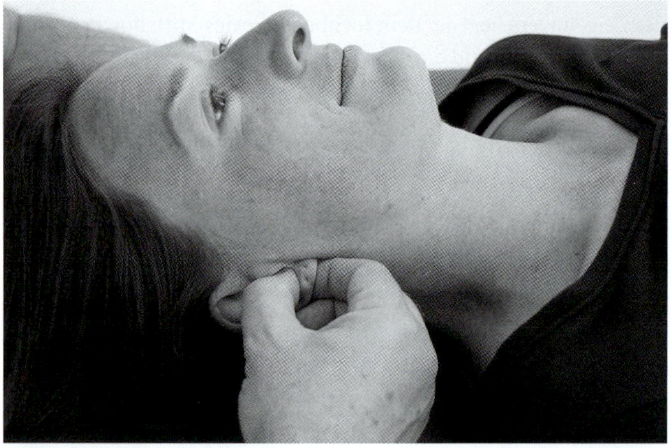

Abb. 3.43 Anhaltende kaudolaterale Bewegung durch Zug am unteren Rand des äußeren Gehörgangs in Richtung des Akromioklavikulargelenks (Dekompression des TMG). Die Technik wird bilateral ausgeführt.

Anwendung der Technik Jeder Daumen zieht gleichzeitig in einer laterokaudalen Richtung zum Acromion (Dekompression des Os temporale).

3.9.8 TMG: bilateral longitudinal (Kompression – Dekompression)

Bilateral longitudinal-kranial (1. Phase, Kompression)

(➤ Abb. 3.44)

Lokalisation der einwirkenden Kräfte (Handgriffe) Die Spitzen der Mittel- und Ringfinger sind auf der Unterseite des Mandibulakörpers und am Angulus mandibulae platziert, während der Daumen auf der Stirn und der Rest der Hand entspannt auf dem Gesicht liegen.

Anwendung der Technik Der Therapeut führt eine anhaltende IV-longitudinal-kraniale Bewegung am und direkt vor dem Winkel des Unterkiefers aus.

Behandlungsrationale Bewegung des Os temporale über das Os parietale und Spannen der Falx cerebri.

Bilateral longitudinal-kaudal (2. Phase, Dekompression)

(➤ Abb. 3.45)

Lokalisation der einwirkenden Kräfte (Handgriffe) Die Spitzen der Zeige-, Mittel- und Ringfinger liegen auf dem Corpus und Ramus mandibulae, während der Kleinfinger entspannt und ohne Gesichtskontakt ist. Der Daumen liegt entspannt auf der Stirn.

Anwendung der Technik Der Therapeut führt zuerst eine anhaltende longitudinal-kaudale Bewegung (IV-) durch und wechselt allmählich die Richtung zu einem anterioren 30°-Winkel während

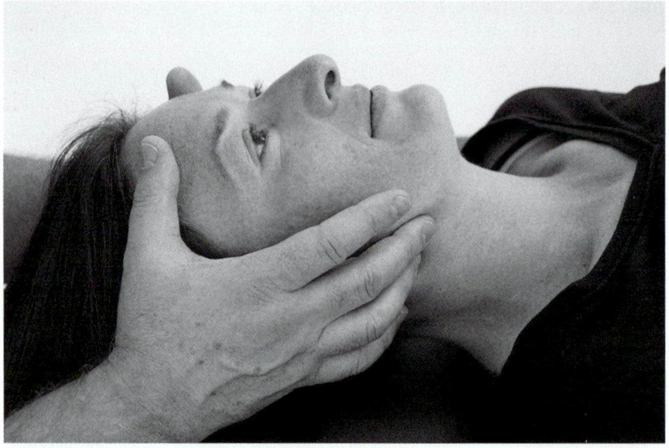

Abb. 3.44 Anhaltende longitudinal-kraniale Bewegung (TMG-Kompression) mit den Mittel- und Ringfingern am Unterrand des Corpus mandibulae zur lokalen und tiefen Entspannung

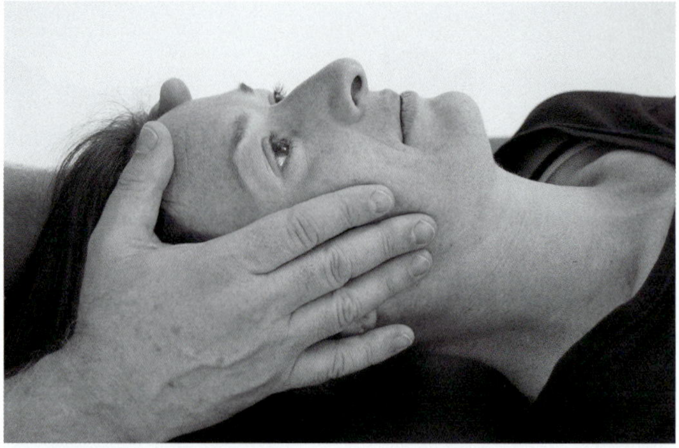

Abb. 3.45 Anhaltende longitudinal-kaudale Bewegung (TMG-Dekompression) mit den Zeige-, Mittel- und Ringfingern am Ramus mandibulae und bukkal zur lokalen und tiefen Entspannung

der Ausatmungsphase eines Atmungszyklus. Er fühlt, ob Entspannung eintritt.
Behandlungsrationale Entspannung der Fascia temporalis

3.9.9 Mandibula

Bilateral longitudinal-kaudal (Distraktion)

(➤ Abb. 3.38)

Ausgangsstellung Therapeut Im Stand neben einer Schulter des Patienten
Lokalisation der einwirkenden Kräfte (Handgriffe) Die Spitzen der Zeige- und Mittelfinger einer Hand liegen intraoral auf den linken bzw. rechten hintersten Backenzähnen.
Anwendung der Technik Zuerst führt der Therapeut eine anhaltende longitudinal-kaudale Bewegung (IV-) durch und wechselt allmählich die Richtung zu einem anterioren 30°-Winkel während der Ausatmungsphase eines Atmungszyklus. Er fühlt, ob Entspannung eintritt.
Behandlungsrationale Entspannung der Fascia temporalis

3.9.10 Maxilla

(➤ Abb. 3.46)

Lateral, anterokranial

Ausgangsstellung Therapeut Im Stand neben einer Schulter des Patienten
Lokalisation der einwirkenden Kräfte (Handgriffe) Die Spitzen der Zeige- und Mittelfinger einer Hand liegen intraoral auf der Kaufläche der linken bzw. rechten hinteren maxillären Backenzähne, während die andere Hand mit Daumen und Zeigefinger am Kopf (bilateral am Os sphenoidale) gehalten wird.

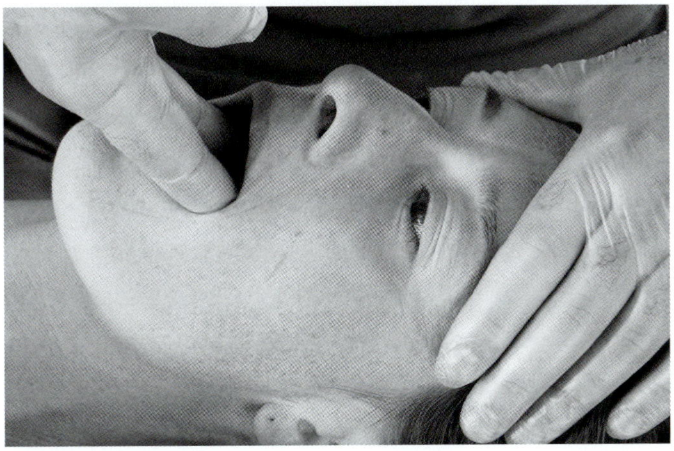

Abb. 3.46 Anhaltende bilateral laterale oder anterokraniale Bewegung der Maxilla, Durchführung an den oberen Backenzähnen

Anwendung der Technik Zuerst fühlt der Therapeut die mediolaterale Bewegung des harten Gaumens (Maxilla). Anschließend wendet er eine bilateral-laterale Bewegung (IV-) an. Sobald er eine leichte Entspannung wahrgenommen hat, führt er eine anterokraniale Bewegung (IV-) aus.

3.9.11 Os sphenoidale

(➤ Abb. 3.47)

Anteroposterior (Kompression) und posteroanterior (Dekompression)

Lokalisation der einwirkenden Kräfte (Handgriffe) Beide Unterarme liegen entspannt auf der Liege, beide Hände ruhen unter dem Pr. mastoideus und dem Okziput. Die Spitzen der Daumen sind beidseitig am Os sphenoidale, gerade oberhalb des Jochbogens positioniert.
Anwendung der Technik
- **Anteroposterior (Kompression)**
  - Der Therapeut führt mit den Daumen bilateral eine anhaltende posteriore Bewegung (IV-) durch, während beide Hände das Okziput stabilisieren.
- **Posteroanterior (Dekompression)**
  - Die gleiche Bewegung wird entgegengesetzt durchgeführt.

Management
- Aufgrund der Komplexität der kraniomandibulären Region sind die Störungen, die zusammengefasst als kraniomandibuläre Dysfunktion (CMD) oder kraniomandibulärer Schmerz bezeichnet werden, multistrukturell und multidimensional.
- Physiotherapie ist gewöhnlich Teil eines interdisziplinären, kurz- und langfristig angelegten Gesamtbehandlungsplans für Bewegungsstörungen des temporomandibulären Komplexes.

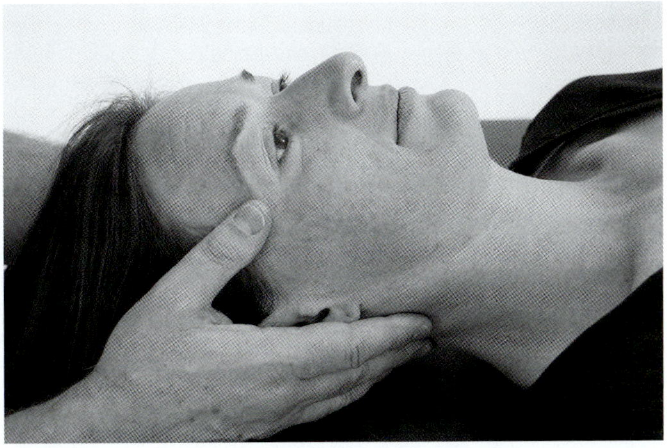

Abb. 3.47 Bilateral anteroposteriore (Kompression) und posteroanteriore (Dekompression) Bewegung des Os sphenoidale mit beiden Daumen, Fixierung von Kopf und HWS mit beiden Händen

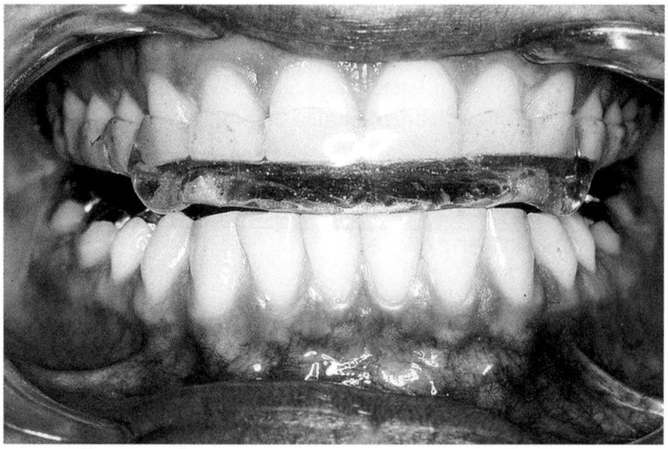

Abb. 3.48 Schiene (Aufbisshilfe) mit physiologischer Frontzahnführung

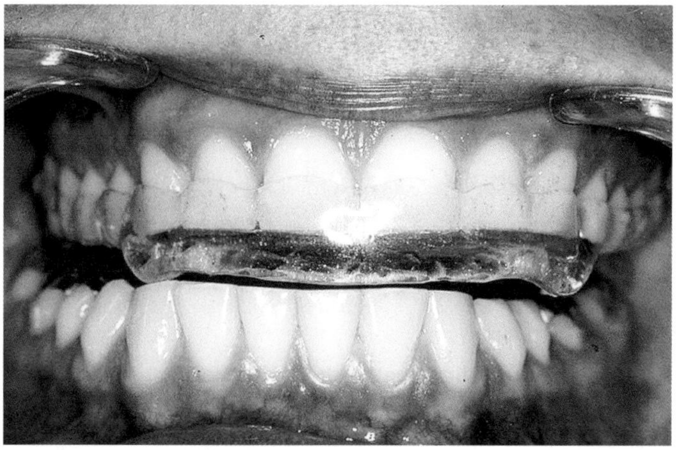

Abb. 3.49 Schiene mit physiologischer Eckzahnführung

Ein Behandler funktioniert als federführende Person im multidisziplinären Team; dies ist meistens der Zahnarzt.
- Der Patient muss dem Gesamtbehandlungsplan, der alle relevanten Kontextfaktoren miteinschließen sollte, zustimmen. Bei einem Langzeitprogramm ist eine optimale Compliance des Patienten essenziell.
- Die Initialbehandlung zielt sowohl auf die Symptomlinderung (kurzfristiges Ziel; ➢ Tab. 3.3) als auch auf die Schaffung einer stabilen Situation, bevor zu einer definitiven Behandlung wie einer Zahnrestaurierung übergegangen wird (Langzeitziel).
- Entzündungshemmende Medikamente oder Veränderungen einer hormonellen Medikation sind möglicherweise indiziert.
- Eine adäquate Versorgung mit Schienen (➢ Abb. 3.48 und ➢ Abb. 3.49) und eine Zahnrestaurierung sind bei der Mehrheit aller Patienten mit okklusalen Störungen essenziell für einen Langzeiterfolg. Physikalische Therapie könnte dabei eine wichtige Stütze sein.
- In anderen Fällen könnten Patienten vor allem von verschiedenen funktionellen, nichtdentalen Therapieoptionen mit einer mechanischen oder neurophysiologischen Betonung profitieren.

Tab. 3.3 3 × 3-Tabelle für das primäre symptomatische Management kraniomandibulärer Dysfunktionen/orofazialer Schmerzen

Lokalisierung, Ausmaß	Intraartikulär (z. B. bilaminäre Zone)	Periartikulär (z. B. Kapsulitis)	Extraartikulär (z. B. Zähne, Muskeln, HWS)
Schmerzproblem (sehr schmerzhaft bzw. irritierbar)	Entzündungshemmer (NSAID)! Eis Distraktionsschiene? Repositionierungsschiene? (nur in akuten Fällen mit intakten retrodiskalen Ligamenten)	Entzündungshemmer (NSAID)! Eis Zentrische Schiene?	Zahnschmerz: Zahnarzt Kaumuskeln: z. B. Massetertrismus (Zahnarzt)
Schmerz/Geräusche über das gesamte Bewegungsausmaß (ROM)	Entzündungshemmer (NSAID)? Eis? Distraktionsschiene! 24/7/>6 PT: Rotationstraining MT: kontraindiziert	Entzündungshemmer (NSAID) Eis Zentrische Schiene mit Bissführung (in Etappen aufzubauen)! 24/7/? PT: Rotationstraining ohne Schmerz MT: schmerzfreie longitudinal-kaudale Zusatzbewegung (+/- Angulationen) Elastisches Taping des Os zygomaticum zum Angulus mandibulae	Kau- und hyoidale Muskeln: Eis, (Elektro-) Massage, TrP, elastisches Taping, PNF, Biofeedback – Stressball (HRV), Mukelrelaxantien, Bissführungs- und Entspannungsschiene Botulinum-Neurotoxin Orofazial/mimisch: myofunktionelle Therapie (Lippenschluss, Schlucktraining) Neuro-Reha (FOTT – Kay Coombes) Zervikal: PAIVMs je nach Ausmaß der Dysfunktion (EOR) (mehr kausal)
Schmerz am Ende des Bewegungsausmaßes (EOR)	Distraktionsschiene? PT: Rotationstraining Elastisches Taping des Os zygomaticum zum Angulus mandibulae? MT: transversal-medial	Zentrische Schiene mit Bissführung (in Etappen aufzubauen)! 24/7/? PT: Rotationstraining ohne Schmerz MT: longitudinal-kaudal (+/- Angulationen)	Kraniosakral: mechanisch/neurophysiologisch (mehr kausale Therapie) Neural: „Sliders" für das betroffene neurale Gewebe nach Behandlung der Wirbelsäule, des Kraniums, medikamentös/Neurochirurgie

EOR = End Of Range, HRV = Herzfrequenzvariabilität, MT = Manualtherapie, NSAID = nichtsteroidale antientzündliche Medikamente, PAIVMs = passive intervertebrale Zusatzbewegungen, PT = Physiotherapie, TrP = Triggerpunkt
Adaptiert vom Interdisziplinären Forum für Cranio-Faziale Symptomatik (IFCFS), mit frdl. Genehmigung

- Wie beschrieben, können passive Bewegungen bei schmerzhaften oder steifen Kiefergelenken im Rahmen des Gesamtbehandlungsplans indiziert sein. Zusatzbewegungen in funktionellen Ausgangsstellungen sind dazu eher geeignet als physiologische Bewegungen.
- Aktive Bewegungen in Kombination mit einer gehaltenen Zusatzbewegung, z. B. aktive Depression mit einer gehaltenen transversal-medialen Bewegung, können gut wirkende Therapieoptionen sein.

3.10 Definitive okklusale Restaurierung nach erfolgreicher, stabiler symptomatischer Therapie

Über die Anwendung passiver Techniken hinaus kann der Physotherapeut eine größere Rolle im Gesamtmanagement spielen:

- Aktive Rehabilitation mit dem Ziel, die mandibulären Bewegungen zu optimieren
- Myofunktionelle Therapie zum Trainieren des Lippenschlusses, der Zungenkontrolle, des Schluckens, der Haltung mit Optimierung der zervikalen Mobilität und der dynamischen Kontrolle
- Extraartikuläre Weichteilbehandlung myogener Komponenten inkl. Triggerpunkt-Behandlung, Elektrotherapie (zur Entspannung) oder elastischem Taping (➤ Abb. 3.50, ➤ Abb. 3.51, ➤ Abb. 3.52, ➤ Abb. 3.53 und ➤ Abb. 3.54; Sturdivant und

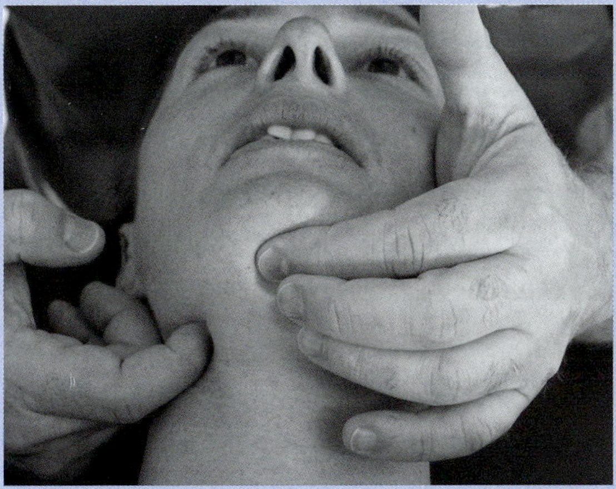

Abb. 3.50 Behandlung eines Triggerpunkts des M. pterygoideus medialis mit einer Zeigefingerkuppe während statischer Depression gegen leichten Druck des kontralateralen Zeigefingers

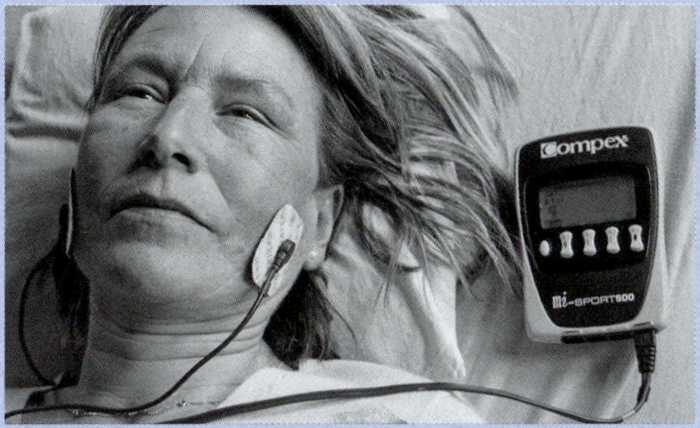

Abb. 3.51 Elektromassage zur bilateralen Entspannung der Masseter-Muskeln (mit frdl. Genehmigung des IFCFS)

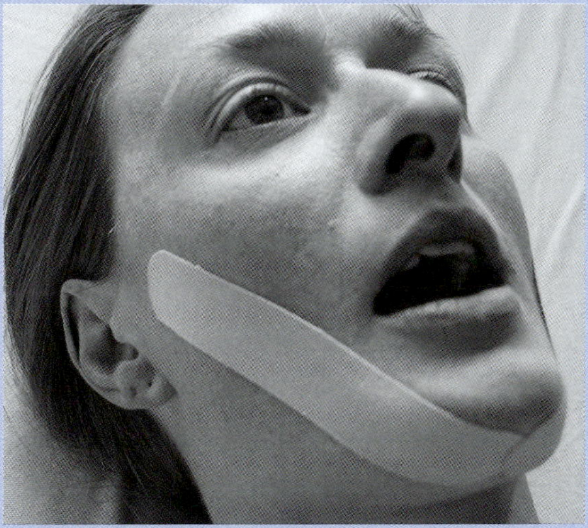

Abb. 3.52 Bilaterale elastische Tapeapplikation bei myogener TMD zur Unterstützung der Entspannungsmaßnahmen. Die Basis des Tapes liegt am Jochbogen, anterior des Kiefergelenks, das Ende befindet sich an der kaudalen Seite des Kinns in der Mittellinie (Tapebreite 2,5 cm). Die Ausgangsstellung der Mandibula ist schmerzfrei und bei bzw. kurz vor R1. Das Tape wird ohne Zug appliziert. (mit frdl. Genehmigung der International Kinematic Taping Academy IKTA)

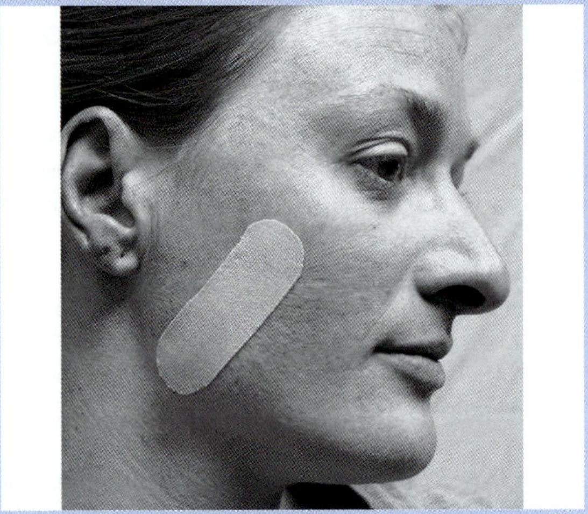

Abb. 3.53 Bilaterales elastisches Tape bei arthrogener TMD zur Unterstützung des Rotationstrainings des Kondylus. Die Basis des Tapes liegt am kaudalen Rand des Jochbeins, das Ende ist kaudal am Unterkieferwinkel (Tapebreite 2,5 cm). Die Ausgangsstellung ist die Zentrik. Das Tape wird ohne Zug appliziert. (mit frdl. Genehmigung der IKTA)

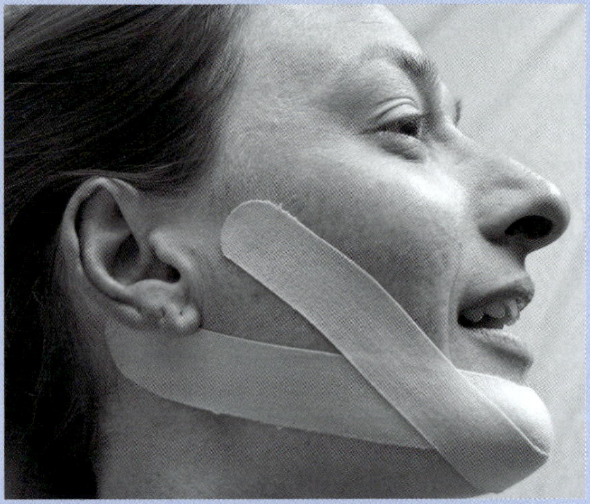

Abb. 3.54 Unilaterale elastische Tapeanlage bei neurogener TMD zur Unterstützung der Behandlung eines Schmerzes des N. mandibularis oder des N. facialis bzw. Kieferschmerzen bei der kontralateralen Lateralbewegung. Die Basis der Tapes ist am Pr. mastoideus bzw. am Jochbogen, das Ende liegt kontralateral am Kinn bzw. unterhalb des Kinns. Die Breite der Tapes beträgt 2,5 cm. Die Ausgangsstellung der Mandibula ist leichte Depression, kontralateral lateral kurz vor Schmerzbeginn P_1. Die Tapes werden ohne Zug angelegt. (mit frdl. Genehmigung der IKTA)

Friction 1991, Suvinen et al. 1997, Treacy 1999, Sander et al. 1999, Nicolakis et al. 2000, Wolf et al. 2000, Carlson et al. 2001, Oh et al. 2002, Wahlund et al. 2003, Michelotti et al. 2004, McNeely et al. 2006, Medlicott und Harris 2006, Gunsch 2007, Fischer et al. 2009, La Touche et al. 2009, Mansilla-Ferragut et al. 2009)

Der Umgang mit Stress und die Behandlung von stressbedingten Beschwerden sind ein regulärer Bestandteil des Gesamtmanagements und können beinhalten: Schienen, kognitive Verhaltenstherapie, pharmakologische, Body-Mind- und physikalische Therapie.

Die Rolle des Therapeuten reicht dabei von lokaler Massage oder Elektrotherapie zur Entspannung der Kaumuskeln über individuelle Körpertherapien wie kraniosakrale Therapie, Bio- und Myofeedback mit Atemtechniken bis zur Gruppentherapie mit einer sozialen Komponente wie Yoga, Qi Gong oder Meditation. Entspannungseffekte für das autonome Nervensystem können mit Herzfrequenzvariabiliät (HRV), einer Methode zur Evaluation des Zustands des parasympathischen Nervensystems, gemessen werden (Shiba et al. 2002, Brown und Gerbarg 2005, Cysarz und Buessing 2005, Jovanov 2005, Lee et al. 2005, Khattab et al. 2007, Raghuraj und Telles 2008, Li et al. 2009, Schmidt und Carlson 2009, Asher et al. 2010, Patra und Telles 2010, Tang et al. 2010, Hallman et al. 2011, Matsubara et al. 2011, Nugent et al. 2011).

Aktives Langzeitmanagement erfordert sowohl vom Behandler als auch vom Patienten Disziplin. Daher sollte das Praktizieren der täglichen Übungen intensiv gefördert werden. Rocabado (1985) etwa befürwortet ein tägliches Routineprogramm, um die Eigenmotivation und -verantwortung des Patienten zu optimieren. Sein „6 × 6"-Programm besteht aus 6 Übungen, die 6-mal täglich mit jeweils 6 Wiederholungen ausgeführt werden sollen. Das Selbstprogramm beinhaltet:

1. Aneignen einer neuen Haltung
2. Bekämpfung der „Erinnerung der Weichteilgewebe" an die alte Haltung
3. Wiederherstellen der ursprünglichen Muskellänge
4. Wiederherstellen der normalen Gelenkbeweglichkeit
5. Wiederherstellen der normalen Körperbalance
6. Zurückkehren zum Übungsprogramm, wenn die Beschwerden erneut auftreten

Ein patientenzentriertes (Eigenmotivation und Eigenverantwortung ansprechendes), befundorientiertes, individuelles Selbstbehandlungsprogramm kann beinhalten:

1. Gedächtnisstützen: Nutzen Sie feste Zeiten und Orte, kleben Sie z. B. rote Sticker oder selbstklebende Smileys zur Erinnerung an das Training auf den Badezimmerspiegel, auf die Toilette, auf das Lenkrad, auf den Computermonitor usw.
2. Lieblingszahl: Statt 6 für die Anzahl der Wiederholungen kann der Patient andere Glückszahlen (5, 7, 10) bevorzugen.
3. Trainieren Sie die korrekte Ruheschwebelage: Lippen geschlossen, Zähne auseinander, die Zunge ruht auf dem Mundboden.
4. Trainieren Sie die Nasenatmung durch Zwerchfellatmung. Tiefe, lange Atemzüge lösen Entspannung und Ausbalancierung des autonomen Nervensystems aus. Entspannung und/oder dynamisches Training des Beckenbodens sind eventuell erforderlich.

5. Trainieren Sie korrektes Schlucken mit dem vorderen Drittel der Zunge gegen den vorderen Teil des harten Gaumens, direkt hinter den oberen Schneidezähnen.
6. Trainieren Sie korrekte Zungenbewegungen beim Sprechen. Falsche Schluckmuster, das Unvermögen, den Mund geschlossen zu halten, und falsche Zungenbewegungsmuster können eine spezielle myofunktionelle Therapie erfordern.
7. Trainieren Sie die Rotation in der unteren Gelenkkammer des TMG und vermeiden Sie anteriore Translation in der oberen Gelenkkammer ohne mandibuläre Rotation. Während der Patient die Zungenspitze an den harten Gaumen drückt und eine korrekte Körperhaltung einnimmt, wird er gebeten, den Mund weit zu öffnen. Zur Kontrolle kann der Patient den lateralen Pol des Kondylus spüren und sollte mit einem Daumen einen leichten Widerstand gegen die Öffnungsbewegung geben. Wenn die Zunge dabei am oberen Gaumen bleibt, verstärkt dies die optimale Rotation des Kieferköpfchens im Verhältnis zum Diskus und zur Fossa und verringert die Tendenz zur frühzeitigen Translation von Caput und Diskus in der Fossa (➤ Abb. 3.55).
8. Trainieren Sie die Haltung und Kontrolle der HWS während der Unterkieferbewegungen. Strecken Sie zunächst die HWS, indem Sie den Okziput an einer Tür nach oben gleiten lassen, dabei das Kinn leicht anziehen und die Zwerchfellatmung beibehalten. Anschließend führen Sie korrekte Mandibulabewegungen, Sprechen, Singen, Beißen bzw. Kauen aus. Vermeiden Sie riskante, unkontrollierte Bewegungen.
9. Trainieren Sie die Beweglichkeit der Wirbelsäule. Dies umfasst gewöhnlich Eigenmobilisationstechniken für die obere HWS in Flexion sowie in Extension für die untere HWS und obere (mittlere, untere) BWS.
10. Trainieren Sie die allgemeine Haltung einschließlich Adduktion der Schulterblätter und Aufrichtung des Beckens. In der aktuellen Praxis bezieht sich dies auf die Wahrnehmung der funktionellen Kontrolle von Schulterblatt und Wirbelsäule während der Arm-, Kopf- oder Kieferbewegungen. Achten Sie auf gleichzeitig bestehende Thoracic-Outlet- oder LWS-Dysfunktionen oder Beschwerden, die zusätzlich mitbehandelt werden sollten, z. B. Mobilisation der ersten Rippe oder Neuausrichten der relevanten Becken-/Hüftmuskeln.
11. Selbstbehandlung der Kaumuskelverspannung mit Selbstmassage, Triggerpunkt-Massage, Elektrotherapie, Selbsttaping oder durch das Tragen von Schienen am Tag (➤ Abb. 3.49, ➤ Abb. 3.50, ➤ Abb. 3.51, ➤ Abb. 3.52, ➤ Abb. 3.53, ➤ Abb. 3.54). Das Abgewöhnen falscher Angewohnheiten wie Parafunktionen gehört ebenfalls dazu. Statt ununterbrochen Kaugummis zu kauen, sollte nur nach dem Essen ein zuckerfreies Kaugummi gekaut werden. Zwischen den Mahlzeiten sollte die Angewohnheit durch eine Übung oder eine Entspannungstechnik ersetzt werden. Eine Eigenmobilisation der Gelenkkapsel ist durch die schützende Aktivität der Kaumuskeln nicht möglich.
12. Moderne Technologien ermöglichen es dem Patienten, elektronische Hilfsmittel wie Computerprogramme und Bio-/Myofeedback-Geräte mit Elektroden oder (Anti-)Stressbälle mit farbigem Licht zur Entspannung und zur Ausbalancierung des autonomen Nervensystems zu benutzen.
13. Dagegen können traditionelle Aktivitäten wie Yoga, Meditation, Qi Gong, Pilates oder Bachtanz in Gruppen mit einer angenehmen sozialen Atmosphäre genauso wichtig für die Rückgewinnung einer neurophysiologischen (autonomen) und strukturellen Balance sein.
14. Bewusstes Leben mit einem Gespür für Stress, ein adäquater Umgang mit Stress (z. B. das Problem lösen!) mit Disziplin und Ritualen, mit regelmäßigem Training und Entspannung, sind generell relevante Komponenten für einen langfristigen gesunden Lebensstil.

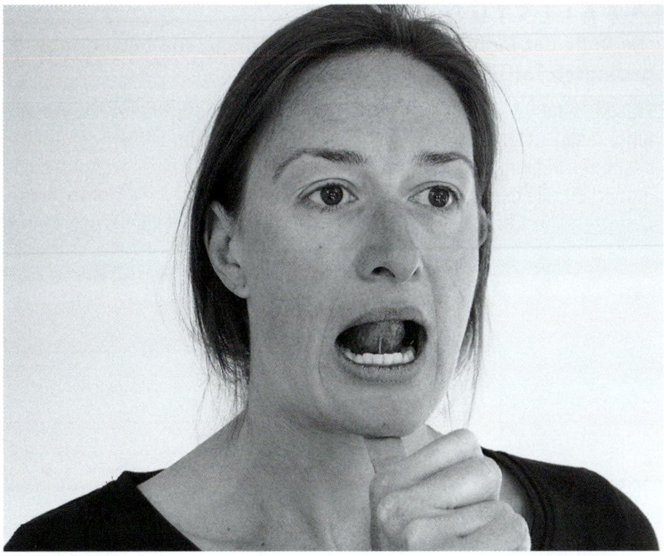

Abb. 3.55 Allgemeine Übung zur kraniomandibulären Rehabilitation. Öffnen und Schließen von Lippen und Mund, ohne die Zähne zusammenzupressen. Die Zungenspitze wird kontinuierlich an den harten Gaumen gedrückt, um ausschließlich die rotatorische Phase der Depression zu trainieren. Subtiler Widerstand gegen die Depression mit einem Daumen unter dem Kinn zielt auf Entspannung der Kaumuskeln und Muskelbalance der Kau- und hyoidalen Muskeln. Varianten der Übung beinhalten simultane manuelle Kompression oder Bewegungen mit der anderen Hand an der Mandibula bzw. funktionelle Positionen oder Bewegungen der HWS.

FALLSTUDIE 3.1

Die Rolle der Mobilisation in der Behandlung von bewegungsbedingten TMG-Störungen

Frau H., eine 42-jährige Krankenschwester in einer psychiatrischen Abteilung, leidet unter einem schmerzhaften Knacken beim Öffnen des Mundes. Ihrer Meinung nach hat sich dies im Zuge von Okklusionsproblemen entwickelt, die das Resultat einer Zahnbehandlung und Parodontose sind. Der Stress ihres belastenden Berufes könnte ein beitragender Faktor sein.

Hauptproblem

Frau H. gab folgende Hauptprobleme an:

- Sie kann ihren Mund nicht vollständig öffnen, ohne ein sehr schmerzhaftes Knacken im Kiefer zu spüren.
- Sie verspürt einen scharfen Schmerz im Kiefer, wenn sie fest zubeißt.
- Manchmal spürt sie zusätzlich ein Kribbeln im Gesicht.
- Spannungsartiger Kopfschmerz tritt bei Stress auf.

Körpertabelle

➤ Abb. 3.56 zeigt die Körpertabelle von Frau H. mit den eingezeichneten Symptombereichen.

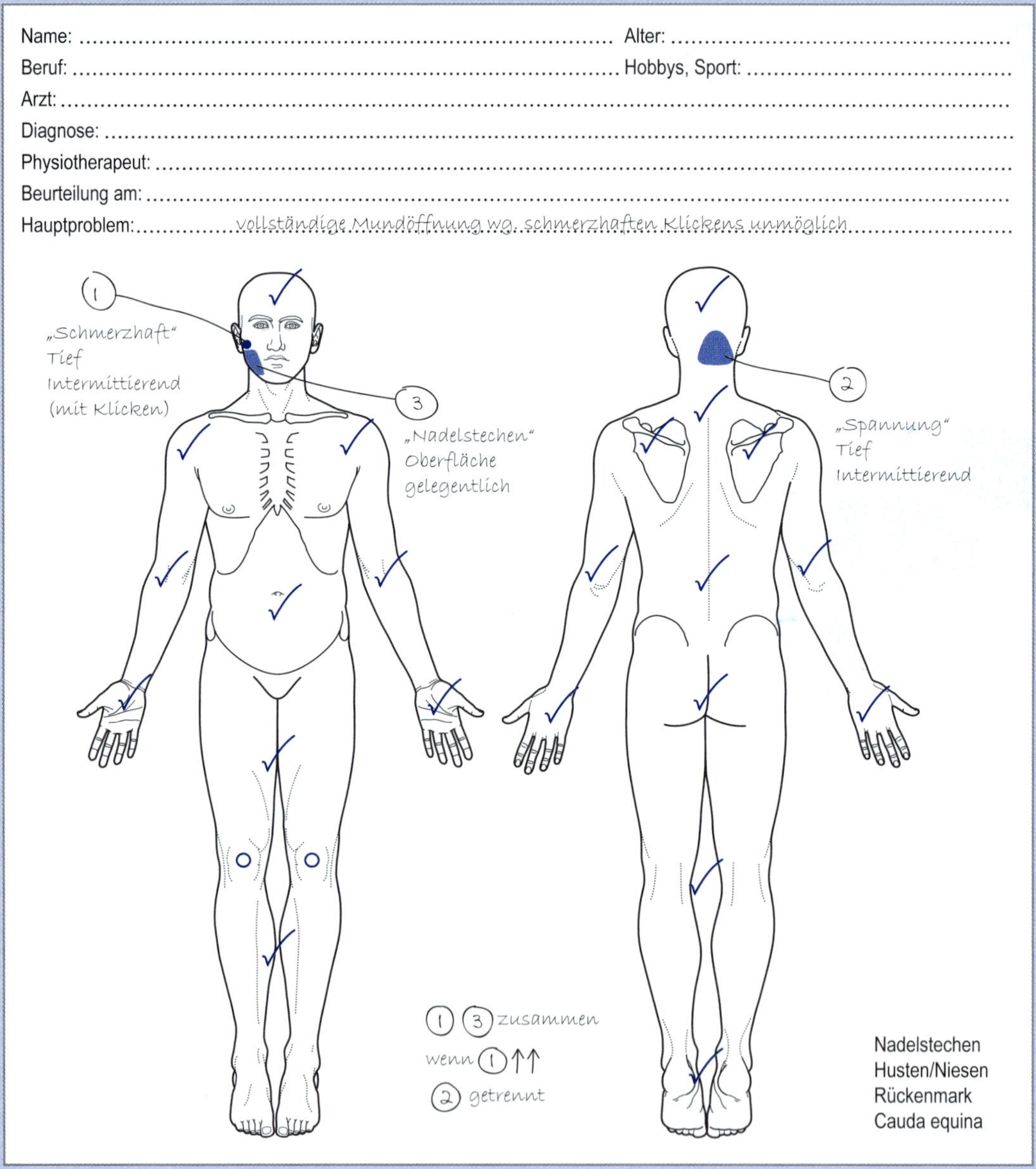

Abb. 3.56 Körpertabelle für Frau H.

Verhalten der Beschwerden

- Frau H. spürt das Knacken nur bei dem Versuch, den Mund weit zu öffnen, z. B. beim Gähnen oder Rufen.
- Der scharfe Schmerz im Kiefer tritt auf, wenn sie fest auf die Backenzähne beißt, gewöhnlich auf der dem Schmerz gegenüberliegenden Seite.
- Das Kribbeln im Gesicht ist eine Nachreaktion auf den scharfen Schmerz und hält immer nur einige Minuten an.
- Die Spannungskopfschmerzen treten ein- bis zweimal wöchentlich am Ende eines stressigen Arbeitsstags und am Morgen danach auf.
- Keine der Beschwerden beeinträchtigt ihre Aktivitäten, außer dass sie ihren Mund nicht so weit öffnen kann wie früher.

Geschichte (aktuelle und Langzeitgeschichte)

- Frau H. hat viele Zahnbehandlungen hinter sich, um ihre oberen, wegen einer progredienten Parodontose gelockerten Schneidezähne stabilisieren zu lassen.
- Sie meint, sie habe ihren Biss geändert, um ihre Vorderzähne nicht zu belasten, und benutze beim Essen fast nur ihre Backenzähne.
- Stress auf der Arbeit während des letzten halben Jahrs habe zum Entstehen der Kopfschmerzen beigetragen. Das Kribbeln entwickelte sich mit dem Kieferproblem.
- Das beunruhigte sie und veranlasste sie, zum Hausarzt zu gehen. Dieser verordnete Physiotherapie mit Übungen gegen die Kieferschmerzen.
- Das Knacken hatte sich spontan entwickelt und ist erst seit Kurzem schmerzhaft. Nach ein wenig Nachdenken fällt ihr ein, dass das Kribbeln zur gleichen Zeit entstand, als das Knacken schmerzhaft wurde.
- Derzeit ist sie bei einem Kieferorthopäden in Behandlung.

Spezielle Fragen

- Die Antworten auf die üblichen routinemäßigen Fragen nach dem allgemeinen Gesundheitszustand, Medikamenteneinnahme und das einschlägige Screening waren unauffällig.
- Es gab keine Hinweise auf Red Flags oder Störungen, die eine TMD vortäuschen (Kraus 1985).

Funktionsuntersuchung

Aktuelle Symptomatik (Present Pain, PP)

Okzipitaler Kopfschmerz ②, Nacken fühlt sich steif an. Kieferschmerz ① nur beim Mundöffnen.

Inspektion

- Langer, schlanker Hals, vorgeschobenes Kinn, obere HWS in Extension. Korrektur verursacht ein Dehnungsgefühl am Hinterkopf. Weitere Mundöffnung ergab keine funktionelle Instabilität der HWS oder eine Veränderung der Beschwerden.
- Nasenwege links und rechts bei Ein- und Ausatmen frei.
- Ruheschwebelage der Mandibula nach links versetzt, Korrektur löst ① aus.
- Biss – kein Überbiss, Frontzähne Kante auf Kante, Deviation nach links mit Ungleichgewicht im Molarenbereich links.

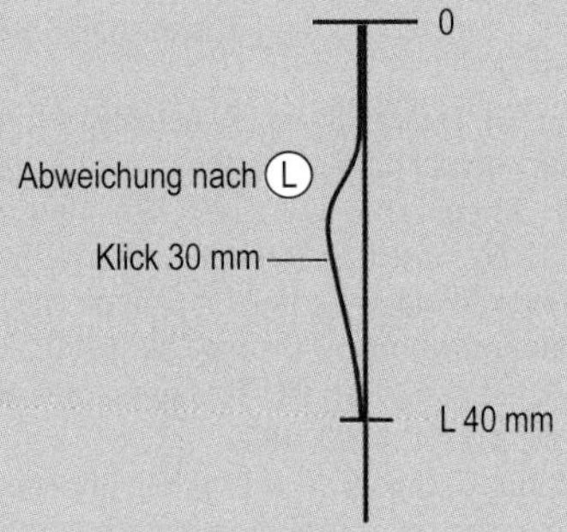

Abb. 3.57 Die Grafik zeigt die Mundöffnungsbewegung mit einer Deviation und Korrektur nach dem Knacken.

Inspektion

- Langer, schlanker Hals, vorgeschobenes Kinn, obere HWS in Extension. Korrektur verursacht ein Dehnungsgefühl am Hinterkopf. Weitere Mundöffnung ergab keine funktionelle Instabilität der HWS oder eine Veränderung der Beschwerden.
- Nasenwege links und rechts bei Ein- und Ausatmen frei.
- Ruheschwebelage der Mandibula nach links versetzt, Korrektur löst ① aus.
- Biss – kein Überbiss, Frontzähne Kante auf Kante, Deviation nach links mit Ungleichgewicht im Molarenbereich links. Inspektion der Zunge – Eindrücke der unteren Zähne an beiden Seiten der Zunge.

Funktionelle Demonstration***

- Knacken bei einer Mundöffnung von 40 mm und Schmerz ① bei 30 mm Öffnung, 5° Deviation nach links (➤ Abb. 3.57), Kopfschmerz unverändert
- Unverändert bei Veränderung der Cx und bei Ausführung in Rückenlage

Aktive Bewegungen

- *Im Sitzen*
  - Cx E 30° steif++, Zunahme Kopfschmerz, keine Änderung bei leichter Mundöffnung oder Zungenbewegung
  - Cx Rot re. 50° hart, Kopfschmerz unverändert
- *In Rückenlage*
  - Mundöffnung s. oben
  - Mundschluss – Beißen ①+, mit Watterolle li. ①++, re. ①- -
  - Protraktion ✓✓
  - Retraktion 3 mm IV+ ①
  - Lateralbewegung li. ✓✓
  - Lateralbewegung re. 10 mm, hart, ①++
  - Hyoid, Kehlkopf ✓✓

Zusatzbewegungen

- Cx unilat p/a (↓) C2 steif, lokal schmerzhaft
- TMG longit kaud re. und transv lat re. steif und ① (➤ Abb. 3.58)

Behandlung

Cx

Unilateral p/a (↓) C2 re. mit Grad III zur Linderung des Schmerzes und Verbesserung der Cx-Beweglichkeit in Extension und Rotation. Mundöffnung verbesserte sich um 5 mm. Knacken und Schmerz bleiben unverändert. Lateralbewegung und Retraktion unverändert

TMG

Longitudinal-kaudal re. (IV) mit leicht geöffnetem Mund verbesserte Knacken und Schmerz leicht und erweiterte die Mundöffnung um 5 mm.

Rx 2 NEU

- Screeningtests (in Rx2)
- Schulter ✓✓
- Tx ✓✓, außer E eingeschränkt, ✓
- Die gewünschten Effekte der passiven zervikalen und temporomandibulären Techniken werden mit einem Selbsttherapieprogramm unterstützt (6×6; Rocabado 1985).
- Frau H. setzt ihre Zahnbehandlung fort. Das Knacken ist immer noch vorhanden und erfordert eine Schienentherapie, die idealerweise vor jeder Zahnbehandlung erfolgen soll. Die Mundöffnung bleibt stabil größer. Die Spannungskopfschmerzen treten seltener auf, seit ihre HWS weniger steif und schmerzhaft ist.
- Frau H. macht sich wegen ihrer Beschwerden weniger Sorgen. Sie führt zu Hause ein Übungsprogramm durch, das ihr mehr Sicherheit gibt, ihre Beschwerden kontrollieren zu können.
- Das Langzeitergebnis hängt vor allem von der zahnärztlichen Restaurierung mit Distraktionseffekt im Kiefergelenk ab.

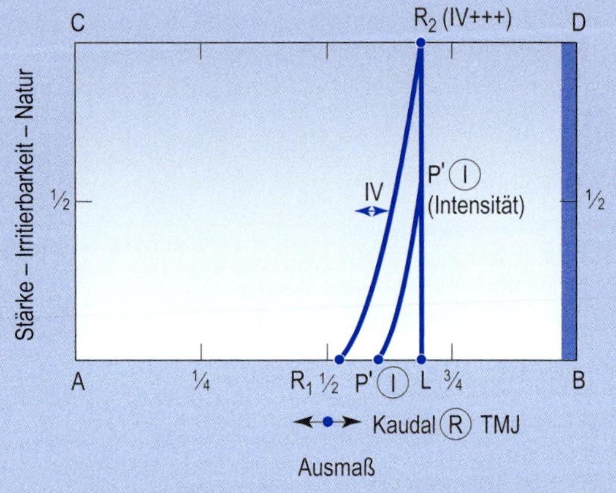

Abb. 3.58 Das Bewegungsdiagramm zeigt eine schmerzhafte Einschränkung der longitudinal-kaudalen Bewegung des rechten Kiefergelenks. Eine Grad-IV-Bewegung ist eingezeichnet.

LITERATUR

Abd-Ul-Salam H, Kryshtalskyj B, Weinberg S: Temporomandibular joint arthroscopic findings in patients with cervical flexion-extension injury (whiplash): a preliminary study of 30 patients, J Can Dent Assoc 68(11):693–696, 2002.

Al-Ani MZ, Gray RJ, Davies SJ, Sloan P, Glenny AM: Stabilization splint therapy for the treatment of temporomandibular myofascial pain: a systematic review, J Dent Educ 69(11):1242–1250, 2005.

Asher A, Palmer JL, Yadav RR, Yusuf SW, Konzen B, Bruera E, Guo Y: The effects of a brief relaxation program on symptom distress and heart rate variability in cancer patients, PM&R 2(7):636–641, 2010.

Auerbach SM, Laskin DM, Frantsve LME, Orr T: Depression, pain, exposure to stressful life events, and long-term outcomes in temporomandibular disorder patients, J Oral Max-Fac Surg 59(6):628–633, 2001.

Baad-Hansen L, Jadidi F, Castrillon E, Thomsen PB, Svensson P: Effect of a nociceptive trigeminal inhibitory splint on electromyographic activity in jaw closing muscles during sleep, J Oral Rehabil 34:105–111, 2007.

Banks K, Hengeveld E, Maitland's Peripheral Manipulation. 4rd Edition. Edinburgh, 2005, Elsevier Butterworth Heinemann, pp 577–597.

Becker I, Tarantola G, Zambrano J, Spitzer S, Oquendo D: Effect of a prefabricated anterior bite stop on electromyographic activity of masticatory muscles, J Prosthet Dent 82(1):22–26, 1999.

Bendtsen I, Jensen R, Olesen J: Qualitatively altered nociception in chronic myofascial pain, Pain 65(2–3):259–263, 1996.

Bertilsson O, Strom D: A literature survey of a hundred years of anatomic and functional lateral pterygoid muscle research, J Orofac Pain 9(1):17–23, 1995.

Biesinger E, Kipman U, Schätz S, Langguth B: Qigong for the treatment of tinnitus: a prospective randomized controlled study, J Psychosom Res 69(3):299–304, 2010.

Biesinger E, Reisshauer A, Mazurek B: The role of the cervical spine and the craniomandibular system in the pathogenesis of tinnitus, Somatosensory tinnitus HNO 56(7):673–677, 2008.

Boesel C, Mazurek B, Haupt H, Peroz I: Chronischer Tinnitus und kraniomandibuläre Dysfunktionen. Einfluss funktionstherapeutischer Maßnahmen auf die Tinnitusbelastung, HNO 56:707–713, 2007.

Brown RP, Gerbarg PL: Sudarshan Kriya yogic breathing in the treatment of stress, anxiety, and depression: part I-neurophysiologic model, J Altern Complement Med 11(1):189–201, 2005.

Browne PA, Clark GT, Kuboki T, Adachi NY: Concurrent cervical and craniofacial pain. A review of empiric and basic science evidence, Oral Surg Oral Med Oral Pathol Oral Radiol Endod 86(6):633–640, 1998.

Bumann A, Groot Landeweer G, Brauckmann P: The significance of the fissurae petrotympanica, petrosquamosa and tympanosquamosa for disk displacements in the temporomandibular joint, Fortschr Kieferorthop 52: 359–365, 1991.

Bumann A, Lotzmann U: Funktionsdiagnostik und Therapieprinzipien Band 12 Farbatlanten der Zahnmedizin Hrsg Rateitschak KH & Wolf HF, Stuttgart, 2000, Thieme.

Bushnell MC, Duncan GH, Dubner B, He LF: Activity of trigeminothalamic neurons in medullary dorsal horn of awake monkeys trained in a thermal discrimination task, J Neurophys 52(1):170–187, 1984.

Cairns BE, Wang K, Hu JW, Sessle BJ, Arendt-Nielsen L, Svensson P: The effect of glutamate-evoked masseter muscle pain on the human jaw-stretch reflex differs in men and women, J Orofac Pain 17(4):317–325, 2003.

Campbell CD, Loft GH, Davis H, Hart DL: TMJ symptoms and referred pain patterns, J Prosth Dent 47(4):4303, 1982.

Canay S, Cindaş A, Uzun G, Hersek N, Kutsal YG: Effect of muscle relaxation splint therapy on the electromyographic activities of masseter and anterior temporalis muscles, Oral Surg Oral Med Oral Pathol Oral Radiol Endod 85(6):674–679, 1998.

Capurso U: Clinical aspects of craniomandibular disorders. I. Analysis of a sample group of patients and diagnostic classification, Minerva Stomatol 45:311, 1996.

Capurso U: The sound during mandibular joint kinematics. The diagnostic, epidemiologic and prognostic elements, Minerva Stomatol 46(5):247–257, 1997.

Carlson CR, Bertrand PM, Ehrlich AD, Maxwell AW, Burton RG: Physical self-regulation training for the management of temporomandibular disorders, J Orofac Pain 15(1):47–55, 2001.

Chiarini M, Gajisin S: Permeability of the petrotympanic fissure, J Oral Rehab 29(9):885, 2002.

Ciancaglini R, Loreti P, Radaelli G: Ear, nose, and throat symptoms in patients with TMD: the association of symptoms according to severity of arthropathy, J Orofac Pain 8(3):293–297, 1994.

Clark GT, Green EM, Dornan MR, Flack VF: Craniocervical dysfunction levels in a patient sample from a temporomandibular joint clinic, J Am Dent Assoc 115(2):251–256, 1987.

Clark GT, Browne PA, Nakano M, Yang Q: Co-activation of sternocleidomastoid muscles during maximum clenching, J Dent Res 72:1499–1502, 1993.

Cleland J, Palmer J: Effectiveness of manual physical therapy, therapeutic exercise, and patient education on bilateral disc displacement without reduction of the temporomandibular joint: a single-case design, J Orthop Sports Phys Ther 34(9):535–548, 2004.

Cysarz D, Büssing A: Cardiorespiratory synchronization during Zen meditation, Eur J Appl Physiol 95(1):88–95, 2005.

Dauber W: Die Nachbarschaftbeziehungen des Discus articularis des Kiefergelenks und ihre funktionelle Deutung, Schweiz Monatsschr Zahnmed 97:427–437, 1987.

De Laat A, Horvath M, Bossuyt M, Fossion E, Baert AL: Myogenous or arthrogenous limitation of mouth opening: correlations between clinical findings, MRI, and clinical outcome, J Orofacial Pain 7:150–155, 1993.

De Vocht J, Goel V K, Zeitler D L, Lew D: A Study of the Control of Disc Movement within the Temporomandibular Joint Using the Finite Element Technique, J Oral Maxillofac Surg 54:1431–1437, 1996.

Diedrichs G, Bockholt R: Funktionsstörungen des Kauorgans. Eine retrospektive Studie an 1 778 Patienten der Westdeutschen Kieferklinik. Function damage of masticatory organ. Retrospective study of 1 778 patients in a West German clinic, Zahnärztl Welt Zahnärztl Rundsch 99: 96–101, 1996.

DGSS: Sonderdruck Orofazialer Schmerz, Der Schmerz 16(5), 2002.

Dulcic N, Panduric J, Kraljevic S, Badel T, Celic R: Incidence of temporomandibular disorders at tooth loss in the supporting zones, Coll Antropol 27(Suppl 2):61–67, 2003.

Dworkin SF et al: Epidemiology of signs and symptoms in temporomandibular disorders: clinical signs in cases and controls, J Am Dent Assoc 120:273–281, 1990.

Dworkin SF, LeResche L: Research diagnostic criteria for temporomandibular disorders: review, criteria, examinations and specifications, critique, J Craniomandib Disord 6(4):301–355, 1992.

Dworkin SF, Sherman J, Mancl L, Ohrbach R, LeResche L, Truelove E: Reliability, validity, and clinical utility of the research diagnostic criteria for Temporomandibular Disorders Axis II Scales: depression, non-specific physical symptoms, and graded chronic pain, J Orofac Pain 16(3):207–220, 2002.

Egermark I, Magnusson T, Carlsson GE: A 20-year follow-up of signs and symptoms of temporomandibular disorders and malocclusions in subjects with and without orthodontic treatment in childhood, Angle Orthod 73(2):109–115, 2003.

Eckerdal O: The petrotympanic fissure: a link connecting the tympanic cavity and the temporomandibular joint, J Craniomandibular Pract 9:15–22, 1991.

English AW, Widmer CG: Sex differences in rabbit masseter muscle function, Cells Tissues Organs 174(1–2):87–96, 2003.

Entrup W: Okklusionsstoerungen und Beweglichkeit der HWS, Man Med (D) 47:453–455, 2009.

Esposito GM, Meersseman JP: Valutazione della relazione esistente tra oclusione e postura, Il Dentista Moderno 87:923, 1988.

Ferrario VF, Sforza C, Lovecchio N, Mian F: Quantification of translational and gliding components in human temporomandibular joint during mouth opening, Arch Oral Biol 50(5):507–515, 2005. Epub 2004 Dec 8.

Fink M, Tschernitschek H, Stiesch-Scholz M, Wähling K: Kraniomandibuläres System und Wirbelsäule. Funktionelle Zusammenhänge mit der Zervikal- und Lenden-Becken-Hüft-Region, Man Med 41:476–480, 2003.

Fischer MJ, Riedlinger K, Gutenbrunner C, Bernateck M: Influence of the temporomandibular joint on range of motion of the hip joint in patients with complex regional pain syndrome, J Manipulative Physiol Ther 32(5):364–371, 2009.

Fitins D, Sheikholeslam A: Effect of canine guidance of maxillary occlusal splint on level of activation of masticatory muscles, Swed Dent J 17(6):235–241, 1993.

Fitzgerald MJT: Neuroanatomy, London, 1992, Baillière Tindall.

Friedman MH, Weisberg J: The craniocervical connection: a retrospective analysis of 300 whiplash patients with cervical and temporomandibular disorders, Cranio 18(3):163–167, 2000.

Garcia R Jr, Arrington JA: The relationship between cervical whiplash and temporomandibular joint injuries: an MRI study, Cranio 14(3):233–239, 1996.

Gerrits PO, Holstege G: Descending projections from the nucleus retroambiguus to the iliopsoas motoneuronal cell groups in the female golden hamster: possible role in reproductive behavior, J Comp Neurol 403: 219–228, 1999.

Gerrits PO, Mouton LJ, Weerd H de, Georgiadis JR, Krukerink M, Holstege G: Ultrastructural Evidence for a direct excitatory pathway from the Nucleus retroambiguus to lateral longissimus and quadratus lumborum motoneurons in the female golden hamster, J Comp Neurol 480:352–363, 2004.

Gibson CM, Zorkun C 2008 Trigeminal Nerve, 2008, Wikidocs.

Graber G: Zahnärztl Mitt 79(5):502–508, 1989. Aktualisierung von Jäger K, Borner A, Graber G. Epidemiologische Untersuchungen über die Ätiologie-Faktoren dysfunktioneller Erkrankungen im stomatognathen System, Schweiz Mschr Zahnheilk 97:1351–1359, 1987.

Guler N, Yatmaz PI, Ataoglu H, Emlik D, Uckan S: Temporomandibular internal derangement: correlation of MRI findings with clinical symtoms of pain and joint sounds in patients with bruxing behaviour, Dentomaxillofac Radiol 32(5):304–310, 2003.

Gunsch M: Selbstübung besser als Therapie? Der Einfluss von Muskel- und Bewegungsübungen auf das habituelle Öffnungs- und Schließbewegungsmuster der Mandibula, Physiotherapie Z Physiother 59(3):232–244, 2007.

Hallman DM, Olsson EM, von Schéele B, Melin L, Lyskov E: Effects of Heart Rate Variability Biofeedback in Subjects with Stress-Related Chronic Neck Pain: A Pilot Study, Appl Psychophysiol Biofeedback Mar 2. Epub ahead of print, 2011.

Hansson TL, Honée W, Hesse J: Funktionsstörungen des Kausystems, Heidelberg, 1987, Hüthig.

Hartman SE: Cranial osteopathy: its fate seems clear, Chiropractic & Osteopathy 14:10, 2006.

Hellhammer DH, Wüst S, Kudielka BM: Salivary cortisol as a biomarker in stress research, Psychoneuroendocrinology 34(2):163–171, 2009. Epub 2008 Dec 18.

Hengeveld E, Banks K: Maitland – Manuelle Therapie und Manipulation der Wirbelsäule, 5. Auflage, München, 2016, Elsevier GmbH, Urban & Fischer Verlag.

Higbie EJ, Seidel-Cobb D, Taylor LF, Cummings GS: Effect of head position on vertical mandibular opening, J Orthop Sports Phys Ther 29(2):127–130, 1999.

Holstege G, Bandler R, Saper CB: The emotional motor system, Prog Brain Res 107:3–6, 1996.

Holstege G: Emotional Motor System. 4th Interdisciplinary World Congress on Low Back & Pelvic Pain, Montreal, CD ROM 160–177, 2001.

Hülse M: Klinik der Funktionsstörungen des Kopfgelenkbereiches. In Hülse M, Neuhuber WL, Wolff HD: Der kraniozervikale Übergang, Berlin, 1998, Springer.

Hülse M, Losert-Bruggner B: Der Einfluss der Kopfgelenke und/oder der Kiefergelenke auf die Hüftabduktion. Ein einfacher Test zur Frage, ob eine CMD durch eine HWS-Manipulation beeinflusst werden konnte, Man Med 40:97–100, 2002.

Hugger A, Gubensek M, Hugger S, Assheuer J, Bollmann F, Stüttgen U: Veränderung der Kondylusposition unter Einsatz von Distraktionsschienen. Gibt es einen distraktiven Effekt? Dtsch Zahnärztl Z 59:348–353, 2004.

Ide Y, Nakazawa K, Kaminura K: Anatomical atlas of the temporomandibular joint, Tokyo, 1991, Quintessenz.

Imbe H, Dubner R, Ren K: Masseteric inflammation-induced Fos protein expression in the trigeminal interpolaris/caudalis transition zone: contribution of somatosensory-vagal-adrenal integration, Brain Res 845(2): 165–175, 1999.

International Headache Society: The international classification of Headache disorders, Cephalalgia 24(Suppl 1):1–151, 2003.

Ioi H, Matsumoto R, Nishioka M, Goto T, Nakata S, Nakasima A, Counts A: Relationship of TMJ osteoarthritis/osteoarthrosis to head posture and dentofacial morphology, Orthodontics & Craniofacial Research 11:8–16, 2008.

Iwata K, Tashiro A, Tsuboi Y, Imai T, Susimo R, Morimoto T, Dubner R, Ren K: Medullary dorsal horn neuronal activity in rats with persistent temporomandibular joint and perioral inflammation, J Neurphysiol 82(3): 1244–1253, 1999.

Johansson AS, Isberg A: The anterosuperior insertion of the temporomandibular joint capsule and condylar mobility in joints with and without internal derangement: a double-contrast arthrotomographic investigation, J Oral Maxillofac Surg 49:1142–1148, 1991.

Johnson AJ, Jenks R, Miles C, Albert M, Cox M: Chewing gum moderates multi-task induced shifts in stress, mood, and alertness. A re-examination, Appetite 56(2):408–411, 2011.

Jovov E: On Spectral Analysis of Heart Rate Variability during Very Slow Yogic Breathing, Conf Proc IEEE Eng Med Biol Soc 3:2467–2470, 2005.

Kares H: Der horizontale Front-Jig NTI-tss, GZM 13(4):12–17, 2008.

Khattab K, Khattab AA, Ortak J, Richardt G, Bonnemeier H: Iyengar yoga increases cardiac parasympathethic nervous modulation in healthy yoga practitioners, eCAM 4(4), 2007.

Kitai N, Eriksson L, Kreiborg S, Wagner A, Takada K: Three-dimensional reconstruction of TMJ MR images: a technical note and case report, Cranio 22(1):77–81, 2004.

Klemm S: Okklusionsstoerungen und Beweglichkeit der HWS, Man Med 47:255–260, 2009.

Kojima Y: Convergence patterns of afferent information from the temporomandibular joint and masseter muscle in the trigeminal subnucleus caudalis, Brain Res Bull 24(4):609–616, 2009.

Kraus S: Temporomandibular joint disorders. 2nd Ed. New York, 1994, Churchill Livingstone.

Lam DK, Lawrence HP, Tenenbaum HC: Aural symptoms in temporomandibular disorder patients attending a craniofacial pain unit, J Orofac Pain 15(2):146–157, 2001.

Langendoen, J, Müller J, Jull GA: Retrodiscal tissue of the temporomandibular joint: clinical anatomy and its role in diagnosis and treatment of arthropathies, Manual Therapy 2(4):191–198, 1997a.

Langendoen-Sertel J, Volle E: Physiotherapie und MRT-Funktionsdiagnostik einer intraartikulären Kiefergelenksdysfunktion, Manuelle Medizin 35:319–321, 1997b.

Langendoen J: The pterygoid confusion. Function and role in dysfunction of the TMJ muscle, Proceedings IFOMT Conference Cape Town 37, 2004.

La Touche R, Fernández-de-las-Peñas C, Fernández-Carnero J, Escalante K, Angulo-Díaz-Parreño S, Paris-Alemany A, Cleland JA: The effects of manual therapy and exercise directed at the cervical spine on pain and pressure pain sensitivity in patients with myofascial temporomandibular disorders, J Oral Rehabil 36(9):644–652. Epub 2009 Jul 14.

Leader JK, Boston JR, Rudy TE, Greco CM, Zaki HS: Relation of jaw sounds and kinematics visualized and quantified using 3-D computer animation, Med Eng Phys 25(3):191–200, 2003.

Lee MS, Kim MK, Lee YH: Effects of Qi-therapy (external Qigong) on cardiac autonomic tone: a randomized placebo controlled study, Int J Neurosci 115(9):1345–1350, 2005.

Lee WY, Okeson JP, Lindroth J: The relationship between forward head posture and temporomandibular disorders, J Orofac Pain 9(2):161–167, 1995.

LeResche L, Saunders K, von Korff MR, Barlow W, Dworkin SF: Use of exogenous hormones and risk of temporomandibular disorder pain, Pain 69 (1–2):153–160, 1997.

Lia Z, Snieder H, Sue S, Dinga X, Thayer JF, Treiber FA Wanga X: A longitudinal study in youth of heart rate variability at rest and in response to stress, Int J Psychophysiol 73(3): 212–217, 2009.

Liem T: Praxis der Kraniosakralen Osteopathie. Stuttgart, 2000, Hippokrates.

Linsen S, Schmidt-Beer U, Koeck B: Tinnitus-Verbesserung durch Kiefergelenk-Distraktions-Therapie, Deutsche Zahnärztl Zeitschr 61:27–31, 2006.

List T, Dworkin SF: Comparing TMD diagnoses and clinical findings at Swedish and US TMD centers using research diagnostic criteria for temporomandibular disorders, J Orofac Pain 10(3):240–253, 1996.

Look JO, John MT, Tai F, Huggins KH, Lenton PA, Truelove EL, Ohrbach R, Anderson GC, Shiffman EL: The Research Diagnostic Criteria For Temporomandibular Disorders. II: reliability of Axis I diagnoses and selected clinical measures, J Orofac Pain 24(1):25–34, 2010.

Losert-Bruggner B: Therapieresistente Kopfschmerzen, Probleme im Bereich der HWS, Schwindel, Augenbrennen und Tinnitus können ihre Ursache im Zahnsystem haben, Krankengymnastik 52(11):1923–1927, 2000.

Macedo CR, Silva AB, Machado MA, Saconato H, Prado GF. Occlusal splints for treating sleep bruxism (tooth grinding), Cochrane Database Syst Rev (4):CD005514, 2007.

Mansilla-Ferragut P, Fernández-de-Las Peñas C, Alburquerque-Sendín F, Cleland JA, Boscá-Gandía JJ: Immediate effects of atlanto-occipital joint manipulation on active mouth opening and pressure pain sensitivity in women with mechanical neck pain, J Manipulative Physiol Ther 32(2):101–106, 2009.

Mapelli A, Galante D, Lovecchio N, Sforza C, Ferrario VF: Translation and rotation movements of the mandible during mouth opening and closing, Clin Anat 22(3):311–318, 2009.

Marthol H, Reich S, Jacke J, Lechner K-H, Wichmann M, Hilz MJ: Enhanced sympathetic cardiac modulation in bruxism patients, Clin Auton Res 1–5, 2006.

Matheus RA, Ramos-Perez FM, Menezes AV,Ambrosano GM, Haiter-Neto F, Boscolo FN, de Almeida SM: The relationship between temporomandibular dysfunction and head and cervical posture, J Appl Oral Sci 17(3):204–208, 2009.

Matsubara T, Arai Y-C P, Shiro Y, Shimo K, Nishihara M, Sato J, Ushida T: Comparative effects of acupressure at local and distal acupuncture points on pain conditions and autonomic function in females with chronic neck pain, Evid-Bas Compl Altern Med 10.1155/2011/543291:1–6, 2011.

McKay DC, Christensen LV: Whiplash injuries of the temporomandibular joint in motor vehicle accidents: speculations and facts, J Oral Rehabil 25(10):731–746, 1998.

McNeely ML, Armijo Olivo S, Magee DJ: A systematic review of the effectiveness of physical therapy interventions for temporomandibular disorders, Phys Ther 86(5):710–725, 2006. Comment in: Phys Ther 86(7):910–911, 2006.

Medlicott MS, Harris SR: A systematic review of the effectiveness of exercise, manual therapy, electrotherapy, relaxation training, and biofeedback in the management of temporomandibular disorder, Phys Ther 86(7):955–73, 2006. Comment in: Phys Ther 86(7):910–911, 2006.

Michelotti A, Steenks MH, Farella M, Parisini F, Cimino R, Martina R: The additional value of a home physical therapy regimen versus patient education only for the treatment of myofascial pain of the jaw muscles: short-term results of a randomized clinical trial, J Orofac Pain 18(2):114–125, 2004.

Mouton LJ, Klop EM, Holstege G: C1-C3 spinal cord projections to periaqueductal gray and thalamus: a quantitative retrograde tracing study in cat, Brain Res 1043(1–2):87–94, 2005.

Mueller J, Schmid Ch, Bruckner G, Vogl Th: Morphologisch nachweisbare Formen von intraartikulären Dysfunktionen der Kiefergelenke, Deutscher Zahnärztl Zeitschrift 47:416–423, 1992a.
Müller J, Schmid Ch, Vogl Th, Bruckner G, Randzio J: Vergleichende anatomische und magnetresonanz-tomographische Untersuchungen an explantierten Kiefergelenken, Deutscher Zahnärztl Zeitschrift 47:303–309, 1992b.
Mueller-Leisse C, Augthun M, Roth A, Bauer W, Gunther RW: Anterior disc displacement without reduction in the temporomandibular joint: MRI and associated clinical findings, 6(5):769–74 auch 1996 Rofo Fortschr Geb Röntgenstr Neuen Bildgeb Verfahr 165(3):264–269, 1997 und Radiologe 37(2):152–158, 1997.
Muhl ZF, Sadowsky C, Sakols EI: Timing of temporomandibular joint sounds in orthodontic patients, J Dent Res 66(8):1389–1392, 1987.
Muoz WC, Marques AP: Body posture evaluations in subjects with internal temporomandibular joint derangement, Cranio 27(4):231–242, 2009.
Neuhuber WL: Characteristics of the Innervation of the head and neck, Orthopäde 27(12):794–801, 1998.
Nicolakis P, Erdogmus B, Kopf A, Djaber-Ansari A, Piehslinger E, Fialka-Moser V: Exercise therapy for craniomandibular disorders, Arch Phys Med Rehabil 81(9):1137–1142, 2000.
Nicolakis P, Burak EC, Kollmitzer J, Kopf A, Piehslinger E, Wiesinger GF, Fialka-Moser V: An investigation of the effectiveness of exercise and manual therapy in treating symptoms of TMJ osteoarthritis, Cranio 19(1): 26–32, 2001a.
Nicolakis P, Erdogmus B, Kopf A, Ebenbichler G, Kollmitzer J, Piehschlinger E, Fialka-Moser V: Effectiveness of exercise therapy in patients with internal derangement of the temporomandibular joint, J Oral Rehab 28: 1158–1164, 2001b.
Nicolakis P, Erdogmus B, Kopf A, Nicolakis M, Piehschlinger E, Fialka-Moser V: Effectiveness of exercise therapy in patients with myofascial pain dysfunction syndrome, J Oral Rehab 29:362–368, 2002.
Nitzan DW, Marmary Y: The anchored disc phenomenon: A proposed etiology for sudden-onset, severe and persistent closed lock of the TMJ, J Oral Maxillofac Surg 55:797, 1997.
Nugent AC, Bain EE, Thayer JF, Sollers JJ, Drevets WC: Sex differences in the neural correlates of autonomic arousal: A pilot PET study, Int J Psychophysiol. Epub ahead of print 2011 Mar 15.
Oh DW, Kim KS, Lee GW: The effect of physiotherapy on post-temporomandibular joint surgery patients, J Oral Rehabil 29:441–446, 2002.
Ohrbach R, Turner JA, Sherman JJ, Mancl LA, Truelove EL, Schiffman EL, Dworkin SF: The Research Diagnostic Criteria for Temporomandibular Disorders. IV: evaluation of psychometric properties of the Axis II measures, J Orofac Pain 24(1):48–62, 2010.
Okeson J: Fundamentals of Occlusion and Temporo-mandibular Disorders, St Louis, 1985, CV Mosby Co.
Okeson JP: Orofacial pain: Guidelines for Assessment, Diagnosis and Management; The American Academy of Orofacial Pain 1996, Carol Stream, 1996, Quintessence Books.
Okeson JP: Management of Temporomandibular disorders and occlusion, 1998, Mosby Year Book.
Ommerborn MA, Taghavi J, Singh P, Handschel J, Depprich RA, Raab WH: Therapies most frequently used for the management of bruxism by a sample of German dentists, J Prosthet Dent 105(3):194–202, 2011.
Osborn JW: Biomechanical implications of lateral pterygoid contribution to biting and jaw opening in humans, Arch Oral Biol 40(12):1099–1108, 1995a.
Osborn JW: Internal derangement and the accessory ligaments around the temporomandibular joint, J Oral Rehabil 22(10):731–740, 1995b.
O'Shaughnessy T: Craniomandibular/temporomandibular/cervical implications of a forced hyper-extension/hyper-flexion episode (i. e., whiplash), Funct Orthod 11(2):5–10, 12, 1994.
Palazzi C, Miralles R, Soto MA, Santander H, Zuniga C, Moya H: Body position effects on EMG activity of sternocleidomastoid and masseter muscles in patients with myogenic cranio-cervical-mandibular dysfunction, Cranio 14(3):200–209, 1996.
Pancherz H, Winnberg A, Westesson PL: Masticatory muscle activity and hyoid bone behavior during cyclic jaw movements in man. A synchronized electromyographic and videofluorographic study, Am J Orthod 89(2): 122–131, 1986.
Panjabi MM: The stabilizing system of the spine. Part I: Function, dysfunction, adaptation and enhancement, J Spinal Disord 5:383–389, 1992a.
Panjabi MM: The stabilizing system of the spine. Part II: Neutral zone and instability hypothesis, J Spinal Disord 5:390–397, 1992b.
Parker WS, Chole RA: Tinnitus, vertigo, and temporomandibular disorders, Am J Orthod Dentofacial Orthop 107(2):153–158, 1995.
Patra S, Telles S: Heart rate variability during sleep following the practice of cyclic meditation and supine rest, Appl Psychophysiol Biofeedback 35(2):135–140, 2010.
Pedulla E, Meli GA, Garufi A, Mandala ML, Blandino A, Cascone P: Neuropathic Pain in Temporomandibular Joint Disorders: Case-Control Analysis by MR Imaging,
Am J Neuroradiol 30(7):1414–1418, 2009.
Peroz I: Otalgia and tinnitus in patients with craniomandibular dysfunctions, HNO 49(9):713–718, 2001.
Peroz I: Dysfunctions of the stomatognathic system in tinnitus patients compared to controls, HNO 51(7):544–549, 2003.
Phanachet I, Whittle T, Wanigaratne K, Klineberg IJ, Sessle BJ, Murray GM: Functional heterogeneity in the superior head of the human lateral pterygoid, J Dent Res 82(2):106–111, 2003.
Phanachet I, Whittle T, Wanigaratne K, Murray GM: Minimal tonic firing rates of human lateral pterygoid single motor units, Clin Neurophys 115:71–75, 2004.
Piehslinger E, Celar RM, Horejs T, Slavicek R: Orthopedic jaw movement observations. Part II: The rotational capacity of the mandible, Cranio 11(3):206–210, 1993.
Piehslinger E, Celar RM, Horejs, Slavicek R: Recording orthopedic jaw movements. Part IV: the rotational component during mastication, Cranio 12(3):156–160, 1994.
Piekartz HJM von, Bryden L: Kraniofaciale Dysfunktionen und Schmerzen, Stuttgart, 2000, Thieme.
Piekartz HJM von:g Kiefer-, Gesichts- und Zervikalregion. Neuromuskuloskeletale Untersuchung, Stuttgart, 2006, Thieme.
Pressman BD, Shellock FG, Schames J, Schames M: MR imaging of temporomandibular joint abnormalities associated with cervical hyperextension/hyperflexion (whiplash) injuries, J Magn Reson Imaging 2(5):569–574, 1992.
Price DD, Dubner R, Hu JW: Trigeminothalamic neurons in nucleus caudalis responsive to tactile, thermal, and nociceptive stimulation of monkey's face, J Neurophysiol 39(5):936–953, 1976.
Prinz JF: Correlation of the characteristics of temporomandibular joint and tooth contact sounds, J Oral Rehabil 25(3):194–198, 1998a.
Prinz JF: Validation of a recording protocol for assessing temporomandibular sounds and a method for assessing jaw position, J Oral Rehabil 25(5): 321–328, 1998b.
Prinz JF: Autocorrelation of acoustic signals from the temporomandibular joint, J Oral Rehabil 25(8):635–639, 1998c.
Raghuraj P, Telles S: Immediate effect of specific nostril manipulating yoga breathing practices on autonomic and respiratory variables, Appl Psychophysiol Biofeedback 33(2):65–75, 2008.
Rantala MA, Ahlberg J, Suvinen TI, Nissinen M, Lindholm H, Savolainen A, Kononen M: Temporomandibular joint related painless symptoms, orofacial pain, neck pain, headache, and psychosocial factors among non-patients, Acta Odontol Scand 61(4):217–222, 2003.
Rees LA: The structure and function of the mandibular joint, Br Dent J 96:125–133, 1954.
Reisshauer A, Mathiske-Schmidt K, Küchler I, Umland G, Klapp BF, Mazurek B: Functional disturbances of the cervical spine in tinnitus, HNO 54(2):125–131, 2006.
Ridley C: Stillness. New York, 2006, Random House Inc.
Rocabado M: Arthrokinematics of the temporomandibular joints. In Clinical Management of Head, Neck and TMJ Pain and Dysfunction. New York, 1985, Saunders.

3

Rocha Crusoé-Rebello IM, Flores Campos PS, Fischer Rubira IR, Jurandyr Panella J, Cardeal Mendes CM et al: Evaluation of the relation between the horizontal condylar angle and the internal derangement of the TMJ – a magnetic resonance imaging study, Pesqui Odontol Bras 17(2):176–182, 2003.
Rodriquez-Vazquez JF, Merida-Velasco JR, Jimenez-Collado J: Relationships between the temporomandibular joint and the middle ear in human fetuses, J Dent Res 72(1):62–66, 1993.
Saito ET, Akashi PM, Sacco Ide C: Global body posture evaluation in patients with temporomandibular joint disorder, Clinics (Sao Paulo) 64(1):35–39, 2009.
Sander M, Jakstat HA, Ahlers MO: Cranio-Mandibuläre Dysfunktion (CMD) – eine Aufgabe für den Physiotherapeuten, Krankengymnastik 51(12): 2035–2040, 1999.
Scapino RP: The posterior attachment: its structure, function, and appearance in TMJ imaging studies. Part 1 and 2, J Craniomand Disord 5:83–95, 155–166, 1991.
Schimmerl S, Kramer J, Stiglbauer R, Piehslinger E, Slavicek R, Imhof H: MRI of the temporomandibular joint. Demonstrability and significance of the retro-articular vascular plexus, Rofo 158(3):192–196, 1993.
Schmid Ch, Müller J, Randzio J, Bruckner G, Vogl Th: Magnetresonanztomographische Befunde bei Patienten mit Diskusverlagerung im Kiefergelenk, Deutsche Zahnärztl Zeitschrift l47: 497–504, 1992.
Schmidt JE, Carlson CR: A controlled comparison of emotional reactivity and physiological response in masticatory muscle pain patients, J Orofac Pain 23(3):230–242, 2009.
Scholey A, Haskell C, Robertson B, Kennedy D, Milne A, Wetherell M: Chewing gum alleviates negative mood and reduces cortisol during acute laboratory psychological stress, Physiol Behav 97(3–4):304–312, 2009.
Schupp W, Oraki A, Haubrich J, Freesmeyer WB, Kopsahilis N: Okklusionsstöerungen und deren Auswirkungen auf den Halte- und Stützapparat. Untersuchung durch manualmedizinische Testverfahren, Man Med 47:107–111, 2004.
Sessle BJ, Dubner R, Greenwood LF, Lucier GE: Descending influences of periaquaductal gray matter and somatosensory cerebral cortex on neurones in trigeminal brain stem nuclei, Can J Physiol Pharmacol 54(1):66–69, 1976.
Shiba Y, Nitta E, Hirono C, Sugita M, Iwasa Y: Evaluation of mastication-induced change in sympatho-vagal balance through spectral analysis of heart rate variability, J Oral Rehabil 29(10):956–960, 2002.
Slavicek R, Sato S: Bruxism – a function of the masticatory organ to cope with stress, Wien Med Wochenschr 154(23–24):584–589, 2004.
Smith A: Effects of chewing gum on cognitive function, mood and physiology in stressed and non-stressed volunteers, Nutr Neurosci 13(1):7–16, 2010.
Sobhy OA, Koutb AR, Abdel-Baki FA, Ali TM, El Raffa IZ, Khater AH: Evaluation of aural manifestations in temporo-mandibular joint dysfunction, Clin Otolaryngol 29(4):382–385, 2004.
Solberg Nes L, Carlson CR, Crofford LJ, de Leeuw R, Segerstrom SC: Self-regulatory deficits in fibromyalgia and temporomandibular disorders, Pain 151(1):37–44, 2010.
Stam HJ, McGrath PA, Brooke RI: The effects of a cognitive-behavioural treatment program on temporo-mandibular pain and dysfunction syndrome, Psychosom Med 46(6):534–541, 1984.
Steigerwald DP, Verne SV, Young D: A retrospective evaluation of the impact of temporomandibular joint arthroscopy on the symptoms of headache, neck pain, shoulder pain, dizziness, and tinnitus, Cranio 14(1):46–54, 1996.
Stohler CS, Ash MM: Excitatory response of jaw elevators associated with sudden discomfort during chewing, J Oral Rehabil 13:225–233, 1986.
Sturdivant J, Friction JR: Physical therapy for temporomandibular disorders and orofacial pain, Curr Opin Dent 1:485–496, 1991.
Suvinen TI, Hanes KR, Reade PC: Outcome of therapy in the conservative management of temporomandibular pain dysfunction disorder, J Oral Rehabil 24(10):718, 1997.
Suvinen TI, Kemppainen P: Review of clinical EMG studies related to muscle and occlusal factors in healthy and TMD subjects, J Oral Rehabil 34(9):631–644, 2007.
Svensson P, Bak J, Troest TJ: Spread and referral of experimental pain in different jaw muscles, Orofac Pain 17(3):214–223, 2003a.
Svensson P, Cairns BE, Wang K, Hu JW, Graven-Nielsen T, Arendt-Nielsen L, Sessle BJ: Glutamate-evoked pain and mechanical allodynia in the human masseter muscle, Pain 101(3):221–227, 2003b.
Svensson P, Jadidi F, Arima T, Baad-Hansen L, Sessle BJ: Relationships between craniofacial pain and bruxism, J Oral Rehabil 35:524–547, 2008.
Tahara Y, Sakurai K, Ando T: Influence of chewing and clenching on salivary cortisol levels as an indicator of stress, J Prosthodont 16(2):129–135, 2007.
Tang Y-Y, Ma Y, Fana Y, Fenga H, Wanga J, Fenga S, Lua Q, Hua B, Lina Y, Lia J, Zhanga Y, Wanga Y, Zhoua L, Fanc M: Central and autonomic nervous system interaction is altered by short-term meditation, PNAS 106(22):8865–8887, 2009.
Tecco S, Tetè S, Festa F: Electromyographic evaluation of masticatory, neck, and trunk muscle activity in patients with posterior crossbites, Eur J Orthod 32(6):747–752, 2010.
Thilander B, Rubio G, Pena L, de Mayorga C: Prevalence of temporomandibular dysfunction and its association with malocclusion in children and adolescents: an epidemiologic study related to specified stages of dental development, Angle Orthod 72(2):146–154, 2002.
Toti T, Broggi R, Gherlone EF: Diagnostic Protocol for Painful Syndromes of Dysfunctional Cranio-Cervical Area Used at the Operative Unit of Dentistry of the Scientific Institute San Raffaele in Milan, Acta Stomatol Croat 44(4):278–284, 2010.
Travell JG, Simons DG: Travell & Simons' Myofascial Pain and Dysfunction: The Trigger Point Manual Volume 1: Upper Half of Body, Baltimore, 1983, Williams and Wilkins.
Treacy K: Awareness/relaxation training and transcutaneous electrical neural stimulation in the treatment of bruxism, J Oral Rehabil 26(4):280–287, 1999.
Trott, PH: Examination of the temporomandibular joint. In Grieve G, editor: Modern Manual Therapy of the Vertebral Column, Edinburgh, 1986, Churchill Livingstone, pp 521–529.
Tuerp JC: Correlation between myoarthropathies of the masticatory system and ear symptoms (otalgia, tinnitus), HNO 46(4):303–310, 1998.
Tuerp JC, Minagi S: Palpation of the lateral pterygoid region in TMD – where is the evidence, J Dent 29(7):475–483, 2001.
Tuerp JC, Komine F, Hugger A: Efficacy of stabilization splints for the management of patients with masticatory muscle pain: a qualitative systematic review, Clin Oral Investig 8(4):179–195, 2004.
Tuz HH, Onder EM, Kisnisci RS: Prevalence of otologic complaints in patients with temporomandibular disorder, Am J Orthod Dentofacial Orthop 123(6):620–623, 2003.
Van der Horst VG, de Weerd H, Holstege G: Evidence for monosynaptic projections from the nucleus retroambiguus to hindlimb motoneurons in the cat, Neurosci Lett 224(1):33–36, 1997.
Van der Horst VG, Terasawa E, Ralston HJ 3rd: Monosynaptic projections from the nucleus retroambiguus region to laryngeal motoneurons in the rhesus monkey, Neuroscience 107(1):117–125, 2001.
Wahlund K, List T, Larsson B: Treatment of temporomandibular disorders among adolescents: a comparison between occlusal appliance, relaxation training, and brief information, Acta Odontol Scand 61(4):203–211, 2003.
Weinberg S, Lapointe H: Cervical extension-flexion injury (whiplash) and internal derangement of the temporomandibular joint, J Oral Maxillofac Surg 45(8):653–656, 1987.
Westesson P-L, Eriksson L: Condylar clicking movements in dissected TMJ autopsy specimens, Video, Sweden, 1985, University Lund.
Widenfalk B, Wiberg M: Origin of sympathetic and sensory innervation of the temporo-mandibular joint. A retrograde axonal tracing study in the rat, Neurosci Lett 109(1–2):30–35, 1990.

Widmalm SE, Williams WJ, Christiansen RL, Gunn SM, Park DK: Classification of temporomandibular joint sounds based upon their reduced interference distribution, J Oral Rehabil 23(1):35–43, 1996.
Widmalm SE, Williams WJ, Djurdjanovic D, McKay DC: The frequency range of TMJ sounds, J Oral Rehabil 30(4):335–346, 2003a.
Widmalm SE, Djurdjanovic D, McKay DC: The dynamic range of TMJ sounds, J Oral Rehabil 30(5):495–500, 2003b.
Wijer A de, Leeuw JR de, Steenks MH, Bosman F: Temporomandibular and cervical spine disorders. Selfreported signs and symptoms, Spine 21(14):1,638–646, 1996a.
Wijer A de, Steenks MH, Bosman F, Helders PJ, Faber J: Symptoms of the stomatognathic system in temporomandibular and cervical spine disorders, J Oral Rehabil 23(11):733–741, 1996b.
Wijer A de, Steenks MH, Leeuw JR de, Bosman F, Helders PJ: Symptoms of the cervical spine in temporomandibular and cervical spine disorders, J Oral Rehabil 23(11):742–750, 1996c.
Wilkinson TM, Crowley CM: histologic study of retrodiscal tissues of the human temporomandibular joint in the open and closed position, J Orofac Pain 8(1):7–17, 1994.
Winnberg A: Suprahyoid biomechanics and head posture. An electromyographic, videofluorographic and dynamographic study of hyo-mandibular function in man, Swed Dent J Suppl 46:1–173, 1987.
Winnberg A, Pancherz H, Westesson PL: Head posture and hyo-mandibular function in man. A synchronized electromyographic and videofluorographic study of the open-close-clench cycle, Am J Orthod Dentofacial Orthop 94(5):393–404, 1988.
Wolf U, Sondermeier U, Käuser G, Lotzmann U, Wilke A: Der Einfluss der manipulativen Behandlung der HWS auf die kraniomandibuläre Relation, Manuelle Therapie 4(3):104–111+4(4):193–195, 2000.
Wright EF, Syms CA 3rd, Bifano SL: Tinnitus, dizziness, and nonotologic otalgia improvement through temporomandibular disorder therapy, Mil Med 165(10):733–736, 2000.
Wright EF: Otologic symptom improvement through TMD therapy, Quintessence Int 38(9):e564–571, 2007.
Yang X, Pernu H, Pythinen J, Tiilikainen PA, Oikarinen KS, Raustia AM: MR abnormalities of the lateral pterygoid muscle in patients with nonreducing disk displacement of the TMJ, Cranio 20(3):209–221, 2000.
Yap AU, Tan KB, Hoe JK, Yap RH, Jaffar J: On-line computerized diagnosis of pain-related disability and psychological status of TMD patients: a pilot study, J Oral Rehabil 28(1):78–87, 2001.

KAPITEL

4 Management von Funktionsstörungen von Schulter und Schultergürtel

Phillip Ackerman und Matthew Newton

Praktisch tätiger Physiotherapeut mit Rollenerweiterung (Extended Scope Practitioner, ESP), medizinische Diagnose, physiotherapeutische Diagnose, Screening, Rotatorenmanschette, Impingement, Labrum, Glenohumeralgelenk, Instabilität, Akromioklavikulargelenk, bildgebende Verfahren, aktuelle Praxis, durchlässige Backsteinmauer

4.1 Einführung

Wenn ich ein wenig weiter gesehen habe als andere, so deshalb, weil ich auf den Schultern von Riesen stehe.

Sir Isaac Newton (1676)

Sir Isaac Newtons Worte könnten nicht angemessener sein, um den Beitrag von Geoffrey Maitland MBE zum Fortschritt des Berufsstands der Physiotherapie zu beschreiben. Er ist einer der Riesen und Pioniere des Berufs und hat einen herausragenden Beitrag zu ihrer Entwicklung und Anerkennung in der medizinischen Welt geleistet. Maitland begeisterte sich für die Postgraduiertenausbildung von Physiotherapeuten und erweiterte signifikant unsere Wissensbasis und Praxis in der Physiotherapie. Dies half dabei, den Weg zu unserer derzeitigen Position als autonome Praktiker zu ebnen, und half wahrscheinlich ebenso bei der Entwicklung der Physiotherapeuten in die traditionellen medizinischen Aufgaben – Funktionen, die nun als praktisch tätige Physiotherapeuten mit Rollenerweiterung (Extended Scope Practitioner, ESP) bezeichnet werden.

Dieses Kapitel will aufzeigen, wie viele der fundamentalen Prinzipien, auf denen Geoffrey Maitland sein Konzept aufgebaut hat, noch immer auf die aktuelle Physiotherapiepraxis anwendbar sind, sowohl für Physiotherapeuten, die eine traditionelle Funktion ausüben, als auch für diejenigen, die eine Position mit Rollenerweiterung ausfüllen. Diese Diskussion ist im Kontext von Störungen, die den Schulterkomplex betreffen, angesiedelt, die wiederholt als einer der herausforderndsten Bereiche in der neuromuskuloskeletalen Praxis beschrieben wurden (Robb et al. 2009ab). Die Komplexität der Schulter und des Schultergürtels kombiniert die Gelenkverbindungen am Glenohumeral- (G/H), Akromioklavikular- (A/C), Sternoklavikular- (S/C) und Scapulothorakalgelenk (S/Th) mit der außergewöhnlich großen Bandbreite funktioneller Anforderungen, die an den Schulterkomplex gestellt und von ihm ausgeführt werden, und bildet den Hintergrund für die Herausforderungen, denen klinisch tätige Therapeuten gegenüberstehen. Die hohe Prävalenz struktureller Pathologien bei asymptomatischen Personen und das verbreitete Vorkommen multipler koexistierender struktureller Pathologien verschärfen diese Thematik weiter. Obgleich auf die Diskussion um Schulter und Schultergürtel begrenzt, ist zu hoffen, dass der Leser in der Lage sein wird, die in diesem Kapitel präsentierten Prinzipien auch auf andere Körperregionen mit neuromuskuloskeletalen Störungen zu übertragen.

Das Kapitel ist in fünf Abschnitte gegliedert; diese werden am besten als Ganzes aufeinanderfolgend gelesen. Sie können jedoch auch als eigenständige Abschnitte durchgearbeitet werden.

- Die beiden einleitenden Abschnitte (➤ Kap. 4.2 und ➤ Kap. 4.3) erörtern die Entwicklung der physiotherapeutischen Position mit Rollenerweiterung und sprechen spezifische diagnostische Überlegungen an, die sich auf Physiotherapeuten beziehen, die eine traditionelle Position ausführen, und solche, die eine Position mit Rollenerweiterung (ESP) übernehmen.
- Der dritte Abschnitt (➤ Kap. 4.4) erläutert die Diagnose und die diagnostischen Bezeichnungen von Schulterstörungen aus einer biomedizinischen Perspektive und diskutiert die Implikationen sowohl für ESPs als auch für traditionelle Physiotherapeuten.
- Der vierte Abschnitt (➤ Kap. 4.5) diskutiert die Beurteilung und das Management von Schulterstörungen aus der Perspektive eines ESP und der fünfte Abschnitt aus der Perspektive einer traditionellen physiotherapeutischen Rolle (➤ Kap. 4.6).

4.2 Eine kurze Einführung in die Position des praktisch tätigen Physiotherapeuten mit Rollenerweiterung (ESP)

Die englische Chartered Society of Physiotherapy (CSP) definiert einen ESP als „einen klinisch tätigen Physiotherapie-Spezialisten, mit jeglicher anerkannter Spezialisierung, in einer Position mit einer Rollenerweiterung, z. B. Anforderung von Röntgenaufnahmen, Ultraschallbildern, Bluttests, Nervenleitfähigkeitsstudien etc.“. Traditionell würden solche Aufgaben von einem Arzt übernommen werden, können aber mit zusätzlicher Ausbildung und Weiterbildung von praktisch tätigen Physiotherapeuten mit Rollenerweiterung (ESP) übernommen werden. In Großbritannien praktizieren ESPs innerhalb der vierten Säule der Praxis der Chartered Society of Physiotherapists, „verwandte Methoden der Behandlung“ (CSP 2008). Diese sehen vor, dass das Mitglied kompetent für die Aufgabe und in der Lage ist, zu zeigen, dass die Praxis ebenfalls mit dem Curriculum-Rahmenwerk und der Definition von Physiotherapie der World Confederation of Physical Therapists (WCPT) verknüpft ist (CSP 2008). Innerhalb von Großbritannien dürfen Physiotherapeuten, die diese Anforderungen nachweisen können, daher Aufgaben in erweiterten Positionen als Teil ihrer individuellen Rollenerweiterung ausführen und sind bei ihrer Arbeit bei der CSP's Professional Liability Insurance versichert (CSP 2008). Syme (2009) publizierte im Namen der „Chartered Physiotherapists Working As Extended Scope Practitioners“ ein Dokument mit dem Titel „A Ressource Manual And Competencies For Extended Musculoscelatal Physiotherapy Roles“. Darin werden die Kompetenzen und spezifischen Aufgaben in der Praxis festgehalten.

ESPs, die innerhalb des muskuloskeletalen Spezialbereichs arbeiten, können vielfältige Aufgaben ausführen, die traditionell von anderen Berufsgruppen übernommen werden (CSP 2008). Diese Aufgaben umfassen sowohl einen therapeutischen als auch einen diagnostischen Fokus. Sie hängen von den Erfordernissen des Arbeitsbereichs der Person sowie von ihrem Ausbildungsgrad, ihrer Weiterbildung und ihren Kompetenzen ab (CSP 2008). Wie von Syme (2009) angemerkt, sind ESPs „keine homogene Gruppe von Personen, selbst innerhalb eines spezifischen Spezialbereichs“. Einige Aufgaben, die gewöhnlich von einem ESP ausgeführt werden, sind:

- Screening-Überweisungen an orthopädische Spezialisten
- Ausführung orthopädischer Beurteilungen und Management von Überweisungen des Hausarztes, die zuvor von orthopädischen Fachärzten gehandhabt wurden
- Wenn angebracht und angezeigt, Weiterleitung und Interpretation von Untersuchungsergebnissen, z. B. radiologische Untersuchungen, Hämatologie, klinische Biochemie und Elektrophysiologie
- Überweisung des Patienten an verschiedene andere Fachkräfte
- Direktes Vormerken des Patienten für orthopädische Chirurgie

Die Akzeptanz von Physiotherapeuten in diesen Funktionen basierte weitgehend auf ihrer Fähigkeit, ein solides Clinical Reasoning zu demonstrieren, dessen Wegbereiter Konzepte wie das von Maitland waren, wie die durchlässige Backsteinmauer (das in ➤ Kap. 4.4.1 und ➤ Kap. 4.6.5 ausführlich diskutiert wird), sowie der konstante Bedarf an kontinuierlichen Beurteilungen.

4.3 Diagnostische Überlegungen – aus der Perspektive eines Arztes, eines ESP und eines traditionellen Physiotherapeuten

Obwohl die Diagnose sowohl innerhalb der Physiotherapie als auch des medizinischen Berufsstandes demselben Zweck dient, nämlich der Festlegung von Entscheidungen bezüglich des Managements und der Prognose einer Person sowie der Vermittlung von Informationen an die Person zu ihrer Störung, müssen wichtige Unterschiede eingeräumt werden.

Wie von Jette (1989) diskutiert, bezieht sich der Hauptunterschied bei der diagnostischen Klassifikation zwischen Arzt und Physiotherapeut auf die folgenden Phänomene:

- *Medizinische Diagnose* befasst sich mit „der Bestimmung der **Ursache** der Krankheit oder des Leidens des Patienten durch die kombinierte Anwendung von Funktionsuntersuchung, Patientenbefragung, Labortests, kritischer Überprüfung der Kranken-

Arzt

Medizinische Diagnose
„Die Bestimmung der Ursache der Krankheit oder des Leidens eines Patienten durch die kombinierte Anwendung von Funktionsuntersuchung, Patientenbefragung, Labortests, kritischer Überprüfung der Krankenakten des Patienten, Wissen um die Ursachen der beobachteten Zeichen und Symptome sowie differenziertes Ausschließen von ähnlichen, möglichen Ursachen"
(Moby's Medical Dictionary, 8. Aufl. 2009)

Beispiele umfassen:
1) WHO ICD 10, z. B. M75.0 Adhäsive Capsulitis der Schulter
2) Andere Bezeichnungen, d. h. kompletter/partieller Rotatorenmanschettenriss, SLAP-Riss, primäres subakromiales Impingement

Physiotherapeut mit erweitertem MSK-Kompetenzbereich

Kompetenz 3 „Diagnostische Argumentation" – „Erstellen einer medizinisch basierten pathophysiologischen Diagnose, wenn angebracht, oder einer physiotherapeutisch-diagnostischen Klassifikation auf der Basis von Körperstruktur und Funktionsbeeinträchtigung, Aktivitätseinschränkungen und Teilhabebeschränkungen" (Syme 2009)

Kompetenz 4 „Auswahl der diagnostischen Untersuchungen", wobei „der Physiotherapeut mit erweitertem Kompetenzbereich adäquate ‚medizinische' Untersuchungen auswählt, um den diagnostischen Prozess zu unterstützen, wo angebracht" (Syme 2009)

Kompetenz 5 „Auswahl von adäquaten Managementstrategien", bei denen „angebrachte Behandlungsstrategien in muskuloskeletalen/orthopädischen Kliniken oder ambulanten Physiotherapiepraxen arrangiert werden" (Syme 2009)

Beispiele wie für Arzt/Physiotherapeut wie angebracht

Physiotherapeut

Die Diagnose „repräsentiert das Ergebnis des Clinical-Reasoning-Prozesses und kann im Sinne von Bewegungsdysfunktion ausgedrückt werden oder kann Kategorien von Beeinträchtigung, Funktionseinschränkungen, Aktivitätseinschränkungen, Teilhabebeschränkungen, umweltbedingten Einflüssen, Fähigkeiten/Behinderungen oder Syndromen umfassen" (WCPT 2007)

Beispiele beinhalten:
1) WHO ICF-Kategorien, um den funktionellen Status und das Aktivitätsniveau wiederzugeben
2) Beschreibende Aussage, d. h. Funktionseinschränkung beim Anziehen eines Mantels. Beeinträchtigung durch schmerzhafte Einschränkung der Innenrotation der Schulter bei 20° Abduktion. Überwiegend mechanischer, nozizeptiver Schmerzmechanismus, mit primärer Quelle im periartikulären Glenohumeralgelenk, d. h. Kapsel. Beitragende Faktoren schließen die Angst vor Bewegung aufgrund der Überzeugung, dass dies Schaden verursachen kann, und Anerkennung möglicher zugrunde liegender pathoanatomischer Läsionen ein, d. h. Stadium 3 Frozen Shoulder
3) Das bedeutet anteriores Gleiten des Humerus, Scapula-abwärts-Rotation (Sahrman 2002)

Abb. 4.1 Diagnostische Überlegungen und Unterscheidungen zwischen Ärzten und Physiotherapeuten. WHO = World Health Organization, ICD = International Classification of Diseases, ICF = International Classification of Functioning

akte des Patienten, Wissen um die Ursache der beobachteten Zeichen und Symptome und des differenzierten Ausschlusses von ähnlichen möglichen Ursachen" (Mosby's Medical Dictionary 2009).

- *Physiotherapeutische Diagnose* befasst sich mit der Klassifizierung der **Konsequenzen** der Dysfunktion, Verletzung oder Störung des Patienten – die Beeinträchtigungen, funktionellen Einschränkungen und Behinderungen (WCPT 2007, Zimny 2004, Jette 1989, Gucione 1991). ➤ Abb. 4.1 hebt diese Unterscheidung im Diagnosekonzept des medizinischen und des physiotherapeutischen Berufsstands hervor und platziert darin die Stellung des ESPs, die in ➤ Kap. 4.3.2 ausführlicher diskutiert wird.

4.3.1 Physiotherapeutische Diagnose

Es ist sachdienlich, sich noch einmal die Stellungnahme zur Beschreibung von Physiotherapie anzuschauen, die von der World Confederation of Physical Therapy (WCPT 2007) veröffentlicht wurde, speziell im Hinblick auf die Natur der Physiotherapie und die Erwägung von Diagnosen innerhalb des Berufsstands:

Physiotherapie bietet Dienstleistungen an Personen oder Bevölkerungsgruppen an, um maximale Bewegungs- und Funktionsfähigkeiten über die Lebensspanne hinweg zu entwickeln, zu erhalten und wiederherzustellen. Dies schließt die Bereitstellung von Dienstleistungen ein, wenn Bewegung und Funktion durch Alter, Verletzung, Störung oder umweltbedingte Faktoren gefährdet sind. Funktionelle Bewegung ist dabei zentral für das, was es heißt, gesund zu sein.

Weiterhin:

Physiotherapie befasst sich mit der Identifikation und Maximierung von Lebensqualität und Bewegungspotenzial innerhalb der Bereiche Förderung, Prävention, Behandlung oder Intervention, Habilitation und Rehabilitation. Dies umfasst physisches, psychologisches, emotionales und soziales Wohlbefinden. Physiotherapie schließt die Interaktion zwischen dem Physiotherapeuten, Patienten oder Klienten, anderen Gesundheitsfachleuten, Familien, Pflegenden und Gemeinschaften innerhalb eines Prozesses ein, in dem das Bewegungspotenzial beurteilt wird und Ziele vereinbart werden, unter Verwen-

dung von Wissen und Fähigkeiten, die Physiotherapeuten einmalig auszeichnen.

Diagnose wird von der WCPT (2007) als eine professionelle Verantwortung angesehen und wird beschrieben als:

„… das Ergebnis eines Prozesses des Clinical Reasonings, das in der Erkennung existierender oder potenzieller Beeinträchtigungen, funktioneller Einschränkungen und Fähigkeiten oder Behinderungen mündet …

Der Zweck der Diagnose ist, Physiotherapeuten bei der Bestimmung der Prognose und der angemessensten Interventionsstrategien für Patienten oder Klienten und bei der Mitteilung von Informationen an diese zu leiten …"

Dies kann in Bezeichnungen von Bewegungsdysfunktionen ausgedrückt werden oder Kategorien von Beeinträchtigung, Aktivitätseinschränkungen, Teilhabebeschränkungen, umweltbedingten Einflüssen oder Fähigkeiten oder Behinderungen umfassen.

Speziell die physiotherapeutische Diagnose von Schulterstörungen wird in allen folgenden Abschnitten dieses Kapitels diskutiert. Physiotherapiespezifische Aspekte in Hinblick auf die Beurteilung, Diagnose und das Management von Schulterstörungen werden in ➤ Kap. 4.6 besprochen.

4.3.2 Diagnose und der ESP im neuromuskuloskeletalen Fachgebiet

Wie bereits im ersten Abschnitt dieses Kapitels besprochen, kann der ESP im neuromuskuloskeletalen Fachgebiet eine beliebige Anzahl der vielfältigen Aufgaben ausführen, die traditionell von anderen Berufsgruppen übernommen werden (CSP 2008). Eine häufig vom ESP ausgeführte Aufgabe ist, die Verantwortung für die Stellung einer *medizinischen Diagnose* zu übernehmen, aufgrund der Entscheidungen zum Management eines Patienten und seiner Prognose getroffen werden und adäquat anderen Mitgliedern der Gesundheitsberufe und dem Patienten selbst mitgeteilt werden können. Im Hinblick auf diese Voraussetzung sind vor allem drei von Syme (2009) beschriebene Kompetenzen relevant und werden in ➤ Abb. 4.1 detailliert beschrieben. Im Gegensatz zur *physiotherapeutischen Diagnose,* die danach trachtet, Entscheidungen zum physiotherapeutischen Management eines Patienten zu leiten, strebt die *medizinische Diagnose,* die von einem Arzt oder ESP gestellt wird, nach der Festlegung der Behandlungsart, die für das Management des Patienten erforderlich ist. Bezüglich der Schulterstörungen umfassen die üblicherweise angewendeten Behandlungsoptionen Medikation einschließlich Analgetika, NSAIDs und orale Steroide (Green et al. 1998, Buchbinder et al. 2006), Kortikosteroid-Injektionen (Buchbinder et al. 2003), Physiotherapie (Green et al. 2003), arthrografische Dehnung (Buchbinder et al. 2008), Ultraschall-geleitete Barbotage, Akupunktur (Green et al. 2005), topisches Glyzeroltrinitrat (Cumpston et al. 2009) und eine Reihe chirurgischer Verfahren (Singh et al. 2010, Coghlan et al. 2008, Pulavarti et al. 2009, Tamaoki et al. 2010).

4.4 Diagnose und diagnostische Bezeichnungen von Schulterstörungen

4.4.1 Diagnose und das Maitland-Konzept

Ein fundamentales Prinzip, das wesentlich für die Entstehung des Maitland-Konzepts war, war Maitlands explizites Verständnis der Schwierigkeiten, Einschränkungen und Hindernisse bezüglich des Patientenmanagements, sollte die Behandlung nur auf die *medizinische Diagnose* allein ausgerichtet sein (Maitland 1986). Maitland erkannte, dass *„sogar innerhalb der Medizin viele diagnostische Bezeichnungen manchmal unangebracht oder falsch oder einfach mit Mustern der Symptomatologie verknüpft sind, sie können sogar Vermutungen sein".* Die Bestätigung der Unvollständigkeit und der Kontroversen im theoretischen Verständnis der Pathologie trägt noch zusätzlich zu dieser Annahme bei. Überdies zeigte Maitland unter Verwendung der Evidenz von Macnab (1971), wie eine einzige klinische Präsentation mehrere diagnostische Bezeichnungen haben kann, und umgekehrt, wie sich eine einzige diagnostische Bezeichnung in mehreren klinischen Präsentationen darstellen kann, was diese Meinung weiter unterstützt (Maitland 1986, S. 6).

Maitland sprach sich dafür aus, dass sich der manipulative Physiotherapeut eine Denkweise (zwei Abteilungen) zulegen sollte, die einzigartig für das Maitland-Konzept ist. Dies wurde die symbolische durchlässige Backsteinmauer, die das Herzstück des Konzepts bildet und durch die Gedanken zu den theoretischen Aspekten der Präsentation des Patienten (bekannte und spekulative) von der klinischen Evidenz im Kopf des klinisch tätigen Therapeuten getrennt werden. Maitland dachte, dass eine solche Art zu denken *„vorbeugt, dass Gedanken bezüglich einer Theorie einer Störung den Entscheidungsfindungsprozess des klinisch tätigen Physiotherapeuten außer Kraft setzen, und nicht verhindert, dass der klinisch tätige Therapeut die Störung des Patienten im Sinne ihrer Geschichte, ihrer Symptome und ihrer Zeichen sehr detailliert aufdeckt. Es lässt ein sicheres und effektives Management von Störungen zu, wenn es eine unvollständige oder unsichere Diagnose gibt."* Dieses Konzept erlaubt es dem klinisch tätigen Physiotherapeuten, Interventionen primär auf klinischer Evidenz aufzubauen, d. h. „der Vorrang der klinischen Evidenz", während Evidenz aus der theoretischen Abteilung anerkannt und einbezogen wird zum Zweck der Hypothesenstellung und Auswahl der Behandlungsmethoden. Maitland (1986) erklärte, dass *„durch den Aufbau der Behandlung auf Symptomen und Zeichen eine nutzbringende Behandlung erwirkt werden kann, während der medizinische Berufsstand und seine Wissenschaftler fortfahren, an einem besseren Verständnis in Hinsicht auf die diagnostischen Bezeichnungen zu arbeiten".*

Sechsundvierzig bzw. vierzig Jahre später, seit der Veröffentlichung der ersten Ausgabe von *Maitland's Vertebral Manipulation* und *Maitland's Peripheral Manipulation* und der erstmaligen Entwicklung des Maitland-Konzepts, wurden reichhaltige Forschungsergebnisse über die Probleme und Störungen die Schulter betreffend in verschiedenen Fachgebieten wie Anatomie, Biomechanik, Pathologie und Diagnose veröffentlicht. Ein kritische Betrachtung und Beurteilung der fundamentalen Prinzipien, auf denen das Maitland-Konzept ruht, im Licht der aktuellen wissenschaftlichen Befunde ist daher notwendig, um ihre Rolle und Anwendbarkeit im derzeitigen evidenzbasierten Klima des Gesundheitssystems zu untersuchen. Die Problematiken der Diagnose und die Verwendung diagnostischer Bezeichnungen von Schulterstörungen ist eines dieser fundamentalen Prinzipien des Maitland-Konzepts, das einer kritischen Evaluation bedarf.

4.4.2 Die biomedizinische Perspektive

Diagnostische Zuschreibungen und Schulterstörungen

Außerhalb des weiteren Konzepts von „Schulterschmerzen" wurden zahlreiche diagnostische Begriffe für Störungen verwendet, welche die Schulter betreffen. Die Herleitungen dieser Begriffe variieren; so stammt „Painful-Arc-Syndrom" direkt von den klinischen Zeichen und Symptomen, während sich andere, z. B. „Rotationsmanschetten-Tendinitis", von den Hypothesen zu den Pathologien ableiten, welche die klinischen Zeichen und Symptome produzieren. Das pathoanatomische Modell, von dem die Mehrzahl der diagnostischen Bezeichnungen stammt, ist bestrebt, die Quelle der vom Patienten präsentierten Symptome und Zeichen zu finden, basierend auf spezifischen strukturellen Pathologien, die durch isolierte oder kombinierte Funktionsuntersuchungen, Tomografie und histopathologische Analyse identifiziert werden. Einige Autoren erklärten, dass die Identifizierung einer spezifischen strukturellen pathologischen Diagnose, auf deren Grundlage die klinischen Entscheidungen zum Patientenmanagement getroffen werden können, essenziell ist, um die Behandlungsergebnisse zu verbessern (Green et al. 1998, Cyriax 1982). Im Gegensatz dazu erachtete Maitland (1986), wie bereits besprochen, die diagnostischen und theoretischen Überlegungen zur Präsentation des Patienten als zweitrangig gegenüber der „klinischen Evidenz" (Präsentation der Zeichen und Symptome), auf der die Entscheidungsfindung des klinisch tätigen Physiotherapeuten beruht.

Die Nomenklatur, die zur Beschreibung und Definition von Schulterstörungen verwendet wird, variiert extrem in der internationalen Literatur, wie in ➤ Box 4.1 dargestellt. Green et al. (1998) demonstrierten und bestätigten den Mangel an Uniformität, wie Schulterstörungen bezeichnet und die schmerzhafte Schulter definiert wurden. In einem systematischen Review von 24 randomisierten Studien über Interventionen, die eine eindeutige Diagnose angaben, um die Studienauswahl zu charakterisieren, gaben nur 16 Studien eine Definition für die Strategie der Subgruppierung an. Überdies zeigten die Auswahlkriterien, mit denen die untersuchten Schulterstörungen definiert wurden, keine Standardisierung zwischen verschiedenen Studien. Tatsächlich wurden in vielen Fällen widersprüchliche Kriterien verwendet, um denselben Typ von Störung in unterschiedlichen Studien zu beschreiben. Zehn Jahre nach der Beobachtung und Analyse von Green et al. (1998) berichteten Schellingerhout et al. (2008), dass die Kriterien, mit denen diagnostische Bezeichnungen für Schulterschmerzen in randomisierten kontrollierten Studien (RCTs), welche die Behandlung von Schulterschmerzen mit einer spezifischer Diagnose untersuchten, definiert wurden, weiterhin sehr uneinheitlich waren. Diese Variabilität der Kriterien, die verwendet werden, um eine Diagnose in wissenschaftlichen Studien zu klassifizieren, ist in ➤ Tab. 4.1 dargestellt.

Box 4.1

Beispiele für die Terminologie oder diagnostischen Bezeichnungen in Verbindung mit Schulterproblemen

Read Codes (medizinische Nomenklatur des National Health Service [NHS] in Großbritannien; Anm. d. Übers.; wird von britischen Praxen verwendet, um die Diagnose aufzuzeichnen); die am häufigsten verwendeten Begriffe sind: Schultersyndrom, verstauchte Schulter, Rotationsmanschetten-Schultersyndrom, Schultergelenkschmerz, Stauchung der Schulter/des Oberarms, Arthralgie-Schulter (Linsell et al. 2006)

International Classification of Diseases (ICD-10, WHO 2010). M75.0 Capsulitis adhaesiva der Schulter (Frozen Shoulder, Periarthritis humeroscapularis), M75.1 Läsionen der Rotatorenmanschette (Ruptur [vollständig oder unvollständig] der Rotatorenmanschette oder der Supraspinatus-Sehne, nicht als traumatisch bezeichnet; Supraspinatus-Syndrom), M75.2 Tendinitis des M. biceps brachii, M75.3 Tendinitis calcarea der Schulter, Bursitis calcarea der Schulter, M75.4 Impingement-syndrom der Schulter, M75.5 Bursitis der Schulter, M75.8 sonstige Schulterläsionen

Andere Bezeichnungen

Schulterschmerz, unspezifischer Schulterschmerz, mechanischer Schulterschmerz, Kapselsyndrom, akute Bursitis, bursale Reaktion, Akromioklavikularsyndrom, Subakromialsyndrom, Rotatorenmanschetten-Tendinitis/Tendinose/Tendinopathie, Supraspinatus-Tendinitis/-Tendinose/-Tendinopathie, Schultertendinitis, Bizeps-Tendinopathie, Rotatorenmanschettenriss, Impingementsyndrom, subakromiales Impingement, primäres Impingement, sekundäres Impingement, Rotatorenmanschetten-Störung, Painful-Arc-Syndrom (schmerzhaftes Bogensyndrom), kalzifizierende Tendinitis, kalzifische Tendinitis, Tendinitis calcarea, internes Impingementsyndrom, anteriores internes Impingementsyndrom, posteriores internes Impingementsyndrom, partieller/kompletter/massiver Rotatorenmanschettenriss, auch mit Position oder Typ beschrieben, skapuläre Dyskinäsie, skapuläre Dysfunktion, zahlreiche Klassifikationssysteme in Zusammenhang mit Läsion des Labrum glenoidale, zahlreiche Klassifikationssysteme in Zusammenhang mit Instabilität der Schulter

Beispiele: de Winter et al. (1999), Lewis (2009), Kibler und Sciascia (2010), Awerbuch (2008), Feeley et al. (2009), Beaudreuil et al. (2009), Kuhn (2010), Smith und Funk (2010)

Beispiele für diagnostische Bezeichnungen, die in der Physiotherapieliteratur verwendet werden

Beeinträchtigte(s) Gelenkmobilität, motorische Funktion, Muskelleistung und Bewegungsausmaß in Zusammenhang mit: Kapseleinschränkung, Störung der Bänder oder des Bindegewebes (Schulterinstabilität), lokale Entzündung (Tovin und Greenfield 2001)

4

Scapular Downward Rotation Syndrome (Abwärtsrotationssyndrom der Schulter), anteriores Gleitsyndrom des Humerus (Sahrmann 2002)

Störung, Dysfunktion – artikulär, Dysfunktion – kontraktil, postural (McKenzie und May 2000)

Angesichts dieser uneinheitlichen Nomenklatur wurden mehrere Versuche unternommen, die Verwendung diagnostischer Bezeichnungen mithilfe von Klassifikationssystemen zu standardisieren. Die meisten Klassifikationssysteme entwickelten sich aus dem pathoanatomischen Modell, z. B. die von Cyriax (1982), Neer (1983), Waris et al. (1979), Viikari-Juntura (1983), Silverstein (1985), McCormack et al. (1990), Uhthoff und Sarkar (1990), ICD-10 (WHO 2010) sowie Palmer et al. (2000). Trotz der Verwendung klar definierter operationaler Definitionen und Kriterien für den Einschluss eines Patienten in eine eigenständige diagnostische Kategorie zeigten Studien der vorgeschlagenen Klassifikationssysteme unglücklicherweise keine zufriedenstellende Interrater-Reliabilität mit zwei Ausnahmen in allen Veröffentlichungen (Liesdek et al. 1997, Bamji et al. 1996, de Winter et al. 1999, Walker-Bone et al. 2002, Norregaard et al. 2002, Pellecchia et al. 1996, Palmer et al. 2000, Hayes und Peterson 2003, Hanchard et al. 2005). Andere methodische Mängel dieser Klassifikationssysteme, von denen berichtet wurde, waren nicht umfassend genug oder ihnen fehlten Klassifikationskategorien, die sich gegenseitig ausschließen (Buchbinder et al. 1996; de Winter et al. 1999). In Anbetracht dieser Befunde wurde die Entwicklung eines reproduzierbaren Klassifikationssystems für Schulterstörungen von zahlreichen Autoren als Forschungspriorität angesehen, z. B. von Kromer et al. (2010), Braun und Hanchard (2010), Kuhn (2010), Mitchell et al. (2005), Green et al. (2008), Schellingerhout et al. (2008), Green et al. (2003) und Buchbinder et al. (2003), um nur einige zu nennen.

Die Variabilität der diagnostischen Klassifikation sollte zu erhöhter Vorsicht führen, wenn Ergebnisse aus Studien interpretiert werden, die darauf abzielen, diese entsprechend bezeichneten Störungen zu erforschen. Überdies ist der Vergleich von Studien, welche die Behandlungserfolge einer vorgegebenen Gruppe von Patienten zu erforschen, aufgrund der Heterogenität (große Bandbreite verschiedener Pathologien) der untersuchten Studiengruppe extrem schwierig, wenn nicht gar unmöglich. Die Betrachtung der derzeitigen Problematik in Bezug auf die Diagnose und Klassifikation von Schulterstörungen unterstützt anscheinend weiterhin Maitlands Erkenntnisse aus seiner zukunftsträchtigen Arbeit vor mehr als 40 Jahren über die Schwierigkeiten, Einschränkungen und Hindernisse, sollten Managemententscheidungen ausschließlich auf der diagnostischen Bezeichnung allein basieren.

Bei der Evaluierung der Literatur finden sich einige offensichtliche Gründe, mit deren Hilfe die meisten der gegenwärtigen Probleme erklärt werden können, die sich um das Fehlen einer einheitlichen Diagnose und die Schwierigkeiten, eine Verknüpfung zwischen Schulterpathologie und klinischen Entscheidungen zur Behandlung festzustellen, drehen. Die Probleme bezüglich der Verwendung einer einheitlichen Terminologie, Funktionsuntersu-

Tab. 4.1 Kriterien, nach denen eine Reihe von Schulterdiagnosen für Forschungszwecke definiert wurde

Diagnostische Bezeichnung/Konzept	Kriterien, mit denen die diagnostische Bezeichnung definiert wurde – Beispiele
Schulterimpingement-Syndrom	Mehr als 30 verschiedene Einschluss- und 40 verschiedene Ausschlusskriterien wurden aus den 16 RTCs des Reviews von Kromer et al. (2009) identifiziert Nur 4 von 15 RCTs (zwei von ihnen waren die selbe Studie zu unterschiedlichen Follow-Up-Perioden), die in einem Review von Schellingerhout et al. (2008) beurteilt wurden, verwendeten dieselbe Kombination von Einschlusskriterien
Capsulitis adhaesiva/Frozen Shoulder/schmerzhafte, steife Schulter	Fehlen einer durchgängigen Beschreibung der klinischen Präsentation in 21 RCTs aus einem Review von Schellingerhout et al. (2008). Inkonsistenz von Grad, Typ (aktiv oder passiv) und Richtung der Einschränkung der Schulterbewegung (Schellingerhout et al. 2008)
Tendinitis calcarea	9/13 RCTs aus einem Review von Schellingerhout et al. (2008) verwendeten das radiologische Klassifikationssystem von Gartner, mit einer Bandbreite von zusätzlichen Einschlusskriterien zwischen den Studien
Rotatorenmanschetten-Tendopathie/einschließlich Bezeichnungen wie Rotatorenmanschetten-Tendinitis/-Tendinose/Supraspinatus-Tendinitis	In einem Review mit 13 RCTs von Schellingerhout et al. (2008) gaben 5/13 Studien keine Einschlusskriterien an (Befunde der Funktionsuntersuchung), 3/13 Studien verwendeten die Cyriax-Klassifikation, bei 3/13 Studien enthielten die Einschlusskriterien ansteigenden Schmerz bei der Abduktion, 2/13 Studien verwendeten das Zeichen des schmerzhaften Bogens als Einschlussfaktor
Rotatorenmanschettenriss	Wenige Einzelheiten zu den Einschluss-/Ausschlusskriterien bei allen 4 RCTs, die von Schellingerhout et al. (2008) begutachtet wurden
Schulterinstabilität, einschließlich Begriffe wie freiwillig, traumatisch, unidirektional, multidirektional, bidirektional	Vergleich von vier Klassifikationsmethoden bei 168 Patienten führte zur Diagnose von „multidirektionaler Instabilität" in 1,2 % bis 8,3 % der Fälle in Abhängigkeit vom verwendeten Klassifikationssystem; auf der Grundlage von Laxitätstests betrug die Bandbreite der Diagnose eines MDI 8,3 % bis 82,7 % (McFarland et al. 2003) Kuhn (2010) identifizierte 17 verschiedene Klassifikationssysteme bei der Glenohumeralgelenkinstabilität und merkte das Fehlen einer klaren Definition, eine „große Anzahl von Nichtübereinstimmungen" und „verschiedenen Merkmalen" an, die in der Vielfalt der begutachteten Systeme verwendet wurden. Kuhn (2010) präsentierte ein weiteres Klassifikationssystem

chungsverfahren, bildgebender Verfahren, standardisierter Kriterien, des aktuellen Verständnisses von Pathologien und der Komplexität der Probleme rund um die Schulter werden weiterhin untersucht und diskutiert.

Die Funktionsuntersuchung bezogen auf die medizinische Differenzialdiagnose von Schulterstörungen

Diagnostische Präzision – ein kurzer Überblick

Vor der Prüfung der aktuellen Evidenz bezüglich der diagnostischen Genauigkeit von Tests in Zusammenhang mit Schulterstörungen ist es angebracht, kurz die Konzepte und statistischen Tests, die mit diagnostischer Testgenauigkeit assoziiert sind, zu beurteilen. Sechs der am häufigsten eingesetzten statistischen Verfahren werden in ➤ Tab. 4.2 detailliert beschrieben.

Studien zur diagnostischen Genauigkeit zielen darauf ab, den fraglichen Test mit einem Referenzstandard zu vergleichen, dem Kriterium, das am besten die Störung, die beurteilt wird, definiert. Zum Beispiel werden Tests mit der Aufgabenstellung, einen Rotatorenmanschettenriss nachzuweisen, am besten mit einem Referenzstandard wie der Beobachtung der beteiligten Rotatorenmanschette während einer Operation verglichen. Der Referenzstandard sollte eine geprüfte Validität der Kriterien aufweisen – eine Maßnahme, die bereits als valide gilt. Wie bezüglich der Schulterstörungen noch besprochen wird, müssen einige der üblicherweise verwendeten Referenzstandards noch vollständig verifiziert werden; das bedeutet, dass Vorsicht bei der Interpretation von Studienergebnissen zur diagnostischen Genauigkeit angebracht ist.

Überdies kann bei der Betrachtung von Studien zur diagnostischen Genauigkeit Voreingenommenheit den diagnostischen Wert eines Tests signifikant überhöhen. Es ist essenziell, dass die Qualität individueller Studien zur diagnostischen Genauigkeit in systemischen Reviews behandelt wird. Mehrere Hilfsmittel zur Beurteilung der Qualität wurden entwickelt, wie QUADAS (Quality Assessment of Diagnostic Accuracy Studies; Whiting et al. 2003) und STARD (Standards for the Reporting of Diagnostic Accuracy Studies; Bossuyt et al. 2003). Verschiedene systematische Reviews von Schultertests, deren Einzelheiten in den folgenden Abschnitten beschrieben werden, setzten diese Qualitätsmaßnahmen ein.

Diagnostische Genauigkeit von Funktionstests

Für die Evaluierung von Schulterschmerzen wurden zahlreiche spezielle orthopädische Funktionstests in der Literatur beschrieben, die darauf abzielen, Pathologien der Schulter differenziert zu diagnostizieren. Für interessierte Leser sei auf Tennent et al. (2003a, b) verwiesen, die eine anschauliche, detaillierte Beurteilung dieser „Spezialtests" in zwei Artikeln publizierten, in denen sie die Tests wie von den Originalautoren beschrieben darstellen. Der diagnostische Nutzen dieser orthopädischen Spezialtests war in den letzten Jahren in den letzten Jahren oft Gegenstand der Diskussion. In einem aktuellen, rigorosen systematischen Review mit einer Metaanalyse individueller

Tab. 4.2 Einige häufig verwendete statistische Konzepte in Zusammenhang mit der Definition der Validität diagnostischer Tests

Statistik	Beschreibung	Werte	Weitere Anmerkungen
Sensibilität	Richtig-Positiv-Rate Fähigkeit des Tests, positive Befunde zu erkennen, wenn die Störung vorhanden ist Wahrscheinlichkeit, dass ein Patient mit der Störung, positive Testergebnisse haben wird Hilfreich für den Ausschluss einer Störung D. h., ein Test mit einer hohen Sensibilität hilft dabei, eine Störung auszuschließen, wenn das Testergebnis negativ ist	Bereich 0–1 (0–100 %) Liegt das Ergebnis näher bei 1, steigt die Sicherheit, dass ein negatives Ergebnis das Vorhandensein einer Störung ausschließt	Nützlich, um eine Störung auszuschließen „SnNOut"-Eselsbrücke – ein Test mit hoher Sensibilität erweist sich als nützlich, um das Vorhandensein einer Störung auszuschließen, wenn das Ergebnis des Tests negativ ist
Spezifität	Richtig-Negativ-Rate Diskriminierende Fähigkeit des Tests, zu erkennen, ob eine Störung nicht vorhanden ist, wenn die Störung wirklich nicht vorhanden ist Wahrscheinlichkeit, dass ein Patient ohne die Störung ein negatives Testergebnis erzielen wird Hilfreich, um das Vorhandensein einer Störung einzubeziehen D. h., ein Test mit einer hohen Spezifität, hilft dabei, eine Störung zu bestätigen	Liegt das Ergebnis näher bei 1, steigt die Sicherheit, dass ein negatives Ergebnis das Vorhandensein einer Störung ausschließt	Nützlich, um eine Störung in Erwägung zu ziehen „SpPin"-Eselsbrücke – ein Test mit hoher Spezifität erweist sich als nützlich, um das Vorhandensein einer Störung in Betracht zu ziehen, wenn das Ergebnis des Tests positiv ist
Positiver Wahrscheinlichkeitsquotient	Verwendung, wenn ein Testergebnis positiv ist, um eine quantitative Einschätzung zu liefern, dass die Störung vorhanden ist Anstieg der Wahrscheinlichkeit, die Störung nach positiven Testergebnissen zu haben	Je höher der Wert, desto größer die Sicherheit, dass das positive Testergebnis das Vorhandensein der Störung anzeigt	+WQ>10 häufig eindeutiger Anstieg der Wahrscheinlichkeit der Störung +WQ5–10 Moderater Anstieg der Wahrscheinlichkeit der Störung +WQ 2–5 Geringer Anstieg der Wahrscheinlichkeit der Störung +WQ 1–2 Minimaler Anstieg der Wahrscheinlichkeit der Störung +WQ 1 Keine Veränderung in der Wahrscheinlichkeit der Störung

Tab. 4.2 Einige häufig verwendete statistische Konzepte in Zusammenhang mit der Definition der Validität diagnostischer Tests *(Forts.)*

Statistik	Beschreibung	Werte	Weitere Anmerkungen
Negativer Wahrscheinlichkeitsquotient	Verwendung, wenn ein Testergebnis negativ ist, um eine quantitative Einschätzung zu liefern, dass die Störung nicht vorhanden ist Verringerung der Wahrscheinlichkeit die Störung nach einem negativen Testergebnis zu haben	Je niedriger der Wert, desto größer die Sicherheit, dass ein negatives Testergebnis die Abwesenheit der Störung anzeigt	–WQ 1 Keine Veränderung der Wahrscheinlichkeit der Störung –WQ 0.5–1 Minimale Senkung der Wahrscheinlichkeit der Störung –WQ 0.2–0.5 Geringe Senkung der Wahrscheinlichkeit der Störung –WQ 0.1–0.2 Moderate Senkung der Wahrscheinlichkeit der Störung –WQ <0.1 häufig eindeutige Senkung der Wahrscheinlichkeit der Störung
Vortest-Wahrscheinlichkeit	Die Einschätzung des klinisch tätigen Physiotherapeuten, dass der Patient auf Grundlage aller verfügbaren Informationen eine Störung hat, bevor ein diagnostischer Test durchgeführt wird. Vortest-Wahrscheinlichkeit bedeutet, dieser Einschätzung einen Wert zuzuordnen. Die Überlegungen umfassen die Prävalenz der Störung im Patientenpool und spezifische Informationen über den individuellen Patienten, d. h. Risikofaktoren für die Störung.	Numerisch ausgedrückt im Bereich 0–1 (0–100 %), d. h. 100 % sicher, dass der Patient die Störung hat	
Nachtest-Wahrscheinlichkeit	Die Einschätzung des klinisch tätigen Physiotherapeuten, dass der Patient auf Grundlage aller verfügbaren Informationen und zusätzlichen Ergebnissen eines diagnostischen Tests eine Störung hat Mit anderen Worten: Verändert das Ergebnis des diagnostischen Tests die Meinung des klinisch tätigen Physiotherapeuten über das Vorhandensein oder die Abwesenheit einer Störung? Abhängig von der Sensibilität und Spezifität des diagnostischen Tests	Numerisch ausgedrückt im Bereich 0–1 (0–100 %), d. h. 100 % sicher, dass der Patient die Störung hat	Beispiel: Stellen Sie sich eine Situation vor, in der ein klinisch tätiger Physiotherapeut unsicher ist, ob auf Grundlage der Geschichte, Zeichen, Symptome, Demografie etc. der Patient eine Störung aufweist – die Vortest-Wahrscheinlichkeit beträgt 50 % oder 0,5. Wenn ein diagnostischer Test eine hohe Sensibilität und Spezifität besitzt, dann werden die Testergebnisse eine große Änderung des Werts der Vortest-Wahrscheinlichkeit zum Wer der Nachtest-Wahrscheinlichkeit zeigen. Zum Beispiel beträgt die Nachtest-Wahrscheinlichkeit 90 % (0,9) – d. h., eine unsichere klinische Situation, ob eine Störung vorliegt, wird in eine klinische Situation umgewandelt, in welcher der klinisch tätige Physiotherapeut relativ sicher sein kann, dass die Störung vorhanden ist.

Funktionstests der Schulter rezensierten Hegedus et al. (2008) 45 diagnostische Genauigkeitsstudien. Hinsichtlich pathoanatomischer Diagnosen, einschließlich Impingementsyndrom, Rotatorenmanschettenintegrität, Pathologie von Labrum oder langer Bizepssehne, Instabilität und Akromioklavikular-Pathologie, scheint es sehr wenige spezielle orthopädische Funktionstests zu geben, die diagnostisch differenzieren können. Diese Ergebnisse werden durch Befunde aus anderen systematischen Reviews über die diagnostische Genauigkeit von Funktionstests der Schulter unterstützt, einschließlich Beaudreuil et al. (2009), Hughes et al. (2008) und Lewis und Tennent (2007) hinsichtlich der Pathologie der Rotatorenmanschette sowie Dessaur und Magarey (2008), Walton und Sadi (2008), Calvert et al. (2009), Jones und Galluch (2007), Mirkovic et al. (2005) sowie Munro und Healy (2009) hinsichtlich der Pathologie des Labrums. Als ein generelles Merkmal scheinen die Tests entweder eine hohe Sensitivität/niedrige Spezifität oder eine niedrige Sensitivität/hohe Spezifität zu besitzen, wodurch ihr diagnostischer Nutzen begrenzt ist. Ähnliche Befunde werden zur Reliabilität dieser speziellen orthopädischen Funktionstests in einem aktuellen, systematischen Review mit 36 Studien von May et al. (2010) berichtet. Die Autoren folgern, dass keiner der Tests ein akzeptables Reliabilitätsniveau aufweist. Bei der Bewertung der allgemeinen Literatur stellen die Autoren fest, dass die Evidenz zur Reliabilität dieser Funktionstests der Schulter widersprüchlich war (May et al. 2010). Überdies sind die Ergebnisse der verschiedenen Studien offensichtlich nicht reproduzierbar und es gibt einen allgemeinen Trend, anzumerken, dass sich die Ergebnisse bezüglich der diagnostischen Genauigkeit der speziellen orthopädischen Funktionstests verschlechtern, wenn sich die methodische Qualität der Versuche verbessert. Zahlreiche methodische Mängel wurden aufgrund dieser Literaturbasis identifiziert, wie geringer Stichprobenumfang, Verwendung ungeeigneter Referenztests und Bias. Insbesondere sollte angemerkt werden, dass in dem systematischen Review von Hegedus et al. (2008) nur zwei der einbezogenen 44 Studien, die den diagnostischen Nutzen spezieller orthopädischer Funktionstests untersuchten, angemessen umfassend (ausreichende Stichprobengröße) waren, um hohe Spezifitäts- und Sensitivitätswerte zu erreichen.

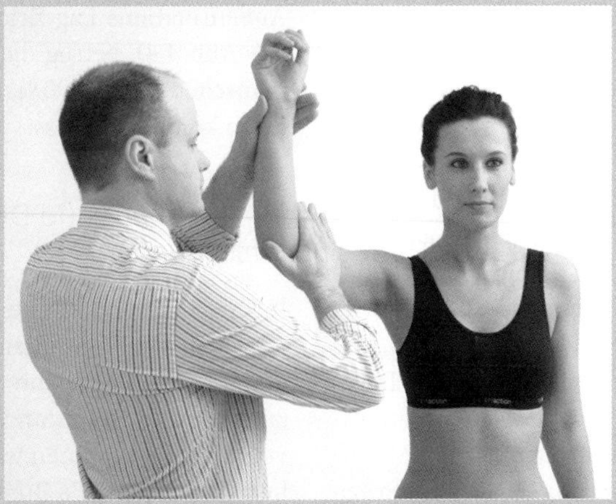

Abb. 4.2 Hornblower-Zeichen (Walch et al. 1998). Mit dem Arm in 90° Scapula-Elevation und 90° Ellenbogenflexion wird eine Außenrotation mit Widerstand ausgeführt. Positiver Test = Unfähigkeit, den Arm außenzurotieren

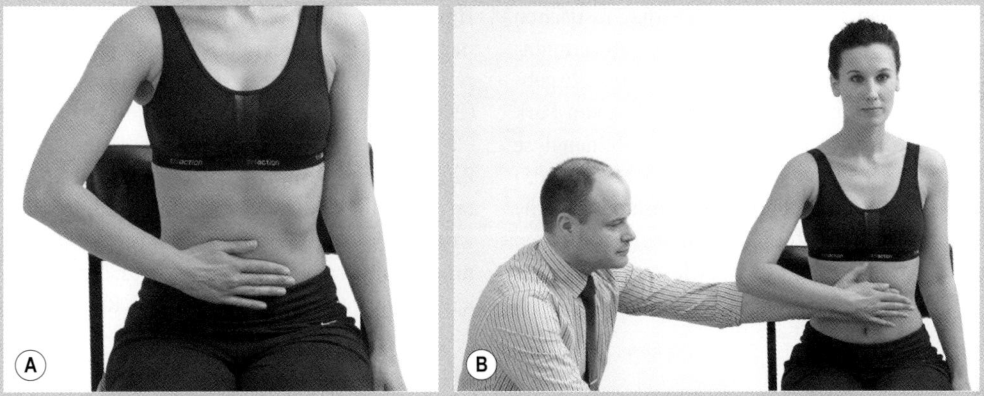

Abb. 4.3 Belly-Press-Test (Gerber et al. 1996). Im Sitzen übt der Patient Druck auf den Bauch aus, mit (**A**) oder ohne (**B**) Hand des Therapeuten zwischen Eigener Hand und Bauch, während der Ellenbogen nach vorne bewegt wird, um die Innenrotation zu verstärken. Positiver Test = Schwäche wird durch Zurückfallen des Ellenbogens angezeigt.

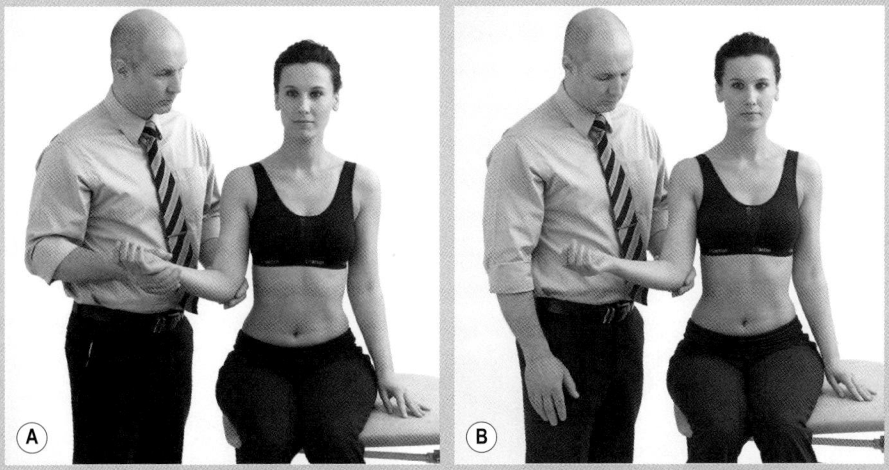

Abb. 4.4 Außenrotations-Lag-Zeichen (Hertel et al. 1996). **A** Außenrotations-Lag-Zeichen – im Sitzen, der Ellenbogen ist in 90° passiver Flexion und die Schulter wird in 20° Scapula-Elevation und fast maximaler Außenrotation gehalten. **B** Der Patient wird dann gebeten, die Position der Außenrotation aktiv zu halten, wenn der Therapeut das Handgelenk loslässt, während er weiterhin den Arm am Ellenbogen unterstützt. Positiver Test = wenn eine Verzögerung oder ein Abfall des Winkels auftritt

Integrität und Diagnose der Rotatorenmanschette auf Basis von Funktionsuntersuchungen

Bezüglich der Rotatorenmanschettenintegrität erreichten keine Tests befriedigende Wahrscheinlichkeitsquotienten, um die Nachtest-Wahrscheinlichkeit, einen Rotatorenmanschettenriss zu diagnostizieren, in moderatem oder großem Ausmaß zu modifizieren; daher ist ihr klinischer Nutzen fraglich (Hegedus et al. 2008; ➤ Tab. 4.2 für eine Beschreibung der statistischen Bezeichnungen). Bestenfalls können, basierend auf einer mangelhaft entworfenen Studie mit zu geringer Stichprobe (Walch et al. 1998), das Hornblower-Zeichen als diagnostisches Zeichen für „schwere Degeneration oder Fehlen des M. teres minor" und das Außenrotations-Lag-Zeichen als diagnostisches Zeichen für einen „Riss des M. infraspinatus" gelten (➤ Abb. 4.2). Die Bear-Hug- und Belly-Press-Tests können dabei helfen, einen Subscapularisriss festzustellen (Spezifität 0,98), basierend auf Ergebnissen aus einer gut strukturierten, aber wenig repräsentativen Studie (Barth et al. 2006; ➤ Abb. 4.3). Ähnliche Befunde wurden von Hughes et al. (2008) in einem weiteren systematischen Review über den diagnostischen Nutzen von Funktionstests zur Aufdeckung von Rotatorenmanschettenpathologien berichtet. Etwas vielversprechendere Ergebnisse wurden in einer einzigen Studie von guter Qualität von Park et al. (2005) erzielt (QUADAS Score 10/14), die in die Metaanalyse von Hegedus et al. (2008) eingeschlossen wurde. Park et al. (2005) verwendeten eine schrittweise logistische Regressionsanalyse (eine statistische Methode zur Vorhersage eines Ergebnisses) und stellten fest: Wenn ein Patient älter als 65 Jahre war, sich mit Drop-Arm-Zeichen präsentierte und mit dem „Infraspinatus-Test" oder dem Außenrotations-Lag-Zeichen als „schwach" getestet wurde (➤ Abb. 4.4), betrug die Wahrscheinlichkeit für einen Rotatorenmanschettenriss > 90 %, mit einer Wahrscheinlichkeit von 28 % für einen kompletten Riss.

Impingement und Diagnose auf Basis von Funktionsuntersuchungen

In ihrem systematischen Review mit Metaanalyse fassten Hegedus et al. (2008) Studien zusammen, welche die biomedizinische diagnostische Bezeichnung „Schulterimpingement" im Vergleich zu einem Referenzstandard der Gewebepathologie untersuchten, von der angenommen wird, dass sie mit dem Konzept einschließlich „subakromielle Bursitis oder Tendinitis" oder „partieller Rotatorenmanschettenriss" assoziiert ist, die in der Chirurgie oder mittels MRT identifiziert wurden. Leider war eine Metaanalyse aufgrund fehlender statistischer Homogenität (Vergleich von Gleichem mit Gleichem) nur bei zwei Tests möglich (Neers und Hawkins-Kennedy; ➤ Abb. 4.5). Die Ergebnisse zeigten, dass keiner der Tests ausreichenden diagnostischen Nutzen besaß. Basierend auf den Ergebnissen einer Einzelstudie, berichten Park et al. (2005), dass bestenfalls die Supraspinatus-/Empty-Can- (➤ Abb. 4.6) oder Infraspinatus-Tests dabei helfen können, den Eindruck eines Impingementsyndroms aufgrund höherer Spezifität (0,82 und bzw. 0,84) zu bestätigen. Niedrigere Sensitivitätswerte (0,53 und 0,51) stellen ihren klinischen Nutzen als Screeningtests infrage. Die Validität für die Verwendung der Identifikation einer Gewebepathologie als Referenzstandard für Schulter-

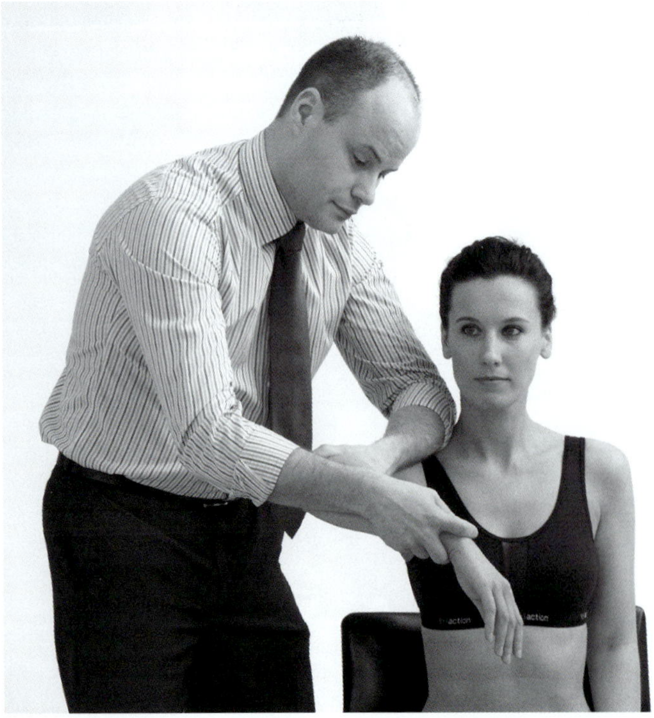

Abb. 4.5 Hawkins-Kennedy-Test (Hawkins und Kennedy 1980). Unterstützung des Arms in 90° Elevation mit 90° Ellenbogenflexion und kräftige Innenrotation des Arms. Positiver Test = Schmerzreproduktion im Bereich des Subakromialraums

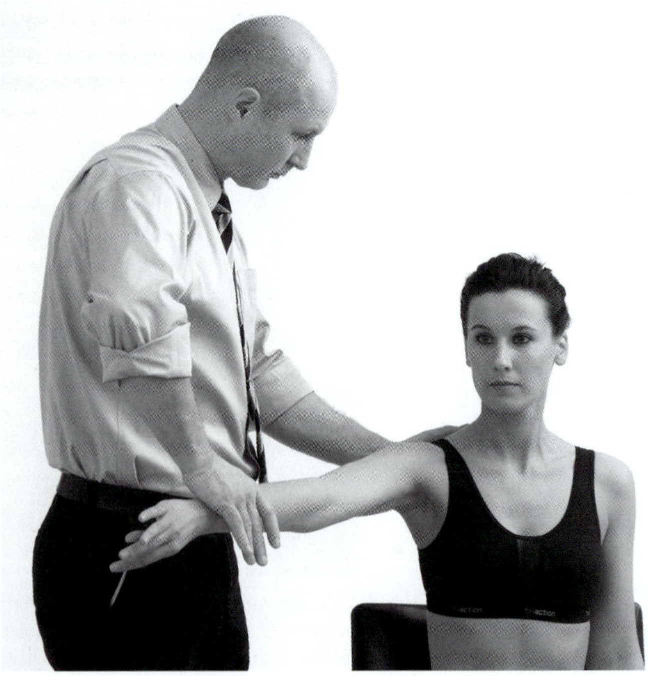

Abb. 4.6 Empty-Can-Test (Jobe und Jobe 1983). Mit dem Arm in 90° Scapula-Elevation und voller Innenrotation wird der Patient gebeten, gegen Druck nach unten Widerstand zu leisten. Positiver Test = Schmerz und/oder Schwäche

impingement ist fraglich angesichts der Ergebnisse aus Studien z. B. von Frost et al. (1999) und Birtane et al. (2001), welche weiter im Abschnitt „Subakromiales Impingement und bildgebende Verfahren" diskutiert werden.

Caliş et al. (2000) setzten in ihrer Studie mit 120 Patienten mit Schulterschmerzen einen alternativen Referenzstandard ein, um das Vorhandensein eines „subakromialen Impingementsyndroms" nachzuweisen, nämlich den subakromialen Injektionstest (SIT). Caliş et al. (2000) erwogen eine Diagnose des subakromialen Impingements bei Patienten, die von einer „erheblichen Linderung des Schmerzes und fast völliger Verbesserung des passiven und/oder aktiven Bewegungsausmaßes (ROM) 30 Minuten nach der Injektion" in röntgenologisch nachgewiesener Abwesenheit einer Kalzifizierung. Die Ergebnisse zeigten, dass die Funktionstests entweder eine hohe Sensitivität und eine niedrige Spezifität (d. h. Hawkins-Kennedy – Sensitivität 92,1 %, Spezifität 25 %) oder niedrige Sensitivität und hohe Spezifität (d. h. Painful Arc – Sensitivität 32,5 %, Spezifität 80,5 %) besaßen, wodurch ihre diagnostische Präzision und ihr Nutzen eingeschränkt sind. Überlegungen bezüglich des SIT als Referenztest für das subakromiale Impingementsyndrom werden im Abschnitt „Diagnose von Schulterstörungen auf Basis von Funktionsuntersuchungen" vorgestellt.

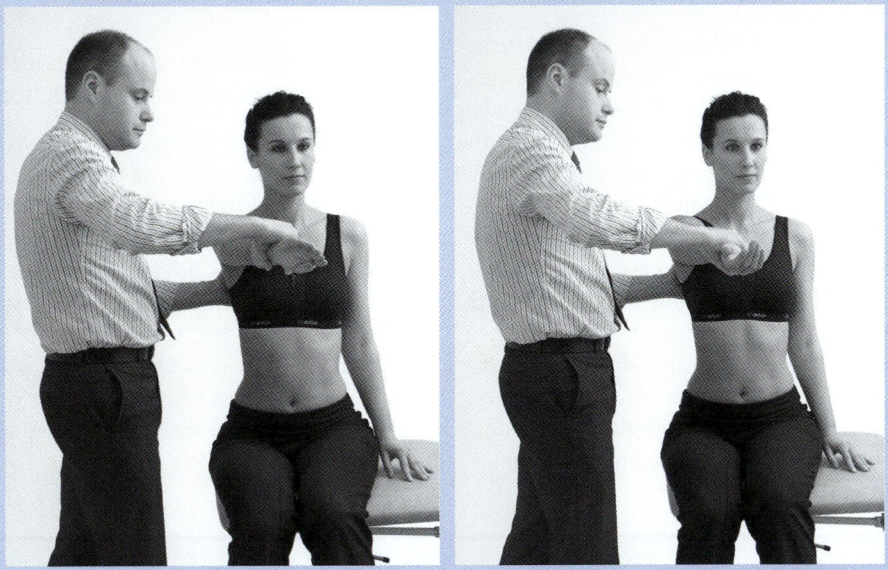

Abb. 4.7 O'Briens aktiver Kompressionstest (O'Brien et al. 1998). Bei 90° frontaler Elevation, 15° horizontaler Adduktion und voller Innenrotation, wird Elevation mit Widerstand angewandt. Der Test wird dann mit der Handfläche in Supination wiederholt. Positiver Test = wenn ein tiefer Schmerz oder ein Klicken im Glenohumeralgelenk während des ersten Manövers hervorgerufen und beim zweiten reduziert oder eliminiert wird

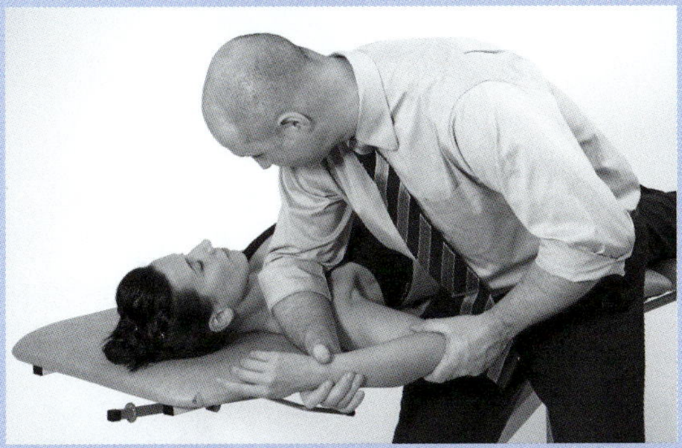

Abb. 4.8 Biceps Load I Test (Kim et al. 1999). In Rückenlage mit dem Arm in 90° Abduktion wird der Arm außenrotiert und der Unterarm supiniert. Dann wird der Patient gebeten, den Ellenbogen in Flexion zu bringen, während der Therapeut der Ellenbogenflexion einen Widerstand entgegenbringt. Positiver Test = wenn die Ellenbogenflexion gegen Widerstand Schmerz auslöst

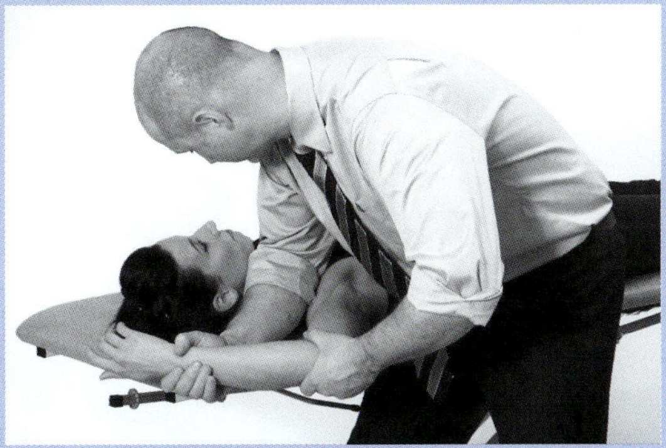

Abb. 4.9 Biceps Load II Test (Kim et al. 2001). In Rückenlage mit dem Arm in 120° Abduktion wird der Arm außenrotiert und supiniert. Der Patient wird dann gebeten, den Ellenbogen in Flexion zu bringen, während der Therapeut der Ellenbogenflexion Widerstand entgegensetzt. Positiver Test = wenn die Ellenbogenflexion gegen Widerstand Schmerz auslöst

Pathologie und Diagnose des Labrums auf Basis von Funktionsuntersuchungen

Von den speziellen orthopädischen Funktionstests, von denen angenommen wird, dass sie eine Pathologie des Labrums diagnostizieren können, zeigten einzelne Studien vielversprechende Ergebnisse in einigen Funktionstests, nur um von anderen Autoren aufgrund mangelnder Reproduzierbarkeit der Ergebnisse unter strengeren Bedingungen widerlegt zu werden. Zahlreiche systematische Reviews z. B. von Walton und Sadi (2008), Calvert et al. (2009), Mirkovik et al. (2005), Munro und Healy (2009), Hegedus et al. (2008) sowie Dessaur und Magary (2008) kommen alle zu dem Schluss, dass es derzeit keine guten einzelnen Funktionstests gibt, die das Vorhandensein oder Nichtvorhandensein einer SLAP-Läsion (SLAP = superiores Labrum anterior posterior) korrekt anzeigen. Einige Beispiele werden in ➤ Abb. 4.7, ➤ Abb. 4.8, ➤ Abb. 4.9 und ➤ Abb. 4.10 gezeigt.

Eine Methode, mit der die Richtigkeit klinischer diagnostischer Funktionstests verbessert werden soll, besteht darin, diese in Gruppen zu kombinieren. Ein entsprechender Ansatz wurde von anderen Körperregionen berichtet, wobei mehrere positive Tests die Wahrscheinlichkeit des Vorliegens einer gegebenen Störung erhöhen (Laslett et al. 2005, Cook et al. 2010). Eine Einzelstudie mit einem solchen Ansatz für den klinischen Test des Labrum genoidale (SLAP) erbrachte leider keine weiteren beeindruckenden Ergebnisse (Guanche und Jones 2003). Positive Ergebnisse aus Studien mit Kombinationen aus zwei oder drei Tests zeigten lediglich einen leichten Anstieg der Spezifität, reduzierten aber durchgehend die Sensitivitätswerte eines einzelnen Tests. Weitere Studien zu diesem Ansatz sind offensichtlich erforderlich, bevor irgendwelche Schlussfolgerungen über die Zweckmäßigkeit von kombinierten Funktionstests für den Nachweis von SLAP-Läsionen in der klinischen Praxis gezogen werden können.

Schulterinstabilität und Diagnose auf Basis von Funktionsuntersuchungen

Ergebnisse aus diagnostischen Genauigkeitsstudien, die das Konzept der Instabilität untersuchen, scheinen vielversprechender zu sein. Obwohl die Daten für die Durchführung einer Metaanalyse nicht ausreichten, schlugen Hegedus et al. (2008) vor, dass die Apprehension- (➤ Abb. 4.11), Relokations- (➤ Abb. 4.12) und Anterior-Release-Tests (➤ Abb. 4.13) nützlich sind, um anteriore Instabilität zu diagnostizieren, insbesondere wenn Ängstlichkeit im Gegensatz zu Schmerz als Befund angesehen wird, um ein positives Testergebnis anzuzeigen. Zu einer ähnlichen Schlussfolgerung kommen auch Fisher und Dexter (2007).

Störungen des Akromioklavikulargelenks und Diagnose auf Basis von Funktionsuntersuchungen

Bezüglich der Pathologie des Akromioklavikulargelenks berichten Hegedus et al. (2008) wieder von unzureichender Studienlage, um eine Metaanalyse durchzuführen. Keiner der untersuchten Tests erscheint klinisch wertvoll auf Basis der Wahrscheinlichkeitsquotienten. Es wurde vorgeschlagen, dass sich aufgrund hoher Sensitivität (0,96; Walton et al. 2004) fehlender Schmerz bei der Palpation des Akromioklavikulargelenks als hilfreicher Ausschlusstest für Pathologien des Akromioklavikulargelenks erweisen könnte. Ergebnisse in Bezug auf den aktiven Kompressionstest wurden, obgleich vielversprechend, aufgrund von Resultaten, welche die Verschlechterung des diagnostischen Nut-

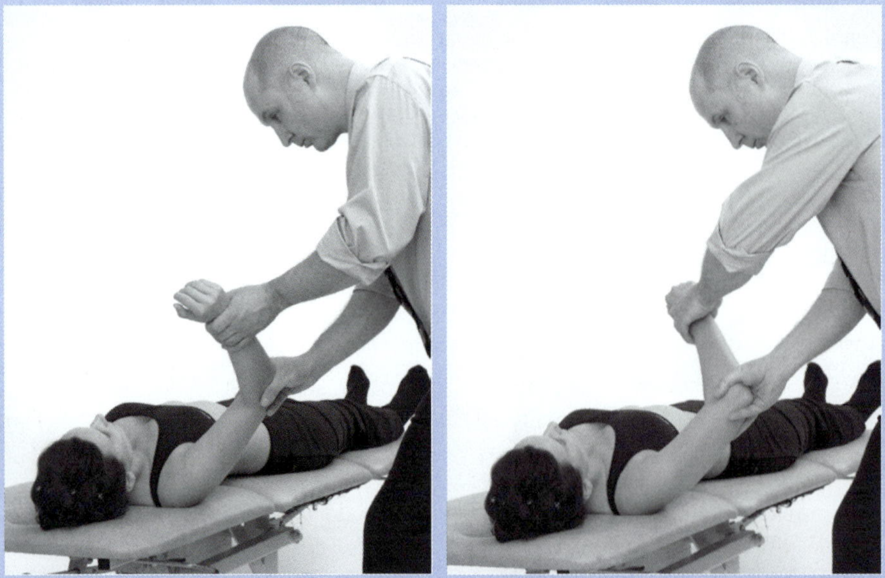

Abb. 4.10 Kurbel-Test (Lui et al. 1996). Mit dem Arm in Elevation und 90° Ellenbogenflexion wird axiale Belastung angewendet, während der Arm innen- und außenrotiert und eine Zirkumduktionsbewegung ausgeführt wird. Positiver Test = Schmerz, Einrasten oder Klicken

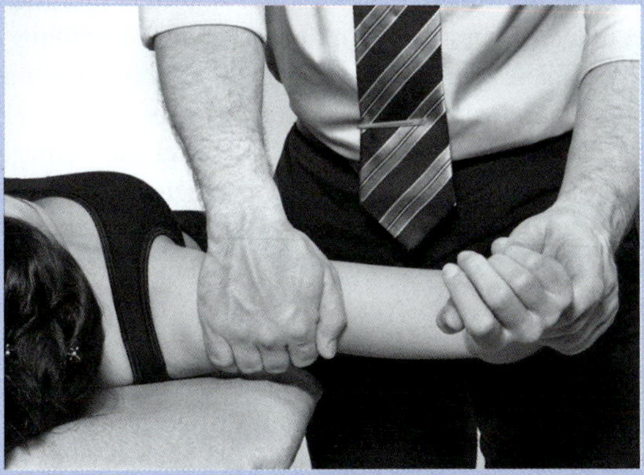

Abb. 4.11 Apprehension-Test (Rowe und Zarins 1981). In Rückenlage wird der Arm passiv bis zu maximaler Außenrotation bei 90° Abduktion rotiert und posteroanterior Kraft am Humeruskopf angewendet. Positiver Test = Ängstlichkeit und Schutzreaktion vor Bewegung mit oder ohne Schmerz

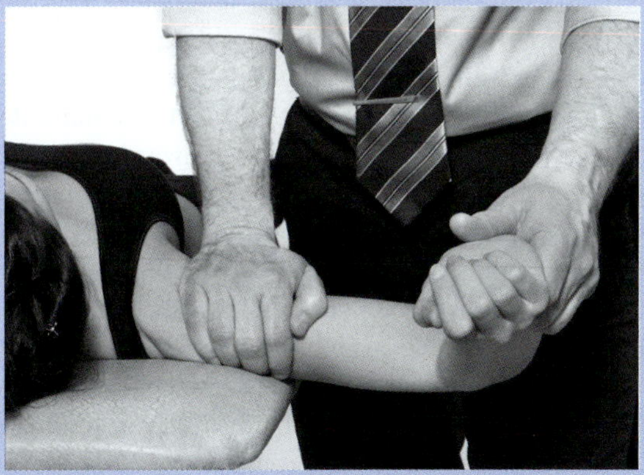

Abb. 4.12 Relokationstest (Jobe et al. 1989). Wiederholung des Apprehension-Tests mit einer nach posterior gerichteten Kraft auf den Humeruskopf. Positiver Test = Anstieg des Bewegungsausmaßes der Außenrotation, bevor Symptom/Angst reproduziert wird

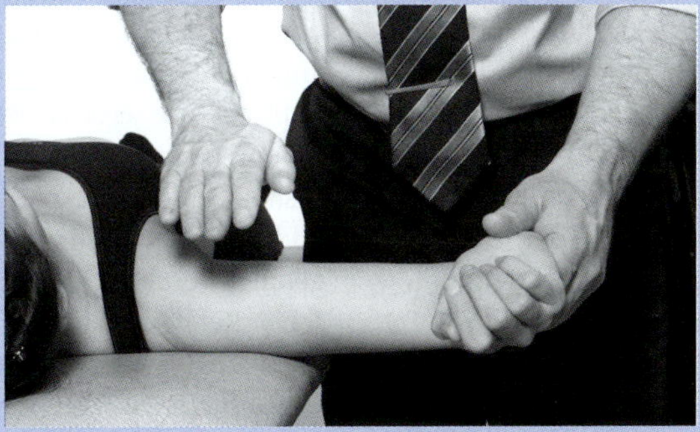

Abb. 4.13 Anterior-Release-Test (Groß und Distefano 1997). Wiederholung des Relokationstests. Am Limit der Außenrotation wird die posterior gerichtete Krafteinwirkung weggenommen. Positiver Test = Gefühl der Angst mit oder ohne plötzlich auftretenden Schmerz

zens des Test im Zuge der methodischen Qualitätsverbesserung der Studie nahelegen, verworfen (Hegedus et al. 2008).

Diagnose einer Frozen Shoulder auf Basis von Funktionsuntersuchungen

Eine Einschränkung der passiven Bewegung der Schulter, insbesondere bei der Außenrotation ist für die Diagnose des Frozen-Shoulder-Syndroms erforderlich (Bunker 2009, Hanchard 2011). Ein Review von Hanchard et al. (2011) berichtete, dass die Reliabilität von Messungen der Außenrotation durch visuelle Einschätzung, wie es in der klinischen Praxis meistens der Fall ist, schwierig ist. Hanchard et al. (2011) führten Evidenz aus Studien wie der von Croft et al. (1994) an, die herausfanden, dass die visuelle Einschätzung des Bewegungsausmaßes der Außenrotation von sechs erfahrenen Rheumatologen der Erstversorgung (ICC 0.43) schlecht reproduzierbar war. Terwee et al. (2005) zeigten auf, dass eine Änderung der Außenrotation um 35° oder mehr notwendig war, um eine Übereinstimmung der Befunde von zwei Physiotherapeuten zu erreichen. Es muss zudem anerkannt werden, dass das klinische Zeichen der Einschränkung der Außenrotation der Schulter kein ausschließliches Merkmal des Frozen-Shoulder-Syndroms ist, sondern auch für andere Schulterstörungen (z. B. Osteoarthrose) steht. Die diagnostischen Überlegungen zur Frozen-Shoulder und den anderen, in diesem Abschnitt beschriebenen Störungen werden in dem Abschnitt „Zusammenfassung der häufigsten Schulterstörungen“ diskutiert.

Diagnose von Schulterstörungen auf Basis von Funktionsuntersuchungen – eine Bewertung

Zahlreiche Aspekte wurden in der Literatur berichtet, die dabei helfen können, die enttäuschende diagnostische Genauigkeit und Reliabilität dieser orthopädischen Funktionstests zu erklären, und es ist vielleicht an dieser Stelle sachdienlich, einige der Befunde zu diskutieren.

Anatomische Basis Green et al. (2008) versuchten, die Literatur in Bezug auf übliche klinische Tests für die Schulter systematisch zu beurteilen, um festzustellen, ob eine valide anatomische Basis für die Tests festgelegt wurde und ob sie die konzeptuelle Theorie, anhand derer die Tests entwickelt wurden, unterstützt. Von 34 bei der Literaturrecherche identifizierten orthopädischen Spezialtests wurden nur sechs auf ihre anatomische Validität untersucht, was die mangelnde Erforschung der Theorie beleuchtet, anhand derer die Tests entwickelt wurden. Interessanterweise wurden in diesem Review nur vier orthopädische Spezialtests (aktiver Kompressionstest [O'Brien-Test], Schulterquadrant, Lift-off-Test und Hawkins-Kennedy-Manöver) mit einiger Zustimmung identifiziert, die eine valide anatomische Basis haben. Ferner untersuchten Tucker et al. (2011) in einer Pilotstudie an einer Leiche die anatomische Validität des Hawkins-Kennedy-Tests. Diese Studie scheiterte dabei, Evidenz für Supraspinatuskompression innerhalb des Subakromialraums zu zeigen, dem von den ursprünglichen Autoren vermuteten Mechanismus (Hawkins und Kennedy 1980). Im Gegensatz dazu fanden Tucker et al. (2011) Evidenz, die nahelegt, dass das Caput longum des M. biceps brachii und das Rotatorenmanschettenintervall – Strukturen, die selten am Impingementsyndrom beteiligt sind – komprimiert wurden. Diese Befunde stimmen weitgehend mit den Ergebnissen von Yamamoto et al. (2009) überein, die zusätzlich zeigten, dass die Subscapularissehne während des Hawkins-Kennedy-Tests komprimiert wurde.

Plausibilität (Face Validity) Die Plausibilität orthopädischer Spezialtests, die darauf abzielen, ausgewählte Sehnen der Rotatorenmanschette zu belasten, wurde aufgrund der anatomischen Verzahnung und Konfluenz von Rotatorenmanschettensehnen hinterfragt (Lewis 2009, Burkhart et al. 1993, Clark und Harryman 1992).

Schmerzhemmung Studien von Ben-Yishey et al. (1994), Steenbrink et al. (2006), Park et al. (2008) und Cordasco et al. (2010) zeigten einen signifikanten Anstieg der Muskelkraft um den Schulterkomplex herum bei Personen mit zahlreichen Diagnosen, wie komplette und Teilrisse der Rotatorenmanschette und Impingementsyndrom, infolge der Verabreichung einer subakromialen Injektion eines Lokalanästhetikums. Diese Befunde zeigen den hemmenden Effekt von Schmerz auf die Fähigkeit, Muskelkraft in der Schulter zu generieren, und hinterfragen daher die Plausibilität von Funktionstests, welche die Integrität eines speziellen Muskels oder einer Sehne durch Kraftmessungen bestimmen wollen.

Schmerzquelle In einem Review bestätigte Lewis (2009) die Evidenz, welche die Bursa subacromialis als potenzielle Quelle von Schulterschmerzen impliziert. Die Arbeit von Autoren wie Gotoh et al. (1998, 2002), Sakai et al. (2001), Voloshin et al. (2005) sowie Santavirta et al. (1992) wies eine positive Korrelation zwischen Schulterschmerz und der Menge an proinflammatorischen Zytokinen und dem Neuropeptid Substanz P nach, die in der Bursa subacromialis enthalten sind. Naredo et al. (2002) und ebenso Lewis (2009) behaupten, dass viele orthopädische Spezialtests, die vorgeblich die Rotatorensehnen, die Bursa subacromialis und den Subakromialraum differenziell beurteilen, zu einer mechanischen Stimulation der Bursa subacromialis und daher der darin enthaltenen Nozizeptoren führen. Eine positive Schmerzreaktion kann daher vor allem die Stimulation der Bursa subacromialis repräsentieren anstelle der ausgewählten Struktur, die der Test belasten will, und führt folglich zu einer geringen Spezifität des Untersuchungsverfahrens und der Unfähigkeit, eine spezifische Diagnose zu stellen.

Operative Definitionen Hanchard et al. (2011) diskutierten, inwieweit unklare operative Definitionen bei der Beurteilung des Bewegungsausmaßes der Schulter sowohl die Intrarater- als auch die Interrater-Reproduzierbarkeit der Ergebnisse beeinflussen können. Solche Faktoren sind Überlegungen wie etwa die Festlegung des Endpunktes des Bewegungsausmaßes – Beginn, Anstieg oder wo der Schmerz unerträglich wird –, die Stellung des Patienten während der Beurteilung des Bewegungsausmaßes und ob externe Stabilisierung des Rumpfes oder der Scapula erforderlich ist (Hanchard et al. 2011). Mangelnde Klarheit bezüglich der spezifischen Ausführung und Interpretation der Ergebnisse (operative Definitionen) der anderen in diesem Abschnitt diskutierten Funktionstests muss ebenfalls in die Überlegung miteinbezogen werden.

Referenztest Wie besprochen, zielen diagnostische Genauigkeitsstudien darauf ab, den gegebenen Test mit einem Referenzstandard abzugleichen. Viele der Funktionstests, von denen in den vorangegangenen Abschnitten berichtet wurde, verwendeten beobachtete Befunde der Schulterarthroskopie oder Befunde aus Bildgebungsverfahren als Referenzstandards. Wie Mohtadi et al. (2004) anmerken, muss die Validität von chirurgischen Befunden bei der Arthroskopie erst sicher etabliert werden und zusätzliche Forschung ist erforderlich, um Genauigkeit und Reliabilität der Arthroskopiebefunde festzulegen. Eine ähnliche Arbeit muss noch für bildgebende Verfahren einschließlich MRT und Ultraschall durchgeführt werden. Überdies könnte die Verwendung pathoanatomischer Referenztests keine ideale Wahl darstellen, da der Zusammenhang zwischen Schmerz und Gewebepathologie bei Schulterstörungen angesichts des häufigen Vorkommens von asymptomatischen Gewebeläsionen bei Schulteruntersuchungen unklar bleibt. Das subakromiale Impingementsyndrom als eine klinische Präsentation hat ebenfalls keinen Goldstandard, mit dem Funktionsuntersuchungen verglichen werden können. Einige der relevanten Problematiken in Zusammenhang mit dem Einsatz von bildgebenden Verfahren werden in dem Abschnitt „Subakromiales Impingement und bildgebende Verfahren" diskutiert. Die Anwendung eines subakromialen Injektionstests als Referenzmaßstab ist ebenfalls problematisch, da er von der Genauigkeit der Injektion und der anatomischen Integrität der Bursa subacromialis oder subdeltoidalis und des Glenohumeralgelenks abhängt.

Medizinische Diagnose von Schulterstörungen auf Basis von Funktionsuntersuchungen – eine Zusammenfassung

Es ist evident, dass an diesem Punkt der wissenschaftlichen Forschung Funktionstests, die darauf abzielen, die Schulter zur Identifizierung pathoanatomischer struktureller Diagnosen zu beurteilen, mit Unsicherheiten behaftet sind. In der Mehrheit der Fälle scheinen sie keine befriedigende diagnostische Genauigkeit und Reliabilität zu zeigen, um eine Differenzialdiagnose zu stellen – wofür die Tests eigentlich gedacht waren. Diese Evidenz liefert die Erklärung für den unbefriedigenden Grad der Interrater-Reliabilität der vorgeschlagenen Klassifikationssysteme, basierend auf einem pathoanatomischen Modell. Überdies ist die fehlende Einheitlichkeit der diagnostischen Bezeichnungen, auf deren Grundlage Managemententscheidungen getroffen werden, problematisch, da gewöhnlich

Patienten aufgrund der Ergebnisse dieser speziellen orthopädischen Tests diagnostischen Gruppen zugewiesen werden. Angesichts der generell mangelhaften Qualität der aktuellen Literatur gibt es einen offensichtlichen Bedarf an weiteren, methodisch soliden Studien im Bereich der diagnostischen Genauigkeit von Funktionstests bei Schulterstörungen (Hegedus et al. 2008, Fisher und Dexter 2007, Beaudreuil et al. 2009, Hughes et al. 2008, Dessaur und Magarey 2008, Mirkovic et al. 2005, Munro und Healy 2009). Es ist daher klar, dass eine klinische Entscheidungsfindung bezüglich des konservativen Managements einer Person mit Schulterschmerzen, die auf einer klinischen Diagnose und der Verwendung diagnostischer Bezeichnungen beruht, die mithilfe spezieller orthopädischer Tests ermittelt wurden, fehlerhaft ist. Angesichts dieser Probleme schlagen mehrere Autoren vor, dass ein anderes Modell der Beurteilung und Behandlung in Betracht gezogen werden sollte, unter Aufgabe des diagnostischen biomedizinischen pathologischen Modells in der konservativen Patientenversorgung (Lewis 2009, Hughes et al. 2008, May 2010, Schellingerhout et al. 2008).

Im Gegensatz zum biomedizinischen Modell und der Perspektive, Gewebepathologien zu diagnostizieren, um Managemententscheidungen zu treffen, wird die Diagnose in der Physiotherapie, welche die Prognose und die Interventionsstrategien für Patienten anleitet, unter Berücksichtigung des Grades der Beeinträchtigung, funktionellen Einschränkungen und Fähigkeiten oder Behinderungen gestellt (World Confederation of Physical Therapy [WCPT 2007]).

Die Voraussetzung für einen solchen vom Grad der Beeinträchtigung abhängigen Ansatz für das Management von Schulterstörungen wird deutlich, wenn die Diskussion in diesem und im nächsten Abschnitt „Bildgebende Verfahren und die Diagnose von Schulterstörungen" in Betracht gezogen wird. Es ist interessant, sich einige der Empfehlungen in der aktuellen Literatur zu Schulterstörungen anzuschauen. Hughes et al. (2008) erklärten, dass *„klinisch tätige Therapeuten vielleicht die Zeichen und Symptome beschreiben und sich in Hypothesen über Pathologien ausdrücken sollten, anstatt zu versuchen, direkt eine spezifische Pathologiestruktur zu lokalisieren"*. Lewis (2009) schlägt ein Modell vor, das hilfreich für den „klinischen Entscheidungsfindungsprozess" hinsichtlich der konservativen Behandlung eines Patienten ist, basierend auf der klinischen Reaktion des Patienten (Symptommodifikation) auf eine Vielzahl manualtherapeutischer Techniken, die bei den Komponenten des Schulterkomplexes, der HWS und BWS angewendet werden. Es ist besonders interessant zu beachten, wie diese aktuelle Haltung die Argumente, die Maitland vor über 40 Jahren anführte, indem er die Probleme in Zusammenhang mit Diagnose und diagnostischen Bezeichnungen erkannte, widerzuspiegeln scheint. Maitlands Konzept erlaubte dem klinisch tätigen Therapeuten, Interventionen auf klinischer Evidenz aufzubauen, d.h. „der Vorrang der klinischen Evidenz". Ein Zitat von Maitland – *„Dadurch, dass die Behandlung auf Symptomen und Zeichen basiert, kann eine sinnvolle Behandlung herbeigeführt werden, während die medizinische Profession und ihre Wissenschaftler an einem besseren Verständnis hinsichtlich diagnostischer Bezeichnungen arbeiten"* – erscheint heute so gültig wie zu dem Zeitpunkt, als Maitland zum ersten Mal sein Konzept entwickelte. Eine Reinterpretation und Redefinition der speziellen orthopädischen Tests unter Berücksichtigung des Maitland-Konzepts und ihrer Anwendbarkeit für die physiotherapeutische Praxis wird im Abschnitt über orthopädische Spezialtests in ➤ Tab. 4.16 vorgeschlagen.

Zusammenfassung

- Zahlreiche spezielle orthopädische Funktionstests, die darauf abzielen, Pathologien der Schulter differenziert zu diagnostizieren, wurden entwickelt.
- Mehrere systematische Reviews und Meta-Analysen untersuchten Studien, welche die Zweckmäßigkeit dieser Tests zur Differenzialdiagnose von Schulterpathologien erforschten.
- Im Allgemeinen scheinen die Tests eine unbefriedigende Reliabilität und eine mangelhafte Reproduzierbarkeit der Ergebnisse verschiedener Forscher zu besitzen. Sie weisen eine sich verschlechternde Genauigkeit auf, wenn sich die methodische Qualität der Studien verbessert.
- Eine Reihe von Aspekten kann die weitgehend enttäuschenden Ergebnisse erklären, einschließlich einer fehlenden anatomischen Basis, auf der die Teste beruhen, der fragwürdigen Plausibilität einiger Tests, des Effekts der Schmerzhemmung bei Tests in Zusammenhang mit Kraftbeurteilung, fragwürdiger Referenztests und operativer Definitionen sowie der mangelhaften methodischen Qualität von Studien.

Auswirkungen für Physiotherapeuten

- Die klinische Entscheidungsfindung bezüglich des physiotherapeutischen Managements einer Person mit Schulterschmerzen, die auf einer klinischen Diagnose aufgrund der Anwendung spezieller orthopädischer Tests basiert, ist fehlerhaft.
- Physiotherapeutisches Management sollte darauf gerichtet sein, die Beeinträchtigungen anzusprechen, von denen anzunehmen ist, dass sie im Zusammenhang mit den funktionellen Einschränkungen und Behinderungen einer Person stehen, anstatt sich auf breit gefächerte diagnostische biomedizinische Bezeichnungen zu beziehen.
- Eine Reinterpretation und Redefinition der orthopädischen Spezialtests unter Berücksichtigung des Maitland-Konzepts, des Backsteinmauer-Modells und der Anwendbarkeit in der physiotherapeutischen Praxis wird in ➤ Tab. 4.16 diskutiert.

Bildgebende Verfahren und die Diagnose von Schulterstörungen

Anwendung von bildgebenden Verfahren bei der Diagnose von Schulterstörungen

Die Anwendung bildgebender Verfahren, um eine strukturelle Diagnose zu erhalten, oder als Standardrichtwert, mit dem die Befunde aus der Funktionsuntersuchung korreliert werden können, bringt viele mögliche Überlegungen bezüglich der Untersuchung von Schulterstörungen, die mit der medizinischen Diagnosestellung assoziiert sind.

Das Vorliegen einer abnormen Morphologie bei asymptomatischen Personen, anatomische Varianten, die klinisch irrelevant sind, Übermittlungsfehler, das Unvermögen des bildgebenden Verfahrens, klinisch signifikante Pathologien aufzudecken, und technische Faktoren wurden als Erklärung für die gebotene Vorsicht genannt, die erforderlich ist, wenn die Befunde aus radiologischen Untersuchungen interpretiert werden (Khan et al. 1998).

Integrität der Rotatorenmanschette und bildgebende Verfahren

Ergebnisse aus einer Vielzahl von Studien legen nahe, dass sowohl Sonografie als auch Magnetresonanztomografie (MRT) zuverlässig bei der Diagnose von kompletten Rissen der Rotatorenmanschette sind, mit einer Sensitivität von 0,95 bzw. 0,89 und einer Spezifität von 0,96 bzw. 0,93, ohne statistisch signifikanten Unterschieden zwischen den beiden Bildgebungsverfahren (Ottenheijm et al. 2010, Shahabpour et al. 2008, de Jesus et al. 2009). Für die Detektion eines partiellen Rotatorenmanschettenrisses ist die Genauigkeit viel geringer. Es wurden eine Sensitivität von 0,72 und eine Spezifität von 0,93 für den Ultraschall berichtet, was anzeigt, dass es schwierig sein könnte, auf diese Art einen partiellen Riss auszuschließen (Ottenheijm et al. 2010). Ähnliche Ergebnisse wurden bezüglich der Fähigkeit des MRT, partielle Risse der Rotatorenmanschette (Sensitivität 0,64/Spezifität 0,92) aufzudecken, in einer Metaanalyse von Jesus et al. (2009) ermittelt. Wieder wurden keine statistisch signifikanten Unterschiede zwischen MRT und Sonografie bei der Detektion partieller Risse der Rotatorenmanschette festgestellt. Die Kombination von MRT und Gadolinium-unterstützter Arthrografie verbessert die Fähigkeit, partielle Rotatorenmanschettenrisse zu identifizieren (Sensitivität 0,86/Spezifität 0,96) (de Jesus et al. 2009).

Wichtige Überlegungen müssen jedoch bei der Interpretation dieser Befunde in Betracht gezogen werden. Zahlreiche Autoren haben unter Verwendung verschiedener bildgebender Verfahren das Vorhandensein einer Vielzahl pathoanatomischer Merkmale in Schultern von asymptomatischen Personen nachgewiesen. Mithilfe der Magnetresonanztomografie wiesen Sher et al. (1995) eine allgemeine Prävalenz von Rotatorenmanschettenrissen von 34 % bei 96 asymptomatischen Personen nach. Die Häufigkeit der Risse stieg signifikant mit dem Alter an, mit einer Prävalenz von 54 % bei Personen über 60 Jahren (28 % kompletter Riss, 26 % partieller Riss). Bei Personen im Alter von 19–39 Jahren traten keine kompletten Risse auf und nur 4 % hatten einen partiellen Riss. Ähnliche Befunde wurden von Milgrom et al. (1995), Templehof et al. (1999), Worland et al. (2003) sowie Yamaguchi et al. (2006) mithilfe von Ultraschall gezeigt. Asymptomatische Personen im Alter über 50 Jahre hatten eine Inzidenz für komplette Rotatorenmanschettenrisse von 40 % (Worland et al. 2003), und eine Prävalenz von 50 % für eine Kombination aus partiellen und kompletten Rissen (Milgrom et al. 1995). Alle Studien berichteten eine hohe Korrelation zwischen steigendem Alter und dem Vorhandensein von Rotatorenmanschettenrissen (entweder partiell oder komplett), was von einigen Autoren als Teil des „natürlichen Alterungsprozesses" (Worland et al. 2003) oder „normale degenerative Abnutzung, die nicht unbedingt Schmerz und funktionelle Beeinträchtigung auslösen muss" betrachtet wurde (Tempelhof et al. 1999). Lewis und Tennant (2007) schließen wortgewandt, dass *„es gute Evidenz dafür gibt, dass sowohl Ultraschall als auch MRT zuverlässig bei der Erkennung von kompletten Rissen in der Rotatorenmanschette sind und in geringerem Ausmaß bei der Diagnose von partiellen Rissen. Allerdings ist die Signifikanz dieser Befunde offen für Interpretationen, da keines der bildgebenden Verfahren in der Lage ist, einen symptomatischen Riss von einem Riss, der nicht in Zusammenhang mit Schmerz oder Funktionsverlust steht, zu unterscheiden."*

Subakromiales Impingementsyndrom und bildgebende Verfahren

Das subakromiale Impingementsyndrom wird klassischerweise als ein abnormer Kontakt und Kompression der Rotatorenmanschette, des Caput longum des M. biceps und der Bursa subacromialis innerhalb des Subakromialraums beschrieben (Bigliani und Levine 1997, Neer 1983). Die aktuelle Meinung schlägt eine Vielzahl möglicher Gründe vor, die grob in intrinsische und extrinsische Faktoren unterteilt und weiter als von primärer oder sekundärer Ätiologie klassifiziert wurden (Bigliani und Levine 1997; ➤ Tab. 4.4). Daher umfasst das subakromiale Impingementsyndrom ein weites Spektrum möglicher Pathologien mit unterschiedlichen Ätologien und wurde von einigen Autoren als klinische Präsentation und nicht als Diagnose angesehen (Mohtadi et al. 2004).

Die MRT als bildgebendes Verfahren liefert nur eine statische Evaluation der Schulter und ist als solches nur in der Lage, indirekte Vermutungen auf ein subakromiales Impingementsyndrom zu geben, das vermutlich auf eine subdeltoidale oder subakromiale Bursitis, eine Rotatorenmanschetten-Tendinopathie und/oder Rotatorenmanschettenrisse zurückgeführt werden kann (Bureau et al. 2006; Birtane et al. 2001). Studien von Frost et al. (1999) und Birtane et al. (2001) zeigen einige potenzielle Probleme der MRT und der diagnostischen Bezeichnung des subakromialen Impingementsyndroms. Läsionen der Rotatorenmanschette, insbesondere des M. supraspinatus, werden häufig mit den klinischen Zeichen des Impingementsyndroms der Schulter in Zusammenhang gebracht (Neer 1983, Iannotti 1991; Tan 1998). In einer Studie mit 42 Patienten mit und 31 altersangepassten Personen ohne Zeichen eines subakromialen Impingementsyndroms (klinisch diagnostiziert) zeigten Frost et al. (1999), dass 55 % der Personen in der symptomatischen Gruppe und 52 % der Personen in der asymptomatischen Gruppe eine pathologische Supraspinatussehne aufwiesen. Anstatt in Verbindung mit dem klinischen Zeichen für ein Impingementsyndrom zu stehen, wurde die pathologische Supraspinatusläsion mit dem Alter in Verbindung gebracht. Ähnliche Befunde wurden von Birtane et al. (2001) berichtet, die einen physiologischen Referenzstandard verwendeten, nämlich eine subakromiale Injektion eines Lokalanästhetikums (Lidocain), um den Wert der MRT bei subakromialem Impingementsyndrom zu untersuchen. Die MRT-basierten pathologischen Befunde von Läsionen in der Rotatorenmanschette zeigten eine hohe Sensitivität (98,85 %), aber eine geringe Spezifität (36,84 %) bezüglich der Differenzialdiagnose aus dem Injektionstest des subakromialen Impingementsyndroms (Birtane et al. 2001).

Obwohl eine offene MRT eine dynamische Evaluation erlaubt, werden die begrenzte Verfügbarkeit und die Beschränkung der Evaluation auf eine eindimensionale Schulterbewegung derzeit als einschränkende Faktoren angeführt (Bureau et al. 2006).

Dynamische Sonografie wurde ebenfalls verwendet, um das subakromiale Impingementsyndrom zu untersuchen, mit Eigenschaften wie einer Ballung der Bursa subacromialis oder dem Pooling von Flüssigkeit in der Bursa subacromialis, von dene angenommen wird, dass sie ein subakromiales Impingementsyndrom anzeigen (Read und Perko 1998, Bureau et al. 2006, Awerbuch 2008). Leider muss die Reliabilität der dynamischen Sonografie für die Diagnose des subakromialen Impingementsyndroms noch überzeugend nachgewiesen werden (Read und Perko 1998, Bureau et al. 2006; Awerbuch 2008). Überdies muss daran erinnert werden, dass zwar berichtet wurde, dass MRT und Sonografie eine hohe diagnostische Genauigkeit bei der Erkennung von Weichteilgewebeläsionen in Zusammenhang mit der Diagnose eines Impingements, wie Rotatorenmanschetten-Tendinopathie und -Risse sowie subakromiale oder subdeltoidale Bursitis, aufweisen, diese pathoanatomischen Merkmale aber häufig auch bei asymptomatischen Personen vorkommen.

Die radiografische Evaluation kann wertvolle Informationen zum Vorkommen von Merkmalen liefern, die als potenzielle Ursache des primären Impingementsyndroms angenommen werden (akromioklavikuläre Osteoarthrose, Os acromiale und Morphologie des Akromion). Allerdings wurden widersprüchliche Ergebnisse hinsichtlich der Relevanz dieser Befunde berichtet (Michener et al. 2003, Bigliani und Levine 1997, Lewis und Tennant 2007).

Von Läsionen der Bursa subacromialis wird oft angenommen, dass sie mit dem subakromialen Impingementsyndrom assoziiert sind und daher eine mögliche Quelle von Schulterschmerzen darstellen (Bigliani und Levine 1997, Neer 1983). Leider scheint es derzeit eine mangelnde Standardisierung bei der Statusbeurteilung der Bursa subacromialis oder subdeltoidalis mithilfe der Sonografie zu geben (O'Connor et al. 2005, Awerbuch 2008). Überdies wurde eine hohe Inzidenz für bursale Veränderungen bei asymptomatischen Personen in Studien z. B. von Naranjo et al. (2002) mithilfe der Sonografie und Zanetti et al. (2000) mithilfe der MRT gezeigt. Van Holsbeeck und Strouse (1993) haben demonstriert, dass abnorme Flüssigkeitsansammlungen in der Bursa subacromialis aus der Kommunikation des Glenohumeralgelenks in Anwesenheit eines Rotatorenmanschettenrisses resultieren können und daher das Potenzial für einen ebenso häufigen Befund wie asymptomatische Rotatorenmanschettenrisse haben (Awerbuch 2008). Ferner ziehen Svendsen et al. (2004) in Betracht, dass solche bursalen Veränderungen die schützende Rolle der Bursa physiologisch widerspiegeln.

Labrum glenoidale und bildgebende Verfahren

Magnetresonanz-Arthrografie wurde als Goldstandard der bildgebenden Verfahren für die Erkennung einer labralen Pathologie beschrieben (Abrams und Safran 2010). Sensitivitätswerte von 89 % (Bencardino et al. 2000) und 82 % (Waldt et al. 2004) sowie Spezifitätswerte von 91 % (Bencardino et al. 2000) und 98 % (Waldt et al. 2004) wurden berichtet. Allerdings wiesen auch hier mehrere Studien das Vorliegen einer labralen Pathologie bei asymptomatischen Personen nach. Es wurde ein Anstieg der Signalintensität im Labrum genoidale (die mit den histologischen Befunden einer fibrovaskulären Störung, Degeneration, Kalzifizierung, Ossifikation korreliert wurde) bei 46 % und 50 % der normalen Schultern (McCauley et al. 1992, Chandnani et al. 1992) und 64 % der asymptomatischen professionellen Baseballspieler berichtet (Miniaci et al. 2002). Merkmale, die mit einem Labrumriss korrespondieren, wurden bei 45 % der werfenden Schultern und bei 36 % der nichtwerfenden Schultern von asymptomatischen professionellen Baseballspielern nachgewiesen (Miniaci et al. 2002).

Weitere Schulterstrukturen und bildgebende Verfahren

4

Zahlreiche weitere strukturelle Anomalien wurden in Studien zur radiologischen Bildgebung von Schultern bei asymptomatischen Personen berichtet. In einer MRT-Studie mit 20 asymptomatischen Über-Kopf-Sportlern im Alter von 18–38 Jahren (12 College-Baseballspieler und 8 professionelle Tennisspieler) zeigten Connor et al. (2003), dass 25 % der dominanten Schultern MRT-Evidenz einer Bennett-Läsion (eine extraartikuläre Verknöcherung der posteroinferioren Fossa glenoidalis) im Vergleich zu keiner der nichtdominanten Schultern aufwiesen. Weitere Befunde umfassten Gelenkergüsse (90 %), subakromiale Flüssigkeit (22,5 %), sklerotische oder zystische Veränderungen in der Tuberositas major, Risse des anteroinferioren oder superioren Labrums (7,5 %) sowie Rotatorenmanschettenrisse (partiell oder komplett; 40 %). Sechzehn der 20 Teilnehmer wurden nach 5 Jahren erneut befragt. Während dieser Zeitspanne hatte keiner der Sportler Symptome entwickelt oder benötigte irgendeine Beurteilung von schulterbezogenen Problemen. Alle betrieben ihren Sport weiterhin auf einem wettkampffähigen Niveau ohne eine merkliche Reduktion der Fähigkeiten aufgrund ihrer Schulter.

Die Grenzen von bildgebenden Verfahren – eine Einschätzung und einige Überlegungen

Einige methodische Überlegungen sollten an diesem Punkt angestellt werden. Offensichtlich ist die inhärente Einschränkung bei allen Bildgebungsstudien von asymptomatischen Personen wie jene, die in diesem Abschnitt detailliert beschrieben wurden, der fehlende operative oder histologische Vergleich, um die Befunde zu verifizieren. Allerdings bietet auch der Standardrichtwert der chirurgischen Befunde Raum für Diskussionen, da er bei der Bestimmung der identifizierten Pathologie essenziell von der Fähigkeit des Beobachters (Chirurg) abhängt. Kuhn et al. (2007) veranschaulichten diesen Disput, als sie die Übereinstimmung zwischen den Beobachtern bei der Klassifikation von Rotatorenmanschettenrissen durch erfahrene Schulterchirurgen, die eine Serie von Arthroskopie-Videos durchsahen, beurteilten. Bei der Unterscheidung von kompletten und partiellen Rissen war die Übereinstimmung zwischen den Beobachtern hoch ($k = 0{,}85$). Bei der Klassifizierung der Tiefe von partiellen Rissen wurde allerdings nur eine geringe Übereinstimmung (k = 0,19) erreicht. Es bedarf weiterer Forschung, um die Genauigkeit und Reliabilität von arthroskopischen Befunden und der Diagnose spezifischer Schulterstörungen festzulegen (Mohtadi et al. 2004).

Befunde wie diese illustrieren die erforderliche Vorsicht und die Schwierigkeit, wenn die Evidenz von Studien über radiologische Bildgebung von Schulterproblemen interpretiert wird. Wie Miniaci et al. (2002) zusammenfassten, „zeigt das bloße Vorhandensein von Signalveränderungen oder Anomalien nicht zwingend pathologische symptomatische Befunde an". Die Häufigkeit von falsch positiven MRT- und sonografischen Befunden, insbesondere bei Personen über 50 Jahre und Personen, die ihre Schultern signifikant belasten, wie Werfer, unterstreicht die Schwierigkeiten, eine durch bildgebende Verfahren erkannte Pathologie in Bezug zur Ursache der Symptome bei Schulterstörungen zu setzen. Das Potenzial für Fehldiagnosen und Missinterpretationen der Ursache eines funktionellen Problems eines Patienten ist daher bei Schulterstörungen signifikant.

Betrachtet man das Verhältnis zwischen radiologischen Befunden aus bildgebenden Verfahren und der klinischen Symptomatik bei Schulterstörungen, ist es zudem interessant, sich an ➤ Fallstudie 4.1 zu erinnern, das von Maitland (1986) bereitgestellt wurde und das als Demonstration seines Anliegens dient, klinisch tätige Therapeuten zu bitten, die theoretischen Aspekte der Störung des Patienten auf ausgewogene Art zu interpretieren. „Wir dürfen uns nicht so sehr von den theoretischen Aspekten der Störung eines Patienten ablenken lassen, dass es zum Schaden des klinischen Aspektes ist" – ein weiteres Merkmal des Konzepts „Theorie".

FALLSTUDIE 4.1

Demonstration des Vorrangs der klinischen Evidenz

Einer 74-Jahre alte, gesunde Dame, die seit sechs Wochen aufgrund von „Schulterschwäche und Unbehagen" nicht in der Lage war, ihr Haar zu kämmen oder weit genug zurückzugreifen, um ihren BH zu schließen, wurde gesagt, dass die einzigen für sie verfügbaren Optionen „ein größerer chirurgischer Eingriff" oder „sich damit abfinden" seien. Sie lehnte einen chirurgischen Eingriff ab und zog es vor, sich damit abzufinden, da ihre Schwester, die „genau dasselbe Problem hatte", „von einem Physiotherapeuten geheilt" worden war. Sie bestand auf derselben Behandlung. Die Diagnose war „ausgeprägte Osteoarthrose". Sie hatte sicherlich starke Gelenkveränderungen, die sowohl klinisch als auch radiologisch offensichtlich waren. Funktionell hatte sie ein um 35 % reduziertes Bewegungsausmaß, Schmerz beim Dehnen und erheblichen schmerzfreien trockenen Krepitus während aktiver Bewegungen. Bei passiven Bewegungen mit Kompression der Glenohumeralgelenkfläche verstärkte sich der Krepitus und Missempfindungen (kein Schmerz) wurden ausgelöst. Vor dem Einsetzen der Symptome sechs Wochen zuvor hatte sie nicht gedacht, dass sie irgendeine richtige Behinderung habe, obwohl sie bereits wusste, dass sie eine arthritische Schulter hatte. Der „größere chirurgische Eingriff" basierte auf den radiologischen Befunden, die theoretisch interpretiert wurden. Es wäre unwahrscheinlich, dass diese radiologischen Veränderungen innerhalb der sechswöchigen Periode entstanden wären. Tatsächlich waren sie wahrscheinlich lange vorher entstanden, obwohl die Symptome relativ neu auftraten. Bei der klinischen Untersuchung war ihr Problem eher ein Problem am „Ende des Bewegungsausmaßes" statt ein Problem „durch das Bewegungsausmaß" (fortgeschrittene Osteoarthrose). Ihre Schulter sprach recht zufriedenstellend auf die Behandlung an, in dem sie ihren Status vor der Exazerbation wiedererlangte.
(Maitland 1986)

Zusammenfassung

- Radiologische bildgebende Verfahren werden eingesetzt, um die Fähigkeit, eine strukturelle Diagnose zu erhalten, oder als ein Standardkriterium, mit dem die Befunde aus der Funktionsuntersuchung korreliert werden können, aber:
- Eine Vielzahl struktureller Läsionen wurde bei der asymptomatischen Bevölkerung gefunden.
- Radiologische bildgebende Verfahren können auch mit der Erkennung anatomischer Varianten, die klinisch irrelevant sind, Übertragungsfehlern und der Unfähigkeit, eine klinisch signifikante Pathologie zu erkennen, assoziiert sein.
- Wie Miniaci et al. (2002) zusammenfassten, *„zeigt das bloße Vorhandensein von Signalveränderungen oder Anomalien nicht unbedingt pathologische, symptomatische Befunde an"*. Lewis und Tennant (2007) meinten, dass *„… es gute Evidenz dafür gibt, dass sowohl Ultraschall als auch MRT spezifisch bei der Erkennung von vollständigen Rissen der Rotatorenmanschette sind und in geringerem Ausmaß bei der Diagnose von Teilrupturen. Jedoch ist die Signifikanz dieser Befunde interpretationsoffen, da keines der bildgebenden Verfahren in der Lage ist, einen symptomatischen Riss von einem Riss, der nicht mit Schmerz oder Funktionsverlust verbunden ist, zu unterscheiden."*

Implikationen für den Physiotherapeuten Wenn Ergebnisse aus radiologischen Untersuchungen als Bericht oder Bild zur Verfügung stehen, müssen Physiotherapeuten die Ergebnisse ausgewogen interpretieren, wobei sie die symbolische durchlässige Backsteinmauer und den Vorrang der klinischen Evidenz im Hinterkopf behalten müssen (Maitland 1986).

Chirurgische Befunde – einige Überlegungen zu spezifischen Diagnosen

Chirurgische Studien betonen ebenfalls die Schwierigkeit bei der Identifizierung des Verhältnisses zwischen der Gewebepathologie und den vom Patienten berichteten Symptomen. Tatsächlich erkannten Snow et al. (2009) die magere Evidenzlage in der Literatur, die darauf abzielte, eine Korrelation zwischen arthroskopischen Befunden und den Schmerzen von Patienten aufzuzeigen.

In einer Serie von 55 Patienten, die mit Impingementsyndrom diagnostiziert worden waren und einer subakromialen Dekompression (Resektion der anterolateralen Ecke des Akromions, Loslösung und Resektion des Lig. coracoacromiale vom Akromion), zeigten Snow et al. (2009), dass es keine statistisch signifikante Korrelation zwischen der Schwere des bei der Arthroskopie erkannten Impingementsyndroms mit dem entweder prä- oder postoperativ berichteten Schmerzniveau oder dem postoperativen Grad der Zufriedenheit (89 % Zufriedenheit) gab. Ebenso zeigten Soyer et al. (2003), dass das Quantum des Akromions, das bei der Operation resektiert wurde (und damit die Stärke des Impingements), in keiner Beziehung zum Grad der Verbesserung stand, den die Patienten postoperativ berichteten.

Powell et al. (2009) berichteten, dass bei 98 Patienten, die sich einer arthroskopischen subakromialen Dekompression aufgrund eines

Impingementsyndroms unterzogen, kein statistisch signifikanter Unterschied bei den prä- und postoperativen Ergebnissen zwischen Patienten ohne (n = 75) und denen mit Rotatorenmanschettenriss (der nicht behoben wurde; n = 23) gefunden wurde. Diese Ergebnisse tragen zu den Schwierigkeiten im aktuellen Verständnis bei, in welchem Ausmaß ein Rotatorenmanschettenriss zu Symptomen beiträgt oder sie auslöst. Sie legen nahe, dass die Schmerzursache bei diesen Patienten multifaktoriell ist und nicht allein auf die erkannte Gewebepathologie zurückgeführt werden kann.

Als Teil ihrer Forschungsarbeit berichteten Mohtadi et al. (2004) Befunde von 58 Patienten (43 Männer und 15 Frauen), die Schulterschmerzen in Übereinstimmung mit einem Schulterimpingement-Syndrom aus der klinischen Untersuchung aufwiesen, deren Symptome über drei Monate bestehen blieben und sich als beharrlich resistent gegenüber einer konservativen Behandlung zeigten. Zu den Einschlusskriterien gehörte eine mehr als 50-prozentige Schmerzreduktion infolge einer lokalanästhetischen Injektion in den Subakromialraum. Die chirurgischen Befunde umfassten abnorme Sehnen der Mm. supraspinatus (79,3 %), infraspinatus (79,3 %), subscapularis (32,8 %) und des Caput longum des M. biceps (66 %) einschließlich nicht zurückgezogener Rupturen bei 5,7 %. Die Sehnenpathologie wurde des Weiteren als „entzündet", „verschlissen oder partiell gerissen" (im Fall des M. supraspinatus auf der bursalen oder humeralen Fläche) oder „Riss in voller Dicke" (im Fall des Caput longum des M. biceps „komplette Ruptur") definiert. Andere Befunde umfassten Pathologien des Akromioklavikulargelenks (56,4 %), Anomalien des Labrum genoidale (85,5 %), der glenoidalen Gelenkfläche (41,1 %) und der Fläche des Humeruskopfes (65,5 %). Ferner bestätigten Befunde bei fünf Patienten die Diagnose einer glenohumeralen Instabilität, die durch das Vorliegen einer Hill-Sachs- (fünf Patienten), Bankart- (drei Patienten) oder SLAP-Läsion (zwei Patienten) mit oder ohne Rotatorenmanschettenläsion nachgewiesen wurde, auch wenn die Studienkriterien insbesondere versuchten, Patienten mit Instabilität in der Geschichte auszuschließen. Diese Befunde zeigen, dass Patienten mit einer gegebenen klinischen Präsentation – in diesem Fall Merkmale, die dem Konzept des Impingementsyndroms entsprechen – eine Vielzahl pathologischer Befunde und übereinstimmender spezifischer Diagnosen aufweisen können, einschließlich solcher, die nicht unbedingt mit dem klassischen Konzept der extrinsischen Kompression der Rotatorenmanschette in Verbindung gebracht werden. Mohtadi et al. (2004) argumentieren, dass daher das subakromiale Impingement eine klinische Präsentation und keine spezifische Diagnose ist – eine Sichtweise, die von zahlreichen anderen Autoren unterstützt wird. Tatsächlich wurde das Konzept des subakromialen Impingements, von dem angenommen wird, dass es Kompression zwischen den Rotatorenmanschettensehnen und der Bursa zwischen Akromion und Humeruskopf beinhaltet, durch Studien infrage gestellt, die fehlenden Kontakt zwischen diesen beiden Strukturen demonstrierten (McCallister et al. 2005, Goldberg et al. 2001).

Trotz der Fortschritte, die bildgebende Verfahren und Arthroskopie bezüglich der Schulterdiagnostik gebracht haben, bleibt das aktuelle Verständnis der Pathoätiologie von Schulterstörungen unvollständig. Insbesondere das Verhältnis von Schmerz der Patienten und Gewebepathologie ist unklar, mit der Annahme, dass – sicherlich im Hinblick auf Patienten, die eine klinische Diagnose des subakromialen Impingementsyndroms und eine Pathologie der Rotatorenmanschette präsentieren – die Schmerzursachen multifaktoriell sind und nicht allein in Zusammenhang mit mechanischen Faktoren stehen. Eine solche Evidenz unterstützt die Behauptung, dass ein physiotherapeutisches Management, das allein auf einer vermuteten pathoanatomischen Läsion und einer biomedizinisch-diagnostischen Bezeichnung beruht, fehlerhaft ist, und zeigt die Notwendigkeit eines konzeptionellen Modells, das die potenziell multidimensionale Natur der Störung des Patienten in Anbetracht seiner Beeinträchtigungen, funktionellen Einschränkungen und den damit verbundenen Fähigkeiten und/oder Behinderungen auf individueller Ebene bestätigt.

Erneut scheinen Maitlands Erkenntnisse über die Schwierigkeiten, Einschränkungen und Hindernisse, sollte die physiotherapeutische Behandlung ausschließlich auf der medizinischen Diagnose basieren, heute weiterhin gültig zu sein, trotz der signifikanten Entwicklung im Verständnis der Pathologie von Schulterstörungen in den letzten 40 Jahren seit der Entstehung des Maitland-Konzepts.

Zusammenfassung

- Ergebnisse aus chirurgischen Studien zeigen weiterhin, dass das aktuelle Verständnis der Pathoätiologie und Pathophysiologie von Schulterstörungen immer noch unvollständig ist.
- Insbesondere das Verhältnis zwischen den Schmerzen der Patienten und der Gewebepathologie bleibt unklar, vor allem bei Rotatorenmanschettenstörungen und Labrumläsionen.

Auswirkungen eines sich wandelnden Wissens auf die Diagnose von Schulterstörungen – ein klinisches Beispiel zur Rotatorenmanschetten-Tendinopathie

Wie besprochen, stammen diagnostische Bezeichnungen von Schulterstörungen häufig von der angenommenen zugrunde liegenden Pathologie, deren Vorhandensein die präsentierten Zeichen und Symptome einer Störung erklären würde, und werden verwendet, um sie zu erklären. Unglücklicherweise herrscht derzeit trotz signifikanter Fortschritte bei den Schulterdiagnosen noch immer ein beachtlicher Mangel im Verständnis der Pathoätiologie und Pathophysiologie von Schulterstörungen (Lewis und Tennant 2007, Lewis 2009, van der Heijden 1999). Wie Maitland (1986) erkannte, *„gibt es in der Medizin heutzutage viel, das klar gewusst und verstanden wird. Es gibt vieles, was Tag für Tag entdeckt wird, während sich die Wissenschaft weiterentwickelt. Es gibt auch einen damit verbundenen Aspekt, der bedacht werden muss – es gibt viel, von dem wir DENKEN, es zu wissen; es kann sich jedoch mit dem Fortschreiten der medizinischen Wissenschaft als falsch herausstellen."*

Ein perfektes Beispiel für diese letzte Aussage in Bezug auf Schulterstörungen bezieht sich auf die Pathologie der Rotatorenmanschette, von der angenommen wird, dass sie eine der häufigsten Ursachen für Schulterschmerzen ist (Lewis und Tennant 2007, Uhthoff und Sarker 1990; Seitz et al. 2011). Die diagnostische Bezeichnung „Supraspinatus-Tendinitis" oder „Rotatorenmanschetten-Tendinitis“ wurde in der Literatur weitgehend berichtet. Diese Bezeichnung ist im wahrsten Sinne eine pathoanatomische Bezeichnung, die ein entzündliches, pathologisches Geschehen innerhalb der Struktur der Sehnen beschreibt. Als solches haben traditionelle medizinische Lehren die Überzeugung tief verankert, dass entzündungshemmende Behandlung und Ruhe den Patienten mit dieser Störung guttun (Khan et al. 2000). Fortschritte im Verständnis der Pathologie von Sehnenstörungen führten jedoch zum Untergang des ursprünglichen Entzündungsmodells mit der Erkenntnis, dass die zugrunde liegende Pathologie in der Rotatorenmanschette und anderen Sehnen, die häufig betroffen sind, in erster Linie eine Tendinose ist, eine degenerative, nichtentzündliche Störung (Fukuda et al. 1990). Obgleich die Pathoätiologie unklar bleibt, wurden die pathologischen Merkmale der Tendinose von einigen Autoren als degenerativ angesehen, von anderen dagegen als eine fehlgeschlagene Heilungsreaktion (Cook und Purdam 2009). Dieser Paradigmenwechsel im Verständnis der Sehnenpathologie brachte wichtige Implikationen für das Management mit sich. In den letzten Jahren wurde die Bezeichnung „Tendinopathie“ von zahlreichen Autoren als klinischer diagnostischer Begriff der Wahl befürwortet, der die Kombination von Schmerz und beeinträchtigter Leistung umfasst, ohne dabei Vermutungen über die zugrunde liegende Pathologie anzustellen (Maffulli 1998).

Speziell in Hinblick auf Rotatorenmanschetten-Tendinopathie wurden in den letzten Jahren signifikante Entwicklungen bezüglich unseres Verständnisses der Ätiologie der Störung gemacht. Zunächst von Codman (1934) einer intrinsischen Läsion der Rotatorenmanschettensehnen zugeschrieben, führten spätere Theorien von Neer (1972) fast alle Pathologien der Rotatorenmanschette gänzlich auf mechanische Irritationen und Impingement von der Unterseite des Akromions aufgrund von Abweichungen in der Form und dem Neigungsgrad, gering hervorstehenden akromioklavikulären Osteophyten und Veränderungen im Lig. coracoacromiale zurück – extrinsische Gründe. Basierend auf seinen Theorien, empfahl Neer (1972) ein chirurgisches Verfahren, Akromioplastik, für Patienten, die bleibende Symptome trotz konservativer Behand-

Tab. 4.3 Die Haupttheorien und -konzepte zu extrinsischen Mechanismen der Rotatorenmanschetten-Tendinopathie

Rotatorenmanschetten-Tendinopathie – unterstützende Evidenz für extrinsische Mechanismen	Rotatorenmanschetten-Tendinopathie – negierende Evidenz gegen extrinsische Mechanismen
Assoziation zwischen Akromionform und der Stärke der Rotatorenmanschetten – Pathologie ist gut dokumentiert – verbunden mit Rotatorenmanschetten – Pathologie mit Bursa-seitigen partiellen Rissen und Progression zu kompletten Rissen.	Vorliegen von anatomischen Merkmalen, wie Form des Akromions, A/C-Gelenkarthritis, subakromiale Sporne können beitragend sein, reichen allein aber nicht für einen extrinsischen Rotatorenmanschetten-Tendinopathie-Mechanismus aus, d. h. prädisponierend für Rotatorenmanschetten-Tendinopathie? Chirurgische Studien berichten von erfolgreiche Ergebnisse bei Patienten, die sich nur einer Rotatorenmanschettenreparatur unterzogen, ohne Akromioplastik. Von Patienten, die neun Jahre nach einer Akromioplastik-Operation beurteilt wurden, entwickelten 20 % komplette Rotatorenmanschettenrisse – dies lässt andere Mechanismen als beteiligte mechanische Kompression vermuten. Diese Veränderungen werden von einigen Autoren als sekundär reaktive Veränderungen angesehen. In Betracht zu ziehen ist, dass sich die primäre Läsion intrinsisch innerhalb der Rotatorenmanschette entwickelt, was zu einer mangelnden Kontrolle des Humeruskopfes und einem sekundären Impingement zwischen bursaler Oberfläche der Rotatorenmanschette und dem Akromion führt.
Bewegungsstörungen der Scapula wurden bei Patienten mit Rotatorenmanschetten-Tendinopathie in Vergleich zu asymptomatischen Personen gezeigt, die eine relative Reduktion des Subakromialraums verursachen können, insbesondere bei einigen offensichtlicheren Störungen (Dyskinesie der Scapula). Beeinträchtigungen, die Bewegungsanomalien der Scapula erzeugen, könnten Weichteilgewebeeinschränkungen, Defizite der Muskelkontrolle und Haltungsdefizite einschließen.	Bewegungsstörungen der Scapula wurden berichtet, die eine relative Verringerung des Subakromialraums verursachen. Einige Unterschiede der Scapula-Bewegung zwischen asymptomatischen Personen und Individuen mit Rotatorenmanschetten-Tendinopathie sind gering und stellen die Relevanz einer Rotatorenmanschetten-Kompression infrage. Methoden, die eingesetzt wurden, um Bewegungsanomalien der Scapula zu beurteilen und zu beschreiben, besitzen unbekannte Reliabilität. Der Einfluss von Bewegungsstörungen der Scapula auf die relative Größe des Subakromialraums bleibt spekulativ.
Reduktion des Subakromialraums, der theoretisch durch Bewegungsstörungen des Humeruskopfes reduziert wird und zur Kompression der Rotatorenmanschette beiträgt Beeinträchtigungen, die in Zusammenhang zu einer exzessiven Verschiebung des Humeruskopfes stehen, umfassen a) reduzierte Länge der posterioren Kapsel, mit identifizierten Beziehungen zwischen dieser Beeinträchtigung und Patienten mit Rotatorenmanschetten-Tendinopathie, b) Rotatorenmanschetten-Muskelkontrolldefizite.	Superiore Humeruskopfverschiebung durch abnorme Bewegungsmuster können durch Veränderungen der Bewegungsmuster der Scapula kompensiert werden. a) Wenn eine Beziehung zwischen der Länge der posterioren Kapsel existiert, so ist diese wahrscheinlich kein beitragender Faktor bei allen Patienten mit Rotatorenmanschetten-Tendinopathie. b) Es wurde widersprüchliche Evidenz bezüglich der Auswirkungen oder der Rotatorenmanschetten-Muskelkontrolldefizite publiziert.

Tab. 4.3 Die Haupttheorien und -konzepte zu extrinsischen Mechanismen der Rotatorenmanschetten-Tendinopathie *(Forts.)*

Rotatorenmanschetten-Tendinopathie – unterstützende Evidenz für extrinsische Mechanismen	Rotatorenmanschetten-Tendinopathie – negierende Evidenz gegen extrinsische Mechanismen
Das Konzept des internen Impingements, das in den letzten zehn Jahren aufgekommen ist, legt nahe, dass die Gelenkfläche der Rotatorenmanschettensehne zwischen der Gelenkfläche des Humeruskopfes und der Schulterpfanne komprimiert werden kann, und liefert so eine Erklärung für die Beobachtung der Gelenkflächen-Rotatorenmanschetten-Tendinopathie. Von Läsionen am Gelenkrand der Supraspinatusinsertion wurde berichtet, dass sie mit Scheuern und Verletzung am posterosuperioren Labrum bei Wurfsportlern assoziiert sind – Kontakt zwischen diesen beiden Bereichen während Elevation/Außenrotation. Vom Kontakt zwischen Pulley-System des Bizeps und des anterosuperioren Labrums wurde während Elevation/Innenrotation bei Sportlern berichtet. Die vorgeschlagenen Theorien zur Ursache dieser Art von Impingement umfassen Mikroinstabilität der Schulter, Einschränkung der posterioren Kapsel, reduzierte Retroversion des Humeruskopfes, Bewegungsstörungen der Scapula, SLAP-Läsionen.	
Zusammengestellt aus Lewis (2009), Seitz et al. (2011), Bunker (2002), Castagna et al. (2010) sowie Cook und Purdam (2009)	

lung aufwiesen, das eines der meistverwendeten schulterchirurgischen Verfahren wurde (Stephens et al. 1998). Jedoch wurden in einem Review von Iannotti (1991) Subgruppen von Patienten mit unbefriedigenden Ergebnissen infolge der Akromioplastik beschrieben (5–50 %). Obwohl diese Ergebnisse einer unpräzisen Diagnose oder einer unvollständigen Dekompression zugeschrieben wurden, war die Pathoätiologie der Störung weitgehend unbekannt. Seit dieser klassischen Veröffentlichung von Neer (1972) bleibt die Ätiologie der Rotatorenmanschetten-Tendinopathie unklar, wobei zahlreiche Autoren alternative Theorien vorstellten, die sowohl intrinsische, extrinsische als auch eine Kombination aus beiden Faktoren einschließen, wie umfassend von Seitz et al. (2011), Bunker (2002) und Lewis (2009) besprochen. ➤ Tab. 4.3 und ➤ Tab. 4.4 fassen die Hauptkonzepte und die gezeigte Evidenz aus den Arbeiten von Lewis (2009), Seitz et al. (2011), Bunker (2002), Castagna et al (2010) sowie Cook und Purdam (2009) zusammen. Diese Tabellen zeigen einige der Argumente auf, die sowohl für als auch gegen die Ätiologie einer Rotatorenmanschetten-Tendinopathie aufgrund von extrinsischen Faktoren (Faktoren, die eine Kompression der Rotatorenmanschettensehnen auslösen – subakromiales Impingement) oder intrinsischen Faktoren (strukturelle Veränderungen innerhalb der Sehne als Ergebnis von Alterung, Überbeanspruchung etc., wie sie auch in anderen Sehnen wie häufig dem Extensorenansatz am Ellenbogen, der Achillessehne oder der Patellasehne, die nicht innerhalb eines anatomischen Raums eingeschlossen sind, vorkommen) sprechen.

Es ist interessant, den Entwicklungsverlauf des wissenschaftlichen Verständnisses der Rotatorenmanschetten-Tendinopathie, insbesondere in Relation zu den ätiologischen Mechanismen, zu untersuchen – von der Ansicht, dass jede Pathologie der Rotatorenmanschette einer extrinsischen Kompression zugeschrieben werden kann (subakromiales Impingement; Neer 1972), hin zur aktuellen Meinung, die nahelegt, dass die Rotatorenmanschetten-Tendinopathie keine homogene Entität ist, sondern eine komplexe, multifaktorielle Ätiologie im Zusammenspiel von intrinsischen und extrinsischen Faktoren besitzt. Überdies baut sich derzeit mit dem besseren Verständnis einer Tendinopathie in anderen Körperregionen – Achillessehne und Patellasehne – eine wachsende Evidenz auf, welche die Bestätigung und Bedeutung intrinsischer Faktoren in der Entwicklung der Rotatorenmanschetten-Tendinopathie unterstützt. Tatsächlich fassen einige Autoren, z. B. Baring et al. (2007), zusammen, dass *„die Störung (Rotatorenmanschetten-Ten-*

Tab. 4.4 Die Haupttheorien und -konzepte zu intrinsischen Mechanismen der Rotatorenmanschetten-Tendinopathie

Rotatorenmanschetten-Tendinopathie – unterstützende Evidenz für intrinsische Mechanismen	Rotatorenmanschetten-Tendinopathie – negierende Evidenz gegen intrinsische Mechanismen
Eine an der Gelenkseite der Sehnen lokalisierte Rotatorenmanschetten-Tendinopathie in Abwesenheit einer Pathologie auf der bursalen Seite der Rotatorenmanschettensehnen legt einen intrinsischen Mechanismus hinter der Entwicklung zur Rotatorenmanschetten-Tendinopathie nahe.	Internes Impingement (ein extrinsischer Mechanismus) liefert eine alternative Erklärung für das Vorhandensein einer Gelenkflächen-Rotatorenmanschetten-Tendinopathie. Es existiert eine kleine Patientengruppe, bei der die Sehnenpathologie auf der bursalen Seite angesiedelt ist anstatt auf der Gelenkseite der Sehne. Patienten mit primär Bursa-seitiger Pathologie der Rotatorenmanschette wiesen stets einen Zusammenhang mit einer Abnutzung des Akromions und des Lig. coracoacromiale auf, während bei Patienten mit primär gelenkseitiger Rotatorenmanschetten-Tendinopathie Abnutzungsläsionen auf dem Akromion fehlten. Es ist jedoch wiederum zu bedenken: Treten diese sekundär reaktiven Veränderungen zu intrinsischen Läsionen innerhalb der Rotatorenmanschette auf?

Tab. 4.4 Die Haupttheorien und -konzepte zu intrinsischen Mechanismen der Rotatorenmanschetten-Tendinopathie *(Forts.)*

Rotatorenmanschetten-Tendinopathie – unterstützende Evidenz für intrinsische Mechanismen	Rotatorenmanschetten-Tendinopathie – negierende Evidenz gegen intrinsische Mechanismen
Intrinsische Faktoren führen zu morphologischen Veränderungen in der Sehnenstruktur, was von einigen Autoren als degenerativer Prozess, von anderen Autoren als Ergebnis einer fehlgeschlagenen Sehnenheilung angesehen wird. Morphologische Veränderungen umfassen a) Disorganisation der hierarchischen Strukturen des Kollagens mit dünneren Fasern, Faserseparation und einem abnorm hohen Verhältnis von Typ-III- zu Typ-I-Kollagen, b) Anstieg der Grundsubstanz mit hoher Proteoglykan-Konzentration, c) Schwankungen der Tenozytendichte, Bereiche mit erhöhten Zahlen mit gesteigerter Proteinproduktion und anderen Bereichen mit Zellmangel, d) Anstieg der Sehnenvaskularität (Neovaskularisation), e) allgemeine Abwesenheit entzündlicher Zellinfiltrate.	
Histologische Evidenz hat gezeigt, dass mikroskopische und makroskopische Rissbildung an der Gelenkfläche der Rotatorenmanschette histologischen Veränderungen am Akromion vorausgehen.	
Morphologische Veränderungen innerhalb der Sehnenstruktur resultieren in einer Sehne, die geringere mechanische Eigenschaften besitzt, weniger in Lage ist, mit Zugbelastungen oder Schubbelastungen umzugehen, und demzufolge anfälliger für Schädigung und Risse ist.	
Tendinopathische Veränderungen wie die bei der Rotatorenmanschetten-Tendinopathie wurden bei zahlreichen anderen Sehnen, wie Achillessehne, Patellarsehne, Sehne des M. extensor carpi radialis brevis, Sehnen in der Leiste, gezeigt, die alle nicht in einem physiologischen Raum liegen und daher nicht anfällig für extrinsische Kompressionskräfte sind.	
Tierstudien unterstützen eine mechanische Überlastungsätiologie für die Entwicklung von intrinsischer Sehnendegeneration mit Veränderungen, die konsistent mit humaner Tendinopathie sind, welche in Supraspinatussehnen von Ratten infolge eines überbeanspruchenden Laufprogramms erzeugt wurden.	Ergebnisse aus Tierstudien haben gezeigt, dass die größten tendinopathischen Veränderungen bei Rattensehnen auftraten, die sowohl Überbeanspruchung als auch extrinsischer Kompression ausgesetzt waren.
Ätiologische Faktoren, die mit der Entwicklung einer Rotatorenmanschetten-Tendinopathie assoziiert sind, umfassen Alter, schlechte Durchblutung, genetische Prädisposition, mechanische Überlastung.	Die extrinsische Kompression der Rotatorenmanschette könnte der Faktor sein, der die Sehnen- oder tendinopathischen Veränderungen prädisponiert.
Rotatorenmanschetten-Tendinopathie mit einem intrinsischen Mechanismus kann die Funktion der Rotatorenmanschette, den Humeruskopf zu stabilisieren, beeinflussen und dadurch für die Reduktion des Subakromialraums durch superiore Verschiebung des Humeruskopfes prädisponieren.	Theoretisch wird die Reduktion des Subakromialraums durch Bewegungsstörungen des Humeruskopfes und dem Beitrag zur Kompression der Rotatorenmanschette herbeigeführt – ein extrinsischer Mechanismus kann die Rotatorenmanschette für eine Tendinopathie prädisponieren.

Zusammengestellt aus Lewis (2009), Seitz et al. (2011), Bunker (2002), Castagna et al. (2010) und Cook und Purdam (2009)

dinopathie) ein rein intrinsisch initiiertes Phänomen ist, wobei Veränderungen in den umgebenden Strukturen ein sekundäres Merkmal sind". Intrinsische Sehnendegeneration wird nun als Hauptfaktor in der Entwicklung von Rotatorenmanschettenrissen angesehen (Seitz et al. 2011, Bigliani und Levine 1997, Castagna et al. 2010, Lewis 2009, Cook und Purdam 2009, Bunker 2002). Ebenso ist es interessant, Entwicklungen im Verständnis verschiedener Typen von Schulterimpingement zu betrachten, einschließlich des internen Impingements und der Bestätigung, dass Patienten sich mit einer Vielzahl verschiedener, gleichzeitig auftretender gewebepathologischer Befunde präsentieren können (Castagna et al. 2010, Mohtadi et al. 2004).

Dieses sich entwickelnde Verständnis scheint sich in der chirurgischen Literatur widerzuspiegeln, in der das chirurgische Management einer Rotatorenmanschetten-Tendinopathie von der Verknüpfung der beobachteten Gewebepathologie (basierend auf bildgebenden Verfahren und Befunden beim Eingriff) mit den vorgeschlagenen Mechanismen angetrieben wird. Mit der Entwicklung des wissenschaftlichen Verständnisses für die Komplexität der Rotatorenmanschetten-Tendinopathie erkennen Autoren wie Castagna et al. (2010) die Notwendigkeit eines individuell maßgeschneiderten chirurgischen Managements. Diese Ansicht scheint von der Literatur unterstützt zu werden, wobei Rotatorenmanschettenläsionen einem internen Impingement zugeschrieben werden und chirurgisch mit Débridement der Rotatorenmanschette mit subakromialer Dekompression behandelt werden, was von einigen Autoren als kontraindiziert angesehen wird.

Andere Autoren schlugen auch vor, andere konzipierte Mechanismen bei internem Impingement chirurgisch zu behandeln, wie Stabilisierung einer anterioren Instabilität durch Kapselverschiebung, Reparatur von gleichzeitig auftretenden SLAP-Läsionen (SLAP = superiores Labrum anterior posterior; es wird angenommen, dass dies zur glenohumeralen Instabilität beiträgt, die zu internem Impingement führt), Entfernung von Knochenfragmenten einer Bennett-Läsion und Freilegung der posterioren Kapsel bei Patienten, bei denen diese Einschränkung als zugrunde liegender Mechanismus für das interne Impingement angesehen wird (Castagna et al. 2010). Ist eine Rotatorenmanschettenläsion vermutlich einer extrinsischen Läsion zuzuschreiben, verbleibt umgekehrt eine Dekompression mit Akromioplastik die Schlüsselkomponente der Chirurgie.

Trotz dieser wissenschaftlichen Entwicklungen bleiben viele Probleme und Herausforderungen im Verständnis der Rotatorenmanschetten-Tendinopathie bestehen, wie:

- Die Kontroversen und das weiterhin fehlende Verständnis der zugrunde liegenden Mechanismen und der Ätiologie
- Die Mechanismen der Symptomproduktion, speziell angesichts der wissenschaftlichen Befunde einer weiten Verbreitung asymptomatischer Rotatorenmanschetten-Tendinopathien
- Die Grenzen der Funktionsuntersuchung, spezifische Schulterstörungen einschließlich Rotatorenmanschetten-Tendinopathie zu identifizieren, welche die vorgeschlagenen Unterkategorien der Rotatorenmanschetten-Tendinopathie auf Basis der zugrunde liegenden Mechanismen nicht einschließt
- Ob Subgruppen von Patienten mit Rotatorenmanschetten-Tendinopathie, die auf den vorgeschlagenen ätiologischen Mechanismen (d. h. intrinsisch/extrinsisch/kombiniert) beruht, auf unterschiedlich zugeschnittene Interventionen ansprechen

Angesichts dieser Evidenz sollte die Entscheidungsfindung im physiotherapeutischen Management zum aktuellen Zeitpunkt nicht allein von der Gewebepathologie bestimmt werden, sondern eher auf Beeinträchtigungen der Bewegungsfunktionen basieren, der Schlüsselannahme dieses Kapitels (Seitz et al. 2011, Castagna et al. 2010). Dieser Ansatz unterstützt Maitlands Grundsatz bei der Entwicklung des Maitland-Konzepts, nämlich den Vorrang der klinischen Evidenz. Die in der Literatur aufgebaute Evidenz liefert einen hilfreichen Beitrag zum Verhältnis von Beeinträchtigungen und klinischen Ergebnissen. Beispiele schließen die Arbeit von Burkhart et al. (2003) ein, die eine Reduktion um 38 % der Prävalenz von Schulterproblemen in einer Gruppe von wettkampfmäßigen Tennisspielern zeigten, die Einschränkungen der Innenrotation der Schulter durch tägliches Dehnen begegneten, im Vergleich zu einer Gruppe, die nicht dehnte.

Zusammenfassung

Wie Maitland (1986) erkannte, *„gibt es in der Medizin heutzutage viel, das klar gewusst und verstanden wird. Es gibt vieles, was Tag für Tag entdeckt wird, während sich die Wissenschaft weiterentwickelt. Es gibt auch einen damit verbundenen Aspekt, der bedacht werden muss – es gibt viel, von dem wir DENKEN, es zu wissen; es kann sich jedoch mit dem Fortschreiten der medizinischen Wissenschaft als falsch herausstellen."*

Implikationen für Physiotherapeuten Physiotherapeuten müssen den Entwicklungen im theoretischen Verständnis von Störungen, welche die Schulter (und andere Körperregionen) betreffen, Rechnung tragen (die linke Seite der symbolischen durchlässigen Backsteinmauer), aber dieses Wissen mit der klinischen Evidenz, die Vorrang in den Entscheidungsfindungsprozessen des klinisch tätigen Therapeuten hat (die rechte Seite der symbolischen durchlässigen Backsteinmauer), ausbalancieren.

4.5 Schulterstörungen – eine Sichtweise aus der „erweiterten Rolle" des Physiotherapeuten (ESP – Extended Scope)

4.5.1 ESP-Funktionspraxis und die diagnostische Aufgabe

Wie in den vorangegangenen Abschnitten besprochen, ist die *medizinische Diagnose* von Patienten mit Schulterstörungen ein komplexes Problem. Merkmale wie die Stärke des Schmerzes, Chronifizierung, koexistierende Pathologien zusätzlich zu den bereits diskutierten Aspekte in Bezug auf die Unsicherheiten in Verbindung mit orthopädischen Spezialtests, asymptomatischer Pathologie, die in einer Vielzahl von radiologischen bildgebenden Verfahren identifiziert wurde, das häufige Auftreten von multiplen, koexistierenden strukturellen Pathologien, uneinheitliche diagnostische Bezeichnungen und Klassifikationssysteme bringen signifikante Herausforderungen mit sich. Überdies kann die klinische Manifestation einer Pathologie von Person zu Person sehr stark variieren. Trotzdem haben Physiotherapeuten mit einer erweiterten Verantwortung in ihrer Rollenbeschreibung (ESP) und Ärzte eine Verantwortung dem Patienten gegenüber, eine so genaue *medizinische Diagnose* wie möglich zu stellen, um Entscheidungen zu seinem Management und seiner Prognose zu treffen.

Bei der Stellung der medizinischen Diagnose kann der ESP eine Triage-Funktion ausführen, die als „ein Prozess, in dem eine Gruppe von Patienten nach ihrem Bedarf an Versorgung sortiert wird", definiert ist, wobei „die Art der Krankheit oder Verletzung, die Stärke des Problems und die Einrichtungen den Prozess bestimmen" (Mosby's Medical Dictionary 2009). Dieser Ansatz wird in der Literatur über Schulterstörungen weithin befürwortet, beispielsweise von Mitchell et al. (2005), einer Richtlinie für „Best Practice" mit dem Titel „Diagnose und Management von Weichteilgewebe-Schulterverletzungen und verwandte Störungen", veröffentlicht von der New Zealand Guidelines Group (2004), und in Großbritannien von einer Anleitung für Beurteilung und Management von Schulterstörungen, die von den NHS Clinical Knowledge Summaries (NHS CKS 2012) herausgegeben wurde. ➤ Abb. 4.14 fasst diese Gruppe von Arbeiten zusammen. Es würde den Rahmen sprengen und liegt nicht in der Absicht dieses Kapitels, eine vollständige Diskussion aller bekannten pathologischen Läsionen des Schulterkomplexes bereitzustellen, sondern eher die Überlegungen und Prinzipien Diagnose von Schulterdysfunktionen zu diskutieren, da sie sowohl für den Physiotherapeuten mit einer traditionellen Funktion als auch für den ESP, der eine medizinische Diagnose stellt, gelten.

4.5.2 Die Bedeutung des Screenings auf Red Flags

Wie in der 4. Auflage von *Maitlands periphere Manipulation* (Hengeveld und Banks 2005, S. 82) besprochen:

Physiotherapeuten wenden hochkomplexe Clinical-Reasoning-Prozesse an, in denen unterschiedliche Paradigmen für die Praxis und verschiedene Formen des Clinical Reasonings verfolgt werden. In einigen Fällen wird es eine Art von biomedizinischer Argumentation sein, in welcher der Physiotherapeut hauptsächlich pathobiologische Prozesse in Betracht zieht, um Vorsichtsmaßnahmen und Kontraindikationen für die Behandlung zu entdecken.

Dieser Aspekt der physiotherapeutischen Praxis hat infolge der Gewährung des autonomen Status 1977 in Großbritannien gemäß des Health Circular (77) 33 große Bedeutung erhalten (CSP 2008). Durch die Erlaubnis, als primärbehandelnder klinisch tätiger Therapeut zu agieren, müssen Physiotherapeuten zwar nicht als Diagnostiker handeln, müssen aber in der Lage sein, zu erkennen, ob die Zeichen und Symptome einer aktuellen Beschwerde ihren Ursprung innerhalb des neuromuskuloskeletalen Systems haben oder nicht. Wenn nicht, müssen sie angemessen handeln, indem sie den Patienten zu dem richtigen, praktischen Arzt schicken (Hengeveld und Banks 2005, Maitland 1986, Grieve 1994). Red Flags, wie die von Mitchell et al. (2005), NHS CKS (2012) und der New Zealand Guidelines Group (2004) identifizierten, bieten eine Hilfe bei der Erkennung einer möglicherweise ernsten Pathologie bei Schulterstörungen und können gleichermaßen von Ärzten und von Physiotherapeuten sowohl mit einer traditionellen als auch mit einer erweiterten Rollenfunktion genutzt werden. Sie zeigen die Erfordernis einer sofortigen Überweisung an einen geeigneten Spezialisten an. In ➤ Abb. 4.14 sind verschiedene Red Flags aufgelistet.

ESPs, welche die Verantwortung für die Festlegung einer adäquaten *medizinischen Diagnose* einer muskuloskeletalen Pathologie übernehmen, bedürfen der Entwicklung einer ausreichenden Wissensbasis über Störungen, ihre möglichen Differenzialdiagnosen, einschließlich der Möglichkeit der Tarnung ernst zu nehmender Pathologie, die in frühen Stadien nicht offenkundig als „Red Flag" auftreten. Der Zustand der Frozen Shoulder ist ein Beispiel dafür. In einer aktuellen retrospektiven Fallstudie berichteten Sano et al. (2010), dass 32 % der Patienten einer

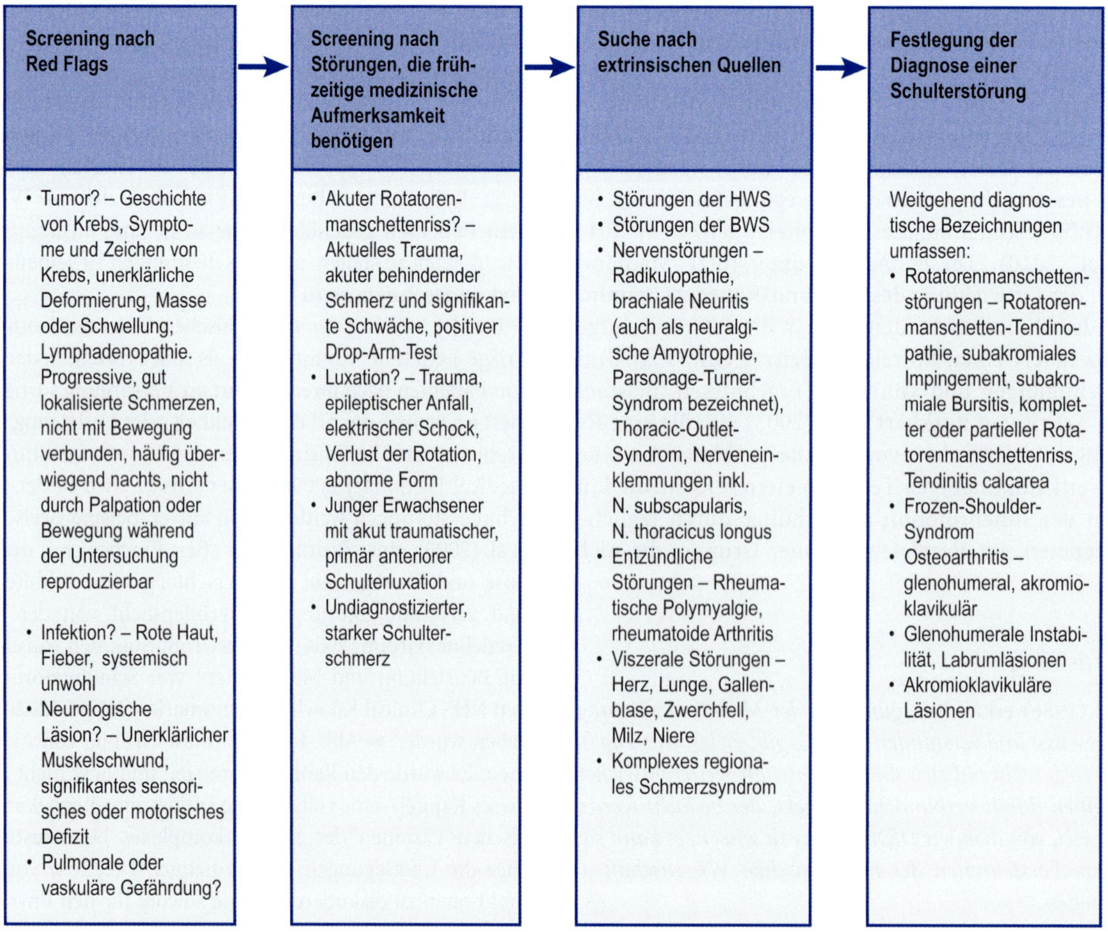

Abb. 4.14 Ein diagnostischer Triage-Prozess, der im medizinisch-diagnostischen Prozess bezüglich Schulterstörungen verwendet werden kann

Tumorklinik, bei denen entweder primäre oder metastasierende Tumoren im Schulterbereich festgestellt wurden, zunächst ein Frozen-Shoulder-Syndrom diagnostiziert bekamen (n=99) oder Symptome zeigten, die charakteristisch für diese Störung sind (n=2; 3 Männer, 8 Frauen, Altersspektrum 51–77 Jahre, Mittelwert 61 Jahre). Zweitens wurden in einem Review von 505 Patienten, die in einer Klinik für Schulterstörungen vorstellig wurden, vier (0,8 %) mit malignen Schultertumoren diagnostiziert (3 Männer, 1 Frau, Altersspektrum 56–73 Jahre, Mittelwert 67 Jahre; Sano et al. 2010). Interessanterweise zeigte von sechs Patienten, bei denen metastasierende Tumoren diagnostiziert wurden, keiner andere Symptome als Schulterschmerzen und eine Einschränkung im Bewegungsausmaß. Außerdem wurden in dieser Studie die Tumoren in 73 % der Fälle im Knochen oder in der Scapula-Region lokalisiert (Sano et al. 2010). Sano et al. (2010) empfehlen daher, immer die Möglichkeit eines muskuloskeletalen malignen Tumors beim Frozen-Shoulder-Syndrom in Betracht zu ziehen, wobei die klinische Diagnose nur bei Vorliegen eines unauffälligen Röntgenbefundes gestellt wird. Dieser Vorschlag wird von zahlreichen Autoren wie Codman (1934), Bunker (2009) sowie Pearsall und Speer (1998) unterstützt, neben weiteren Autoren, die von anderen maskierenden Störungen einschließlich Knochennekrose (Wolfe und Taylor-Butler 2000), Melorheostose (Jermin und Webb 2010) und Osteoarthrose (Mitchell et al. 2005) berichten. Überdies schlagen Sano et al. (2010) vor, dass, wenn ein Patient nicht auf die Art reagiert, wie es dem natürlichen Verlauf der Störung entspricht, die Diagnose neu überdacht und der Patient mit wiederholten Röntgenaufnahmen und weiteren bildgebenden Verfahren wiederbefundet werden sollte, wie in ihrer Studie mit neun Patienten mit einem Tumor, bei denen auf den ersten Röntgenaufnahmen die Pathologie nicht identifiziert wurde. Im Gegensatz dazu empfiehlt die New Zealand Guidelines Group (2004) weitere Untersuchungen nur dann, wenn eine Arthrose vermutet wird. Dieses Beispiel hebt einen Teil der Verantwortung und der Kontroversen hervor, mit denen sich der ESP auseinandersetzen muss.

4.5.3 Suche nach Störungen, die frühzeitiger, medizinischer Aufmerksamkeit bedürfen

Obwohl der Physiotherapeut Diagnosen häufiger bezogen auf Bewegungsstörungen als auf strukturelle Diagnostik stellt, muss er akuten Symptomen aufgrund posttraumatischer Situationen besondere Beachtung schenken, denn es können große strukturelle Läsionen aufgetreten sein, die eventuell von einem praktischen Arzt versorgt werden müssen.

Hengeveld und Banks (2005), S. 152

Wiederum müssen Physiotherapeuten, die eine traditionelle Funktion ausführen, nicht als medizinischer Diagnostiker handeln, müssen aber ausreichend über Schulterstörungen informiert sein, bei denen frühzeitige medizinische Aufmerksamkeit notwendig ist und bei denen eine verzögerte Diagnose der strukturellen Läsion dem Patienten schaden kann. Einige der Schlüsselstörungen werden in ➤ Abb. 4.14 hervorgehoben.

Ein Beispiel für eine solche Störung bezieht sich auf den Patienten mit einer zuvor asymptomatischen Schulter, der eine direkte Verletzung seiner Schulter erlitten hat, die auf einen möglichen akuten kompletten Rotatorenmanschettenriss hinweist. Obwohl angenommen wird, dass sie weniger als 10 % aller Rotatorenmanschettenrisse ausmacht, wird für diese Gruppe von Patienten eine frühzeitige chirurgische Intervention empfohlen und mit hervorragenden Ergebnissen assoziiert (Bassett und Cofield 1983, Moosmayer et al. 2010, Oh et al. 2006). Wie zuvor besprochen, wird der Nutzen der orthopädoschen Spezialtests, die vorgeben, diese Schulterläsion zu erkennen, aufgrund der tiefen Nachtest-Wahrscheinlichkeit infrage gestellt (➤ Tab. 4.2 für eine Beschreibung der statistischen Begriffe). Im besten Fall berichtet eine klinische Evaluierung, basierend auf den Studienergebnissen von Park et al. (2005), dass die Wahrscheinlichkeit für einen Rotatorenmanschettenriss bei über 90 % und für ein kompletten Riss bei 28 % bei einem Patienten über 65 Jahre beträgt, der ein positives Drop-Arm-Zeichen in Kombination mit einem schwachen „Infraspinatus"-Test aufweist. Nichtsdestotrotz kann der klinische Eindruck einer signifikanten strukturellen Läsion auf Basis der Geschichte der Störung und den Befunden der Funktionsuntersuchung als einziges diagnostisches Werkzeug für den traditionellen Physiotherapeuten zur Verfügung stehen, das ausreicht, um eine Überweisung zu einem geeigneten praktischen Arzt oder ESP, der die medizinische Diagnose stellt, auszustellen. Basierend auf einem solchen klinischen Eindruck, würde der ESP weitere Untersuchungen entweder mit diagnostischem Ultraschall oder MRT veranlassen, um die Integrität der Rotatorenmanschette zu beurteilen. Für die Leistungsfähigkeit von diagnostischem Ultraschall bzw. MRT, komplette Rotatorenmanschettenrisse aufzudecken, wurden eine durchschnittliche Sensitivität von 0,95/0,89 und eine Spezifität von 0,96/0,93 berichtet (Ottenheijm et al. 2010, Shahabpour et al. 2008). Diese Werte erlauben sichere Schlussfolgerungen, um einen kompletten Rotatorenmanschettenriss ein- bzw. auszuschließen (Ottenheijm et al. 2010, Shahabpour et al. 2008), und ermöglichen eine zeitgerechte Überweisung zu einem orthopädisch-chirurgischen Konsiliararzt, sollte der Patient willens und medizinisch fit genug sein, um sich einer chirurgischen Wiederherstellung der Rotatorenmanschette zu unterziehen.

Ein zweites Beispiel bezieht sich auf den jungen Erwachsenen mit akuter traumatischer primärer anteriorer Schulterluxation. Das Risiko einer wiederkehrenden Instabilität (erneute Luxation oder Symptome/Zeichen für Schulterinstabilität) ist hoch und beträgt bis zu 92–96 % bei der körperlich aktiven jungen Person (Robinson et al. 2006, Wheeler et al. 1989). Obwohl es kein gängiges Protokoll gibt, um das Management dieser Störung anzuleiten, meinen zahlreiche Autoren, dass es ausreichend Evidenz für die Feststellung gibt, dass eine spezifische Untergruppe von jüngeren Sportlern von frühzeitiger chirurgischer Stabilisierung profitieren könnte, basierend auf erheblich reduzierten Reluxationsraten und den Ergebnissen bezüglich einer verbesserten Lebensqualität (Gooding et al. 2010, Safran

4

et al. 2007, Boone und Arciero 2010, Handoll et al. 2004). Befunde aus einer Langzeitstudie mit 25 Jahren Follow-up, die von Holvelius et al. (2008) ausgeführt wurde, legen jedoch nahe, dass, wenn eine sofortige chirurgische Stabilisation bei allen Patienten unter 25 Jahren vorgenommen werden würde, 30 % der Operationen unnötig gewesen wären, da sich diese Gruppe mit der Zeit spontan stabilisiert hätte. Leider besteht derzeit keine klare Evidenz für eine Methode, die vorhersagt, wer eine chirurgische Stabilisation benötigt, obwohl einige Autoren vorgeschlagen haben, dass junge Männer (< 25 Jahre), die Kontaktsportarten und Überkopf-Aktivitäten betreiben, das höchste Risiko für zukünftige Instabilität und Reluxation aufweisen (Gooding et al. 2010, Boone und Arciero 2010; Handoll et al. 2004). Zahlreiche weitere Überlegungen im klinischen Entscheidungsfindungsprozess von Chirurgen bezüglich der Eignung der chirurgischen Stabilisation wurden berichtet, einschließlich des Vorhandenseins der spezifischen zugrunde liegenden pathoanatomischen Läsion(en), insbesondere die Erkennung von Knochendefekten in Kombination mit einer Bankart-Läsion (typischerweise bei 86–100 % der jungen, erstmaligen anterioren Schulterluxation zu beobachten; Gooding et al. 2010, Boone und Arciero 2010). Diese Patientengruppe benötigt zumindest eine klare Diskussion über die chirurgischen und konservativen Managementoptionen und -risiken beider Ansätze (Gooding et al. 2010, Boone und Arciero 2010). Wie Syme (2009) erkennt, wird die ESP-Praxis neben den in ➤ Abb. 4.1 detailliert beschriebenen Kompetenzen durch lokale Protokolle und Überweisungspfade, einschließlich der Anerkennung der Arbeitspraxis und -philosophie der Konsiliarteams, geleitet. Demnach variiert das Ausmaß, in dem ein ESP sowohl in die diagnostische Abklärung als auch in die Diskussionen miteinbezogen wird.

4.5.4 Suche nach extrinsischen Ursachen – analytische Beurteilung und Differenzierung

Schmerzen und Probleme, die in der Schulterregion erlebt werden, gehen möglicherweise auf eine Vielzahl extrinsisch verursachter Pathologien zurück. Einige der Schlüsselstörungen sind in ➤ Abb. 4.14 dargestellt (Manifold und McCann 1999, Pateder et al. 2009, Mamula et al. 2005, Walsworth et al. 2004, Hattrup und Cofield 2010).

Wie bereits besprochen, liegt es nicht im Aufgabenbereich der Physiotherapeuten, die auf traditionelle Weise arbeiten, eine medizinische Diagnose zu stellen. Nichtsdestotrotz müssen Physiotherapeuten wie bei der Suche nach Red Flags und klinischen Präsentationen, die frühzeitige medizinische Beachtung erfordern, ein Bewusstsein für klinische Befunde und Präsentationen besitzen, die eine mögliche extrinsische Ursache der Schulterschmerzen und -dysfunktion nahelegen. Einige dieser Ursachen können in den Bereich fallen, der in der physiotherapeutischen Praxis gemanagt und behandelt wird, z. B. Bewegungseinschränkungen in der HWS, die funktionelle Einschränkungen eines Patienten auslösen oder zu diesen beitragen. Andere klinische Präsentationen weisen auf eine möglicherweise zugrunde liegende pathologische Störung hin, die adäquater medizinischer Diagnose und Managements bedarf und die Kontaktaufnahme mit einem geeigneten praktischen Mediziner rechtfertigt. Das klinische Bild einer Scapula alata und Dyskinesie der Scapula ist ein solches Beispiel, das eine mögliche zugrunde liegende, neurologische Läsion anzeigt, wie in ➤ Tab. 4.5 genauer beschrieben. Dieses Screening wird von allen traditionell arbeitenden Physiotherapeuten gefordert, entweder wenn sie als Erste Kontakt mit dem Patienten haben oder wenn sie Patienten beurteilen und behandeln, die von einem Arzt oder Physiotherapeuten mit erweitertem Rollenbereich, welche die Diagnose gestellt haben, überwiesen wurden. In den ➤ Tab. 4.5, ➤ Tab. 4.6 und ➤ Tab. 4.7 sind einige der Schlüsselmerkmale extrinsischer Störungen zusammengestellt, die sich in der physiotherapeutischen Praxis als Schulterschmerz oder Dysfunktion präsentieren können.

Störungen der HWS – ein Beispiel für eine extrinsische Ursache

Der anhaltende klinische Nutzen der Prinzipien des Maitland-Konzepts für die heutige Physiotherapiepraxis wurde beredt in der vor-

Tab. 4.5 Periphere Nerveneinklemmung im Schulterbereich

Störungen	Einige Schlüsselmerkmale
Brachiale Neuritis Auch bezeichnet als neuralgische Amytrophie, Parsonage-Turner Syndrom (Parsonage und Turner 1948), brachiale Neuropathie, Neuritis des Schultergürtels, Schultergürtel-Syndrom	Seltene Störung, Inzidenz 1,64 berichtete Fälle pro 100 000, betrifft typischerweise junge Erwachsene, obwohl ein zweiter Inzidenz-Spitzenwert in der siebten Dekade berichtet wird, mit männlicher Dominanz 2 : 1 bis 11,5 : 1 Unbekannte Ätiologie – wurde mit verschiedenen Faktoren in Verbindung gebracht, die in Verdacht stehen, die Neuritis auszulösen, einschließlich Trauma, Infektion, Virus, hartes Training, Operation, Autoimmunstörungen, Impfungen Häufigste Ursache für Brachialplexopathie Stellt sich charakteristisch in drei Stadien dar: 1. akutes Auftreten von schweren Schmerzen in der Schulter, die sowohl distal in den Arm und proximal in den Nacken ausstrahlen und Tage bis Wochen anhalten können, 2. danach folgt Auflösung des Schmerzes und Einsetzen von schmerzloser Parese, Atrophie und sensorischer Beeinträchtigung des Schultergürtels und/oder der oberen Gliedmaßen aufgrund der Beteiligung des Plexus brachialis oder seiner Nervenkomponenten und schließlich 3. graduelle Genesung Präsentation kann variieren, ist stark abhängig von der dominanten Seite der Läsion, d. h. oberer, unterer oder ganzer Plexus brachialis, oder unübliche Beteiligung eines einzelnen peripheren Nervs. Typischerweise ist der obere Stamm des Plexus mit M. supraspinatus, M. infraspinatus, M. serratus anterior und M. deltoideus besonders verletzlich. Behandlung ist konservativ, Prognose ist gut mit 75 % vollständiger Wiederherstellung nach zwei Jahren Beispiele: Miller et al. (2000), Hussey et al. (2007), Gonzalez-Alegre et al. (2002), Sumner (2009), Mamula et al. (2005)

Tab. 4.5 Periphere Nerveneinklemmung im Schulterbereich *(Forts.)*

Störungen	Einige Schlüsselmerkmale
Thoracic-Outlet-Syndrom (TOS) Andere Bezeichnungen: Engpasssyndrom der oberen Thoraxapertur, Halsrippensyndrom, Kostoklavikularsyndrom, Hyperabduktionssyndrom, Pectoralis-minor-Syndrom, Thoracic-Inlet-Syndrom	Extrem kontoverses Thema und Syndrom bezüglich seines Vorhandenseins, Diagnose und Behandlung Wurde weitgehend als neurovaskuläre Kompression in einem Bereich angesehen, der korrekt als obere Thoraxapertur (Schnittstelle des Nackens und der Brusthöhle, bestehend aus dem oberen Ende des Sternums [Manubrium], dem ersten Brustwirbel, den ersten Rippe und deren Knorpel) bezeichnet wird Wird mit Halsrippe, Bindegewebesträngen, Clavikulafrakturen, der ersten Rippe, vergrößertem Tuberculum musculi scaleni anterioris, Haltung in Verbindung gebracht, um nur einige zu nennen Aufgrund der Kontroversen hinsichtlich des Syndroms ist die Häufigkeit ebenfalls umstritten Funktionstests sind unzuverlässig Echtes vaskuläres TOS – A. oder V. subclavia ist zerstört oder durch einen Thrombus verlegt, Nachweis mit Arteriogramm oder Venogramm Echtes neurogenes TOS – Plexus-brachialis-Läsion, Nachweis mit Nervenleitfähigkeitsuntersuchung oder Elektromyografie (EMG) Unspezifisches oder umstrittenes TOS – Vorhandensein von Symptomen, aber ohne verstärkende Anomalien im Arteriogramm/Venogramm/Nervenleitfähigkeitstests/EMG Hoch variable Symptomzusammenstellung möglich mit Schmerz, Parästhesie, Schwäche in der oberen Extremität, oft vage, schlecht definiert Vaskuläre Symptome beinhalten (a) arterielle Kompression: Blässe, Claudicatio des Arms, Kälte; (b) venös: Ödeme, venöse Abflussstörung, Zyanose – Paget-Schroetter-Syndrom beachten – (Anstrengung) Thrombose der Vv. axillaris/subclavia, ungewöhnliche tiefe Venenthrombose bezüglich der exzessive Aktivität der oberen Extremität (bedarf früher und dringender medizinischer Aufmerksamkeit zur Diagnosestellung), Thrombolyse und Antikoagulation Neurogene Symptome abhängig von der/den Seite(n) der Läsion und umfassen sensorische und/oder motorische Schmerzen, Parästhesie, Dysästhesie, Schwäche, Verlust der Fingerfertigkeit, Ungeschicklichkeit, Schwere. Typischerweise Beteiligung des unteren Plexus (C8, T1), kann auch den oberen Plexus einschließen (C5, C6, C7) Beispiele: Sucher (2009), Novak und Mackinnon (1996), Naidu und Kothari (2003), Watson et al. (2009), Oktar und Ergul (2007)
Einklemmung des N. subscapularis	Selten, 0,4 %–2 % der Personen mit Schulterschmerzen N. subscapularis ist gemischt motorisch und sensorisch, versorgt die Mm. supraspinatus und infraspinatus, sensorische Fasern zur Akromioklavikular- und Glenohumeralgelenkkapsel, keine kutane sensorische Innervation Neuropathie aufgrund der Kompression oder Traktion an der Incisura scapulae oder am Lig. spinogenoidale Ursachen sind: raumfordernde Läsion, direktes Trauma, Virus, idiopathisch, repetitive/kraftvolle Scapula-Bewegung Typischerweise Schmerz, Schwäche/Atrophie des M. supraspinatus/infraspinatus Bestätigung durch Nervenleitfähigkeitsmessung, bildgebende Verfahren können Evidenz der Ursache der Kompression liefern, d. h. Ganglionzysten, andere raumfordernde Läsionen Kompressionsläsion erfordert gewöhnlich Operation Beispiele: Walsworth et al. (2004), Pratt (1986), Ganzhorn et al. (1981), Coro et al. (2005)
Einklemmung des N. thoracicus longus	Der N. thoracicus longus, ein rein motorische Nerv, entspringt aus den Ästen von C5, C6 und C7 und innerviert den M. serratus anterior Ätiologie: nichttraumatisch einschließlich Infektion, Virus, Entzündung, Toxine, prolongierte Schulterdepression, Manifestation einer brachialen Neuritis, traumatisch in etwa 53 % der Fälle (May und Otsuka 1992) mit Vulnerabilität für Verletzungen mit multiplen Ursachen Klinische Präsentation: starkes Brennen, ziehender Schmerz, gefolgt von Schwäche des M. serratus anterior und mediale Scapula alata (akzentuiert während der Elevation des ausgestreckten Ellenbogens), Einschränkung der Schulterelevation Verursacht mediale Scapula alata Bei den meisten wird die Funktion des M. serratus anterior durch konservative Behandlung wiederhergestellt, kann aber zwei oder mehr Jahre dauern Beispiele: Pratt (1986), Aldridge et al. (2001), Duralde (2000), Waiter und Flatow (1999)
Einklemmung des N. dorsalis scapulae	Der N. dorsalis scapulae entspringt aus C5, durchbohrt den M. scalenus medius und innerviert die M. rhomboidei, kann auch den M. levator scapulae innervieren, keine kutane sensorische Innervation Vermutlich Einklemmung durch M. scalenus medius Typischerweise Scapulaschmerz, strahlt möglicherweise in die laterale Schulter aus, laterale Scapula alata (zeigt sich am besten bei der Rückkehr in die Neutralstellung aus der Elevation) Beispiele: Akgun et al. (2008), Pratt (1986), Aldridge et al. (2001)
Einklemmung des spinalen N. accessorius	Auch als XI. Hirnnerv bezeichnet, innerviert als Einziger den M. trapezius Oberflächlicher Verlauf im Trigonum cervicale posterius macht ihn anfällig für Verletzungen Eine Verletzung verursacht eine Dysfunktion des M. trapezius, die zu einer herabfallenden Schulter, lateraler Scapula alata (zeigt sich am besten bei der Schulterabduktion), Schwäche bei der Elevation führt Iatrogene Verletzung des Nervs nach einem chirurgischen Eingriff ist eine der häufigsten Ursachen, andere Ursachen umfassen penetrierende Verletzungen und idiopathische Ursachen Bestätigt durch Nervenleitfähigkeitstests und EMG Bei idiopathischer Ursache konservative Behandlung, > 80 % der Patienten erholen sich innerhalb von sechs bis 12 Monaten Bei traumatischer Ursache ist chirurgische Untersuchung angezeigt Beispiele: Sergides et al. (2010), Waiter und Bigliani (1999), Duralde (2000)

Tab. 4.5 Periphere Nerveneinklemmung im Schulterbereich *(Forts.)*

Störungen	Einige Schlüsselmerkmale
Einklemmung des N. axillaris	Entspringt aus C5, C6, versorgt die Mm. teres minor und deltoideus, mit einem kutanen Zweig, der die Haut oberflächlich bis zum lateralen Aspekt des M. deltoideus versorgt Ist mit anteriorer Schulterluxation, direktem Trauma der Schulter, raumfordernden Läsionen, quadrilateralem Engpasssyndrom assoziiert Symptome sind gewöhnlich wage, Schmerz schlecht lokalisierbar im anterolateralen Schulterbereich, mit möglicher Parästhesie in einem nichtsegmentalen Muster, Schwäche und Atrophie des M. deltoideus Bestätigung durch Nervenleitfähigkeitstest oder EMG; bildgebende Verfahren können Ursache der Kompression anzeigen und andere Merkmale der Verletzung anzeigen Beispiele: Aldridge et al. (2001), Duralde (2000)

Tab. 4.6 Spinale Störungen als mögliche extrinsische Ursachen von Schulterschmerzen und -dysfunktion

Störungen	Einige Schlüsselmerkmale
Zervikale Radikulopathie	Inzidenz in der vierten und fünften Dekade am höchsten – 2,1 Fälle pro 1 000 Nervenwurzelkompression aufgrund von Beanspruchung der osteophytischen Knochenkanten aus dem lateralen Aspekt der Bandscheiben, Zygapophysealgelenken, Bogengelenken (harter Bandscheibenvorfall) oder akutem Bandscheibenvorfall (weicher Bandscheibenvorfall) Nervenwurzelperfusion beeinflusst durch Kompression der radikulären Arterien in der Wurzeltasche der Dura durch Osteophyt Ist manchmal schwierig von primären Schulterproblemen zu unterscheiden Schmerz ist neuropathisch – Ergebnis der Irritation der Spinalnerven und strahlt entlang des Verlaufs des Nervs und in das zugehörige Dermatom aus (Bereich der Haut, der von einem einzelnen Spinalnerv versorgt wird) – und ist charakteristischerweise scharf, brennend, lang anhaltend Nozizeptiver, ausstrahlender Schmerz kann ebenfalls auftreten (siehe unten bei anderen zervikalen Störungen) Klassischerweise werden Parästhesie mit spezifischer dermatomaler Ausbreitung, myotomale motorische Schwäche und dermatomaler sensorischer Verlust berichtet Positiver Provokationstest nach Spurling mit eingeschränkter zervikaler Rotation, positiver Provokationstest des neuronalen Gewebes der oberen Extremität (NTPPT) und Symptomlinderung bei zervikaler Traktion liefert +LR 30,3 (Wainner et al. 2003) Beispiele: Slaven und Mathers (2010), Manifold und McCann (1999), Hattrup und Cofield (2010)
Zervikale Myelopathie	Spondylitische zervikale Myelopathie ist der häufigste Typ einer Rückenmarkdysfunktion bei Patienten > 55 Jahre Wurde als eine Ursache für schmerzlose Schwäche der oberen Extremität ohne Symptome der unteren Extremität erkannt (anteriores Syndrom) Typischerweise Verlust der Geschicklichkeit der oberen Extremität; unspezifische Schwäche der oberen Extremität in Verbindung mit Gangstörungen, Schulter-, Nacken- und Armschmerzen können ebenfalls vorhanden sein Typischerweise Zeichen für untere Motorneuronenläsion auf der Ebene der zervikalen Läsion und Zeichen für obere Motorneuronenläsion unterhalb der Ebene der Läsion Klinische Diagnose wird gewöhnlich durch zervikales MRT gestellt Zeichenkomplex: 1. Gangabweichung, 2. positiver Hoffman-Test, 3. umgekehrtes Supinatorzeichen, 4. positives Babinski-Zeichen, 5. Alter > 45 Jahre; 3 von 5 Zeichen positiv ist mit +LR 30,9 assoziiert (schließt Vorhandensein einer Myelopathie ein), nur 1 von 5 Zeichen positiv ist assoziiert mit –LR 0,18 (schließt Vorhandensein einer Myelopathie aus) (Cook et al. 2010) Beispiele: Bernhardt et al. (1993), Cook et al. (2010)
Zervikobrachiales Schmerzsyndrom – ein klinisches Syndrom (nach Elvey und Hall 1997)	Beschrieben als „Schmerz der oberen Extremität, bei dem Sensibilität des Nervengewebes gegenüber mechanischen Stimuli ein primäres Merkmal ist" (Elvey und Hall 1997) – eine klinisch basierte diagnostische Bezeichnung Abwesenheit neurologischer Defizite Vorliegen von Merkmalen, die eine Beteiligung des Nervengewebes nahelegen: „i) aktive Bewegungsdysfunktion, ii) passive Bewegungsdysfunktion, iii) negative Reaktionen auf Provokationstests des Nervengewebes, iv) hyperalgetische Reaktionen auf Nervenstammpalpation, v) hyperalgetische Reaktionen auf Palpation des zugehörigen Hautgewebes und vi) Evidenz für entsprechenden lokalen Bereich einer Pathologie" (Elvey und Hall 1997)
Andere zervikale Störungen – Spondylose, Bandscheibenvorfall, Osteoarthrose der Wirbelgelenke, Zygapophysealstauchung, myofasziale und haltungsbezogene Schmerzsyndrome	Somatisch übertragener Schmerz oder/nozizeptiv übertragener Schmerz Schmerz verursacht von Geweben in der HWS außer Nervengewebe, d. h. Bänder, Muskeln, Zygapophysealgelenke, Bandscheiben, aber Wahrnehmung an anderer Stelle Schmerz wird segmentweise in einem sklerotomalen Muster (Strukturen in Körperwand und Extremitäten, die durch ein einzelnes spinales Segment innerviert werden) weitergeleitet, das sich von Dermatomen unterscheidet und diffuser als dieser angeordnet ist Sklerotomale Verteilung variiert sehr stark von Person zu Person – Schultersymptome werden typischerweise von C5 verursacht, aber können auch durch Stimulation der Ebenen C1 bis C8 erzeugt werden Beispiele: Seaman und Cleveland (1999), Bogduk (1988)

4

Tab. 4.6 Spinale Störungen als mögliche extrinsische Ursachen von Schulterschmerzen und -dysfunktion *(Forts.)*

Störungen	Einige Schlüsselmerkmale
Thoraxstörungen	Störungen umfassen: Thoracic-Outlet-Syndrom (➤ Tab. 4.5), Haltungssyndrom, T4-Syndrom, Elevation der ersten/zweiten Rippe, thorakale Spondylose, Morbus Scheuermann, Tietze-Syndrom, Spondylitis ankylosans Anmerkung: Maitland et al. (2005): *„1. Die obere/mittlere Brustwirbelsäule, die Rippen und ihre Anhänge können die scapulothorakalen und Schulter-Bereiche beeinflussen. Dies kann durch direkte Weiterleitung der Symptome oder durch Beeinflussung der Haltungsstabilisierung und relativen Mobilität der Schulter und des Schultergürtels erfolgen …"* *„2. Die sympathischen Ketten liegen in enger Nachbarschaft zu den Articulationes costovertebrales. Evans (1997) vermutet, dass arthritische Articulationes costovertebrales mechanische Irritationen der sympathischen Ketten verursachen können. Subtile autonome Symptome, insbesondere in den Extremitäten, können sehr wohl eine Folge einer solchen mechanischen Irritation sein"*

Tab. 4.7 Weitere Beispiele für mögliche extrinsische Ursachen von Schulterschmerzen und -dysfunktion

Störungen	Einige Schlüsselmerkmale
Viszerale Störungen	Übertragener viszeraler Schmerz – Schmerz, der innerhalb der viszeralen Strukturen initiiert wird, aber woanders gespürt wird; übertragener nozizeptiver Schmerz auf derselben segmentalen Ebene wie die afferenten viszeralen Neurone (Konvergenz-Projektionstheorie; Ruch 1946, Robertson 1999) Wie in der 4. Auflage von *Maitlands Manipulation der peripheren Gelenke* (Hengeveld und Banks 2005) besprochen wurde, bietet das Lehrbuch *Differential Diagnosis in Physical Therapy* (Goodman und Snyder 1995) eine nützliche Quelle für Referenzen, um Physiotherapeuten dabei zu unterstützen, systemische Störungen zu erkennen, die möglicherweise muskuloskeletale Dysfunktionen nachahmen Beispiele für viszerale Strukturen und Systeme, die Schmerz in die Schulter übertragen können, sind: kardiovaskuläre Erkrankungen, d. h. Herzstörungen strahlen in die linke Schulter aus, ebenso das Zwerchfell (Walsh und Sadowski 2001); pulmonale Erkrankungen, d. h. Pancoast-Tumor oder Pleuritis; Leber oder Gallenblase können Schmerzen in die rechte Schulter, Scapula oder Brustwand auszustrahlen, Pankreas in den Scapulabereich (Goodman und Snyder 2000)
Rheumatische Polymyalgie	Charakterisiert durch Schmerz, und Morgensteifheit (30 Minuten oder länger), betrifft die Schultern (70–95 % der Fälle), den Beckengürtel und die HWS (50–70 % der Fälle) und tritt aufgrund einer proximalen Gelenksynovitis auf, betrifft Personen im Alter von > 50 Jahren Eng mit Riesenzellarteriitis verwandt Schmerzhafte Einschränkung sowohl der aktiven als auch der passiven Schulterbewegung ohne nachweisbare Gelenkschwellung, ESR (Erythrozytensedimentationsrate – ein Bluttest, der Entzündungen anzeigt) von > 40 mm; in 7–20 % der Fälle wurde jedoch von einem normalen Wert berichtet Schnelle Reaktion auf Glukokortikosteroide mit fast vollständigem Rückgang der Symptome innerhalb weniger Tage Salvarani et al. (2008)

herigen Ausgabe von *Maitlands periphere Manipulation* (Hengeveld und Banks 2005) diskutiert und in diesem Kapitel in Bezug auf Schulterstörungen weiterentwickelt. Viele Prinzipien des Konzepts – wie die in diesem Kapitel besprochenen – sind gleichzeitig für den ESP anwendbar und beziehen sich auf die Einschränkungen und Schwierigkeiten in Zusammenhang mit diagnostischen Namen und Bezeichnungen, die Maitland so klar erkannte.

Der Einsatz von „Differenzierungstests" und „analytischer Beurteilung", wie von Maitland (1986) beschrieben, wird als besonders wichtig für das Konzept angesehen und dient als weiteres Beispiel, das relevant für die aktuelle Diskussion zur Suche nach extrinsischen Ursachen durch den ESP ist. Als Beispiel für eine mögliche extrinsische Ursache betrachten Manifold und McCann (1999) HWS-Störungen als die bedeutendste und vielleicht am schwersten bei Patienten mit Schmerzen im Bereich der Schulter differenziell zu diagnostizierende Dysfunktion und schließen Störungen wie Spondylose, Bandscheibenvorfall, Radikulopathie und Myelopathie ein. Überdies schlagen Manifold und McCann (1999) vor, dass die HWS als Schmerzquelle bei allen Patienten mit Schulterproblemen ausgeschlossen werden sollte, und erkennen die Möglichkeit einer koexistierenden Pathologie mit der daraus folgenden diagnostischen und therapeutischen Herausforderung, welche die Präsentation eines solchen Patienten mit sich bringt. Grundprinzipien wie die anatomische Nähe von HWS und Schulter sowie Gemeinsamkeiten sowohl bei der klinischen Präsentation als auch der Demografie der Patientengruppe wurden als einige der Herausforderungen bei der Differenzialdiagnose angegeben (Manifold und McCann 1999, Pateder et al. 2009, Hattrup und Cofield 2010). Maitlands (1991) Überzeugung, dass ein Patient 1. *„mehr als eine Art von Schmerz"*, 2. *„verschiedene Schmerzen in sich überschneidenden Bereichen"*, 3. *„verschiedene Schmerzen bei unterschiedlichem Verhalten"* haben kann, in Kombination mit dem logischen und methodischen Prozess der Beurteilung der Ursache und Wirkung, die Anforderungen des Konzepts sind, sind wichtige Prinzipien für den ESP, der die diagnostische Aufgabe ausführt, um den Beitrag multipler Symptomursachen zur Präsentation des Patienten verständig zu betrachten, wodurch eine möglichst spezifische Diagnose gestellt wird, auf der Managemententscheidungen aufbauen können.

Maitland (1986, 1991) identifizierte ferner verschiedene Arten von Differenzierungsverfahren, einschließlich jener, die versuchen, *„zu bestimmen, ob eine Schmerzstörung aus der Wirbelsäule oder einem peripheren Gelenke stammt“*, und jener, die darauf abzielen, *„zu bestimmen, ob ein Schmerz aus den Wirbelgelenken oder den schmerzempfindlichen Strukturen im Wirbelkanal oder dem Foramen intervertebrale stammen“*. Als Beispiel beschrieb Maitland einen Differenzierungsprozess für einen Patienten, der *„Symptome im Bereich des M. deltoideus“* berichtete, *„die Differenzierungsverfahren bedürfen, um zu bestimmen, ob sie durch eine Störung der HWS oder eine glenohumerale Störung ausgelöst wurden“*. Der Originaltext ist hier wiedergegeben:

Es ist nicht ungewöhnlich, dass eine Person Schmerzlinderung in dem oben vorgeschlagenen Bereich sucht. Der Patient hatte vielleicht niemals zuvor Nacken- oder Schultersymptome. Bei der Untersuchung der physiologischen Bewegung kann die Schulter am Ende des/der Bewegungsausmaße(s) schmerzhaft sein und die physiologischen Bewegungen der HWS können symptomfrei sein. Zwei andere Untersuchungsbewegungen der HWS müssen getestet werden, bevor gesagt werden kann, dass die HWS NICHT betroffen ist:

Kompression der HWS sollte beurteilt werden, indem der Therapeut die Kompression durch den Scheitel des Kopfes des Patienten allmählich steigert, indem er abwechselnd Druck auf Strukturen auf beiden Seiten ausübt. Dabei werden der Kopf und die HWS des Patienten in leichter Extension zusammen mit lateraler Flexion und Rotation in Richtung der schmerzenden Seite gehalten. Wenn die HWS mitbetroffen ist, verursacht die Ausführung des Verfahrens in Richtung der schmerzhaften Seite mehr Missempfinden als in die entgegengesetzte Richtung (➤ Abb. 4.15).

Der zweite Test ist der primäre Test. Er verwendet vorsichtige Palpation der entsprechenden Wirbel. Die Intervertebralräume werden beurteilt, um festzustellen, ob es irgendeine abnormen Position oder Verdickung verbundener Zwischenwirbelniveaus gibt. Wenn es einen Unterschied gibt, z. B. ein verdicktes Zwischenwirbelgewebe oder eine Vorwölbung relevanter Zygapophysealgelenke, wird der Schmerz wahrscheinlich tief gespürt, wenn oszillierender unilateraler Druck in einer posteroanterioren Richtung durch das Zygopophysealgelenk gegeben wird. Dies wird als abnormer Befund klassifiziert.

Eine Bestätigung, dass zervikale Strukturen nicht zu den Symptomen im Bereich des M. deltoideus des Patienten beitragen, ist evident, wenn die HWS in zwei aufeinanderfolgenden Sitzungen behandelt wird, ohne irgendwelche Veränderungen der Symptome hervorzurufen. Umgekehrt wird eine erfolgreiche Behandlung der Wirbelsäule mit palpatorischen Techniken günstige Veränderungen erzeugen bei:

Den Testbewegungen der Schulter

Den Symptomen, die der Patienten verspürt

Den Palpationszeichen der HWS

Maitland (1991), S. 37–38

Maitland (1991, S. 38) erkannte überdies die Wichtigkeit der Differenzierung *„der Ursache der Schulter- (und Arm-)Symptome als eine Schulterstörung, eine neurogene oder durale Störung“* und erachtet die Pionierarbeit von Elvey (1979) bei der Entwicklung des „Plexus-brachialis-Tension-Tests“ innerhalb des Konzepts als ein Verfahren, um diese Differenzierung zu ermöglichen. Obwohl später von Autoren wie Butler (1991, 2000) sowie Hall und Elvey (1999) verfeinert, im Licht der aktuellen Entwicklungen im Verständnis der Schmerzforschung reinterpretiert und in Neuralgewebe-Provokationstest umbenannt (Hall und Elvey 1999), beeinflusst das Konzept der strukturellen Differenzierung in dem Versuch, das Vorhandensein neuraler Gewebemechanosensibilität klinisch zu erforschen, noch immer die aktuelle klinische Praxis.

➤ Fallstudie 4.2 beschreibt die ESP-Beurteilung eines Patienten mit hartnäckigem Schulterschmerz.

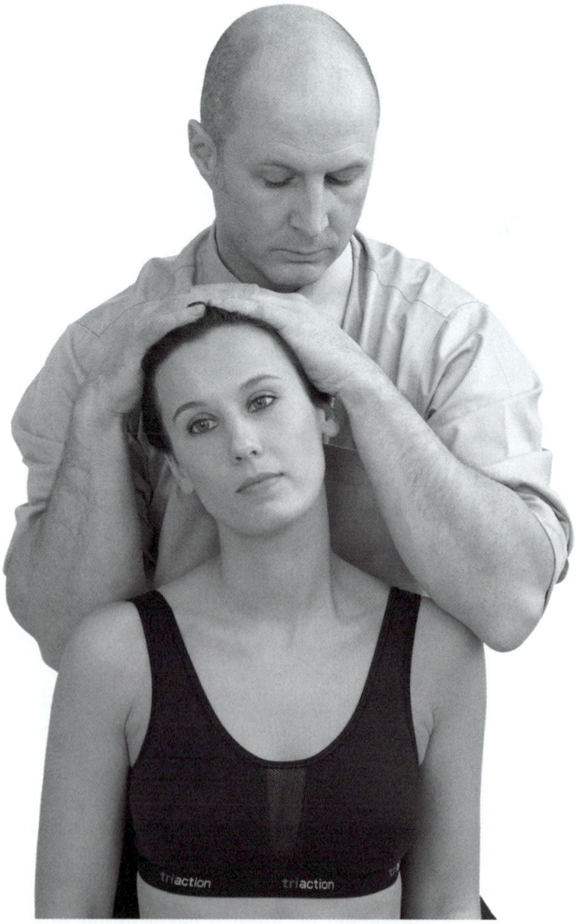

Abb. 4.15 Zervikaler Kompressionstest. Der Patient sitzt und der Untersucher steht hinter ihm. Der Therapeut umfasst den oberen Teil des Kopfes des Patienten mit seinen Händen und nimmt den Nacken in leichte Extension, Rotation und ipsilaterale Seitenflexion. Dann wendet er eine Kompressionskraft axial nach unten durch den Kopf an. Positiver Test = Symptomreproduktion im Arm

FALLSTUDIE 4.2

Eine ESP-Beurteilung eines Patienten mit hartnäckigem Schulterschmerz

Geschichte

Frau R. ist eine 67 Jahre alte Dame, die sich bei einem orthopädischen klinischen Beurteilungs- und Behandlungszentrum mit einer sechsmonatigen Geschichte eines schleichenden Beginns von Schulterschmerzen rechts vorstellt. Sie beschreibt den Schmerz als über dem lateralen Aspekt der Schulter lokalisiert; zeitweise strahlt er hinunter in den lateralen Aspekt des oberen Arms bis in den Ellenbogen aus (➤ Abb. 4.16). Der Schmerz verschlimmerte sich, wenn sie ihren Arm über Schulterhöhe anhob und wenn sie versuchte, ihre Hand hinter ihren Rücken zu legen. Sie hatte Schwierigkeiten beim Waschen und Trocknen ihrer Haare. Ihr Schlaf wurde in den meisten Nächten aufgrund der Schulterschmerzen gestört, von denen sie annahm, dass sie durch ein Drehen auf die betroffene Seite auftraten. Sie berichtete, dass sie seit Beginn der Schulterschmerzen bemerkt habe, dass ihre Schulter klicke und sich der Arm schwer anfühle.
Frau R. hatte sich zunächst einer kurzen Physiotherapiebehandlung in ihrer Hausarztpraxis unterzogen, die ihr Hausarzt arrangiert hatte. Sie beschrieb ein Heimübungsprogramm mit verschiedenen Schulterbewegungen unter Einsatz eines Therabandes, einschließlich resistiver Elevation und Außenrotationsübungen. Unglücklicherweise wurden ihre Symptome dadurch nur verstärkt. Aufgrund der ausbleibenden Verbesserung suchte sie erneut ihren Hausarzt auf, der in der Folge eine Überweisung an ein orthopädisches klinisches Beurteilungs- und Behandlungszentrum arrangierte. Der Hausarzt überwies Frau R. mit der Diagnose eines „subakromialen Impingementsyndroms in der rechten Schulter".

Untersuchung

Die Schlüsselmerkmale in der Funktionsuntersuchung waren schmerzhafte Einschränkungen der rechten Schulter bei aktiver Elevation und Abduktion bei 160°. Die Außenrotation war schmerzhaft eingeschränkt bei 60° (in Vergleich zu ihrer linken Schulter bei 70°). Hand-hinter-den-Rücken war schmerzhaft eingeschränkt bis zum Niveau ihrer Spina iliaca posterior superior beim rechten, betroffenen Arm, während der linke in der Lage war, den mittleren thorakalen Bereich zu erreichen. Unter Einsatz der eingeschränkten Elevation ihrer Schulter als ihre funktionelle Demonstration, wurde eine merkliche Änderung des Bewegungsausmaßes ihrer Schulter erzeugt, als die Bewegung in verschiedenen Positionen der HWS wiederholt wurde. Spezielle orthopädische Impingementtests, einschließlich Hawkins-Kennedy- und Empty-Can-Test, waren positiv.
Die initiale Beurteilung des aktiven Bewegungsausmaßes der HWS war unauffällig bei einem gut erhaltenen aktiven Bewegungsausmaß. Jedoch wurde bei genauerer Untersuchung am Extrem der rechten Rotation, rechten Seitenflexion und Extension lokaler Nackenschmerz produziert. Trotz unterschiedlicher Kombinationen des aktiven zervikalen Bewegungsausmaßes konnten keine vergleichbaren Schulterschmerzen reproduziert werden. Die Palpation der HWS zeigte deutlich lokalisierte Druckempfindlichkeit im Bereich der rechten C4-, C5- und C6-Facettengelenke. Unilaterale posteroanteriore Mobilisation dieser Ebenen war beim halben Bewegungsausmaß durch lokal produzierten Schmerz eingeschränkt. Die unilaterale anteroposteriore Mobilisation auf derselben Ebene war bei einem Viertel des Bewegungsausmaßes durch lokal produzierten Nackenschmerz, aber auch durch Provokation vergleichbarer lateraler Schulterschmerzen eingeschränkt.
Eine passive Mobilisationstechnik in einer unilateralen posteroanterioren Richtung auf den betroffenen Ebenen wurde in einem Versuch angewendet, um die Auswirkung des erkannten Impingements in der HWS auf die Schultersymptome und -zeichen zu analysieren. Während der passiven Mobilisationstechnik stieg das Bewegungsausmaß, das während der Technik erzeugt wurde, allmählich in Übereinstimmung mit einer Erleichterung des lokal produzierten Missempfindens an. Nach der Anwendung der Technik zeigte die Wiederbefundung des aktiven Bewegungsausmaßes der Schulter die Wiederherstellung des vollen Ausmaßes bei Missempfindung an der Grenze der Elevation und der Abduktion. Frau R. teilte mit, ihre Schulterbewegung fühle sich wesentlich problemloser und „leichter" an. Das Missempfinden am Limit der rechten zervikalen Rotation, rechtsseitigen Flexion und Extension hatte nachgelassen. Interessanterweise war das Klick-Gefühl, von dem Frau R. berichtet hatte, ebenfalls abgeklungen.
Frau R. meinte, sie würde gern eine weitere physiotherapeutische Behandlung versuchen (mit dem Ziel, die zuvor nicht behandelten Beeinträchtigungen der HWS anzugehen), nachdem sie die demonstrierte Verbesserung in der Beurteilungssitzung erlebt hatte. Sie sprach von „Erleichterung", dass sie ihren Arm mit weniger Schmerzen anheben konnte und sich ihre Schulter am angenehmsten seit den letzten sechs Monaten anfühlte.

Behandlung

Frau R. durchlief eine weitere Physiotherapiebehandlung wie empfohlen. Die Behandlung bestand aus posteroanteriorer und anteroposteriorer Mobilisation der HWS (➤ Abb. 4.17) mit Progression der Behandlung in einem gesteigerte Behandlungsgrad, entsprechend der Reaktion der Symptome und Zeichen, und einer Veränderung der glenohumeralen Ausgangsstellung von Neutralstellung zu Elevation am Ende des Bewegungsausmaßes. Innerhalb von drei Sitzungen wurde die Beeinträchtigung in der HWS bei vollem schmerzfreiem Bewegungsausmaß sowohl auf einzelner Ebene als auch bei kombinierten Bewegungen beseitigt. Das zuvor beeinträchtigte Bewegungsausmaß bei posteroanteriorer Mobilisation löste sich ebenfalls. Entsprechend der Verbesserungen der HWS erlangte die rechte Schulter mit Überdruck das volle Bewegungsausmaß bei aktiver Elevation und Abduktion zurück. Die Hand-hinter-den-Rücken-Bewegung verbesserte sich bis zur mittleren LWS-Region, weitere Verbesserungen blieben aber aus.
Die weitere Beurteilung der oberen Extremität ergab im neuralen Provokationstest mit Ausrichtung auf den N. radialis (ULNT 2b) ein beeinträchtigtes Bewegungsausmaß im Vergleich zur nicht betroffenen linken Seite. Das Bewegungsausmaß wurde durch Einsetzen von lateralen Oberarmschmerzen rechts eingeschränkt (vergleichbar mit der von Frau R. beschriebenen Schmerzposition ②, die durch strukturelle Differenzierung des Nervengewebes reduziert wurde (konsistente Reduktion von lateralem Oberarmschmerz, wenn das Handgelenk aus der Flexion in eine Neutralstellung in der ULNT-2b-Position bewegt wurde).
Da keine weiteren offensichtlichen Beeinträchtigungen neuraler Schnittstellenbereiche im oberen Quadranten nicht identifiziert wurden, wurde eine sanfte Nervengewebe-Glider-Technik angewendet. Die Wiederbefundung der beeinträchtigten Hand-hinter-den-Rücken-Bewegung zeigte eine Verbesserung im Bewegungsausmaß. Die weiterführende Behandlung, die auf diese Beeinträchtigung über die drei folgenden Behandlungssitzungen hinweg abzielte (steigende Dosierung, soweit dies die Symptome und Zeichen erlaubten), führte zur Wiederherstellung der Hand-hinter-den-Rücken-Bewegung bis zur thorakalen Region. An diesem Punkt war Frau R. zufrieden mit dem Ergebnis, hatte sie doch eine volle Rückkehr zu ihren zuvor eingeschränkten funktionellen Aufgaben erreicht. Sie wurde auf eine Beurteilungsliste gesetzt. Ihre Symptome verblieben nach zwei Monaten gelöst; sie konnte ungestört schlafen und ihre Alltagsaktivitäten ohne Schulterschmerzen fortsetzen.

Kommentar

Dieser Fall zeigt, wie wichtig es ist, eine in die Tiefe gehende und vollständige Beurteilung der Wirbelsäule von Patienten mit Schulterstörungen durchzuführen. Wie von Maitland et al. (2005) befürwortet, *„ sollte bei allen Störungen der Schulter eine Beteiligung der intervertebralen Bewegungssegmente der*

4

zervikothorakalen Wirbelsäule in Erwägung gezogen werden. Tatsächliche oder potenzielle Bewegungsbeeinträchtigungen in diesem Bereich der Wirbelsäule können sowohl mechanisch zu dem in der Schulter zur Verfügung stehenden Bewegungsausmaß beitragen als auch physiologisch zu dem in der Schulter verspürten Schmerz, der aber von den zervikothorakalen Strukturen ausstrahlt. Eine Störung der zervikothorakalen Wirbelsäule führt häufig aufgrund des Vorhandenseins eines neurophysiologischen Reflexbogens zu einer Bewegungseinschränkung der Schulter. Mechanische Irritation der zervikalen oder thorakalen sympathischen Ganglien kann die Sensibilität der Nerven fördern, was zu weiteren Schmerzen und Schwere in Schulter und Arm führt" (Butler 2000).

Interessanterweise zeigten McClatchie et al. (2009) kürzlich ebenfalls eine signifikante Reduktionen von Schulterschmerz und Schmerzbogen infolge passiver HWS-Mobilisation in einer randomisierten, placebokontrollierten, Crossover-Blindstudie mit 21 Patienten. Ähnlich wie bei der Patientin in der Fallstudie, hatten die Personen in der Studie von McClatchie et al. keine Nackenschmerzen und keine Beschränkung der HWS-Bewegungen und sprachen nicht auf vorhergehende physiotherapeutische Behandlungen an, die *„Schulterschmerzen mit ‚traditionellen' Methoden von Bewegungsmustern, Stärkung und Modalitäten wie Ultraschall und Kryotherapie angingen"*. McClatchie et al. (2009) fassten zusammen, dass ihre Befunde *„dem Argument Glaubwürdigkeit verleihen, dass die HWS, auch in Abwesenheit jeglicher zervikaler Einschränkungen oder Symptomreproduktion an Schulterschmerzen beteiligt sein kann"*. Diese Behauptung wird überdies von Haddick (2007) unterstützt, der signifikante Verbesserungen im SPADI-Score (Shoulder Pain And Disability Index – eine Ergebnismessung mit sowohl Schmerz- als auch Behinderungsdomänen, die nachweislich eine zufriedenstellende Validität, Reliabilität und Reagibilität für die klinische Anwendung besitzt) von 83 % auf 1,5 % über einen fünfwöchigen physiotherapeutischen Behandlungszeitraum demonstrierte. Die Behandlung zielte auf erkannte Beeinträchtigungen von Zusatzbewegungen der HWS und Mechanosensibilität von Nervengewebe ab, das klinisch in Betracht gezogen wurde und von dem angenommen wurde, dass es zu den Symptomen von Schulterschmerzen und schmerzhaft eingeschränkten Beschränkungen der Schulterbewegung beitrug. Auch in dieem Fall ist interessant, dass die Beeinträchtigungen, die in Tests der Zusatzbewegungen der HWS (Steifheit) festgestellt wurden, nicht direkt die Schulterschmerzen des Patienten reproduzierten. Dies unterstützt zusätzlich die Notwendigkeit, nach allen erkennbaren Einschränkungen zu suchen, insbesondere mit Tests der spinalen Zusatzbewegungen, um ihre Auswirkung auf die Zeichen und Symptome eines Patienten zu beurteilen.

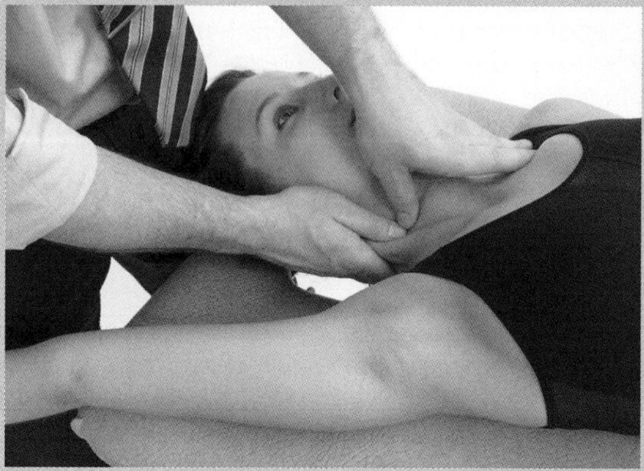

Abb. 4.17 Zervikal anteroposteriore Zusatzmobilisation in zervikaler Neutralstellung der rechten Schulterelevation

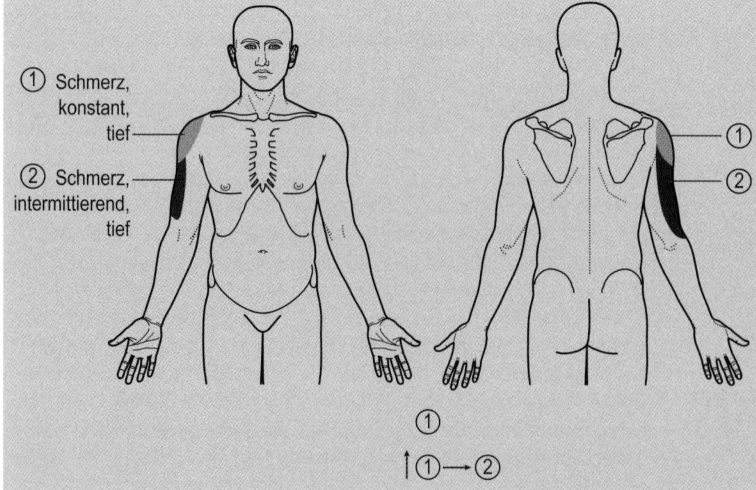

Abb. 4.16 Körpertabelle von Frau R.

Außerdem zeigt der Fall den Nutzen mehrerer Prinzipien des Maitland-Konzepts (von denen einige unten aufgelistet sind) für ESP in der muskuloskeletalen Praxis, die eine Triage-Funktion ausführen, wie sie in einem orthopädisches klinisches Beurteilungs- und Behandlungszentrum unternommen wird. Die Zitate wurden der vorherigen Ausgabe von *Maitlands vertebraler Manipulation* und *Maitlands peripherer Manipulation* entnommen und finden sich in den Abschnitten, welche die Prinzipien, die dem Maitland-Konzept innewohnen, detailliert beschreiben:

- „Kenntnis der Prinzipien von Differenzierungstests und die Methoden, um sie auszuführen"
- „Nutzung der funktionellen Bewegungen des Patienten, mit denen er seine Beeinträchtigung oder Störung demonstriert"
- „Das Ziel der Untersuchung von Bewegungen ist, ein oder mehrere vergleichbare ‚Zeichen' einer geeigneten Struktur oder Strukturen zu finden"
- „Die Tiefe und Genauigkeit der Palpationsuntersuchung des Weichteilgewebes und Zusatzbewegungen"
- „Der klinischer Beweis, ob die Behandlung funktioniert oder nicht, wird durch den kontinuierlichen Vergleich der Auswirkungen der ausgewählten Behandlungsformen auf die Zeichen und Symptome des Patienten erreicht"
- „Fehlerfreie analytische Beurteilung" – der Grundpfeiler des Konzepts – und „der Gültigkeitsnachweis jedes Schrittes in der klinischen Situation"

4

4.5.5 Stellung der medizinischen Diagnose einer Schulterstörung

Ein diagnostisches Dilemma

Viele der Kontroversen, Limitationen und Herausforderungen in Bezug auf die *medizinische Diagnose* von Schulterstörungen wurden in den vorangegangenen Abschnitten diskutiert und bedürfen als solche der Evaluation und Integration in die Praxis durch den ESP, der die Diagnose stellt (➤ Abb. 4.14). Die medizinische Diagnose und das Management von Störungen, die den Schulterkomplex betreffen, wurden als „einer der herausforderndsten Bereiche der muskuloskeletalen Medizin" beschrieben (Robb et al. 2009a) weil:

- Sich individuelle allgemeine Schulterpathologien sehr in ihrer klinischen Präsentation unterscheiden
- Es bei verschiedenen Schulterpathologien üblich ist, dass sie gleichzeitig nebeneinander bestehen
- Eine hohe Prävalenz struktureller Pathologien, die mithilfe bildgebender Verfahren erkannt wurden, in der asymptomatischen Bevölkerung identifiziert wurde. Das bedeutet, dass es eine signifikante Chance gibt, die Problematik eines Patienten falsch darzustellen, wenn die bildgebenden Verfahren nicht mit Bedacht eingesetzt werden.
- Die Funktionstests, die mit dem Ziel entwickelt wurden, Pathologien der Schulter differenziert zu diagnostizieren, im Allgemeinen zu diesem Zeitpunkt diese Aufgabe nicht oder nur ungenügend erfüllen
- Studien in der großen Mehrzahl der Fälle eine unbefriedigende Reproduzierbarkeit zahlreicher vorgeschlagener Schulter-Klassifikationssysteme nachwiesen
- Es anscheinend mangelnden Konsens bezüglich der diagnostischen Kriterien gibt, die eine spezifische Subklassifizierung/diagnostische Bezeichnung festlegen

Überlegungen zur medizinischen Schulterdiagnose bei der Erstversorgung

Studien ergaben, dass die überwiegende Mehrheit der Schulterstörungen in einem Erstversorgungssetting behandelt wird. In Großbritannien berichteten Linsell et al. (2006) eine Prävalenzrate von 2,36 % in einer Stichprobe von Personen, die im Jahr 2000 ihren Hausarzt wegen Schulterstörungen konsultierten (15 534/658 469 Patienten). Von diesen Patienten wurden 9 215 Inzidenzfälle über eine Drei-Jahres-Periode nachverfolgt. Am Ende dieser Drei-Jahres-Periode waren 2 061 Fälle (22,4 %) vom Hausarzt zur weiteren Versorgung überwiesen worden. Von diesen wurden nur 6 % der Fälle (n=554) an eine orthopädische oder rheumatische Klinik überwiesen. 1 316 Fälle wurden von Physiotherapeuten behandelt (14,2 %). In ähnlicher Weise berichteten van der Windt et al. (1996) eine Überweisungsrate durch den Hausarzt von nur 10 % an einen Schulterspezialisten (Konsiliarchirurg) in einer holländischen Studie.

Angesichts der diagnostischen Herausforderung, die der Schulterkomplex darstellt, wurden vereinfachte evidenzbasierte Klassifikationssysteme vorgeschlagen. Mitchell et al. (2005) meinen, dass *„ein überkomplizierter Ansatz für die Diagnose wahrscheinlich nicht das konservative Management in der Erstversorgung ändert"*, und sprechen sich dafür aus, dass *„die Diagnose pragmatisch und auf der klinischen Beurteilung basiert sein sollte"*. Dieses System wird in Großbritannien durch die Oxford Shoulder and Elbow Clinic im Rahmen der Erstversorgung vertreten und angewandt (Oakes 2009). Zusammenfassend empfahlen Mitchell et al. (2005), dass Patienten in umfassende Kategorien gruppiert und mit konservativen Behandlungsempfehlungen, basierend auf der zu diesem Zeitpunkt vorliegenden besten Evidenz, für jede Kategorie versorgt werden sollten, im Wesentlichen mit Medikation, Steroidinjektionen und Physiotherapie. Die umfassenden Klassifikationsgruppen waren:

- Red Flags (➤ Kap. 4.5.2)
- Rotatorenmanschettenstörungen oder Impingement (Alter 35–75 Jahre)
- Glenohumerale Störungen (adhäsive Capsulitis Alter 40–65 Jahre; Osteoarthrose > 60 Jahre)

- Akromioklavikularstörung (Jugendliche und Erwachsene bis 50 Jahre)
- Glenohumerale Instabilität

Unglücklicherweise scheint es derzeit dem Wissen der Autoren nach keine wissenschaftlichen Studien zu geben, welche die Reliabilität und Reproduzierbarkeit dieses Klassifikationssystems untersucht haben. Dies betrifft allerdings viele der vorgeschlagenen Klassifikationssysteme, insbesondere in Bezug auf ihre angegebene Unkompliziertheit. Es ist ferner interessant, die Anwendung umfassender generischer diagnostischer Bezeichnungen anzumerken, welche die eingeschränkte Fähigkeit, eine spezifischere biomedizinische Diagnose allein auf Basis der klinischen Untersuchung zu stellen, widerspiegelt, entsprechend der aktuellen Evidenz. Weitere Forschungen müssen betrieben werden, die untersuchen, ob ein solches Klassifikationssystem einen akzeptableren Grad an Reproduzierbarkeit als die anderen zuvor in ➤ Kap. 4.4 diskutierten bietet. Kürzlich wurde ein Audit über die Übereinstimmung der biomedizinischen Diagnose von praktisch tätigen Physiotherapeuten mit Rollenerweiterung (ESP) und orthopädischen Konsiliarärzten in einer speziellen Schulterklinik in Großbritannien, die vergleichbar umfassende diagnostische Gruppen verwendet, veröffentlicht (Oakes 2009). Die Ergebnisse zeigten eine vollständig vergleichbare Diagnose in 65 % der Fälle und teilweise vergleichbare Diagnosen in 31 % der Fälle (die meisten Abweichungen stammten anscheinend von Patienten mit einem gemischten klinischen Bild, die mehr als eine diagnostische Bezeichnung erhalten hatten). Prüfungen wie diese demonstrieren, dass ESPs eine vergleichbare Fähigkeit, Patienten zu kategorisieren, wie orthopädische Konsiliarchirurgen besitzen.

Wie bereits besprochen, arbeiten ESPs innerhalb einer weiten Bandbreite von Settings, einschließlich derjenigen, die in Erst- oder Zweitversorgungseinrichtungen arbeiten und als Teil ihrer erweiterten Rolle die Verantwortung für die Festlegung einer medizinischen Diagnose übernehmen, auf deren Basis Behandlungsentscheidungen getroffen werden. Patienten werden typischerweise in verschiedenen Stadien der Dauer ihrer muskuloskeletalen Probleme und mit unterschiedlichen vorausgegangenen Managementregimes an Einrichtungen wie diese überwiesen.

Wie Mitchell et al. (2005) diskutieren, sind für Patienten mit einem kürzlich erfolgten Beginn der Schulterprobleme, die bereits auf Red Flags (➤ Kap. 4.5.2) und Zeichen ernsthafter struktureller Probleme, die frühzeitiger spezieller medizinischer Konsultation (➤ Kap. 4.5.3) bedürfen, hin untersucht worden sind, Untersuchungen wie Ultraschall und Magnetresonanztomografie selten erforderlich, um die Spezifität der medizinischen Diagnose zu erhöhen. Mitchell et al. (2005) behaupten, dass momentan das Patientenmanagement bei einer großen Bandbreite von Schulterstörungen konservativ ist und dass chirurgische Interventionen selten erforderlich sind. Des Weiteren könnte der frühe Gebrauch von bildgebenden Verfahren:

- Paradoxerweise die Überweisungsraten an orthopädische Chirurgen angesichts der hohen Prävalenz von strukturellen Pathologien auch bei der asymptomatischen Bevölkerung ansteigen lassen (Mitchell et al. 2005).
- Die Möglichkeit der Missinterpretation bezüglich der Ursache eines funktionellen Problems eines Patienten ansteigen lassen.
- Sich als schädlich für ein konservatives Management erweisen – z. B. könnte sich der Patient bei der Erkennung eines partiellen Rotatorenmanschettenrisses, der üblicherweise zunächst konservativ behandelt wird, im Kopf auf die Notwendigkeit einer chirurgischen Wiederherstellung fokussieren.

Die von Mitchell et al. (2005) vorgeschlagenen diagnostischen Bezeichnungen und Klassifikationsansätze sind ein Beispiel, das vom ESP in seiner Funktion in einer frühen Phase des Patientenmanagements genutzt werden kann, um darauf Behandlungsentscheidungen aufzubauen und diese sowohl medizinischen Kollegen als auch Physiotherapiekollegen zu kommunizieren.

Im Gegensatz zu diesem Ansatz beleuchtet Cook (2010) in einem aktuellen Leitartikel die Dominanz und die in den letzten Jahrzehnten ansteigende Abhängigkeit von bildgebenden Verfahren und orthopädischen Spezialtests, um die Entscheidungsfindung danach auszurichten. Faktoren wie Zeitdruck, Technologieverbesserungen, die Anerkennung der mangelhaften Fähigkeit von klinischen Tests, spezifische Störungen zu erfassen, die Möglichkeit, rechtlich belangt zu werden, die „Intoleranz gegenüber Unsicherheit" und die „Verfolgung von Sicherheit bei der Diagnose" werden unter anderem als Gründe für diesen Entwicklungstrend angeführt (Cook 2010). Die potenziellen Probleme und Einschränkungen des Ansatzes gegenüber der Beurteilung, die mit der Abhängigkeit von bildgebenden Verfahren und speziellen orthopädischen Tests assoziiert sind, wurden in diesem Kapitel und Abschnitt diskutiert. Der Nutzen des Maitland-Konzepts, die Erfordernis, die *„ein positives, persönliches Engagement zum Verständnis dessen, was die Person (Patient) durchmacht"*, und eine Denkweise, die den „Vorrang der klinischen Evidenz" beim ESP (der die Diagnose stellt, auf deren Basis Entscheidungen zu Prognose und Management getroffen werden) einschließt, ist extrem wertvoll.

Überlegungen bezüglich Patienten mit persistierenden Symptomen

Wie besprochen, können ESPs Patienten in verschiedenen Phasen des Verlaufs ihrer muskuloskeletalen Störungen beurteilen und behandeln. Für ESPs, die in einer orthopädischen Erst- oder Zweitversorgungseinrichtung oder in spezialisierten Zweitversorgungszentren arbeiten, ist eine übliche Präsentation der Patient mit Schulterbeschwerden, die sich bis zu diesem Zeitpunkt als resistent gegenüber den ersten konservativen Behandlungsmaßnahmen, welche vielleicht aus Medikation, Aktivitätsanpassung, Steroidinjektionen und Physiotherapie bestanden, erwiesen haben (Burbank et al. 2008ab).

Persistenz von Symptomen bei Schulterstörungen ist kein ungewöhnlicher Befund. Wie bereits besprochen, ist das aktuelle Verständnis der Pathoätiologie und Pathophysiologie von Schulterstörung begrenzt. Studien haben gezeigt, dass nur 50 % aller neuen Episoden von Schulterproblemen innerhalb von sechs Monaten vollständig abheilen; gerade einmal weitere 10 % lösen sich innerhalb eines Jahres vollständig auf (Croft et al. 1996, van der Windt et al. 1996, Winters et al. 1999, Bot et al. 2005). Verschiedene Studien versuchten, die Faktoren zu identifizieren, die mit der Persistenz der Symptome bei Schulterstörungen zusammenhängen. Dazu gehören lange Dauer der Symptome als Ausgangswert (Reilingh et al. 2008, Kuijpers et al. 2006), hohe Schmerzstärke als Ausgangswert (Reilingh et al. 2008, Kuijpers et al. 2006), muskuloskeletaler Schmerz an anderer

Stelle (Keijsers et al. 2010, Feleus et al. 2008), wiederkehrende Beschwerden (Keijsers et al. 2010), geringe soziale Unterstützung (Keijsers et al. 2010), höheres Alter (Keijsers et al. 2010), hoher Body-Mass-Index (Keijsers et al. 2010), Arbeitslosigkeit (Keijsers et al. 2010) und eine Reihe psychosozialer Faktoren (Keijsers et al. 2010, Relingh et al. 2008, Kuijpers et al. 2006, George et al. 2008).

Zu diesem Zeitpunkt des Patientenmanagements ist es essenziell, dass der ESP, der die Diagnose stellt, auf deren Basis die zukünftigen Managemententscheidungen getroffen werden, mit einer Anzahl von Fragen konfrontiert wird:

- Gibt es identifizierbare Gründe, welche die Persistenz des Problems zu diesem Zeitpunkt erklären – körperliche und psychosoziale?
- War das konservative Management, das bis jetzt ausgeführt wurde, tiefgründig und basiert auf den klinischen Ergebnissen der Schulterfunktionsuntersuchung?
- Gibt es irgendwelche Indikationen für den weiteren Verlauf der konservativen Behandlung?
- Ist der Patient bereit, eine chirurgische Option für seine Schulterstörung in Erwägung zu ziehen?
- Könnte die Chirurgie bei der vorliegenden Schulterstörung Abhilfe schaffen? Die Indikationen für einen chirurgischen Eingriff erfordern eine spezifische Diagnose und strukturelle Informationen, die sowohl aus der klinischen Geschichte als auch der Untersuchung in Kombination mit den Befunden aus verschiedenen bildgebenden Verfahren gewonnen wurden.

Psychosoziale Überlegungen

Psychosoziale Faktoren wurden mit der Schmerzempfindung und der Entwicklung von chronischen muskuloskeletalen Schmerzen, insbesondere Wirbelsäulenschmerzen, assoziiert und es wurde angenommen, dass sie diese beeinflussen (Linton 2000). Speziell in Bezug auf Schulterstörungen weist eine Vielzahl von aktuellen Studien auf eine ähnliche Beziehung hin. Zum Beispiel demonstrierten Badcock et al. (2002) und Kuijpers et al. (2006) Verbindungen zwischen allgemeinem psychologischem Stress und Schulterschmerzen.

Spezifischere Beziehungen wurden zwischen dem Katastrophisieren und dem Schmerzniveau berichtet (Reilingh et al. 2008, George et al. 2008). Unter Katastrophisierung wird ein ineffektiver und schlecht angepasster Copingstil verstanden, bei dem der Patient den Schmerz als übermäßig destruktiv ansieht und einen pessimistischen Blick auf seine Prognose besitzt. Er wird mit den psychologischen Konzepten von Übertreibung und Grübelei in Verbindung gebracht (ein repetitiver und passiver Fokus auf die Symptome durch Stress, seine Ursachen und Konsequenzen; George et al. 2008, Relingh et al. 2008). Katastrophisieren bildet einen Teil des psychologischen Angst-Vermeidungs-Modells, das zudem aus a) Angst vor Schmerz, b) Kinesiophobie (Bewegungsangst) und c) Ängstlichkeit besteht. Reilingh et al. (2008) zeigten, dass Katastrophisierung neben der Intensität des Schmerzes zu Beginn das stärkste Zeichen für Veränderung in der Schmerzintensität nach sechs Monaten bei einer Stichprobe von 587 Patienten war, die sich ihren Hausärzten in den Niederlanden vorstellten (hohes Katastrophisierungsniveau führte nur zu einer geringen Schmerzreduktion nach sechs Monaten). George et al. (2008) berichteten, dass nur Katastrophisieren positiv mit der Persistenz von Schmerzen (> 4/10 Visuelle Analog-Skala) drei bis fünf Monate postoperativ verbunden war. Untersucht wurde eine Gruppe von 58 Patienten, die sich aufgrund von Rotatorenmanschetten-Tendinopathie (mit oder ohne Rotatorenmanschettenriss), adhäsiver Capsulits oder SLAP-Läsion einem chirurgischen Eingriff unterzogen hatten. Diese Evidenz unterstützt die Notwendigkeit eines biopsychosozialen Ansatzes für das Management von Schulterstörungen und verweist auf die Einschränkungen eines rein biomedizinischen Ansatzes bei Schulterschmerzen und -dysfunktion. Weitere Forschungen sind erforderlich, um entsprechende Verknüpfungen in anderen Bevölkerungsgruppen festzustellen und um zu untersuchen, ob die Entwicklung und Implementierung einer Behandlung, die auf solche Überzeugungssysteme abzielt, hilfreich für die Verbesserung der Ergebnisse für Personen, die an Schulterschmerzen leiden, sind.

Überlegungen zum konservativen Management

Als Physiotherapeuten sind ESPs sich des Praxismodells bewusst, auf dem der physiotherapeutische Berufsstand beruht (➤ Kap. 4.6). Sie sind daher in der Lage, eine Verbindung zwischen dem medizinischen und dem physiotherapeutischen Berufsstand herzustellen, wobei sie die Notwendigkeit einer medizinische Diagnose verstehen, aber auch die Einschränkungen, die mit den weitgefassten diagnostischen Bezeichnungen assoziiert sind, sowie den Nutzen und die Eignung eines beeinträchtigungsbasierten Ansatzes erkennen können, so wie von Maitland (1986) vertreten. Im Wesentlichen zielt dieser Ansatz darauf ab, modifizierbare funktionelle und bewegungsbasierte Beeinträchtigungen, die vermutlich zur funktionellen Einschränkung und den Behinderungen eines Patienten beitragen, anzugehen, anstatt hypothetische spezifische gewebebasierte Pathologien zu behandeln.

➤ Fallstudie 4.3 will die Einschränkungen eines Physiotherapieansatzes, der auf einer hypothetischen medizinischen Diagnose durch einen Physiotherapeuten beruht, für das Management demonstrieren. In beiden Fällen wurden Patienten infolge einer fehlenden Reaktion auf die initiale Physiotherapie von ihrem Hausarzt an ein orthopädisches klinisches Beurteilungs- und Behandlungszentrum überwiesen. Die Beurteilungen wurden von ESPs ausgeführt, die somit in der Lage waren, das Vorhandensein signifikanter funktioneller Beeinträchtigungen zu erkennen, die hypothetisch zu den funktionellen Einschränkungen der Personen beitrugen und die zuvor in der Physiotherapie nicht angegangen worden waren. Zufriedenstellende Ergebnisse und eine Rückkehr zu zuvor eingeschränkten Aktivitäten wurden in beiden Fällen infolge einer weiteren physiotherapeutischen Therapie erreicht, die sich auf diese spezifischen funktionellen Beeinträchtigungen ausrichtete und dabei die Prinzipien, die dem Maitland-Konzept innewohnen, einsetzte, einschließlich der *„analytischen Beurteilung"* und *„des klinischen Nachweises, ob die Behandlung funktioniert oder nicht, was durch kontinuierlichen Vergleich der Effekte der ausgewählten Behandlungsformen auf die Zeichen und Symptome des Patienten erreicht wird"* (Maitland et al. 2005).

Diese Beispiele liefern weitere Evidenz für die Vorteile eines beeinträchtigungsbasierten Ansatzes in der Physiotherapie, wie von Maitland (1986) befürwortet. Weitere Fallberichte von Haddick (2007) und Tate et al. (2010) unterstützen ebenfalls einen solchen Ansatz im physiotherapeutischen Management von Schulterschmerzen.

FALLSTUDIE 4.3

Demonstration einer beeinträchtigungsbasierten Behandlung

Geschichte

Ein 41-jähriger Mann wurde von seinem Hausarzt mit der Diagnose eines „linksseitigen Rotatorenmanschettenproblems" an die Physiotherapie überwiesen. Herr H. war ein fitter und gesunder Feuerwehrmann ohne medizinische Geschichte und ohne Drogengeschichte. Es fing mit einem linksseitigen Schulterschmerz zwei Monate, bevor er von einem Physiotherapeuten beurteilt wurde, an. Der Schmerz begann schleichend, ohne vorheriges Trauma, und wurde als intermittierender, tiefer, dumpfer Schmerz am anterioren Aspekt des linken Schultergelenkbereichs beschrieben (➤ Abb. 4.18). Die Symptome verschlimmerten sich nur beim Über-Kopf-Heben, z. B. wenn er eine Leiter über seinem Kopf trug. Der Schmerz trat unmittelbar bei der Über-Kopf-Bewegung auf, ließ aber rasch nach, wenn er seine Arme zurück an die Seite nahm. Alle anderen Aktivitäten waren nicht betroffen und er trainierte weiterhin in einem Fitnessstudio, musste jedoch Über-Kopf-Hebungen vermeiden.

Untersuchung

Bei der Funktionsuntersuchung fiel auf, dass Herr H. eine leichte Atrophie in der Fossa supraspinata und eine geringe Scapula-Dyskinesie hatte. Die zervikalen Bewegungen waren vollständig und asymptomatisch. Vorwärts-Elevation und -Abduktion der linken Schulter waren von 90° bis zum Ende des Bewegungsausmaßes schmerzhaft. Keine weitere Differenzierung wurde ausgeführt. Die Innenrotation mit Widerstand wurde als symptomatisch befunden. Dann wurden spezielle orthopädische Tests ausgeführt und der Empty-Can-Test wurde als positiv erachtet. Bei der Palpation zeigte Herr H. am anterioren Aspekt des Glenohumeralgelenks und der Bizepsrinne Druckempfindlichkeit.

Behandlung

Der Physiotherapeut stellte die Hypothese einer Supraspinatus-Tendinopathie/eines Risses auf. Mit Herrn H. wurde anschließend ein Übungsprogramm mit exzentrischen Belastungsübungen in Flexion und Abduktion vom Ende des Bewegungsausmaßes bis 90° unter Verwendung eines Therabandes eingeübt. Der Patient berichtete bei seiner Rückkehr eine Woche später keine Veränderung und eine Friktionsmassage der Supraspinatussehne wurde begonnen. Dann wurde dem Patienten Selbstfriktionsmassage beigebracht. Wieder kehrte er eine Woche später ohne Veränderung seines Problems zurück. An diesem Punkt begann der Physiotherapeut, seine Compliance bei den Übungen und der Selbstbehandlung zu hinterfragen. Die Friktionsmassage des Supraspinatus wurde erneut durchgeführt und den Patienten wurden Scapula-senken de Übungen gelehrt. Herr H. wurde vier Wochen später wiederbefundet und sein Problem hatte sich
noch immer nicht verbessert. Sein Physiotherapeut hinterfragte einen Rotatorenmanschettenriss und ob Physiotherapie angebracht war. Als Ergebnis wurde Herr H. zu seinem Hausarzt zurückgeschickt mit der Empfehlung, ihn an einen Orthopäden zu überweisen, um eine Meinung einzuholen, ob irgendwelche weiteren Interventionen erforderlich seinen.

Ergebnis

Einen Monat später wurde er von einem ESP in der Erstversorgung untersucht, der Gelenkzeichen bei unilateralen posteroanterioren Zusatzbewegungen in der mittleren HWS links fand. Zusätzlich wurde der Schulterquadrant untersucht und an der Spitze als symptomatisch befunden. Eine weitere physiotherapeutische Behandlung wurde mit der Anweisung, sich mit den gefundenen Zeichen zu befassen, angefordert. Über die nächsten zwei Monate hinweg wurde Herr H. achtmal mit Mobilisationstechniken, die an der HWS und am Schulterquadrant angewendet wurden, behandelt (➤ Abb. 4.18). Dann wurde er als vollständig funktionsfähig entlassen.

Analyse

Diese Fallstudie demonstriert eine Situation, in der die Behandlung einer infolge der physiotherapeutischen Beurteilung aufgestellten Diagnose nachteilig für die Wiederherstellung des Patienten war.

Die Funktionsuntersuchung durch den Physiotherapeuten scheint in diesem Fall dahingehend gewichtet worden zu sein, eine strukturelle und pathologiebasierte Diagnose zu stellen. Dazu wurden spezielle orthopädische Tests eingesetzt, um die Hypothese zu generieren. Diese medizinische Diagnose bildete dann die Grundlage, nach der sich die Behandlung ausrichtete. Es scheint, dass das initiale physiotherapeutische Management dieses Falles mehrere Clinical-Reasoning-Fehler aufweist, die es wert sind, angemerkt zu werden:

1. Wie im Abschnitt über medizinische Differenzialdiagnose diskutiert, bieten spezielle orthopädische Tests allein keine ausreichende diagnostische Genauigkeit, die eine medizinische Diagnose einer Rotatorenmanschetten-Tendinopathie zulassen würde. Daher ist der Behandlungsansatz, der darauf ausgerichtet ist, diese gewebebasierte Diagnose anzugehen, fehlerhaft.
2. Eine physiotherapeutische Diagnose, wie von der WCPT (2007) vorgegeben (➤ Kap. 4.3.1), wurde nicht vorgenommen; dies limitierte daher die Erkennung der funktionellen Einschränkungen des Patienten und begrenzte die Suche nach assoziierten funktionellen Beeinträchtigungen.

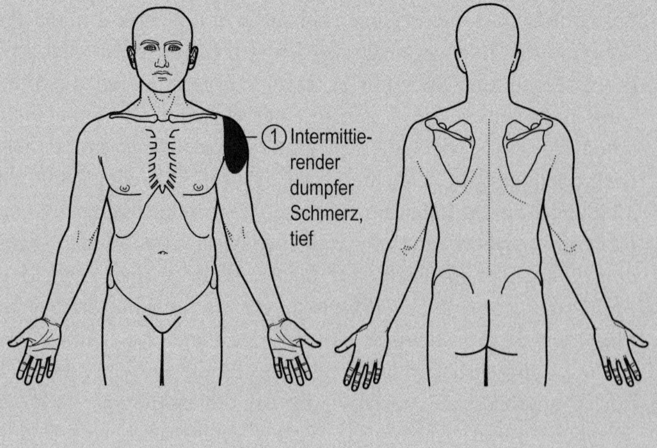

Abb. 4.18 Körpertabelle von Herrn H.

3. Die initiale Behandlung umfasste die Verwendung exzentrischer Übungen, die sich als vielversprechend bei der Behandlung von anderen Tendinopathien, einschließlich Achillessehne, Patellarsehne und allgemein Unterarmextensoren, erwiesen haben (Woodely et al. 2007). Unglücklicherweise gibt es eingeschränkte Evidenz für einen solchen Ansatz im Management einer Rotatorenmanschetten-Tendinopathie. In einer unkontrollierten Pilotstudie berichteten Jonsson et al. (2006), dass fünf von neun Patienten mit einer klinischen Impingement-Diagnose ein zufriedenstellendes Ergebnis nach 12 und 52 Wochen nach der Behandlung zeigten.
4. Obwohl eine funktionelle Beeinträchtigung erkannt wurde (Scapula-Dyskinesie), wurde die Wirkung, mit der diese Beeinträchtigung zu den funktionellen Einschränkungen des Patienten beitrug, nicht klinisch beurteilt (fehlende analytische Beurteilung [Maitland 1986]). Es ist interessant anzumerken, dass der Patient infolge der weiteren beeinträchtigungsbasierten Behandlung in der Physiotherapie ein zufriedenstellendes Ergebnis erzielte, ohne dass die Scapula-Dyskinesie direkt behandelt wurde.
5. Während der dritten Behandlungssitzung des Patienten begann der Physiotherapeut die Compliance des Patienten bezüglich der verschriebenen Heimübungen zu hinterfragen. Unglücklicherweise ist dies, der Erfahrung des Autoren nach, kein unübliches Geschehen. Es sollte an dieser Stelle angemerkt werden, dass es, wenn man an Kommunikation denkt, eines der fundamentalen Prinzipien des Maitland-Konzepts ist, dem Patienten zuzuhören und ihm zu vertrauen. In diesem Fall war es vielleicht für den Physiotherapeuten angenehmer zu glauben, dass der Patient sich nicht therapietreu verhält, als dass die verschriebene Behandlung nicht effektiv war.
6. Zu dem Zeitpunkt, als der Patient aus der ersten physiotherapeutischen Behandlung entlassen wurde, dachte und argumentierte der Physiotherapeut noch immer biomedizinisch, indem er annahm, dass ein Rotatorenmanschettenriss der Grund für das Ausbleiben einer Verbesserung war. Der Patient hatte eindeutig eine funktionelle Beeinträchtigung, die nur bei Über-Kopf-Aktivitäten in Erscheinung trat. Als er vom ESP untersucht wurde, wurden seine Symptome unter Verwendung eines funktionellen beeinträchtigungsbasierten Ansatzes in der Position des Schulterquadranten reproduziert. Der ESP fand ferner Gelenkzeichen in der HWS, die dann in weiteren Behandlungssitzungen mobilisiert wurden. Es ist
7. möglich, dass diese Zeichen die Ursache der Quelle oder eine Barriere für die Wiederherstellung der Schulterdysfunktion waren. Klar ist jedoch, dass sich sein Problem verbesserte, als er mit einem beeinträchtigungsbasierten Ansatz zurück an die Physiotherapie überwiesen wurde, und er seine volle Funktionsfähigkeit zurückerhielt.

Der Schulterquadrant – eine kurze Einschätzung

- Der Quadrant ist eine funktionelle Bewegung der Schulter, die von Maitland (1977 und in den folgenden Auflagen bis 2005) beschrieben wurde und die relevant für Herrn H.s Symptome war. Diese Haltung ist etwa 30° lateral der Position der vollen Schulterflexion, in welcher der Arm sich anterior und automatisch rotierend bewegen muss, um die volle Flexion zu erreichen (➤ Abb. 4.20, ➤ Abb. 4.21).
- Er kann sowohl für die Untersuchung als auch für die Behandlung von geringfügigen Einschränkungen der Schulterbewegung verwendet werden. Er ist ferner als Screeningtest nützlich, um die Schulter als Quelle von Armschmerzen zu erwägen oder auszuschließen und um das ideale funktionelle Bewegungsausmaß der Schulter wiederherzustellen (Magarey und Jones 2005).
- Der Schulterquadrant ist kein diagnostischer Test, aber Mullen et al. (1989) identifizierten bei der Untersuchung von vier Leichen die folgenden Strukturen, die während der Untersuchung des Quadranten belastet waren:
  – Kontakt zwischen dem Humeruskopf und der Scapula, Kompression der Sehnen des Caput longum des Bizeps bei 120°–135°, der anteromediale Teil der inferioren Akromionfläche in Kontakt mit dem Humeruskopf.
  – Dehnung des Lig. coracoakromiale bei 105°–135°.
  – Das Tuberculum major (M. supraspinatus) stößt immer an den Arcus coracoacromiale.
  – Der Proc. coracoideus und der Subscapularisbereich der Tuberositas minor stoßen bei 120°–135° Abduktion an.
- Wird der Quadrant als Behandlungstechnik eingesetzt, um Bewegungseinschränkungen an der Schulter, die als Quelle lokaler Symptome angesehen werden, anzusprechen, muss insbesondere auf die Stärke und Irritierbarkeit der individuellen klinischen Präsentation des Patienten geachtet werden. Die Richtlinien, die bei der Entscheidungsfindung bezüglich Amplitude und Rhythmus der Technik hilfreich sind, werden anderswo detailliert beschrieben, da sie sich auf verschiedene klinische Präsentationen beziehen, z. B. in ➤ Kap. 1.

4

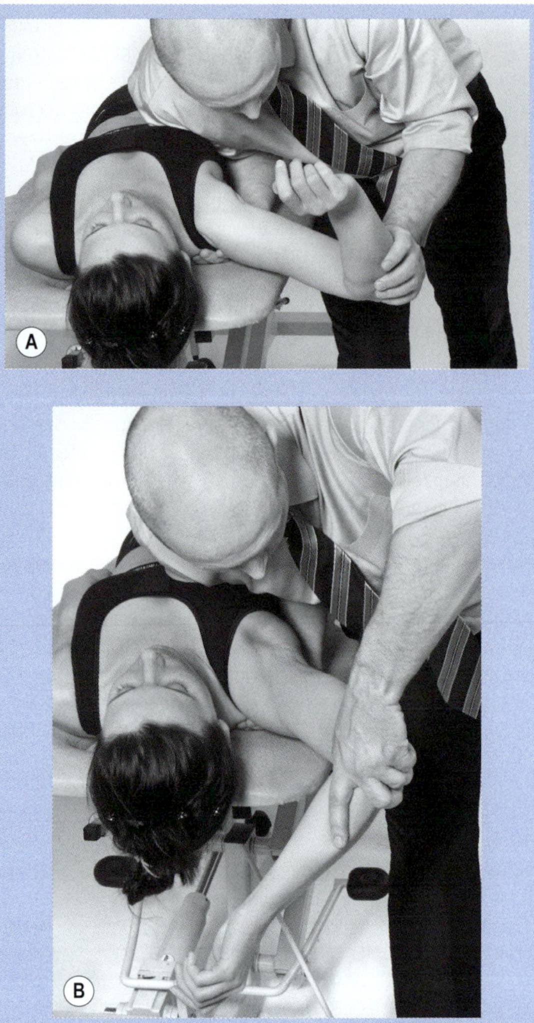

Abb. 4.19 **A** Mobilisation an der unteren Seite des Schulterquadranten; **B** Mobilisation an der oberen Seite des Schulterquadranten

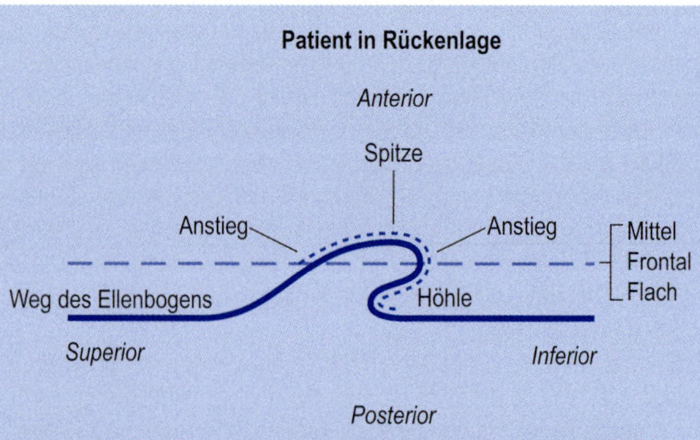

Abb. 4.20 Seitenansicht des Bewegungspfades des rechten Ellenbogens, Sicht von der rechten Seite des Patienten horizontal in Richtung zu seiner linken Seite. Der Pfad durchläuft eine Linie in die „Höhle" der Sperrposition, über den „Anstieg" des Quadranten, wobei die „Spitze" des Quadranten passiert wird.

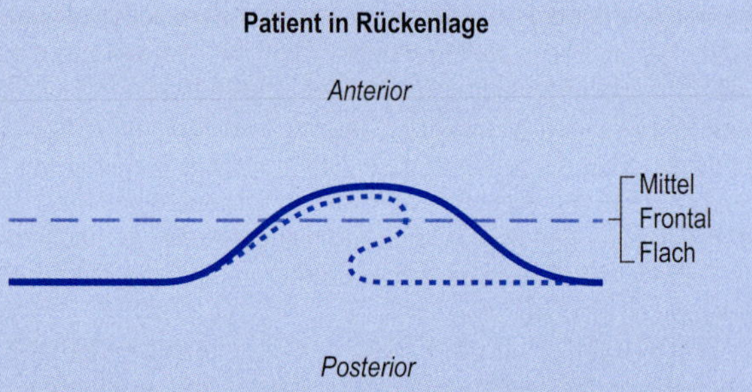

Abb. 4.21 Seitenansicht des Bewegungspfades des Ellenbogens eines Patienten, wenn die Bewegung eingeschränkt und die „Sperrposition" verloren ist

Chirurgische Überlegungen

Wie von Chaudhury et al. (2010) diskutiert, benötigt nur ein kleiner Teil der Patienten mit Schulterschmerzen einen chirurgischen Eingriff. Diese Meinung wird im Licht der Evidenz durch eine Arbeit von Linsell et al. (2006) unterstützt, die zeigte, dass von 15 534 Patienten, die ihren Hausarzt aufgrund von Schulterproblemen während des Jahres 2000 konsultierten, nur 554 (3,6 %) entweder an eine orthopädische oder eine rheumatologische Klinik innerhalb der folgenden 3 Jahre überwiesen wurden. Leider gibt das Design der Studie keinen Aufschluss darüber, wie viele Patienten tatsächlich in diesen Kliniken operiert wurden.

Mit Ausnahme der Störungen, die auf Red Flags hin gescreent wurden (➤ Kap. 4.5.2), und derer, die frühzeitiger medizinischer Aufmerksamkeit bedürfen (➤ Kap. 4.5.3), umfassen die allgemeinen Indikationen für Schulterchirurgie fehlende Reaktionen auf konservative Strategien über einen Zeitraum von drei bis sechs Monaten (Chaudhury et al. 2010). Die Indikationen für einen chirurgischen Eingriff hängen von einer klaren Diagnose und strukturellen Information ab, die beide aus der Geschichte des Patienten, der Funktionsuntersuchung und den Befunden geeigneter bildgebender Verfahren erhalten werden (Chaudhury et al. 2010). Zu diesem Zeitpunkt ist eine spezifische Diagnose (oder so spezifisch wie möglich) erforderlich, um die Entscheidungsfindung über eine Eignung des Patienten für einen chirurgischen Eingriff zu bestimmen.

Wie zuvor diskutiert, können ESPs in einer Vielzahl von Positionen arbeiten, wobei sie beliebig viele Aufgaben übernehmen, die traditionell von anderen Berufsgruppen ausgeführt werden (CSP 2008, Syme 2009). Eine dieser von ESPs ausgeführten Funktionen ist die Befähigung, Patienten an orthopädische Konsiliarärzte zu überweisen oder in deren Namen die Patienten zu benennen, die von der chirurgischen Option für ihre vorliegende Schulterstörung profitieren können. ➤ Fallstudie 4.4 schildert ein Beispiel für einen Weg eines Patienten hin zu einer Schulteroperation. Es ist außerhalb des Rahmens und liegt nicht in der Intention dieses Kapitels, alle chirurgischen Überlegungen bezüglich der Schulter detailliert zu beschreiben und zu diskutieren; jedoch werden kurze Zusammenfassungen der häufigeren Verfahren für die verbreitetsten Schulterstörungen in ➤ Tab. 4.8– ➤ Tab. 4.15 dargestellt.

FALLSTUDIE 4.4

ESP-Beurteilung eines Patienten mit hartnäckigem Schulterschmerz und -dysfunktion

Ein 33 Jahre alter Herr wurde von seinem Hausarzt an ein orthopädisches klinisches Beurteilungs- und Behandlungszentrum überwiesen und von einem ESP beurteilt.

Geschichte

Herr A. stellte sich mit einer achtmonatigen Geschichte von Schulterschmerzen rechts und Funktionsverlust infolge eines auf der Arbeit erlittenen Unfalls vor. Er arbeitete als Autoreifen- und Auspuffanlagenmonteur in einer Werkstatt und erinnerte sich daran, bei dem Versuch, einen festsitzenden Reifen auf einem Rad zu wechseln, kraftvoll mit seinem rechten Arm an einem Hebel gezogen zu haben. Herr A. berichtete den sofortigen Beginn von starken anterioren Schulterschmerzen und ein „Reiß"-Gefühl tief in seinem rechten Schultergelenk (➤ Abb. 4.22). Er klagte über andauernde Probleme mit der Schulter seit dieser Zeit.

Bei der ersten Beurteilung wurden seine Probleme beschrieben als: 1. ein tief sitzendes Schmerzgefühl im anterioren und lateralen Aspekt der Schulter; 2. ein intermittierendes Gefühl von Nackenschmerzen und Steifheit auf der rechten Seite, das während des vergangenen Monats auftrat; 3. Schwierigkeiten und Schmerzen, wenn er versucht, seinen Arm über Schulterhöhe zu heben; 4. Schmerz und Schwäche, wenn er mit dem rechten Arm versucht zu heben, zu ziehen oder zu drücken. Folglich beschrieb er sich selbst als bei der Arbeit „kämpfend", obwohl er keine Krankschreibung in Anspruch genommen hatte. Im Gespräch wurde evident, dass er das Gefühl hatte, etwas tief in seiner Schulter stimme nicht oder habe sich gelöst.

Herr A. hatte zum Zeitpunkt seiner ersten Beurteilung in dem orthopädischen klinischen Beurteilungs- und Behandlungszentrum bereits ein konservatives Management durchlaufen. Dies bestand aus zwei durch seinen Hausarzt verabreichten Steroidinjektionen, zwei und drei Monate nach Beginn der Probleme und danach einer dreimonatigen physiotherapeutischen Behandlung. Herr A. berichtete, dass keine der Injektionen seine Schmerzen linderte. Die anatomische Injektionsstelle konnte nicht mehr festgestellt werden. Der Verlauf der Physiotherapie brachte ebenfalls keine Erleichterung seiner Schmerzen oder Verbesserung seiner Funktion. Ein Schulterröntgen, das von seinem Hausarzt angeordnet worden war, war unauffällig. Sein allgemeiner Gesundheitszustand war gut und es gab keine anderen gleichzeitig existierenden muskuloskeletalen Probleme. Er hatte keine Geschichte früherer Schulterprobleme.

Untersuchung

Die Inspektion ergab einen rechts leicht heruntergedrückten Schultergürtel, Rundschultern und eine vorgestreckte Kopfhaltung. Aktive Schulterelevation und -abduktion waren schmerzhaft eingeschränkt bei ungefähr 160°, mit ansteigenden Schmerzen durch das Bewegungsausmaß ab etwa 60°. Passiv wurde mit Vorsicht fast das volle Bewegungsausmaß von Elevation und Abduktion erreicht, mit Schmerzen durch das Bewegungsausmaß. Sowohl durch das aktive als auch das passive Bewegungsausmaß berichtete Herr A. unregelmäßig von einem Klickgefühl in seiner Schulter. Das Ausmaß der Außenrotation war gut erhalten und ähnelte dem der nicht betroffenen Seite. Über das aktive Bewegungsausmaß hinweg war eine abnorme Scapula-Bewegung auf der betroffenen Seite (Scapula-Dyskinesie) klar evident und am deutlichsten sichtbar, wenn der Arm aus Elevation und Abduktion zurück an die Seite geführt wurde, mit Vorwölbung des mittleren Randes. Der Stärketest der Rotatorenmanschette ergab starke Kontraktionen sowohl der Innen- als auch der Außenrotation, mit leichtem Schmerz, der bei maximaler Kontraktion der Außenrotation erzeugt wurde. Zusatzbewegungen des Glenohumeralgelenks waren schmerzhaft eingeschränkt. Glenohumerale und akromiohumerale Gelenkkompressionen provozierten Schmerz. Das aktive Bewegungsausmaß der HWS war am auffälligsten bei der Rotation rechts eingeschränkt, und die rechtsseitige Flexion erzeugte Schmerzen in der rechten mittleren und unteren HWS-Region mit leichten Schmerzen in Richtung der rechten Scapula. Eine neurologische Untersuchung der oberen Extremitäten war unauffällig. Spezielle orthopädische Tests wurden durchgeführt. Positive Ergebnisse waren mit mehreren Impingement- und SLAP-Tests assoziiert.

Analyse

Der Schmerz in der Schulterregion, den Herr A. erlebte, verursachte bei ihm signifikante, funktionelle Probleme. Er zeigte sich besorgt, dass er zum Zeitpunkt der Verletzung etwas „zerrissen" habe, und war frustriert, dass er bis jetzt bei der (konservativen) Behandlung wenig Fortschritte gemacht hatte. Ihm war sehr daran gelegen, eine medizinische Diagnose zu erhalten, und er war bereit, sich einem chirurgischen Eingriff zu unterziehen, sollte dies notwendig sein, um bei seinem Problem Abhilfe zu schaffen. Das klinische Bild war gemischt, evident mit vielen funktionellen Beeinträchtigungen. In der medizinischen Differenzialdiagnose wurde in Erwägung gezogen: intraartikuläre glenohumerale Störung – SLAP, glenohumerale Instabilität, akromiohumerale Ursache – „Impingement" als unspezifische Bezeichnung ohne Evidenz eines signifikanten Rotatorenmanschettenrisses, Kapselbänderriss, Bizeps-Tendinopathie, Läsion des N. thoracicus longus oder brachiale Plexopathie, gleichzeitige und separate Nackenschmerzen.

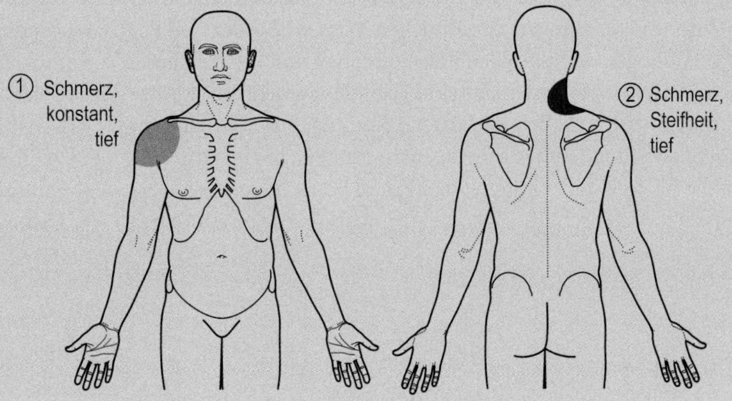

Abb. 4.22 Körpertabelle von Herrn A.

Der Patient stimmt weiteren Untersuchungen durch den ESP zu in dem Versuch, die Spezifität der Diagnose zu verbessern und eine Grundlage für weitere Managemententscheidungen zu erhalten. Eine Nervenleitfähigkeitsuntersuchung wurde angesetzt, um eine Plexusläsion oder eine Läsion des N. thoracicus longus auszuschließen. Eine MR-Arthrografie wurde zusammen mit einem orthopädischen Schulterchirurgen durchgeführt, um nach einer möglichen SLAP-Läsion zu suchen.

Ergebnis

Die Ergebnisse der Nervenleitfähigkeitsstudie waren normal und ergaben keine elektrophysiologische Evidenz für eine Plexusläsion oder eine Läsion des N. thoracicus longus. Die MR-Arthografie zeigte eine „SLAP-Läsion mit Beteiligung des anterioren superioren Labrums. Keine Rotatorenmanschettenrisse wurden gesehen. ACJ-Degeneration mit inferiorer Osteophytose".

Auf der Basis der Ergebnisse der Geschichte, der Funktionsuntersuchung, bildgebender Verfahren, dem Ausbleiben einer Reaktion auf das konservative Management und der Bereitschaft, sich einer Operation zu unterziehen, wurde Herr A. über das orthopädische klinische Beurteilungs- und Behandlungszentrum an einen spezialisierten orthopädischen Konsiliar-Schulterchirurgen überwiesen. Bei der Arthroskopie wurde eine SLAP-Läsion bestätigt und anschließend eine arthroskopische SLAP-Reparatur ohne Komplikationen durchgeführt.

Der Patient durchlief eine postoperative Rehabilitation in der Physiotherapie, die sich mit den funktionellen Beeinträchtigungen innerhalb der Grenzen der Gewebeheilung befasste. Herr A. nahm nach 16 Wochen seine normalen Pflichten bei der Arbeit vollständig wieder auf.

Kommentar

Diese Fallstudie ist ein Beispiel zur Verdeutlichung einer Situation, in der eine spezifische medizinische Diagnose erforderlich war, auf deren Basis weitere Entscheidungen zum Management eines Patienten getroffen wurden, eine Funktion, die traditionell durch Ärzte ausgeführt wird, aber nun in steigendem Ausmaß von praktisch tätigen Physiotherapeuten mit Rollenerweiterung (ESP) übernommen wird. Sie zeigt ein gemischtes klinisches Bild, das häufig mit SLAP-Läsionen assoziiert ist (detailliert beschrieben in ➤ Tab. 4.13), und die Erfordernis, eine breit gefächerte und tiefe Wissenbasis der Pathologie, der Differenzialdiagnosen und des konsequenten Managements zu besitzen, die von ESPs in dieser Situation verlangt wird (Syme 2009).

Ferner zeigt sie den Nutzen einer weiteren fundamentalen Komponente und eines Prinzips des Maitland-Konzepts auf, nämlich die *innewohnende Fähigkeit und Kapazität* des Körpers, *zu informieren,* ein Teil des *patientenzentrierten Ansatzes* für das Management, den Maitland vertrat. Maitland (1986) erkannte, dass *„der Körper des Patienten ihm Dinge über seine Störung erzählen kann, die wir niemals durch die objektive Untersuchung entdecken können"*. Dieses Prinzip scheint besonders in diesem Fall relevant zu sein, wenn man den aktuellen Stand der Wissenschaft anerkennt, der fehlende Genauigkeit anzeigt, welche die klinischen Untersuchungstests bei der Differenzialdiagnose von Schulterpathologien aufweisen. Die Beschreibung des Patienten indiziert deutlich die Möglichkeit einer strukturellen Läsion innerhalb des Schultergelenks, von der er spürte, dass sie sich nicht durch Zeit oder konservative Behandlung würde heilen lassen. Ein solches Prinzip ist eine wichtige Komponente der Praxis eines klinisch tätigen Therapeuten, ob nun der Physiotherapeut eine traditionelle oder eine erweiterte Funktion ausführt, und liefert *„lebendige Informationen über seine Störung, was sehr wichtig für die Beurteilung, die Behandlung und die Prognose ist"* (Maitland 1986).

Zusammenfassung der häufigsten Schulterstörungen – eine biomedizinische Perspektive für ESP und die traditionelle physiotherapeutische Praxis

In diesem Abschnitt werden die häufigsten pathologischen Störungen, welche die Schulter und den Schultergürtelkomplex betreffen, in Tabellenform (➤ Tab. 4.8–➤ Tab. 4.15) zusammengefasst. Kurze Zusammenfassungen des aktuellen Wissensstandes der Pathologie, Ätiologie, der typischen Präsentationen und des zugehörigen medizinischen Managements sind ebenfalls aufgeführt. Zusätzlich enthalten die Tabellen spezifische Kommentare, die sich an traditionell arbeitende Physiotherapeuten richten, zu den Implikationen, die für jede der Schulterstörungen in Betracht gezogen werden müssen. Der Abschnitt „Schulterstörungen – eine physiotherapeutische Sichtweise" diskutiert ferner, wie dieses Wissen in die traditionelle Physiotherapiepraxis integriert werden kann.

Die Tabellen sind nicht allumfassend, decken jedoch einige der häufigeren Störungen ab, denen der Physiotherapeut in der klinischen Praxis begegnet, und beinhalten:

- Rotatorenmanschettenläsionen (➤ Tab. 4.8)
- Schulterimpingement (➤ Tab. 4.9)
- Tendinitis calcarea (➤ Tab. 4.10)
- Frozen Shoulder (➤ Tab. 4.11)
- Osteoarthrose des Glenohumeralgelenks (➤ Tab. 4.12)
- SLAP-Läsionen (SLAP = superiores Labrum anterior posterior; ➤ Tab. 4.13)
- Schulterinstabilität (➤ Tab. 4.14)
- Läsionen des Akromioklavikulargelenks (➤ Tab. 4.15)

Tab. 4.8 Überlegungen zu Rotatorenmanschettenläsionen

Kurzer Überblick	Wird als Hauptgrund für Schulterschmerzen und Behinderung beschrieben Gewöhnlich mit der klinischen Präsentation eines subakromialen Impingements als zugrunde liegende spezifische pathologische Läsion assoziiert Eine die Rotatorenmanschette betreffende Pathologie umfasst: **Tendinitis calcarea** (➤ Tab. 4.10); **Rotatorenmanschetten-Tendinopathie** (ein klinischer Terminus, der Schmerz und beeinträchtigte Leistung aufgrund einer beeinträchtigten Sehne umfasst und die spezifischen pathologischen Störungen einer Tendinitis und Tendinose mit einschließt); **Teileinriss der Rotatorenmanschette; Totalruptur der Rotatorenmanschette** und schließlich **Rotatorenmanschettenarthropathie** (Rotatorenmanschetteninsuffizienz, reduzierte akromiohumerale Distanz und arthrotische Veränderungen im Glenohumeralgelenk)
	Einige Fragen
	Obwohl sich das Verständnis der Rotatorenmanschettenpathoätiologie erheblich weiterentwickelt hat, ist es noch längst nicht vollständig. Einige der relevantesten Fragen, die derzeit noch unbeantwortet bleiben, sind: • Es gibt eine hohe Prävalenz für Rotatorenmanschettenrisse in der asymptomatischen Bevölkerung – anderen Rotatorenmanschettenrisse werden für Schmerz und Behinderung in der Schulter verantwortlich gemacht; was macht einen Riss symptomatisch? • Warum produzieren identische Pathologien solch ein breites Spektrum an klinischen Präsentationen? Das heißt, komplette Rotatorenmanschettenrisse wurden von einigen asymptomatischen Personen mit guter Schulterfunktion berichtet, bei anderen verursachten sie starke Schmerzen und Behinderung. • Warum geben Patienten ein hohes Zufriedenheitsniveau und deutliche funktionelle Verbesserung nach einer Akromioplastik und Débridement der Rotatorenmanschette, aber ohne Beseitigung des Rotatorenmanschettenrisses an? • Warum geben Patienten weiterhin ein hohes Zufriedenheitsniveau und funktionelle Verbesserungen nach einer operativen Beseitigung des Rotatorenmanschettenrisses an, die sich bei Nachuntersuchungen in der Bildgebung als Misserfolg (Wiedereinriss der Rotatorenmanschette) herausstellt?
Beginn und Ätiologie	Rotatorenmanschetten-Tendinopathie
	Ätiologische Theorien berücksichtigten sowohl externe Faktoren (verursachen Kompression der Rotatorenmanschette) als auch intrinsische Faktoren (sind mit interner Degeneration der Sehnen der Rotatorenmanschette assoziiert). ➤ Tab. 4.3 und ➤ Tab. 4.4 beschreiben die wichtigsten Theorien und deren Evidenz. Beim derzeitigen Stand der Forschung scheint es triftige Evidenz dafür zu geben, dass intrinsische Sehnenveränderungen der Auslöser der Pathologie ist, während die extrinsische Kompression der Rotatorenmanschette erst später in der Kaskade der Sehnenpathologie auftritt, sehr wahrscheinlich aufgrund eines Kontrollverlustes bei der Zentrierung des Humeruskopfes, die von einer mangelhaften Rotatorenmanschettenfunktion ausgelöst wird. Cook und Purdam (2009) stellten eine generische Kontinuumtheorie zur Diskussion, um die pathologischen Veränderungen bei der Tendinopathie zu erklären. Sie schlugen drei Stadien vor: 1. reaktive Tendinopathie, 2. Sehnenverfall (fehlgeschlagene Heilung), 3. degenerative Tendinopathie. Veränderung in der Belastung, die auf die Sehne einwirkt, ist der Faktor, der bestimmt, wie weit das Kontinuum einer Sehne in diesem Modell fortschreiten kann.
	Partielle oder komplette Rotatorenmanschettenrisse
	Es wird angenommen, dass Sehnenfaserdegeneration (degenerative Tendinopathie) der auslösende Faktor in der Entwicklung von partiellen Rissen und der Kaskade von Ereignissen, die zu einem Riss in der vollen Dicken führen, ist. Die Debatte bezüglich der Rolle von verschiedenen, verbundenen intrinsischen und extrinsischen Faktoren, geht weiter (➤ Tab. 4.3 und ➤ Tab. 4.4). Bunker (2002) beschrieb die Kaskade der Ereignisse detailliert: Die initiale Läsion wird als Rim-Rent-Läsion bezeichnet – ein artikulärer Oberflächenriss am Ansatz der großen Tuberositas, die sich graduell zurückzieht und dadurch sekundär reaktive Veränderungen am Tuberculum majus hervorruft, der sklerotisch und knotig wird. Der Rim-Rent-Riss zieht sich weiter zurück, sodass er an der bursalen Seite der Sehne als ein „Nadelstich"-Riss über die gesamte Dicke wieder auftaucht. Während der Riss weiter fortschreitet und sich weiter zurückzieht, zieht sich der Muskel oder die Sehne zusammen und verursacht dadurch eine Kontraktion der Kapsel (was die gewöhnlich zu beobachtenden sekundären Kontrakturen erklärt). Dies kann sich über Jahre entwickeln oder plötzlich als Ergebnis eines Traumas aufteten. Während sich der Riss vergrößert, franst das Caput longus des M. biceps typischerweise aus, subluxiert und wird rissig. Wenn das Band des M. biceps versagt, kann der Rand des M. subscapularis reißen und so dem Humeruskopf ermöglichen, sowohl anterior als auch superior zu subluxieren. Bunker (2002) betrachtet die Veränderungen, die auf der bursalen Seite der Rotatorenmanschette, des Akromions und der Bursa subacromialis beobachtet wurden, als sekundär reaktive Veränderungen. Man nimmt an, dass diese sekundär aufgrund mangelnder Kontrolle und Zentrierung des Humeruskopfes hin auftreten und eine superiore Migration mit nachfolgendem mechanischem Kontakt und Kompression zwischen diesen Oberflächen ermöglichen.
	Rotatorenmanschetten-Arthropathie
	Die Insuffizienz der Rotatorenmanschette ermöglicht eine superiore Subluxation des Humeruskopfes, was zu arthritischen Veränderungen im Akromiohumeralgelenk und anschließend im Glenohumeralgelenk führt. Diese betreffen vermutlich etwa 2 % der Personen im Alter > 80 Jahre.

Tab. 4.8 Überlegungen zu Rotatorenmanschettenläsionen *(Forts.)*

Pathologie	Rotatorenmanschetten-Tendinopathie
	Normales Sehnengewebe durchläuft eine kontinuierliche Neugestaltung, die vermutlich von Matrix-Metalloproteasen (MMPs) und Gewebeinhibitoren der Metalloproteinasen (TIMPs) kontrolliert wird. Wahrscheinlich verursachen Interaktion von Faktoren, einschließlich der Genetik und externer Krafteinwirkungen auf die Sehnen (Über- oder Unterforderung durch mechanischen Stress), Veränderungen im Umbauprozess, der durch die Balance zwischen MMPs und TIMPs vermittelt wird. Degenerative Veränderungen innerhalb der Sehnenstruktur des M. supraspinatus sind ebenfalls eng mit dem Alter assoziiert. Nach dem von Cook und Purdam (2009) vorgeschlagenen Modell: reaktive Tendinopathie – kurzfristige Adaptation (Heilung) an mechanische Überbelastung, die sich normalisiert, sobald die Belastung reduziert wird oder der Sehne ausreichend Zeit zwischen den Belastungen gegeben wird. Sehnenverfall – Versuch einer ähnlichen Heilung wie bei der reaktiven Tendinopathie, aber mit mehr Strukturausfall innerhalb der Matrix – immer noch reversibel, wenn ausreichend Zeit gegeben oder die Belastung reduziert wird. Degenerative Tendinopathie – strukturelle Veränderung in der Sehne, zurückzuführen auf Überbelastung und unzureichende Zeit oder Kapazität zur Reparatur – geringes Potenzial für Reversibilität, strukturelle Sehnenveränderung sind in ➤ Tab. 4.4 genauer beschrieben.
	Rotatorenmanschettenrisse
	Die Mehrzahl der Rotatorenmanschettenrisse tritt in Sehnen mit bereits bestehender Degeneration auf. Die meisten sind isolierte Risse des M. supraspinatus. Nachfolgende Risse der Bänder des M. biceps werden in 16 % der Fälle berichtet. Isolierte Risse der Mm. supscapularis und infraspinatus sind sehr selten.
	Partielle Risse
	Allgemein können Teilrisse von < 50 % Sehnendicke durch den Ort klassifiziert werden, d. h. Intrasubstanz, Bursa-Oberfläche oder Gelenkfläche (tiefe Fasern oder Unterseite der Rotatorenmanschette); können anhand der Tiefe des Risses klassifiziert werden, d. h. Grade I < 3 mm, Grad II 3–6 mm, Grad III > 50 % der Dicke der Sehne; es wird angenommen, dass artikulärseitige Risse 90 % aller Risse ausmachen.
	Komplette Risse
	Komplette Unterbrechung der Fasern, wodurch die artikulären und bursalen Räume in Kontakt miteinander kommen. Klassifiziert durch Größe: klein < 1 cm, mittel 1–3 cm; groß 3–5 cm, massiv > 5 cm; zwei oder mehr Sehnenrisse werden als massiv betrachtet. Bei kompletten Rissen ziehen sich die Sehnen und Muskeln zurück und durchlaufen gewöhnlich eine fettige Degeneration (Degeneratio adiposa).
Klinische Präsentation	Codman (1934) beschrieb 18 Merkmale, die auf einen kompletten Rotatorenmanschettenriss hinweisen und für die Diagnose hilfreich sein könnten: Alter > 40 Jahre; Handwerker, der zuvor eine unauffällige Schulter hatte und nun eine Schulterverletzung mit akutem Schmerz aufweist, gefolgt von einem schmerzfreien Intervall, aber schweren Schmerzen in der Nacht; Kraftverlust; Symptomlinderung in gebeugter Haltung; fehlerhafter Bewegungsrhythmus, druckempfindlicher Punkt bei Palpation; Sulcus und Eminentia sind palpabel; ein „Hüpfen bei Elevation" mit Zusammenzucken und Krepitus, die beim Zurückführen des Arms an die Seite erneut auftreten, und mit einem unauffälligen Röntgenbild (heutzutage werden Merkmale erkannt, die eine Läsion nahelegen). Ziehen Sie die Altersgruppen, die Inzidenz sowie Risikofaktoren bei den individuellen Patienten in Betracht, um die Vortest-Wahrscheinlichkeit einer Rotatorenmanschettenläsion zu bestimmen. Nachtschmerz und das Unvermögen, auf der betroffenen Seite zu liegen, scheint bei allen Läsionen häufig vorzukommen. Mögliches Auftreten von Impingementzeichen. Schmerz zieht gewöhnlich über den anterolateralen Aspekt der Schulter und kann bis in die Hand ausstrahlen. Üblicherweise verschlimmern Über-Kopf-Aktivitäten den Schmerz. **Rotatorenmanschetten-Arthropathie** – gewöhnlich ein Patient in den 70ern, der Schmerz und Schwäche bei dem Versuch, Über-Kopf-Aktivitäten auszuführen, hat, mit Pseudoparalyse aufgrund der Insuffizienz der Rotatorenmanschette, wiederkehrenden und anhaltenden Schultergelenksergüssen, Krepitus, Atrophie in den Mm. supraspinatus und infraspinatus und deutlicher Rotationsschwäche

Tab. 4.8 Überlegungen zu Rotatorenmanschettenläsionen *(Forts.)*

Medizinisch-diagnostische Überlegungen	Läsionen der Rotatorenmanschette präsentieren sich mit einem weiten Spektrum an Symptomen, die sich überschneiden und es der klinischen Untersuchung und Geschichte unmöglich machen, die zugrunde liegende strukturelle Läsion festzustellen – die klinische Untersuchung kann nicht zwischen partiellen und kompletten Rissen unterscheiden. Zahlreiche systematische Reviews berichteten, dass die meisten speziellen orthopädischen Tests, die angeblich spezifische, pathologische Läsionen der Rotatorenmanschette diagnostizieren können, keine zufriedenstellende diagnostische Genauigkeit aufweisen – für weitere Details siehe ➤ Kap. 4.5.2. Erwägen Sie kombinierte Merkmale, d. h. Park et al. (2005) – Alter > 65 Jahre mit positivem Drop-Arm-Zeichen und schwacher Außenrotation ergaben eine Wahrscheinlichkeit für einen Rotatorenmanschettenriss > 90 % mit 28 % Wahrscheinlichkeit für einen kompletten Riss. Lewis (2009) argumentiert, dass die Diagnose einer Rotatorenmanschetten-Tendinopathie auch nicht mit zusätzlichem Einsatz bildgebender Verfahren gestellt werden kann – aufgrund der sehr hohen Prävalenz von Rotatorenmanschettenläsionen in der asymtomatischen Bevölkerung ist es schwierig festzustellen, ob die Läsion symptomatisch ist. Differenzialdiagnosen schließen ein: C5/C6-Läsion, Knochentumor, Nervenläsion (in ➤ Tab. 4.5 und ➤ Tab. 4.6 genauer beschrieben). Röntgenbilder: können sklerotische Veränderungen der Tuberositas major, der Unterseite des Akromions und spätere Reduzierung des akromiohumeralen Abstands, spätere Reduktion des glenohumeralen Gelenkspalts etc. bei einer Rotatorenmanschettenarthropathie zeigen Diagnostischer Ultraschall (USS) und MRT bei der Beurteilung der Rotatorenmanschette: bei kompletten Rissen durchschnittliche Sensitivität von 0,95/0,89 und Spezifität von 0,96/0,93 für USS bzw. MRT (Ottenheijm et al. 2010); bei partiellen Rissen durchschnittliche Sensitivität von 0,72/0,64 und Spezifität von 0,93/0,92 für USS bzw. MRT (Ottenheijm et al. 2010, de Jesus et al. 2009). Eine Arthroskopie ist der Referenzstandard für die Untersuchung der Rotatorenmanschette.
Management	**Komplette Rotatorenmanschettenrisse**
	Wie im Screening nach Störungen, die frühzeitig medizinisch beachtet werden müssen, betreffen absolute Indikationen für eine chirurgische Intervention an der Rotatorenmanschette Personen, die mit einer akuten posttraumatischen Schwäche in einer zuvor asymptomatischen Schulter vorstellig werden. Andererseits wird berichtet, dass eine konservative Behandlung bei der Mehrzahl der Fälle erfolgreich ist: Physiotherapie mit oder ohne Gabe einer subakromialen Injektion, wenn erforderlich, in Abhängigkeit vom Schmerzgrad, NSAIDs, Aktivitätsmodifikation. Erfolgsraten bei Personen mit kompletten Rissen der Rotatorenmanschette (nachgewiesen durch bildgebende Verfahren), die sich einer konservativer Behandlung unterzogen wurden, wurden mit 33 % bis 87 % angegeben. 2010 zeigten Tanaka et al., dass der Erfolg einer konservativen Behandlung (multimodaler Ansatz über 3 Monate) bei Personen mit durch MRT diagnostizierten kompletten Rotatorenmanschettenrissen 87 % betrug, wenn drei von vier Kriterien erfüllt waren. Diese vier Faktoren waren 1. eine erhaltendes Bewegungsausmaß der Außenrotation (> 52°), 2. negative Impingementzeichen, 3. geringe oder keine Atrophie des M. supraspinatus, 4. erhaltene intramuskuläre Sehne des M. supraspinatus. Relative Indikationen für einen chirurgischen Eingriff sind Schmerzen, Schwäche und Behinderung, die sich mit einer konservativen Behandlung über einen Zeitraum von 3–6 Monaten nicht verbessert haben – Möglichkeiten umfassen Wiederherstellung oder Débridement irreparabler Strukturen – berichtete Erfolgsraten 77–98 %. Impingementsyndrom – subakromiale Dekompression – Erfolgsraten 75–86 %. Hohe Rate erneuter Risse wurde berichtet: > 50 %.
	Partielle Rotatorenmanschettenrisse
	Es wird berichtet, dass eine konservative Behandlung bei der Mehrzahl der Fälle erfolgreich ist: Physiotherapie mit oder ohne Gabe einer subakromialen Injektion, wenn erforderlich, in Abhängigkeit vom Schmerzgrad, NSAIDs, Aktivitätsmodifikation. Chirurgische Option für Personen mit Schmerz, Schwäche und Behinderung, die sich mit einer konservativen Behandlung über einen Zeitraum von 3–6 Monaten nicht verbessert haben – Optionen umfassen subakromiale Dekompression mit oder ohne Wiederherstellung.
	Rotatorenmanschetten-Arthropathie
	Konservative Behandlung zur Funktionsoptimierung größtenteils erfolgreich – Physiotherapie. Von wiederholten Steroidinjektionen wird abgeraten. Trotz des Vorhandenseins von umfangreichen Rotatorenmanschettenrissen ist die Funktion bei vielen Personen recht gut, wobei diese mit den Mm. deltoideus und scapularis kompensieren. Chirurgische Eingriffe kommen bei Personen mit schlecht kontrolliertem Schmerz, der sich stark auf die Lebensqualität auswirkt, und Personen, welche die konservativen Optionen ausgeschöpft haben, in Betracht. Optionen umfassen arthroskopisches Débridement bei Personen mit geringen funktionellen Anforderungen, Hemiarthroplastik (die konventionelle Option, jedoch teilweise mit anhaltendem Schmerz, aber geringer Fehlerrate assoziiert), reverse totale Schulterprothese (deutlich verbesserte Funktion und Schmerzlinderung; ist jedoch mit einer signifikant höheren Komplikationsrate assoziiert – bis zu 50 % und Rate von 30 % für erneute Operation).

Tab. 4.8 Überlegungen zu Rotatorenmanschettenläsionen *(Forts.)*

Implikationen für Physiotherapeuten	Anmerkung: Unfähigkeit der Geschichte und der Funktionsuntersuchung allein (einschließlich spezieller orthopädischer Tests; innerhalb des Kompetenzbereichs der Physiotherapie), eine definitive strukturelle Diagnose zu liefern. Daher ist ein Ansatz, der auf vorgeschlagenen Gewebeläsionen beruht, fehlerhaft. Anmerkung: Patienten, die zu bildgebenden Verfahren überwiesen wurden, die hohe Prävalenz von Rotatorenmanschettenläsionen in der asymptomatischen Bevölkerung – lassen Sie daher nicht zu, dass dies von der Suche nach den klinischen Zeichen und Symptomen (klinische Tatsachen) ablenkt oder diese verhindert. Beeinträchtigungen, die mit Rotatorenmanschettenläsionen assoziiert sind, umfassen: glenohumerale ROM-Defizite (erhaltene passive Außenrotation, möglicher Verlust der glenohumeralen Innenrotation [GIRD]), glenohumerale Instabilität oder schlechte neuromuskuläre Rotatorenmanschettenkontrolle und Schwäche, Skapular-Dyskinesie, Entzündung und damit verbundene Schmerzen und Haltungsbeeinträchtigung. Personen mit kompletten Rotatorenmanschettenrissen, die durch bildgebende Verfahren nachgewiesen wurden, Verbesserungen durch konservative Behandlung bei der Mehrzahl der Fälle – beachten Sie die Kriterien, die von Tanaka et al. (2010) aufgestellt wurden, oben im Management-Abschnitt. Ziehen Sie Programme wie die von Ainsworth et al. (2009) in Betracht. Bedenken Sie andere beitragende Faktoren, d. h. Beeinträchtigungen der HWS, der BWS, der Rippen und Neurodynamik. Beachten Sie die Vielzahl dieser funktionellen Beeinträchtigungen und entwickeln Sie Hypothesen zu ihrer Relevanz für die funktionellen Einschränkungen der Person. Erinnern Sie sich an den Wert der sorgfältigen Wiederbefundung und der analytischen Beurteilung, um klinische Hypothesen zu unterstützen oder zu negieren, die in Bezug auf ihre Auswirkung hinsichtlich der spezifischen funktionellen Beeinträchtigungen oder funktionellen Einschränkungen einer Person entwickelt wurden.
Evidenzquellen (Beispiele)	Bunker (2002), Lewis (2009), Baring et al. (2007), Gomoll (2004), Hegedus et al. (2008), Seitz et al. (2011), Castagna et al. (2010), Tanaka et al. (2010), Ainsworth et al. (2009); Smith et al. (2010), Gartsman (2000), Reilly und Emery (2000), Funk et al. (2007), Feeley et al. (2009), Peterson und Murphy (2010), Oh et al. (2006), Powell et al. (2009), Ghodadra et al. (2009)

Tab. 4.9 Überlegungen zum Schulterimpingement

Kurzer Überblick	**Subakromiales Impingement**
	Klassischerweise beschrieben als abnormer Kontakt und Kompression der Rotatorenmanschette, des Caput longum des M. biceps und der Bursa subacromialis innerhalb des Subakromialraums (Neer 1972) Von einigen Autoren als spezifische Diagnose angesehen (Bigliani und Levine 1997, Neer 1972) Von anderen Autoren als klinische Präsentation statt einer Diagnose angesehen (Mohtadi et al. 2004) Konzept umfasst ein weites Spektrum möglicher spezifischer Pathologien und Ätiologien, die sich alle mit ähnlichem klinischem Bild darstellen können (siehe Pathologie und Ätiologie unten). Ist wie berichtet für 44–60 % aller Beschwerden von Schulterschmerzen verantwortlich
	Internes Impingement
	Beschrieben als Kontakt zwischen der unteren Fläche der Rotatorenmanschette, dem superioren Teil des glenoidalen Labrums, der Glenohumeralgelenkkapsel, des Ursprungs des Caput longum des Bizeps mit dem Glenoid (Castagna et al. 2010).
Beginn und Ätiologie	**Subakromiales Impingement**
	Viele Ursachen und Klassifikationssysteme wurden vorgeschlagen; die Ätiologie kann als extrinsischer und intrinsischer Faktor und als primär (P) (die Ursache des Impingementprozesses) oder sekundär (S) (Impingement resultiert aus anderer Ursache) angesehen werden. Die aktuelle Meinung legt nahe, dass es unwahrscheinlich ist, dass diese Faktoren unabhängig voneinander agieren: **Extrinsische Ursachen** *(Faktoren, die eine Kompression im Subakromialraum auslösen) umfassen:* • Akromionmorphologie (Assoziation mit Manschettenrissen mit Typ-III-Akromion [eingehakt]; P) • Coracoid-Morphologie (P) • Lig. coracoacromiale (P) • Geschwollene, verdickte oder kalzifizierte Bursa subacromialis/subdeltoidea (P) • Os acromiale (P) • Akromioklavikuläre inferior hervorstehende Osteophyten (P) • Glenohumeralgelenkinstabilität (Rotatorenmanschettenschwäche, die dem Humeruskopf superiore Migration erlaubt; Kapsel/Bänderlaxität/glenoidale Labrumläsionen, d. h. SLAP erlaubt geringe Subluxation des Humeruskopfes [speziell bei jungen Personen/Sportlern]) (S) • Steifheit des Glenohumeralgelenks (insbesondere bei Adduktion/Innenrotation wird angenommen, dass Einschränkungen der posterioren Kapsel angezeigt werden, was zu anteriorer und superiorer Humeruskopftranslation führen kann, Ursache und Auswirkung?) (Tyler et al. 2000) (S) • Scapula-Dyskinesie (veränderte Scapulaposition und -bewegung) (S) • Haltungsfaktoren (S) **Intrinsische Ursachen** *(strukturelle Veränderung innerhalb der Sehne):* • Primäre Rotatorenmanschetten-Tendinopathie – degenerative Prozesse in Verbindung mit Alterung, die verdickte, entzündete? Rotatorenmanschettensehnen erzeugen, die 1. den Subakromialraum reduzieren, was zu subakromialem Impingement (P) führt, und 2. zu partiellen Rotatorenmanschettenrissen führen, was wiederum superiore Humeruskopfmigration und daher subakromiales Impingement zulässt (S) • Tendinitis calcarea, die eine anatomische Reduktion des Subakromialraums verursacht (P) • Rotatorenmanschettenschwäche, d. h. Überlastung, die dem Humeruskopf erlauben kann, superior zu wandern, was zu subakromialem Impingement (S) führt • Rotatorenmanschettenüberlastung oder übermäßige -nutzung, was entzündliche Prozesse im Subakromialraum auslöst (S)
	Internes Impingement
	Theorien umfassen: Anteriore Glenohumeralgelenklaxität und geringfügige Schulterinstabilität – von exzessiver Außenrotation des Glenohumeralgelenks, gewöhnlich bei Werfern, was zu Verlängerung des inferioren glenohumeralen Ligamentkomplexes (IGHL) führt (Mohtadi et al. 2004). Mikro-Instabilität – Rotations- oder direktionale pathologische Laxität der Gelenke ohne freie Luxation (Jobe 1996) – achten Sie auf eine Zunahme der anterioren Translation. Andere Autoren haben das Konzept der anterioren Instabilität als auslösenden Faktor hinterfragt und schlugen alternative Theorien vor, einschließlich solcher in Verbindung mit einem Verlust der glenohumeralen Innenrotation (GIRD). Humerale Retroversion?

Tab. 4.9 Überlegungen zum Schulterimpingement *(Forts.)*

Pathologie	**Subakromiales Impingement**
	Zahlreiche Pathologien wurden beschrieben, von denen angenommen wird, dass sie mit subakromialem Impingement assoziiert sind und die Ursache für die klinische Präsentation des subakromialen Impingements sind. Klassischerweise eingeschlossen: Entzündung im Subakromialraum, der Rotatorenmanschettensehne (Tendinitis), der Bursa subacromialis oder subdeltoidea, Rotatorenmanschetten-Tendinose, Tendinitis des Caput longum des M. biceps, Tendinose, partieller Rotatorenmanschettenriss – bursale Seite oder untere Fläche (artikuläre Seite), verschiedene Orte des Risses, am häufigsten M. supraspinatus, komplette Rotatorenmanschettenrisse an verschiedenen Orten, am häufigsten M. supraspinatus. Andere zusätzliche Pathologien, von denen aus arthroskopischen Beurteilungen von Patienten berichtet wurde, die mit klinischer Präsentation eines subakromialen Impingements vorgestellt wurden und positiv auf Schmerzreduktion mit subakromialer anästhetischer Injektion ansprachen, umfassen: glenoidale Labrumläsionen, Läsionen des Humeruskopfes, Läsionen der glenoidalen Gelenkfläche, akromioklavikuläre degenerative Veränderungen, Hill-Sachs-Läsionen, Bankart-Läsionen, SLAP-Läsionen (trotz Studienkriterien, die speziell versuchten, Patienten mit Geschichte, Zeichen oder Symptomen von Instabilität auszuschließen; Mohtadi et al. 2004). Möglicherweise ist die klinische Darstellung des „subakromialen Impingementsyndroms" mit einer großen Vielzahl von strukturellen Läsionen assoziiert – solchen, die klassischerweise mit der Störung verbunden sind, und zahlreichen anderen, die es nicht sind. Die Bursa subacromialis – größte Bursa im Körper, innerviert durch die Nn. pectoralis lateralis und suprascapularis (C5/C6) – wird als eine wichtige Quelle von Schulterschmerzen angesehen – eine enge Korrelation wurde zwischen Schulterschmerzen und dem Vorhandensein entzündungsfördernder Substanzen und Zytokinen (Proteine, die eine spezielle Auswirkung auf die Interaktion/Kommunikation zwischen Zellen und auf das Verhalten von Zellen haben und z. B. eine Rolle bei der Auslösung einer Entzündung spielen) in der Bursa nachgewiesen. Einige Autoren sind der Meinung, dass nächtlicher oder ständiger Schmerz auf die Bursa subacromialis als Schmerzursache hinweist.
	Internes Impingement
	Assoziiert mit Läsion der unteren Fläche (artikuläre Seite) der Rotatorenmanschette, Läsion des glenoidalen Labrums, sklerotischen Veränderungen in der Tuberositas glenoidale, zystischen Veränderungen im posterioren Humeruskopf, Benett-Läsion (Kalzifikation oder Exostose am posterioren oder inferioren Glenoidrand)
Klinische Präsentation	**Subakromiales Impingement**
	Allgemeines Fehlen vereinbarter diagnostischer Kriterien in Bezug auf klinische Präsentation für Forschungszwecke Charakteristischerweise Schmerz in der Region des M. deltoideus, Krepitus, Knacken, einschießender Schmerz, ausgelöst durch Über-Kopf-Aktivitäten Schleichender oder traumatischer Beginn, intermittierender scharfer Schmerz, chronischer Schmerz nach Gebrauch, verstärkt durch Über-Kopf-Arbeit, Hand auf Rücken. Painful-Arc-Syndrom (Sensitivität 32,5 %, Spezifität 80,5 % im Vergleich zu subakromialem Injektionstest) (Caliş et al. 2000). Nächtlicher Schmerz (insbesondere in Assoziation mit Manschettenrissen) Beachtung von Patienten mit zugrunde liegender Instabilität (typischerweise < 40 Jahre, Symptome umfassen: Gefühl der Instabilität, Angst vor einer Luxation bei Über-Kopf-Bewegungen, Toter-Arm-Syndrom, subjektives Schweregefühl des Arms, schmerzhaftes Klicken) Übliche funktionelle Beeinträchtigungen, die damit verbunden sind, werden im Ätiologieabschnitt oben und in der Tabelle, welche die Mechanismen der Rotatorenmanschetten-Tendinopathie diskutiert, detailliert beschrieben (➤ Tab. 4.3 und ➤ Tab. 4.4) Der Einsatz spezieller orthopädischer Tests muss sorgfältig erwogen werden (siehe Abschnitt über Impingement und Diagnose, basierend auf funktionellen Untersuchungstests für die weitere Diskussion).
	Internes Impingement
	Häufiger gefunden bei Über-Kopf-Sportlern und bei Nichtsportlern, die an Aktivitäten beteiligt sind, die es erfordern, dass die Schulter in Abduktion/Außenrotation gehalten wird. Charakteristisch beschrieben als tiefer posteriorer Schulterschmerz während der Schulterabduktion oder Außenrotation Häufiger in der Gruppe < 35 Jahre Gewöhnlich schleichender Beginn Betroffene können von assoziierten Symptomen berichten wie Toter-Arm-Gefühl, Schulterschwäche, Gefühl der Instabilität, Angst. Kann mit nachfolgender superiorer Migration des Humeruskopfes assoziiert sein, was zu subakromialem Impingement führt, daher Symptome und Zeichen wie oben im Abschnitt über subakromiales Impingement beschrieben Funktionsbeeinträchtigungen, die üblicherweise mit der Störung assoziiert sind, werden im Ätiologieabschnitt oben beschrieben.

Tab. 4.9 Überlegungen zum Schulterimpingement *(Forts.)*

Medizinisch-diagnostische Überlegungen	**Subakromiales Impingement**
	Die Funktionsuntersuchung kann die verschiedenen zugrunde liegenden strukturellen Läsionen, die in der klinischen Präsentation des subakromialen Impingements vorkommen, nicht definitiv feststellen. Spezielle orthopädische Tests, die zur Identifizierung des subakromialen Impingements entwickelt wurden, scheinen im Allgemeinen eine unzureichende diagnostische Genauigkeit bei einer generell mangelhaften methodischen Qualität der Studien aufzuweisen – bestenfalls M.-supraspinatus/Empty-Can- oder M.-infraspinatus-Tests können dabei helfen, einen Eindruck des subakromialen Impingements in Erwägung zu ziehen (Spezifität 0,82 %), nutzen aber nicht als Screening-Tests, um dies auszuschließen (Sensitivität 0,53 %) und umgekehrt. Der Hawkins-Kennedy-Test kann beim Ausschluss hilfreich sein (Sensitivität 92,1 %), aber nicht beim Erkennen (Spezifität 25 %) des subakromialen Impingements. Wichtige Überlegungen zu den Kriterienstandards, die angewandt werden, um spezielle orthopädische Tests bei subakromialem Impingement zu vergleichen, werden im Abschnitt über die Diagnose des Frozen-Shoulder-Syndroms, des subakromialen Impingements und bildgebende Verfahren diskutiert. Röntgenaufnahmen, Ultraschall und MRT können eine Vielzahl von Pathologien anzeigen, von denen angenommen wird, dass sie in Bezug zum klinischen Bild des subakromialen Impingementsyndroms stehen (indirekte Indikation eines subakromialen Impingements); allerdings werden ähnliche Pathologien auch in der asymptomatischen Bevölkerung gefunden – es ist wichtig, sie mit der klinischen Darstellung zu korrelieren. Die Reliabilität und Validität der dynamischen Sonografie zur Beobachtung des subakromialen Impingements wartet noch auf definitive Aussagen der Forschung.
	Internes Impingement
	Radiologische Zeichen wurden mit dem Konzept des internen Impingements in Verbindung gebracht. MRT wird als Referenzstandard zur Erkennung von Läsionen angesehen, von denen man annimmt, dass sie mit dem Konzept des internen Impingements assoziiert sind. Rotatorenmanschettenrisse auf der Unterseite können nicht sichtbar sein; andere Autoren schlagen MR-Arthrografie für diese Pathologie und die Erkennung von SLAP vor. Anmerkung: Weite Verbreitung dieser Pathologien in der asymptomatischen Bevölkerung – bedarf sorgfältiger klinischer Korrelation
	Internes Impingement
	Radiologische Zeichen wurden mit dem Konzept des internen Impingements in Verbindung gebracht. MRT wird als Referenzstandard zur Erkennung von Läsionen angesehen, von denen man annimmt, dass sie mit dem Konzept des internen Impingements assoziiert sind. Rotatorenmanschettenrisse auf der Unterseite können nicht sichtbar sein; andere Autoren schlagen MR-Arthrografie für diese Pathologie und die Erkennung von SLAP vor. Anmerkung: Weite Verbreitung dieser Pathologien in der asymptomatischen Bevölkerung – bedarf sorgfältiger klinischer Korrelation
Management	Allgemein wird angenommen, dass ein konservatives Management für mindestens drei Monate versucht werden sollte – in den meisten Fällen sechs Monate –, bevor die chirurgische Option in Betracht gezogen wird. Konservative Behandlung mittels Physiotherapie gewöhnlich in etwa 70 % der Fälle erfolgreich. Physiotherapie, subakromiale Steroidinjektionen als Ergänzung (wenn erforderlich) Chirurgische Überlegungen – subakromiales Impingement – arthroskopische subakromiale Dekompression mit der ohne Rotatorenmanschettenreparatur; internes Impingement – das Spektrum der Pathologie variiert, daher sollte die chirurgische Technik individualisiert werden, typischerweise Débridement oder Wiederherstellung der Rotatorenmanschettenläsionen, Reparatur der SLAP-Läsionen, Angehen der zugrunde liegenden Instabilität, Rolle der subakromialen Dekompression ist umstritten. Von arthroskopischer Dekompression wird berichtet, dass sie gute oder exzellente Ergebnisse bei 88 % der Patienten liefert.

Tab. 4.9 Überlegungen zum Schulterimpingement *(Forts.)*

Implikationen für Physiotherapeuten	Es ist zu beachten, dass die klinische Präsentation des subakromialen Impingements auf eine Vielzahl von zugrunde liegenden Pathologien und Ätiologien zurückzuführen sein kann und sich daher mit verschiedenen Funktionsbeeinträchtigungen, sowohl modifizierbaren als auch nicht modifizierbaren, äußern kann. Die klinische Untersuchung und die Geschichte (innerhalb des traditionellen physiotherapeutischen Kompetenzbereichs) können die zugrunde liegende strukturelle Läsion, die mit der klinischen Präsentation eines subakromialen oder internen Impingements assoziiert ist, nicht aufdecken, d. h. Bursitis, Rotatorenmanschettenriss, Rotatorenmanschetten-Tendinopathie, Läsion des Caput longum des M. biceps etc. Daher ist ein Ansatz, der auf einer vorgeschlagenen Gewebeläsion basiert, fehlerhaft. Spezielle orthopädische Tests haben keine zufriedenstellende, diagnostische Genauigkeit, um eine definitive Diagnose eines subakromialen Impingements zu stellen. Eine ausführliche Diskussion finden Sie im Abschnitt über Impingement und Diagnose basierend auf Funktionsuntersuchungen. Die Vielzahl der extrinsischen Quellen, die das subakromiale Impingementsyndrom und das interne Impingement nachahmen können, müssen sorgfältig mit Differenzierungsverfahren untersucht werden, d. h. die zervikalen thorakalen und neuralen Quellen. Beachten Sie bei Patienten, bei denen die Untersuchungsergebnisse ein subakromiales Impingement nahelegen, an die Evidenz für eine hohe Prävalenz dieser Befunde in der asymptomatischen Bevölkerung; lassen Sie daher nicht zu, dass Sie dies von der Suche nach allen klinischen Zeichen und Symptomen (klinische Tatsache) ablenkt oder diese verhindert Modifizierbare Funktionseinschränkungen, die mit Impingement in Verbindung gebracht wurden, umfassen: Einschränkungen des glenohumeralen Bewegungsausmaßes (speziell Verlust bei Adduktion/Innenrotation [GIRD]); geringfügige glenohumerale Instabilität; Einschränkungen des akromioklavikulären oder sternoklavikulären Bewegungsausmaßes; Scapula-Dyskinesie; Haltung; Rotatorenmanschettenschwäche, Motorkontrolldefizite; Entzündungen und damit verbundene Schmerzen oder Reduktion des Subakromialraums und der nachfolgenden Auswirkungen auf das Bewegungsausmaß und die motorische Kontrolle; Aktivitätslevel. Andere beitragende Faktoren, d. h. Beeinträchtigung der HWS, BWS und Neurodynamik, müssen ebenfalls in Betracht gezogen werden. Ziehen Sie die Vielzahl dieser Funktionsbeeinträchtigungen in Erwägung und entwickeln Sie Hypothesen hinsichtlich ihrer Relevanz für die funktionellen Einschränkungen der Person. Erinnern Sie sich an den Wert der sorgfältigen Wiederbefundung und der analytischen Beurteilung, um klinische Hypothesen zu unterstützen oder zu verwerfen, die während der Anamnese, Funktionsuntersuchung und Erstbehandlung entwickelt wurden.
Evidenzquellen (Beispiele)	Lewis et al. (2001), Hanchard et al. (2004), Bigliani und Levine (1997), Mohtadi et al. (2004), Castagna et al. (2010), Lewis (2009), Seitz et al. (2011), Neer (1972), Jobe (1996), Kibler und Sciascia (2010), Bang und Deyle (2000), Kromer et al. (2010), Tate et al. (2010), Steenbrink et al. (2006), Lombardi et al. (2008), Taranu et al. (2010), Kelly et al. (2010), Crawshaw et al. (2010), Braun und Hanchard (2010), Ellenbecker und Cools (2010), Kachingwe et al. (2008)

Tab. 4.10 Überlegungen zu Rotatorenmanschettenläsionen – Tendinitis calcarea

Kurzer Überblick	Charakterisiert durch das Vorhandensein von Kalzium-Hydroxylapatit-Kristallen in der Sehne der Rotatorenmanschette, am häufigsten Supraspinatussehne, wird aber auch für die Infraspinatus- und Subscapularissehnen berichtet Gewöhnlich eine selbstlimitierende Störung, die spontan heilt und sich auflöst, mit einer Rückkehr zur normalen Sehnenstruktur Höchste Inzidenz bei Erwachsenen im Alter von 30 bis 50 Jahren, weiblich > männlich Berichtete Inzidenzen – 2,7–20 % der asymptomatischen Bevölkerung, etwa 6,8–10 % der Patienten mit Schulterschmerzen 30–45 % der Patienten mit Kalzifikation entwickeln Symptome. Ungefähr ein Drittel der asymptomatischen Personen mit Kalzifikation entwickeln innerhalb von drei Jahren Symptome. Welche kalzifizierte Ablagerung sich spontan auflösen wird, welche asymptomatisch bleibt und welche symptomatisch wird, ist unbekannt. Rate der Auflösung von Kalziumablagerungen auf Röntgenbildern wird mit 6,4 % pro Jahr angegeben, wobei 9,3 % der Ablagerungen sich innerhalb von drei Jahren auflösen, 82 % Auflösung nach 8,6 Jahren.
Beginn und Ätiologie	Ungeklärt und weitgehend unbekannt Wird selten als Teil einer systemischen Störung angesehen Wandelt Gewebehypoxie Tenozyten in Chondrozyten um, was den Druck in den Sehnen steigert und so zu einer Kalkablagerung führt?

Tab. 4.10 Überlegungen zu Rotatorenmanschettenläsionen – Tendinitis calcarea *(Forts.)*

Pathologie	Vier beschriebene Stadien: 1. Präkalzifikation – asymptomatische faserknorpelige Metaplasie, Metaplasie der Tenozyten in Chondrozyten 2. Verkalkung – asymptomatisch oder symptomatisch – Ablagerung von Kalzium in der Sehne, kreideartige Konsistenz 3. Resorption – schmerzvollste Phase, Entzündung verbunden mit Resorption des Kalziums durch spontane Phagozytose, gewöhnlich ein bis drei Wochen intensive Schmerzen 4. Postkalzifikation – Heilung und Wiederherstellung, kann mit verbliebendem Schmerz und Steifheit verbunden sein Bei chronischer Tendinitis calcarea kann dieser Kreislauf in jedem Stadium blockiert werden. Scheint eine Störung zu sein, die sich von der degenerativen Tendinopathie unterscheidet, d. h., sie tritt in einem früheren Alter als die degenerative Tendinopathie auf; Sehnen kehren typischerweise am Ende des Prozesses zu ihrem normalen Status zurück; wird selten mit Rotatorenmanschettenrissen in Verbindung gebracht. Symptome können einer Entzündung innerhalb der Bursa subacromialis zugeschrieben werden, entweder aufgrund der Kalkablagerung, die eine entzündliche Reaktion im Subakromialraum auslöst, oder aufgrund eines Impingements.
Klinische Präsentation	Abhängig vom Stadium des Prozesses: • Akutes Stadium – gewöhnlich starke Schmerzen, Beeinträchtigung, nächtliche Schmerzen, Schlafstörungen, kann so schwer sein, dass der Arm unbrauchbar wird, kann sich ähnlich wie Gicht oder eine Infektion präsentieren und wird der entzündlichen Reaktion im resorptiven Stadium zugeschrieben • Chronisches Stadium – relativ geringer Schmerz, typischerweise periodischer oder bohrender Schmerz; es wird angenommen, dass dies das postkalzifizierte Stadium darstellt Mechanische Symptome einer ausgedehnten Kalzifizierung, die die Bewegung stört, d. h. subakromiales Impingement Steifheit und Schwäche werden mit der Schmerzreaktion in Verbindung gebracht
Assoziierte Störungen	Auf Röntgenaufnahmen erkanntes Kalzium in der Schulter muss nicht notwendigerweise eine kalzifizierende Tendinitis anzeigen – kann am Rand von kompletten Rissen vorkommen (dystrophische Kalzifikation). Begleitende entzündliche Reaktion der Bursa subacromialis Subakromiales Impingement – Schwellung der Bursa und der Rotatorenmanschette, führt zur Einengung des Subakromialraums und kann ein symptomatisches intrinsisches Impingementsyndrom hervorrufen.
Medizinisch-diagnostische Überlegungen	Röntgenaufnahmen zeigen Kalkablagerungen. Radiologisches Erscheinungsbild kann die Stadien der Störung widerspiegeln: frühe Stadien – scharfe Kanten, körnige Erscheinung; resorptive Phase typischerweise weniger gut definiert, flockige Ränder. Zuverlässige Klassifikation des Stadiums der Störung scheint nicht möglich zu sein? Größe der Kalkablagerung und ihre radiologische Veränderung mit der Zeit steht in keiner direkten Korrelation mit klinischen Symptomen oder Ergebnissen.
Management	Konservative Behandlung normalerweise erfolgreich in bis zu 90 % der Fälle. Schmerzkontrolle, Funktionserhalt, während der Störung ihr Lauf gelassen wird Akute, schwere Fälle heilen üblicherweise in ein bis drei Wochen; jedoch möglicherweise dingender Bedarf an Schmerzerleichterung – lokale anästhetische Injektion in die Bursa, Aspiration, um Infektion auszuschließen, Kortikosteroidinjektion, Nadel-Lavage NSAIDs – Standbein des Managements Injektionen (anästhetisch, Kortikosteroid) sind umstritten – können theoretisch die Kalziumresorption verhindern; andere schlagen vor, dass sie eine länger andauernde Schmerzlinderung bringen Physiotherapie – Erhaltung der Funktion, Elektrotherapie? Barbotage (Injektion, Aspiration und Spülung) – Kalziumablagerung wird mit Ultraschall oder Fluoroskopie lokalisiert Chirurgie – Entfernung der Kalziumablagerung bei 10–15 % der Patienten, üblicherweise bei Patienten mit > 6-monatiger Geschichte, bei denen eine konservative Behandlung versagt hat, mit oder ohne Akromioplastik (die in der Literatur kontrovers diskutiert wird) bei Zeichen einer subakromialen Irritation Hofstee et al. (2007) fanden keinen Unterschied der Ergebnisse zwischen Patienten, die sich einer subakromialen Dekompression mit oder ohne Entfernung der Kalkablagerungen unterzogen – stellt den Beitrag des vorhandenen Kalziums zu den Symptomen infrage.
Implikationen für Physiotherapeuten	Denken Sie daran, dass Kalkablagerungen in einer Sehne ein Zufallsbefund sein können und nicht unbedingt der Grund für den Schmerz in der schmerzhaften Schulter sind. (Erinnern Sie sich daran, dass sie bei 2,7–20 % der asymptomatischen Bevölkerung und bei etwa 6,8–10 % der schmerzhaften Schultern vorkommen.) Wenn sie als auslösender Faktor erwogen werden, stimmen Sie die Theorie mit der Klinik ab, d. h., gewöhnlich selbstlimitierend und spontan heilend, Erhaltung der Bewegung und Kraft ist erforderlich. Ziehen Sie eine Vielzahl von funktionellen Beeinträchtigungen in Erwägung und entwickeln Sie Hypothesen hinsichtlich ihrer Relevanz für die funktionellen Einschränkungen der Person. Erinnern Sie sich an den Wert der sorgfältigen Wiederbefundung und der analytischen Beurteilung, um klinische Hypothesen zu unterstützen oder zu negieren, die in Bezug auf ihre Auswirkung hinsichtlich der spezifischen funktionellen Beeinträchtigungen oder funktionellen Einschränkungen einer Person entwickelt wurden.
Evidenzquellen (Beispiele)	Hughes und Bolton-Maggs (2002), Lam et al. (2006), Wainner und Hasz (1998), Cho et al. (2010), Hofstee et al. (2007), Faure und Daculsi (1983), Ogon et al. (2009), Siegal et al. (2009)

Tab. 4.11 Überlegungen zum Frozen-Shoulder-Syndrom

Kurzer Überblick	Charakterisiert durch schmerzhaftes und eingeschränktes aktives und passives Bewegungsausmaß des Glenohumeralgelenks Betrifft 2–5 % der allgemeinen Bevölkerung, Anstieg auf 10–38 % bei Patienten mit Diabetes und Schilddrüsenstörung Gewöhnlich sind betroffene Personen zwischen 40 und 65 Jahren alt. Inzidenz ist bei Frauen höher als bei Männern. Betrifft üblicherweise die kontralaterale Seite Monate oder Jahre nach Beginn der Symptome in der ersten Schulter Betrifft dieselbe Schulter nicht zweimal Oft beschrieben als selbstlimitierende Störung, die innerhalb von einem bis drei Jahren heilt. Einige Berichte weisen darauf hin, dass sie in einigen Fällen nicht komplett ausheilt.
Beginn und Ätiologie	Ätiologie ist unklar. Fehlen einer standardisierten Nomenklatur Gewöhnlich beschrieben als primär (idiopathisch) oder sekundär (aufgrund einer bekannten Störung; Zuckerman 1994) Klassifiziert als primäre Frozen Shoulder, wenn keine Befunde aus der Geschichte oder der Untersuchung den Beginn erklären. Es gibt Literaturhinweise, dass sie aufgrund von immunologischen, biochemischen oder hormonellen Ungleichgewichten entsteht. Sekundäre Frozen Shoulder wird in drei Untergruppen unterteilt: • Systemisch – Diabetes mellitus (assoziiert mit einem langwierigeren und schwierigen Verlauf), Hypothyreose oder Hyperthyreose, Hypoadrenalismus • Extrinsisch – kardiopulmonale Störung, zervikale Bandscheibe, zerebrovaskulärer Unfall, Humerusfrakturen, Morbus Parkinson • Intrinsisch – Rotatorenmanschettenpathologie, Bizepstendinopathie, Tendinitis calcarea, Arthrose des Akromioklavikulargelenks Gewöhnlich schleichender Beginn, progressiver Schmerzanstieg und gradueller Bewegungsverlust Geringfügiges traumatisches Ereignis kann dem Symptombeginn vorausgehen.
Pathologie	Typischerweise werden drei bis vier Stadien auf Grundlage von arthroskopischen Befunden beschrieben: 1. Präadhäsives Stadium (0–3 Monate) – leichte erythematöse Synovitis 2. Einfrier-Stadium (3–9 Monate) – verdickte rote Synovitis, Fibroplasie und Narbenbildung in der zugrunde liegenden Kapsel 3. „Frozen"-Stadium (9–15 Monate) – verringerte „ausgebrannte" Synovitis, dichte Narbenbildung in Kapsel. Die kapsuläre Kontraktion kann das Kapselvolumen bis auf 3–4 mm reduzieren 4. Auftauphase (15–24 Monate) – keine Synovitis, sich lösende Kapseleinschränkung Es wird weiterhin debattiert, ob die Frozen Shoulder ein entzündlicher Prozess ist.
Klinische Präsentation	Schmerz und Bewegungsverlust, abhängig vom Stadium Schmerz wird typischerweise nahe der Insertion des M. deltoideus verspürt. Skapulare Substitution häufig bei aktiven Bewegungen > 50 % geringere passive Außenrotation oder weniger als 30° Außenrotation (gemessen mit Arm an der Seite) ist häufiger Befund. Ende aller Bewegungsausmaße schmerzhaft. Nächtlicher Schmerz häufig, zusammen mit Unfähigkeit, aufgrund von Schmerzen auf der betroffenen Seite zu liegen Obwohl das von Cyriax beschriebene kapsuläre Muster häufig beobachtet wird, ist es, wenn es objektiv in Studien bestimmt wird, nicht durchgängig vorhanden. 1. Präadhäsives Stadium (0–3 Monate) – Patienten haben leiche Schmerzen am Ende des aktiven und passiven Bewegungsausmaßes 2. Einfrier-Stadium (3–9 Monate) – starker Schmerz mit signifikanter Einschränkung der aktiven und passiven Bewegung 3. „Frozen"-Stadium (9–15 Monate) – minimaler Schmerz außer am Ende des Bewegungsausmaßes, signifikanter Verlust von aktiver und passiver Bewegung mit „hartem" Endgefühl 4. Auftauphase (15–24 Monate) – schmerzfreie Steifheit, progressiver Anstieg bei ROM
Medizinisch-diagnostische Überlegungen	Frozen Shoulder ist primär eine klinische Diagnose. Radiologische Studien werden dazu verwendet, andere Pathologien auszuschließen, die mit Verlust der Außenrotation und Schulterschmerzen verbunden sind, einschließlich Osteoarthrose des Glenohumeralgelenks, akute Tendinitis calcarea, gesperrte posteriore Luxation, Tumor, proximale Humerusfraktur und Melorheostose. > 50 % geringere passive Außenrotation oder weniger als 30° Außenrotation (gemessen mit Arm an der Seite) wird als diagnostischer Schlüsselbefund angesehen, ist aber schwierig verlässlich messbar. Frühe Diagnose schwierig, da Rotatorenmanschetten-Tendinopathien, Impingement oder Tendinitis calcarea nachgeahmt werden kann und umgekehrt bei der Präsentation einer Rotatorenmanschetten-Tendinopathie als „Pseudo-Frozen-Shoulder". Impingementzeichen häufig vorhanden – *„Ein einfacherer Ansatz ist, die Zeichen der Frozen Shoulder den Zeichen eines Impingements gegenüber als vorrangig anzusehen"* (Hanchard et al. 2011).

Tab. 4.11 Überlegungen zum Frozen-Shoulder-Syndrom *(Forts.)*

Management	Zahlreiche konservative Maßnahmen wurden untersucht, einschließlich Kortikosteroidinjektionen, Übungen, Dehnungstechniken, Gelenkmobilisation, Akupunktur und überwachte Nichtbeachtung. Die definitive Behandlung für Frozen Shoulder bleibt unklar. Kelley et al. (2009) formulierten: *„Eine der Hauptschwierigkeiten bei der Beurteilung von Effizienz (der Interventionen) ist das Erfolgskriterium. Häufig wird Erfolg durch die Rückkehr zur ‚normalen' Bewegung definiert, anstatt durch schmerzfreie funktionelle Bewegung. Es mag für die konservative Behandlung unplausibel sein, die vollständig schmerzfreie Bewegung schnell wiederherzustellen, angesichts des Vorhandenseins von einem dichten fibrotischen CLC-(Kapsel-/Bänder-Komplex)-Gewebes und den Monaten des erforderlichen Kollagenaufbaus, um die Weichgewebelänge wieder zu erreichen."* Ein aktuelles systematisches Review schlussfolgerte, dass es starke Evidenz für die Effektivität von Steroidinjektionen in kurzzeitigen und mittelfristigen Folgesitzungen im „Einfrier-Stadium" der Störung gab. Moderate Evidenz wurde für kurz- und langfristige Mobilisationstechniken im „Frozen"-Stadium berichtet (Favejee et al. 2011). Die pathogenetische Entwicklung ist wichtig, da sich die meisten Patienten innerhalb eines Jahres signifikant verbessern. Chirurgische Eingriffe werden für Patienten in Betracht gezogen, die nicht auf konservative Behandlung ansprechen. Optionen umfassen Manipulation unter Anästhesie und offene oder arthroskopische Kapselfreilegung.
Implikationen für Physiotherapeuten	Bei Patienten, die mit den typischen klinischen Charakteristika der Frozen Shoulder (oben), aber ohne Schulterröntgenaufnahme vorstellig werden, konstatieren Hanchard et al. (2011), dass die Diagnose der Frozen Shoulder „provisorisch" ist. Ein auf der Beeinträchtigung basierender Ansatz wird befürwortet. Hanchard et al. (2011) empfehlen die Terminologie „Schmerz vorherrschend" oder „Steifheit vorherrschend", um die Entscheidungsfindung hinsichtlich der physiotherapeutischen Intervention zu erleichtern. Anmerkung: Die klinischen Gruppierung, die Maitland (1986) befürwortete, wird weiterhin von der gegenwärtigen wissenschaftlichen Forschung unterstützt, d. h., bei einer Frozen Shoulder mit vorherrschender Steifheit (Maitlands klinische Gruppen 3b und 4) wurde nachgewiesen, dass endgradige Mobilisation signifikant effektiver als niedriggradige Mobilisation ist, um die glenohumerale Mobilität zu verbessern und die Behinderung zu reduzieren (Vermeulen et al. 2006). Der Einsatz von Beratung und Schulung sollte bei Patienten mit einer diagnostizierten Frozen Shoulder in Betracht gezogen werden. Siehe Hanchard et al. (2011) als Leitfaden. Die Empfehlungen, die von Hanchard et al. (2011) zusammengefasst wurden, sollten für das gesamte physiotherapeutische Management in Erwägung gezogen werden. Tests des unteren zervikalen Quadranten oder der zervikalen Kompression können geleitete Schmerzsymptomatik aus der HWS in die Schulter aufdecken (Maitland et al. 2005). Die anderen Gelenke des Schulterkomplexes (akromioklavikulär, sternoklavikulär, scapulothorakal) und die HWS/BWS sollten sorgfältig untersucht werden (Maitland et al. 2005). Nutzen Sie als Richtlinie für den Einsatz von Mobilisation oder Manipulation die detaillierte Beschreibung von Maitland (2005) (➤ Kap. 1): • Stadium 1 (klinische Gruppe 1): Der Schmerz ist entweder im Ruhezustand oder zeigt frühzeitigen Beginn und frühzeitige Begrenzung der Bewegung; die Mobilisation sollte auf den Leitlinien für die klinische Gruppe 1 basieren, d. h., der gewünschte Effekt des Nachlassens der nozizeptiven Schmerzen durch Verwendung von Zusatzbewegungen Grad I und II (vor dem Auftreten des Schmerzes P_1) mit dem Arm in einer vollständig unterstützen und schmerzfreien Neutralstellung. Zu diesem Zeitpunkt sollte initial nur die Symptomreaktion auf die Behandlung wiederbefundet werden, nicht die Bewegung. Durch die Behandlung sollten die Symptome nach zwei oder drei Sitzungen nachlassen, wenn die gewählte Zusatzbewegung in einer größeren Amplitude und mit einer leichten Symptomprovokation ausgeführt werden kann. • Stadium 2 (klinische Gruppe 3a, 3b): In diesem Stadium sollten weiterhin Zusatzbewegungen mit dem Arm in einer schmerzfreien Neutralstellung ausgeführt werden. Bei Schmerz und Widerstand kann es notwendig sein, in den Widerstand hinein zu gehen, wenn die Techniken nahe R_1 nicht effektiv sind. Wenn der Schmerz abklingt und z. B. das Flexionsausmaß auf etwa 100–120° steigt, können langsame Bewegungen in den Quadranten (III–, langsam, sanft, zuerst ein kontrollierter Grad an Schmerz und dann in Schmerz und Widerstand) notwendig sein, um eine weitere Veränderung der Symptome zu bewirken. Die Progression kann weitergeführt werden, indem Bewegungen Grad IV bis IV+ mit kleiner Amplitude in den Widerstand hinein mit Rücksicht auf den Schmerz angewendet werden. Der Quadrant und die Zusatzbewegungen an der Grenze des Bewegungsausmaßes können für diesen Zweck verwendet werden. Bewegungen Grad III mit großer Amplitude in Richtung des Quadranten können eingesetzt werden, um die Schmerzhaftigkeit der Behandlung zu erleichtern („Ease Off"). Möglicherweise wird ein Stadium erreicht, in dem starke physiologische und Zusatzbewegungen am Limit der z. B. Flexion keine Verbesserungen des Bewegungsausmaßes mehr erzeugt, auch nicht mit einem Heimübungsprogramm. In diesen Fällen sollte versucht werden, die Adhäsion innerhalb des Gelenks zu durchbrechen, indem die vorgeschlagenen Richtlinien für die Manipulation von Patienten in Erwägung gezogen werden. Speziell für die Schulter sollte dies ausgeführt werden, indem Dehnungsbewegungen gegen die Position des Quadranten oder die Flexion angewendet werden, abhängig davon, was mehr steif und schmerzhaft ist. Brust, Schulter und Rumpf des Patienten sollten fest stabilisiert werden und die Stärke der Dehnbewegung sollte graduell gesteigert werden, während Druck angewendet und die Schmerzreaktion berücksichtigt wird. Wenn das Reißen auftritt, kann die Bewegung weitergeführt werden, um das volle Bewegungsausmaß zu erreichen, oder sie kann begrenzt werden, abhängig von der Schmerzreaktion des Patienten. Rotation sollte niemals angewendet werden, weil die Hebelwirkung in das Gelenk und den Humerus übertragen wird. Das Gefühl und das Geräusch des Risses kann wie folgt sein: ein scharfes „Schnapp"-Geräusch – sehr wünschenswert; benötigt wenig Folgeübungen; ein Geräusch wie das Reißen von Löschpapier – bedarf weiterer Behandlung; „Reißen wie Löschpapier" – effektive Übung ist unbedingt erforderlich, andernfalls war die Manipulation ineffektiv. Der Manipulation sollte immer ein wirksames aktives funktionelles Übungsprogramm folgen, um das Bewegungsausmaß zu erhalten und die normale Funktion wiederherzustellen. Dies sollte über mehrere Sitzungen erfolgen, bemessen an der Reaktion des Patienten auf starke Dehnung und der Zeit, die Schmerz und Unbehagen zum Abklingen benötigen. *Es ist wichtig zu betonen, dass nationale Richtlinien zur informierten Zustimmung befolgt werden sollten, bevor ein solches Manöver versucht wird.*

Tab. 4.11 Überlegungen zum Frozen-Shoulder-Syndrom *(Forts.)*

	• Stadium 3 (klinische Gruppe 2): Wenn Steifheit nur die Funktion einschränkt, dann können physiologische und Zusatzbewegungen Grad IV+ am Limit des steifen Bewegungsausmaßes verwendet werden. Bewegungen Grad II sollten eingestreut werden, um den Grad des Behandlungsschmerzes zu verringern („Ease Off"). Sind die Bewegungen einmal funktionell und der Patient wird nicht durch ein gewisses Maß an Einschränkung gehemmt, kann dieses Ergebnis sowohl für den Therapeuten als auch den Patienten akzeptabel sein. Wenn die Schulter weitgehend eingeschränkt ist, wird die Mobilisation nur einen begrenzten Wert haben (auch Manipulation unter Anästhesie – MUA). In diesen Fällen wird der Patient einen gewissen Grad an funktioneller Wiederherstellung im Laufe der Zeit zurückbekommen können.
Evidenzquellen (Beispiele)	Hanchard et al. (2011), Kelley et al. (2009), Hsu et al. (2011), Manske und Prohaska (2010), Favejee et al. (2010), Jermin und Webb (2010), Bunker (2009), Vermeulen et al. (2006), Maitland (2005), Zuckerman (1994), Cyriax (1982)

Tab. 4.12 Überlegungen zur Osteoarthrose des Glenohumeralgelenks

Kurzer Überblick	Eine Osteoarthrose (OA) des Glenohumeralgelenks ist relativ selten im Vergleich zu einer OA der großen lasttragenden Gelenke, z. B. 300-mal weniger häufig als eine OA des Knies. Berichtet wurde eine Inzidenz der Diagnose von 4,6 % bei Patienten mit Schulterschmerzen und 0,1–0,4 % in der allgemeinen Bevölkerung. Klassischerweise kategorisiert in: primäre oder idiopathische OA, die sich in Abwesenheit einer bekannten Ursache entwickelt, oder sekundäre OA, die sich als Folge eines identifizierbaren Faktors entwickelt, z. B. Trauma, Fraktur, Instabilität. Aktuell wurde diese Klassifikation (primäre oder sekundäre OA) hinterfragt und es wurde berichtet, dass sie mit dem Argument angezweifelt wurde, dass alle OA sekundär seien, aufgrund der Konzentration von intraartikulärem Stress auf das Gelenk, der durch eine Vielzahl an Faktoren einschließlich, um nur einige zu nennen, Genetik, Alter, Ernährung und Hormonhaushalt, vermittelt wird (Brandt et al. 2009). OA ist eine komplexe multifaktorielle Störung mit multiplen Risikofaktoren, die in einem Versagen eines Synovialgelenks mündet. Betrachten Sie eine idiopathische OA des Glenohumeralgelenks und eine Rotatorenmanschetten-Arthropathie (➤ Tab. 4.8) als separate, eigenständige Entitäten.
Beginn und Ätiologie	Aktuelle Evidenz legt nahe, dass jede OA durch mechanischen Stress auf Gelenken verursacht wird, die mit zahlreichen Faktoren interagieren, einschließlich konstitutionellen Faktoren (z. B. Alter, Geschlecht, Übergewicht), genetischen Faktoren, biomechanischen Faktoren (z. B. Gelenktrauma, wiederholter Gebrauch, Defizite der Muskelkraft). Daher besteht eine komplexe, multifaktorielle Ätiologie.
Klinische Präsentation	Kann bei Patienten bereits im Alter von 40–50 Jahren auftreten, gewöhnlich aber bei Patienten über 60 Jahren. Typischerweise ein tiefer, ziehender Schmerz, schlecht zu lokalisieren und diffus statt scharf und lokalisiert, häufig im Ruhezustand und schlimmer nach Aktivität, kann über Stunden nach Beendigung der Aktivität anhalten. Weitere Beschwerde ist der Verlust des aktiven und passiven Bewegungsausmaßes, gewöhnlich mit Krepitus, Knirschen, Reiben und verhakenden Gefühlen im Gelenk assoziiert. Der Verlust der Außenrotation ist charakteristisch. Der Schlaf wird üblicherweise dadurch gestört, dass der Patient nicht auf der betroffenen Seite liegen kann. Einschränkung der üblichen funktionellen Aufgaben, z. B. Anziehen, Waschen. Gelenkvergrößerung aufgrund von Osteophytenformierung und synovialer Verdickung später im Krankheitsverlauf, Gelenkergüsse und Druckempfindlichkeit über der posterioren Gelenklinie sind nachweisbar. Symptome steigern sich häufig, wenn passive Schulterbewegungen unter Kompression der Gelenkflächen ausgeführt werden. *„Schmerz und Steifheit werden vom Patienten verspürt, wenn das Bewegungsausmaß passiv getestet wird, entweder mit physiologischen oder Zusatzbewegungen. Das reibungsfreie Gefühl der passiven Bewegung mit kombinierten Bewegungen geht verloren, wenn die Bewegung mit komprimierten Gelenkflächen ausgeführt wird.“* (Maitland et al. 2005)
Medizinisch-diagnostische Überlegungen	Muss differenzialdiagnostisch von anderen Arthroseformen unterschieden werden, insbesondere der entzündlichen Arthrose (RA, systemischer Lupus erythematodes [SLE], Gicht, Pseudogicht, Spondylitis ankylosans, Psoriasis-Arthritis als Beispiele), Sepsis, avaskulärer Nekrose – traumatisch und nichttraumatisch – (assoziierte Störungen schließen Alkoholkonsum, Rauchen, Steroideinnahme und metabolische Probleme ein), Rotatorenmanschetten-Arthropathie. Erfordert Differenzierung von anderen Schulterstörungen wie idiopathischer Frozen Shoulder und Tendinitis calcarea. Röntgenaufnahmen zeigen Gelenkraumverengung, zirkumferenzielle Osteophyten, Zystenformierung, subchondrale Sklerose, Glenoiderosion, Abflachung des Humeruskopfes. Die meisten der radiologisch erfassten OA sind asymptomatisch. Später im Krankheitsverlauf ist die Übereinstimmung zwischen Symptomen und radiologischen Veränderungen konstanter.

Tab. 4.12 Überlegungen zur Osteoarthrose des Glenohumeralgelenks *(Forts.)*

Management	Im Moment gibt es keine bekannte Behandlung, welche die natürliche Geschichte einer frühen OA verändert. NICE-Leitlinie für die Versorgung und das Management einer OA bei Erwachsenen empfiehlt: 1. *Kernbehandlung* einschließlich Schulung, Beratung, Information und Übung; 2. *weitere Behandlung* einschließlich relativ sicherer pharmazeutischer Optionen; 3. *Begleitbehandlung* einschließlich anderer pharmazeutischer Optionen einschließlich Kortikosteroidinjektionen, manueller Therapie und Gelenkarthroplastik. Die primäre Indikation für Schultergelenkarthroplastik ist Schmerz, der nicht mehr länger mit konservativen Mitteln kontrolliert werden kann. *„Eine Überweisung sollte getätigt werden, bevor es zu prolongierter und nachgewiesener funktioneller Einschränkung und schwerem Schmerz kommt"* (NICE 2008). Totale Schulterarthroplastik ist das verlässlichste Verfahren.
Implikation für Physiotherapeuten	Merke: Patienten, die mit einer radiologisch nachgewiesenen OA des Glenohumeralgelenks überwiesen werden, können trotzdem funktionelle Einschränkungen und Schmerzen aus anderen Quellen aufweisen, ebenso wie eine radiologisch nachgewiesene OA ohne alle Symptome auftreten kann – dies sollte den Physiotherapeuten nicht davon abhalten, nach allen klinischen Zeichen und Symptomen (klinische Tatsache) zu suchen. Der multimodale Ansatz, der von der NICE-Leitlinie (NICE 2008) vorgeschlagen wird, d. h. Schulung, Beratung, Heimtraining, sollte in Erwägung gezogen werden. NICE betrachtet die manuelle Therapie als „Begleitbehandlung", aber als „Kernbehandlung" bei Personen mit klinischer oder radiologisch nachgewiesener OA. Berücksichtigen sie als Richtlinie für die Anwendung von Mobilisation oder Manipulation Maitland et al. (2005) wie beschrieben: Schmerz von einer OA-Schulter wird am besten allein mit Zusatzbewegungen behandelt (Maitland et al. 2005). Die posteroanteriore Bewegung des Glenohumeralgelenks ist häufig am erfolgreichsten bei Anwendung einer Bewegung mit möglichst großer Amplitude (Grad II oder III). Bewegungen Grad I können zu Beginn nach akuter Verschlimmerung erforderlich sein; Ziel sollte es sein, Bewegungen Grad II oder III über das gesamte Bewegungsausmaß ohne Schmerz zu erreichen. Physiologische Bewegungen Grad II sowie Flexion oder Quadrantabduktion oder -rotation können ebenfalls effektiv sein. Geringfügige Symptome einer Osteoarthrose können überdies auf passive Mobilisation mit zusätzlicher periodischer Gelenkkompression reagieren (Maitland et al. 2005).
Evidenzquellen (Beispiele)	NICE (2008), Pritzker (1998 p 50–61), Rockwood und Matsen (2009), Brandt et al. (2009), Millett et al. (2008), Buckwalter und Martin (2006)

Tab. 4.13 Überlegungen zu SLAP-Läsionen (superiores Labrum anterior posterior)

Kurzer Überblick	Anerkannt und angesehen als klinisch wichtige Ursache von Schmerzen, Dysfunktion und Behinderung in der Schulter, speziell bei Sportlern, insbesondere bei Über-Kopf-Sportarten Zuerst von Andrews et al. (1985) beschrieben, Bezeichnung SLAP später von Snyder et al. (1990) geprägt Studien zeigten, dass die Bizepssehne und das superiore Labrum einen signifikanten Beitrag zur glenohumeralen Stabilität leisten.
Beginn und Ätiologie	Typische Verletzungsmechanismen: Schleichender Beginn wird mit wiederholte Über-Kopf-Aktivität in Verbindung gebracht, d. h. Werfer, Schwimmer – exzentrische Bizepssehnenaktivität zieht am Bizepssehnenanker und dem Labrum und trennt sie vom Glenoid (d. h. Verzögerungsphase beim Werfen), Abduktion oder Außenrotation verursachen Torsionskräfte an der Basis der Bizepssehne und bewirken das „Ablösen" des Labrums oder Kontakt zwischen posterior-superiorem Labrum und Rotatorenmanschette (d. h. späte Ausholphase Werfen). Akuter Beginn durch Fall auf den ausgestreckten Arm (FOOSH) – Einschlag/Kompression des Humeruskopfes gegen das superiore Labrum und den Bizepsanker Akuter Beginn bei Traktionsverletzung, d. h. plötzliches Ziehen beim Anheben schwerer Gegenstände oder beim Versuch, einen Fall aus der Höhe abzufangen, plötzliche, heftige Kontraktion des M. biceps Zusammenhang mit Instabilität – Ursache-Wirkung-Verhältnis, d. h., führt die Instabilität zum Abriss-Mechanismus oder erlaubt die SLAP-Läsion die exzessive glenohumerale Translation und nachfolgende Instabilität?
Pathologie	Läsion des superioren glenoidalen Labrums, normalerweise um den Ursprung des Caput longum des M. biceps zentriert Ein übliches Klassifikationssystem, das von Snyder et al. (1990) vorgeschlagen wurde, beschreibt vier Typen der Läsion.
Klinische Präsentation	Vager, unspezifischer Schulterschmerz Unübersichtliches klinisches Bild, da SLAP-Läsionen häufig mit anderen Schulterläsionen assoziiert sind (siehe unten) Schmerz verschlimmert sich bei Über-Kopf- oder den Körper kreuzenden Bewegungen. Symptome sind Herausspringen, Klicken, Schnappen, Schwäche, Steifheit, Instabilitätssymptome, Impingementsymptome.
Assoziierte Störungen	Gewöhnlich mit anderen strukturellen Läsionen assoziiert, einschließlich Rotatorenmanschettenrisse (30–40 % der Fälle), andere Labrium-Läsionen, d. h. Bankart-Läsion, glenohumerale Chondromalazie, akromioklavikuläre Arthrose, Hills-Sachs-Läsionen, Kapselbandverstauchung Patienten > 40 Jahre haben eine höhere Wahrscheinlichkeit für eine koexistierende(n) Rotatorenmanschettenriss/OA des Glenohumeralgelenks

Tab. 4.13 Überlegungen zu SLAP-Läsionen (superiores Labrum anterior posterior) *(Forts.)*

Medizinisch-diagnostische Überlegungen	Klinische Diagnose schwierig Funktionsuntersuchung oft unspezifisch aufgrund anderer mit SLAP assoziierter Pathologien Spezielle orthopädische Tests (entweder einzeln oder in Kombination) haben eine unbefriedigende diagnostische Genauigkeit (siehe Abschnitt über Impingement und Diagnose auf Basis von Funktionsuntersuchungen). Bildgebende Verfahren spielen eine Schlüsselrolle bei der Diagnose – MRT und insbesondere MR-Arthrografie werden als Goldstandard der Abbildungsmodalitäten angesehen – > 90 % Sensitivität und Spezifität (Bencardino et al. 2000, Chandnani et al. 1992, Jee et al. 2001). Diagnostische Arthroskopie ist derzeit das genaueste Werkzeug, um eine Diagnose zu bestätigen – zahlreiche Klassifikationen. Berichte, dass bis zu 50 % der asymptomatischen Bevölkerung labrale Anomalien aufweisen.
Management	Konservative Behandlung wird als „generell erfolglos' beschrieben, insbesondere wenn zusätzliche Pathologien vorhanden sind, d. h. Rotatorenmanschettenriss/glenohumerale Instabilität, jedoch: Edwards et al. (2010) berichteten über nichtoperative Behandlung von 19 Patienten mit einer bestätigten SLAP-Diagnose (MRT oder MR-Arthrografie) – Behandlung bestand aus Scapulastabilisation und posteriorer Kapseldehnung, die eine signifikante Reduktion der Schmerzen sowie Verbesserungen der Funktion und Lebensqualität ergab. 10/15 Über-Kopf-Sportler waren in der Lage, zum Sport auf dem selben oder auf ein höheres Niveau wie vor der Verletzung zurückzukehren, 5/15 schafften es nicht, zu Über-Kopf-Sportarten zurückzukehren. (Hätte ein individualisiertes Behandlungsprogramm, basierend auf den speziellen Beeinträchtigungen der Person, bessere Ergebnisse gebracht?) Schulterarthroskopie Standbein für Klassifikation und Behandlung – Ziel ist, die Bizepssehne wieder an den superioren Glenoidrand anzubinden. Mehrere Studien berichteten von erfolgreichen Ergebnissen nach chirurgischer Behandlung – gewöhnlich 90 % gute oder exzellente Ergebnisse, d. h., Snyder et al. (1995) zeigten, dass 80 % der wiederhergestellten Läsionen in wiederholten Arthroskopien heilten, Morgan et al. (1998) berichteten eine Erfolgsrate von 87 %, Werfer zurück auf das Vorverletzungsniveau zu führen.
Implikationen für Physiotherapeuten	Klinische Untersuchung und Geschichte (innerhalb des traditionellen Kompetenzbereichs der Physiotherapie) können keine biomedizinische Diagnose einer SLAP stellen. Spezielle orthopädische Tests zur Erkennung einer SLAP (entweder einzeln oder in Kombination) weisen eine unbefriedigende Genauigkeit für die Diagnose auf. Bei Patienten ohne spezifische Diagnose, die nicht auf ein physiotherapeutisches Management der Beeinträchtigungen ansprechen, kann die Betrachtung der Schlüsselmerkmale (wie hier zusammengefasst) den Physiotherapeuten anleiten, den Patienten an einen geeigneten Arzt für weitere Untersuchungen zu überweisen. Nichtoperative Behandlung von Patienten mit spezifischer SLAP-Diagnose (MRT oder MR-Arthroskopie) kann zu günstigen Ergebnissen führen (Edwards et al. 2010). Typische Beeinträchtigungen in Verbindung mit SLAP – ROM-Defizite, Verlust der glenohumeralen Innenrotation (Werfer) (GIRD) – assoziiert mit Translation des Humeruskopfes, glenohumeraler Instabilität und scapulothorakalen motorischen Kontrolldefiziten
Evidenzquellen (Beispiele)	Chang et al. (2008), Mileski und Snyder (1998), Dodson und Altchek (2009), Edwards et al. (2010), Abrams und Safran (2010), Jones und Galluch (2007), Smith und Funk (2010), Jee et al. (2001), Brockmeier et al. (2009), Parentis et al. (2006), Nam und Snyder (2003), Walton und Sadi (2008), Munro und Healy (2009), Guanche und Jones (2003), Calvert et al. (2009), Dessaur und Magarey (2008), Jones und Galluch (2007), Mirkovic et al. (2005), Magarey et al. (1996)

Tab. 4.14 Überlegungen zur Schulterinstabilität

Kurzer Überblick	In der Literatur gibt es immer noch viele Kontroversen über die Definition und die Klassifikation von Schulterinstabilität. Vor allem die Differenzierung zwischen Instabilität und Laxität muss noch vereinbart werden. Es ist jedoch allgemein akzeptiert, dass Schulterinstabilität ein Symptom und Laxität ein häufig beobachtetes klinisches Zeichen ist. Wenn die Laxität einen Punkt erreicht, an dem der Patient Symptome erlebt, dann tritt Instabilität auf. Bezeichnungen wie spontan, traumatisch, unidirektional, multidirektional (MDI), bidirektional werden in der Literatur verwendet, aber wieder fehlt Einvernehmen über die Definition oder sogar ihre Existenz (bei MDI). Eine mögliche Definition von Schulterinstabilität könnte sein: *„eine neuromuskuloskeletale Störung, die durch Schulterschmerz, ein Gefühl von Instabilität, Subluxation oder Luxation charakterisiert wird, als Ergebnis einer Dysfunktion der statischen oder dynamischen Stabilisatoren der Schulter und/oder neuromuskulärer Musterbildung. Der Beginn kann entweder traumatisch oder atraumatisch sein."* Schulterinstabilität ist eine häufige lähmende Störung: Die Schulter ist das mobilste Gelenk und daher das am häufigsten dislozierte Gelenk im Körper (McFarland et al. 1996). Der Altersdurchschnitt beim ersten Auftreten liegt zwischen 15 und 40 Jahren, mit bimodalen Inzidenzpeaks in der zweiten und sechsten Dekade (Rowe 1963). Studien zeigten, dass der M. biceps und das Labrum superior einen signifikanten Beitrag zur glenohumeralen Stabilität liefern. Das echte inferiore Labrum ist der wichtigste strukturelle Bereich des Labrums für die Stabilität (Howell und Galinat 1989).
Ätiologie und Pathologie	Konzepte für Schulterinstabilität befinden sich in einem konstanten Entwicklungszustand und inzwischen wurden viele verschiedene Klassifikationssysteme vorgeschlagen. Sowohl *strukturelle* und *nichtstrukturelle* Komponenten können zur Schulterinstabilität beitragen. Rowe (1963) schrieb 96 % der Schulterluxationen einem traumatischen Ereignis (90 % anterior) und 4 % einer atraumatischen Ursache aufgrund geringfügiger Verletzungen oder wiederholtem Gebrauch zu. 2004 veröffentlichten Lewis et al. die Stanmore-Klassifikation, auch Bayleys Dreieck genannt. Diese Klassifikation wurde von den Einschränkungen aller vorbestehenden Systeme beeinflusst und zeigt auf, dass die Ursachen für Schulterinstabilität ein Spektrum von Störungen abdecken, das sich in drei Hauptgruppen aufteilt: traumatisch strukturell (Typ I: echte TUBS – traumatische unidirektionale Instabilität mit einer Bankart-Läsion, bedarf normalerweise der Chirurgie), atraumatisch strukturell (Typ II: echte AMBRI – atraumatische multidirektionale Instabilität, häufig bilateral, Reaktionen auf Rehabilitation, erfordert selten einen inferioren Kapselshift) und habituell nichtstrukturell (Typ III: Muskelmuster). Die Ätiologie der Instabilität eines jeden Patienten in verschiedenem Ausmaß kann demnach einen Beitrag aus mehr als einer Hauptgruppe enthalten. Variationen der Einschränkungen der statischen Stabilisatoren der Schulter ermöglichen spontane und Stellungstypen der Instabilität. Diese Pathologien spiegeln Änderungen in der Muskelaktivität, der kortikal-spinalen Kontrolle, der Scapula-Stellung und abnorme Muskelrekrutierung wider. Jaggi und Lambert (2010) erklären, damit Symptome auftreten, muss es eine Störung eines oder mehrerer der folgenden Faktoren geben, entweder isoliert oder zusammen: • Der Kapsel-Labrum-Komplex und seine propriozeptiven Mechanismen (strukturell) (Anmerkung: Die Ursache-Wirkungs-Beziehung, d. h., lässt eine SLAP-Läsion die exzessive glenohumerale Translation und die nachfolgende Instabilität zu oder führt die Instabilität zu „Abzieh"-Mechanismen?) • Die Rotatorenmanschette (strukturell) • Der oberflächliche Bogen oder Kontaktbereich zwischen dem Glenoid und dem Humeruskopf (strukturell) • Das zentrale oder periphere Nervensystem (nichtstrukturell) Kuhn (2010) identifizierte 17 verschiedene Klassifikationssysteme der glenohumeralen Gelenkinstabilität, wobei er das Fehlen einer klaren Definition, eine „große Uneinigkeit" und „verschiedene Merkmale" anmerkte, die in den verschiedenen rezensierten Systemen verwendet wurden, und sein eigenes Klassifikationssystem vorstellte, das auf Häufigkeit (selten, manchmal, häufig), Ätiologie (traumatisch, atraumatisch), Richtung (anterior, inferior, posterior) und Stärke (Subluxation, Luxation) (FEDS) basiert. Das Alter ist ein weiterer wichtiger Faktor. Die meisten Patienten mit atraumatischer Instabilität sind gewöhnlich < 25 Jahre alt. Assoziierte Rotatorenmanschettenverletzungen treten weit weniger häufig in dieser Altersgruppe auf; der Therapeut aber auf die älteren Patienten achten, die sich mit einem Impingement sekundär neben der Instabilität präsentieren, das von einer assoziierten Rotatorenmanschette verursacht wird. Traumatische anteriore strukturelle Instabilität ist die häufigste klinische Präsentation mit einer berichteten Häufigkeit der Instabilität zwischen 88 % und 95 % bei Patienten unter 20 Jahren (Lewis et al. 2004).
Klinische Präsentation	Schulterinstabilität ist ein Phänomen, das eine Vielzahl klinischer Präsentationen aufweist. Typischerweise < 40 Jahre alt; Symptome umfassen Gefühl von Instabilität, Befürchtung einer Luxation bei Über-Kopf-Bewegungen, Toter-Arm-Gefühl, subjektive Schwere des Arms, schmerzhaftes Klicken, Einrasten, Herausspringen, Reiben, tiefer nicht lokalisierter Schmerz, scharfer Schmerz, fangender Schmerz, Deformierung, Schwellung. Geschichte der vorhergehenden Behandlung, Chirurgie und Verletzung ist wichtig. Zusätzlich ist es erforderlich, zu prüfen, ob es eine Familiengeschichte von atraumatischer Instabilität gibt, was bei diesen Patienten wichtig sein kann, da eine sehr flexible Beurteilung nötig ist.

Tab. 4.14 Überlegungen zur Schulterinstabilität *(Forts.)*

Assoziierte Störungen	Schmerz ist nicht spezifisch für Instabilität. Viele von Rowes (1987) Patienten hatten „Zeichen und Symptome von Bursitis, Bizepstendinitis, Nervenimpingement, geleitete Schmerzen aus der HWS und Thorax-Outlet-Syndrom". Daher ist es nicht klar, ob diese Patienten wirklich eine Instabilität hatten. Häufig multiple, einander überschneidende Pathologien, z. B. Instabilität mit Impingement und sekundärem Rotatorenmanschettenschaden. Die Bankart-Läsion löst unidirektionale, anteriore Instabilität aus, die historisch das häufigste Instabilitätsmuster darstellt.
Medizinisch-diagnostische Überlegungen	Spezifische Tests für Laxität der Schulter, z. B. Sulcus-Zeichen (das inferiore Laxität testet), Load-and-Shift-Test sowie anteriorer und posteriorer Schubladen-Test zeigen Laxität an, sind aber keine Tests für Instabilität. Spezielle orthopädische funktionelle Untersuchungstests, von denen behauptet wird, dass sie Instabilität beurteilen, umfassen den anterioren und posterioren Apprehension-Test. Der anteriore Apprehension-Test scheint wertvoller zu sein (Calvert 1996). Hegedus et al. (2008) schlagen vor, dass der Apprehension-, der Relokations- und der anteriore Loslass-Test („Release"-Test) für die Diagnose einer anterioren Instabilität nützlich sind, insbesondere wenn Angst anstatt Schmerz als Befund für ein positives Testergebnis angesehen wird. Eine ähnliche Schlussfolgerung ziehen Fisher und Dexter (2007). Diese Tests können jedoch nicht zwischen einer statischen und einer dynamischen Ätiologie der Symptome oder Zeichen unterscheiden, die repräsentativ für einen positiven Test sind, d. h., ob es eine Pathologie des Kapsel-Labrum-Gewebes, der Rotatorenmanschette oder ob sie eine Mischung daraus ist. Um eine posteroinferiore Labrumläsion zu diagnostizieren, stellten Kim et al. (2005) fest, dass der Kim-Test eine Sensitivität von 80 % und eine Spezifität von 94 % für eine posteroinferiore Labrumläsion aufwies. Wurde jedoch der Kim-Test mit dem Jerk-Test kombiniert, stieg die Sensitivität in Hinblick auf die Entdeckung einer posteroinferioren Labrumläsion auf 97 %. Basisuntersuchungen wie einfaches Röntgen haben immer noch einen wichtigen Platz, aber spezifische Einblicke sind möglicherweise notwendig. Anmerkung: *„Die Schwierigkeit beim Einsatz von Belastungs-Röntgen bei der Evaluierung von Schulterinstabilität ist eine basale – es kann, aber es muss keine Beziehung zwischen der tatsächlichen Translationsfähigkeit des Humeruskopfes auf dem Glenoid und klinisch symptomatischer Schulterinstabilität geben"* (Engebretsen und Craig 1993). Ein CT-Scan ist nützlich zur Beurteilung der Knochenstruktur, speziell in Fällen, in denen die Instabilität sekundär zu einer glenoidalen Dysplasie und einer Fraktur auftritt. Eine CT-Arthrografie ist ebenfalls effektiv bei der Erkennung von Labrumrissen und Bandlaxität. MRT nützt am meisten bei der Erkennung assoziierter Rotatorenmanschettenschäden, ist aber weniger hilfreich für die Erkennung von Labrumläsionen. Berichte über Untersuchungen unter Narkose haben Sensitivitäten und Spezifitäten von 100 % bzw. 93 % ergeben (Papilion und Small 1992, Mok et al. 1990). Eine Arthroskopie ist zwar invasiv, stellt aber den einzigen Weg dar, einen strukturellen Schaden in der Schulter präzise zu beurteilen. Sie erlaubt dem Chirurgen, sowohl statische als auch dynamische Prozesse im Schultergelenk zu beurteilen. Elektromyografie-(EMG-)Studien sind für eine klassische traumatische, unidirektionale Instabilität unwichtig. Jedoch kann ihr Beitrag zur atraumatischen, komplexen Instabilität von unschätzbarem Wert sein.
Management	Physiotherapie (korrekte Bewegungsmuster und Muskelrekrutierung) ist die angemessene Behandlung für Patienten mit Muskel-Musterbildung und *nichtstrukturelle Instabilität,* egal ob traumatisch oder nichttraumatisch, ob anterior, posterior oder multidirektional, ob subluxierend, dislozierend oder permanent disloziert. Das Fehlschlagen der konservativen Behandlung ist keine Indikation für einen chirurgischen Eingriff. Physiotherapie ist ferner die erste Wahl der Behandlung von Patienten mit gemischter Muskel-Musterbildung und *struktureller Instabilität,* ob traumatisch oder atraumatisch, anterior, posterior oder multidirektional, ob subluxierend oder dislozierend. Ein chirurgischer Eingriff ist nur dann erforderlich, wenn die Komponenten der Muskel-Musterbildung korrigiert werden kann, die zugrunde liegende strukturelle Instabilität aber ein Problem bleibt. Morris et al. (2004) illustrierten veränderte Muster der Schultermuskelaktivität und unausgewogene Muskelkräfte, wobei sie die Theorie unterstützten, dass unkoordinierte, Schultergürtelmuskelaktivität und ineffiziente dynamische Stabilisatoren zur Ätiologie von MDI beitragen. Schmerzinhibition scheint häufig einen starken Einfluss auf das motorische System zu haben (Hodges und Richardson 1996, 1998, Cowan et al. 2001); daher sollte zuerst an eine Behandlung zur Schmerzsenkung gedacht werden. Allerdings muss nicht darauf gewartet werden, dass der Schmerz sich legt, bevor ein Motorkontroll-Programm durch ein schmerzfreies Bewegungsausmaß unter Belastung gestartet wird, das keine Symptome auslöst, da häufig die Wiederherstellung der Kontrolle ein potenter Schmerzhemmer ist. Kim et al. (2004) fanden heraus, dass die Wiederherstellung 93 % von 54 Schultern mit einem schmerzlosen Jerk-Test erfolgreich behandelte, während die Testgruppe mit dem schmerzhaften Jerk-Test 84 % Fehlerrate bei 35 Schultern in der Rehabilitation aufwies. Bei allen der Schultern, die nicht auf die Rehabilitation reagierten, wurden später posteroinferiore Labrumläsionen gefunden. Daher empfahlen die Autoren frühzeitige chirurgische Interventionen für Patienten mit einem schmerzhaften Jerk-Test.

Tab. 4.14 Überlegungen zur Schulterinstabilität *(Forts.)*

Implikationen für Physiotherapeuten	Die Kontroversen in der biomedizinischen Literatur hinsichtlich der Definition und Klassifikation von Schulterinstabilität sollten zur Kenntnis genommen werden. Eine detaillierte Geschichte und eine präzise und solide Untersuchung bilden das Fundament bei der Beurteilung von Patienten mit Instabilität. Eine korrekte Diagnose ist in 90 % der Fälle möglich (Calvert 1996, Vienne und Gerber 1998). Unter den speziellen orthopädischen Funktionstests haben anteriore Tests (Apprehension, Relokation und anteriore Release) die höchste Validität. „Angst", nicht Schmerz, sollte als positiver Befund gewertet werden. Eingeschränkte Evidenz liegt für andere direktionale Tests vor. Der Einsatz des dynamischen Rotationsstabilitätstests und des dynamischen Relokationstests sollte, wie von Magarey und Jones (2003) vorgeschlagen, in Betracht gezogen werden. Instabilitätstests müssen in verschiedenen Stellungen von Abduktion und Rotation (Warner et al. 1992) ausgeführt werden, weil verschiedene Ligamente und Teile der Kapsel als primäre glenohumerale Einschränkungen in verschiedenen Positionen auftreten. Anmerkung: die Anwendung von Instabilitätstests in der Stellung der funktionellen Demonstration. Wenn eine strukturelle Störung des Kapsel-Labrum-Komplexes (z. B. Bankart- oder SLAP-Läsion) vorliegt und der Patient jung ist und zu Kontaktsportarten zurückkehrt, wird häufig ein chirurgischer Eingriff empfohlen, um ein Wiederauftreten zu verhindern (Handoll et al. 2004). Glenohumerale Gelenkstabilität ist abhängig von der Funktion des passiven Stabilisierungssystems, des aktiven Stabilisierungssystems und des Regulationssystems; daher müssen alle drei mitbeurteilt werden. Glenohumerale Gelenkstabilität wird durch die Stabilität und Mobilität der benachbarten Gelenke beeinflusst, z. B. eine instabile scapulothorakale Artikulation oder eine steife BWS; daher müssen diese, wenn erforderlich, in die Beurteilung und Behandlung mit einbezogen werden. Die Beurteilung von Kräftepaaren, die für die Stabilität des Glenohumeralgelenks wichtig sind, muss in Betracht gezogen werden: Mm. deltoideus und supraspinatus superior sowie die tieferen Elemente der inferioren Rotatorenmanschette; Mm. subscapularis anterior und infraspinatus/teres minor posterior; Mm. serratus anterior und trapezius. Bei den dynamischen Stabilisatoren sind Kontrolle oder Propriozeption und Ausdauer wichtiger als Stärke und Kraft. Anmerkung: Innervation und Aktivierung nehmen daher die Schmerzinhibition. „Make the Features Fit": *„Exzessive Translation alleine diagnostiziert noch keine Instabilität; sie macht dies nur, wenn sie mit den passenden klinischen Manifestationen auf Basis der Geschichte und anderen Befunden der Funktionsuntersuchung assoziiert ist"* (Silliman und Hawkins 1993). Gesunde asymptomatische Personen können genau so viel Translation aufweisen wie Patienten, die einer chirurgischen Intervention aufgrund einer symptomatischen Schulterinstabilität bedürfen (Lippitt et al. 1994). Die Möglichkeit einer geringfügigen oder subtilen Instabilität und Impingement muss in Betracht gezogen werden – wenn ein Impingement/eine Rotatorenmanschettenläsion behandelt wird, die sich nicht verbessert, muss eine Beurteilung und Behandlung der Instabilität erwogen werden (Barriere der Wiederherstellung?). Beachtung des „Instabilitätskontinuums" (Jobe und Pink 1993): Instabilität – Subluxation – Impingement – Rotatorenmanschettenriss; Instabilität – übermäßiger Gebrauch von dynamischen Stabilisatoren – Rotatorenmanschetten-Tendinopathie.
Evidenzquellen (Beispiele)	Calvert (1996), Engebretsen und Craig (1993), Handoll et al. (2004), Howell und Galinat (1989), Jaggi und Lambert (2010), Kim et al. (2004), Kim et al. (2005), Kuhn (2010), Lewis et al. (2004), Lippitt et al. (1994); Magarey und Jones (2003), McFarland et al. (1996), Mok et al. (1990), Morris et al. (2004), Papilion und Small (1992), Rowe (1963), Rowe (1987), Vienne und Gerber (1998)

Tab. 4.15 Überlegungen zu akromioklavikulären Läsionen

Kurzer Überblick	Das Akromioklavikulargelenk kann von einer Anzahl von Pathologien betroffen sein, am häufigsten sind direkte Verletzungen und Osteoarthrose.
	Verletzung des Akromioklavikulargelenks
	Eine häufige Präsentation, die etwa 9 % aller Schulterverletzungen ausmacht. 43,5 % der Verletzungen betreffen Erwachsene in den Zwanzigern. Verhältnis Männer : Frauen bei einer Akromioklavikulargelenkluxation beträgt 5 : 1. *Osteoarthrose* – häufig primär, kann aber aufgrund vorangegangener Akromioklavikulargelenkverletzung auch sekundär auftreten. Kommt häufig zusammen mit Rotatorenmanschettenläsion vor.
Beginn und Ätiologie	**Akromioklavikuläre Verletzung**
	Gewöhnlich 1. direkte Krafteinwirkung auf das Akromioklavikulargelenk, z. B. Sturz auf die Schulter mit dem Arm in Adduktionshaltung, oder 2. indirekte Krafteinwirkung, z. B. Sturz auf den Ellenbogen, wodurch der Humeruskopf proximal bewegt wird und dadurch das Akromioklavikulargelenk verletzt. *Osteoarthrose* – 1. häufig bei Personen mit schwerer manueller Arbeitsbelastung, z. B. berichteten Stenlund et al. (1992) das Auftreten einer radiografisch nachgewiesenen OA (Grad 2 und 3 auf einer Skala von 0 bis 5) bei 40–60 % der Maurer (mittleres Alter 50 Jahre); 2. oft mit früherer Verletzung des Akromioklavikulargelenks assoziiert; z. B. berichten Johansen et al. (2011) in einem Review von radiologischer posttraumatischer Arthritis bei 29–75 % der Personen mit Akromioklavikulargelenkverletzungen Typ I und Typ II. Der Beginn ist gewöhnlich spontan, progressiv und episodisch.
Pathologie	Klassisches Klassifikationssystem wurde von Tossy et al. (1963) entwickelt und von Rockwood (1984) verbessert: Typ I – isolierte Distorsion von Ligament und Kapsel des Akromioklavikulargelenks, Ligg. coracoclaviculares nicht betroffen, normale Röntgenaufnahme, keine klinische Deformität, Gelenk bleibt intakt und stabil Typ II – kompletter Riss der Ligg. acromioclaviculares und Distorsion der Ligg. coracoclaviculares, Röntgenaufnahme zeigt Elevation des lateralen Endes der Clavicula, aber keine komplette Trennung des Akromions von der Clavicula (< 25 % vertikale Translation), erzeugt anteroposteriore (AP) Instabilität, vertikale Stabilität erhalten, klinisch einige geringfügige Deformitäten, distales Ende der Clavicula ist instabil, Akromioklavikulargelenk ist subluxiert Typ III – kompletter Riss der Ligg. acromioclaviculares und coracoclaviculares, Mm. trapezius und deltoideus intakt, Röntgenaufnahme zeigt Trennung des Akromions vom distalen Ende der Clavicula (25–100 % vertikale Translation), AP und vertikale Instabilität, klinische Deformität, Akromioklavikulargelenk ist disloziert und instabil Typ IV – weniger häufig, distale Clavicula disloziert posterior in den M. trapezius, Akromioklavikulargelenk ist disloziert und instabil Typ V – wie Typ III aber mit zusätzlicher Ablösung der Mm. deltoideus und trapezius vom distalen Drittel der Clavicula; erzeugt häufig ein Reißen der Haut, die das Akromioklavikulargelenk überspannt; Akromioklavikulargelenk ist disloziert und instabil Typ VI – sehr selten, inferiore Luxation der distalen Clavicula in eine subakromiale oder subkorakoidale Stellung, gewöhnlich in Verbindung mit anderen Verletzungen, d. h. Plexus-brachialis-Verletzungen, Akromioklavikulargelenk ist disloziert und instabil *Osteoarthrose* – umfassende Beschreibung an anderer Stelle, z. B., Buckwalter und Martin (2006) Degenerative Störung des Akromioklavikulargelenks kann isoliert oder in Verbindung mit einem subakromialen Impingementsyndrom auftreten, klinische Symptome können nicht mit Röntgenbefund einer degenerativen Gelenkstörung korreliert sein; Bestätigung der Ursache durch lokalanästhetische Blockade Typ II neigt dazu, aufgrund der gestiegenen Bewegung in der Sagittalebene mehr degenerative Veränderungen zu entwickeln als Typ I.
Klinische Präsentation	Geschichte wichtig, wie oben bereits unter „Beginn und Ätiologie" beschrieben. Das Akromioklavikulargelenk erzeugt häufig Schmerz lokal über dem Gelenk und strahlt in den anterolateralen Aspekt des Nackens und den anterolateralen Aspekt des M. deltoideus aus (Gerber et al. 1998). Bedeutung der Deformität wie im Pathologieabschnitt beschrieben. Typisch: Typ I – leichte bis moderate Druckempfindlichkeit bei Palpation des Akromioklavikulargelenks, keine Deformität; Typ II – moderate oder starke Druckempfindlichkeit bei Palpation des Akromioklavikulargelenks, äußeres Ende der Clavicula kann leicht superior vom Akromion stehen, Instabilität des Akromioklavikulargelenks; Typ III und Typ V – starke Druckempfindlichkeit bei Palpation des Akromioklavikulargelenks, deutliche Gelenkdeformität mit Elevation des lateralen Endes der Clavicula im Vergleich zum Akromion; Differenzierung Typ III und V – während eines aktiven Schulterzuckens lassen sich Typ-III-Läsionen zurückführen, Typ-V-Läsionen nicht. Typisch: Punktuelle Druckempfindlichkeit über dem Akromioklavikulargelenk, Schmerz bei Adduktion mit gekreuzten Armen, spezieller orthopädischer Test – aktiver Kompressionstest. Abwesenheit von Schmerz bei Palpation nützlich als Ausschlusstest einer Akromioklavikulargelenk-Pathologie. Nachlassen der Symptome nach Injektion eines Lokalanästhetikums. Weitere Merkmale – Schmerzreproduktion durch Bewegungen am Ende des Bewegungsausmaßes, wenn das Gelenk gedehnt wird, d. h. Elevation, möglicherweise scharfer, akuter, schnappender Schmerz durch das Bewegungsausmaß der Schulter. Klinische Befunde korrelieren mit Röntgenbefunden. Osteoarthrose – häufig asymptomatische Perioden, aber episodisch Rückfälle und gewöhnlich progressiv.

Tab. 4.15 Überlegungen zu akromioklavikulären Läsionen *(Forts.)*

	Verletzung des Akromioklavikulargelenks
	Typ I und II – nichtoperativ, Schlinge, ein bis drei Wochen, Physiotherapie, um die Beeinträchtigung (siehe unten) anzugehen, gewöhnlich Wiederherstellung und Rückkehr zum Sport innerhalb von 6–8 Wochen Typ III – kontrovers diskutiert von Chirurgen und Nichtchirurgen – aktuelle Evidenz unterstützt konservative Behandlung, Schlinge für drei bis vier Wochen, Physiotherapie zu Behandlung der Beeinträchtigung (siehe unten), gewöhnlich Wiederherstellung und Rückkehr zum Sport innerhalb von 12 Wochen, normalerweise 80 % Zufriedenheitsraten; z. B. berichten Philips et al. (1998) in einer Meta-Analyse von Zufriedenheitsraten von 87 % bei konservativer gegenüber 88 % bei chirurgischer Behandlung. Komplikationsrate höher in der chirurgischen Gruppe (59 % bedurften weiterer chirurgischer Eingriffe in der operativen Gruppe gegenüber 6 % in der konservativ behandelten Gruppe). Für Spitzensportler, Schwerarbeiter kann Chirurgie in Erwägung gezogen werden. Typ IV–VI – selten, bedarf chirurgischer Behandlung zur Rückführung und Stabilisierung Chirurgie – bisher keine optimale Behandlung bei mehr als 75 beschriebenen Operationen etabliert
	Osteoarthrose
	Wie bei anderen peripheren Gelenken, einschließlich Aktivitätsmodifikation, Analgesie, Steroidinjektionen, Physiotherapie Bei extrem lästigem, schlecht kontrollierbarem Schmerz trotz angemessener konservativer Behandlung ist die chirurgische Behandlung einschließlich distaler Entfernung der Clavicula eine Option.
Implikationen für Physiotherapeuten	Das Akromioklavikulargelenk sollte als Symptomquelle und als Ursache von Beeinträchtigungen, die zum funktionellen Schulterproblem eines Patienten beitragen, in Betracht gezogen werden. *„Gelenkzeichen werden durch eine oder mehrere Zusatzbewegungen reproduziert. Zu diesen physiologischen Zusatzbewegungen gehören anteroposteriore und posteroanteriore Bewegungen, Longitudinalbewegungen, kombinierte Bewegungen (insbesondere nach kaudal) sowie Rotationsbewegungen der Clavicula an Ende des Bewegungsausmaßes der Flexion oder Extension der Schulter. Horizontale Adduktion (Flexion), horizontale Extension sowie der Quadrant und die Sperrposition können ebenso schmerzhaft sein wie alle diese Bewegungen unter Kompression."* (Maitland et al. 2005) *„Die Ausführung des Squeeze-Tests bei funktionellen Bewegungen kann als Differenzierungsverfahren genutzt werden, um eine Beteiligung des Gelenks zu bestätigen. Schnelle Bewegungen können den Schmerz des Patienten in der provozierenden Richtung leichter reproduzieren."* (Maitland et al. 2005) *„Muskellängetests und die Beurteilung der dynamischen funktionellen Stabilität mit dem Scapula-Längentest sollten in Betracht gezogen werden, um eine ideale funktionelle Wiederherstellung zu fördern."* (Maitland et al. 2005) *„Zusatzbewegungen Grad I und II bei schmerzhaften Gelenken mit voller Unterstützung des Arms und schmerzfreien Techniken vorzugsweise frei. Zusatzbewegungen Grad III und IV bei Steifheit am Ende der steifen Bewegung. Dehnende Bewegungen in die horizontale Adduktion, horizontale Extension, Hand-hinter-Rücken und der Quadrant oder Sperrposition."* (Maitland et al. 2005) Andere beitragenden Faktoren wie Beeinträchtigungen der HWS, BWS, Rippen und Neurodynamik sollten bei einer primären Beeinträchtigung des Akromioklavikulargelenks untersucht und ggf. behandelt werden. Der Wert der akribischer Wiederbefundung und analytischen Beurteilung, um klinische Hypothesen, die bezüglich der Auswirkung der Bemühung um spezifische physikalische Beeinträchtigungen auf die funktionellen Einschränkungen einer Person entwickelt wurden, zu unterstützen und negieren, kann nicht genügend betont werden.
Evidenzquellen (Beispiele)	Mazzocca et al. (2007), Johansen et al. (2011), Beim et al. (2000), Sellards (2004), Bradley und Elkousy (2003), Chronopoulos et al. (2004), Buttaci et al. (2004), Philips et al. (1998), Gerber et al. (1998), Tossy et al. (1963), Rockwood (1984), Stenlund et al. (1992), Buckwalter und Martin (2006)

4.6 Schulterstörungen – eine physiotherapeutische Sichtweise

4.6.1 Ein Überblick

Wie in den vorangegangenen Abschnitten dieses Kapitels diskutiert, unterscheiden sich die Physiotherapiepraxis und das Versorgungsmodell, auf dem der Berufsstand beruht, signifikant von dem biomedizinischen Modell der Gesundheitsvorsorge. Während sich das biomedizinische Modell und das Rahmenwerk des Denkens mit der Erkennung der Pathologie und den diagnostischen Bezeichnungen befasst, auf deren Grundlage Entscheidungen zur Untersuchung und Behandlung getroffen werden, beschäftigt sich die physiotherapeutische Praxis mit der Erkennung von Bewegungsdysfunktionen, die zu den funktionellen Einschränkungen eines Patienten und möglichen Behinderungen beitragen. Ihr Ziel ist, das Bewegungspotenzial und die Lebensqualität zu maximieren. Die Leser sind aufgefordert, nochmals auf den zweiten Abschnitt dieses Kapitels über diagnostische Überlegungen (➤ Kap. 4.3) und insbesondere ➤ Abb. 4.1 zurückzukommen, um noch einmal das Positionspapier der World Confederation of Physical Therapy (WCPT 2007) in Hinblick auf die Beschreibung der physiotherapeutischen Profession und den Standpunkt zur physiotherapeutischen Diagnose durchzuarbeiten.

Die Grenzen eines Ansatzes beim physiotherapeutischen Management von Schulterstörungen, das allein auf der vorgeschlagenen Gewebepathologie basiert – die mithilfe der Fertigkeiten innerhalb des Kompetenzbereichs der physiotherapeutischen Praxis, nämlich der klinischen Untersuchung, identifiziert wurde –, wurden in den vorangegangenen Abschnitten dieses Kapitels ausführlich diskutiert. Die Leser werden gebeten, sich hierzu speziell noch einmal das ➤ Fallstudie 4.3 anzusehen. Überdies stellt die hohe Prävalenz von Gewebepathologien bei asymptomatischen Personen, insbesondere in Bezug auf Rotatorenmanschettenstörungen, die als Hauptursache von Schulterschmerzen und -dysfunktion sowie labralen Läsionen gelten, die potenziellen Schwachstellen heraus, wenn das physiotherapeutisch Management nur auf den Ergebnissen der von einem Arzt oder ESP angeordneten Untersuchungen basiert.

Im Gegensatz dazu beruhen die physiotherapeutische Praxis und das Patientenmanagement darauf, modifizierbare, individuelle funktionelle (Bewegungs-)Beeinträchtigungen anzugehen, die klinisch begründet werden, um verantwortungsbewusst zu sein und die funktionellen Einschränkungen einer Person erklären zu können. Eine aktuelle Studie, die einen Delphi-Ansatz der Clinical-Reasoning-Strategien klinischer Experten zur Beurteilung und zum Management von Schulterschmerzen verwendet, zeigt den Vorrang der Bewegungsdysfunktionen auf der Basis der Geschichte, den Zeichen und Symptomen, die während der klinischen Untersuchung festgelegt wurden, vor spezifischen, strukturellen Diagnosen unter Verwendung spezieller, orthopädischer Tests. Dieser Standpunkt wird von 26 erfahrenen Therapeuten unterstützt (May et al. 2008). (Bewegungs-)Beeinträchtigungen können als direkte Folge eines pathologischen Prozesses auftreten oder können umgekehrt, wie von Sahrmann (2002) und anderen Autoren ausführlich diskutiert, sogar selbst zu Gewebepathologien führen. In Fällen, in denen funktionelle Beeinträchtigungen nicht modifizierbar sind, arbeiten Physiotherapeuten mit den Patienten in einem gemeinsamen Prozess, um Kompensationsstrategien festzulegen und dadurch die Lebensqualität, das Bewegungspotenzial und die funktionellen Fähigkeiten zu maximieren.

4.6.2 Physiotherapeutische Diagnose und Schulterstörungen

In Bezug auf Schulterstörungen sind diagnostische Bezeichnungen wie Bursitis subacromialis, Rotatorenmanschettenriss, Tendinitis bicipitalis, Supraspinatus-Tendinose, Tendinitis calcarea, Osteoarthrose des Glenohumeralgelenks, Labriumriss, suprascapulare Neuropathie Beispiele für medizinische Diagnosen, die pathoanatomische Läsionen als Ursache für die Behinderung eines Patienten implizieren. Wie besprochen, scheint die klinische Untersuchung allein, die eine Vielzahl spezieller orthopädischer Tests nutzt, keine zufriedenstellende diagnostische Genauigkeit zu besitzen. Daher werden zusätzliche Untersuchungen wie Röntgenaufnahmen, diagnostischer Ultraschall, MRT, Magnetresonanz-Arthroskopie verwendet, um die spezifische strukturelle Diagnose zu unterstützen, damit diese diagnostischen Bezeichnungen verwendet werden können. Da diagnostische radiologische Untersuchungen außerhalb des Kompetenzbereichs der traditionellen Physiotherapiepraxis liegen, sollten diagnostische Bezeichnungen wie diese nicht von einem Physiotherapeuten festgelegt werden. Die Einschränkungen, Schwierigkeiten und Implikationen spezifischer medizinischer Diagnosen von Schulterstörungen für die physiotherapeutische Praxis wurden bereits diskutiert. Überdies bringt die Komplexität in Verbindung mit der Festlegung einer spezifischen strukturellen Diagnose in der Schulter das Potenzial für Fehldarstellungen der Ursache der Störung eines Patienten mit sich. Diese Evidenz scheint die früheren Behauptungen von Maitland und anderen Autoren einschließlich Sahrmann (1988) zu unterstützen, dass *„die medizinische Diagnose keine ausreichende Diagnose ist, um die Physiotherapie zu leiten“.* (Sahrmann 1988).

Die physiotherapeutische Diagnose wird von der WCPT als eine professionelle Verantwortung der Physiotherapeuten angesehen und wird beschrieben als:

Das Resultat eines Clinical-Reasoning-Prozesses, der in der Identifikation von existierenden oder potenziellen Beeinträchtigungen, funktionellen Einschränkungen und Fähigkeiten oder Behinderungen mündet …

Der Zweck der Diagnose ist es, Physiotherapeuten bei der Festlegung der Prognose und der angemessensten Interventionsstrategien für Patienten oder Klienten anzuleiten und diese Informationen mit ihnen zu teilen …

Dies kann in Begriffen von Bewegungsdysfunktion ausgedrückt werden oder Kategorien von Beeinträchtigungen, Aktivitätseinschränkungen, Teilhabebeschränkungen, Umwelteinflüssen oder Fähigkeiten/Behinderungen umschließen.

WCPT (2007)

Physiotherapiediagnose und die ICF

2003 unterstützte die WCPT die Implementation und Integration der International Classification of Functioning, Disability and Health (ICF) in die physiotherapeutische Praxis. Die ICF wurde 2001 von der Weltgesundheitsorganisation (WHO) entwickelt, um sowohl ein konzeptionelles Rahmenwerk als auch eine Basis für die Klassifizierung und Beschreibung von menschlichen Funktionen zur Verfügung zu stellen. Die ICF fängt die Interaktion von Körperstruktur und -funktion (Beeinträchtigungen) mit Aktivitäten (Einschränkungen) und Teilhabe (Beschränkungen) innerhalb der kontextualen Faktoren einer Person, der Umwelt der Person und ihres Gesundheitszustandes ein. Sie bietet eine Anzahl von potenziellen Vorteilen für die physiotherapeutische Praxis.

- Sie bietet ein Rahmenwerk, mit dem Physiotherapeuten in der Lage sind, die Erfahrungen einer Person und die Auswirkungen ihres Gesundheitszustands auf ihre Funktion und Behinderung besser zu verstehen.
- Sie ermöglicht die Identifizierung von Einschränkungen, die von einem Physiotherapeuten innerhalb seines Praxisbereichs bearbeitet werden können, und setzt diese in den Kontext von Aktivitätseinschränkungen und Teilhabebeschränkungen, die von der Person erlebt werden.
- Sie hilft bei der Festlegung adäquater Ziele, der Prioritätensetzung, der Behandlungsauswahl und der prognostischen Argumentation.
- Sie bietet eine gemeinsame internationale Sprache, welche die Kommunikation über viele Aspekte der Patientenversorgung erleichtert, und vermeidet viele Kontroversen und Einschränkungen, die mit den pathoanatomischen Bezeichnungen von Schulterstörungen, die in diesem Abschnitt diskutiert wurden, in Verbindung stehen.
- Sie erfüllt die Funktion und die Erfordernisse einer physiotherapeutischen Diagnose, wie von der WCPT beschrieben.
- Sie bietet ein umfassendes Klassifikationssystem der Funktion.

Es ist interessant anzumerken, wie dieser zeitgemäße Standpunkt zu dem zentralen Kern oder Thema des Maitland-Konzepts passt, nämlich *„eines positiven, persönlichen Engagements zu verstehen, was die Person (Patient) durchmacht"* (Maitland 1986). *„Es ist inklusive und stellt den Patienten und sein Hauptproblem in das Zentrum von allem, was der manipulative Physiotherapeut tun oder sagen wird"* (Hengeveld und Banks 2005). Überdies befürwortete Maitland *„eine offene Einstellung gegenüber Behandlungstechniken, um in der Lage zu sein, frei Neuerungen in Techniken anzupassen und ggf. zu erfinden, um die Techniken direkt auf die funktionellen Störungen beziehen zu können"* (Maitland 1986). Dieses Denken unterstützt die Individualisierung von Behandlungstechniken für jeden Patienten angemessen. Außerdem ist an dieser Stelle anzumerken, dass die frühen Maitland-Texte niemals dazu gedacht waren, als Technikbücher gelesen zu werden. Eher besteht die wichtigste Botschaft in den dem Konzept zugrunde liegenden Prinzipien, auf denen die Techniken basieren. Es ist leicht, Prinzipien wie „ein patientenzentriertes Modell", „die Verwendung der Fähigkeit des Körpers zu informieren" zu erkennen und den „Vorrang der klinischen Evidenz" innerhalb des Modells der Versorgung, das auf dem ICF-Rahmenwerk basiert, zu betonen.

Der Nutzen der ICF in der klinischen physiotherapeutischen Praxis wurde in einer Reihe von Fallberichten zu akuten und chronischen Rückenschmerzen bzw. zu Patellaluxation von Rundell et al. (2009) sowie Helgeson und Smith (2008) gezeigt. Weiterhin wurden ICF-basierte Praxisrichtlinien in Bezug auf Nackenschmerz (Childs et al. 2008), Hüftschmerz (Cibulka et al. 2009) und Fersenschmerz (McPoil et al. 2008) als Referenz veröffentlicht, um das Patientenmanagement anzuleiten und für diese Gruppen zu erleichtern. Anstehende Richtlinien bezüglich Schulterstörungen werden anscheinend zurzeit entwickelt (Godges und Irrgang 2008). Die Praxistauglichkeiten, Herausforderungen und Möglichkeiten, die ICF in die Physiotherapiepraxis zu integrieren, wurden von Escorpizo et al. (2010) in einem Ausblick diskutiert. Zweifelsohne gibt es einen Bedarf für zukünftige Forschung, die Anwendbarkeit der ICF auf andere Körperregionen und Störungen zu erforschen. Obwohl die ICF ein kraftvolles konzeptionelles Rahmenwerk bietet, um die Physiotherapiepraxis zu untermauern, und ein Mittel, um menschliche Funktion zu klassifizieren und zu verschlüsseln, er-

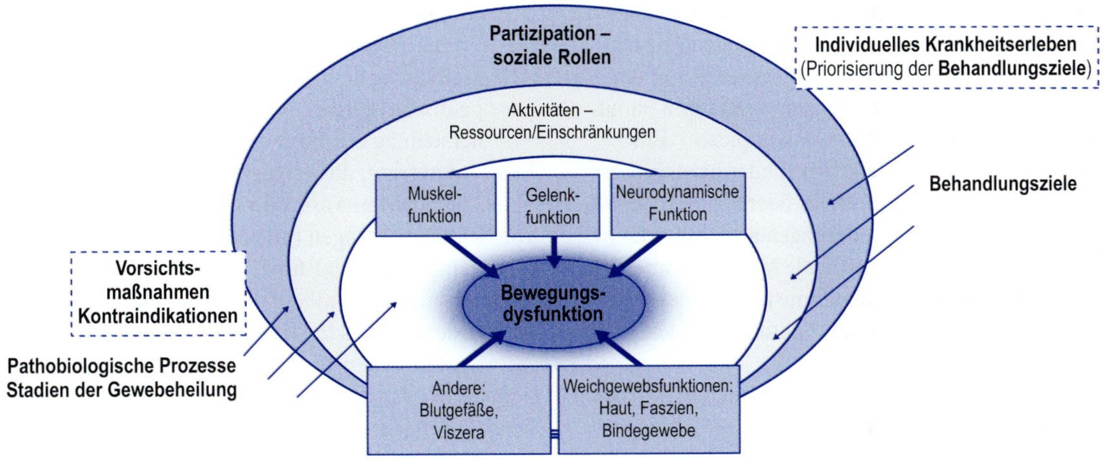

Abb. 4.23 Modell für die Integration von ICF und einer für die Manualtherapie spezifischen Taxonomie für die Analyse von Funktionsstörungen. Nach Hengeveld 1999, mit frdl. Genehmigung

setzt sie weder Praxismodelle wie die evidenzbasierte Versorgung oder die von Edwards et al. (2004) vorgeschlagenen Clinical-Reasoning-Modelle, noch lenkt sie von ihnen ab. Rundell et al. (2009) zeigen, wie Modelle wie diese mit der ICF in die klinische Praxis integriert werden können. Ein konzeptionelles Modell von Hengeveld (1999) demonstriert die Integration von ICF und einer für die Manualtherapie spezifischen Taxonomie für die Analyse von Funktionsstörungen (➤ Abb. 4.23).

4.6.3 Physiotherapeutische Diagnose und Schulterstörungen – Perspektive der American Physical Therapy Association

Der Unterschied zwischen dem biomedizinischen Modell der gewebediagnostisch basierten Pathologie und dem Physiotherapiemodell der Beurteilung und Behandlung von Störungen, die zur funktionellen Einschränkung einer Person beitragen, wurde von der American Physical Therapy Association (APTA) in ihrer Publikation „Guide to Physical Therapist Practice (The Guide)" anerkannt (APTA 1998). „The Guide" trachtet danach, Patienten in „präferierten Praxismustern" zu klassifizieren – diagnostische Gruppen, die auf Beeinträchtigungsclustern statt Pathologien basieren –, um ein Rahmenwerk für die Praxis zur Verfügung zu stellen, anhand dessen klinische Richtlinien festgelegt werden können, die innerhalb des Kompetenzbereichs der traditionellen, physiotherapeutischen Praxis liegen. Auf diese Weise können Patienten mit verschiedenen Pathologien und biomedizinischen Diagnosen in derselben Gruppe klassifiziert werden. Umgekehrt können Patienten mit derselben biomedizinischen Diagnose verschiedenen Gruppen zugeordnet werden. Tovin und Greenfield (2001) integrierten diese Klassifikationsstrategie, auf die eine Physiotherapiebehandlung ausgerichtet ist, in die Prinzipien der Beurteilung und physiotherapeutischen Behandlung der Schulter, indem „präferierte Praxismuster" identifiziert wurden als:

- Beeinträchtigte Gelenkmobilität, motorische Funktion, Muskelleistung und Bewegungsausmaß *in Verbindung mit Kapseleinschränkung:*
  - Die primäre Beeinträchtigung in dieser Kategorie ist eingeschränkte Schulterbewegung, in einem kapsulären Muster, das gewöhnlich mit 1. strukturellen Veränderungen in der Schulter bei biomedizinischen Störungen, wie Frozen Shoulder, arthritische Störungen des Schulterkomplexes (d. h. Osteoarthrose des Glenohumeralgelenks) oder Immobilisation infolge eines Traumas, assoziiert ist, oder 2. Störungen ohne assoziierte, strukturelle Veränderungen im Schulterkomplex, bei denen Schmerz und schützende Muskelspasmen die Schulterbewegungen in einem Kapselmuster einschränken, z. B. akute Entzündung innerhalb des Schulterkomplexes oder myofasziale Schmerzen.
- Beeinträchtigte Gelenkmobilität, motorische Funktion, Muskelleistung und Bewegungsausmaß *in Verbindung mit Störungen der Bänder oder des Bindegewebes (Schulterinstabilität):*
  - Primäre Beeinträchtigung in dieser Kategorie ist Instabilität mit sekundären Beeinträchtigungen wie schwache neuromuskuläre Kontrolle in Verbindung mit einer Vielzahl möglicher zugrunde liegender Gewebepathologien, z. B. Kapsel-/Bänderlaxität, Pathologie des glenoidalen Labrums, Rotatorenmanschettenverletzung und Knochen-(Gelenk-)Geometrie.
- Beeinträchtigte Gelenkmobilität, motorische Funktion, Muskelleistung und Bewegungsausmaß *in Zusammenhang mit lokaler Entzündung:*
  - Beeinträchtigungen des Bewegungsausmaßes, der motorischen Funktion und Muskelleistung, die einer Schutzreaktion des Gewebes aufgrund von Entzündung und Schmerz zugeschrieben werden, sind in dieser Kategorie zusammengefasst. Biomedizinische Diagnosen, die mit dieser Kategorie assoziiert sind, beinhalten akromioklavikuläre, sternoklavikuläre Stauchung, Rotatorenmanschettenrisse, Pathologie des glenoidalen Labrums, Tendinitis, Bursitis, Capsulitis oder Frozen Shoulder (frühes Stadium), Tenosynovitis und Impingementsyndrom.
- Syndrome mit ausstrahlenden Schmerzen: beeinträchtigte Gelenkmobilität, motorische Funktion, Muskelleistung und Bewegungsausmaß oder Reflexintegrität *sekundär zu sympathischer Reflexdystrophie, Wirbelsäulenstörungen, Thoracic-Outlet-Syndrom und Einklemmungen peripherer Nerven:*
  - Beeinträchtigungen, die Strukturen und Gewebe im oberen Viertel des Körpers betreffen und veränderte Schulterbewegung und/oder Schmerz auslösen, sind in dieser Kategorie zusammengefasst. Sie sind assoziiert mit Störungen wie zervikaler/thorakaler Dysfunktion, unerwünschter Nervenspannung, Thoracic-Outlet-Syndrom, sympathischem Schmerz, myofaszialen Schmerzsyndromen und Haltungsproblemen.
- Beeinträchtigte Gelenkmobilität, motorische Funktion, Muskelleistung und Bewegungsausmaß *in Zusammenhang mit einer Fraktur:*
  - Primäre Beeinträchtigungen werden mit Verlust des Bewegungsausmaßes des Schultergürtels und reduzierter Muskelleistung, sekundär aufgrund des Nichtgebrauchs, in Verbindung gebracht.
- Beeinträchtigte Gelenkmobilität, motorische Funktion, Muskelleistung und Bewegungsausmaß *in Zusammenhang mit Gelenkarthroplastik oder chirurgischen Verfahren:*
  - Primäre Beeinträchtigungen umfassen Bewegungsausmaß, motorische Funktion und Muskelleistung, die physiotherapeutische Behandlung, von der eine eingeschränkte Wiederherstellung erwartet werden muss.

Es ist interessant, diesen gegenwärtigen Standpunkt der APTA, der einen detaillierten Ansatz für die physiotherapeutische Behandlung von Schulterstörungen (und anderen Störungen) basierend auf Beeinträchtigungen und funktionellen Einschränkungen beschreibt, in Bezug auf Maitland und die Entwicklung des Maitland-Konzepts zu überdenken, das für einen solchen Ansatz eintrat. Ein Vergleich mit den klinischen Profilen, die in der 4. Auflage von *Maitlands peripherer Manipulation* (Hengeveld und Banks 2005) detailliert beschrieben wurden, ergibt viele Ähnlichkeiten mit diesem Klassifikationssystem. Es lohnt sich anzumerken, dass dieser gegenwärtige Standpunkt noch immer gut zu Maitlands klinischem Gruppierungssystem passt. Maitland sprach sich für die Klassifikation der

Symptome und Zeichen des Patienten in erkennbare Gruppen zum Zweck der Auswahl und Progression von Mobilisations- und Manipulationstechniken aus. Maitland erkannte, dass die individuellen Gruppen auf adäquate Mobilisation/Manipulation in einer speziellen Weise reagieren sollten: Gruppe 1 – schmerzdominierte Beeinträchtigung, Gruppe 2 – steifheitsdominierte Beeinträchtigung, Gruppe 3 – Schmerz und Steifheit lösen Beeinträchtigung aus, Gruppe 4 – aktuell schmerzverursachende Beeinträchtigung. Daher können in einem ähnlichen Modell wie das der APTA Patienten mit unterschiedlicher struktureller Pathologie oder medizinischer Diagnose derselben Gruppe zugeordnet werden. Patienten mit einer vorgegebenen strukturellen Pathologie oder medizinischen Diagnose können ebenso in Abhängigkeit vom Stadium der Störung unterschiedlichen klinischen Gruppen zugeordnet werden. Beispielsweise kann ein Patient mit der medizinischen Diagnose eines subakromialen Impingements Zeichen und Symptome aufweisen, die der Gruppe 1 zugeordnet werden, wenn der Schmerzmechanismus eine entzündliche Komponente aufweist, und daher eine ganz andere Physiotherapiebehandlung erforderlich ist als bei einem Patienten mit derselben medizinischen Diagnose, der aber z. B. nur vorübergehende Schmerzen hat, wenn er eine bestimmte Haltung einnimmt (Gruppe 4).

4.6.4 Weitere Entwicklungen und Überlegungen zum physiotherapeutischen Management von Schulterstörungen

Physiotherapeutische Diagnose und das Konzept einer Subgruppen bildenden Klassifikation unspezifischer Schulterschmerzen

Angesichts der Schwierigkeiten in Zusammenhang mit der Diagnose eines subakromialen Impingements und einer Rotatorenmanschetten-Tendinopathie, die vermutlich die Hauptursache von Schulterproblemen sind, wurden alternative diagnostische Bezeichnungen wie „mechanischer Schulterschmerz“ (Lewis 2007) oder „unspezifischer Schulterschmerz“ vorgeschlagen (Lewis 2009). Obwohl solche diagnostischen Bezeichnungen sicherlich dem Nutzen nach im Kompetenzbereich der physiotherapeutischen Praxis liegen, schaffen sie es nicht, den Erfordernissen einer Diagnose, wie sie durch die WCPT-Definition festgelegt wurden, zu entsprechen, da sie nicht *„physikalische Therapeuten bei der Festlegung der Prognose und der am besten geeigneten Interventionsstrategie anleiten“* (WCPT 2007). Die Problematiken rund um den Einsatz unspezifischer diagnostischer Kategorien wurden gut untersucht, insbesondere für Rückenschmerzen (Fersum et al. 2010, O'Sullivan 2005). Es ist ein weitverbreiteter Glaube unter klinisch tätigen Therapeuten in der Erstversorgung, einschließlich Physiotherapeuten, dass es innerhalb der breiten diagnostischen Kategorie von unspezifischen Rückenschmerzen (NSLBP) mehrere kleinere Teilmengen homogener Gruppen gibt, die auf eine bestimmte Intervention speziell für diese Klassifikation reagieren (Fersum et al. 2010). Die Suche nach solchen Subgruppierungsklassifikationen wurde inzwischen zu einem Hauptforschungsgebiet im Bereich der Rückenschmerzen. Eine ähnliche Überzeugung scheint es auch in Bezug auf Schulterstörungen zu geben (Sahrmann 2002, Lewis 2009, Aina und May 2005, McKenzie und May 2000).

Obgleich noch in den Kinderschuhen, scheint es zwei getrennte Forschungsrichtungen zur Subklassifikation von Patienten mit allgemeinen Schulterproblemen innerhalb der Physiotherapiepraxis zu geben. Zum einen wurden Klassifikationssysteme auf der Basis klinischer Erfahrung und Expertise entwickelt, von denen einige unten zusammengefasst sind (Sahrmann 2002, Lewis 2009, McKenzie und May 2000). Diese Klassifikationssysteme bedürfen nun der wissenschaftlichen Evaluierung bezüglich ihrer Reliabilität und Validität und damit ihrer klinischen Anwendbarkeit. Zum anderen haben sich behandlungsbasierte Klassifikationskategorien, die auf der klinischen Präsentation beruhen, durch die Entwicklung klinischer Prognoseregeln als vielversprechend für andere Körperregionen, z. B. der LWS, erwiesen (CRPS; Stanton et al. 2010). Es scheint frühe Zeichen für ähnliche Entwicklungen bezüglich der Schulterstörungen zu geben (Hung et al. 2010), die im Abschnitt „Physiotherapeutische Diagnose und das Konzept der klinischen Prognoseregeln“ diskutiert werden.

- Sahrmann (2002) schlägt ein Klassifikationssystem auf der Basis von „Beeinträchtigungen des Bewegungssystems“ vor. Es liegt außerhalb des Rahmens dieses Textes, das Konzept detailliert zu beschreiben. Interessierte Leser mögen sich für eine ausführliche Erklärung an den Originaltext *Diagnosis and Treatment of Movement Impairment Syndromes* von Sahrmann (2002) halten. Zusammengefasst werden die diagnostischen Kategorien nach den Ausrichtungs- oder Bewegungsbeeinträchtigungen benannt, die bei ihrer Korrektur die Symptome des Patienten beseitigen, statt nach den hypothetischen pathoanatomischen strukturellen Ursachen (medizinische Diagnose). Die Beurteilung fokussiert daher auf die Erkennung von Bewegungen, die Schmerz reproduzieren, statt auf den Einsatz spezieller orthopädischer Tests und Bildgebung, wie sie im medizinischen Modell verwendet werden. In Hinblick auf Schulterbeschwerden werden Modifikationen der statischen Haltung, humeraler und scapulärer Bewegungseinschränkungen bei dem Versuch verwendet, die Symptome des Patienten zu beheben. Modifikationen, die den Schmerz dauerhaft beseitigen, bilden die diagnostische Bezeichnung und die Basis für das vom Physiotherapeuten ausgeführte Behandlungsprogramm.
- Lewis (2009) schlug ein Modell eines „Schultersystem-Modifikationsverfahrens (SSMP)“ vor. Wiederum stellt der Originalartikel eine vollständige Erklärung des Vorschlags zur Verfügung. In einem ähnlichen Modell wie dem von Sahrmann (2002) vorgeschlagenen werden mechanische Verfahren an Scapula, Humeruskopf oder HWS/BWS während einer funktionellen Bewegung angewendet, die am besten einen Schulterschmerz des Patienten reproduzieren, in einem Versuch, die Schmerzen des Patienten zu reduzieren. Die Verfahren, die Symptome reduzieren und/oder Bewegung steigern, bilden dann die Basis für das vom Physiotherapeuten ausgeführte Behandlungsprogramm.
- McKenzie und May (2000) schlugen ein Klassifikationssystem vor, das auf der Anwendung einer mechanischen Diagnose und Therapieprinzipien (die üblicherweise bei Wirbelsäulenstörungen angewendet wurden) auf periphere Gelenke einschließlich

des Schulterkomplexes beruht. Die Klassifikationskategorien von Störung, Dysfunktion und Haltung basieren auf einer mechanischen Evaluation, bei der Symptomreaktionen und mechanische Reaktionen evaluiert werden (McKenzie und May 2000). Auch hier wird die Intervention durch die diagnostische Kategorie, welcher der individuelle Patient zugeordnet ist, geleitet. Fallstudien von Aina und May (2005) sowie Littlewood und May (2007) zeigen den Nutzen des Ansatzes.

Derzeit fehlen allen vorgeschlagenen Klassifikationssystemen wissenschaftliche Studien zur Reliabilität und Validität der jeweiligen Klassifikationskategorie. Die Validierung von Klassifikationssystemen wie diesen wurde als Mehrstufenprozess beschrieben und sie wurde als Voraussetzung für eine breite Anwendung in der klinischen Praxis empfohlen (Dankaerts et al. 2006). Überdies ist die Komplexität, die mit der Entwicklung diagnostischer Klassifikationen einhergehen, die derzeit in der Physiotherapie entwickelt werden, ausreichend von zahlreiche Autoren wie Zimny (2004) und Forster et al. (2011) dokumentiert. Faktoren wie Subjektivität, das Fehlen ausschließlicher und eindeutiger, aber dennoch vollständiger Kategorien, Grad an Spezifität der Kategorien sowie der begrenze Geltungsbereich und die eindimensionale Natur von Klassifikationssystemen, wie von Sahrmann (2002) sowie McKenzie und May (2000) vorgeschlagen, wurden als Herausforderung herausgestellt, denen Forscher bei dem Versuch einer diagnostischen Klassifikation innerhalb der Physiotherapie gegenüberstehen (O'Sullivan 2005, Zimny 2004, Foster et al. 2011). Wie Foster et al. (2011) bezüglich der Subgruppierung von Rückenschmerzen zusammenfassen, *„ist das wahre Bild, dass kein Subgruppierungsansatz bisher die verschiedenen Tests für den klinischen Wert und die Robustheit der Evidenz gemeistert hat“*. Überdies *„ist noch ein langer Weg zu gehen, seien Sie also vorsichtig mit Subgruppierungsansätzen ohne solide Evidenz. Das Potenzial dieser Forschung, irreführende Ergebnisse zu produzieren, ist hoch und die Beachtung eines sorgfältigen Forschungsdesign ist entscheidend“* (Foster et al. 2011). Die Klassifikation von Schulterstörungen steckt noch mehr in den Kinderschuhen als die Arbeit bezüglich Rückenschmerzen, und diese Kommentare treffen ebenfalls, wenn nicht noch mehr, zu.

Es ist jedoch anzumerken, wenn man diese aktuellen Modelle der Physiotherapiepraxis, die oben beschrieben wurden (Sahrmann 2002, Lewis 2009, McKenzie und May 2000), betrachtet, wie eng die Prinzipien, auf denen sie basieren, mit den Prinzipien verknüpft sind, die dem Maitland-Konzept innewohnen. Insbesondere:

- Die Identifizierung von Schwierigkeiten, Einschränkungen und Behinderungen für das Patientenmanagement, sollte sich die physiotherapeutische Behandlung nur nach der medizinischen Diagnose allein richten – ein fundamentales Prinzip, das im Mittelpunkt des Maitland-Konzepts steht und weiter unten im Abschnitt „Diagnose und das Maitland-Konzept“ diskutiert wird.
- Der Gebrauch, den das Maitland-Konzept von den funktionellen Bewegungen der Patienten macht, mit denen sie ihre Beeinträchtigung oder Störung demonstrieren und/oder Schmerz zu provozieren können (Maitland 1986).
- Die Wichtigkeit, die der Beurteilung zugemessen wird: *„Beurteilung war immer der Grundstein dieses Textes, sogar während des Schreibens der ersten Ausgabe 1964“* (Maitland 1986). Ein logischer und methodischer Prozess der Beurteilung von Ursache und Wirkung ist die Anforderung des Maitland-Konzepts, durch den nachgewiesen wird, ob die Behandlung funktioniert oder nicht, was durch den ständigen Vergleich der Auswirkungen, der ausgewählten und fortgeschrittenen Behandlungstechniken auf die Symptome und Zeichen der Patienten (klinischer Beweis) erreicht wird.
- Fehlerfreie analytische Beurteilung, die als Grundstein des Maitland-Konzepts angesehen wird (Maitland 1986).

Physiotherapeutische Diagnose und das Konzept der klinischen Prognoseregeln

Die zweite Richtung der aktuellen wissenschaftlichen Forschung innerhalb der Physiotherapie, die viel Interesse geweckt hat und eine aktuelle Welle von Forschungsaktivitäten auslöste, bezieht sich auf die Fähigkeit, Patienten zu erkennen, die am besten auf eine bestimmte Behandlung reagieren. Tatsächlich wurde in Bezug auf Schulterprobleme aus Forschungssicht vorgeschlagen, dass die Analyse einer breiten, heterogenen Bevölkerungsgruppe mit „allgemeinen Schulterschmerzen“ die Identifizierung von Untergruppen von Personen mit gemeinsamen Charakteristika erlaubt, die wichtige prognostische und Behandlungsimplikationen besitzen (May et al. 2010, Schellingerhout et al. 2008).

Klinische Prognoseregeln (Clinical Prediction Rules, CPRs) wurden konzipiert, um die klinische Entscheidungsfindung zu verbessern, und anhand der Festlegung einer Diagnose/Prognose und der Zuordnung von Personen zu speziellen Interventionen entwickelt. In letzter Zeit wurden klinische Prognoseregeln innerhalb der Physiotherapiepraxis ausgearbeitet, die darauf abzielen, den klinischen Entscheidungsfindungsprozess hinsichtlich der Behandlungsauswahl anzuleiten, beispielsweise in Studien von Cleland et al. (2007), Currier et al. (2007), Flynn et al. (2002), Hicks et al. (2005), Vicenzino et al. (2010). Hung et al. (2010) schlugen eine Klassifikationsstrategie für Patienten mit der klinischen Diagnose eines „subakromialen Impingementsyndroms“ vor. Es wurde eine Prognosemethode, basierend auf drei Variablen der Scapula-Kinematik und Beeinträchtigungsmerkmalen entwickelt, um Verbesserungen sechs Wochen nach einem standardisierten Interventionsregime einschließlich manueller Therapie, ROM-Training, Dehnungs- und Stärkungsübungen vorherzusagen (Hung et al. 2010).

Obwohl klinische Prognoseregeln das Potenzial besitzen, ein wertvolles klinisches Werkzeug zu werden, das die Entscheidungsfindung beeinflusst und Ergebnisse in der physiotherapeutischen Praxis verbessert, insbesondere in Bezug auf die Behandlungsauswahl, ist es wichtig, dass sie, bevor sie klinisch angewendet werden, vollständig entwickelt und verifiziert sind (Stanton et al. 2010, Childs und Cleland 2006). Eine ausführliche Erklärung des Validitätsvorschlags stellen Childs und Cleland (2006) sowie Stanton et al. (2010) vor. In einem aktuellen systematischen Review von 15 CPRs, die entwickelt wurden, um die Behandlungsauswahl bei muskuloskeletalen Störungen, welche bis zum heutigen Tag entwickelt wurde zu unterstützen, raten Stanton et al. (2010) zur Vorsicht bei der kli-

4

nischen Anwendung aller CPRs mit einer Ausnahme (spinale Manipulation bei Rückenschmerz Flynn et al. 2002, Childs et al. 2008, Cleland et al. 2007). Von den 15 untersuchten CPRs erreichte nur eine die Validitätsstufe (Stufe II von III), während alle anderen auf der Herleitungsstufe der Entwicklung verblieben (Stufe I von III). Zahlreiche andere methodische Probleme, insbesondere bezüglich des Studiendesigns, unterstützen die Behauptung, dass diese CPRs zu diesem Zeitpunkt nicht in der klinischen Praxis verwendet werden sollten, um Behandlungsauswirkungen vorherzusagen (Stanton et al. 2010). Nichtsdestotrotz bieten bei angemessener rigoroser methodischer Entwicklung, Analyse und Validität CPRs das Potenzial, die Benennung von Untergruppen von Patienten, die auf eine gegebene Interventionsstrategie reagieren werden, zu fördern, wodurch sie den klinischen Entscheidungsfindungsprozess von Physiotherapeuten zur Patientenbehandlung unterstützen.

4.6.5 Integration des Maitland-Konzepts in die aktuelle Physiotherapiepraxis von Schulterstörungen

➤ Abb. 4.24 zeigt einen Sichtungsprozess, der von Physiotherapeuten verwendet werden kann, wenn sie eine Person mit einer Schulterstörung begutachten. Obgleich es nicht im Kompetenzbereich von Physiotherapeuten liegt, ein medizinischer Diagnostiker zu sein, müssen sie ebenso wie ESP in der Lage sein, klinische Präsentationen zu erkennen, die frühzeitiger medizinischer Aufmerksamkeit bedürfen. Einzelheiten der klinischen Präsentation dieser Fälle werden in den Abschnitten „Die Bedeutung der Suche nach Red Flags", „Die Suche nach Störungen, die frühzeitiger medizinischer Aufmerksamkeit bedürfen" und „Suche nach extrinsischen Ursachen – analytische Beurteilung und Differenzierung" diskutiert.

Ist der Patient einmal auf solche Präsentationen hin gescreent worden, liegt der Fokus der Beurteilung auf dem Erkennen von Funktionsstörungen, welche die Ursache oder einen Beitrag zu funktionellen Einschränkungen eines Patienten darstellen, und hypothetischer Überlegungen, worauf ihre Anwesenheit zurückzuführen ist. Dann sind es die Interventionen, die analytische Beurteilung und die akribische Wiederbefundung der Wirkung, welche die Untersuchung, die physiotherapeutische Diagnose und das Patientenmanagement antreiben (Maitland et al. 2005). Clinical-Reasoning-Modelle, wie das von Jones und Rivett (2004, S. 4) vorgeschlagene, liefern ein Rahmenwerk, auf dem Entscheidungen zum Physiotherapiemanagement und der Prognose eines Patienten aufbauen. Die Leser werden ermutigt, sich so ein patientenzentriertes Modell des Clinical Reasonings zu übernehmen, um ihre Praxis zu untermau-

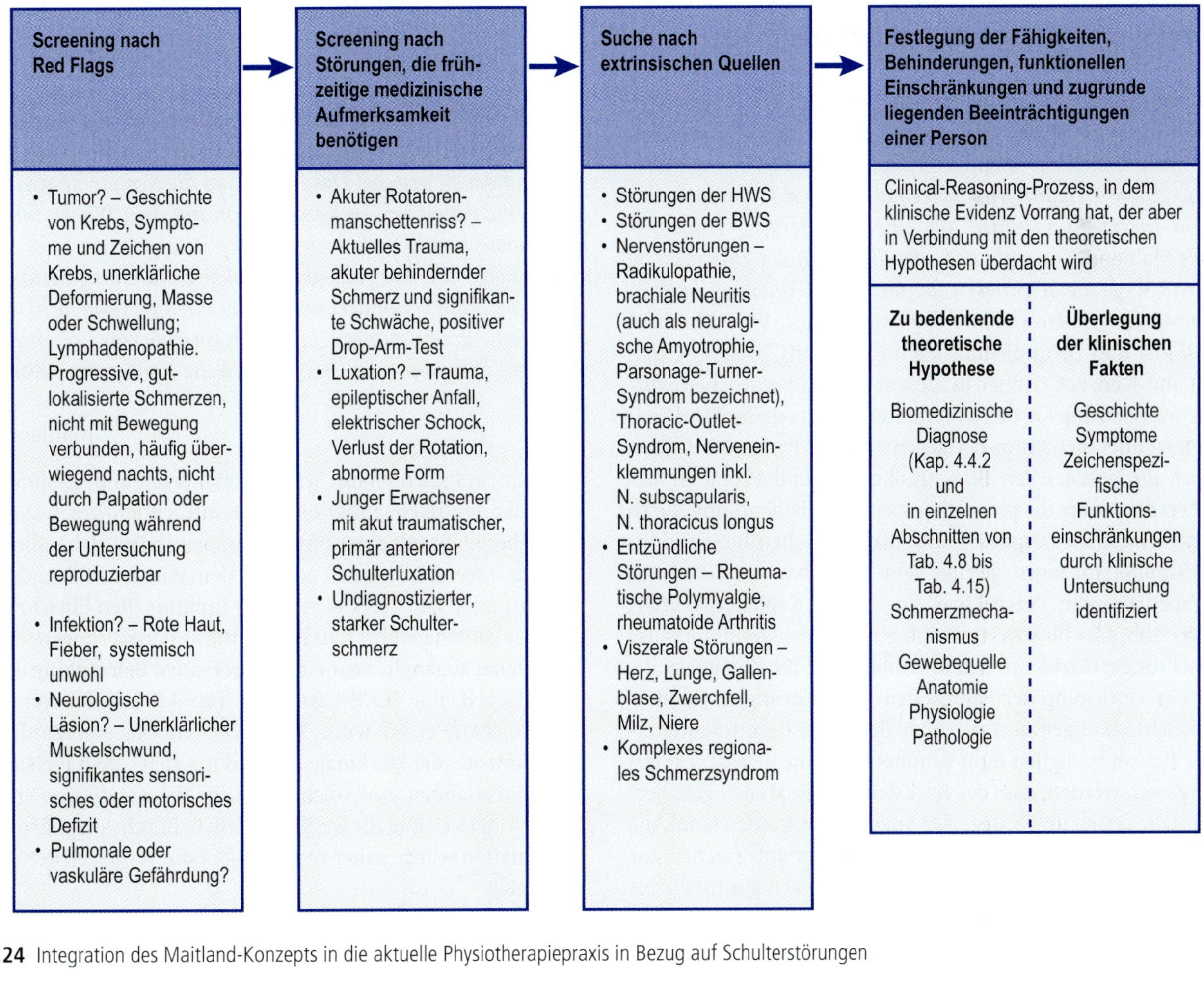

Abb. 4.24 Integration des Maitland-Konzepts in die aktuelle Physiotherapiepraxis in Bezug auf Schulterstörungen

ern, in Kombination mit der Verwendung von Hypothesekategorien, anhand derer Managemententscheidungen entwickelt werden können.

Der Nutzen des Maitland-Konzepts beim Management von Schulterstörungen ist heutzutage genauso relevant wie damals, als es zum ersten Mal entwickelt wurde, insbesondere wenn die Mängel eines pathologisch basierten Modells, das die wissenschaftliche Forschung entdeckt hat, betrachtet werden. Tatsächlich ist es besonders interessant, Empfehlungen in der aktuellen Literatur zu betrachten, die sich dafür aussprechen, dass eine konservative Behandlung von Schulterproblemen „durch die Reaktion auf die Symptom-Modifikation“ (Lewis 2009) sowie „die Zeichen und Symptome“ (Hughes et al. 2008) geleitet wird und „auf Symptomreaktionen“ basiert (May et al. 2008). Es scheint, dass *„der einzigartige Ansatz für die klinische Praxis mit den Prinzipien, die von Maitland vor mehr als fünf Dekaden ausgearbeitet wurden, zu Beginn des einundzwanzigsten Jahrhunderts“* noch immer anwendbar ist (Hengeveld und Banks 2005). Wir müssen nach wie vor auf weitere wissenschaftliche Forschungen und Entwicklungen warten, speziell hinsichtlich der Entwicklung eines Kategorisierungssystems, um Subgruppen von Patienten mit Schulterproblemen erkennen zu können, die möglicherweise auf eine spezielle Intervention reagieren.

Die symbolische durchlässige Backsteinmauer

Die einzigartige Denkweise, die im Maitland-Konzept befürwortet und durch die symbolische durchlässige Backsteinmauer versinnbildlicht wird, bleibt ein wichtiger Eckpfeiler in der Physiotherapiepraxis. *„Diese Denkart wird in keiner anderen Philosophie der manuellen Therapie verwendet“*, die eine *„erforderliche Voraussetzung“* des Maitland-Konzepts und *„der Sicherheit des Therapeuten, dessen erste Sorge die Wichtigkeit der klinischen Abteilung im Entscheidungsfindungsprozess sein sollte“* (Maitland 1991, Maitland et al. 2005) ist und zuvor ausführlich im Abschnitt „Diagnose und das Maitland-Konzept“ früher in diesem Kapitel besprochen wurde. Die Voraussetzung für den dauerhaften Einsatz dieser Denkweise von Physiotherapeuten in der gegenwärtigen Praxis wird deutlich, wenn die potenziellen Einschränkungen und Probleme betrachtet werden, sollte die physiotherapeutische Behandlung durch die biomedizinischen Diagnosen und diagnostischen Bezeichnungen für Schulterstörungen geleitet sein, wie zuvor im Abschnitt „Die biomedizinische Perspektive“ in diesem Kapitel diskutiert wurde. ➤ Abb. 4.24 illustriert die Integration der Backsteinmauer in den Sichtungsprozess, speziell in Hinblick auf die Kategorie, die sich mit der Festlegung der Fähigkeiten, Behinderungen, funktionellen Einschränkungen und zugrunde liegenden Beeinträchtigungen einer Person bezüglich ihrer Schulterprobleme befasst. Es darf nicht vergessen werden, dass das Backsteinmauer-Modell gleichermaßen auf die ersten drei Kategorien angewendet werden kann, die sich mit dem Screening des Schulterkomplexes auf Zeichen für ernsthafte Pathologien sowie Störungen, die frühzeitiger medizinischer Aufmerksamkeit bedürfen und extrinsische Ursachen haben, befassen.

Integration der Evidenz aus ➤ Tab. 4.8 bis ➤ Tab. 4.15 in die klinische Physiotherapiepraxis unter Verwendung des Backsteinmauer-Modells

Die Informationen bezüglich der biomedizinischen diagnostischen Bezeichnungen der häufigeren Schulterstörungen, dargestellt in ➤ Tab. 4.8 bis ➤ Tab. 4.15, können innerhalb des Backsteinmauer-Modells erörtert werden. ➤ Abb. 4.25 dient dazu, diese Behauptung zu illustrieren. Zwei klinische Beispiele sollen die Vorteile eines solchen Ansatzes hervorheben.

1. Ein Patient wird mit der Diagnose eines subakromialen Impingements an die Physiotherapie überwiesen. ➤ Tab. 4.8 und ➤ Tab. 4.9 würden dabei helfen, das Wissen zu unterstützen, um die linke Seite der Backsteinmauer zu bilden (Theorie). Mit einem tiefen Verständnis des Konzepts dieser Störung sind Physiotherapeuten in der Lage, die Einschränkungen der diagnostischen Bezeichnung zu erkennen und das breite Spektrum der möglichen zugrunde liegenden Pathologien und variierenden klinischen Präsentationen und Beeinträchtigungen abzurufen, die mit einer solchen diagnostischen Bezeichnung einhergehen können. In Maitlands Worten:

Es wird ersichtlich, dass, wenn man die Behandlung allein auf einer Diagnose aufbaut, man sich der echten Schwierigkeiten bewusst sein muss, die in Verbindung damit stehen, sie präzise und daher bedeutungsvoll zu gestalten.

Und:

Es ist nicht die Diagnose, die anzeigt, welche Art von passiver Bewegung gebraucht wird; es ist das Verhalten der Symptome und Zeichen während der Bewegung. Das heißt, dass die Symptome und Zeichen (die rechte Abteilung) in Kombination mit dem Wissen um Anatomie, Biomechanik, Pathologie und die Diagnose (die linke Seite der Abteilungen) die Auswahl der initialen Behandlung bestimmen … ein solcher Plan verhindert sowohl Verwirrung, verursacht durch diagnostische Bezeichnungen, bei denen verschiedene Personen an verschiedene Symptome denken, als auch die Kontroverse über die Pathologie.

Maitland (1986)

2. Bei einem Patienten mit Schulterschmerzen und -dysfunktion wurden zahlreiche funktionelle Beeinträchtigungen festgestellt, die aber nicht mit einer physiotherapeutischen Behandlung modifiziert werden konnten oder bei dem eine nachfolgende Korrektur nicht zur Verbesserung der funktionellen Einschränkung des Patienten geführt hat. Die Kenntnis der Störungen, die sich als wenig zugänglich für eine konservative Behandlung erwiesen haben, z. B. eine SLAP-Läsion (➤ Tab. 4.8) bei einer jungen, sportlichen Person, würde unter Verwendung von Maitlands Argument, „die Merkmale passend machen“, dem Physiotherapeuten erlauben, eine solche klinische Präsentation zu erkennen. Eine Überweisung für weitere biomedizinische diagnostische Evaluation würde daher rechtzeitig in die Wege geleitet werden können.

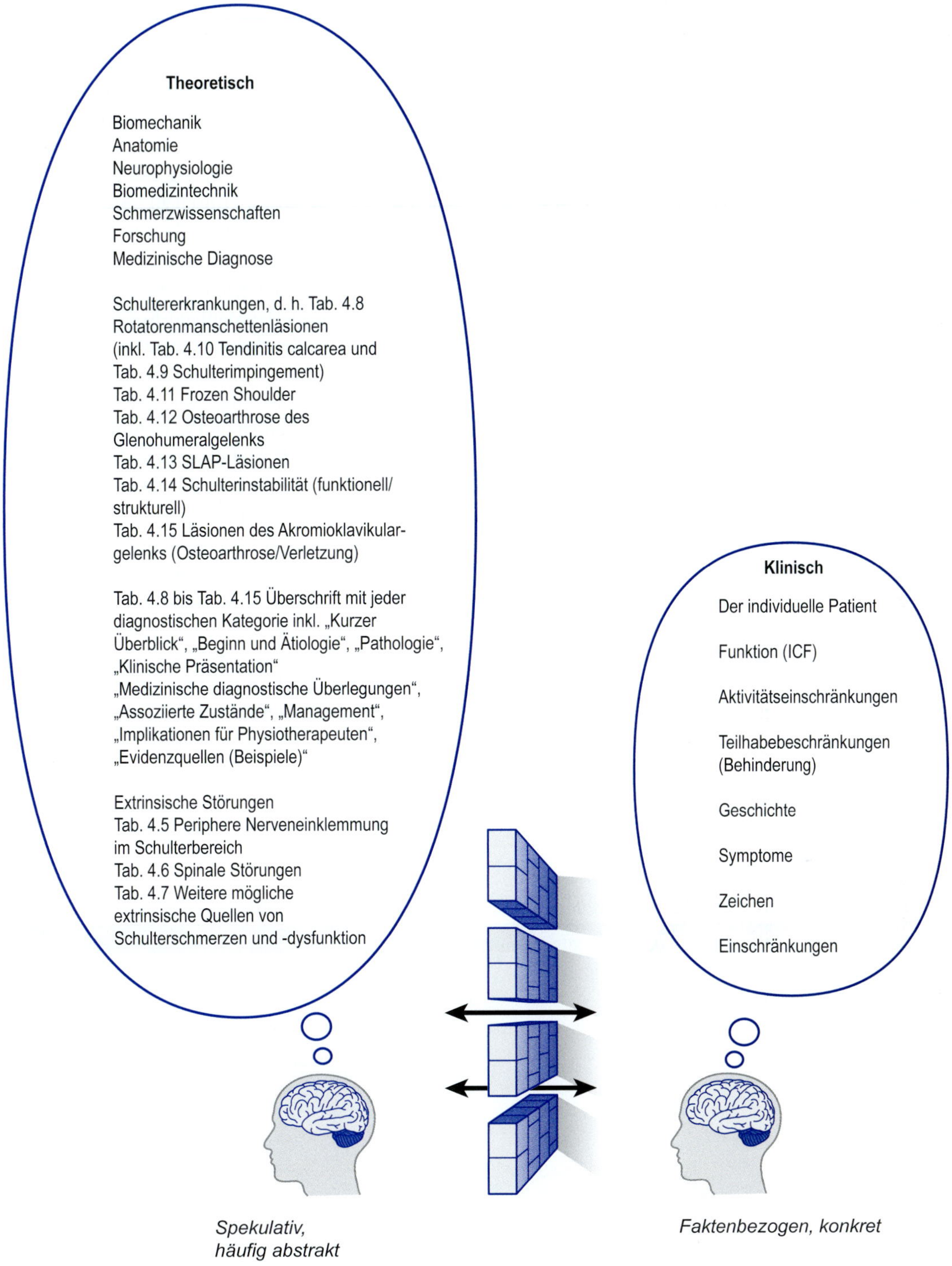

Abb. 4.25 Ein Beispiel, wie das Backsteinmauer-Modell genutzt werden kann, um die Evidenz und das Wissen, die in ➤ Tab. 4.8–➤ Tab. 4.15 (welche die häufigsten Störungen der Schulter detailliert beschreiben) dargestellt werden, in die Physiotherapiepraxis zu integrieren. Das theoretische Wissen bezüglich der medizinischen Diagnosen von Schulterstörungen bildet die linke Seite der Mauer, während die klinischen Fakten bezüglich des individuellen Falls des Patienten die rechte Seite der Mauer bilden.

Spezielle orthopädische Tests – eine Neuinterpretation und Neudefinition unter Berücksichtigung des Maitland-Konzepts und des Backsteinmauer-Modells

Die speziellen orthopädischen Tests, die im Abschnitt „Diagnostische Genauigkeit – ein kurzer Überblick" detailliert beschrieben und diskutiert wurden, können auch beim Denken in zwei Abteilungen in Erwägung gezogen und in die gegenwärtige physiotherapeutische klinische Entscheidungsfindung integriert werden. Wie bereits in ➤ Tab. 4.1 besprochen und zusammengefasst, besitzen die speziellen orthopädischen Tests im Allgemeinen nicht die zufriedenstellende diagnostische Genauigkeit, um eine biomedizinische Diagnose zu stellen. Nichtsdestotrotz ist es während der Ausführung dieser Tests möglich, dass der vergleichbare Schulterschmerz des Patienten reproduziert werden kann. Überdies können die Stellungen, die in diesen Spezialtests verwendet werden, sich auf das funktionelle Problem des Patienten beziehen und daher die Identifizierung von Bewegungsbeeinträchtigungen im Schulterkomplex erlauben. Dies hilft dem Physiotherapeuten dabei, die Quelle und die Ursache für die Symptome aufzudecken, und unterstützt den Physiotherapeuten bei seiner Entscheidungsfindung bezüglich der Behandlung der Person auf eine Weise, die sich mit der Bewegungseinschränkung (und daher den Spezialtests) befasst, und mit dem Ziel, die damit verbundenen funktionellen Einschränkungen des Patienten zu verbessern. Die klinischen Informationen auf der rechten Seite der durchlässigen Backsteinmauer können als Asteriske der Funktionsuntersuchung für die Wiederbefundung und/oder als Untersuchungs- und Behandlungstechnik von einem Standpunkt der Bewegungsanalyse verwendet werden. So kann z. B. der Hawkins-Kennedy-Test als Beurteilung der Innenrotation der Schulter in verschiedenen Stellungen der horizontalen Adduktion und Abduktion erwogen werden. Eine Betrachtung der Tests oder Bewegungsverfahren auf diese Weise erlaubt, sie fest in das Maitland-Konzept zu integrieren, wodurch sie eher Bewegung analysieren, statt diagnosespezifisch zu sein.

Dieser Ansatz lässt zudem zu, die „speziellen orthopädischen Tests" als Behandlungstechniken bei Schmerz, Steifheit oder Spasmen in diesen funktionellen Stellungen und als Untersuchung von Bewegungsverfahren zu nutzen. Das Maitland-Konzept betont zudem, die primäre Wichtigkeit der Beurteilung und tatsächlich ist, wenn diese Techniken ausgeführt werden, die Beurteilung während und nach der Behandlung überaus wichtig, um festzustellen, ob das Verfahren hilfreich für den Patienten und seine funktionelle Einschränkung war oder nicht. Wenn z. B. Mobilisation in die Innen-oder Außenrotation unter axialer Kompression in Elevation (Crank-Test) die Symptome verschlimmert und keinerlei Verbesserung in der Bewegung erzeugt, wird die Behandlung als unangemessen erachtet.

➤ Tab. 4.16 zeigt, wie Beispiele orthopädischer Spezialtests aus einer Bewegungsbeeinträchtigungsperspektive aus interpretiert werden können statt aus einer medizinisch-diagnostischen Perspektive heraus, indem das Backsteinmauer-Konzept verwendet wird, und sie folglich in der physiotherapeutischen Praxis genutzt werden können. Sehen Sie, wie die Theorie der orthopädischen Spezialtests in klinische Fakten übersetzt werden kann.

Tab. 4.16 Neuinterpretation spezieller orthopädischer Tests unter Berücksichtigung des Maitland-Konzepts und des Backsteinmauer-Modells

Theorie (bekannt, unbekannt, wir glauben zu wissen)	Klinik (Tatsachen)
Schmerz oder Schwäche beim *Empty-Can-Test* kann als Bestätigungstest für Impingement/Supraspinatusriss dienen 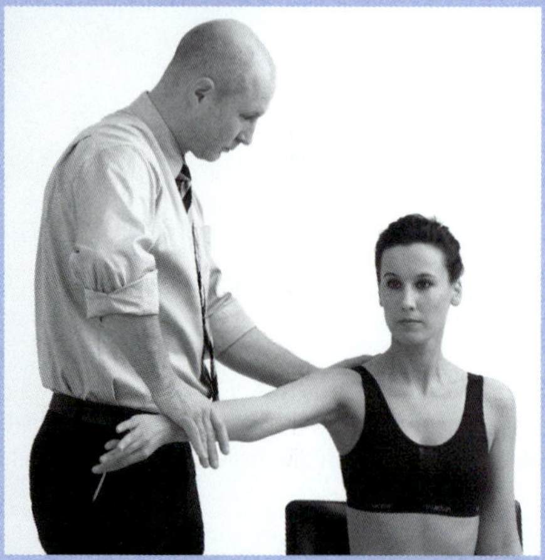	In 90° Anteflexion, Elevation mit Widerstand ist Innenrotation schmerzhaft und/oder schwach

Tab. 4.16 Neuinterpretation spezieller orthopädischer Tests unter Berücksichtigung des Maitland-Konzepts und des Backsteinmauer-Modells *(Forts.)*

Theorie (bekannt, unbekannt, wir glauben zu wissen)	Klinik (Tatsachen)
Schmerzhafter *Hawkins-Kennedy-Test* kann eventuell als Screeningtest für Impingement oder Supraspinatus-Tendinitis nützlich sein 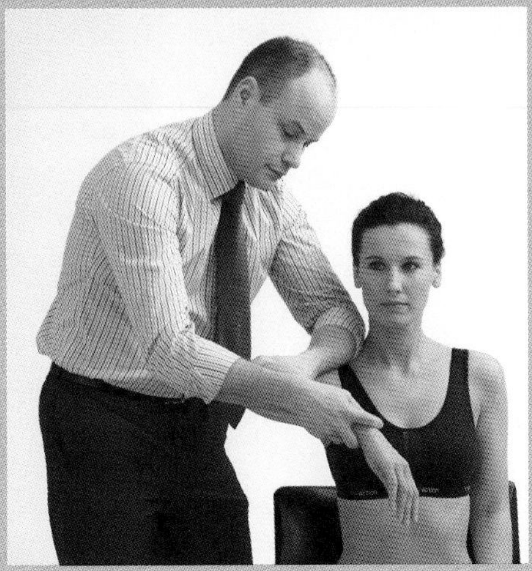	Innenrotation des Arms bei 90° Anteflexion ist schmerzhaft
Im *Hornblower-Test* gezeigte Schwäche kann schwere Degeneration oder Fehlen des M. teres minor nachweisen 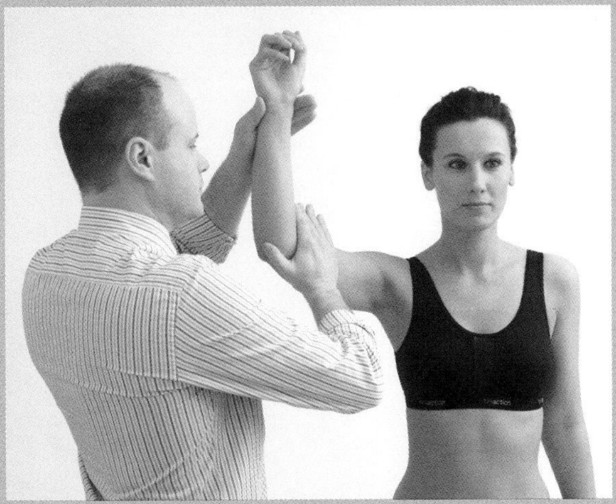	Außenrotation des Arms mit Widerstand bei 90° Anteflexion und 90° Ellenbogenflexion ist schwach (Schmerzinhibition?)

Tab. 4.16 Neuinterpretation spezieller orthopädischer Tests unter Berücksichtigung des Maitland-Konzepts und des Backsteinmauer-Modells *(Forts.)*

Theorie (bekannt, unbekannt, wir glauben zu wissen)	Klinik (Tatsachen)
Das *Außenrotations-Lag-Zeichen* kann Aufschluss über einen Riss des M. infraspinatus oder der Rotatorenmanschette geben 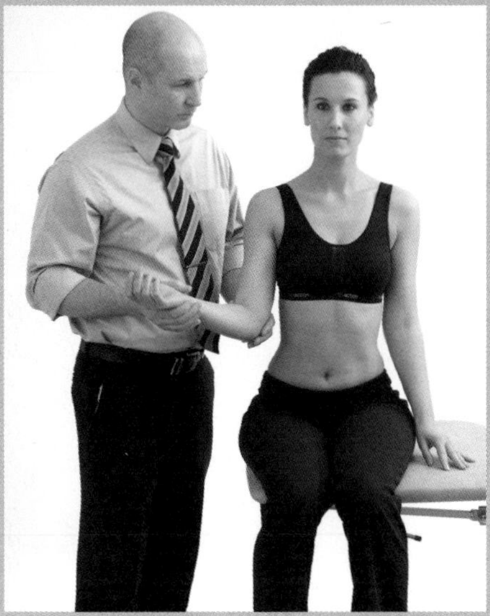	Mit dem Ellenbogen bei 90° und dem Arm in 20° Anteflexion ist die Außenrotation schwach
Der *Belly-Press-Test* kann dabei helfen, einen Subscapularisriss in Betracht zu ziehen 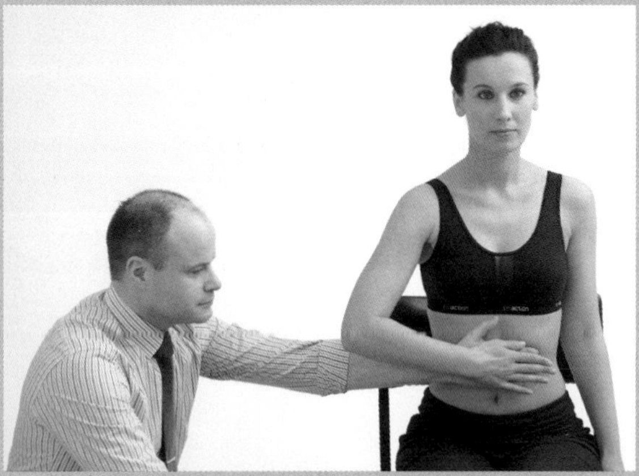	Innenrotation des Arms mit Widerstand ist schwach
Gestiegene Furcht („Apprehension") oder Symptomreaktion bei den Bizeps-Belastungstests I und II können eine SLAP-Läsion anzeigen 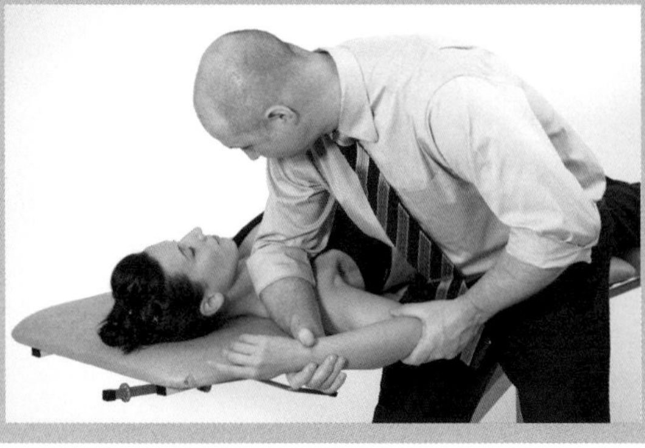	Ellenbogenflexion mit Widerstand (in Rückenlage) bei 90° und 120° Abduktion und vollständiger Außenrotation provozieren Schmerz 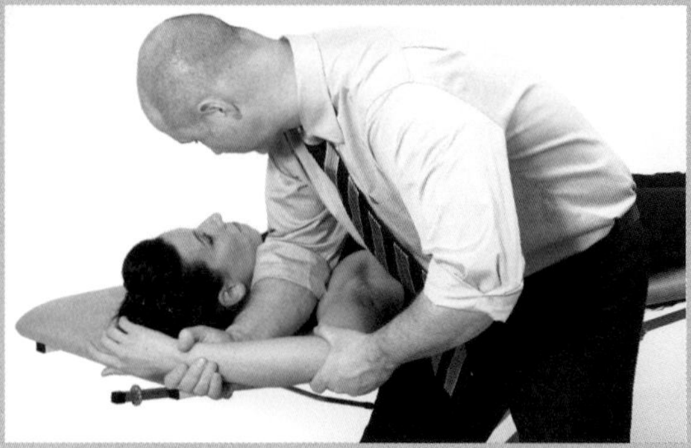

Tab. 4.16 Neuinterpretation spezieller orthopädischer Tests unter Berücksichtigung des Maitland-Konzepts und des Backsteinmauer-Modells *(Forts.)*

Theorie (bekannt, unbekannt, wir glauben zu wissen)	Klinik (Tatsachen)
Schmerz, Schnapp- oder Klickgeräusche während des *Crank-Tests* können eine labrale Läsion anzeigen 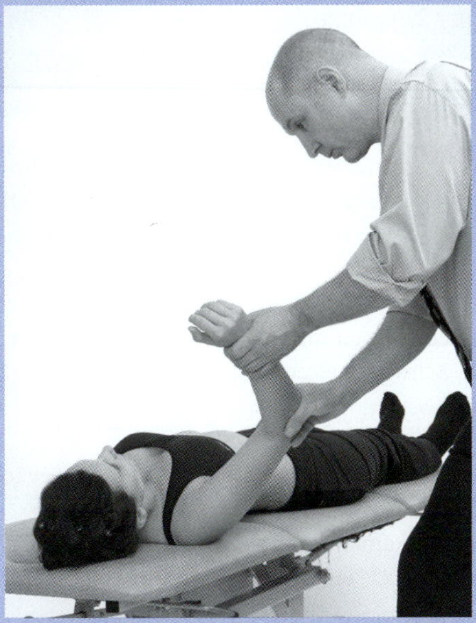	In Elevation ist Innen- und Außenrotation des Arms unter axialer Kompression schmerzhaft 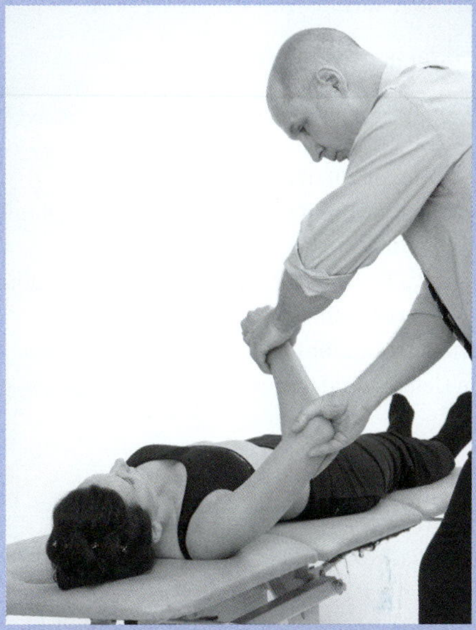
Tiefer Schmerz oder schmerzhaftes Klicken während des *O'Brien-Test* kann eine labrale Läsion anzeigen 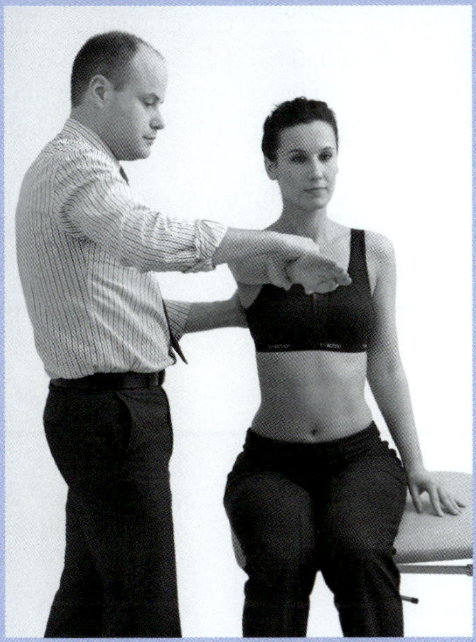	In 90° frontaler Elevation, 15° horizontaler Adduktion und vollständiger Innenrotation ist Elevation mit Widerstand schmerzhaft 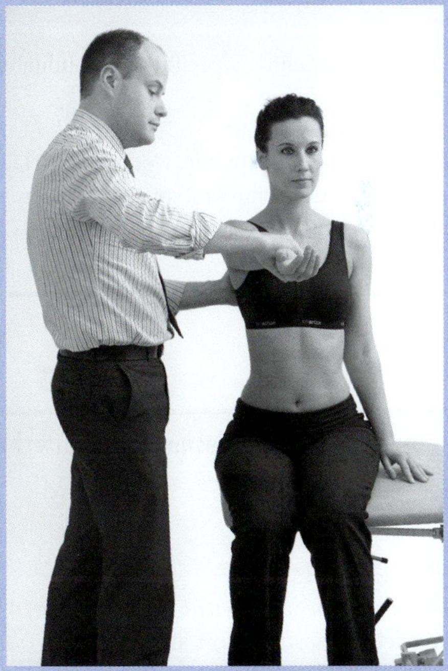

Box 4.2

Subjektive Untersuchung der peripheren Gelenke

Der Ablauf der subjektiven Untersuchung ist grundsätzlich für alle Gelenke gleich und wird daher nur für das Glenohumeralgelenk im Einzelnen aufgelistet.

„Art" der Störung

- Beginnen Sie mit der ersten verbindlichen Frage („Frage 1")
- Warum wurde der Patient überwiesen oder suchte von sich aus einen Physiotherapeuten auf?
  - Schmerz, Steifheit, plötzlicher Kraftverlust, Instabilität, Schwäche, Funktionsverlust etc.
  - Postoperativ, Trauma, Manipulation unter Anästhesie (MUA), Gipsverband, Fraktur, Luxation etc.
  - Wie beeinträchtigt fühlt sich der Patient in seinen Alltagsaktivitäten (leicht, moderat, stark)?

Geschichte

- Von dieser Störung
- Vorgeschichte
- Sozioökonomische Geschichte, wenn erforderlich
- Verschlimmern oder verbessern sich die Symptome?
- Irgendwelche vorherigen Behandlungen? Auswirkungen?
- Irgendwelche Kontraindikationen?

Hauptbefunde mit Asterisks hervorheben

Bereich

- Geht die Störung mit Schmerz, Steifheit, Instabilität und Schwäche einher?
- Vermerk auf der Körpertabelle:
  - Bereich und Tiefe der Symptome, wodurch die Hauptbereiche angezeigt und der Symptomtypus erfasst werden
  - Parästhesie und Anästhesie
- Prüfung assoziierter Bereiche:
  - Wirbelsäulenabschnitte
  - Gelenke oberhalb und unterhalb der Läsion
  - Andere wichtige Gelenke

Verhalten der Symptome

1. Wann treten sie auf oder wann verändern sie sich? (konstant, periodisch – Frequenz)
2. Was wirkt provozierend, was lindert?
3. Nächtliche Schmerzen? Muss der Patient deshalb aufstehen? Kann er auf dem betreffenden Körperteil liegen? (Hat der nächtliche Schmerz mechanische oder entzündliche Ursachen?)
4. Vergleich: direkt nach dem Aufstehen – am Tagesende
5. Funktionelle Einschränkungen (Vorherrschen von Schmerz, Steifheit, Schwäche etc.)

Spezielle Fragen und Gesundheitsscreeningfragen

1. Allgemeiner Gesundheitszustand, relevanter Gewichtsverlust (medizinische Geschichte)
2. Welche Medikamente werden wegen des betreffenden oder anderer Zustände eingenommen? (Steroide, Analgetika, Antiphlogistika)

Planung der Funktionsuntersuchung

Die „Planung der Funktionsuntersuchung" ist Teil des gesamten Untersuchungsverfahrens. Es ist ein Schulungsmedium, das zu klarem, methodischem und zweckmäßigem Denken ermutigt. Dieser Abschnitt folgt auf die subjektive Untersuchung und dient dazu, alle wichtigen Punkte der Funktionsuntersuchung festzulegen.

Wiedergabe mit frdl. Genehmigung nach Maitland GD: Peripheral Manipulation, 3. Aufl., Oxford, 1991, Butterworth-Heinemann, S. 291.

Box 4.3

Funktionsuntersuchung des gesamten Schulterkomplexes

Inspektion

*Funktionelle Demonstration/Tests

- Der Patient führt *seine* funktionelle Bewegung vor, die von *seiner* Störung betroffen ist.
- Differenzierung dieser vorgeführten funktionellen Bewegung(en)

Kurze Beurteilung

Aktive Bewegungen (bis zum Einsetzen des Schmerzes oder bis zur Bewegungsgrenze)

- F (spontan, dann sagittal)
- Ab (spontan, dann koronal)
- HF, HE
- Hand hinter den Rücken (Handgelenk Mittellinie)
- F und Ab in Innen- und Außenrotation

Isometrische Tests

- Rotatorenmanschette

Andere Strukturen im „Plan"

- Thoraxapertur
- Einklemmungsneuropathie
- ULNT

Passive Bewegung

Wie durch Lokalisierung von Schmerz und Steifheit indiziert

Rückenlage

1. G/H-Gelenk
   F, Ab, ↺, ↻, HF, HE oder Q und Sperrposition

Arm neben dem Körper, ↑, ↓, ↔ kaud und kran, → (Klaffen des G/H-Gelenks)
Arm abduziert, ↔ kaud, ↑, ↓
Arm in F/Q, ↓, ↔ kaud (und kran)
2. A/C-Gelenk: komprimieren, ↓, ↑, ↔, kaud und kran, Rot (Wiederholung mit Kompression)
3. S/C Gelenk: wenn angebracht: ↔ kran und kaud, ↓, ↑, Rot, Distraktion und Kompression (Wiederholung der ersten 5 mit Kompression)
4. Slump-Test
5. Differenzierungstests
6. ULNT

Bauchlage
Hand hinter den Rücken, E, Ad, ↺

- Stirn auf Handflächen, G/H, ↓, ↔, kaud, zervikal ↓ und ⌐ ⌙

Seitlage
- Scapulothorakal: wenn angebracht: El, De, Protr, Retr, Rot; wenn angebracht, zusätzlich Kompression

Palpation

- + Wenn „vergleichbare Zeichen" unklar definiert, Wiederbefundung der „verletzenden Bewegung"

Lesen der Krankenakte usw.
Die wichtigsten Befunde mit Asterisken (*) markieren
Instruktionen für den Patienten
Wiedergabe mit frdl. Genehmigung nach Maitland GD: Peripheral Manipulation, 3. Aufl., Oxford, 1991, Butterworth-Heinemann, S. 291.

Box 4.4

Glenohumeralgelenk – objektive Untersuchung

Die gelegentlich als „zusätzliches Hilfsgelenk" bezeichnete, zwischen Humeruskopf und Akromion gelegene Verbindung ist Bestandteil der Untersuchung des Glenohumeralgelenks.
HEBEN SIE DIE HAUPTBEFUNDE MIT ASTERISKEN HERVOR.

Inspektion

Bereitschaft des Patienten, den Arm zu bewegen, während er sich auszieht, beachten

Funktionelle Demonstration/Tests

Wenn angebracht
- Der Patient führt *seine* funktionelle Bewegung vor, die von *seiner* Störung betroffen ist.
- Differenzierung dieser vorgeführten funktionellen Bewegung(en)

Kurze Beurteilung

Beachtung von Anomalien bei Erscheinungsbild, Druckempfindlichkeit, Temperatur und Faszikulation. Palpation kann hier ausgeführt werden.

Aktive Bewegungen

- Aktive Schnelltests (+ zervikal)
- *Routinemäßig* (bei allen Gelenken, Modifikation entsprechend der „Art der Störung")
- F, Ab, (auf „Drift" achten), Hand hinter den Rücken, HF
- Bewegungsausmaß, Schmerz, Wiederholung und Verhalten notieren (Skapularhythmus notieren)

Wenn angebracht
- Geschwindigkeit der Testbewegungen
- Spezifische Bewegungen, die verschlimmernd wirken
- Die verletzende Bewegung
- Bewegungen unter Belastung
- Test der Thoraxapertur und ULNT
- Muskelkraft
- F und Abd in vollständiger Innen- und Außenrotation

Isometrische Tests

- Rotatorenmanschette
- Andere Muskeln im „Plan"

Andere Strukturen im „Plan"

- HWS
- Gelenke „oberhalb und unterhalb"
- Thoraxapertur und ULNT

Passive Bewegungen

Physiologische Bewegungen
Routinemäßig
1. Bei starken Schmerzen: ↓, ↔ kaudal, → lateral; (in schmerzfreier Neutralstellung)
2. F ↺, ↻, Ab, HF, HE, Komponenten von „Hand hinter den Rücken" und ↓ (wenn aktive Tests positiv) *oder*
3. Quadrant und Sperrposition (wenn aktive Tests negativ)

Bewegungsausmaß, Schmerz, Widerstand, Spasmen und Verhalten notieren.
Wenn angebracht
- Slump-Tests
- Differenzierungstests
- ULNT (Upper Limb Neural Test)

Zusatzbewegungen
Wenn angebracht
Beurteilung bei der ersten Sitzung oder im Verlauf der Behandlung:
1. Durch Daumendruck oder Hebelwirkung des Armes ↓, ↑, kaud und kran, ↔ lateral:

a. In unterschiedlichen Positionen im Bewegungsausmaß
b. Mit zusätzlicher Kompression und/oder Distraktion
2. Ab/Ad im mittleren Bewegungsausmaß, Rot und F/E-Oszillationen:
a. Mit glenohumeraler Kompression
b. Mit akromiohumeraler Kompression
3. 1. Rippe

Bewegungsausmaß, Schmerz, Widerstand, Spasmen und Verhalten notieren

Palpation

- Temperatur
- Druckempfindlichkeit an wichtigen Stellen (Gelenkkapsel, Sehnen, Bursae, Muskeln)
- Schwellung, Gewebeabbau, veränderte Sensibilität
- Position

+ Wenn „vergleichbare Zeichen" unklar definiert, Wiederbefundung der „verletzenden Bewegung"

Lesen der Krankenakte und Röntgenaufnahmen

Instruktionen für den Patienten

1. Warnung vor möglicher Verschlimmerung
2. Bitte um detaillierten Bericht sowie Vergleich der Symptome und Beeinträchtigungen
3. Anleitung für „Gelenkschutz", falls erforderlich

Wiedergabe mit frdl. Genehmigung nach Maitland GD: Peripheral Manipulation, 3. Aufl., Oxford, 1991, Butterworth-Heinemann, S. 291.

4

Box 4.5

Funktionsuntersuchung des Akromiohumeralgelenks

Die Routineuntersuchung des Akromiohumeral-(A/H-)gelenks schließt obligatorisch die Untersuchung des Akromioklavikulargelenks und des Glenohumeralgelenks ein.

Inspektion

*Funktionelle Demonstration/Tests

- Der Patient führt *seine* funktionelle Bewegung vor, die von *seiner* Störung betroffen ist.
- Differenzierung dieser vorgeführten funktionellen Bewegung(en)

Kurze Beurteilung

Aktive Bewegungen (bis zum Einsetzen des Schmerzes oder bis zur Bewegungsgrenze)

Isometrische Tests

Differenzierungstests (Rückenlage)

Differenzierung A/H-Gelenk:

1. *Von der Rotatorenmanschette:*
A/H ist betroffen, wenn:
a. Isometrische Ab die Symptome reproduziert
b. Oszillierende Ab bei 30° schmerzfrei bleibt, wenn das A/H-Gelenk nach kaudal distrahiert wird
2. *Vom G/H-Gelenk – oszillierende* Ab (von 20° bis 40°):
A/H ist betroffen, wenn:
a. Schmerz auftritt, wenn die A/H-Gelenkflächen unter Kompression bewegt werden
b. Kein Schmerz auftritt, wenn A/H nach kaudal distrahiert und bewegt wird
c. Kein Schmerz auftritt, wenn während der Bewegung G/H komprimiert und A/H distrahiert wird
3. *Vom A/C-Gelenk:*
A/H ist betroffen, wenn:
a. HF unauffällig
b. ↕ Caput claviculae unauffällig

Andere Strukturen im „Plan"

Thoraxapertur

Passive Bewegungen (Rückenlage)

Die Testbewegungen 1–3 (s. u.) sollten:

1. Die Symptome reproduzieren, wenn der Humerus gegen die Innenfläche des Akromions gedrückt wird; im Vergleich dazu sollten sie
2. Schmerzfrei sein, wenn der Humeruskopf vom Akromion nach kaudal distrahiert wird
a. Oszillierende Ab (von 20° bis 50°)
b. Oszillierende F/E in leichter Ab (von 0° bis 30°)
c. Oszillierende Rotation in leichter Ab (30°-Bogen im mittleren Bewegungsausmaß)
3. ↔ kaud auf dem Akromion- oder Claviculakopf:
– Schmerz reproduzieren, wenn die A/H-Gelenkflächen komprimiert werden (A/C-Bewegung nil)
– Schmerzfrei sein, wenn die A/H-Gelenkflächen distrahiert werden, während die A/C-Bewegung erzeugt wird

Wenn angebracht

1. Slump-Test
2. Differenzierungstests
3. ULNT

Palpation

- Wie oben
- + Wenn „vergleichbare Zeichen" unklar definiert, Wiederbefundung der „verletzenden Bewegung"

Lesen der Krankenakte usw.

Die wichtigsten Befunde mit Asterisken (*) markieren

Instruktionen für den Patienten

Wiedergabe mit frdl. Genehmigung nach Maitland GD: Peripheral Manipulation, 3. Aufl., Oxford, 1991, Butterworth-Heinemann, S. 291.

Box 4.6

Funktionsuntersuchung des Akromioklavikulargelenks

Bei der Untersuchung des Akromioklavikulargelenks (A/C) müssen auch die Bewegungen von G/H, A/H und S/Th untersucht werden.

Inspektion

*Funktionelle Demonstration/Tests

- Der Patient führt *seine* funktionelle Bewegung vor, die von *seiner* Störung betroffen ist.
- Differenzierung dieser vorgeführten funktionellen Bewegung(en)

Kurze Beurteilung

Aktive Bewegungen (bis zum Einsetzen des Schmerzes oder bis zur Bewegungsgrenze)

Routinemäßig

1. G/H F, Ab, Hand hinter den Rücken, HF und HE
2. Elevation, Depression, Protraktion, Retraktion und Rotation der Scapula

Bewegungsausmaß, Schmerz, Wiederholung notieren (auf Scapularhythmus achten)

Wenn angebracht

- Ausführungsgeschwindigkeit bei den Testbewegungen
- Spezifische verschlimmernde Bewegungen
- Die verletzende Bewegung
- Bewegungen unter Belastung

Isometrische Tests

- Rotatorenmanschette
- Andere Muskeln im „Plan"

Andere Strukturen im „Plan"

Thoraxapertur

Passive Bewegungen

Physiologische Bewegungen

Routinemäßig

1. G/H F, Ab, ↺, ↻, HF und HE oder Q und Sperrposition
2. Elevation, Depression, Protraktion, Retraktion und Rotation der Scapula

Bewegungsausmaß, Schmerz, Widerstand, Spasmen und Verhalten notieren

Zusatzbewegungen

Routinemäßig

1. Durch Daumendruck ↑, ↓, ↔ nach kran und kaud
   a. Über dem Akromion
   b. Über der Clavicula
   c. Auf dem Gelenkspalt
   d. Wiederholung unter Kompression des Gelenks
2. Clavicula und Scapula zusammendrücken
3. Rotation in den S/C- und A/C-Gelenken
   a. Transversalachse
   b. Vertikalachse (durch Protraktion/Retraktion der Scapula)
4. Wie für das G/H-Gelenk
5. Slump-Test
6. Differenzierungstests
7. ULNT

Palpation

- \+ Wenn „vergleichbare Zeichen" unklar definiert, Wiederbefundung der „verletzenden Bewegung"

Lesen der Krankenakte usw.

Die wichtigsten Befunde mit Asterisken (*) markieren

Instruktionen für den Patienten

Wiedergabe mit frdl. Genehmigung nach Maitland GD: Peripheral Manipulation, 3. Aufl., Oxford, 1991, Butterworth-Heinemann, S. 291.

Box 4.7

Funktionsuntersuchung des Sternoklavikulargelenks

Wenn das Sternoklavikular-(S/C-)Gelenk untersucht wird, müssen die Bewegungen des A/C-Gelenks (einschließlich relevanter Bewegungen von G/H, A/H und S/Th) ebenfalls untersucht werden.

Inspektion

*Funktionelle Demonstration/Tests

- Der Patient führt *seine* funktionelle Bewegung vor, die von *seiner* Störung betroffen ist.
- Differenzierung dieser vorgeführten funktionellen Bewegung(en)

Kurze Beurteilung

Aktive Bewegungen (bis zum Einsetzen des Schmerzes oder bis zur Bewegungsgrenze)

Routinemäßig

1. G/H F, HF und HE
2. Elevation, Depression, Protraktion, Retraktion und Rotation der Scapula

Bewegungsausmaß, Schmerz und Wiederholung notieren.

Isometrische Tests

Andere Strukturen im „Plan"

Thoraxapertur

Passive Bewegungen

Physiologische Bewegungen

Routinemäßig

1. Rückenlage: G/H, HF, HE und F
2. Seitlage: Elevation, Depression, Protraktion, Retraktion und Rotation der Scapula

Bewegungsausmaß, Schmerz, Widerstand, Spasmen und Verhalten notieren

Zusatzbewegungen

Routinemäßig

Durch Daumendruck auf die Clavicula ↟, ↡, ↞↠ nach kaud und kran, Rotation, Distraktion und Kompression

Bewegungsausmaß, Schmerz, Widerstand, Spasmen und Verhalten notieren

Wenn angebracht

- Zusätzlich zu oben: Kompression (nach medial und kaud)
- ULNT

Palpation

+ Wenn „vergleichbare Zeichen" unklar definiert, Wiederbefundung der „verletzenden Bewegung"

Lesen der Krankenakte usw.

Die wichtigsten Befunde mit Asterisken (*) markieren

Instruktionen für den Patienten

Wiedergabe mit frdl. Genehmigung nach Maitland GD: Peripheral Manipulation, 3. Aufl., Oxford, 1991, Butterworth-Heinemann, S. 291.

Box 4.8

Funktionsuntersuchungen der scapulothorakalen Bewegung

Wenn scapulothorakale Störungen untersucht werden, muss das Glenohumeral-(G/H-)Gelenk ebenfalls untersucht werden.

Inspektion

Funktionelle Demonstrationen/Tests

- Der Patient führt *seine* funktionelle Bewegung vor, die von *seiner* Störung betroffen ist.
- Differenzierung dieser vorgeführten funktionellen Bewegung(en)

Kurze Beurteilung

Aktive Bewegungen (bis zum Einsetzen des Schmerzes oder bis zur Bewegungsgrenze)

Routinemäßig

1. G/H F, Ab, Hand hinter den Rücken, HF
2. Elevation, Depression, Protraktion, Retraktion und Rotation der Scapula

Bewegungsausmaß, Schmerz und Skapularhythmus notieren.

Wenn angebracht

- Ausführungsgeschwindigkeit der Testbewegungen
- Spezifische Bewegungen mit verschlimmernder Wirkung
- Die verletzende Bewegung
- Bewegungen unter Belastung
- Muskelkraft

Isometrische Tests

- Rotatorenmanschette
- Andere Muskeln im „Plan"

Andere Strukturen im Plan

- Thoraxapertur
- Einklemmungsneuropathie

Passive Bewegungen

Physiologische Bewegungen

Routinemäßig

1. G/H-Bewegungen
2. Seitlage: Elevation, Depression, Protraktion, Retraktion und Rotation der Scapula (mit zusätzlicher Kompression, wenn angebracht)

Bewegungsausmaß, Schmerz, Widerstand, Spasmen und Verhalten notieren

Wenn angebracht

1. Slump-Test
2. Differenzierungstests
3. ULNT

Zusatzbewegungen

Routinemäßig

1. Interkostalbewegungen
2. Scapula vom Thorax abheben

Bewegungsausmaß, Schmerz, Widerstand, Spasmen und Verhalten notieren.

Palpation

+ Wenn „vergleichbare Zeichen" unklar definiert, Wiederbefundung der „verletzenden Bewegung"

Lesen der Krankenakte usw.

Die wichtigsten Befunde mit Asterisken (*) markieren

Instruktionen für den Patienten

Wiedergabe mit frdl. Genehmigung nach Maitland GD: Peripheral Manipulation, ed 3, Oxford, 1991, Butterworth-Heinemann, S. 291.

Box 4.9

Funktionsuntersuchung der Rippengelenke und der Interkostalbewegungen

Die Intervertebralgelenke der BWS sollten gleichfalls untersucht werden.

Inspektion

*Funktionelle Demonstration/Tests

- Der Patient führt *seine* funktionelle Bewegung vor, die von *seiner* Störung betroffen ist.
- Differenzierung dieser vorgeführten funktionellen Bewegung(en)

Kurze Beurteilung

Aktive Bewegungen (bis zum Einsetzen des Schmerzes oder bis zur Bewegungsgrenze)

Routinemäßig

1. Inspiration und Exspiration, maximal, schnell
2. F, E, LF, Rotn in F und E des Rumpfes

Zusatzbewegungen

↓, ↑, →, ←, zusätzlich kraniale und kaudale Richtung und andere, variierende Neigungswinkel

Bewegungsausmaß, Schmerz, Widerstand, Spasmen und Verhalten notieren

Palpation

- Interkostale und BWS-interspinale Abstände, Prominenz und Verdickung
  a. Vollständige scapulohumerale F durch F und Ab
  b. Seitlage: Arm durch Ab bis zur vollständigen Flexion
  c. ULNT und zervikaler/thorakaler „Slump"

Bewegungsausmaß, Schmerz und Verhalten notieren

Wenn angebracht

Die verletzende oder verschlimmernde Bewegung

Isometrische Tests

Andere Strukturen in „Plan"

Passive Bewegungen

Physiologische Bewegungen

Routinemäßig

- Wie für „routinemäßige aktive Bewegungen", s. o., mit Überdruck und Lokalisierung
- \+ Wenn „vergleichbare Zeichen" unklar definiert, Wiederbefundung der „verletzenden Bewegung"

Lesen der Krankenakte usw.

Die wichtigsten Befunde mit Asterisken (*) markieren

Instruktionen für den Patienten

Wiedergabe mit frdl. Genehmigung nach Maitland GD: Peripheral Manipulation, 3. Aufl., Oxford, 1991, Butterworth-Heinemann, S. 291.

Physiotherapeutische Untersuchung, Beurteilung und Behandlungen von Schulterstörungen

➤ Box 4.2 bietet eine Zusammenfassung der subjektiven Untersuchung der Schulter und des Schultergürtelkomplexes. ➤ Box 4.3–4.9 enthalten eine Zusammenfassung der Funktionsuntersuchung für jede der konstitutiven Teilkomponenten des Schultergürtelkomplexes. Die Informationen, die aus der subjektiven und der Funktionsuntersuchung gesammelt wurden, dienen dazu, die rechte Seite der Backsteinmauer zu komplettieren und die Grundlage zu bilden, auf der Management-Entscheidungen der Physiotherapie primär basieren (der Vorrang der klinischen Evidenz), in Kombination mit Informationen von der linken Seite der Mauer (➤ Tab. 4.8–➤ Tab. 4.15). Die technische Ausführung der physikalischen Untersuchungs- (und Behandlungs-)techniken, einschließlich physiologischer und Zusatzbewegungen, wird auf der begleitenden Maitland-Website demonstriert. Es lohnt sich, in der Betrachtung der Herausforderungen der physiotherapeutischen Untersuchung von Schulterstörungen über folgendes Zitat zu reflektieren:

Das ultimative Ziel im Umgang mit muskuloskeletalen Störungen ist es, die vollständige schmerzfreie aktive Bewegung des Patienten wiederherzustellen. Das initiale Ziel der Funktionsuntersuchung ist es daher, die aktiven, funktionellen Bewegungen zu erkennen, die nicht vollständig und schmerzfrei sind (➤ Abb. 4.26). Passive Bewegungen, die sowohl durch das verfügbare Bewegungsausmaß als auch am Limit des verfügbaren Bewegungsausmaßes getestet wurden und die durch Schmerz, Steifheit oder Schutzspasmus beeinträchtigt sind, können dann die Basis der Behandlungstechniken bilden. Diese sollten Mobilisation der Gelenke, Verlängerung von kontrahierten oder verhärteten Muskeln und Widerherstellung einer idealen Neurodynamik einschließen.

(Maitland 1991, in Hengeveld & Banks 2005)

Demonstration durch Fallstudien

Die folgenden Fallstudien dienen dazu, das physiotherapeutische Management für ein breites Präsentationsspektrum von Patienten mit Schulterschmerzen und -dysfunktion unter Verwendung der Prinzipien des Maitland-Konzepts vorzustellen. Insbesondere sollen die Fälle die Bedeutung hervorheben, mit muskuloskeletalem Schmerz und Dysfunktion auf Augenhöhe umzugehen, indem die erkennbaren Funktionseinschränkungen, die wahrscheinlich zu den funktionellen Einschränkungen einer Person beitragen, angesprochen werden. Die Leser werden erneut ermutigt, die verwendeten Techniken in der Behandlung jedes Falls mit den Demonstrationen, die in den Videoclips, die dieses Kapitel begleiten, gezeigt werden, zu vergleichen.

- *Limitationen und Probleme in Zusammenhang mit der Erlaubnis, dass physiotherapeutische Behandlung primär von Theorie beeinflusst wird (linke Seite der durchlässigen Backsteinmauer):*
  - Die Leser werden angehalten, ➤ Fallstudie 4.3 durchzuarbeiten.
- *Die Bedeutung der Beurteilung von Schultersymptomen, deren Quelle in der Wirbelsäule liegt:*
  - Die Leser sind angehalten, ➤ Fallstudie 4.4 durchzuarbeiten.
  - Siehe auch ➤ Fallstudie 4.5.
- *Umgang mit Schulterproblemen bei multiplen funktionellen Beeinträchtigungen und Komponenten:*
  - ➤ Fallstudie 4.6
  - ➤ Fallstudie 4.7
  - ➤ Fallstudie 4.8
- *Umgang mit einer schmerzenden Schulter:*
  - ➤ Fallstudie 4.9
- *Umgang mit einer steifen Schulter:*
  - ➤ Fallstudie 4.10
- *Umgang mit einer Schulter, die sich als resistent gegenüber der physiotherapeutischen Behandlung zeigt:*
  - Die Leser werden angehalten, ➤ Fallstudie 4.4 durchzuarbeiten.

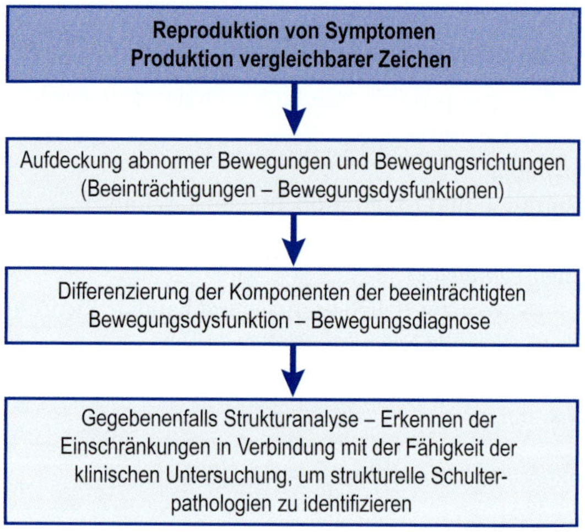

Abb. 4.26 Algorithmus der funktionellen Untersuchungsziele. Modifiziert nach Hengeveld und Banks 2005

FALLSTUDIE 4.5

Die Wichtigkeit, Schultersymptome mit Quelle in der Wirbelsäule zu beurteilen

Frau M., eine 48 Jahre alte Kaffeehausbesitzerin

Art der Störung

- Schmerz im Bereich der linken Schulter, insbesondere störend beim Versuch, bei der Arbeit in Regale über Schulterhöhe zu greifen.
- Frau M. wurde von einem orthopädischen Konsiliarchirurgen mit einer *medizinischen Diagnose* eines „moderaten subakromialen Impingements" zur Physiotherapie überwiesen.

Körpertabelle Merkmale

(➤ Abb. 4.27)

- ① Die meiste Zeit gefühlt als dumpfer Schmerz und
- ② Intermittierend als scharfer Schmerz. Zusätzlich zeigte sich im Zuge der Diskussion ein dritter symptomatischer Bereich, in dem ein dumpfer, Schmerz in Region ③ verspürt wird.

Aktivitätseinschränkungen/24-Stunden-Symptomverhalten

- ① Zunahme bei versuchten Hebeaktivitäten wie beim Hinaufreichen an ein Regal in ihrem Kaffeehaus und beim Anziehen, wenn sie sich etwas überzieht ②, lässt nach „einigen Minuten" nach, wenn der Arm seitlich gehalten wird.
- ① Zunahme beim Tragen, z. B. wenn sie in ihrem Kaffeehaus serviert (Tabletts), schreitet während des Tages fort; die Patientin war aber in der Lage, trotz der Schmerzen weiterhin zu arbeiten (Fünf-Stunden-Schichten, fünf Tage die Woche).

Aktuelle und Langzeitgeschichte

- Die Schulterschmerzen ① und ② bestehen seit ungefähr *18 Monaten und entwickeln sich schleichend weiter.
- *Sechs Monate vor der Entwicklung des Schmerzes in der Schulterregion rutsche sie bei Glatteis aus und stürzte auf ihre linke Seite, wie sie erzählte. Sie erinnerte sich daran, einige blaue Flecken auf ihrem Oberarm und eine allgemeine Schmerzhaftigkeit erlitten zu haben, die beide nach ein paar Wochen abgeklungen waren.
- Im Laufe des Gesprächs konnte sich Frau M. an ein intermittierendes schmerzhaftes Gefühl in Bereich ③ erinnern, das sie seit *„ein paar Jahren" verspürte, obwohl sie es nicht als besonders störend empfand und deshalb nie Hilfe gesucht hatte.

Patientenreise zur Physiotherapie

Frau M. hatte zunächst ihren Hausarzt aufgesucht, der eine physiotherapeutische Behandlung für ca. 10 Monate während des Verlaufs der Schulterschmerzen anberaumte. Unglücklicherweise hatte Frau M. das Gefühl, dass diese Richtung der Physiotherapie ihre Symptome nur verschlimmerte, und sie beschloss gemeinsam mit dem Physiotherapeuten, die Behandlung nach sechs Sitzungen abzubrechen. Frau M. beschrieb, dass die Behandlung hauptsächlich aus Schulterübungen bestanden hätte, die sie erlernen sollte, um sie zu Hause mit einem Theraband auszuführen (Patientin simulierte Innen- und Außenrotationsbewegungen mit dem Arm an ihrer Seite). Ihr Hausarzt entschloss sich dann, sie an einen orthopädischen Konsiliararzt zu überweisen, der wiederum eine erneute Physiotherapiebehandlung empfahl, nachdem er ein „moderates subakromiales Impingement" diagnostiziert hatte. Die Patientin fühlte sich aufgrund des bislang fehlenden Fortschritts frustriert, stimmte jedoch einer weiteren physiotherapeutischen Behandlung zu. Sie nahm Paracetamol gegen den Schulterschmerz ein und berichtete von keinen weiteren Gesundheitsbeschwerden.

Funktionsuntersuchungen (relevante Befunde)

Inspektion

Haltung mit leicht vorgeschobenem Kopf, leichter Witwenbuckel, merkliche thorakale Kyphose

Funktionelle Demonstration

Elevation der linken Schuler AROM – volles Bewegungsausmaß, Anstieg ① bei 110° zum EOR
+ bei HWS Lateralflexion (LF) rechts kein Effekt ①
+ bei Handgelenk Ext kein Effekt ①
+ AH-Kompression Anstieg ①
+ ↔ Th1, Th2 Reduktion ①

Aktive Bewegungen

- Schulterabduktion – volles Bewegungsausmaß, Anstieg ① bei 110° zum EOR
- Schulter AR 50° Anstieg ① 40° zum EOR
- Zervikale Rotation (Rot) links, Rot rechts, LF links, LF rechts, im vollen Bewegungsausmaß schmerzfrei
- *Zervikale Retraktion OP ③ EOR
- Untere HWS kombinierte E.+LSF+AR leichte Einschränkung R_2, kein Effekt ①, ②, ③

Passive Bewegungen

- GH Elevation als AROM volles Bewegungsausmaß möglich, Anstieg ① 110° zu EOR
- AH-Kompression in 90° Abduktion/Elevation unauffällig
- Unilaterale und PA Untersuchungen der HWs – steif links C7 IM späteren Bewegungsausmaß, andere unauffällig (➤ Abb. 4.28)
- *PA unilateral Th1, Th2 lokaler Schmerz, steif, lokaler Schmerz begrenzt auf das mittlere Bewegungsausmaß, kein Effekt ①, ②, ③
- * ↔ Th1, Th2 lokaler Schmerz R_2 im mittleren Bewegungsausmaß, keine Provokation ①, ②, ③
- * Unilateral 2. Rippe lokaler Schmerz, steif, lokaler Schmerz begrenzt auf das mittlere Bewegungsausmaß

Andere Tests

- Schmerzhafter Hawkins-Kennedy-Impingementtest, Empty-Can- und Full-Can-Tests schmerzhaft und schwach
- Isometrische Außenrotation provoziert Schmerz, Anstieg ①

Analyse

Starke Stimulus-Reaktionsbeziehung noch immer evident, indikativ oder suggestiv für dominanten, nozizeptiven Schmerzmechanismus. Funktionelle Einschränkungen beim Heben oder Tragen und schmerzhaft bei Hebetätigkeiten. Inkonsistente Reaktionen bei Bewegungen, an denen anscheinend das subakromiale Gewebe beteiligt ist – positive OST, positive AH-Kompression bei der funktionellen Demonstration, aber unauffällig in den kontrollierten passiven Tests. Einschränkungen in Verbindung mit der biomedizinischen Diagnose eines subakromialen Impingements bestätigt. Symptome ① und ② stammen aus einer anderen Quelle. Beeinträchtigung von Th1, Th2 bei Zusatzbewegung in transverser unilateraler Richtung und Beeinträchtigungen bei Zusatzbewegung unilateral 2. Rippe

Plan

Behandlung der Beeinträchtigung der Zusatzbewegung bei Th1, Th2 und 2. Rippe mit akribischer Wiederbefundung der Wirkungen auf die funktionelle Einschränkung, zunächst primär schmerzassoziiert mit Schulterelevation und -abduktion durch das Bewegungsausmaß. Erwägen Sie eine weitere Beurteilung der Beeinträchtigungen des Schulterkomplexes oder der Neurodynamik falls erforderlich, abhängig von der Reaktion auf die erste Behandlung.

Tag 1, Rx1

- ↔ Th1 und Th2 Grad III erzeugt ein leichtes lokales Missempfinden, für 4 min, Bauchlage, Schulter in Neutralstellung
- Wiederbefundung: Schulterelevation im vollen Bewegungsausmaß, Anstieg ① nur bei 160° (vor Rx 110°)

Tag 6, Rx2

- Fühlt sich viel besser. Auflösung von dauerhaft ① zu intermittierend bei gleichen Aktivitäten. Merklich reduzierte Frequenz ②
- ↔ Th1 und Th2 wiederholt wie an Tag 1
  – Wiederbefundung: keine weitere Verbesserung der Schmerzreaktion während der Schulterelevation
- ↓ Th1, Th2 Grad IV erzeugt ein leichtes lokales Missempfinden, 4 min, Bauchlage, Schulter in Neutralstellung
  – Wiederbefundung: Schulterelevation volles Bewegungsausmaß, ① nur mit Überdruck Grad IV
- ↓ Th1, Th2 Grad IV erzeugt ein leichtes lokales Missempfinden, 4 min, Bauchlage, Schulter in Elevation am Ende des Bewegungsausmaßes
  – Wiederbefundung: Schulterelevation im vollen Bewegungsausmaß schmerzfrei mit Überdruck
  GH IR in 90° Flexion (Hawkins-Kennedy) schmerzfrei

Tag 8, Rx3

- Gut nach der letzten Behandlung mit nur minimalen Episoden von ① oder ② und in der Lage, eine 5-Stunden-Schicht bei der Arbeit überwiegend schmerzfrei durchzustehen. Patientin merkte an, dass sie viel bequemer zu einem Regal hinaufreichen könne. ①, ② noch immer bei extremem Hinaufreichen vorhanden (funktionelle Demonstration von Elevation/Abduktion am Ende des Bewegungsausmaßes)
- ↓ Th1, Th2 Grad IV erzeugt ein leichtes lokales Missempfinden, 4 min, Bauchlage, Schulter in Elevation am Ende des Bewegungsausmaßes
  – Wiederbefundung: Schulterelevation im vollen Bewegungsausmaß schmerzfrei mit Überdruck
- ↓ 2. Rippe Winkel Grad IV erzeugt ein leichtes lokales Missempfinden, 3 min, Bauchlage, Schulter in Elevation am Ende des Bewegungsausmaßes
  – Wiederbefundung: Schulterelevation im vollen Bewegungsausmaß schmerzfrei, Schulterabduktion im vollen Bewegungsausmaß schmerzfrei, Quadrant leicht ①, ② Höhepunkt

Tag 22

Keine Probleme seit der letzten Behandlung. Patientin ist in der Lage, einen vollen Arbeitstag ohne Schmerzen zu beenden, unter Ausführung aller Pflichten einschließlich Heben, Tragen und Hinaufreichen. Fühlte Stechen ② in einem Fall, als sie schwere Einkaufstaschen ins Auto hob. Frau M. war mit dem Ergebnis zu diesem Zeitpunkt zufrieden und meinte, sie bedürfe keiner weiteren Behandlung. Es wurde eine zweimonatige Periode festgelegt, in der die Patientin die Behandlung wieder aufnehmen könnte, sollten die Symptome wiederkehren. In dieser Zeit nahm die Patientin keinen weiteren Kontakt auf.

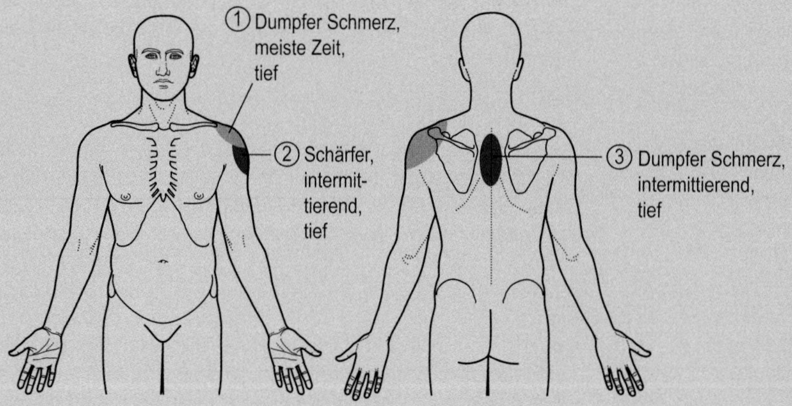

Abb. 4.27 Körpertabelle von Frau M.

Kommentare

- Wie von Hengeveld und Banks (2005) befürwortet, sollte *„bei allen Störungen der Schulter eine Beteiligung der zervikothorakalen intervertebralen spinalen Bewegungssegmente in Erwägung gezogen werden. Tatsächliche oder potenzielle Bewegungsbeeinträchtigungen in diesen Regionen der Wirbelsäule können mechanisch zu der Bandbreite der in der Schulter verfügbaren Bewegungen beitragen sowie physiologisch zu Schmerzen, die in der Schulter verspürt werden, aber von den zervikothorakalen Wirbelsäulenstrukturen ausgestrahlt werden."*
- Dieser Fall hebt die Wichtigkeit dieser Meinung hervor, wo die Anwendung passiver Zusatzbewegungen am Th1/Th2-Bewegungssegment und der 2. Rippe zur Auflösung der Schulterschmerzen und der damit verbundenen funktionellen Beeinträchtigung einer 48-jährigen Dame führten.
- Eine anatomische Studie von Maigne et al. (1991) liefert eine plausible Erklärung, um dieses Phänomen zu erklären. Sie zeigte, dass der kutane mediale Ast des Ramus dorsalis vom zweiten thorakalen Nerv lateral bis zum Akromium verläuft. Maigne et al. (1991) beschreiben den Verlauf der thorakalen Rami dorsales von ihrem Ursprung am Spinalnerv, die gleich posterior durch einen Tunnel verlaufen, der vom superioren Proc. transversus gebildet wird, und anschließend den Hals der Rippe inferior, das Facettengelenk medial und das Lig. costotransversarium superius lateral passieren. Jenseits dieses Beginns teilt sich der Nerv in mediale und laterale Äste, den kutanen medialen Ast des zweiten Ramus dorsalis, der sich in einer langen Schleife ausdehnt und die Haut über dem posterioren und lateralen Aspekt der Schulter innerviert.
- Maitland et al. (2005, S. 304) merken die Wichtigkeit der Kenntnisse über den Verlauf und die Versorgung der dorsalen Rami speziell bei Th2, Th7 und Th12 für den manuellen Physiotherapeuten an.

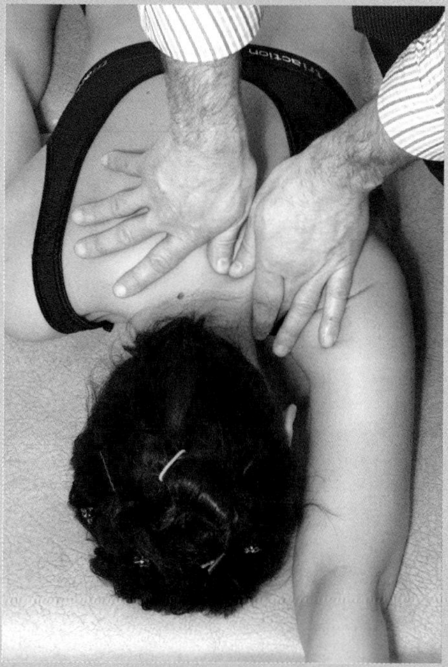

Abb. 4.28 Unilaterale posteroanteriore Zusatzbewegung von Th1 in Neutralstellung der HWS bei Elevation der linken Schulter am Ende des Bewegungsausmaßes

FALLSTUDIE 4.6

Umgang mit einem Schulterproblem mit multiplen Funktionseinschränkungen und Komponenten

Frau P., eine 53 Jahre alte Teilzeit-Reinigungskraft

Art der Störung**

Schmerz und Steifheit in der linken Schulter, insbesondere wenn die linke Hand auf den Rücken gelegt wird; „Fibromyalgie" und Arthrose der Wirbelsäule und Hüften

Körpertabelle Merkmale

(➤ Abb. 4.29)

① Schmerzen in der linken anterioren Schulter von tiefer, intermittierender Natur; ② gelegentlich oberflächliches, intermittierendes Spannungsgefühl über der Spitze der linken Scapula. Derzeit ist der Lumbalbereich steif, ③ jedoch nur morgens, und die Hüften sind symptomfrei. Anscheinend keine Beziehung zwischen ①, ② und ③.

Aktivitätseinschränkungen/24-Stunden-Symptomverhalten

① Symptomzunahme bei der Bewegung „Hand hinter den Rücken". Die Bewegung ist eingeschränkt und schmerzhaft, die Beschwerden bessern sich innerhalb von fünf Minuten nach Abbruch der Bewegung.

① Zunahme mit Steifheit, wenn über Kopfhöhe nach oben gegriffen wird; Ermüdung innerhalb von 5 Minuten, aber innerhalb von 5 Minuten nach Beendigung der Bewegung verbessert

① Gelegentlich Schlafstörung, wenn sie auf dem Arm liegt (ein- oder zweimal pro Nacht), aber Verbesserung nach leichter Veränderung der Position

② Wird am Ende des Tages bemerkt oder nach einer anstrengenden Reinigungsschicht, ist beim Zubettgehen noch spürbar, am folgenden Morgen jedoch nicht mehr

③ Morgens steif, wenn sie aufsteht und wenn sie sich nach vorne beugt

Aktuelle und Langzeitgeschichte

① Spontanes und allmähliches Auftreten während der vergangenen sechs Monate, allmählich zunehmend merkliche Einschränkung von Aktivität und Bewegung; zuvor keine Symptome in diesem Bereich

② Die Beschwerden traten in den letzten Jahren immer wieder einmal auf, seit sie ihre Arbeitszeit als Reinigungskraft auf 100 % gesteigert hat; gelegentlich Nackensteife in der Vergangenheit.

③ Patientin hatte die Beschwerden seit 10 Jahren oder mehr, kann sich aber nicht daran erinnern, eine Verletzung gehabt zu haben, lebt einfach damit; der Zustand ist in letzter Zeit nicht wesentlich besser oder schlechter geworden.

Spezielle Fragen

Hatte früher Prednisolon gegen Asthma genommen, jedoch schon seit einigen Jahren nicht mehr. Der Arzt sagt, sie habe eine Fibromyalgie und Arthrose, und gegen das Ziehen und die Schmerzen solle sie NSAID nach Bedarf einnehmen. Außerdem leidet sie seit zwei Jahren an einer peripheren Gefäßstörung und Diabetes mellitus Typ 2. Eine Röntgenaufnahme ihrer Schulter war unauffällig. Der Rheumatologe verabreichte einmal eine Injektion in die Schulter, jedoch ohne jede Wirkung.

Quelle/Mechanismen der Symptomproduktion

Wahrscheinlich eher Nozizeption, hauptsächlich von ① dem Glenohumeral-, Akromiohumeral- oder Akromioklavikularkomplex, ② der zervikothorakalen Wirbelsäule und den ③ lumbalen Intervertebralgelenken ausgehend

Ursache der Quelle/beitragende Faktoren

Suche hauptsächlich nach statischen und dynamischen Ausrichtungsmängeln der Wirbelsäule als Ursache der Quelle der Funktionsstörung der Schulter und des allgemeinen „arthrotischen" Zustands

Inspektion

Die linke Schulter fällt stärker ab als die rechte, die linke Scapula ist relativ zur rechten abduziert, Verlust von Muskelmasse am posterioren M. deltoideus und an der Scapula, vorgeschobenes Kinn/vorgeschobener Kopf und Witwenbuckel

Funktionelle Demonstration/aktive Bewegungen

- Schulter Hand hinter Rücken ① Handgelenk an die Crista iliaca:
  + glenohumerale IR ①+
  + AH-Kompression ① ISQ
  + AC zusammenpressen ① ISQ
- Schulter Ab 110° mit Ausweichbewegung nach vorn ① steif, Korrektur Ausweichbewegung ①+
- Schulterflexion 170° steif ① IV Überdruck ①+, ②
- Schulter H/Ad, ✓✓
- Schulter AR 40° ①, ②

Andere Strukturen im Test an Tag 1

- Unterer zervikal Quadrant E + LF li, Rot links 10°, steif ②
- Zervikale Kompression, moderat ②
- Rumpfflexion bis zum mittleren Schienbein ③ steif + Zervikalflexion ③ ISQ

Isometrische Tests – an Tag 1 nicht getestet

Muskellängentests – an Tag 1 nicht getestet

Neurologische Untersuchungen – nicht getestet

Neurodynamik – nicht getestet

Palpation

- Druckempfindlichkeit bei Palpation der anterioren Schulter neben dem Akromion, ansonsten keine weiteren signifikanten Palpationsbefunde
- Verdickung des Weichteilgewebes und Prominenz bei C7, Th1, Th2 interspinal und über den Facettengelenken linksseitig

Passive Bewegungen

- Glenohumerale Zusatzbewegungen in Neutralstellung mit idealem Bewegungsausmaß und symptomfrei
- Kompression des Glenohumeral- und Akromiohumeralgelenks schmerzfrei
- Zusatzbewegung des Akromioklavikular- oder Sternoklavikulargelenks mit idealem Bewegungsausmaß und schmerzfrei
- Innenrotation im Glenohumeralgelenk mit 90° Abduktion, 50° der Bewegung eingeschränkt durch Steifheit und ①
- Unterseite und Hügel des Schulterquadranten besonders steif und ①, ② reproduziert
- Form des Quadranten (➤ Abb. 4.30)
- Zentral und unilateral ausgeführte posteroanteriore Zusatzbewegung von C7, Th1, Th2, steif im späten Bewegungsausmaß, insbesondere Th2, tiefer lokaler Schmerz reproduziert
- Unilateral ausgeführte posteroanteriore Bewegung auf dem Winkel der 2. Rippe, steifes mittleres Bewegungsausmaß ②

Plan

Die 2. Rippe ist vermutlich ein Hindernis für die Wiederherstellung optimaler Schulterbewegungen („Beitragender Faktor"/„Ursache der Quelle") und sollte mobilisiert werden. Danach sollen die Innenrotation der Schulter und ggf. der Quadrant und die „Locking Position" geklärt werden. Die Korrektur der Körperhaltung und muskulärer Dysbalancen erfolgt in einer nachfolgenden Phase. Falls notwendig, sollte dann auch die Neurodynamik überprüft werden,

4

Tag 1, Rx1

↓ Auf dem Winkel der 2. Rippe Grad IV mit leichter Schmerzprovokation in ② für 3 min	HBB-Qualität besser, Bewegungsausmaß ① ISQ Schulter Ab, F, AR ISQ Untere HWS Q/COMP ✓✓ Lumbale Flexion ISQ ③

Tag 5, Rx2
① ISQ, ② fühlte sich besser an, weniger Schmerz am Ende des Tages, ③ ISQ

↓ Auf dem Winkeln der 2. Rippe Grad IV+ in die Steifheit und lokalen Schmerz, 3 min	HBB ISQ Schulter Ab, F, AR ISQ FF ISQ
In 90° Schulter Ab ausgeführt GH ↔ kaud Grad III mit leichter Schmerzprovokation in ① für 2 min	Bewegungsausmaß HBB erweitert, Handgelenk bis L5 Schulter Ab, F, AR ISQ FF ISQ

Tag 7, Rx3
① leichter, ② weg, ③ ISQ. Hauptproblem ist nun, den Mantel anzuziehen.

In 90° Schulter Ab ausgeführt GH ↔ kaud Grad III/IV in einen Grad von ①, im Rhythmus für 5 min	HBB, Schulter Ab, F, AR ISQ FF ISQ
In 90° bei Schulter Ab und 50° Innenrotation ↻, ↕ des Humeruskopfes Grad III+ in einen Grad von ① für 3 min	HBB Handgelenk bis L2 weniger steif ① ISQ Schulter Abd, F, AR ISQ FF ISQ

Tag 12, Rx4
- ① fühlte sich für ein paar Tage leichter an (Mantel anziehen und auf dem Arm liegen), danach aber Rückkehr zum normalen Schmerzniveau; Nacken war nach Rx4 steif und fühlt sich noch immer ein bisschen steif an
- Schulterbewegungen ISQ, Extension der unteren HWS steif 40° ④

In Bauchlage ↓ Bewegung Grad III auf Th1, Th2 in ④ für 5 min	HWS-Extension volles Bewegungsausmaß (55°) ④ mit Überdruck (IV) HBB Handgelenk bis Th10 weniger steif ① Schulter Ab, F, AR ISQ FF ISQ
In Bauchlage ↓ Bewegung Grad III+ auf Th2 in ④ für 4 min	Zervikalextension ✓✓ HBB, Ab, F, AR ISQ

Tag 30, Rx5 (Abwesenheit wegen Weihnachtsurlaubs)
- Schulter ist lockerer zu bewegen, darauf zu liegen ist einfacher, aber ① bleibt weiterhin mühsam mit denselben Bewegungen. Nacken und Schulterblatt sind jetzt in Ordnung, der Rücken ist nach dem vielen Sitzen über Weihnachten ein bisschen steif.
- HWS ✓✓, Schulter HBB Handgelenk bis Th10 ① steif, Außenrotation der Schulter ist besser 65° ①, aber Ab und F sind ISQ, Vorwärtsflexion ist steifer, Hände zu den Knien reproduziert ③.

In Rückenlage Schulterquadrant, Unterseite und Hügel abrunden („Scooping“) Grad IV– mit leichter Schmerzprovokation in ① für 4 min	HBB besser, Handgelenk bis Th7 steif ① Ab 150° steif ①, weniger Ausweichbewegung nach vorn F 170° steif, kein ①, ②

➤ Abb. 4.31 zeigt die Form des Quadranten nach Rx5.

Tag 33, Rx6 und nachfolgende Behandlungseinheiten
- Die Dehnung des Quadranten war durch eine Reihe von Eigenmobilisationen für die Schulter in der Quadrantenposition nachbehandelt worden (während des gesamten Behandlungszeitraums waren parallel Programme für Eigenmobilisation, funktionelle Stabilität und Muskelgleichgewicht ausgeführt worden).
- Patientin hat allmählich das Gefühl, dass die Behandlung anschlägt. Der Nacken ist in Ordnung, die Schulter fühlte sich freier an und ① ist weniger bemerkbar.

In Rückenlage werden die Unterseite des Quadranten, die Locking Position und der Hügel mit „löffelnden“ Bewegungen mit Grad IV unter leichter Symptomprovokation während der Ausführung der Technik für 5 min behandelt. Weitere Behandlungseinheiten erbrachten keine weiteren unmittelbaren Verbesserungen. Die Technik „Rollen über den Quadranten“ erwies sich in der Praxis als zu schmerzhaft und konnte das Bewegungsausmaß nicht erweitern. Die Patientin war froh, dass sie ihre Beweglichkeit zurückgewonnen hatte. Sie will weiterhin ihre Übungen ausführen und den Arm normal gebrauchen, bis sie fühlt, dass es keine Einschränkungen mehr gibt, oder bis sie nicht mehr daran denkt.

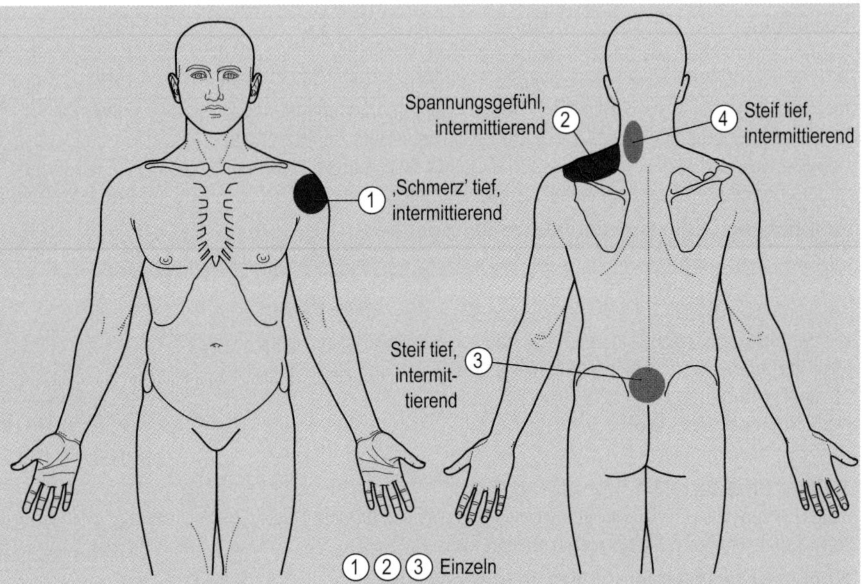

Abb. 4.29 Körpertabelle von Frau P.

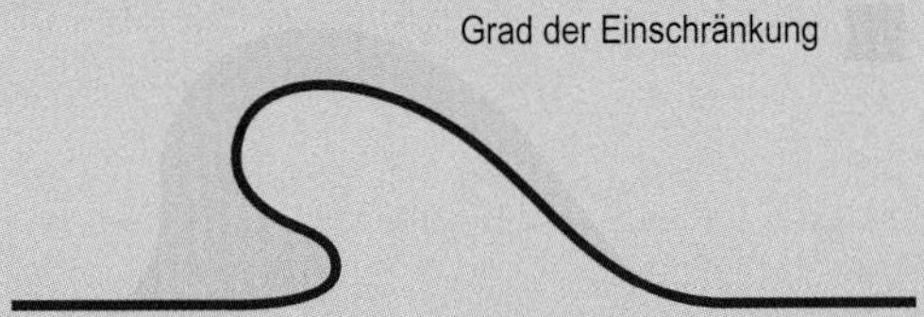

Abb. 4.30 Form des Quadranten (Eingangsuntersuchung)

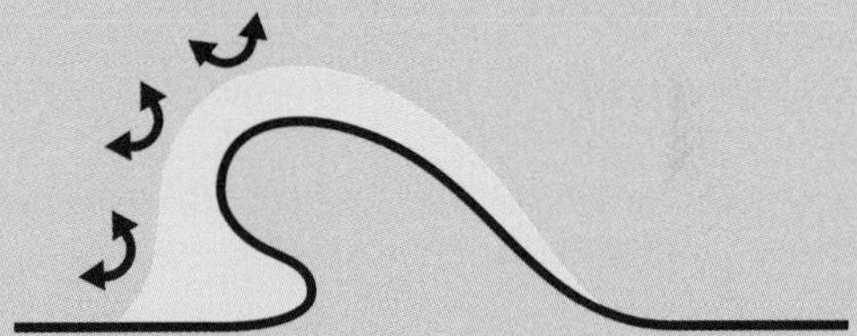

Abb. 4.31 Form des Quadranten (nach der fünften Behandlungseinheit)

FALLSTUDIE 4.7

Umgang mit einem Schulterproblem mit multiplen Funktionsstörungen und Komponenten

Herr H., 51 Jahre alter Gerichtsvollzieher
Er betreibt keinen Sport oder Hobbys. Er ist Rechtshänder.

Art der Störung

**Schmerz im rechten Schulterbereich mit Schmerzen, die in die rechte Seite des Nackens ziehen, vor allem wenn er am Computer gearbeitet hat.

Körpertabelle Merkmale

(➤ Abb. 4.32)
① Schmerzen in der rechten anterolateralen Schulter mit konstanter/variabler Tiefe und dumpfer Schmerzqualität (VAS 6/10); ② ein intermittierender täglicher oberflächlicher Schmerz vergleichbar mit „schlimmem Zahnschmerz" am anterolateralen Aspekt des Nackens (VAS 5/10). ① und ② scheinen zusammenzuhängen. Der Patient klagte ebenfalls über schmerzende Knie, die seiner Meinung nach nicht mit den anderen Schmerzen in Verbindung stehen. Es gibt eine alte Laminektomienarbe im Lumbarbereich.

Aktivitätseinschränkungen/24-Stunden-Symptomverhalten

**Verschlimmerung von ① und② durch Sitzen länger als fünf Minuten; Schmerzlinderung innerhalb von fünf Minuten, indem er seine Arme in die Luft hebt, „um den Druck zu erleichtern".
Verschlimmerung von ① und ② durch fünf Minuten Tastaturaktivität; können erleichtert werden, indem er aufsteht und weniger als fünf Minuten herumgeht.

Quelle/Mechanismus der Symptomerzeugung

Am wahrscheinlichsten ist ein chronischer nozizeptiver Schmerz, wobei ① vom Akromioklavikular-, Akromiohumeral- oder Glenohumeralgelenk und ② von der HWS/BWS, der 1. Rippe, dem M. scalenus oder dem oberen M. trapezius ausgeht.

Beim Erwachen ist er normalerweise symptomfrei, spürt aber, dass die Symptome aktivitätsbezogen während des Tages auftreten. ** Am Abend verschlimmern sich die Symptome, wenn er sitzt und fernsieht (auf seiner rechten Seite). Sein Schlaf ist nicht gestört. Er schläft auf dem Bauch und findet es angenehmer, wenn sein Kopf auf der rechten Seite liegt. *Wenn er mit dem Kopf auf der linken Seite liegt, zieht es in seinem Nacken ② und Rückenlage löst ein ziehendes Gefühl in der Kehle aus.

Aktuelle und Langzeitgeschichte

Herr H. glaubt, dass die Symptome in Bezug zu einem Umzug seines Büros stehen. *Sieben Monate vor der Untersuchung hatte er sein Büro gewechselt und fand heraus, dass er in die Nähe eines Kaltluftventilationssystems gesetzt worden war, das über die Spitze seiner rechten Schulter bläst. Einen Monat später entwickelte er schleichend ①. Dies verschlimmerte sich langsam und einen weiteren Monate später entwickelte er ②. Die Symptome waren zum Zeitpunkt der Untersuchung ISQ.
Zuvor hatte er niemals Nacken- oder Schulterprobleme.

Vergangene medizinische Geschichte

*Im rechten Bein Symptome eines „eingeklemmten Nervs" – hatte eine Operation vor 16 Jahren und erholte sich vollständig. *Kopfverletzung durch einen Baseballschläger vor sechs Jahren.

Spezielle Fragen

*Atembeschwerden, wurden aber noch nicht untersucht. Keine anderen medizinischen Probleme.
*Die aktuelle Medikation bestehtaus Cocodamal und Ibuprofen, die bei den Symptomen im Schulterbereich helfen.

Ursache der Quelle/beitragende Faktoren

Eine posturale Prädisposition könnte vorliegen, wenn der Patient am Computer sitzt, welche die Gewebegesundheit schädigt; auch das Ventilationssystem könnte relevant sein. Seine früheren rechtsseitigen Beinsymptome könnten ebenfalls prädisponierend für eine Schädigung des Nervengewebes sein.

Inspektion

Die erste Inspektion wurde im Sitzen ausgeführt. Es zeigte sich eine verstärkte thorakale Kyphose, deren Korrektur die Symptome nicht veränderte. *Die Korrektur eines Hängens bei C6 und einer hervorstehenden Kinnhaltung reduzierte ① leicht. Der Patient saß außerdem mit zunehmendem Gewicht auf seiner linken Gesäßbacke, mit dem Rumpf nach rechts gebeugt; eine Korrektur änderte nichts an den Symptomen.

Funktionelle Demonstration/aktive Bewegungen

*Im Sitzen + Depression der rechten Schulter + Lateralflexion der HWS links steigert ② moderat.
**Rotation der HWS links 50° fest ② moderat + unterstützte Elevation des rechten Schultergürtels steigert HWS-Rotation links bis 60° ② „stark".
HWS-Rotation links mit rechter Ellenbogenextension und Handgelenksextension verringert auf 40° ②.
HWS-Rotation rechts ✓✓
*Schulterbewegungen – Flexion ✓✓

Andere Strukturen im Test an Tag 1

*ULNT 1 rechts –20° Ellenbogenextension ①, ② + laterale Flexion der HWS rechts steigerte Ellenbogenextension auf –10°

Isometrische Tests/neurologische Untersuchung

Nicht getestet an Tag 1

Muskellängentest

*Rechter oberer M. trapezius im mittleren Bewegungsausmaß straff

Palpation

Allgemeine Druckempfindlichkeit wurde um den Schulterkomplex herum festgestellt, aber nicht spezifisch.

Plan

Korrektur möglicherweise vorhandener Ausrichtungsfehler und Integration der Korrekturen in die Behandlung, um gesunde HWS- und BWS-Bewegungen zu erzielen
Testen der 1. Rippe
Testen der BWS auf Funktionsstörungen
Tag 1, Rx1

Rx 1 – In Rückenlage IV+ 30 Sekunden × 4 zervikale Flexion und laterale Flexion links gehalten, Dehnung zum rechten oberen M. trapezius	C/O verminderte ① leicht, P/E zervikale Rotation links ISQ, ULNT 1 steigerte Bewegungsausmaß bis –10° Ellenbogenextension, Schulterdepression + zervikale Lateralflexion links ② leicht.
Rx 2 – Wiederholung der gleichen Behandlung	Alle ISQ
Rx 3 – In Rückenlage Durchführung von unilateraler AP C4, auf der rechten Seite steif und wund, mittleres Bewegungsausmaß, Grad II und IV– × 2 min, zweimal	C/O verminderte ① P/E zervikale Zuteilung links gesteigert auf 65°, ULNT 1 ✓✓

Tag 4, Rx2

- C/O gesteigerte ① am Tag nach Untersuchung, ① ISQ während des Tages, Schmerz wanderte weiter entlang des M. trapezius. Weniger Schmerz um den Bereich des Schultergelenks und war OK in Bauchlage mit dem Kopf nach rechts gewendet in der Nacht. Verspürt einen Schmerz im Bereich der HWS.
- P/E im Sitz unter Belastung links größer als rechts (ISQ)
  Zervikale Rotation links ISQ
  Zervikale Rotation rechts ✓✓
  ULNT 1–15° Ellenbogenextension
  Thorakale Rotation links 30°, steif
  Thorakale Rotation rechts 20°, steif++
  Palpation Th3/Th4 prominent, ULPA rechts bei Th4 steif mittleres Bewegungsausmaß, ULPA Th4 Grad II gehalten erzeugte Schmerz, der um die Brustwand herum wanderte
  Wiederbefundung nach Palpation: alle ISQ

Rx 1 – Th4 Rotation links und rechts Grad V	C/O leichter P/E zervikale Rotation links 70° ②, ULPA Th4 auf der rechten Seite steif im späten Bewegungsausmaß
Rx 2 – Im Sitzen ULPA C4 Grad III mit Rotation links × 12	C/O ISQ P/E zervikale Rotation links 80° (ziehen), ULNT 1 ISQ
Rx 3 – In Rückenlage ULAP auf der rechten Seite C4 Grad III und IV × 2 min, zweimal	C/O ISQ P/E zervikale Rotation links ISQ, ULNT 1 ISQ, ULAP C4 wund im mittleren Bewegungsausmaß, steif im späten Bewegungsausmaß

Tag 8, Rx3

- C/O Atmung beim Hinauf- und Hinuntersteigen von Treppen ist leichter. Kein ① im Schulterbereich. Verspürte Schmerzen im rechten Nackenbereich. Bemerkte anterioren Brustschmerz nachts im Bett. Nackensymptome sind noch immer schlimmer bei der Arbeit in der Zugluft. Der Patient hofft, in der kommenden Woche mit Schwimmen zu beginnen.
- P/E-Beobachtungen, vermindertes Hängen an C6. Zervikale Rotation links 75° zieht ②. Zervikale Lateralflexion links zum Ende des Bewegungsausmaßes zieht ②. Glenohumeralgelenk Zusatzmobilisation ✓✓ links = rechts. Erste Rippe Mobilisation mit Zusatzbewegungen ✓✓ links = rechts.
- Rechts ULNT 1–5° Ellenbogenextension

Tag 12, Rx4

Rx1 – ULNT 1 Spannen Grad III mit links zervikaler Lateralflexion × 3 min C/O intermittierend ziehen im Rhythmus	C/O leichter P/E ULNT 1 ISQ, zervikale Rotation links, vermindertes Ziehen und ②
Rx2 – zervikales seitliches Gleiten nach links C4 Grad II mit rechtem Arm in ULNT 1 × 60 Wiederholungen (➤ Abb. 4.33 als Beispiel der Technik)	C/O freier P/E ULNT 1 ✓ Grad IV+ Zug, zervikale Rotation links 80° straff, aber schmerzlos, zervikale Seite Flexion links ✓ straff
Rx3 – Th4 Rotation links und rechts Grad ✓	C/O weniger straff P/E zervikale Rotation links 80° ✓✓, rechts ULPA Th4 ✓✓

- C/O Atmung fühlt sich wieder ein bisschen besser an. Kein ① in der Schulter. ② leichter im Nackenbereich. Auch leichter bei Nacht – Schlafen OK. Leichte ② Symptome bei der Arbeit. „Zufrieden mit dem Fortschritt"
- P/E minimales Hängen bei C6. Belastung gleichmäßiger
- Zervikale Bewegungen – Rotation links 80° ✓ straff, Lateralflexion links, Zug am Ende des Bewegungsausmaßes ②
- ULNT 1 ✓ Grad IV+ Ziehen (ISQ)
- Thorakale Rotation links und rechts 40° steif
- ULPA T4 steif im späten Bewegungsausmaß

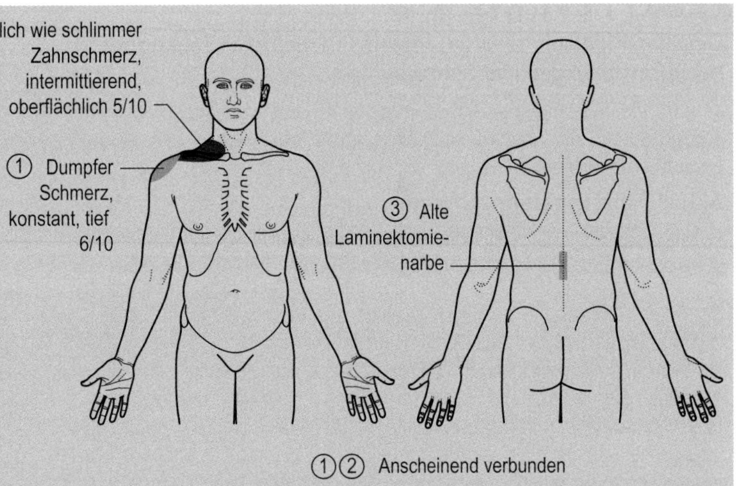

Abb. 4.32 Körpertabelle von Herrn H.

Rx1 – Zervikale Lateralflexion links PPIVM III++ mittleres Cx C/O OK, P/E R im Rhythmus	C/O leichtere Bewegung P/E ULNT 1 ISQ, Cx Rot L 85° ✓ straff, SF L ✓✓
Rx2 – Th4 Rotation links Grad V	C/O OK P/E Cx Rot L 85° ✓✓, Tx Rot ✓ straff Beurteilt SLR – links = rechts 70° ✓ Keine Indikation für Behandlung
Beurteilung des „Slump"-Tests – keine signifikanten Unterschiede links und rechts oder bei der Intensivierung und den Differenzierungsvariablen des Tests	ISQ

- *Rx3* – Heimübungen – verstärkte Haltung und Ausrichtung der Wirbelsäule, Tiefatmungsübungen/Tx-Expansion, Beibehaltung der zervikalen Rotationszugewinne

Kommentare

Die Theorie der pathobiologischen Prozesse dieses Herren war langandauernder Haltungsstress, der zu einer verminderten Gewebebelastbarkeit führte. Dies prädisponierte Herrn H. für nozizeptiven Schmerz, der durch das kalte Luftventilationssystem ausgelöst wurde.

SLR und „Slump" wurden in Rx4 aufgrund seiner früheren Operation und der dadurch bedingten potenziellen Nervengewebereizung beurteilt; bemerken Sie das „Double-Crush"-Phänomen.

Es wurde angenommen, dass seine Störung chronisch, stabil und nicht irritierbar war. Das Ziel des Patienten war, seinen Schmerz zu reduzieren. Dies wurde erreicht, indem alle Zeichen in der HWS, der BWS und in ULNT 1 angesprochen wurden. Obwohl Herrn H.s Hauptschmerz im Bereich des Schulterkomplexes lokalisiert war, bezog sich seine Hauptfunktionseinschränkung auf das Sitzen bei der Arbeit und dem Gebrauch der Computermaus. Hinweise auf weitere Komponenten seines Problems waren seine Probleme beim Schlafen in Bauchlage mit seinem Kopf nach links gewendet (zervikal) und seine Atemprobleme (thorakal).

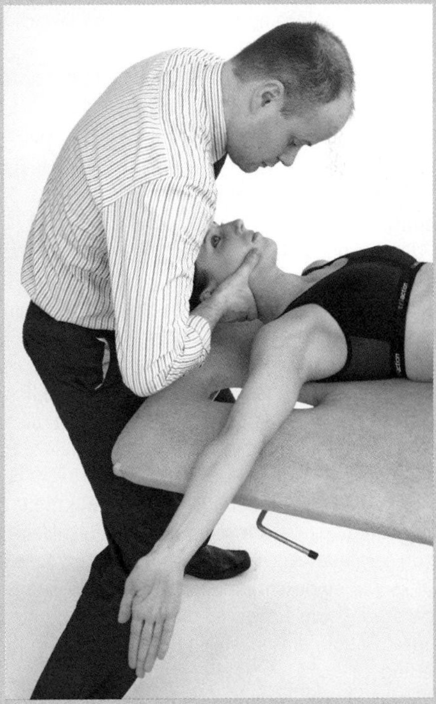

Abb. 4.33 Zervikales seitliches Gleiten nach links C4 Grad III mit dem rechten Arm in ULNT 1

FALLSTUDIE 4.8

Umgang mit einem Schulterproblem mit multiplen Funktionsbeeinträchtigungen und Komponenten

Frau G., eine 53 Jahre alte Dame, wurde von einem orthopädischen klinischen Beurteilungs- und Behandlungszentrum durch einen ESP an die Physiotherapie überwiesen.

Aktuelle und Langzeitgeschichte

Frau G. berichtet von einem schleichenden Beginn linker Schulterschmerzen ① ungefähr ein Jahr vor ihrer ersten Beurteilung in der Physiotherapie. Sie litt in den letzten fünf Jahren unter intermittierenden Schmerzen in der linken Nackenseite ②, die sie aber nie so sehr gestört hätten, um sich Hilfe zu suchen. In den letzten drei Monate entwickelte sie einen schleichenden Beginn eines intermittierenden Stechens und Taubheit im linken Arm (③, ④; ➤ Abb. 4.34). Die Sorge über das Stechen und die Taubheit in Kombination mit den Problemen, die ihre linke Schulter Tag für Tag verursachte, waren die auslösenden Faktoren für ihren Hausarztbesuch, der sie an ein orthopädisches klinisches Beurteilungs- und Behandlungszentrum überwies. In der Folge wurde Frau G. dort vom ESP an die Physiotherapie weiterüberwiesen.

Frau G. arbeitet seit mehr als zwanzig Jahren als Rechtsanwaltsgehilfin. Sie berichtet, dass ihr Arbeitspensum von Jahr zu Jahr ansteigt. Ihr größtes Hobby ist es, ins Fitnessstudio zu gehen, gewöhnlich drei- oder viermal in der Woche wie in den letzten fünf Jahren. Zunächst war ihr Training nicht betroffen, trotz des Auftretens von ①. In den letzten sechs Monaten fand sie Belastungen der oberen Extremitäten zunehmend schwieriger aufgrund von ① und hatte diese Aktivitäten in den letzten drei Monaten beendet, als sie ③ und ④ entwickelte.

Aktivitätseinschränkungen/24-Stunden-Symptomverhalten

Das primäre funktionelle Problem, von dem die Patientin berichtete, war die Schwierigkeit, ihre Tasche aufgrund von ① vom Beifahrersitz ihres Autos zu heben. ① berichtete sie überdies von der Arbeit, wenn sie Ablageordner in Aktenschränke hob, und auch, wenn sie sich anzog und ihren Arm in Shirts, Jacken oder Pullover schob.

② trat bei der Bedienung des Computers auf und verschlimmerte sich mit steigender Dauer, was sie dazu zwang, aufzuhören und ihre Position nach einer Stunde zu verändern. ② tendierte zu einer Verschlechterung, je weiter der Tag voranschritt. ③ und ④ zeigten keine aufallenden Muster, die Frau G. wiedererkennen konnte.

Untersuchung

Die initiale Untersuchung ergab zahlreiche Funktionsbeeinträchtigungen. Am bemerkenswertesten waren:

- Die funktionelle Demonstration der aktiven Abduktion (um das Heben der Tasche vom Beifahrersitz zu simulieren) steigerte ①. Ein Anstieg von ① wurde durch akromiohumerale Kompression in dieser Stellung sowie mit isometrischer Abduktion und Muskelkontraktion bei Außenrotation erzeugt. Änderungen der zervikalen Position, der Haltung oder durch modifizierte neurodynamische Tests hatten keinen Effekt auf ① in dieser Position.
- Zervikale Linksrotation war bei 60° eingeschränkt, mit einem Anstieg von ② am Ende des Bewegungsausmaßes; Halten dieser Position für 60 Sekunden erzeugte ③ und ④. Zervikale Lateralflexion nach links war eingeschränkt bis 40° und die Extension in einem moderaten Grad, beide erzeugten dieselben Symptomreaktionen wie die Linksrotation, einschließlich der Reaktion auf die gehaltene Positionierung.
- Zervikale Rechtsrotation, rechtsseitige Flexion und Flexion waren vollständig und schmerzfrei.
- Zusatzbewegungen der HWS deckten Steifheit in der Bewegung der Segmente C4–7 auf der linken Seite auf, mit vergleichbarer Provokation von ② bei unilateraler posteroanteriorer Mobilisation in der Region der linken Facettengelenke von C5/C6 und C6/C7.
- Zusatzbewegungen der 1. und 2. Rippe in verschiedene Richtungen ergaben ein Bewegungsausmaß, das vergleichbar mit der nicht betroffenen rechten Seite war und keine Symptomprovokation zeigte.
- Neurologische Tests ergaben keine Evidenz für Leitfähigkeitsstörungen.
- Neurodynamische Tests zeigten eine positive Reaktion auf ULNT 2a, die ② (desensibilisiert durch Bewegung des Handgelenks von Extension in Neutralstellung) und ③ (desensibilisiert durch Bewegung der Schulter von 30° Abduktion 30° zurück an die Seite der Patientin) erzeugte.
- Die linke Schulter zeigte das volle Bewegungsausmaß in Elevation und Abduktion mit einem Bogen ① durch beide Bewegungen und erneut einen leichten Anstieg ① am Limit des Bewegungsausmaßes. Passiv offenbarte die linke Schulter das komplette Bewegungsausmaß der Elevation und Abduktion mit leichtem Anstieg ① am Limit des Bewegungsausmaßes.

Sitzungen 1–3

Die Behandlung zielte darauf ab, die Beeinträchtigungen in der HWS durch die physiologischen und Zusatzbewegungen anzugehen. Passive unilaterale posteroanteriore Zusatzbewegungen der linken C4–7-Bewegungssegmente zunächst in Neutralstellung, dann fortschreitend in eine Ausgangsstellung der linken Rotation, erzeugten die Wiederherstellung der vollen schmerzfreien zervikalen linken Rotation und linksseitigen Flexion. Am Ende der 3. Sitzung wurde ebenfalls eine gleichzeitige Auflösung von ③ und ④ erzeugt. ② persistierte in einem geringen Ausmaß nur noch am Ende eines Arbeitstages, aber auf einem zufriedenstellenden Niveau, wie die Patientin befand. Aktive zervikale Übungen über das Bewegungsausmaß wurden am Ende jeder Behandlungssitzung verschrieben, um die Verbesserung in dem Ausmaß, das in der Behandlung erreicht wurde, zu erhalten. Empfehlungen zur Haltung und Ermutigung zu regelmäßigen Positionswechseln über den Tag verteilt wurden gegeben. Frau G. wurde bestärkt, das Heben ihrer Tasche vom Beifahrersitz ihres Autos zu vermeiden, um einer Provokation von ① vorzubeugen. Die Wiederbefundung des Bewegungsausmaßes der Schulter und die Reaktion von ① blieben am Ende der 3. Sitzung unverändert. Der zuvor beeinträchtigte ULNT 2a und der später beurteilte ULNT 1 lösten sich auf, ohne dass sie einer neurodynamischen Mobilisation bedurften.

Sitzung 4 und 5

Die Probleme bezüglich ① dauerten in diesem Stadium an, einschließlich der Provokation beim Anziehen (Anziehen von Pullovern, Shirts und Mänteln) sowie beim Heben von Aktenordnern in und aus dem Aktenschrank bei der Arbeit. Frau G. war zu diesem Zeitpunkt aufgrund des Anhaltens von ① im Fitnessstudio noch nicht wieder zu den Übungen der oberen Extremität zurückgekehrt. In Übereinstimmung mit der initialen Beurteilung war ein schmerzhafter Bogen (Anstieg ①) durch Elevation und Abduktion vorhanden, mit Anstieg von ① am Limit des Bewegungsausmaßes von Elevation und Abduktion. Differenzierungstests zeigten einen weiteren Anstieg von ① bei akromiohumeraler Kompression, was auf eine mögliche subakromielle Quelle des Symptoms hindeutet. ① wurde mit isometrischer Kontraktion sowohl der Abduktion als auch der Außenrotation erzeugt, unabhängig von der Ausgangsstellung der linken Schulter, obwohl es zu einer intensiven Provokation kam, als die Schulter in 90° Abduktion war. In dieser Position linderte oder verbesserte akromiohumerale Distraktion (Longitudinalbewegung nach kaudal des Humerus) die Schmerzreaktion von ① nicht. Longitudinale Mobilisation des Humeruskopfes nach kaudal in zahlreichen Ausgangsstellungen verbesserte ① während aktiver Abduktion nicht. Mobilisation in die Position des eingeschränkten Quadranten wurde nicht gut toleriert. Eine Anzahl weiterer möglicher Beeinträchtigungen, die mit extrinsischen Quellen eines subakromialen Impingements assoziiert sind, wurde untersucht. Diese Faktoren wurden in früheren Abschnitten dieses Kapitels diskutiert und sind in ➤ Tab. 4.3 und ➤ Tab. 4.4 zusammengefasst. Insbesondere ergab die Beurteilung der motorischen Kontrolle eine befriedigende Scapula-Stabilität und dynamische Kontrolle. Tatsächlich betraf die Unterstützung der scapulothorakalen Bewegung das Vorhandensein von ① nicht. Das Bewegungsausmaß der glenohumeralen Innenrotation war im Vergleich zur nicht betroffenen rechten Seite nicht eingeschränkt. Thorakale Mobilität wurde mit Mobilisation angesprochen. ① blieb unverändert.

Sitzung 6 und nachfolgende

Die Beeinträchtigung durch den Widerstand der Kontraktion sowohl bei Abduktion als auch Außenrotation hielt an und daraufhin wurde die Hypothese einer Zugläsion der scapulohumeralen Muskeln aufgestellt. Extrinsisches kompressives Impingement sekundär zu einer mangelhaften Kontrolle des Humeruskopfes wurde neben der Möglichkeit einer schlechten Rotatorenmanschettenfunktion in Erwägung gezogen. Folglich wurde ein Übungsprogramm mit gestaffelter Belastung mit einer Betonung auf der Einhaltung einer guten glenohumeralen Bewegungskontrolle verschrieben.

Zunächst wurden progressive isometrische Kontraktionen sowohl der Außenrotation als auch der Abduktion vorgenommen, mit dem Arm an der Seite und einer Stärke der Kontraktion, die keinen ① erzeugte. Besonderes Augenmerk wurde auf die Ausgangsstellung des Schulterkomplexes gelegt, um eine optimale Ausrichtung einzustellen und um Kompensationsstrategien wie Verlust der Ausgangsstellung, Schulterzucken, Verlust der Scapulakontrolle etc. vorzubeugen. Nach einer Woche mit wiederholten Übungen wurde eine starke, schmerzfreie isometrische Kontraktion erreicht.

Die Behandlung wurde mit einer isometrischen Kontraktion durch das Bewegungsausmaß insbesondere in Richtung der provokativen Stellung von 90° Abduktion fortgeführt, wieder unter Vermeidung von ①. Am Ende der dritten Übungswoche waren starke, schmerzfreie isometrische Kontraktionen sowohl in Abduktion als auch in Außenrotation in verschiedenen Ausgangsstellungen der Schulter möglich. Frau G., berichtete, dass sich die Intensität und Frequenz von ① um 80 % gebessert hätten. Der vorher eingeschränkte Schulterquadrant wurde zu diesem Zeitpunkt wiederbefundet und schien weitgehend mit der nicht betroffenen rechten Seite vergleichbar zu sein. Der Schmerz, der zuvor am Ende der Schulterelevation auftrat, hatte sich aufgelöst.

Die Behandlung wurde mit langsamen, isotonischen konzentrischen Kontraktionen der Außenrotation (mit externem Widerstand mithilfe eines Therabands) fortgesetzt, wieder anfangs mit dem Arm an der Seite, und ging schnell in die symptomprovozierende Position von 90° Abduktion über. Wieder wurden die Kontraktionsstärke und das Bewegungsausmaß auf schmerzfreie Weise erzeugt. Stärke, Ausmaß und Ausgangsstellung der Schulter wurden nur verändert, wenn die Symptome es erlaubten. Bei der Beurteilung sechs Wochen nach Beginn des Übungsprogramms unter Belastung war Frau G. asymptomatisch in Bezug auf ① bei den Alltagsaktivitäten. Sie konnte die Außenrotation über das gesamte Bewegungsausmaß mit konzentrischer Kontrolle mit Widerstand demonstrieren.

Sie äußerte sich, dass ihr sehr daran gelegen sei, die Fitnessübungen für die obere Extremität wiederaufzunehmen, die sie vor ihren Schulter-, Nacken- und Armproblemen ausgeführt hatte. Die Rehabilitation wurde auf einem höheren Niveau fortgesetzt, indem die Geschwindigkeit, die Kontraktionsarten und die Ausgangsstellung der Schulterelevation und -abduktion verändert wurden. Bei einer Beurteilung nach drei Monaten war Frau G zu ihrem Fitnessprogramm der oberen Extremität ohne Symptome zurückgekehrt. Frühere Trainingsfehler wurden angesprochen, dazu gehörte, dass das Training nicht mehr an aufeinanderfolgenden, sondern an wechselnden Tagen stattfand etc. Frau G. wurde in diesem Stadium entlassen und gebeten, die Abteilung zu kontaktieren, sollte sie irgendwelche Rückfälle in den folgenden drei Monaten erleiden. Es wurde kein Kontakt aufgenommen.

Kommentare

Das physiotherapeutische Management von Schulterstörungen ist häufig von multimodaler Natur, mit passiver Bewegung als eine Komponente der Intervention. Dieser Fall zielt darauf ab, die Integration und die Rolle der passiven Mobilisation bei einem Patienten mit einer mehrkomponentigen Nacken-, Schulter- und Armstörung im weiteren Kontext ihrer allgemeinen Behandlung zu demonstrieren.

Der Fall dient ferner zur Demonstration, wo Hypothesen zur Pathobiologie (Gewebemechanismen) in Kombination mit verbessertem Wissen über die Pathologie (in diesem Fall Tendinopathie die linke Seite der durchlässigen Backsteinmauer) mit klinischer Evidenz (rechte Seite der durchlässigen Backsteinmauer) aus der Beurteilung des Patienten integriert werden können, um Entscheidungen zum physiotherapeutischen Management zu beeinflussen. Wie von Maitland (2005) dargelegt, ist *„der Entscheidungsfindungsprozess des Maitland-Konzepts primär auf der Seite der klinischen Evidenz der Backsteinmauer, obwohl diagnostische und theoretische Überlegungen die genaue Natur und Dosierung der Intervention beeinflussen"*.

In diesem speziellen Fall wurde eine persistierende Beeinträchtigung der Abduktion und Außenrotation mit Widerstand als die funktionelle Beeinträchtigung angenommen, die nach der Lösung anderer Probleme mithilfe der physiotherapeutischen Behandlung der funktionellen Störung der Patientin am nächsten kam. Die Integration wissenschaftlicher Evidenz zur Rotatorenmanschettenpathologie, wie in ➤ Tab. 4.3 und ➤ Tab. 4.4 detailliert beschrieben, erlaubt eine Hypothese in Bezug auf Rotatorenmanschetten-Tendinopathie als eine *mögliche Erklärung* für die klinische Präsentation zu diesem Zeitpunkt (Theorie). Aktuelle Evidenz zeigte, dass mechanische

Belastungen von Sehnengewebe strukturelle Veränderungen auf zellulärer Ebene fördern können, um die Sehnenheilung und die Reparatur mithilfe des Konzepts der Mechanotransduktion zu unterstützen (Khan und Scott 2009). Der Fall für einen solchen Ansatz bei Rotatorenmanschetten-Tendinopathie ist zu diesem Zeitpunkt des wissenschaftlichen Verständnisses im Aufbau, angesichts dessen, dass die pathologischen Merkmale der Störung entweder mit einer fehlgeschlagenen Heilungsreaktion in Verbindung stehen oder einen degenerativen Prozess anzeigen, wie in dem klinischen Beispiel einer Rotatorenmanschetten-Tendinopathie weiter oben in ➤ Kap. 4.4.2 detailliert beschrieben wird (Cook und Purdam 2009). Trotz der Schwierigkeiten, die mit der Interpretation der Forschungsergebnisse zur physiotherapeutischen Behandlung eines „Impingementsyndroms", das ausführlich in anderen Abschnitten dieses Kapitels und in ➤ Tab. 4.9 diskutiert wurde, verbunden sind, stellten sich Übungen in Kombination mit manueller Therapie als effektive Behandlungsmaßnahme für diese klinische Präsentation heraus, wie in vier systematischen Reviews gezeigt wurde (Kelly et al. 2010, Braun und Hanchard 2010, Kromer et al. 2009, Kuhn 2009).

Wird der Mangel an diagnostischer Genauigkeit in Betracht gezogen, den spezielle funktionelle orthopädische Tests bei der Erkennung struktureller Pathologien in der Schulter aufweisen (wie bereits in diesem Kapitel besprochen), ist es offensichtlich nicht möglich, mit Sicherheit zu behaupten, dass dies wirklich die pathologische Läsion in diesem speziellen Fall war. Überdies wäre die Managemententscheidung nicht anders ausgefallen, angesichts der hohen Prävalenz von Rotatorenmanschettenpathologien bei asymptomatischen Personen, auch wenn Evidenz aus bildgebenden Verfahren verfügbar gewesen wäre. Nichtsdestotrotz waren die Tests der beeinträchtigenden kontraktilen Komponente des Schulterproblems, das hypothetisch als Rotatorenmanschetten-Tendinopathie angesehen wurde, berechtigt, unterstützt von dem *„klinischen Nachweis, ob die Behandlung anschlägt oder nicht, der durch kontinuierlichen Vergleich der Auswirkungen der ausgewählten Behandlungsformen auf die Symptome und Zeichen eines Patienten erreicht wird"* (Maitland 2005). *„Gleichzeitig können Hypothesen über die Ursache des Problems, die betroffenen Strukturen, die beteiligten pathobiologischen Mechanismen, Wiederherstellungserwartungen und adäquate Managementstrategien bestätigt, verworfen oder wiederbewertet werden"* (Maitland et al. 2005). In diesem speziellen Fall war das klinische Ergebnis günstig, indem es die Annahme einer Verbindung zwischen der kontraktilen Beeinträchtigung und der funktionellen Einschränkung des Patienten bestätigte.

Abb. 4.34 Körpertabelle von Frau G.

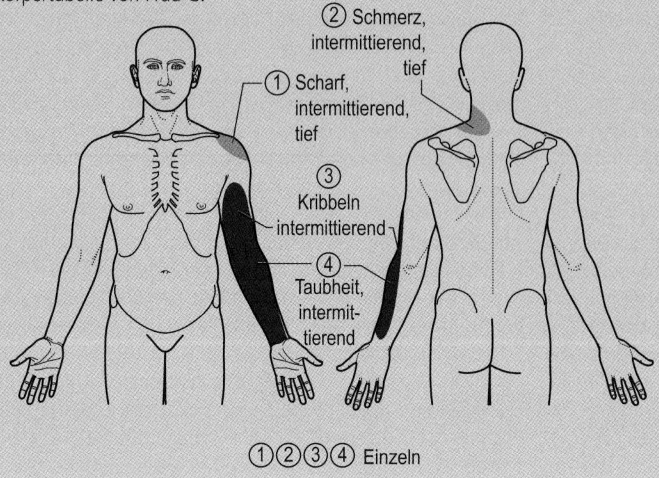

FALLSTUDIE 4.9

Umgang mit der schmerzenden Schulter

Herr G., 79 Jahre alt, wurde von einem Orthopädie-Konsiliarchirurgen mit der medizinischen Diagnose eines subakromialen Impingements der rechten Schulter an die Physiotherapie überwiesen.

Art der Störung

Schmerz in der rechten Schulter und ein damit verbundenes schmerzvoll eingeschränktes Bewegungsausmaß.

Aktuelle und Langzeitgeschichte

Herr G. erlitt sieben Monate vor seinem Besuch beim Physiotherapeuten einen Sturz auf die ausgestreckte Hand. Es traten sofort Schmerzen in der Region seiner rechten Schulter auf und er erwog zunächst, das Problem selbst zu behandeln. Herr G. erinnerte sich an einen Schmerz in der Region von ① und ② infolge des Sturzes. ③ und ④ machten sich innerhalb der drei Monate vor seiner ersten Physiotherapiesitzung bemerkbar (➤ Abb. 4.35). Unglücklicherweise hielten seine Symptome an und er suchte Hilfe bei seinem Hausarzt, der sich dazu entschloss, das Problem mithilfe von Röntgenaufnahmen und einem Ultraschallscan zu untersuchen; die Ergebnisse sind unten detailliert beschrieben. Basierend auf den Befunden überwies der Hausarzt den Patienten direkt zu einem orthopädischen Schulter-Konsiliarchirurgen für eine Zweitmeinung, ohne ein orthopädisches klinisches Beurteilungs- und Behandlungszentrum einzubeziehen. Der Patient wurde vom Konsiliararzt untersucht und an die Physiotherapie überwiesen.

Vor dem Sturz hatte Herr G. keine früheren Probleme mit seiner rechten Schulter erlebt. Er ging regelmäßig ins Fitnessstudio und spielte Golf, war aber nach dem Sturz dazu nicht mehr in der Lage. Sein Hauptziel für die physiotherapeutische Behandlung war, diese Aktivitäten wieder ausüben zu können.

Aktivitätseinschränkungen/24-Stunden-Symptomverhalten

Die funktionelle Haupteinschränkung war die Elevation des rechten Armes aufgrund der Stärke von ① und ②, die nahe dem Ende des verfügbaren Bewegungsausmaßes schnell anstieg. Der Schmerz brauchte einige Minuten, um abzuklingen, wenn der Arm zurück an die Seite geführt wurde. Folglich wurden Probleme beim Anziehen und bei Hinaufreichaktivitäten berichtet.

Der Schlaf war aufgrund von ①, ② und ③ in den meisten Nächten gestört, wenn der Patient auf der rechten Seite lag, klang aber innerhalb von fünf Minuten ab, wenn die Position verändert wurde.

Herr G. konnte einen Anstieg von ③ feststellen, insbesondere wenn er versuchte, seine rechte Hand hinter den Rücken zu legen, und wenn er länger als 30 Minuten saß.

Medizinische Untersuchungen mit bildgebenden Verfahren

Ultraschall der rechten Schulter

Moderate mechanische Veränderungen im Akromioklavikulargelenk mit Verdickung der Kapsel. Die Bizepssehne scheint intakt, mit einem normalen Lig. subscapularis. Der M. supraspinatus ist leicht verdickt mit einer gewissen Heterogenität der Architektur, kompatibel mit einer Tendinose. Die subakromiale, subdeltoidale Bursa ist verdickt und bei der Elevation gibt es klare Evidenz für ein Impingement mit Effusion in der subakromialen, subdeltoidalen Bursa (SASD). Der M. infraspinatus ist normal ohne Evidenz für einen Rotatorenmanschettenriss.

Kommentar: Impingementveränderungen an der rechten Supraspinatussehne mit SASD-Bursitis. Bursale Effusion. Kein Rotatorenmanschettenriss.

Röntgenaufnahme der rechten Schulter

Es gibt einige Kalkablagerungen im Weichteilgewebe am Akromioklavikulargelenk, die Pseudogicht nahelegen. Das Glenohumeralgelenk erscheint normal. Es gibt keine Fraktur oder Dislozierung.

Interpretation – Die Befunde bildgebender Verfahren erlauben, Informationen zum Zustands des Gewebes im Schulterkomplex zu erkennen, und liefern Evidenz für die linke Seite der Backsteinmauer. Punkte von besonderem Interesse, die festgestellt wurden, waren degenerative Veränderungen am Akromioklavikulargelenk, Evidenz für ein subakromiales Impingement und bursale Effusion, Supraspinatus-Tendinose und ein normales Glenohumeralgelenk. Dieses Wissen wurde mit der Überlegung, dass Herr G. vor seinem Sturz keine Symptome in seiner rechten Schulter verspürt hatte, kombiniert.

Anmerkung: Die Leser werden angehalten, die Informationen der ➤ Tab. 4.8 ➤ Tab. 4.9 zu nutzen, um die Überlegungen zu diesen medizinischen Befunden zu beurteilen.

Untersuchung

Die initiale Untersuchung wurde aufgrund der Stärke der Symptome eingeschränkt.

Die zunächst festgestellte primäre Beeinträchtigung war eine schmerzhafte Einschränkung des aktiven Bewegungsausmaßes der rechten Schulter mit 80° Elevation ① ②, 60° Abduktion ①② und 40° Außenrotation ①②.

Passiv konnte ein 10° größeres Bewegungsausmaß mit Vorsicht erreicht werden, der Schmerz begrenzte die Bewegung zu diesem Zeitpunkt aber erneut ①②.

gen am Akromioklavikulargelenk, Evidenz für ein subakromiales Impingement und bursale Effusion, Supraspinatus-Tendinose und ein normales Glenohumeralgelenk. Dieses Wissen wurde mit der Überlegung, dass Herr G. vor seinem Sturz keine Symptome in seiner rechten Schulter verspürt hatte, kombiniert.
Anmerkung: Die Leser werden angehalten, die Informationen der ➢ Tab. 4.8 ➢ Tab. 4.9 zu nutzen, um die Überlegungen zu diesen medizinischen Befunden zu beurteilen.

Untersuchung

Die initiale Untersuchung wurde aufgrund der Stärke der Symptome eingeschränkt.
Die zunächst festgestellte primäre Beeinträchtigung war eine schmerzhafte Einschränkung des aktiven Bewegungsausmaßes der rechten Schulter mit 80° Elevation ① ②, 60° Abduktion ①② und 40° Außenrotation ①②.
Passiv konnte ein 10° größeres Bewegungsausmaß mit Vorsicht erreicht werden, der Schmerz begrenzte die Bewegung zu diesem Zeitpunkt aber erneut ①②.
Das Bewegungsausmaß der HWS zeigte eine Einschränkung bei 50° Rotation in beide Richtungen aufgrund von Steifheit mit Anstieg von ③ am Limit des verfügbaren Bewegungsausmaßes.
Zusatzbewegungstests deckten eine schmerzhafte Einschränkung der Schulter sowohl in anteroposteriorer als auch in posteroanteriorer Richtung auf. Zusatzbewegungstests der HWS ergaben Steifheit vom mittleren zum unteren Bereich mit Provokation von ③ bei unilateraler posteroanteriorer Mobilisation der rechten Facettengelenke von C5, C6 und C7.
Ein modifizierter Nervengewebe-Provokationstest (ULNT 2a) beeinflusste die Symptome ①, ② und ③ nicht.
Eine periphere nozizeptive schmerzdominierte Präsentation mit Quellen in den glenohumeralen/akromiohumeralen/HWS- und akromioklavikularen Komplexen wurde als der wahrscheinlichste Mechanismus in diesem Stadium angenommen.

Rx1

Zu diesem frühen Stadium waren mehrere Beeinträchtigungen identifiziert worden, einschließlich einer schmerzhaften Einschränkung physiologischer und Zusatzbewegungen des Schulterkomplexes und einer Beeinträchtigung der HWS bei physiologischen und Zusatzbewegungen aufgrund von Steifheit. Daher existierten mehrere Optionen für die Behandlung.
Es wurde entschieden, die Behandlung am schmerzhaft eingeschränkten Bewegungsausmaß des Schulterkomplexes zu beginnen. Der Patient wurde in einer Schonhaltung in Rückenlage positioniert, mit zwei Kissen unter dem rechten Oberarm als Stütze an der Seite des Patienten. Zusatzbewegungen des Humeruskopfs wurden zunächst in posteroanteriore Richtung und longitudinale kaudale Richtung unter Verwendung von Techniken der Schmerzmodulation Grad I und II angewendet, in einer langsamen und sanften Art, um keinen Schmerz zu provozieren (➢ Abb. 4.36). Innerhalb weniger Minuten war es möglich, die Amplitude der Bewegung zu steigern, und der Patient berichtete ein reduziertes verbleibendes Schmerzniveau.
Der Patient wirkte entspannter bei der Bewegung seiner Schulter und passive funktionelle Flexion konnte erneut auf eine langsame, unterstützte Weise angewendet werden, sehr vorsichtig und ohne den Schulterschmerz des Patienten zu provozieren. Während der Behandlungssitzung verbesserte sich die passive Bewegung der Schulter von 80° auf etwa 150°. Dem Patienten wurden Pendelbewegungen beigebracht, um zu versuchen, die Verbesserung im passiven Bewegungsausmaß der Schulter zu erhalten. Der Patient äußerte, er sei beruhigt, dass er wieder damit beginnen könne, seine Schulter zu bewegen. Bisher habe er Bewegung und Aktivität größtenteils vermieden, aus Angst, mehr Schaden und Schmerz anzurichten.

Rx2 und Rx3

Die passiven Bewegungen, die während der 1. Sitzung angewendet worden waren, wurden in dee 2. und 3. Sitzung wiederholt. Beeinträchtigungen der scapulothorakalen Elevation, Depression, Protraktion und Retraktion wurden durch passive Mobilisation angegangen. Das aktive unterstützte Bewegungsausmaß der Schulter wurde in Rückenlage eingeleitet. Am Ende der 3. Sitzung wurden 160° aktive Elevation der Schulter in Rückenlage erreicht, im Stehen wurden 140° erreicht, beides wurde durch Schmerz ① und ② limitiert. Der Patient schritt zu einem aktiven Bewegungsausmaß der Schulterelevation sowohl liegend als auch im Stehen mit dem Ellenbogen in Flexion (kurzer Hebel) fort. Er berichtete, dass er wieder Vertrauen in die Bewegungen seiner Schulter und seines Armes entwickelte.

Rx4 und Rx5

Die Beeinträchtigungen in der HWS, die bei der ersten Beurteilung aufgefallen waren, wurden mit unilateraler Zusatzmobilisation angegangen, was zu Verbesserungen sowohl des zervikalen als auch des Bewegungsausmaßes der Schulter führte. Am Ende der 4. Sitzung hatte sich das aktive Bewegungsausmaß der Schulterelevation und -abduktion auf 170° verbessert, nur eingeschränkt durch ①. Herr G. berichtete die Auflösung von ② und ③ mit nur noch periodisch auftretendem ④ beim Dehnen, z. B. wenn er seinen Pullover über seinen Kopf zog. Bei weiterer Untersuchung der passiven Elevation wurde ④ am Limit des Bewegungsausmaßes zusammen mit ① identifiziert. Der Schulterquadrant war bei der Beurteilung beeinträchtigt, mit Provokation von ① und ④. Differenzierungsverfahren identifizierten als mögliche Quellen von ① sowohl das Akromioklavikulargelenk als auch das Akromiohumeralgelenk. Eine klare Differenzierung zwischen diesen zwei Quellen war nicht möglich. Die Untersuchung der oberen BWS mit unilateraler posteroanteriorer Mobilisation des rechten Th1 und Th2 zeigte eine Beeinträchtigung mit lokalem Schmerz und Steifheit. Eine Hypothese einer möglichen Symptomquelle von ④ und eines beitragenden Faktors zu ① wurde aufgestellt und mit starken Zusatzmobilisationstechniken getestet, die angewendet wurden, um die segmentale Steifheit anzugehen. Bei der Wiederbefundung war das Bewegungsausmaß der Schulter unverändert, obwohl ④ während des Quadranten oder am Limit der Elevation nicht wie zuvor reproduziert werden konnte.

Rx6

Beeinträchtigung der Zusatzbewegung des rechten Akromioklavikulargelenks wurde als eine mögliche verbleibende Quelle für ① und Grund für die Einschränkungen der vollständigen Schulterelevation und -abduktion angesehen, die aktiv bei 170° und passiv in den letzten Graden limitiert waren. Bei der Elevation am Ende des Bewegungsausmaßes wurden Zusatzbewegungen des Akromioklavikulargelenks sowohl in anteroposteriore als auch in longitudinale kaudale Richtung angewendet. Dabei wurden zunächst schmerzlindernde Techniken Grad II eingesetzt, die wenn möglich zu stärkeren Techniken Grad IV übergingen. Die Wiederbefundung ergab ein volles passives und aktives Bewegungsausmaß der Schulterelevation und -abduktion; allerdings persistierte ① am Limit des Bewegungsausmaßes. Der Schulterquadrant zeigte ebenfalls weiterhin eine leichte Einschränkung mit Provokation von ①. Zwei weitere Anwendungen der Mobilisation in ähnlicher Weise am Akromioklavikulargelenk brachten keine weitere Verbesserung. Ein Differenzierungstest wurde erneut am Ende des Bewegungsausmaßes angewendet. Er legte wieder eine akromiohumerale Quelle nahe, mit einer Reduktion von ①, wenn eine longitudinale kaudale Zusatzbewegung am Humerus ausgeführt wurde (subakromiale Distraktion; ➢ Abb. 4.37). In diesem Stadium wurden die Irritierbarkeit und Stärke des Problems als gering angesehen und die sanfte Applikation des beeinträchtigten Quadranten wurde als Mobilisationstechnik angewendet. Diese Technik führte zu weiteren Verbesserungen, sodass der Patient ein vollständiges schmerzfreies Bewegungsausmaß für Schulterelevation und -abduktion mit starkem Überdruck berichtete.

Rx7

Herr G. fühlte sich sehr glücklich mit seiner Schulter. Er war in der Lage, die meisten Aufgaben auf einer täglichen Basis auszuführen, welche die rechte Schulter und den Arm ohne Schmerz oder Schwierigkeiten verwendete. Er berichtete nur ganz gelegentlich von einem Stechen ①, wenn er seinen Arm in eine „umständliche" Position brachte, und gelegentlich, wenn er auf der rechten Schulter lag. Leichte Einschränkungen des rechten Schulterquadranten blieben bestehen; ansonsten war die Schulterbewegung vollständig und schmerzfrei. Es wurde entschieden, die Behandlung an diesem Punkt anzuhalten und die Symptome über einen Zeitraum von einem Monat zu beobachten. Herr G. demonstrierte einen Golfschwung in der Sitzung, der schmerzfrei war, und wurde angewiesen, nach und nach zu seinen Aktivitäten zurückzukehren.

Rx8 – Rückblick nach einem Monat

Zu diesem Zeitpunkt war Herr G, noch immer glücklich und zufrieden mit seinem Ergebnis. Er war zum Golf zurückgekehrt und spielte nun wieder auf dem Niveau vor seiner Verletzung. Er meinte, es sei keine weitere Behandlung erforderlich, und wurde daher aus der Physiotherapie entlassen. Es gab keinen Kontakt während der folgenden zwei Monate, was anzeigt, dass die Probleme nicht in einem Ausmaß zurückgekehrt waren, das wie vereinbart eine Rückmeldung erfordert hätte.

Kommentare

Dieser Fall dient dazu, die Sorgfalt hervorzuheben, die Physiotherapeuten bei der Identifizierung aller möglichen Quellen und beitragenden Faktoren bei allen klinischen Präsentationen walten lassen sollten. Obwohl es eine spezifische medizinische Diagnose gab, die von bildgebenden Verfahren unterstützt wurde, die zeigten, dass in diesem Fall mehrere pathologische Gewebe vorhanden waren, wurden durch die Analysen alle möglichen beteiligten Bewegungsstörungen identifiziert, deren Behandlung zur Lösung der Probleme des Patienten beitrug (mit Evidenz aus der Wiederbefundung der Effekte). Dieser Fall unterstützt die Behauptung, dass ein Physiotherapeut *„eine offene Einstellung gegenüber Behandlungstechniken besitzen muss, um in der Lage zu sein, frei Neuerungen einzuführen, ungehindert der Theorie,"* unterstützt von einer akribischen Wiederbefundung (Maitland 1986). Die spezifischen Einschränkungen, die mit einer medizinischen Diagnose eines „subakromialen Impingements" einhergehen, wurden in den vorangegangenen Abschnitten in diesem Kapitel ausführlich diskutiert. Maitlands Erkenntnisse zu Schwierigkeiten, Einschränkungen und Behinderungen für das Patientenmanagement, wenn die Physiotherapiebehandlung allein auf die medizinische Diagnose ausgerichtet ist, sind besonders relevant für diese Diagnose (Maitland 1986).

Der Fall zeigt zudem den Nutzen, wenn sanfte, kontrollierte passive Mobilisation bei einem Patienten mit einer schmerzdominanten Präsentation eingesetzt wird. Dieser Ansatz wird von Maitland (1986) als von besonderer Bedeutung für das Maitland-Konzept angesehen, das verlangt, dass Therapeuten *„ein klares Verständnis davon, wie Schmerz mit dem Einsatz oszillierender Techniken, die völlig schmerzfrei sind und kein Dehnen jedweder Art enthalten,"* entwickeln.

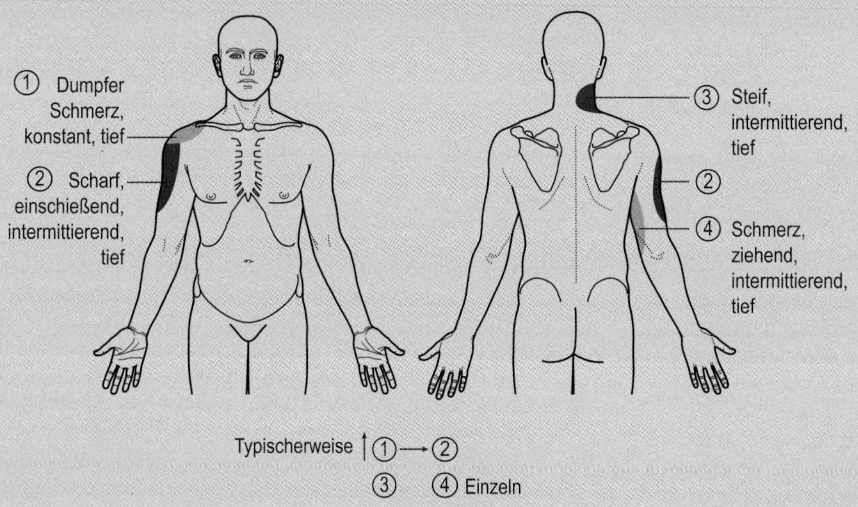

Abb. 4.35 Körpertabelle von Herrn G.

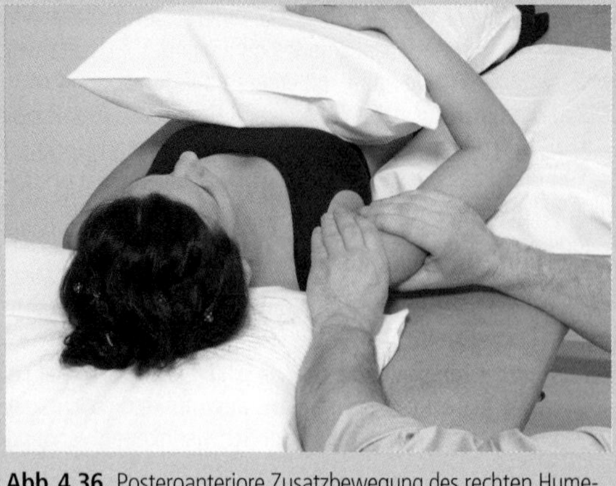

Abb. 4.36 Posteroanteriore Zusatzbewegung des rechten Humeruskopfes mit dem Arm unterstützt in der bequemsten Stellung

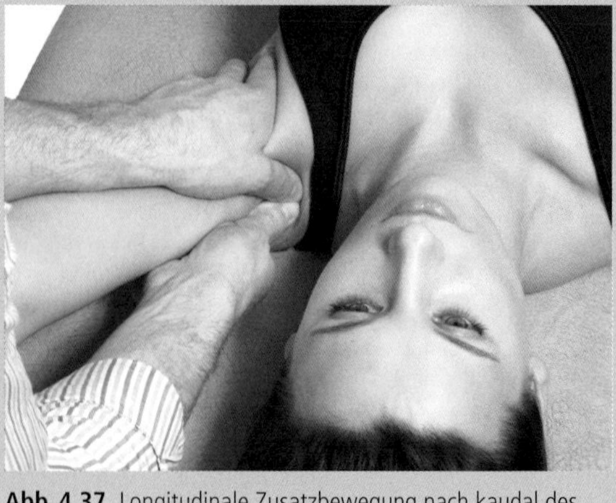

Abb. 4.37 Longitudinale Zusatzbewegung nach kaudal des Akromioklavikulargelenks in Elevation

FALLSTUDIE 4.10

Umgang mit einer steifen Schulter

Herr C., ein 57 Jahre alter Arbeiter in einem Elektrizitätswerk

Geschichte

Herr C. war ein 57 Jahre alter Arbeiter in einem Elektrizitätswerk, der mit einer viermonatigen Geschichte einer schmerzhaften und steifen rechten Schulter zur Physiotherapie überwiesen wurde. Das Problem begann schleichend ohne vorausgehendes Trauma und war im Status quo zum Zeitpunkt der Untersuchung. Der Schmerz wurde als intermittierend am anterioren und lateralen Aspekt im Bereich des rechten Glenohumeralgelenks beschrieben (➤ Abb. 4.38). Er verschlimmere sich durch Hinaufreichen in Vorwärtselevation und durch die Ausübung von Druck gegen eine Wand in Elevation, wie bei der Benutzung eines Schraubenziehers. Nachts konnte er wegen der Verschlimmerung des Schmerzes nicht auf der rechten Seite liegen.

Sein allgemeiner Gesundheitszustand war unauffällig und er nahm derzeit keine Medikamente ein. Zu seiner Arbeit im Elektrizitätswerk gehörten Schwerarbeit, Klettern und feine Werkzeugarbeit. Er war Rechtshänder.

Untersuchung

Bei der Untersuchung trat sein Schmerz vor jeder Bewegung auf. Seine funktionelle Demonstration war aktive Flexion, die weiterhin symptomatisch und steif bei 120° war. Differenzierungstests in dieser Position ergaben, dass sein Glenohumeralgelenk die an meisten betroffene Komponente darstellte. Sein Schmerz verstärkte sich auch bei 90° Abduktion, die Außenrotation war steif bei 20° und die Hand-hinter-Rücken-Bewegung (Innenrotation, Extension und Abduktion) war schmerzhaft bei Hand zum Gesäß. Weitere Differenzierungen dieser Bewegung ergaben, dass die Innenrotationskomponente am meisten betroffen war. Dieses Einschränkungsmuster wird gewöhnlich als kapsuläres Muster beschrieben, wie von Cyriax (1978) vorgegeben.

Bewegungen mit Widerstand waren generell unangenehm, aber ohne spezifische Befunde. Der Zusatz akromiohumeraler Distraktion vor der Ausführung der Bewegungen mit Widerstand änderten die Symptomreaktion nicht.

Behandlung

Aufgrund der bisherigen Befunde konzentrierte sich die Untersuchung mit passiven Zusatzbewegungen auf das Glenohumeralgelenk. Hier wurde Steifheit im mittleren Bewegungsausmaß in alle Richtungen festgestellt. Als Ergebnis bestand die Behandlung aus Mobilisation des Glenohumeralgelenks in die Steifheit hinein (Grad IV-). Glenohumerale posteroanteriore, anteroposteriore und longitudinale Mobilisationen nach kaudal wurden ausgeführt (➤ Abb. 4.39). Der Arm wurde zunächst in Neutralstellung gehalten; da aber keine Verschlimmerung der Symptome nach der Wiederbefundung auftrat und bei dem Problem des Patienten die Steifheit dominierte, nicht die Irritierbarkeit, wurden dieselben Techniken in Abduktion am Ende des vorhandenen Bewegungsausmaßes ausgeführt, anschließend in Flexion und dann in Außenrotation. Der unmittelbare Effekt war ein Anstieg des aktiven Bewegungsausmaßes der Flexion und Abduktion mit nachlassendem intensivem Schmerz. Interessanterweise verbesserte sich auch seine Hand-hinter-Rücken-Bewegung.

Ergebnis

Die oben beschriebenen Mobilisationen wurden in Grad IV+ weitergeführt, wie es die Symptomreaktion zuließ, und mit physiologischen Techniken am Ende des Bewegungsausmaßes kombiniert. Posteroanteriorer Druck auf den inferioren Winkel der rechten Scapula in Bauchlage mit der Hand hinter den Rücken erwies sich ebenfalls als effektiv bei einer weiteren Verbesserung der Hand-hinter-dem-Rücken-Funktion (➤ Abb. 4.40). Nach fünf Behandlungssitzungen wurde Herr C. entlassen, mit wiederhergestellter vollständiger Funktion bei Elevation und Hand-hinter-Rücken-Bewegungen.

Kommentare

Dieses Fallstudie stellt die Wichtigkeit heraus, die Gelenkzeichen zu beurteilen und sie angemessen zu behandeln. Als die Steifheit in den Zusatzbewegungen des Glenohumeralgelenks angesprochen wurde, verbesserte sich die Funktion des Patienten. Dieser Patient zeigt zudem, dass ein kapsuläres Einschränkungsmuster nicht unbedingt eine „Frozen Shoulder" bedeuten muss, die häufig nicht auf Physiotherapie anspricht.

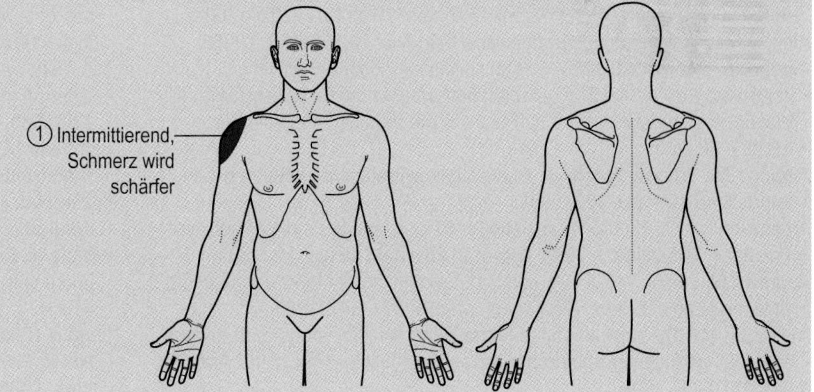

Abb. 4.38 Körpertabelle von Herrn C.

4

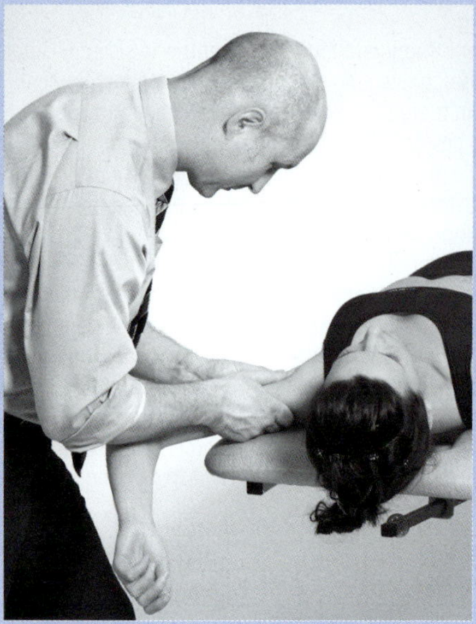

Abb. 4.39 Glenohumerale posteroanteriore Mobilisation des Humeruskopfes mit dem Arm in 120° Abduktion, während vollständige Außenrotation gehalten wird

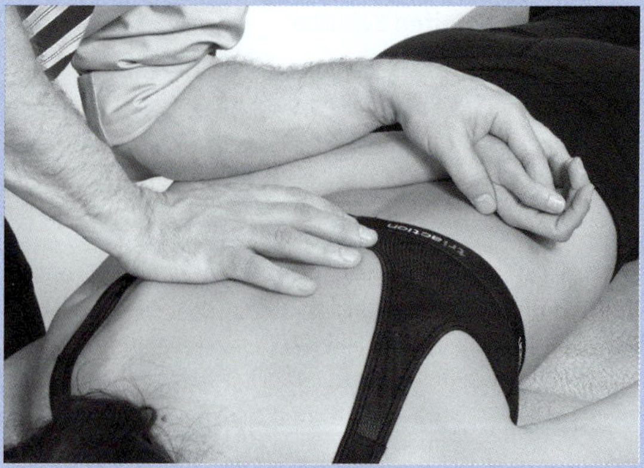

Abb. 4.40 Posteroanteriore Mobilisation am inferioren Winkel der Scapula in einer Stellung mit der Hand hinter dem Rücken

LITERATUR

Abrams GD, Safran MR: Diagnosis and management of superior labrum anterior posterior lesions in overhead athletes, Br J Sports Med 44:311–318, 2010.

Akgun K, Aktas L, Terzi Y: Winged scapula caused by a dorsal scapular nerve lesion: a case report, Arch Phys Med Rehabil 89(10):2017–2020, 2008.

Aina A, May S: A shoulder derangement, Man Ther 10:159–163, 2005.

Ainsworth R, Lewis J, Conboy V: A prospective randomized placebo controlled clinical trial of a rehabilitation programme for patients with a diagnosis of massive rotator cuff tears of the shoulder, Shoulder Elbow 1(1):55–60, 2009.

Aldridge JW, Bruno J, Stauch RJ, et al.: Nerve entrapment in athletes, Clin Sports Med 20(1):95–122, 2001.

American Physical Therapy Association (APTA): Guide to Physical Therapist Practice ("The Guide"), 1998, American Physical Therapy Association.

Andrews JR, Carson WG Jr, McLeod WD: Glenoid labrum tears are related to the long head of biceps, Am J Sports Med 13:337–341, 1985.

Awerbuch MS: The clinical utility of ultrasonography for rotator cuff disease, shoulder impingement syndrome and subacromial bursitis, Med J Aust 188(1):50–53, 2008.

Badcock LJ, Lewis M, Hay EM, et al.: Chronic shoulder pain in the community: a syndrome of disability or distress? Ann Rheum Dis 61:128–131, 2002.

Bamji AN, Erhardt CC, Price TR, et al.: The painful shoulder: can consultants agree? Br J Rheumatol 35:1172–1174, 1996.

Bang MD, Deyle GD: Comparison of supervised exercise with and without manual physical therapy for patients with shoulder impingement syndrome, J Orthop Sports Phys Ther 30(3):126–137, 2000.

Barth JR, Burkhart SS, De Beer JF: The bear-hug test: a new and sensitive test for diagnosing a subscapularis tear, Arthroscopy 22:1076–1084, 2006.

Baring T, Emery R, Reilly P: Management of rotator cuff disease: specific treatment for specific disorders: best practice and Research, Clin Rheumatol 21(2):279–294, 2007.

Bassett RW, Cofield RH: Acute tears of the rotator cuff: the timing of surgical repair, Clin Orthop Relat Res 175:18–24, 1983.

Beaudreuil J, Nizard R, Thomas T, et al.: Contribution of clinical tests to the diagnosis of rotator cuff disease: a systematic review of the literature, Joint Bone Spine 76(5):577–578, 2009.

Beim GM: Acromioclavicular joint injuries, J Athl Train 35(3):261–267, 2000.

Bencardino JY, Beltran J, Rosenberg ZS, et al.: Superior labrum anterior-posterior lesions: diagnosis with MR arthrography of the shoulder, Radiology 214:267–271, 2000.

Ben-Yishey A, Zuckerman JD, Gallagher M, et al.: Pain inhibition of shoulder strength in patients with impingement syndrome, Orthopaedics 17(8):685–688, 1994.

Bernhardt M, Hynes RA, Blume HW, et al.: Current concepts review: cervical spondylotic myelopathy, J Bone Joint Surg Am 75:119–128, 1993.

Bigliani LU, Levine WN: Current concepts review: subacromial impingement syndrome, J Bone Joint Surg 79:1854–1868, 1997.

Birtane M, Caliş M, Akgün K: The diagnostic value of magnetic resonance imaging in subacromial impingement syndrome, Yonsei Med J 42(4): 418–424, 2001.

Bogduk N: Innervation and pain patterns of the cervical spine. In Grant R, editor: Physical Therapy of the Cervical Spine and Thoracic Spine, New York, 1988, Churchill Livingstone.

Boone JL, Arciero RA: First time anterior shoulder dislocations: has the standard changed? Br J Sports Med 44:355–360, 2010.

Bossuyt PM, Reitsma JB, Bruns DE, et al.: The STARD statement for reporting studies of diagnostic accuracy: explanation and elaboration, Clin Chem 49:7–18, 2003.

Bot SDM, van der Waal JM, Terwee CB, et al.: Incidence and prevalence of complaints of the neck and upper extremity in general practice, Ann Rheum Dis 64:118–123, 2005.

Bradley JP, Elkousy H: Decision making: operative versus nonoperative treatment of acromioclavicular joint injuries, Clin Sports Med 22:277–290, 2003.

Brandt KD, Dieppe P, Radin EL: Is it useful to subset primary osteoarthritis? A critique based on evidence regarding the etiopathogenesis of osteoarthritis, Semin Arthritis Rheum 39(2):81–95, 2009.

Braun C, Hanchard CA: Manual therapy and exercise for impingement related shoulder pain, Phys Ther Rev 15(2):62–63, 2010.
Brockmeier SF, Voos JE, Williams RJ, et al.: Outcomes after arthroscopic repair of type II SLAP lesions, J Bone Joint Surg Am 91:1595–1603, 2009.
Buchbinder R, Goel V, Bombardier C, et al.: Classification systems of soft tissue disorders of the neck and upper limb: do they satisfy methodological guidelines? J Clin Epidemiol49(2):141–149, 1996.
Buchbinder R, Goel V, Bombardier C, et al.: Oral steroids for adhesive capsulitis, Cochrane Database Syst Rev Issue 4. Art No. CD006189. DOI: 10.1002/14651858.CD006189, 2006.
Buchbinder R, Green S, Youd JM: Corticosteroid injections for shoulder pain, Cochrane Database Syst Rev Issue 1. Art No. CD004016. DOI: 10.1002/14651858.CD004016, 2003.
Buchbinder R, Green S, Youd JM: Arthrographic distension for adhesive capsulitis (frozen shoulder), Cochrane Database Syst Rev Issue 1. Art No. CD007005. DOI: 10.1002/14651858.CD007005, 2008.
Buckwalter JA, Martin JA: Osteoarthritis, Adv Drug Deliv Rev 58:150–167, 2006.
Bunker T: Rotator cuff disease, Curr Orthop 16:223–233, 2002.
Bunker T: Time for a new name for frozen shoulder: contracture of the shoulder, Shoulder Elbow 1(1):4–9, 2009.
Burbank KM, Stevenson JH, Czarnecki GR, et al.: Chronic shoulder pain. Part I. Evaluation and diagnosis, Am Fam Physician 77(4):453–460, 2008a.
Burbank KM, Stevenson JH, Czarnecki GR, et al.: Chronic shoulder pain. Part II. Treatment, Am Fam Physician 77(4):493–497, 2008b.
Bureau NJ, Beauchamp M, Cardinal E, et al.: Dynamic sonography evaluation of shoulder impingement syndrome, Am J Roentgenol 187:216–220, 2006.
Burkhart SS, Esch JC, Jolson RS: The rotator crescent and rotator cable: An anatomic description of the shoulders "suspension bridge", Arthroscopy 9(6):611–616, 1993.
Burkhart SS, Morgan CD, Kibler WB: The disabled throwing shoulder: spectrum of pathology. Part I. Pathoanatomy and biomechanics, Arthroscopy 19:404–420, 2003.
Butler DS: Mobilisation of the nervous system, Melbourne, Australia, 1991, Churchill Livingstone.
Butler DS: The Sensitive Nervous System, Adelaide, Australia, 2000, Noigroup Publications.
Buttaci CJ, Stitik TP, Yonclas PP, et al.: Osteoarthritis of the acromioclavicular joint: a review of anatomy, biomechanics, diagnosis and treatment, Am J Phys Med Rehabil 83(10):791–797, 2004.
Caliş M, Akgün K, Birtane M, et al.: Diagnostic values of clinical diagnostic tests in subacromial impingement syndrome, Ann Rheum Dis 59:44–47, 2000.
Calvert E, Chambers GK, Regan W, et al.: Special physical examination tests for superior labrum anterior posterior shoulder tears are clinically limited and invalid: a diagnostic systematic review, J Clin Epidemiol 62(5): 558–563, 2009.
Calvert P: Classification and clinical assessment. Minisymposium: shoulder instability, Curr Orthop 10:151–157, 1996.
Castagna A, Garofalo R, Cesari E, et al.: Anterior and posterior internal impingement: an evidence-based review, Br J Sports Med 44:382–388, 2010.
Chandnani VP, Ho C, Gerharter J, et al.: MR findings in asymptomatic shoulders: a blind analysis using symptomatic shoulders as controls, Clin Imaging 16(1):25–30, 1992.
Chaudhury S, Gwilym SE, Moser J, et al.: Surgical options for patients with shoulder pain, Nat Rev Rheumatol 6:217–226, 2010.
Chang D, Mohana-Borges A, Borso M, et al.: SLAP lesions: Anatomy, clinical presentation, MR imaging diagnosis and characterisation, Eur J Radiol 68:72–87, 2008.
Childs JD, Cleland JA: Development and application of clinical prediction rules to improve decision making in physical therapist practice, Phys Ther 86(1):122–131, 2006.
Childs JD, Cleland JA, Elliott JM, et al.: Neck pain: clinical practice guidelines linked to the international classification of functioning, disability and health from the orthopaedic section of the American Physical Therapy Association, J Orthop Sports Phys Ther 38(9):A1–A34, 2008.
Cho NS, Lee BG, Rhee YG: Radiologic course of the calcific deposits in calcific tendinitis of the shoulder: does the initial radiologic aspect affect the final results? J Shoulder Elbow Surg 19(2):267–272, 2010.
Chronopoulos E, Kim TK, Park HB, et al.: Diagnostic value of physical tests for isolated chronic acromioclavicular lesions, Am J Sports Med 32(3): 655–661, 2004.
Cibulka MT, White DM, Woehrle J, et al.: Hip pain and mobility deficits: hip osteoarthritis. Clinical practice guidelines linked to the international classification of functioning, disability and health from the orthopaedic section of the American Physical Therapy Association, J Orthop Sports Phys Ther 39(4):A1–A25, 2009.
Clark JM, Harryman DT: Tendons, ligaments and capsule of the rotator cuff: gross and microscopic anatomy, J Bone Joint Surg 74(5):713–725, 1992.
Cleland JA, Childs JD, Fritz JM, et al.: Development of a clinical prediction rule for guiding treatment of a subgroup of patients with neck pain: use of thoracic spine manipulation, exercise and patient eduction, Phys Ther 87:9–23, 2007.
Codman EA: The Shoulder: Rupture of the Supraspinatus Tendon and Other Lesions In or About the Subacromial Bursa, Boston, 1934, Thomas Todd.
Coghlan JA, Buchbinder R, Green S, et al.: Surgery for rotator cuff disease, Cochrane Database Syst Rev Issue 1. Art No. CD005619. DOI: 10.1002/14651858.CD005619.pub2, 2008.
Connor PM, Banks DM, Tyson AB, et al.: Magnetic resonance imaging of the asymptomatic shoulder of overhead athletes, Am J Sports Med 31: 724–727, 2003.
Cook C: The lost art of the clinical examination: an overemphasis on clinical special tests, J Man Manip Ther 18(1):3–4, 2010.
Cook C, Brown C, Isaacs R, et al.: Clustered clinical findings for diagnosis of cervical spine myelopathy, J Man Manip Ther 18(4):175–180, 2010.
Cook JL, Purdam CR: Is tendon pathology a continuum? A pathology model to explain the clinical presentation of load-induced tendinopathy, Br J Sports Med 43:409–416, 2009.
Cordasco FA, Chen NC, Backus SI, et al.: Subacromial injection improves deltoid firing in subjects with large rotator cuff tears, HSS J 6(1):30–36, 2010.
Coro L, Azuelos A, Alexandre A, et al.: Suprascapular nerve entrapment: advanced peripheral nerve surgery and minimal invasive spinal surgery, Acta Neurochir (Wien) 97:33–34, 2005.
Cowan SM, Schache AG, Brukner P, et al.: Delayed onset of transversus abdominus in long standing groin pain, Med Sci Sports Exerc 36(12):-2040–2045, 2001.
Crawshaw DP, Helliwell PS, Hensor EMA, et al.: Exercise therapy after corticosteroid injection for moderate to severe shoulder pain: large pragmatic randomised trial, Br Med J 340:c3037, 2010.
Croft P, Pope D, Boswell R, et al.: Observer variability in measuring elevation and external rotation of the shoulder: Primary Care Rheumatology Society Shoulder Study Group, Br J Rheumatol 33(10):942–946, 1994.
Croft P, Pope D, Silman A: The clinical course of shoulder pain: prospective cohort study in primary care, Br Med J 313:601–602, 1996.
CSP (Chartered Society of Physiotherapy): Scope of physiotherapy practice 2008. Information paper PD001, London, 2008, Chartered Society of Physiotherapy.
Cumpston M, Johnston RV, Wengier L, et al.: Topical glyceryl trinitrate for rotator cuff disease, Cochrane Database Syst Rev Issue 3. Art No. CD006355. DOI: 10.1002/14651858.CD006355.pub2, 2009.
Currier L, Froehlich PJ, Carow SD, et al.: Development of a clinical prediction rule to identify patients with knee pain and clinical evidence of osteoarthritis who demonstrate a favourable short term response to hip mobilisation, Phys Ther 87:1106–1119, 2007.
Cyriax JH: Textbook of Orthopaedic Medicine, ed 7, London, 1978, Baillière Tindall.
Cyriax JH: Textbook of Orthopaedic Medicine, ed 8, London, 1982, Baillière Tindall.
Dankaerts W, O'Sullivan PB, Straker LM, et al.: The inter-examiner reliability of a classification method for non-specific chronic low back pain patients with motor control impairment, Man Ther 11(1):28–39, 2006.

Dessaur WA, Magarey ME: Diagnostic accuracy of clinical tests for superior labral anterior posterior lesions: a systematic review, J Orthop Sports Phys Ther 38:341–352, 2008.
de Jesus JO, Parker L, Frangos AJ, et al.: Accuracy of MRI, MR arthrography, and ultrasound in the diagnosis of rotator cuff tears: a meta-analysis, Am J Roentgenol 192:1701–1707, 2009.
de Winter AF, Jans MP, Scholten RJ, et al.: Diagnostic classification of shoulder disorders: interobserver agreement and determinants of disagreement, Ann Rheum Dis 58:272–277, 1999.
Dodson CC, Altchek DW: SLAP lesions: An update on recognition and treatment, J Orthop Sports Phys Ther 39(2):71–80, 2009.
Duralde XA: Neurologic injuries in the athlete's shoulder, J Athl Train 35(3):316–328, 2000.
Edwards I, Jones M, Carr J, et al.: Clinical reasoning strategies in physical therapy, Phys Ther 84:312–335, 2004.
Edwards SL, Lee JA, Bell JE, et al.: Nonoperative treatment of superior labrum anterior posterior tears, Am J Sports Med 38(7):1456–1461, 2010.
Ellenbecker TS, Cools A: Rehabilitation of shoulder impingement syndrome and rotator cuff injuries: an evidence based review, Br J Sports Med 44:319–327, 2010.
Elvey RL: Brachial plexus tension test and the pathoanatomical origin of arm pain. In Glasgow E, Twomey L, editors: Aspects of Manipulative Therapy, Melbourne, 1979, Lincoln Institute of Health Sciences, pp 105–110.
Elvey RL, Hall T: Neural tissue evaluation and treatment. In Donatelli R, editor: Physical Therapy of the Shoulder, New York, 1997, Churchill Livingstone, pp 131–152.
Engebretsen L, Craig EV: Radiolographic features of shoulder instability, Clin Orthop291:29–44, 1993.
Escorpizo R, Stucki G, Cieza A, et al.: Creating an interface between the international classification of functioning, disability and health and physical therapist practice, Phys Ther 90(7):1053–1064, 2010.
Evans P: The T4 syndrome: some basic clinical aspects, Physiotherapy 83(4):186–189, 1997.
Faure G, Daculsi G: Calcified tendinitis: a review, Ann Rheum Dis 42:49–53, 1983.
Favejee MM, Huisstede BM, Koes BW: Frozen shoulder: the effectiveness of conservative and surgical interventions – systematic review, Br J Sports Med 45:49–56, 2011.
Feeley BT, Gallo RA, Craig EV: Cuff tear arthropathy. Current trends in diagnosis and management, J Shoulder Elbow Surg 18(3):484–494, 2009.
Feleus A, Bierma-Zeinstra SM, Miedema HS, et al.: Incidence of non-traumatic complaints of arm, neck and shoulder in general practice, Man Ther 13:426–433, 2008.
Fersum KV, Dankaerts W, O'Sullivan PB, et al.: Integration of subclassification strategies in randomised controlled clinical trials evaluating manual therapy and exercise therapy for non-specific low back pain: a systematic review, Br J Sports Med 44:1054–1062, 2010.
Fisher AM, Dexter WW: How evidence based is our examination of the shoulder? In MacAuley D, Best TM, editors: Evidence-Based Sports Medicine, ed 2, Oxford, 2007, BMJ Books, Blackwell Publishing.
Flynn T, Fritz J, Whitman J, et al.: A clinical prediction rule for classifying patients with low back pain who demonstrate short-term improvement with spinal manipulation, Spine 27:2835–2843, 2002.
Foster NE, Hill JC, Hay EM: Subgrouping patients with low back pain in primary care: are we getting any better at it? Man Ther 16(1):3–8, 2011.
Frost P, Andersen JH, Lundorf E: Is supraspinatus pathology as defined by magnetic resonance imaging associated with clinical sign of shoulder impingement? J Shoulder Elbow Surg 8(6):565–568, 1999.
Fukuda H, Hamada K, Nakajima T, et al.: Pathology and pathogenesis of bursal-side rotator cuff tears viewed from en bloc histologic sections, Clin Orthop Relat Res 254:81–86, 1990.
Funk L, Haines J, Trail I: Rotator cuff arthropathy, Curr Orthop 21(6): 415–421, 2007.
Ganzhorn R, Hocker JT, Horowitz M, et al.: Suprascapular nerve entrapment: a case report, J Bone Joint Surg Am 63:492–494, 1981.
Gartsman GM: Partial thickness rotator cuff tears: evaluation and treatment, Curr Orthop 14:167–172, 2000.
George SZ, Wallace MR, Wright TW, et al.: Evidence for a biopsychosocial influence on shoulder pain: Pain catastrophizing and catechol-O-methyltransferase (COMT) diplotype predict clinical pain ratings, Pain 136:53–61, 2008.
Gerber C, Galantav RV, Herche O: The pattern of pain produced by irritation of the acromioclavicular joint and the subacromial space, J Shoulder Elbow Surg 7(4):352–355, 1998.
Gerber C, Hersche O, Farron A: Isolated rupture of the subscapularis tendon, J Bone Joint Surg Am 78:1015–1023, 1996.
Ghodadra NS, Provencher MT, Verma NN, et al.: Open, mini-open and all arthroscopic rotator cuff repair surgery: Indications and implications for rehabilitation, J Orthop Sports Phys Ther 39(2):81–95, 2009.
Godges JJ, Irrgang JJ: ICF based practice guidelines for common musculoskeletal conditions, J Orthop Sports Phys Ther 38(4):167–168, 2008.
Goldberg BA, Lippitt SB, Matsen FA 3rd: Improvement in comfort and function after cuff repair without acromioplasty, Clin Orthop Relat Res 390: 142–150, 2001.
Gomoll AH: Rotator cuff disorders: Recognition and management among patients with shoulder pain, Arthritis Rheum 50(12):3751–3761, 2004.
Gonzalez-Alegre P, Recober A, Kelkar P: Idiopathic brachial neuritis, Iowa Orthop J 22:81–85, 2002.
Gooding BWT, Geoghegan JM, Manning PA: The management of acute traumatic primary anterior shoulder dislocation in young adults, Shoulder Elbow 2:141–146, 2010.
Goodman CC, Snyder TEK: Differential Diagnosis in Physical Therapy, ed 2, Philadelphia, 1995, WB Saunders.
Goodman CC, Snyder TEK: Differential Diagnosis in Physical Therapy, ed 3, Philadelphia, 2000, W. B. Saunders.
Gotoh M, Hamada K, Yamakawa H, et al.: Increased substance p in subacromial bursa and shoulder pain in rotator cuff diseases, J Orthop Res 16:618–621, 1998.
Gotoh M, Hamada K, Yamakawa H, et al.: Interleukin-1 induced glenohumeral synovitis and shoulder pain in rotator cuff diseases, J Orthop Res 20:1365–1371, 2002.
Green S, Buchbinder R, Glazier R, et al.: Systematic review of randomised controlled trials of interventions for painful shoulder: selection criteria, outcome assessment, and efficacy, Br Med J 316:354–360, 1998.
Green S, Buchbinder R, Hetrick S: Physiotherapy interventions for shoulder pain, Cochrane Database Syst Rev Issue 2. Art No. CD004258. DOI: 10.1002/14651858.CD004258, 2003.
Green S, Buchbinder R, Hetrick S: Acupuncture for shoulder pain, Cochrane Database Syst Rev Issue 2. Art No. CD005319. DOI: 10.1002/14651858. CD005319, 2005.
Green R, Shanley K, Taylor N, et al.: The anatomical basis for clinical tests assessing musculoskeletal function of the shoulder, Phys Ther Rev 13(1):17–24, 2008.
Grieve GP: The masqueraders. In Boyling JD, Palastanga N, editors: Grieve's Modern Manual Therapy, ed 2, Edinburgh, 1994, Churchill Livingstone, ch 63, pp 841–856.
Gross ML, Distefano MC: Anterior release test. A new test for occult shoulder instability, Clin Orthop Relat Res 339:105–108, 1997.
Guanche CA, Jones DC: Clinical testing for tears of the glenoid labrum, Arthroscopy 19(5):517–523, 2003.
Guccione AA: Physical therapy diagnosis and the relationship between impairments and function, Phys Ther 71(7):499–504, 1991.
Haddick E: Management of a patient with shoulder pain and disability: a manual physical therapy approach addressing impairments of the cervical spine and upper limb neural tissue, J Orthop Sports Phys Ther 37(6): 342–349, 2007.
Hall TM, Elvey RL: Nerve trunk pain: physical diagnosis and treatment, Man Ther 4(2):63–73, 1999.
Hanchard N, Goodchild L, Thompson J, et al.: Evidence-based guidelines for the diagnosis, assessment and physiotherapy management of contracted

(frozen) shoulder v1.3 "standard" physiotherapy, Endorsed by the Chartered Society of Physiotherapy 2011.

Hanchard NC, Cummins J, Jeffries C: Evidence-based clinical guidelines for the diagnosis, assessment and physiotherapy management of shoulder impingement syndrome, London. UK, 2004, Chartered Society of Physiotherapy.

Hanchard NC, Howe TE, Gilbert MM: Diagnosis of shoulder pain by history and selective tissue tension: an agreement between assessors, J Orthop Sports Phys Ther 35(3):147–153, 2005.

Handoll HHG, Almaiyah MA, Rangan A: Surgical versus non-surgical treatment for acute anterior shoulder dislocation, Cochrane Database Syst Rev CD004325, 2004.

Hattrup SJ, Cofield RH: Rotator cuff tears with cervical radiculopathy, J Shoulder Elbow Surg 19:937–943, 2010.

Hayes KW, Peterson CM: Reliability of classifications derived from Cyriax's resisted testing in subjects with painful shoulders and knees, J Orthop Sports Phys Ther 55(5):235–246, 2003.

Hawkins RJ, Kennedy JC: Impingement syndrome in athletes, Am J Sports Med 8:151–158, 1980.

Hegedus EJ, Goode AS Campbell S, et al.: Physical examination tests of the shoulder: a systematic review with meta-analysis of individual tests, Br J Sports Med 42:80–92, 2008.

Helgeson K, Smith AR Jr: Process for applying the international classification of functioning, disability and health model to a patient with patellar dislocation, Phys Ther 88(8):956–964, 2008.

Hengeveld E: Gedanken zum Indikationsbrereich der manuellen therapie. Part 2, Man Ther 3:681–688, 1999.

Hengeveld E: Psychosocial issues in physiotherapy: manual therapists' perspectives and observations, London, 2000, MSc thesis. Department of Health Sciences. University of East London.

Hengeveld E, Banks K, editors: Maitland's peripheral manipulation, ed 4, London, 2005, Elsevier Butterworth-Heinemann.

Hertel R, Ballmer FT, Lombert SM, et al.: Lag signs in the diagnosis of rotator cuff rupture, J Shoulder Elbow Surg 5:307–313, 1996.

Hicks GE, Fritz JM, Delitto A, et al.: Preliminary development of a clinical prediction rule for determining which patients with low back pain will respond to a stabilisation program, Arch Phys Med Rehabil 86:1753–1762, 2005.

Hodges PW, Richardson CA: Inefficient muscular stabilisation of the lumbar spine associated with low back pain: A motor control evaluation of transversus abdominis, Spine21(22):2640–2650, 1996.

Hodges PW, Richardson CA: Delayed postural contraction of transversus abdominis in low back pain associated with movement of the lower limb, J Spinal Disord 11(1):46–56, 1998.

Hofstee D-J, Gosens T, Bonnet M, et al.: Calcifications in the cuff: take it or leave it? Br J Sports Med 41:832–835, 2007.

Holvelius L, Olofsson A, Sandström B, et al.: Nonoperative treatment of primary anterio shoulder dislocation in patients forty years of age and younger. A prospective twenty-five year follow-up, J Bone Joint Surg Am 90:945–952, 2008.

Howell SM, Galinat BJ: The glenoid-labral socket: a constrained articular surface, Clin Orthop Relat Res 243:122–125, 1989.

Hsu JE, Okecukwu A, Anakwenze OA, et al.: Current review of adhesive capsulitis, J Shoulder Elbow Surg 20:502–514, 2011.

Hughes PC, Taylor NF, Green RA: Most clinical tests cannot accurately diagnose rotator cuff pathology: a systematic review, Aust J Physiother 54:159–170, 2008.

Hughes PJ, Bolton-Maggs B: Calcifying tendonitis, Curr Orthop 16(5): 389–394, 2002.

Hung C-J, Jan M-H, Lin Y-F, et al.: Scapular kinematics and impairment features for classifying patients with subacromial impingement syndrome, Man Ther 15(6):547–551, 2010.

Hussey AJ, O'Brien CP, Regan PJ: Parsonage-Turner syndrome: case report and literature review, Hand 2:218–221, 2007.

Iannotti JP: Rotator cuff disorders, Park Ridge, 1991, American Academy of Orthopaedic Surgeons, p 58.

Jaggi A, Lambert S: Rehabilitation for shoulder instability, Br J Sports Med 44:333–340, 2010.

Jee WH, McCauley TR, Katz LD, et al.: Superior labral anterior posterior (SLAP) lesions of the glenoid labrum: reliability and accuracy of MR arthrography for diagnosis, Radiology 218:127–132, 2001.

Jermin PJ, Webb M: Melorheostosis masquerading as a frozen shoulder in a sportsman, Shoulder Elbow 2(4):271–272, 2010.

Jette AM: Diagnosis and classification by physical therapists: a special communication, Phys Ther 69(11):967–969, 1989.

Jobe CM: Superior glenoid impingement: current concepts, Clin Orthop Relat Res330:98–107, 1996.

Jobe FW, Jobe CM: Painful athletic injuries of the shoulder, Clin Orthop Relat Res 173:117–124, 1983.

Jobe FW, Kvitne RS, Giangarra CE: Shoulder pain in the overhand or throwing athlete. The relationship of anterior instability and rotator cuff impingement, Orthop Rev 18:963–975, 1989.

Jobe FW, Pink M: Classification and treatment of shoulder dysfunction in the overhead athlete, J Orthop Sports Phys Ther 18(2):427–432, 1993.

Johansen JA, Grutter PW, McFarland EG, et al.: Acromioclavicular joint injuries: indications for treatment and treatment options, J Shoulder Elbow Surg 20:S70–S82, 2011.

Jones GL, Galluch DB: Clinical assessment of superior glenoid labral lesions: a systematic review, Clin Orthop Relat Res 455:45–51, 2007.

Jones MA, Rivett DA, editors: Clinical Reasoning for Manual Therapists, London, 2004, Butterworth-Heinemann.

Jonsson P, Wahlström P, Öhberg L, et al.: Eccentric training in chronic painful impingement syndrome of the shoulder: results of a pilot study, Knee Surg Sports Traumatol Arthrosc 14(1):76–81, 2006.

Kachingwe AF, Phillips B, Sletten E, et al.: Comparison of manual therapy techniques with therapeutic exercise in the treatment of shoulder impingement: a randomized controlled pilot clinical trial, J Man Manip Ther 16(4):238–247, 2008.

Keijsers E, Feleus A, Miedema HS, et al.: Psychosocial factors predicted nonrecovery in both specific and nonspecific diagnoses at arm, neck and shoulder, J Clin Epidemiol 63:1370–1379, 2010.

Kelly SM, Brittle N, Allen GM: The value of physical tests for subacromial impingement syndrome: a study of diagnostic accuracy, Clin Rehabil 24: 149–158, 2010.

Kelley MJ, McClure PW, Leggin BG: Frozen shoulder: evidence and a proposed model guiding rehabilitation, J Orthop Sports Phys Ther 39(2): 135–148, 2009.

Khan KM, Cook JL, Taunton JE, et al.: Overuse tendinosis, not tendinitis. Part 1. A new paradigm for a difficult clinical problem, Phys Sports Med 28(5), 2000.

Khan KM, Scott A: Mechanotherapy: how physical therapists' prescription of exercise promotes tissue repair, Br J Sports Med 43:247–252, 2009.

Khan KM, Tress BM, Hare WS, et al.: Treat the patient, not the X-ray: Advances in diagnostic imaging do not replace the need for clinical interpretation, Clin J Sports Med 8:1–4, 1998.

Kibler WB, Sciascia A: Current concepts: scapular dyskinesis, Br J Sports Med 44:300–305, 2010.

Kim SH, Ha KI, Ahn JH, et al.: Biceps load test II: a clinical test for SLAP lesions of the shoulder, Arthroscopy 17(2):160–164, 2001.

Kim SH, Ha KI, Han KY: Biceps load test: a clinical test for superior labrum anterior and posterior lesions in shoulders with recurrent anterior dislocations, Am J Sports Med 27(3):300–303, 1999.

Kim SH, Park JS, Jeong WK, et al.: The Kim test: a novel test for posteroinferior labral lesion of the shoulder – a comparison to the jerk test, Am J Sports Med 33:1188–1192, 2005.

Kim SH, Park JC, Park JS, Oh L, et al.: Painful jerk test: a predictor of success in nonoperative treatment of posteroinferior instability of the shoulder, Am J Sports Med 32:1849–1855, 2004.

Kromer TO, de Brie RA, Bastiaenen CH: Effectiveness of individualized physiotherapy on pain and functioning compared to a standard exercise protocol in patients presenting with clinical signs of subacromial impinge-

ment syndrome. A randomised controlled trial, BMC Musculoskelet Disord11:114, 2010. http://www.biomedcentral.com/1471–2474/11/114.
Kromer TO, Tautenhahn UG, de Bie RA, et al.: Effects of physiotherapy in patients with shoulder impingement syndrome: A systematic review of the literature, J Rehabil Med 41(11):870–880, 2009.
Kuhn JE: Exercise in the treatment of rotator cuff impingement: a systematic review and a synthesized evidence-based rehabilitation protocol, J Shoulder Elbow Surg 18(1):138–160, 2009.
Kuhn JE: A new classification system for shoulder instability, Br J Sports Med 44:341–346, 2010.
Kuhn JE, Dunn WR, Ma B, et al.: Interobserver agreement in the classification of rotator cuff tears, Am J Sports Med 35(3):437–441, 2007.
Kuijpers T, van der Windt DA, Boeke AJ, et al.: Clinical prediction rules for the prognosis of shoulder pain in general practice, Pain 120:276–285, 2006.
Lam F, Bhatia D, van Rooyen K, et al.: Modern management of calcifying tendinitis of the shoulder, Curr Orthop 20(6):446–452, 2006.
Laslett M, Aprill CN, McDonald B, et al.: Diagnosis of sacroiliac joint pain: Validity of individual provocation tests and composites of tests, Man Ther 10:207–218, 2005.
Lewis A, Kitamura T, Bayley JIL: Mini symposium: shoulder instability (ii). The classification of shoulder instability: new light through old windows! Curr Orthop 18:97–108, 2004.
Lewis JS: My patient has non-specific shoulder pain. So what do I do know? In South African Society of Physiotherapy National Biennial Congress, South Africa, 2007, Durban.
Lewis JS: Rotator cuff tendinopathy/subacromial impingement syndrome: is it time for a new method of assessment? Br J Sports Med 43:236–241, 259–264, 2009.
Lewis JS, Green AS, Deke IS: The aetiology of subacromial impingement syndrome, Physiotherapy 87(9):458–469, 2001.
Lewis JS, Tennent D: How effective are diagnostic tests for the assessment of rotator cuff disease of the shoulder? In MacAuley D, Best TM, editors: Evidence-Based Sports Medicine, ed 2, Oxford, 2007, BMJ Books, Blackwell Publishing Ltd.
Liesdek C, van der Windt DAWM, Koes BW, et al.: Soft tissue disorders of the shoulder: a study of inter-observer agreement between general practitioners and physiotherapists and an overview of physiotherapeutic treatment, Physiotherapy 83(1):12–17, 1997.
Linsell L, Dawson J, Zondervan K, et al.: Prevalence and incidence of adults consulting for shoulder conditions in UK primary care; patterns of diagnosis and referral, Rheumatology 45:215–221, 2006.
Linton SJ: A review of the psychological risk factors in back and neck pain, Spine 25(9):1148–1156, 2000.
Lippitt SB, Harris SL, Harryman DT: In vivo quantification of the laxity of normal and unstable glenohumeral joints, J Shoulder Elbow Surg 3: 215–223, 1994.
Littlewood C, May S: A contractile lesion of the shoulder, Man Ther 12(1):80–83, 2007.
Lombardi L, Magri AG, Fleury AM, et al.: Progressive resistance training in patients with shoulder impingement syndrome: a randomized controlled trial, Arthritis Rheumatism 59:615–622, 2008.
Lui SH, Henry MH, Nuccion SL: A prospective evaluation of a new physical examination in predicting glenoid labrum tears, Am J Sports Med 24: 721–725, 1996.
Macnab I: Negative disc exploration. An Analysis of the causes of nerve root involvement in 68 patients, J Bone Joint Surg 53-A: 891–903, 1971.
Maffulli N: Overuse tendon conditions: time to change a confusing terminology, Arthroscopy 14(8):840–843, 1998.
Magarey ME, Jones MA: Specific evaluation of the function of force couples relevant for stabilization of the glenohumeral joint, Man Ther 8(4): 247–253, 2003.
Magarey ME, Jones MA: The glenohumeral quadrant revisited, Man Ther 9:114–121, 2005.
Magarey ME, Jones MA, Grant ER: Biomedical considerations and clinical patterns related to disorders of the glenoid labrum in the predominantly stable glenohumeral joint, Man Ther 1(5):242–249, 1996.
Maigne J-Y, Maigne R, Guérin-Surville H: Upper thoracic dorsal rami: anatomic study of their medial cutaneous branches, Surg Radiol Anat 13:109–112, 1991.
Maitland GD: Vertebral Manipulation, ed 5, Oxford, 1986, Butterworth-Heinemann.
Maitland GD: Peripheral Manipulation, ed 3, Oxford, 1991, Butterworth-Heinemann.
Maitland GD, Hengeveld E, Banks K, et al.: Maitland's Vertebral Manipulation, ed 7, London, 2005, Elsevier Butterworth-Heinemann.
Mamula C, Erhard R, Piva S: Cervical radiculopathy or Parsonage-Turner syndrome: differential diagnosis of a patient with neck and upper extremity symptoms, J Orthop Sports Phys Ther 35:659–664, 2005.
Manifold SG, McCann PD: Cervical radiculitis and shoulder disorders, Clin Orthop Relat Res 368:105–113, 1999.
Manske RC, Prohaska D: Clinical commentary and literature review: diagnosis, conservative and surgical management of adhesive capsulitis, Shoulder Elbow 2:238–254, 2010.
May JY, Otsuka NY: Scapular winging in young athletes, Paediatr Orthop 12(2):245–247, 1992.
May S, Chance-Larsen K, Littlewood C, et al.: Reliability of physical examination tests used in the assessment of patients with shoulder problems: a systematic review, Physiotherapy 96(3):179–190, 2010.
May S, Greasley A, Reeve S, et al.: Expert therapists use specific clinical reasoning processes in the assessment and management of patients with shoulder pain: a qualitative study, Aust J Physiother 54:261–266, 2008.
Mazzocca AD, Arciero RA, Bicos J: Evaluation and treatment of acromioclavicular joint injuries, Am J Sports Med 35(2):316–328, 2007.
McCauley TR, Pope CF, Jok IP, et al.: Normal and abnormal glenoid labrum: assessment with multiplanar gradient-echo MR imaging, Radiology 183:35–37, 1992.
McCallister WV, Parsons IM, Titelman RM, et al.: Open rotator cuff repair without acromioplasty, J Bone Joint Surg 87:1278–1283, 2005.
McClatchie L, Laprade J, Marton S, et al.: Mobilisations of the asymptomatic cervical spine can reduce signs of shoulder dysfunction in adults, Man Ther 14(4):369–374, 2009.
McCormack RR, Inman RD, Wells A, et al.: Prevelance of tendinitis and related disorders of the upper extremity in a manufacturing workforce, J Rheumatol 19:958–964, 1990.
McFarland EG, Kim TK, Park HB, et al.: The effect of variation in definition of the diagnosis of multidirectional instability of the shoulder, J Bone Joint Surg 85:2138–2144, 2003.
McFarland EG, Torpey BM, Curl LA: Evaluation of shoulder laxity, Sports Med 22(4):264–272, 1996.
McKenzie R, May S: The human extremities: mechanical diagnosis and therapy, New Zealand, 2000, Spinal Publications.
McPoil TG, Martin RL, Cornwall MW, et al.: Heel pain: plantar fasciitis. Clinical practice guidelines linked to the international classification of functioning, disability and health from the orthopaedic section of the American Physical Therapy Association, J Orthop Sports Phys Ther 38(4): A1–A18, 2008.
Michener LA, McClure PW, Karduna AR: Anatomical and biomechanical mechanisms of subacromial impingement syndrome, Clin Biomech 18(5):369–379, 2003.
Mileski RA, Snyder SJ: Superior labral lesions in the shoulder: pathoanatomy and surgical management, J Am Acad Orthop Surg 6:121–131, 1998.
Milgrom C, Schaffler M, Gilbert S: Rotator cuff changes in asymptomatic adults: the effect of age, hand dominance and gender, J Bone Joint Surg Br 77:296–298, 1995.
Miller JD, Pruitt S, McDonald TJ: Acute brachial plexus neuritis: an uncommon cause of shoulder pain, Am Fam Physician 62(9):2067–2072, 2000.
Millett PJ, Gobezie R, Boykin RE: Shoulder Osteoarthritis: diagnosis and management, Am Fam Physician 78(5):605–611, 2008.

Miniaci A, Mascia AT, Salonen DC, et al.: Magnetic resonance imaging of the shoulder in asymptomatic professional baseball pitchers, Am J Sports Med 30:66–73, 2002.

Mirkovic MR, Green R, Taylor N, et al.: Accuracy of clinical tests to diagnose superior labral anterior and posterior (SLAP) lesions, Phys Ther Rev 10: 5–14, 2005.

Mitchell C, Adebajo A, Hay E, et al.: Shoulder pain: diagnosis and management in primary care, Br Med J 331:1124–1128, 2005.

Mohtadi NG, Vellet AD, Clark ML, et al.: A prospective, double-blind comparison of magnetic resonance imaging and arthroscopy in the evaluation of patients presenting with shoulder pain, J Shoulder Elbow Surg 13(3):258–265, 2004.

Mok DW, Fogg AJ, Hokan R, et al.: Diagnostic value of arthroscopy in glenohumeral instability, J Bone Joint Surg Am 72:698–700, 1990.

Moosmayer S, Lund G, Seljom U, et al.: Comparison between surgery and physiotherapy in the treatment of small and medium-sized tears of the rotator cuff: a randomised controlled study of 103 patients with one-year followup, J Bone Joint Surg Br 92(1):83–91, 2010.

Morgan CD, Burkhart SS, Palmeri M, et al.: Type II SLAP lesions. Three subtypes and their relationship to superior instability and rotator cuff tears, Arthroscopy 14:553–565, 1998.

Morris AD, Kemp GJ, Frostick SP: Shoulder electromyography in multidirectional instability, J Shoulder Elbow Surg 13:24–29, 2004.

Mosby's Medical Dictionary, ed 8, Elsevier. Mosby. Saunders, 2009.

Mullen FS, Slade S, Briggs C: Bony and capsular determinants of glenohumeral "locking" and "quadrant" positions, Aust J Physiother 35: 202–208, 1989.

Munro W, Healy R: The validity and accuracy of clinical tests used to detect labral pathology of the shoulder: a systematic review, Man Ther 14: 119–130, 2009.

Naidu SH, Kothari MJ: Thoracic outlet syndrome: does fiction outweigh the facts? Curr Opin Orthop 14:209–214, 2003.

Nam EK, Snyder SJ: The diagnosis and treatment of superior labrum, anterior and posterior (SLAP) lesions, Am J Sports Med 31(5):798–810, 2003.

Naranjo A, Marrero-Pulido T, Ojeda S, et al.: Abnormal sonographic findings in the asymptomatic arthritic shoulder, Scand J Rheumatol 31:17–21, 2002.

Naredo E, Aguado P, De Miguel E, et al.: Painful shoulder: comparison of physical examination and ultrasonographic findings, Ann Rheum Dis 61:132–136, 2002.

Neer CS: Anterior acromioplasty for the chronic impingement syndrome in the shoulder: a preliminary report, J Bone Joint Surg Am 54:41–50, 1972.

Neer CS: Impingement lesions, Clin Orthop Relat Res 173:70–77, 1983.

New Zealand Guidelines Group: The diagnosis and management of soft tissue shoulder injuries and related disorders. Best practice evidence-based guideline, 2004. http://www.acc.co.nz/PRD_EXT_CSMP/groups/external_communications/documents/guide/wcm001684.pdf(accessed 1 May 2013).

NHS CKS (Clinical Knowledge Summaries): Shoulder pain, 2012. http://cks.nhs.uk/shoulder_pain(accessed 20 March 2013).

NICE (National Institute for Health and Clinical Excellence): Clinical guideline 59. Osteoarthritis: national clinical guideline for care and management in adults, 2008. http://www.nice.org.uk/CG59(accessed 31 March 2013).

Norregaard J, Kroggaard MR, Lorenzen T, et al.: Diagnosing patients with longstanding shoulder joint pain, Ann Rheum Dis 61:646–649, 2002.

Novak CB, Mackinnon SE: Thoracic outlet syndrome, Orthop Clin North Am 27(4):747–762, 1996.

Oakes H: Orthopaedic shoulder clinic diagnosis and treatment plan audit, Clin Govern 14(2):126–133, 2009.

O'Brien SJ, Pagnani MJ, Fealy S, et al.: The active compression test: a new and effective test for diagnosing labral tears and acromioclavicular joint abnormality, Am J Sports Med 26:610–613, 1998.

O'Connor P, Rankine J, Gibbon WW, et al.: Interobserver variation in sonography of the painful shoulder, J Clin Ultrasound 33(2):53–56, 2005.

O'Sullivan P: Diagnosis and classification of chronic low back pain disorders: maladaptive movement and control impairments as underlying mechanism, Man Ther 10(4):242–255, 2005.

Ogon P, Suedkamp NP, Jaeger M, et al.: Prognostic factors in nonoperative therapy for chronic symptomatic calcific tendinitis of the shoulder, Arthritis Rheum 60(10):2978–2984, 2009.

Oh LS, Wolf BR, Hall MP, et al.: Indications for rotator cuff repair. A systematic review, Clin Orthop Relat Res (455):52–63, 2006.

Oktar GL, Ergul EG: Paget-Schroetter syndrome, Hong Kong Med J13: 243–245, 2007.

Ottenheijm RP, Jansen MJ, Bart Staal J, et al.: Accuracy of diagnostic ultrasound in patients with suspected subacromial disorders: a systematic review and meta-analysis, Arch Phys Med Rehabil 91:1616–1624, 2010.

Palmer K, Walker-Bone K, Linaker C, et al.: The Southampton examination schedule for the diagnosis of musculoskeletal disorders of the neck and upper limb, Ann Rheum Dis 59:5–11, 2000.

Papilion JA, Small LM: Fluroscopy evaluation for subtle shoulder instability, Am J Sports Med 20:548–552, 1992.

Parentis MA, Glousman RE, Mohr KS, et al.: An evaluation of the provocative tests for superior labral anterior posterior lesions, Am J Sports Med 34(2):265–268, 2006.

Park HB, Yokota A, Gill HS, et al.: Diagnostic accuracy of clinical tests for the different degrees of subacromial impingement syndrome, J Bone Joint Surg Am 87:1446–1455, 2005.

Park J-Y, Lee WS, Lee ST: The strength of the rotator cuff before and after subacromial injection of lidocaine, J Shoulder Elbow Surg 17(1):S8–S11, 2008.

Parsonage MJ, Turner AJW: Neuralgic amytrophy:the shoulder girdle syndrome, Lancet 1:973–978, 1948.

Pateder D, Berg JH, Thal R, et al.: Neck and shoulder pain: differentiating cervical spine pathology from shoulder pathology, J Surg Orthop Adv 18:170–174, 2009.

Pearsall AW, Speer KP: Frozen shoulder syndrome: diagnostic and treatment strategies in the primary care setting, Med Sci Sports Exerc 30(4):33–39, 1998.

Pellecchia GL, Paolino J, Connell J, et al.: Intertester reliability of the Cyriax evaluation in assessing patients with shoulder pain, J Orthop Sports Phys Ther 23(1):34–38, 1996.

Peterson SA, Murphy TP: The timing of rotator cuff repair for the restoration of function, J Shoulder Elbow Surg 20(1):62–68, 2010.

Philips AM, Smart C, Groom AF: Acromioclavicular dislocation: conservative or surgical therapy, Clin Orthop Relat Res 353:10–17, 1998.

Powell ES, Auplish S, Trail IA, et al.: The results of subacromial decompression in patients with and without rotator cuff tears, Shoulder Elbow 1(1):15–19, 2009.

Pratt NE: Neurovascular entrapment in the regions of the shoulder and posterior triangle of the neck, Phys Ther 66(12):1894–1900, 1986.

Pritzker KPH: Pathology of osteoarthritis. In Brandt KD, Doherty M, Lohmander LS, editors: Osteoarthritis, New York, 1998, Oxford Press, pp 50–61.

Pulavarti RS, Symes TH, Rangan A: Surgical interventions for anterior shoulder instability in adults, Cochrane Database Syst Rev Issue 4. Art No. CD005077. DOI: 10.1002/14651858.CD005077.pub2, 2009.

Read JW, Perko M: Shoulder ultrasound: diagnostic accuracy for impingement syndrome, rotator cuff tears and biceps tendon pathology, J Shoulder Elbow Surg 7:264–271, 1998.

Reilingh ML, Kuijpers T, Tanja-Harfterkamp AM, et al.: Course and prognosis of shoulder symptoms in general practice, Rheumatology 47:724–730, 2008.

Reilly P, Emery R: Full thickness rotator cuff tears, Curr Orthop 14(3): 173–181, 2000.

Robb G, Arroll B, Reid D, et al.: Summary of an evidence based guideline on soft tissue shoulder injuries and related disorders. Part 1: assessment, J Prim Health Care 1(1): 36–41, 2009a.

Robb G, Arroll B, Reid D, et al.: Summary of an evidence based guideline on soft tissue shoulder injuries and related disorders. Part 2: management, J Prim Health Care 1(1): 42–49, 2009b.

Robertson S: Neuroanatomical review of visceral pain, J Man Manip Ther 7(3):131–140, 1999.

Robinson CM, Howes J, Murdoch H, et al.: Functional outcome and risk of recurrent instability after primary traumatic anterior shoulder dislocation in young patients, J Bone Joint Surg Am 88:2326–2336, 2006.

Rockwood CA: Injuries to the acromioclavicular joint. In Rockwood CAJr, editor: Fractures in Adults 1, ed 2, Philadelphia, 1984, JB Lippincott, pp 860.

Rockwood CA Jr, Matsen FA III, editors: The Shoulder, ed 4, Philadelphia, 2009, Saunders Elsevier.

Rowe CR: Anterior dislocation of the shoulder: prognosis and treatment, Surg Clin North Am 43:1609–1624, 1963.

Rowe CR: Recurrent transient anterior subluxation of the shoulder. The "dead arm" syndrome, Clin Orthop Relat Res 223:11–19, 1987.

Rowe CR, Zarins B: Recurrent transient subluxation of the shoulder, J Bone Joint Surg Am 63:863–872, 1981.

Ruch TC: Visceral sensation and referred pain. In Fulton JF, editor: Howel's Textbook of Physiology, ed 15, Philadelphia, 1946, Saunders, pp 385–401.

Rundell SD, Davenport TE, Wagner T: Physical therapist management of acute and chronic low back pain using the World Health Organization's international classification of functioning, disability and health, Phys Ther 89(1):82–90, 2009.

Safran MR, Dorey FJ, Hodge D: How should you treat an athlete with a first time dislocation of the shoulder? In MacAuley D, Best TM, editors: Evidence-Based Sports Medicine, ed 2, Oxford, 2007, BMJ Books, Blackwell Publishing Ltd.

Sahrmann SA: Diagnosis by the physical therapist – a prerequisite for treatment, Phys Ther 68(11):1703–1706, 1988.

Sahrmann SA: Diagnosis and Treatment of Movement Impairment Syndromes, 2002, Mosby.

Sakai H, Fujita K, Sakai Y, et al.: Immunolocalization of cytokines and growth factors in subacromial bursa of rotator cuff tear patients, Kobe J Med Sci 47:25–34, 2001.

Salvarani C, Cantini F, Hunder GG: Polymyalgia rheumatic and giant cell arteritis, Lancet 372:234–245, 2008.

Santavirta S, Konttinen YT, Antti-Poika I, et al.: Inflammation of the subacromial bursa in chronic shoulder pain, Arch Orthop Trauma Surg 111:336–340, 1992.

Sano H, Hatori M, Mineta M, et al.: Tumors masked as frozen shoulders: a retrospective analysis, J Shoulder Elbow Surg 19:262–266, 2010.

Schellingerhout JM, Verhagen AP, Thomas S, et al.: Lack of uniformity in diagnostic labelling of shoulder pain: time for a different approach, Man Ther 13:478–483, 2008.

Seaman DR, Cleveland C 3rd: Spinal pain syndromes: nociceptive, neuropathic and psychologic mechanisms, J Manipulative Physiol Ther 22(7): 458–472, 1999.

Seitz AL, McClure PW, Finucane S, et al.: Mechanisms of rotator cuff tendinopathy: intrinsic, extrinsic or both, Clin Biomech 26(1):1–12, 2011.

Sellards R: Anatomy and biomechanics of the acromioclavicular joint, Oper Tech Sports Med 12(1):2–5, 2004.

Sergides NN, Nikolopoulos DD, Polyzois IG, et al.: Idiopathic spinal accessory nerve palsy: a case report, Orthop Traumatol Surg Res 96(5):589–592, 2010.

Shahabpour M, Kichouch M, Laridon E, et al.: The effectiveness of diagnostic imaging methods for the assessment of soft tissue and articular disorders of the shoulder and elbow, Eur J Radiol 65:194–200, 2008.

Sher JS, Uribe JW, Posada A, et al.: Abnormal findings of magnetic resonance images of asymptomatic shoulders, J Bone Joint Surg Am 77:10–15, 1995.

Siegal DS, Wu JS, Newman JS, et al.: Calcific tendinitis: A pictorial review, Can Assoc Radiol J 60(5):263–272, 2009.

Silliman JF, Hawkins RJ: Classification and physical diagnosis of instablility of the shoulder, Clin Orthop Relat Res 291:7–19, 1993.

Silverstein BA: The prevalence of upper extremity cumulative trauma disorders in industry (thesis), 1985, The University of Michigan, Occupational Health and Safety.

Singh JA, Sperling J, Buchbinder R, et al.: Surgery for shoulder osteoarthritis, Cochrane Database Syst Rev Issue 10. Art No. CD008089. DOI: 10.1002/14651858.CD008089.pub2, 2010.

Slaven E, Mathers J: Differential diagnosis of shoulder and cervical pain: a case report, J Man Manip Ther 18(4):191–196, 2010.

Smith C, Funk L: The glenoid labrum, J Shoulder Elbow 2(2):87–93, 2010.

Smith CD, Corner T, Morgan D, et al.: Partial thickness rotator cuff tears: what do we know? Shoulder Elbow 2:77–82, 2010.

Snow M, Cheong D, Funk L: Subacromial impingement: is there correlation between symptoms, arthroscopic findings and outcomes? Shoulder Elbow 1:89–92, 2009.

Snyder SJ, Banas MP, Karzel RP, et al.: An analysis of 140 injuries to the superior glenoid labrum, J Shoulder Elbow Surg 4:243–248, 1995.

Snyder SJ, Karzel RP, Del Pizzo W, et al.: SLAP lesions of the shoulder, Arthroscopy 6:274–279, 1990.

Soyer J, Vaz S, Pries P, et al.: The relationship between clinical outcomes and the amount of arthroscopic acromial resection, Arthroscopy 19(1):34–39, 2003.

Steenbrink F, de Groot JH, Veeger HE, et al.: Pathological muscle activation patterns in patients with massive rotator cuff tears, with and without subacromial anaesthetics, Man Ther 11(3):231–237, 2006.

Stenlund B, Goldie I, Hagberg M, et al.: Radiographic osteoarthrosis in the acromioclavicular joint resulting from manual work or exposure to vibration, Br J Industr Med 49:588–293, 1992.

Stephens SR, Warren RF, Payne LZ, et al.: Arthroscopic acromioplasty: a 6 to 10-year follow-up, Arthroscopy 14(4):382–388, 1998.

Sucher BM: Physical medicine and rehabilitation for thoracic outlet syndrome. Medscape Reference, 2009. http://emedicine.medscape.com/article/316715-overview (accessed 31 March 2013).

Sumner AJ: Idiopathic brachial neuritis, Neurosurgery 65(4):150–152, 2009.

Svendsen SW, Gelineck J, Mathiassen SE, et al.: Work above shoulder level and degenerative alterations of the rotator cuff tendons. A magnetic resonance imaging study, Arthr Rheumatol 50:3314–3322, 2004.

Syme G: Resource manual and competencies for extended musculoskeletal physiotherapy roles. Chartered physiotherapists working as extended scope practitioners, Chartered Society of Physiotherapy 2009.

Stanton TR, Hancock MJ, Maher CG, et al.: Critical appraisal of clinical prediction rules that aim to optimise treatment selection for musculoskeletal conditions, Phys Ther 90(6):843–854, 2010.

Tamaoki MJS, Belloti JC, Lenza M, et al.: Surgical versus conservative interventions for treating acromioclavicular dislocation of the shoulder in adults, Cochrane Database Syst Rev Issue 8. Art No. CD007429. DOI: 10.1002/14651858.CD007429.pub2, 2010.

Tan RK: A review of the role of magnetic resonance imaging in the evaluation of shoulder impingement syndrome and rotator cuff tendon tears, Ann Acad Med Singapore 27:243–247, 1998.

Tanaka M, Itoi E, Sato K, et al.: Factors related to successful outcome of conservative treatment for rotator cuff tears, Ups J Med Sci 115(3):193–200, 2010.

Taranu R, Feary J, DuFosse JWB, et al.: Sternoclavicular joint arthritis: unrecognised cause of shoulder impingement, Shoulder Elbow 2(3):156–160, 2010.

Tate AR, McClure PW, Young IA, et al.: Comprehensive impairment-based exercise and manual therapy intervention for patients with subacromial impingement syndrome: a case series, J Orthop Sports Phys Ther 40(8):474–493, 2010.

Tempelhof S, Rupp S, Seil R: Age related prevalence of rotator cuff tears in asymptomatic individuals, J Shoulder Elbow Surg 8:296–299, 1999.

Tennent TD, Beach WR, Meyers JF: A review of the special tests associated with shoulder examination. Part I: the rotator cuff tests, Am J Sports Med 31(1):154–160, 2003a.

Tennent TD, Beach WR, Meyers JF: A review of the special tests associated with shoulder examination. Part II: laxity, instability and superior labral anterior and posterior (SLAP) lesions, Am J Sports Med 31(2):301–307, 2003b.

Terwee CB, de Winter AF, Scholten RJ, et al.: Interobserver reproducibility of the visual estimation of range of motion of the shoulder, Arch Phys Med Rehabil 86:1356–1361, 2005.

Tossy JD, Mead NC, Sigmond HM: Acromioclavicular separations: useful and practical classification for treatment, Clin Orthop Relat Res 28:111–119, 1963.

Tovin BJ, Greenfield BH, editors: Evaluation and Treatment of the Shoulder. An Integration of the Guide to Physical Therapist Practice, Philadelphia, 2001, F. A. Davis Company.

Tucker S, Taylor N, Green R: Anatomical validity of the Hawkins-Kennedy test – a pilot study, Man Ther 16: 399–402, 2011.

Tyler TF, Nicholas SJ, Roy T, et al.: Quantification of posterior capsule tightness and motion loss in patients with shoulder impingement, Am J Sports Med 28:668–673, 2000.

Uhthoff HK, Sarkar K: An algorithm for shoulder pain caused by soft tissue disorders, Clin Orthop 254:121–127, 1990.

van der Heijden GJMG: Shoulder disorders: a state of the art review, Best Pract Res Clin Rheumatol 13(2):287–309, 1999.

van der Windt DA, Koes BW, Boeke AJ, et al.: Shoulder disorders in general practice: prognostic indicators of outcome, Br J Gen Pract 46:519–523, 1996.

van Holsbeeck M, Strouse PJ: Sonography of the shoulder: evaluation of the subacromial-subdeltoid bursa, Am J Roentgenol 160:561–564, 1993.

Vermeulen HM, Rozing PM, Obermann WR, et al.: Comparison of high-grade and low-grade mobilisation techniques in the management of adhesive capsulitis of the shoulder: randomised controlled trial, Phys Ther 86: 355–368, 2006.

Vicenzino B, Collins N, Cleland J, et al.: A clinical prediction rule for identifying patients with patellofemoral pain who are likely to benefit from foot orthoses: a preliminary determination, Br J Sports Med 44:862–866, 2010.

Vienne P, Gerber C: Clinical examination of the shoulder, Ther Umsch 55(3):187–191, 1998.

Viikari-Juntura E: Neck and upper limb disorders among slaughterhouse workers: an epidemiologic and clinical study, Scand J Work Environ Health 9:283–290, 1983.

Voloshin I, Gelinas J, Maloney MD, et al.: Proinflammatory cytokines and metalloproteases are expressed in the subacromial bursa in patients with rotator cuff disease, Arthroscopy 21:1076, 2005.

Wainner RS, Hasz M: Management of acute calcific tendinitis of the shoulder, J Orthop Sports Phys Ther 27(3):231–237, 1998.

Wainner RS, Irrgang JJ, Boninger ML, et al.: Reliability and diagnostic accuracy of the clinical examination and patient self-report measures for cervical radiculopathy, Spine 28(1):52–62, 2003.

Waiter JM, Bigliani LU: Spinal accessory nerve injury, Clin Orthop 368:5–16, 1999.

Waiter JM, Flatow EL: The long thoracic nerve, Clin Orthop Relat Res 368:17–27, 1999.

Walch G, Boulahia A, Calderone S, et al.: The "dropping" and "hornblower's" signs in evaluation of rotator cuff tears, J Bone Joint Surg Br 80:624–628, 1998.

Waldt S, Burkart A, Lange P, et al.: Diagnostic performance of MR arthrography in the assessment of superior labral anteroposterior lesions of the shoulder, Am J Roentgenol 182:1271–1278, 2004.

Walker-Bone K, Byng P, Linaker C, et al.: Reliability of the Southampton examination schedule for the diagnosis of upper limb disorders in the general population, Ann Rheum Dis 61:1103–1106, 2002.

Walsh RM, Sadowski GE: Systemic disease mimicking musculoskeletal dysfunction: a case report involving referred shoulder pain, J Orthop Sports Phys Ther 31(1):696–701, 2001.

Walsworth MK, Mills JT 3rd, Michener LA: Diagnosing suprascapular neuropathy in patients with shoulder dysfunction: a report of 5 cases, Phys Ther 84(4):359–372, 2004.

Walton DM, Sadi J: Identifying SLAP lesions: a meta-analysis of clinical tests and exercise in clinical reasoning, Phys Ther Sport 9(4):167–176, 2008.

Walton J, Mahaian S, Paxinos A, et al.: Diagnostic values of tests for acromioclavicular joint pain, J Bone Joint Surg Am 86:807–812, 2004.

Waris P, Kuorinka I, Kurppa K, et al.: Epidemiological screening of occupational neck and upper limb disorders, Scand J Work Environ Health 6(suppl):25–38, 1979.

Warner JJP, Deng X, Warren RF, et al.: Static capsuloligamentous restraints to supero-inferior translation of the glenohumeral joint, Am J Sports Med 20:675–685, 1992.

Watson LA, Pizzari T, Balster S: Thoracic outlet syndrome part 1: clinical manifestations, differentiation and treatment pathways, Man Ther 14:586–595, 2009.

WCPT (World Confederation for Physical Therapy): Position statement. Description of physical therapy, 2007. http://www.wcpt.org/sites/wcpt.org/files/files/WCPT_Description_of_Physical_Therapy-Sep07-Rev_2.pdf (accessed 31 March 2013).

Wheeler JH, Ryan JB, Arciero RA, et al.: Arthroscopic versus nonoperative treatment of acute shoulder dislocations in young athletes, Arthroscopy 5:213–217, 1989.

Whiting P, Rutjes AWS, Reitsma JB, et al.: The development of QUADAS: a tool for the quality assessment of studies of diagnostic accuracy included in systematic reviews, BMC Med Res Methodol 3:25, 2003. http://www.biomedcentral.com/1471–2288/3/25 (accessed 31 March 2013).

WHO (World Health Organization): International classification of diseases and related health problems. 10th revision, 2010. http://apps.who.int/classifications/apps/icd/icd10online/ (accessed 31 March 2013).

Winters JC, Sobel JS, Groenier KH, et al.: The long-term course of shoulder complaints: a prospective study in general practice, Rheumatology 38:160–163, 1999.

Wolfe CJ, Taylor-Butler KL: Avascular necrosis: a case history and literature review, Arch Fam Med 9:291–294, 2000.

Woodely BL, Newsham-West RJ, Baxter GD: Chronic tendinopathy: effectiveness of eccentric exercise, Br J Sports Med 41:188–198, 2007.

Worland RL, Lee D, Orozco CG, et al.: Correlation of age, acromial morphology, and rotator cuff tear pathology diagnosed by ultrasound in asymptomatic patients, J South Orthop Assoc 12(1):23–26, 2003.

Yamaguchi K, Ditsios K, Middleton WD, et al.: The demographic and morphological features of rotator cuff disease: a comparison of asymptomatic and symptomatic individuals, J Bone Joint Surg Am 88:1699–1704, 2006.

Yamamoto N, Muraki T, Sperling J, et al.: Impingement mechanisms of the Neer and Hawkins signs, J Shoulder Elbow Surg 18:942–947, 2009.

Zanetti M, Jost B, Hodler J, et al.: MR imaging after rotator cuff repair: full thickness defects and bursitis like subacromial abnormalities in asymptomatic individuals, Skeletal Radiol 29:314–319, 2000.

Zimny N: Diagnostic classification and orthopaedic physical therapy practice: what can we learn from medicine, J Orthop Sports Phys Ther 34:105–115, 2004.

Zuckerman JD: Definition and classification of frozen shoulder, J Shoulder Elbow Surg 3:S72, 1994.

KAPITEL

5

Toby Hall und Kim Robinson

Management von Funktionsstörungen des Ellenbogens

Proximales Radioulnargelenk, Humeroulnargelenk, Radiohumeralgelenk, N. radialis, N. ulnaris, N. medianus, Extensor carpi radialis brevis, gemeinsamer Ansatz der Extensoren, gemeinsamer Ansatz der Flexoren

Einführung

Die potenziellen Quellen für Schmerzen in der Ellenbogenregion sind vielfältig. Sie reichen von Gelenken, Knochen, Muskeln, Nerven und Faszien bis hin zu Bursae und anderen Weichteilen. Daher erfordert die Beurteilung einer Person, die sich mit Schmerzen in der Ellenbogenregion vorstellt, ein umfassendes Untersuchungsprozedere, das alle potenziellen Schmerzquellen in Betracht zieht. In diesem Kapitel wird ein ganzheitlicher Ansatz vorgestellt, der das artikuläre, neurale und muskuläre System umfasst. Es werden umfangreiche manuelle Untersuchungsabläufe mit den Prozessen des Clinical Reasonings vorgestellt, um den Kliniker zu befähigen, die Quelle des Ellenbogenschmerzes so eindeutig wie möglich zu identifizieren. Infolgedessen wird ein kluger und kompetenter Kliniker in der Lage sein, eine große Bandbreite an Schmerzstörungen in der Ellenbogenregion zu behandeln und zu bewältigen.

Es kann nicht oft genug betont werden, dass Ellenbogensymptome sowohl an lokalen Strukturen wie dem Humeroulnargelenk als auch an entfernten Strukturen wie der Hals- und der Brustwirbelsäule entstehen können. Die Möglichkeit einer Beteiligung der Wirbelsäule bei Ellenbogenschmerzen wurde bereits vor langer Zeit nachgewiesen (Berglund et al. 2008, DeFranca und Levine 1995, Haker 1993, Noteboom et al. 1994, Yung et al. 2011). Versäumt es der Therapeut, an die Beteiligung entfernter Strukturen zu denken, führt dies wahrscheinlich zu einer verminderten Effektivität der Behandlung oder einer verlängerten Therapiedauer. Mit einiger Evidenz kann davon ausgegangen werden, dass Manualtherapie an entfernten Strukturen Ellenbogensymptome beeinflussen kann. Zum Beispiel zeigten Vicenzino et al. (1996), dass sich zervikale laterale Gleittechniken bei Probanden mit lateraler Epikondylagie im Vergleich zu einer Kontroll- und Placebointervention auf Schmerz, schmerzfreie Handkraft, die Ellenbogen-Druckschmerz-Schwelle und die Neurodynamik der oberen Extremität sofort positiv auswirkten. Außerdem wurde nachgewiesen, dass bei einer lateralen Epikondylagie die lokale Behandlung am Ellenbogen zusammen mit Behandlungstechniken an der Wirbelsäule zu einem erfolgreichen Langzeitergebnis mit deutlich weniger Sitzungen führte als alleinige Behandlungen am Ellenbogen (Cleland et al. 2004).

Schwieriger wird es, wenn der Therapeut versucht, die Schmerzquelle zu identifizieren (Curatolo et al. 2006). Zum Beispiel zeigen Personen, die unter einer chronischen lateralen Epikondylagie leiden, ausgedehnte Areale von proximal und distal übertragenem Schmerz (Slater et al. 2005), ein Kennzeichen für zentrale Sensibilisierung. Das Vorliegen einer zentralen Sensibilisierung verzerrt das klinische Bild und erschwert eine eindeutige Diagnose (Curatolo et al. 2006). Zusätzlich kann übertragener Schmerz aus proximalen Strukturen, hauptsächlich aus der Wirbelsäule, vorliegen. Berglund et al. (2008) verglichen Kohorten von Fabrikarbeitern mit und ohne laterale Epikondylagie. Sie wiesen bei den Probanden mit Ellenbogenschmerz viel häufiger Schmerzen der Hals- und Brustwirbelsäule (70 %) nach als bei denen ohne (16 %). Die Probanden mit Schmerzen in der Ellenbogenregion wiesen außerdem eine viel höhere Inzidenz positiver Ergebnisse in den neurodynamischen Tests der oberen Extremität und in den Schmerzprovokationstests der Wirbelsäule auf. Das Vorliegen von Schmerzen an der Wirbelsäule zusammen mit Schmerzen in der Ellenbogenregion liefert keinen eindeutigen Hinweis, dass der Grund für die Ellenbogensymptome in den proximalen Strukturen liegt. Allerdings indiziert diese Evidenz die Bedeutung einer sorgfältigen Anamnese und Funktionsuntersuchung bei Patienten mit Ellenbogenschmerzen. Besonders beachten sollte der Therapeut die Reproduktion der Symptome sowohl durch die obere Extremität als auch die Wirbelsäule. Patienten mit Ellenbogenschmerzen haben oft mehr als einen Schmerz. Eine sorgfältige Befragung kann es ermöglichen, Unterschiede in diesen Schmerzen in Bezug auf bewegungsbezogenes Verhalten zu identifizieren. Folglich kann jeder Schmerz eine andere Quelle haben und eine andere Behandlungsweise benötigen.

Anatomische und biomechanische Überlegungen

Die Ellenbogenregion ist ein Gelenkkomplex, der aus dem Humeroulnargelenk, dem Radiohumeralgelenk und dem proximalen Radioulnargelenk gebildet wird. Obwohl das proximale Radioulnargelenk nicht direkt in die Ellenbogenbewegungen von Flexion und Extension involviert ist, gehört es wegen seiner anatomischen Position und Nähe zum Radiohumeralgelenk zu diesem Kapitel.

Die Hauptbewegung des proximalen Radioulnargelenks ist die Pronation und Supination. Die Gelenkflächen umfassen den konvexen, zylinderförmigen Rand des Radiuskopfes und die gegenteilig geformte osteofibröse Konkavität, die aus der Incisura radialis der Ulna und dem Lig. anulare geformt wird. Als normales Bewegungsausmaß (im Alter von 20 bis 44 Jahren) für Pronation gelten 82° bei Frauen und 77° bei Männern, für Supination jeweils 91° bei Frauen und 85° bei Männern (Soucie et al. 2010). Das Bewegungsausmaß der Pronation vergrößert sich bei Extension und umgekehrt bei der Supination (Shaaban et al. 2008). Das Bewegungsausmaß ist außerdem umgekehrt proportional zum Alter.

Das Humeroulnargelenk ist ein einachsiges Scharniergelenk, das durch die Incisura trochlearis der Ulna und die Trochlea des Humerus gebildet wird. Die Gelenkflächen sind sattelförmig, konkav in der Sagittalebene und konvex in der Frontalebene (Standring 2008). Die Bewegungsachse der Flexion und Extension ist asymmetrisch, was den Tragewinkel am Ende der Extension beim Unterarm in Supinationsstellung erklärt. Der Tragewinkel in dieser Position beträgt laut einer kürzlich groß angelegten Studie (Kumer et al. 2010) 17°, ohne signifikanten Unterschiede zwischen Frauen und Männern. Die Berücksichtigung des Tragewinkels ist wichtig, besonders bei der Mobilisation des Ellenbogens in endgradige Extension und Supination.

Die grundlegenden aktiven Bewegungen, die dem Humeroulnargelenk zur Verfügung stehen, sind die Flexion und die Extension mit einem kleinen Ausmaß von Pronation und Supination. Für Personen im Alter von 22 bis 44 Jahren beträgt das normale Ausmaß für Flexion bei Frauen 150° und bei Männern 145°, für Extension 5° für Frauen und 1° für Männer (Soucie et al. 2010).

Die Asymmetrie und sattelförmige Natur der humeroulnaren Gelenkflächen erlauben in geringem Ausmaß eine Innen- und Außenrotation um die Längsachse der Ulna (Lockard 2006). Auf diese Weise kann die Ulna zur Unterarmpronation und -supination beitragen. Eine gekoppelte Innen- und Außenrotation der Ulna kommt auch bei Flexion und Extension vor (Armstrong et al. 2000): Außenrotation während der Flexion in Supination, Innenrotation während der Flexion in Pronation (Bryce und Armstrong 2008).

Veränderungen in der Ulnarotation können für Schmerz und/oder Einschränkung der Ellenbogenextension (besonders bei chronischen oder wiederkehrenden Schmerzstörungen im Ellenbogen sowie bei Wurfverletzungen) verantwortlich sein. Eine veränderte Rotation kann den Gelenkkontakt der Trochlea während der Bewegung verändern. Auf diese Weise kann die Bewegung des Olecranons auf dem Humerus mit der Bewegung der Patella auf dem Femur verglichen werden. So wie eine veränderte patellafemorale Dynamik eine häufig postulierte Ursache für anteriore Knieschmerzen ist, kann auch eine veränderte Dynamik der ulnaren Rotation eine häufige Ursache für Schmerz und Bewegungseinschränkung im Ellenbogen sein. Im Mulligan-Konzept (Mulligan 2010) kann eine leicht veränderte ulnare Rotation durch Mobilisation mit Bewegung (Mobilisation with Movement, MWM) eine wirksame Therapieoption im Management einiger Bewegungsstörungen des Ellenbogens darstellen.

Das Radiohumeralgelenk ist ein dreiachsiges Kugelgelenk, das zwischen dem konvexen Capitulum des Humerus und dem konkaven Radiuskopf liegt. Die Bewegungen, die in diesem Gelenk entstehen, sind Flexion und Extension sowie Pronation und Supination. Die Bewegungsachse der Pronation und Supination liegt ungefähr auf einer Linie von der Mitte des Humeruskopfes zum distalen Ulnakopf (Bryce und Armstrong 2008). Dieses Gelenk kann bei bewegungsabhängigen Gelenkstörungen, die zu Schmerzen am lateralen Ellenbogen führen, einen Funktionsverlust erleiden.

Obwohl der Ellenbogen nicht als typisches gewichtstragendes Gelenk betrachtet wird, ist er während bestimmter Bewegungen signifikanten Kompressions- und Scherkräften ausgesetzt. Ein einfacher Liegestütz z. B. erzeugt eine Kompressionskraft von 45 % des Körpergewichts im Ellenbogengelenk (An et al. 1992). Der Großteil der Kräfte wird durch das Radiohumeralgelenk geleitet, wobei nur 43 % von der Ulna getragen werden (Bryce und Armstrong 2008). Daher müssen möglicherweise Funktionen unter Belastung bei Patienten mit Ellenbogenschmerzen beachtet werden.

Verschiedene Nervenstränge passieren das Ellenbogengelenk und können an einigen besonders anfälligen Stellen empfindlich auf abnormale Kompressionsbelastungen oder repetitive Mikrotraumata reagieren, die wiederholt entzündliche Veränderungen hervorrufen (Hariri und McAdams 2010). So ist z. B. der N. interosseus posterior ein Ast des N. radialis, der anfällig für Stress im Radialistunnel ist, aber häufig bei seiner Passage durch die bindegewebige Frohse-Arkade an der proximalen Kante des M. supinator betroffen ist (Clavert et al. 2009).

Der N. ulnaris kann im Kubitaltunnel komprimiert oder irritiert werden oder sich entzünden. Der Kubitalkanal wird durch das ulnare Kollateralband, die mediale Kante der Trochlea und den Sulcus nervi ulnaris des medialen Epikondylus begrenzt; sein Dach wird durch den Lig.-arcuatum-Komplex gebildet. Kompressionen des N. ulnaris wurden an vier weiteren Stellen in der Ellenbogenregion beschrieben (Hariri und McAdams 2010).

Der N. medianus kann an vier Stellen komprimiert werden (Hariri und McAdams 2010): am Struther-Ligament (geht vom Proc. supracondylaris aus und setzt am medialen Epikondylus an), an der Bizepsaponeurose, am M. pronator teres und am proximalen Bogen des M. flexor digitorum superficialis. Die häufigste Ursache für eine Kompression des N. medianus ist eine dynamische Kompression des Nervs zwischen den zwei Köpfen des M. pronator teres, verstärkt durch Unterarmpronation und Ellenbogenextension.

Eine große Anzahl Muskeln, deren Hauptfunktion die Bewegungskontrolle von Handgelenk und Hand ist, hat ihren Ursprung am Ellenbogen. Viele Muskeln gehen ineinander über und setzen über die gemeinsamen Sehnenansätze am medialen und lateralen Epikondylus an. Diese Strukturen sind anfällig für Überbelastung und Degeneration, was häufig in Schmerz resultiert. Eine laterale Epikondylagie wird vier- bis siebenmal häufiger beschrieben als eine mediale Epikondylagie oder Golferellenbogen (Rineer und Ruch 2009). Die höhere Prävalenz lateraler Ellenbogenschmerzen scheint mit verschiedenen Faktoren zusammenzuhängen, wie Unterschiede in der Kraftentwicklung der Extensorenmuskeln, aber auch Unterschiede in der Größe der Insertionsgebiete der Sehnen.

5.1 Subjektive Untersuchung

Die ersten Fragen, die der Therapeut dem Patienten stellt, sollten lauten: „Was ist Ihr Hauptproblem?", „Was denken Sie, was mit Ihnen passieren wird?", „Was denken Sie, was die Therapie für Sie bewirken kann?" und „Haben Sie Angst, dass körperliche Aktivität Ihnen schaden könnte?" Die Einstellungen und Überzeugungen des Patienten zu kennen, leitet häufig den Rest der Untersuchung. Diese einfachen Fragen können einen aufmerksamen Therapeuten auf ein mögliches Vorliegen von Yellow Flags oder psychosozialer Probleme hinweisen, die genaueres Nachfragen oder schlussendlich formellere psychosoziale Screeninginstrumente erfordern. Psychosoziale Faktoren wie ein Gefühl geringer beruflicher Kontrolle und geringer sozialer Unterstützung stehen in Verbindung mit Symptomen einer lateralen Epikondylagie (van Rijn et al. 2009). Überdies wurde bei 55 % bzw. 36 % der Patienten mit chronischer lateraler Epikondylagie ein signifikanter Zusammenhang mit Angst und Depression nachgewiesen (Alizadehkhaiyat et al. 2007a).

Physiotherapeuten haben nachgewiesenermaßen Schwierigkeiten, psychologische Risikofaktoren wie Angstvermeidung intuitiv zu erkennen (Calley et al. 2010). Im Gegensatz dazu wurde gezeigt, dass eine einfache Frage wie „Haben Sie Angst, dass körperliche Aktivität Ihre Schmerzen verschlimmern wird?" dabei helfen kann, Personen mit Angstvermeidung und Katastrophisierungsverhalten zu erkennen (Calley et al. 2010). Gelingt es nicht, diese Aspekte zu erkennen, führt dies wahrscheinlich zu einem Misserfolg in der Therapie, wie es auch bei anderen muskuloskeletalen Störungen wie Rückenschmerzen der Fall ist.

5.1.1 Körpertabelle

Eine detaillierte Körpertabelle ist ein wichtiger erster Schritt zur Identifizierung der möglichen Quelle der Symptome des Patienten. Die Natur der Symptome und ihre Lokalisation können dem Therapeuten bei der Entscheidung helfen, welche Schmerzmechanismen vorherrschen (nozizeptiv, peripher neurogen, zentrale Mechanismen; Smart et al. 2010). In der vorherigen Auflage dieses Buches (Hengeveld und Banks 2005) wurde darauf hingewiesen, dass für den Ursprung der Symptome eher lokale Quellen infrage kommen, wenn die Symptome folgende Eigenschaften aufweisen:

1. Konsistent (vorhersehbare Schmerzantwort auf Aktivität)
2. Vertraut (beschrieben als ein gelenkähnlicher Schmerz)
3. Spezifisch (in Bereichen erkennbarer neuromuskuloskeletaler Strukturen einfach zu lokalisieren)

Im Gegensatz dazu ist geleiteter Schmerz von entfernten Quellen eher vage und schwieriger zu lokalisieren und zeigt eine proximale Ausdehnung. Die Symptome sollten einer vorhersehbaren Antwort auf Aktivität, welche die Wirbelsäule oder die Schulter miteinbezieht, folgen.

Schmerz, der auf hauptsächlich/dominant zentralen Mechanismen basiert, könnte vermutet werden (Smart et al. 2010), wenn die Symptome folgende Eigenschaften aufweisen:

1. Inkonsistent, Aktivität provoziert übertriebene Antworten
2. Diffus, unspezifisch, breit gefächert und auf andere Körperregionen außerhalb der betroffenen oberen Extremität ausgeweitet

3. Spontan und anfallsartig

Ergänzend zu den Worten, die der Patient benutzt, um die Symptome zu beschreiben, können auch nonverbale Hinweise die Hypothese des Physiotherapeuten über die Störung unterstützen. Ein Patient kann z. B. präzise auf den Ort des Schmerzes deuten oder er setzt die ganze Hand ein, um ein ausgedehntes Symptomengebiet zu beschreiben, oder ein Finger folgt dem Verlauf eines peripheren Nerven. Diese nonverbalen Hinweise können weitere Indizien für eine lokale oder entfernte Struktur als Schmerzquelle sein.

Möglicherweise kann der Patient die Tiefe der Symptome angeben. Tiefer Schmerz über einem bestimmten Gelenkspalt könnte auf eine strukturelle Beteiligung hinweisen. Oberflächlicher Schmerz über einem Muskelbauch oder einer Sehne könnte ein Faktor bei der Stellung einer strukturellen Diagnose sein. Schmerz aus sensibilisiertem Nervengewebe wird tief gefühlt, wahrscheinlich weil die Axone, die mechanosensitiv werden, tiefliegende Strukturen versorgen (Boye et al. 2003, 2005). Obwohl es verführerisch klingt, zu glauben, dass Physiotherapeuten die Schmerzquelle durch eine detaillierte Befragung identifizieren können, wurde die Validität dieser Annahmen nicht überprüft.

Bestimmte Symptombereiche sind recht typisch für spezifische lokale Ellenbogenstrukturen und werden in ➤ Tab. 5.1 beschrieben.

Tab. 5.1 Ellenbogensymptome und assoziierte lokale Strukturen

Ellenbogensymptome	Lokale Strukturen
medialer Teil des lateralen Epikondylus	gemeinsamer Ursprung der Extensoren
radiohumeraler Gelenkspalt/posteriore Seite des Radiuskopfes	Radiohumeralgelenk, Lig. anulare, Radioanulargelenk
bandförmiger Schmerz über dem Ellenbogen	Radiohumeralgelenk, Humeroulnargelenk
tiefer anteriorer Schmerz	Radiohumeralgelenk, Humeroulnargelenk, proximales Radioulnargelenk, N. radialis oder medianus
anteriore Oberfläche	anteriore Kapsel, Bizeps
medialer Epicondylus	gemeinsamer Ursprung der Flexoren
Sulcus nervi ulnaris	N. ulnaris

Wo Schmerz aus anderen Quellen in den Ellenbogen geleitet wird, sollte ein Bezug zwischen Symptomen und Bewegungen in diesen anderen Gebieten und den Ellenbogensymptomen hergestellt werden.

5.1.2 Symptomverhalten

Ein detailliertes Wissen über das Verhalten der Ellenbogensymptome bei Bewegung des Patienten hilft dem Kliniker bei der Bestimmung, welche Bewegungen eingeschränkt sind und welche vermutlich den Schmerz des Patienten bei der Untersuchung reproduzieren werden. Darüber hinaus liefert die Mühelosigkeit, mit der die Symptome reproduziert werden können, Informationen über den Umfang, in dem der Therapeut den Ellenbogen untersuchen muss, und die Sorgfalt, die er walten lassen muss, um eine übermäßige Provokation der Symptome zu vermeiden.

Die verstärkenden Aktivitäten, die den Schmerz provozieren, können Hinweise geben, die bei der Feststellung helfen, ob das Problem bewegungsabhängig ist oder nicht. Somit helfen diese Aktivitäten, welche die Symptome auslösen, auch dabei, die Schmerzquelle zu identifizieren. Ein Patient berichtet z. B. über Schwierigkeiten beim Beugen des Ellenbogens, um sich selbstständig anzuziehen; Supinieren des Unterarms, um Münzen aus einer Taschen zu nehmen, oder Strecken des Ellenbogens, um ein hohes Regal zu erreichen oder eine Tür aufzustoßen. Alle diese Funktionen deuten auf eine lokale Gelenkdysfunktion hin.

Ein Beispiel für Schmerzen, die in Sehnen oder kontraktilen Strukturen entstehen, ist die Angabe von Schmerz am medialen oder lateralen Epikondylus beim Auswringen eines nassen Tuches oder beim Greifen und Drehen eines schweren Türknaufs. Ein Beispiel für die Beteiligung von entfernten Strukturen ist Schmerz am lateralen Ellenbogen, der durch eine Position ausgelöst wird, welche das neurale System provoziert, wie zwischen den Rücksitzen im Auto hindurchgreifen oder eine schwere Tasche auf einer Schulter oder in einer Hand tragen. Weniger spezifische Schmerzen, wie Schmerzen rund um den Ellenbogen, die nicht durch spezifische Bewegungen des Ellenbogens oder Aktivitäten ausgelöst werden, deuten eher auf übertragenen Schmerz hin. Wo immer möglich, sollte die spezifischste provozierende Bewegung identifiziert werden, da diese über die Bewegung informiert, die im Detail untersucht werden sollte. Sie liefert ebenfalls Informationen über die Effektivität der Behandlung und die Richtung der Progression.

Wenn möglich, sollte der Grad der funktionellen Behinderung, die der Patient erfährt, quantifiziert werden. Diese Information ist unbezahlbar, wenn es darum geht, den Behinderungsgrad zu Beginn des Behandlungsprogramms festzuhalten, und dient als Messparameter für Veränderungen oder den Behandlungsfortschritt. Es wurden mindestens fünf Fragebögen zur Selbsteinschätzung des Patienten beschrieben, die Ellenbogenbehinderung auswerten; allerdings wurden nicht alle validiert (Longo et al. 2008). Zu den nützlichen Fragebögen gehören der „Disabilities of Arm, Shoulder, and Hand (DASH)" und der „Patient Specific Functional Scale (PSFS)". Der PSFS ist nicht spezifisch für den Ellenbogen und kann für jede Körperregion angewandt werden, er ist daher einfach zu behalten und einfach zu bewerten.

Konstruktvalidität wurde für die DASH-Skala nachgewiesen (Gummesson et al. 2003, Slobogean et al. 2010). Ebenso hat sich gezeigt, dass der PSFS ein valides und reliables Messinstrument für Behinderung ist und er sensitiver auf Veränderungen nach der Behandlung reagiert als andere Messinstrumente für Behinderung, Schmerz und physische Einschränkung (Donnelly und Carswell 2002, Pengel et al. 2004). Die minimale klinisch relevante Veränderung für den PSFS wurde mit 2,0 angegeben (Cleland et al. 2006). Für den DASH-Fragebogen beträgt die minimal erfassbare Veränderung 10,5 und die minimale klinisch relevante Veränderung 10,2, wobei 100,0 für eine vollständige Funktion steht (Roy et al. 2009). Es wurde eine Kurzform des DASH-Fragebogens entwickelt, die in der Hektik der täglichen klinischen Arbeit praktischer ist als die lange Form (Angst et al. 2009).

Kann der Patient konsistent eine Aktivität oder Bewegung zeigen, welche die Symptome reproduziert, steigt die Wahrscheinlichkeit für eine strukturelle Differenzierung. Erfährt ein Patient z. B. Schmerzen am lateralen Ellenbogen beim Ballen der Faust mit extendiertem Ellenbogen und proniertem Unterarm, sollte der Therapeut die folgenden Tests bedenken, um die Schmerzquelle einzugrenzen:

- Der stehende Patient wird gebeten, eine Faust zu machen mit dem Arm an der Seite, dann mit dem Arm in 90° Schulterabduktion und Schulterinnenrotation, gefolgt von kontralateraler zervikaler Flexion und Scapuladepression. Sukzessive Veränderungen in der Armposition erhöhen den Stress auf die neuralen Strukturen in der oberen Extremität, besonders im N. radialis. Nehmen die Symptome mit der gleichzeitigen Verstärkung des Stresses auf das neurale System zu, kann von einer peripheren Sensibilisierung der Nerven ausgegangen werden und die weitere Untersuchung sollte sich darauf fokussieren (Hall und Elvey 2011).
- In Rückenlage schiebt der Therapeut den Radius nach kranial, sodass der Radiuskopf gegen das Capitulum gedrückt wird. Verstärkt dieses Manöver die Schmerzen signifikant, sollte das Radiohumeralgelenk bei der weiteren Untersuchung beachtet werden.
- Ist der einzige Faktor, der die Symptome des Patienten verändert, die Griffstärke und der Schmerz wird einzig durch aktive Kontraktion der Extensorenmuskeln und durch die Palpation des gemeinsamen Ansatzes der Extensoren reproduziert, ist der Apparat der Extensorenmuskeln die wahrscheinlichste Quelle der Einschränkung.

Werden Schmerz und Steifigkeit im Ellenbogen hauptsächlich durch eine Flexion oder Extension ausgelöst, legt dies insbesondere eine weitere Untersuchung des Radiohumeral- und des Humeroulnargelenks nahe. Schmerz und Steifigkeit bei Aktivitäten mit Pronation oder Supination regen eine weitere Untersuchung des Radiohumeral- und des Radioulnargelenks an.

Ellenbogenschmerzen in Verbindung mit langer Benutzung einer Computertastatur oder anderen relativ statischen posturalen Aktivitäten hängen oft mit schlechter posturaler und motorischer Kontrolle der Wirbelsäule und Scapula zusammen. Alternativ müssen periphere Einklemmungen oder Mechanosensibilisierung der Nervenstränge um den Ellenbogen herum oder an proximaleren Stellen in Betracht gezogen werden.

Ellenbogenschmerzen bei belastenden Aktivitäten auf den Arm können auf die Notwendigkeit von Kompressionstests für die Ellenbogengelenke in der Untersuchung und möglicherweise in der Behandlung hinweisen, um eine bessere Chance zu haben, den Schmerz zu reproduzieren und den erlebten Schmerz zu beeinflussen.

Bewegungen des Ellenbogens mit hoher Geschwindigkeit können die einzige schmerzprovozierende Aktivität sein. Werfen beim Baseball, einen Speer schleudern oder einen Cricketball werfen verursacht häufig Schmerzen im posterioren und medialen Ellenbogen. Eine sorgfältige Untersuchung der Wurfbewegung in Verbindung mit der Analyse des Humeroulnargelenks ist nötig. Die Stabilität der Kollateralbänder des Ellenbogens sollten ebenfalls getestet werden.

5.1.3 Geschichte (die aktuelle Episode und ihr Verlauf seit Beginn sowie frühere Episoden und ihre natürlichen Verläufe)

Es gibt viele und vielfältige Auslöser für den Beginn von Ellenbogensymptomen. Zum Beispiel können traumatische intraartikuläre Frakturen oder osteochondrale Defekte sofortigen Schmerz und Behinderung verursachen, aber auch die Geometrie des Ellenbogengelenks verändern, was zu langfristigem Schmerz und Steifigkeit im Gelenk führt (Nandi et al. 2009). Alternativ können degenerative Arthropathien oder Tendinopathien wiederkehrende Schmerzepisoden zur Folge haben, die sich normalerweise innerhalb einer gewissen Zeitperiode erholen. Episoden von Ellenbogenschmerz und Dysfunktion können auch auf ungewöhnliche, anhaltende, repetitive oder kraftvolle Aktivitäten, wie einen Ball zum ersten Mal, immer wieder oder mit übermäßiger Kraft zu werfen, folgen. Überbelastung von Handgelenk und Hand wie bei industriellen oder repetitiven von Hand ausgeführten Aufgaben kann Symptome am proximalen Unterarm und Ellenbogen erklären (Silcock und Rivett 2004). Eine frühere Geschichte von Verletzungen oder Schmerzen an der oberen Extremität, nicht nur im Ellenbogen, kann erklären, warum der Ellenbogen im individuellen Fall symptomatisch wurde.

Wie auch bei anderen muskuloskeletalen Schmerzstörungen ist in der Mehrzahl der Fälle von Ellenbogenschmerz die Ursache des Problems nicht spezifisch und es gibt keine erkennbare Pathologie. Falls die Symptome über lange Zeit vorliegen oder sie ohne den Nachweis mechanischer oder belastender Auslöser immer wiederkehren, sollten die tatsächlichen oder potenziellen Hindernisse der Funktionswiederherstellung identifiziert werden. Potenzielle Hindernisse der Funktionswiederherstellung von starkem Schmerz umfassen arbeitsabhängige Störungen, die Länge der Geschichte der Störung, Stress bei der Arbeit, das Ausmaß an Unterstützung im Beruf und Schmerz-Coping-Strategien (Feuerstein et al. 2000). Andere Berichte über Hindernisse der Funktionswiederherstellung nennen auch den psychologischen Status des Patienten. Alizadehkhaiyat et al. (2007a) stellten bei 55 % der Personen mit einer lateralen Epikondylagie einen erhöhten Grad an Depressionen und bei 36 % ein erhöhtes Angstniveau fest. Daher ist es wichtig, Ellenbogenprobleme eher als biopsychosoziale Störungen denn als rein biologische Dysfunktion zu betrachten. Der psychologische Status des Patienten muss in Betracht gezogen werden.

Ergänzend zum psychosozialen Status scheint eine Anzahl damit verbundener physischer Probleme potenziell für anhaltende Symptome verantwortlich zu sein, die mit einer detaillierten Untersuchung aufgedeckt werden können. Das Vorliegen neuraler Symptome im Arm und zervikaler Gelenkzeichen ist mit einem schlechten Kurzzeitergebnis nach einer lokalen Ellenbogenbehandlung einer lateralen Epikondylagie verbunden (Waugh et al. 2004). Daher ist die Untersuchung der Wirbelsäule einschließlich Brustkorb zumindest im Management einer lateralen Epikondylagie von Bedeutung (Cleland et al. 2004). Eine veränderte Haltung der oberen Extremität und abnormale Muster der motorischen Kontrolle können Risikofaktoren für die Entstehung von Schmerzen sein und eine verzögerte Funktionswiederherstellung bedingen. Kelley et al. (1994) wiesen bei Probanden mit lateraler Epikondylagie deutliche Dysfunktionen in der Aktivierung der Unterarmmuskulatur, insbesondere im M. extensor carpi radialis, nach, zusammen mit einer qualitativ bestimmten veränderten Kinematik der oberen Extremität im Vergleich zu einer gesunden Kontrollgruppe. Quantitative Evidenz für veränderte posturale und motorische Kontrolle bei lateraler Epikondylagie wurde ebenfalls erbracht (Bisset et al. 2006b).

5.1.4 Spezielle Fragen

Spezielle Routinefragen liefern Informationen über das Potenzial für ernsthafte Pathologien und sollten in das Screening des Patientenzustands miteinbezogen werden. Das Interesse gilt dem aktuellen allgemeinen Gesundheitszustand des Patienten, einem erheblichen Gewichtsverlust, den Medikamenten, die sie verschrieben bekommen haben, und den medizinischen Bildgebungsverfahren, die angewandt wurden. Weitere Informationen über spezielle Fragen werden in ➤ Kap. 1 besprochen.

5.2 Evidenzbasierte Praxis und Manualtherapie

Manualtherapie für den Ellenbogen besteht aus einer Vielzahl verschiedener Mobilisations- oder Manipulationstechniken (MWM) sowie Tapingverfahren und Übungen. Obwohl bisher keine Studien speziell die Effektivität des Maitland-Konzepts für das Management von Ellenbogenschmerzstörungen untersuchten, gibt es eine Reihe von Studien zu anderen Formen der Manualtherapie. Laterale Epikondylagie ist die am weitesten verbreitete Ellenbogenstörung bei Erwachsenen (Hong et al. 2004) und betrifft bis zu 3 % der Gesamtpopulation mit einer höheren Inzidenz in handwerklichen Berufen (Shiri et al. 2006). Es überrascht nicht, dass meistens diese Störung als Untersuchungsobjekt in Studien zu manualtherapeutischen Interventionen dient, zum Teil wohl auch, weil es einfach ist, passende Studienteilnehmer zu finden.

„Mobilisation with Movement“ (MWM) nach Mulligan ist die am häufigsten untersuchte manualtherapeutische Intervention bei lateraler Epikondylagie (Herd und Meserve 2008). Diese Studien erzielten die höchste Punktzahl bei der methodischen Qualitätskontrolle für Forschung (6,2/10 Punkte auf der PEDro-Skala) im Vergleich zu Studien, die andere Formen der manuellen Therapie untersuchten (Herd und Meserve 2008).

Pagorek (2009) überprüfte die Evidenz für MWM und stellte fest, dass MWM mit hoher Evidenz Schmerzen reduziert sowie die Handkraft und andere Muskelkraftparameter bei Personen mit lateraler Epikondylagie verbessert. Dieses Review beschränkte sich auf Studien aus den Jahren 2001 bis 2008. Im Rahmen einer Datenbankrecherche identifiziete der Autor zwei randomisierte kontrollierte Studien, eine Kohortenstudie und zwei Fallserien, welche die Einschlusskriterien erfüllten. Nicht in dieses Review eingeschlossen wurde eine randomisierte kontrollierte Studie, in der MWM plus Übungen mit therapeutischem Ultraschall plus Übungen und einer Kontrollgruppe verglichen wurden (Kochar und Dogra 2002). Die MWM-Gruppe wies bei Schmerz, beim Gewichthebetest und bei der Handkraft signifikant größere Verbesserungen auf als die Ultraschallgruppe und die Kontrollgruppe. Die MWM-Gruppe zeigte bei den meisten Parametern bereits ab der ersten Woche Verbesserungen. Eine weitere Untersuchung verglich die Effekte von MWM in Kombination mit Mulligan-Tapeanlagen mit traditionellen Therapiemethoden (Amro et al. 2010). In Übereinstimmung mit den früheren Untersuchungen ergab diese Studie eine signifikant größere Verbesserung beim Schmerz und der Handkraft bei Probanden, die den Mulligan-Ansatz erhalten hatten.

Es gibt Evidenz, welche die positiven Effekte von zervikaler Mobilisation und Manipulation bei lateraler Epikondylagie unterstützt. Zwei Studien (Vicenzino et al. 1996, 1998) zeigten, dass zervikale Mobilisation einen unmittelbaren positiven Effekt auf die schmerzfreie Handkraft, die Druckschmerzschwelle und die Neurodynamik hat. Ergänzend wurde beschrieben (Fernandez-Carnero et al. 2008), dass eine einzige Anwendung zervikaler Hochgeschwindigkeitsmanipulation (High Velocity Thrust, HVT) ähnliche Effekte hatte. Allerdings fehlen langfristige Verlaufskontrollen. Eine Untersuchung (Cleland et al. 2004) mit hoher methodologischer Qualität (Herd und Meserve 2008) wies nach, dass eine zusätzliche Mobilisation der Halswirbelsäule im Rahmen eines Behandlungsplans mit Manualtherapie und Übungen am Ellenbogen und Handgelenk zu einer signifikanten Verbesserung der schmerzfreien Handkraft, Schmerz, Behinderung und Therapiezufriedenheit der Patienten im Vergleich zu lokaler Behandlung am Ellenbogen führte. Die Ergebnisse in der Gruppe mit zervikaler Mobilisation erwiesen sich sowohl beim Therapieabschluss als auch bei der Verlaufskontrolle nach sechs Monaten als überlegen. Daher ist die Bedeutung der Halswirbelsäule im Management einer Epikondylagie nachgewiesen.

Es gibt ebenfalls Evidenz für den Einsatz manipulativer Techniken am Handgelenk zur Behandlung einer lateralen Epikondylagie (➤ Abb. 5.65). Struijs et al. (2003) verglichen die Effektivität von Handgelenkmanipulationen mit lokaler Behandlung am Ellenbogen, bestehend aus Querfriktion, Ultraschall und Übungen. Die Ergebnisse dieser Studie befürworteten die Anwendung von Handgelenksmanipulationen in der Behandlung; ein signifikanter Nutzen wurde für mindestens sechs Wochen nach der Behandlung nachgewiesen.

In Bezug auf manuelle Therapie in der Ellenbogenregion untersuchte eine Studie, deren methodologische Qualität als gerade moderat bewertet wurde (Herd und Meserve 2008), die Effektivität der neuralen Mobilisation in Kombination mit Radiuskopfmobilisation im Vergleich zur Standardbehandlung einer lateralen Epikondylagie (Drechsler et al. 1997). Die AP-Mobilisation des Radiuskopfes wurde mit einem gewissen Grad an neuraler Provokation für den N. radialis ausgeführt (in Ellenbogenextension mit Innenrotation und Abduktion der Schulter). Den Resultaten zufolge ist die kombinierte Behandlung der Standardbehandlung sowohl beim Therapieabschluss wie auch bei der Verlaufskontrolle nach drei Monaten überlegen.

Außerdem wurde gezeigt, dass Übungen in der Behandlung einer lateralen Epikondylagie nützlich sind (Bisset et al. 2005). Die primäre physische Einschränkung ist eine dekonditionierende Antwort auf Schmerz (Vicenzino 2003). Daher sollte der Therapeut an allgemeine Kräftigungsübungen für die ganze obere Extremität denken. Zumindest sollten die Übungen Kräftigung der Unterarmmuskeln, die Handgelenk-/Handflexion und -extension sowie -supination/-pronation und -radialabduktion/-ulnarabduktion kontrollieren, beinhalten. Überdies sollten Dehnungsübungen für die Muskeln rund um den Unterarm sowie eine Schulung der motorischen Kontrolle des Handgelenks bei Greifaktivitäten in Betracht gezogen werden (Bissett und Vicenzino 2011).

Ein achtwöchiges Übungsprogramm erbrachte positiven Nutzen bei einer Population mit chronischen Beschwerden, bei der andere konservative Behandlungen inkl. Injektionen mit Kortikosteroiden erfolglos geblieben waren (Pienimaki et al. 1996). In ähnlicher Weise fanden Forscher heraus, dass die Übungen im Vergleich zu Ultraschallbehandlungen zu weniger medizinischen Konsultationen, weniger Operationen und weniger Krankheitstagen führten (Pienimaki et al. 1998). Eine randomisierte kontrollierte Studie zeigte außerdem, dass ein begleitetes Übungsprogramm die größte Schmerzreduktion und eine Funktionsverbesserung über eine sechsmonatige Verlaufskontrollperiode im Vergleich zu Bioptron-Lichttherapie und physiotherapeutischen Techniken nach Cyriax erzielte (Stasinopoulos und Stasinopoulos 2006).

Diese kurze Literaturübersicht verdeutlicht, dass eine laterale Epikondylagie offensichtlich mit einer Reihe unterschiedlicher Behandlungsansätze behandelt werden kann. Dies stellt keinesfalls einen Schwachpunkt der Manualtherapie dar. Es deutet vielmehr darauf hin, dass laterale Epikondylagie ein Multisystemproblem ist, das lokal den Ellenbogen betrifft und entfernte artikuläre, neurale und muskulotendinöse Strukturen einschließt. Unterschiedliche manualtherapeutische Konzepte und Behandlungstechniken richten sich an verschiedene Komponenten der lateralen Epikondylagie. Weitere Studien sind erforderlich, um herauszufinden, ob eine Behandlung, die sich nach den Befunden aller potenziell involvierten Strukturen aus dem klinischen Assessment richtet, einen größeren Vorteil gegenüber einem stärker vorgeschriebenen Ansatz bietet.

Kürzlich wurde gezeigt, dass Schmerzen etwa 41–66 % der Variabilität in der Behinderung infolge eines Ellenbogentraumas ausmachen (Doornberg et al. 2005, Lindenhovius et al. 2008). Im Gegensatz dazu entfallen auf physische Einschränkungen in den Ellenbogenbewegungen nur 17–35 % (Doornberg et al. 2005, Lindenhovius et al. 2008). Diese Evidenz stärkt das Argument für einen multisystemischen biopsychosozialen Ansatz in der Untersuchung und Behandlung von Ellenbogenstörungen. Die klinische Evaluation sollte die Evaluation von Schmerz, Behinderung, psychosozialen Hindernissen der Funktionswiederherstellung sowie eine detaillierte Funktionsuntersuchung umfassen. Die Funktionsuntersuchung schließt Zusatzbewegungen, physiologische und kombinierte Bewegungen der Ellenbogengelenke mit ein. Zusätzlich sollte die Evaluation die dynamische posturale und motorische Kontrolle des oberen Quadranten sowie einen einfachen Test für die Funktion der Ellenbogenmuskulatur beinhalten. Das Einbeziehen einer detaillierten Untersuchung der Hals- und Brustwirbelsäule, der Neurodynamik der oberen Extremität und der neurologischen Leitfähigkeit dient nur dazu, die diagnostische, behandelnde und betreuende Rolle der manuellen Therapie bei Ellenbogenstörungen zu verbessern.

5.3 Funktionsuntersuchung der Ellenbogenregion

Die nachfolgend aufgeführten Checklisten in ➤ Box 5.1–5.4 (Maitland 1992) erlauben eine ganzheitliche Vorgehensweise in der Funktionsuntersuchung der Ellenbogenregion.

Box 5.1

Funktionsuntersuchung des Ellenbogenkomplexes

Inspektion

***Funktionelle Demonstration/funktionelle Tests**

- Der *Patient* führt *seine* funktionellen Bewegungen vor, die von *seiner* Störung betroffen sind.
- Differenzierung seiner demonstrierten funktionellen Bewegung(en)
- Dynamische Kontrolle der oberen Extremität

Kurze Bewertung

Aktive Bewegungen (bis zum Einsetzen des *Schmerzes* oder bis zum *Bewegungslimit*)

- F, E (falls angebracht, F und E mit Nachfedern in vollständiger Pronation und Supination)
- Sup, Pron (falls angebracht, ausgeführt in F und E)
- Aktive neurodynamische Screeningtests

Isometrische/Muskellängentests

Andere Strukturen im „Plan"

- Thoracic Outlet/zervikale Radikulopathie
- Beteiligung peripherer Nerven

Passive Bewegungen

Wenn angebracht

F, E; Sup und Pron in Grad IV- bis IV+ bis III++

Differenzierung nach Bedarf

1. F und E in IV+ endgradig
   a. F/Ab, F/Ad, E/Ab, E/Ad.
      Ab und Ad in den ersten 5° vollständiger F und vollständiger E
   b. ←•→ (im Verlauf des Humerus) proximal und distal
      i. Auf dem Radius (Radiohumeralgelenk) (R/H) oder dem proximalen Radioulnargelenk (R/U) zusätzlich proximale R/U-Kompression zur Differenzierung zwischen R/H und proximalem R/U
      ii. Auf der Ulna (Humeroulnargelenk)
   c. ←•→ (im Verlauf des Radius) proximal und distal
      i. Auf dem Radius (R/H- oder proximales R/U-Gelenk) zusätzlich R/U-Kompression zur Differenzierung zwischen R/H- und proximalem R/U-Gelenk
      ii. Auf der Ulna (Humeroulnargelenk)
2. Sup und Pron in IV+ endgradig
   a. Auf dem Radiuskopf (proximales R/U- oder R/H-Gelenk) zusätzlich R/U-Kompression zur Differenzierung zwischen R/H- und proximalem R/U-Gelenk
   b. Auf der Ulna (Humeroulnargelenk)

3. Weitere Differenzierungstests
   a. ↓, ↑, ↓, ↑, ↗, ↗ auf dem Radiuskopf in verschiedenen Ellenbogenstellungen von F und E
   b. →, ← auf dem Olecranon und Proc. coronoideus
4. Kombinierte Bewegungen
5. Differenzierungstests
6.
7. Neurodynamische Tests für den N. medianus, radialis und ulnaris

Palpation
- + Wenn „vergleichbare Zeichen" schwierig zu finden sind, Wiederbefundung der „traumarisierenden Bewegung"
- Relevante Druckdolenz (N. ulnaris und medianus)

Lesen der Krankenakte usw.
Die wichtigsten Befunde mit Asterisken markieren
Instruktionen für den Patienten
Mit freundlicher Genehmigung aus Maitland 1992

Box 5.2

Funktionsuntersuchung des Radiohumeralgelenks

Bei der Standarduntersuchung dieses Gelenks muss die Untersuchung der anderen Ellenbogengelenke miteinbezogen werden.

Inspektion

***Funktionelle Demonstration/Funktionelle Tests**
- Der *Patient* führt *seine* funktionellen Bewegungen vor, die von *seiner* Störung betroffen sind.
- Differenzierung der demonstrierten funktionellen Bewegung(en)
- Dynamische Kontrolle der oberen Extremität

Kurze Bewertung

Aktive Bewegungen (bis zum Einsetzen des *Schmerzes* oder bis zum *Bewegungslimit*)
- F, E; Sup und Pron in F und E
- Bewegungsausmaß und Schmerz notieren
- Aktive neurodynamische Screeningtests

Wenn angebracht
- Geschwindigkeit der Testbewegungen
- Spezifische verstärkende Bewegungen
- Die traumatisierende Bewegung
- Bewegungen unter Belastung
- Tests für zervikale Radikulopathie
- Muskelkraft

Isometrische/Muskellängentests
Muskeln im „Plan" inkl. Faustschluss in verschiedenen Ellenbogenstellungen
Andere Strukturen im „Plan"
- Thoracic Outlet/zervikale Radikulopathie
- Beteiligung peripherer Nerven

Passive Bewegungen
Standard
1. F, E; Sup und Pron in F und E
2. ↔ prox und dist (durch Abduktion des Handgelenks) in verschiedenen Winkeln von vollständiger F zu vollständiger E sowie vollständiger Supination zu vollständiger Pronation
3. ↓, ↑ in verschiedenen Positionen von F, E, Sup, Pron, ohne und mit Kompression

Bewegungsausmaß, Schmerz, Widerstand, Schutzspasmus und Verhalten notieren
Wenn angebracht
1. Differenzierungstests
2. Neurodynamische Tests für den N. radialis

Palpation
- + Wenn „vergleichbare Zeichen" schwierig zu finden sind, Wiederbefundung der „traumarisierenden Bewegung"
- Relevante Druckdolenz (N. radialis)

Lesen der Krankenakte usw.
Die wichtigsten Befunde mit Asterisken markieren
Instruktionen für den Patienten
Mit freundlicher Genehmigung aus Maitland 1992.

Box 5.3

Funktionsuntersuchung des Humeroulnargelenks

Bei der Standarduntersuchung dieses Gelenks muss die Untersuchung des proximalen Radioulnargelenks (R/U) miteinbezogen werden, da es im Humeroulnargelenk zu einer Supinator-/Pronatortorsion kommen kann.

Inspektion

***Funktionelle Demonstration/Funktionelle Tests**
- Der *Patient* führt *seine* funktionellen Bewegungen vor, die von *seiner* Störung betroffen sind.
- Differenzierung der demonstrierten funktionellen Bewegung(en)
- Dynamische Kontrolle der oberen Extremität

Kurze Bewertung

Aktive Bewegungen (bis zum Einsetzen des *Schmerzes* oder bis zum *Bewegungslimit*)
Standard
- F, E; Sup und Pron in F und E
- Bewegungsausmaß und Schmerz notieren
- Aktive neurodynamische Screeningtests

Wenn angebracht
- Geschwindigkeit der Testbewegungen
- Spezifische verstärkende Bewegungen
- Die traumatisierende Bewegung
- Bewegungen unter Belastung
- Tests für Thoracic Outlet/zervikale Radikulopathie
- Muskelkraft

Isometrische/Muskellängentests
Muskeln im „Plan" inkl. Faustschluss in verschiedenen Ellenbogenstellungen
Andere Strukturen im „Plan"
- Thoracic Outlet/zervikale Radikulopathie
- Beteiligung peripherer Nerven

Passive Bewegungen
Physiologische Bewegungen
Standard

- F, E; Sup und Pron in F und E
- Notiere Bewegungsausmaß, Schmerz, Widerstand, Schutzspasmus und Verhalten

Falls angebracht
E/Ab, E/Ad, F/Ab, F/Ad, Ab und Ad in 5° F und E

Zusatzbewegungen
Wenn angebracht

1. ←•—, —•→
   a. Auf dem Olecranon
   b. Auf dem Proc. coronoideus
2. ←•→ dist (im Verlauf des Humerus) in 90° Ellenbogen F
   a. Auf dem Olecranon (Daumen)
   b. Auf dem Proc. coronoideus (Daumen)
   c. Global im Verlauf des Humerus
3.
4. F über das Handgelenk im Verlauf des anterioren Ellenbogens
5. ←•→ prox, dist im Verlauf der Ulna (durch Abduktion des Handgelenks) in verschiedenen Winkeln von Ellenbogen F und E
   Bewegungsausmaß, Schmerz, Widerstand, Schutzspasmus und Verhalten notieren
6. Differenzierungstests
7. Neurodynamische Tests für den N. medianus, radialis und ulnaris

Palpation

- Veränderte Sensorik
- Relevante Druckdolenz (N. radialis)
- + Wenn „vergleichbare Zeichen" schwierig zu finden sind, Wiederbefundung der „traumarisierenden Bewegung"

Lesen der Krankenakte usw.
Die wichtigsten Befunde mit Asterisken markieren
Instruktionen für den Patienten
Mit freundlicher Genehmigung aus Maitland 1992

Box 5.4

Funktionsuntersuchung des proximalen Radioulnargelenks

Bei der Standarduntersuchung dieses Gelenks müssen die Untersuchungen des Humeroulnargelenks und des Radiohumeralgelenks miteinbezogen werden.

Inspektion

***Funktionelle Demonstration/Funktionelle Tests**

- Der *Patient* führt *seine* funktionellen Bewegungen vor, die von *seiner* Störung betroffen sind.
- Differenzierung der demonstrierten funktionellen Bewegung(en)
- Dynamische Kontrolle der oberen Extremität
- Aktive neurodynamische Screeningtests (N. radialis)

Kurze Bewertung

Aktive Bewegungen (bis zum Einsetzen des *Schmerzes* oder bis zum *Bewegungslimit*)
Siehe Ellenbogengelenk
Isometrische Tests
Andere Strukturen im „Plan"

- Thoracic Outlet/zervikale Radikulopathie
- Beteiligung peripherer Nerven

Passive Bewegungen
Physiologische Bewegungen
Siehe Ellenbogengelenk

Zusatzbewegungen
Standard

1. Ab und Ad des Ellenbogens in 5° F (prox R/U)
2. ←•→ prox, dist (im Verlauf der Ulna) in verschiedenen Winkeln von Ellenbogen F und E und verschiedenen Winkeln von Sup und Pron (durch Abduktion des Handgelenks), ohne und mit Kompression
3. ↑ und ↕ jeweils in vollständiger Pronation und vollständiger Supination
4. Supination/Pronation mit Kompression

Wenn angebracht

1. Differenzierungstests
2. Neurodynamische Tests für den N. radialis

Palpation

- + Wenn „vergleichbare Zeichen" schwierig zu finden sind, Wiederbefundung der „traumarisierenden Bewegung"
- Relevante Druckdolenz (N. radialis)

Lesen der Krankenakte usw.
Die wichtigsten Befunde mit Asterisken markieren
Instruktionen für den Patienten
Mit freundlicher Genehmigung aus Maitland 1992

5.3.1 Im Stand

- Inspektion von:
  - Fehlerhaftem Alignment: von vorne, von hinten und von der Seite
  - Asymmetrie: adaptive und protektive Deformität
  - Weichteilveränderungen: Schwellung, Verdickung
  - Knochenstruktur: Olecranon, Epikondylen
- Aktueller Schmerz (Present Pain, PP)
- Funktionelle Demonstration/aktive funktionelle Bewegungen und Differenzierung
- „Wenn-notwendig-Tests" – Ellenbogen
- Kurze Bewertung/Screening des Bewegungsausmaßes der Schulter und der dynamischen Kontrolle
- Aktives Screening der peripheren Sensibilisierung des N. medianus, radialis und ulnaris (Hall und Elvey 2011)

5.3.2 Im Sitzen

- Kurze Beurteilung/Screeningtests der Halswirbelsäule für Bewegungen in einer Ebene und kombinierte Bewegungen
- Screening auf zervikale Radikulopathie einschließlich unterer zervikaler Quadrant (Maitland et al. 2001). Wenn notwendig, unter Anwendung von axialem Druck
- Kurze Bewertung/Screening der Brustwirbelsäule (Maitland et al. 2001)
- Handkraft, Schmerzprovokation und Muster der motorischen Kontrolle in vollständiger Ellenbogenextension und Unterarmpronation

5.3.3 In Rückenlage

- Palpation auf Zeichen für eine Hyperalgesie (insbesondere Gelenkspalt, periphere Nerven, gemeinsamer Ansatz der Flexoren und Extensoren)
- Isometrische Tests:
  - Handkraft in Ellenbogenextension
  - Handgelenkextension
  - Extension der einzelnen Metacarpi, insbesondere des dritten Strahls, wo der Extensor carpi radialis brevis ansetzt
- Muskellänge:
  - Fingerextensoren
  - Handgelenkextensoren
  - Fingerflexoren
  - Handgelenkflexoren
  - Bizepslänge
  - Trizepslänge
- Passive Bewegungen des Ellenbogens
- Extension, Extension/Adduktion, Extension/Abduktion des Ellenbogens
- Flexion, Flexion/Adduktion, Flexion/Abduktion des Ellenbogens
- Pronation/Supination
- Differenzierungstests in Flexion/Extension oder Pronation/Supination
- Zusatzbewegungen: radiohumeral, radioulnar, humeroulnar
- MWM: schmerzfreies Zusatzgleiten kombiniert mit der dominanten gestörten Ellenbogenbewegung oder -aktivität
- Zervikale anteroposteriore Bewegung (Maitland et al. 2001)
- Schulterquadrant und Locking Position
- Kurze Bewertung/Screening von Handgelenk und Hand sowie des distalen Radioulnargelenks
- Neurodynamische Tests der oberen Extremität und Nervenpalpationstests (Hall und Elvey 2011)
- Passive physiologische intervertebrale Bewegungen (PPIVMs) von C3–C7 (Maitland et al. 2011)
- Neurologische Untersuchung auf periphere Nervenkompression oder Radikulopathie

5.3.4 In Seitlage

C7–T4 PPIVMs (Maitland et al. 2001)

5.3.5 In Bauchlage

- Zusatzbewegungen des Olecranons in Ellenbogenflexion
- Posteroanteriore Bewegung des Radiuskopfes in Ellenbogenextension
- Passive akzessorische Intervertebralbewegungen (PAIVMs) der Hals- und Brustwirbelsäule
- Zusatzbewegungen der Rippen, allgemeiner Federungstest der Rippen (Maitland et al. 2001)

5.3.6 Vorsichtsmaßnahmen und Planung

- *Erklärung:* Der Patient sollte während der Untersuchung und Behandlung ständig informiert werden. Der Therapeut sollte den Patienten soweit möglich über die Natur des Problems, die Behandlungsoptionen (inkl. Nutzen und Risiken) und die zu erwartenden Reaktionen auf die Behandlung informieren.
- *Warnung:* Nach der Untersuchung (und ersten Behandlung) sollte der Patient gewarnt werden, dass im Anschluss an die Behandlung am nächsten Tag oder auch später leichte Nachbehandlungsschmerzen auftreten können. Grund ist häufig die Bewegung des Gelenks während der Untersuchung und der Behandlung in einer Form, in der es bisher nicht oder seit Längerem nicht mehr bewegt wurde.
- Der Therapeut sollte die Fallakten und die medizinische Bildgebung überprüfen und Behandlung und Wiederbefundung planen.

5.4 Funktionsuntersuchung des Ellenbogenkomplexes

5.4.1 Inspektion

- In den meisten Fällen weisen Patienten, deren Ellenbogenschmerzen keinen klaren Auslöser haben, keine offensichtlichen Anomalitäten am Ellenbogen selbst auf. Allerdings finden sich eventuell Hinweise auf eine schlechte Haltung des Schultergürtels und der Wirbelsäule.
- Frakturen oder eindeutige Traumata zeigen sich oft durch Schwellung oder knöcherne Deformität.
- Prominenz und lokale Schwellung des medialen oder lateralen Epikondylus können ein Merkmal einer akuten Epikondylagie sein.
- Schmerzvermeidende Haltungen können das Halten des Ellenbogens in Flexion zur Vermeidung der schmerzhaften Extension oder das Halten des Unterarms in Pronation zur Vermeidung der schmerzhaften Supination sein. Zu den schmerzvermeidenden Haltungen bei sensibilisierten neuralen Strukturen gehört ein flektierter Ellenbogen mit dem Schultergürtel in Elevation und Adduktion.

5.4.2 Funktionelle Demonstration/traumatisierende Bewegung/aktive funktionelle Bewegungen und Differenzierung dieser Bewegungen (bis P_1 oder Bewegungslimit)

Der Therapeut sollte sein Augenmerk auf Anomalitäten in der Qualität der Bewegung und häufige Haltungsabweichungen legen. Zum Beispiel außenrotiert und adduziert ein Patient vielleicht die Schulter, um eine Supination des Unterarms zu vermeiden. Für Überbelastungserscheinungen kann es subtile Zeichen einer schlechten Kontrolle der gesamten kinetischen Kette der oberen Extremität geben (Ellenbecker et al. 2010a). Diese sollten im Detail untersucht werden.

Wird der Ellenbogenschmerz während des Handkrafttests reproduziert, aber durch MWM wie ein laterales Gleiten oder PA-Gleiten auf dem Radius gelindert, sollte dies in die funktionelle Rehabilitation übernommen werden.

Aktive Bewegungen oder ein schneller Orientierungstest des Ellenbogens sollten Flexion, Extension, Pronation und Supination beinhalten (➤ Abb. 5.1, ➤ Abb. 5.2, ➤ Abb. 5.3, ➤ Abb. 5.4). Falls die aktiven Bewegungen schmerzfrei sind, kann der Patient auch angewiesen werden, den Ellenbogen weiter in die Bewegung zu federn, was einem natürlichen Überdruck gleichkommt.

Nur wenn der Patient konsistente, reproduzierbare funktionelle Demonstrationsergebnisse zeigt, ist eine weitere Differenzierung möglich.

Ein Patient mit tiefem anteriorem Ellenbogenschmerz zeigt vielleicht, dass er den Schmerz immer dann spürt, wenn er den Ellenbogen zwischen 75° und 95° flektiert. Eine Wiederholung der schmerzhaften Bewegung mit Kompression oder Distraktion des Radiohumeralgelenks, Kompression oder Distraktion des Humeroulnargelenks oder wiederholter Flexions-/Extensionsbewegung in unterschiedlichen Positionen von Pronation/Supination dient der genaueren Lokalisation der Symptomquelle und hilft bei der Auswahl der Behandlungstechniken (➤ Abb. 5.5, ➤ Abb. 5.6, ➤ Abb. 5.7, ➤ Abb. 5.8).

Ein Patient mit lateralem Ellenbogenschmerz demonstriert vielleicht, dass dieser Schmerz immer auftritt, wenn er den Unterarm dreht (Pronation), etwa wenn er einen Schraubenzieher benutzt (belastet). Wird die schmerzhafte Bewegung mit radiohumeraler Kompression oder Distraktion, Kompression oder Distraktion des proximalen Radioulnargelenks oder in verschiedenen Positionen von Flexion und Extension durchgeführt, kann eine passende Behandlungstechnik ermittelt werden (➤ Abb. 5.9, ➤ Abb. 5.10, ➤ Abb. 5.11, ➤ Abb. 5.12, ➤ Abb. 5.13).

Ein Patient mit lateraler Epikondylagie kann über Schmerzen beim Halten eines Golfschlägers klagen. Er ist vielleicht in der Lage, diesen Schmerz konsistent zu reproduzieren. Zusatzbewegungen des Radiuskopfes in der schmerzhaften Position können Schmerz oder Steifigkeit zeigen, was auf eine artikuläre Beteiligung hindeutet. Ebenso weist Schmerzelimination während der Anwendung eines anhaltenden Gleitens des Radius (➤ Abb. 5.14) oder der Ulna (➤ Abb. 5.15) auf ein Potenzial für MWM in der Behandlung hin. Daher ist jede Schmerzveränderung beim Greifen während der Mobilisation des Radius wichtig. Das Hinzufügen von Schulterdepression und kontralateraler zervikaler Lateralflexion in der schmerzhaften Position kann eine abnormale Sensitivität des N. radialis aufdecken (➤ Abb. 5.16). Eine Dysfunktion des aktiven zervikalen Bewegungsausmaßes in den Hauptebenen oder in den kombinierten Bewegungstests erhöht die Bedeutung von weiteren Tests der Halswirbelsäule. Eine Schmerzzunahme bei isometrischen Tests der Handgelenk- und Fingerextensoren (in Abwesenheit anderer bewegungsbedingter Zeichen oder neuraler Beteiligung) kann auf einen muskulotendinösen Ursprung der Symptome des Patienten hindeuten.

5.4.3 „Wenn-notwendig-Tests"

Häufig besteht ein Zusammenhang zwischen Ellenbogenschmerz und intensiver sportlicher Aktivität oder einer Verletzung. In diesen Fällen lassen sich die Schmerzen des Patienten nur reproduzieren, wenn der Therapeut ihn bittet, die verletzende Aktivität schnell (einen Cricketball o. Ä. werfen), wiederholt (Rückhandschlag beim Tischtennis) oder anhaltend (einen Skistock halten) auszuführen.

5.4.4 Dynamische Kontrolle der oberen Extremität

Bei Personen, bei denen Ellenbogenschmerzen aus repetitivem Stress oder Überbelastung resultieren, sollte der Therapeut die Haltung und die dynamische Kontrolle der gesamten oberen kinetischen Kette genau betrachten (Ellenbecker et al. 2010ab). Solch schwache Kontrolle kann zu abnormalem Stress für den Ellenbogen führen und damit ein beitragender Faktor zur Ursache des Problems sein oder ein Hindernis für die Funktionswiederherstellung darstellen. Es gibt Evidenz, welche diese Idee unterstützt. Silcock et al. (2003) fanden Hinweise auf veränderte Muskelaktivität der oberen Extremität während verschiedener Armbewegungen bei Personen mit lateralem Ellenbogenschmerz im Vergleich zu symptomfreien Kontrollprobanden. Zu den dysfunktionalen Muskeln gehörten die Muskeln um Ellenbogen und Handgelenk, schließen aber auch den M. pectoralis major und den M. trapezius pars transversa mit ein. Andere Studien fanden Hinweise auf eine veränderte motorische Kontrolle bei Personen mit lateralen Ellenbogenschmerzen (Bisset et al. 2006b, Pienimaki et al. 1997). Es ist unklar, ob eine schlechte Kontrolle Folge oder Ursache der Schmerzen ist. Allerdings wäre es plausibel, dass eine schlechte Haltung und dynamische Kontrolle der oberen Extremität einen Einfluss auf den Ellenbogen hätten. Tatsächlich wurde eine Verbindung zwischen einer ungünstigen Haltung der HWS und des Schultergürtels und einer Anzahl von Störungen der oberen Extremität inkl. Ellenbogen nachgewiesen (Pascarelli und Hsu 2001), zusätzlich zu distaleren Problemen wie einem Karpaltunnelsyndrom (De-la-Llave-Rincon et al. 2009, Pascarelli und Hsu 2001).

Die dynamische Scapulakontrolle kann durch die Inspektion der Schulterelevation durch Flexion und Abduktion beurteilt werden (Tate et al. 2009, Uhl et al. 2009). Die Erhöhung der Last mit kleinen Gewichten in der Hand während dieser Bewegungen kann außer-

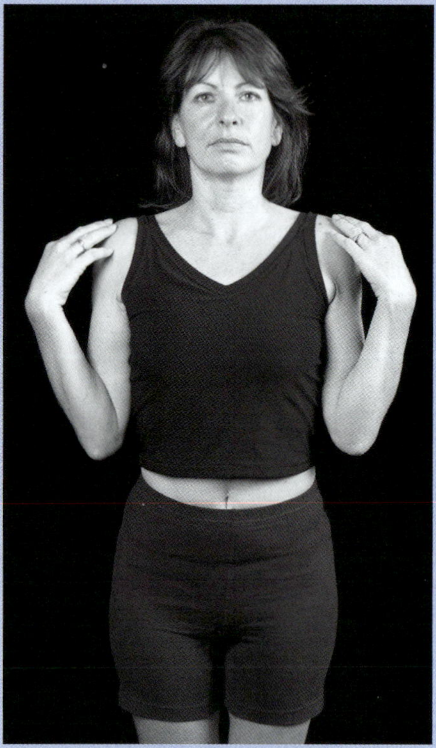

Abb. 5.1 Ellenbogenflexion

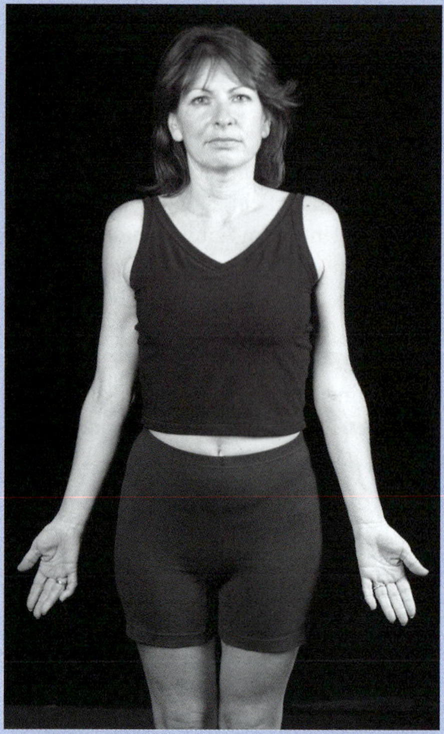

Abb. 5.2 Ellenbogenextension

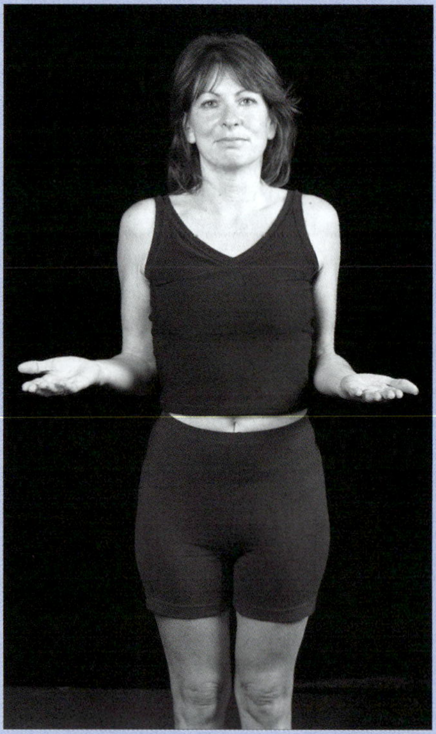

Abb. 5.3 Ellenbogensupination

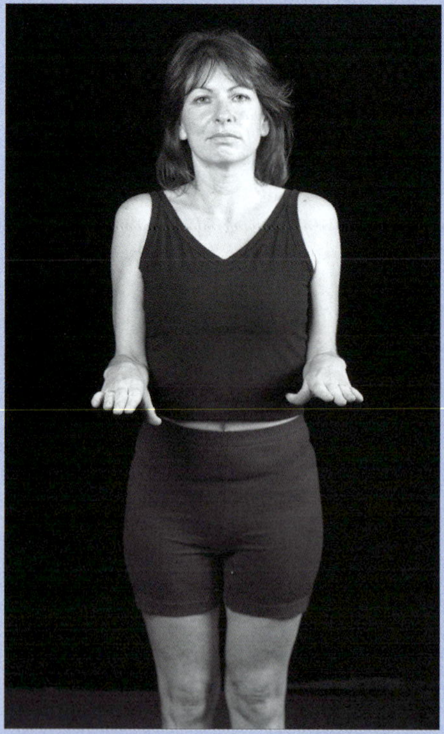

Abb. 5.4 Ellenbogenpronation

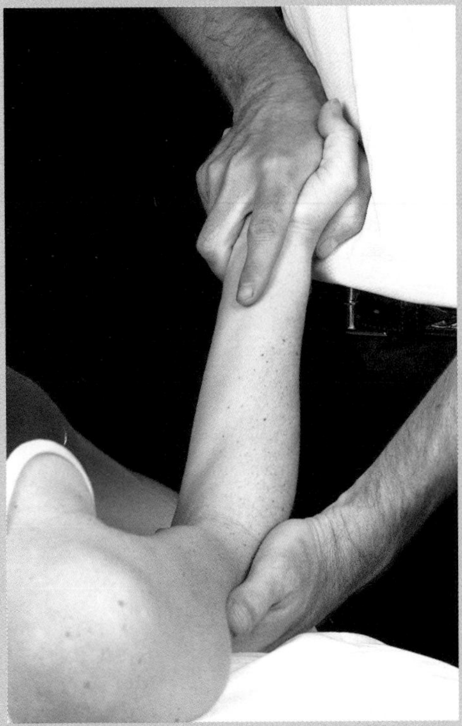

Abb. 5.5 Ellenbogenflexion bis 75°

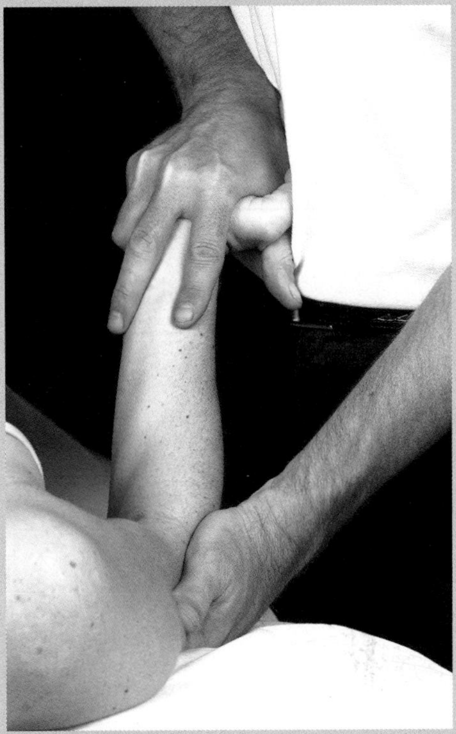

Abb. 5.6 Kompression des Radiohumeralgelenks

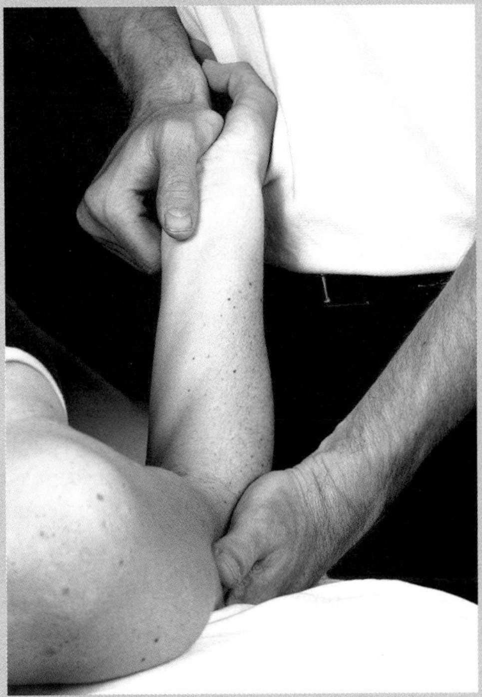

Abb. 5.7 Kompression des Humeroulnargelenks

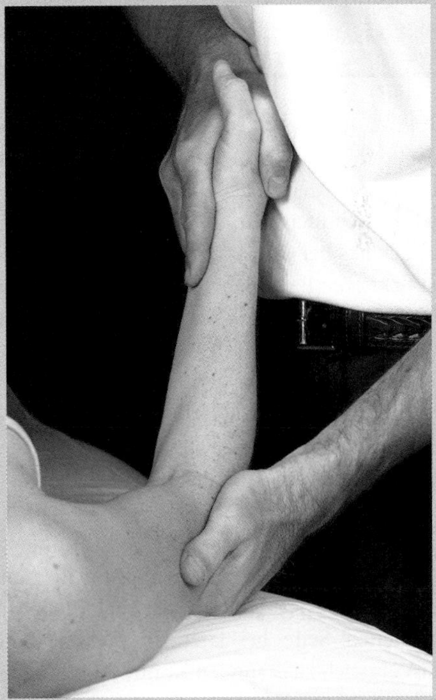

Abb. 5.8 Pronation/Supination in unterschiedlichen Stellungen der Flexion und Extension

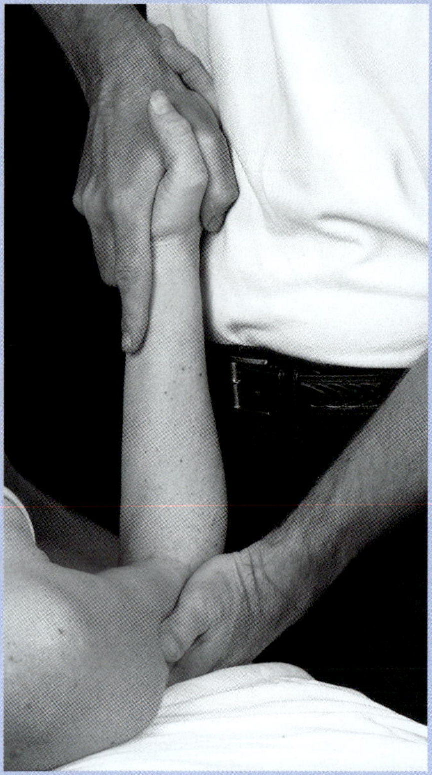

Abb. 5.9 Pronation im Radioulnargelenk

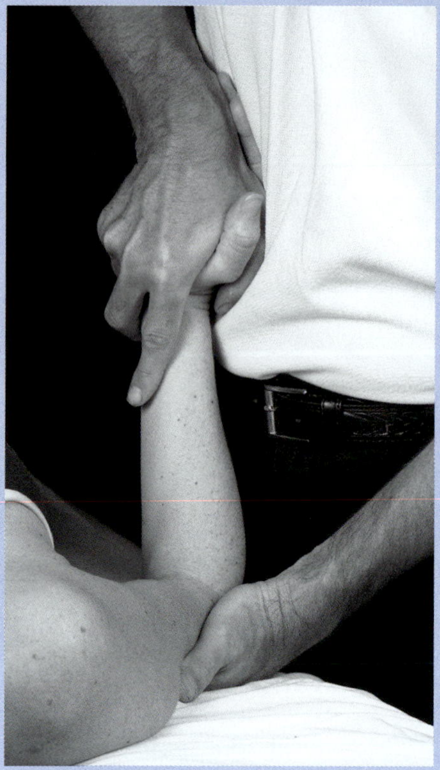

Abb. 5.10 Zusätzliche Kompression des Radiohumeralgelenks

dem hilfreich sein, um die schlechte Scapulakontrolle hervorzuheben. Diese Methode zur Feststellung einer schlechten Kontrolle zeigte sich als reliabel (McClure et al. 2009).

Ergänzend zum Schultergürtel ist es wichtig, ebenfalls die Kontrolle des Handgelenks bei Greifaktivitäten zu beurteilen. Bei einem Handkrafttest flektieren Patienten mit lateraler Epikondylagie typischerweise das Handgelenk im Durchschnitt um 11° mehr als symptomfreie Personen (Bisset et al. 2006b), wahrscheinlich aufgrund einer Schwäche des M. extensor carpi radialis (Alizadehkhaiyat et al. 2007b). Personen, die unter lateraler Epikondylagie leiden, sind bei ausgewählten Bewegungen der oberen Extremität in der Regel schwächer, vermutlich aufgrund von Schmerzinhibition oder Nichtgebrauch (Alizadehkaiyat et al. 2007b). Folglich sollte der Therapeut Vorsicht walten lassen, wenn er Kraftunterschiede der symptomatischen Seite im Vergleich zu Normwerten oder der nichtbetroffenen Seite interpretiert. Bisset et al. (2006b) fanden auf der nichtbetroffenen Seite bei lateraler Epikondylagie erhöhte Kraftwerte im Vergleich zu gesunden Kontrollprobanden. Diese Ergebnisse lassen auf einen Kompensationsmechanismus schließen oder spiegeln eine grundlegende Ursache dieser Störung wider.

5.4.5 Isometrische und Muskellängentests

Das Ziel der isometrischen und Muskellängentests ist, das Vorkommen von Muskelstörungen entweder in den kontraktilen Fasern oder am Ursprung und Ansatz des Muskels zu evaluieren. Vorsicht ist geboten bei der Interpretation von Schmerz als Folge der isometrischen Muskeltests. Muskelkontraktion kann Stress für sensibilisiertes Nervengewebe bedeuten oder schmerzhafte Gelenke komprimieren. Diese Tests sollten im Kontext der gesamten Funktionsuntersuchung betrachtet werden.

Isometrische Tests als ein schmerzprovozierendes Verfahren sind bei medialen oder lateralen Ellenbogenschmerzen erforderlich, wenn das Greifen und/oder belastete Handgelenk- oder Fingerflexion oder -extension die Schmerzen provoziert.

Die beste Ausgangsstellung für isometrische Testungen ist die Rückenlage des Patienten. Bei Schmerzen über dem lateralen Epikondylus sollte der Ellenbogen vollständig extendiert und proniert werden. Es wird davon ausgegangen, dass Pronation vermehrt Zug auf den gemeinsamen Ansatz der Extensoren ausübt. Normalerweise reproduziert der Mittelfinger lateralen Ellenbogenschmerz am leichtesten, wenn er in Handgelenkextension isometrisch widerlagert wird. Die Mm. extensor carpi radialis longus und brevis setzen am dritten Metacarpus an und stellen die ausgedehnteste Komponente des gemeinsamen Ansatzes der Extensoren dar (Standring 2008). Ein hoher Stresslevel auf der muskulotendinösen Einheit des M. extensor carpi radialis brevis wird als Ursache für Schmerz bei Überbelastungsstörungen einer lateralen Epikondylagie angenommen (Coombes et al. 2009). Bei medialem Ellenbogenschmerz ist der M. flexor carpi radialis am häufigsten involviert und die Testung sollte Handgelenkflexion und -pronation beinhalten.

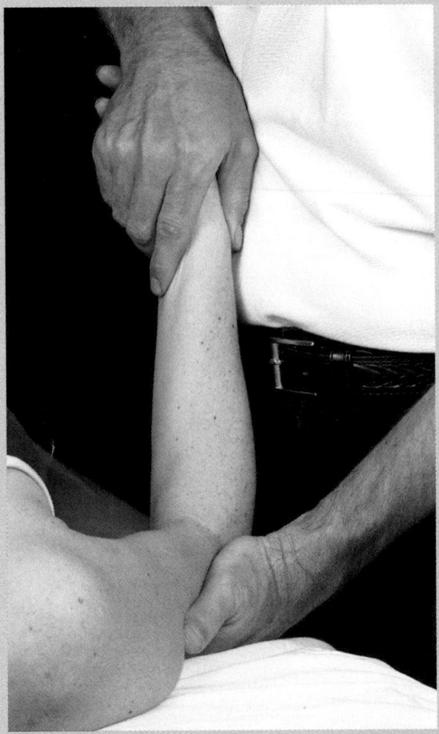

Abb. 5.11 Zusätzliche Distraktion des Radiohumeralgelenks

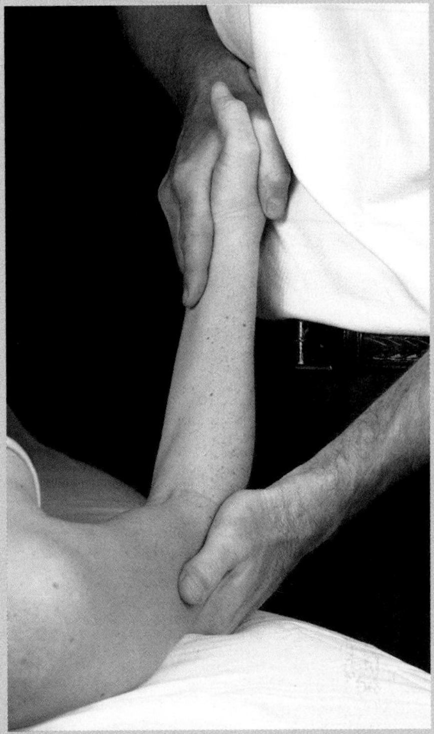

Abb. 5.12 Flexion/Extension in unterschiedlichen Stellungen der Pronation und Supination

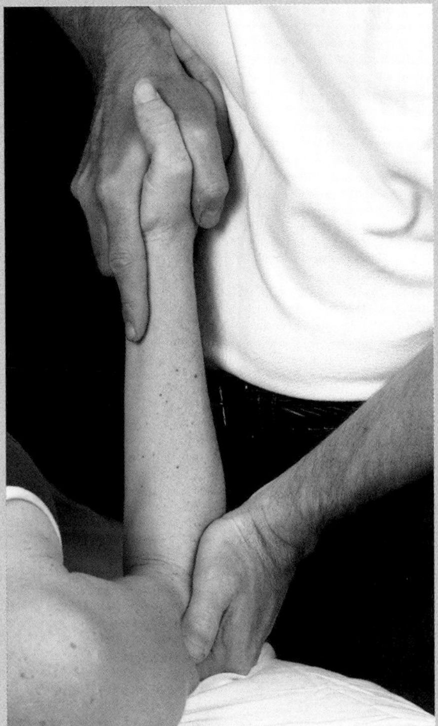

Abb. 5.13 Zusätzliche Kompression des proximalen Radioulnargelenks

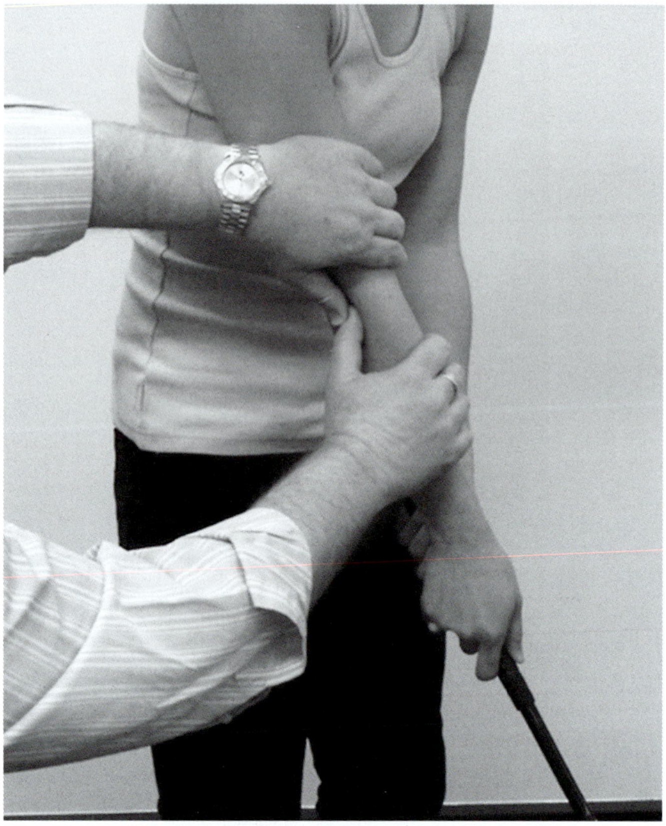

Abb. 5.14 MWM Radiusschmerz beim Greifen eines Golfschlägers – PA Radius

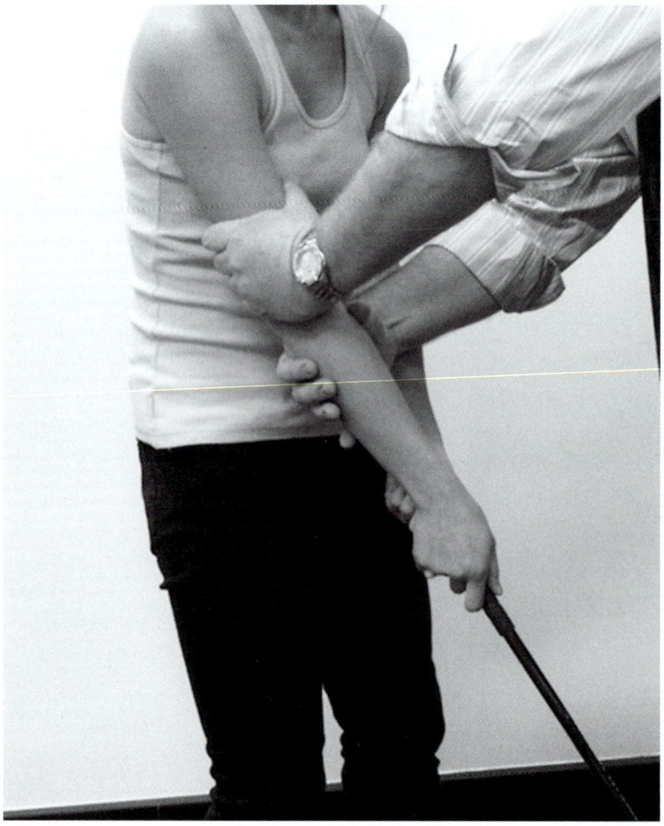

Abb. 5.15 MWM Ulnaschmerz beim Greifen eines Golfschlägers – Lateralgleiten

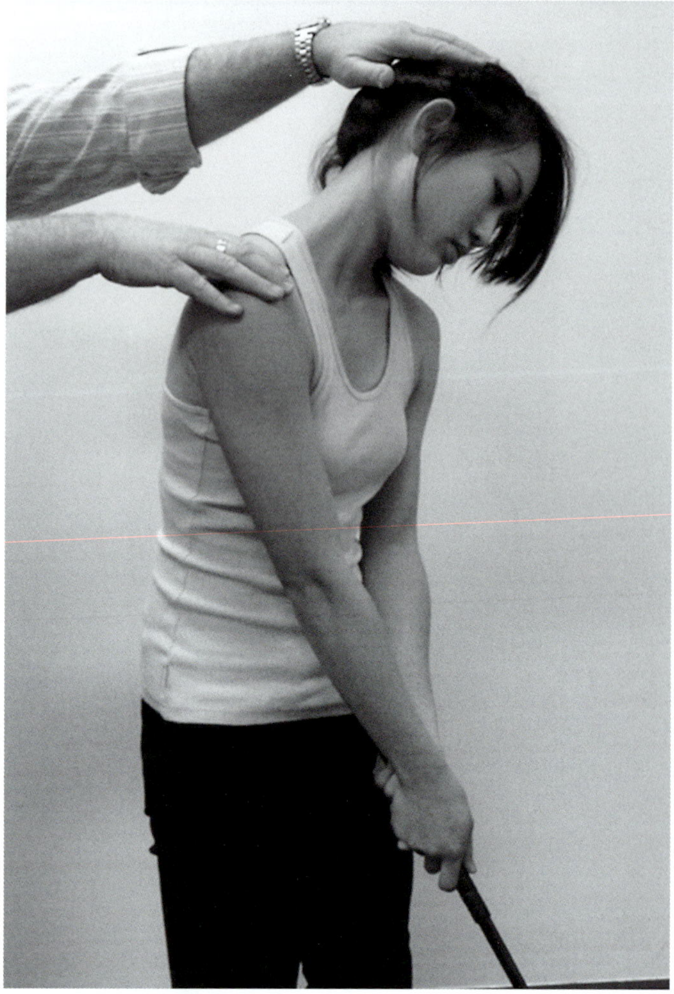

Abb. 5.16 Neurale Differenzierung

Wenn erforderlich, sollten Muskellängentests sowohl für Muskeln, die über den Ellenbogen laufen, wie die Fingerextensoren und -flexoren, als auch für Muskeln, die auf den Ellenbogen einwirken, wie Bizeps und Trizeps, durchgeführt werden.

5.4.6 Palpation

Die Palpation setzt exakte Kenntnisse der Oberflächenanatomie voraus. ➤ Abb. 5.17 stellt einige relevante Stellen für die Palpation des Ellenbogens dar, inkl. Gelenkspalten, periphere Nerven und myofasziale Strukturen.

Abnormale Sensitivität bei sanfter Palpation (Allodynie, sekundäre Hyperalgesie) an Stellen rund um den Ellenbogen bei fehlenden Zeichen für Gewebeverletzung oder Entzündung deutet möglicherweise auf einen zentralen Mechanismus mit einer erhöhten zentralen Sensibilisierung hin oder kann aufgrund einer geleiteten Druckdolenz aus der Wirbelsäule auftreten (Blake und Beames 2010).

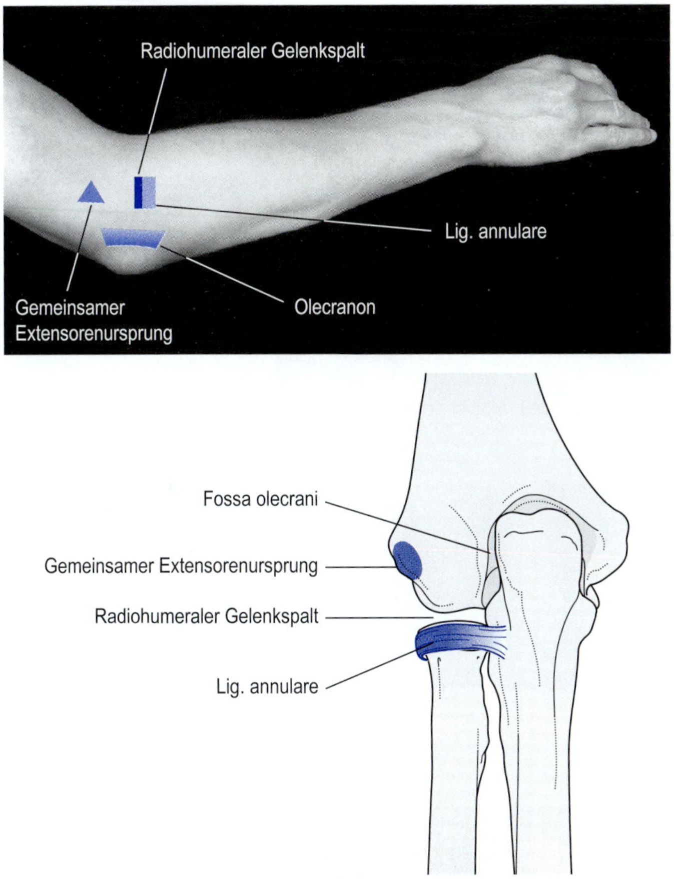

Abb. 5.17 Palpationsstellen bei Schmerz am lateralen Ellenbogen

5.4.7 Neurodynamische Tests der oberen Extremität, Nervenpalpation und neurologische Untersuchung

Eine Nervenstörung kann zu Ellenbogenschmerzen und funktioneller Einschränkung beitragen (Hariri und McAdams 2010). Solche Störungen müssen nach ihrem zugrunde liegenden pathophysiologischen Mechanismus differenziert werden (Hall und Elvey 2011). Neurale Störungen können anhand von klinischen Untersuchungskriterien in drei Kategorien eingeteilt werden: neuropathische sensorische Hypersensibilität (NSH), Kompressionsneuropathie (Compressive Neuropathy, CN) und periphere Nervensensibilisierung (PNS; Schäfer 2009a). Die Klassifizierung ist wichtig, da sich gezeigt hat, dass jede Subgruppe anders auf neurale Mobilisation reagiert. Zumindest in der unteren Extremität reagiert PNS positiv auf neurale Mobilisation, NSH dagegen nicht (Schäfer et al. 2011). In gleicher Weise zeigte sich bei der oberen Extremität, dass Personen mit klinischen Hinweisen auf NSH schlecht auf manuelle Therapie reagierten (Sterling et al. 2006). Neuropathische sensorische Hypersensibilität umfasst die Haupteigenschaften neuropathischer Schmerzen wie Allodynie, Hyperalgesie und anfallartige Schmerzen. CN rührt von signifikanter axonaler und faszikulärer Kompression her, mit abgegrenzten sensorischen und/oder motorischen Defiziten. PNS entwickelt sich aus einer Entzündung der Nervenbahn, die Mechanosensitivität der Nn. nervorum und Axone verursacht (Bove und Light 1997, Bove et al. 2003, Dilley et al. 2005).

Die klinische Klassifikation der neuralen Schmerzstörungen ist hierarchisch. Zunächst wird mit der Leeds Assessment for Neuropathic Symptoms and Signs (LANSS) Scale (Bennett 2001) ermittelt, ob Merkmale einer NSH vorliegen. Ist die LANSS-Skala negativ (weniger als 12), wird die neurologische Untersuchung (Blake und Beames 2012) durchgeführt, um das Vorliegen einer CN zu überprüfen. Nach Ausschluss einer CN indizieren schließlich aktive neurodynamische Screeningtests, passive neurodynamische Tests und Nervenpalpation (Blake und Beames 2012) das Vorliegen einer soliden PNS. Die Reliabilität dieses Klassifikationssystems wurde für die untere Extremität nachgewiesen (Schäfer et al. 2009b) und es besteht Evidenz für die Validität zumindest bei Personen mit Beinschmerzen mit lumbaler Beteiligung (Schäfer et al. 2009c, 2013).

Symptome in der Ellenbogenregion gehören meistens in die Kategorien CN und PNS. Alle drei Hauptnerven verlaufen über den Ellenbogen, wo sie anfällig für Kompressionskräfte und/oder Entzündungen sind (Hariri und McAdams 2010). Daher ist es wichtig, neurale Störungen des N. medianus, radialis und ulnaris zu bedenken.

Der *N. ulnaris* sollte untersucht werden, wenn der Patient über mediale Ellenbogenschmerzen und Symptome im Ausbreitungsgebiet des N. ulnaris klagt. So könnte ein Patient z. B. mediale Ellenbogenschmerzen und Parästhesien im kleinen Finger nach dem Werfen eines Baseballs beschreiben. Dies deutet auf eine Beteiligung des N. ulnaris hin. Um zwischen einer echten Kompressionsneuropathie (CN) und einer PNS des N. ulnaris zu unterscheiden, ist eine umfassende Untersuchung des Ellenbogens und der Halswirbelsäule nötig. Eine neurologische Untersuchung sollte durchgeführt werden, um das Vorliegen einer CN zu überprüfen, die von einer lokalen Kompression im Kubitaltunnel oder proximaler in der Halswirbelsäule oder einem Thoracic-Outlet-Syndrom stammen könnte. Fehlen neurologische Defizite, kann das Vorliegen einer PNS untersucht werden. Zunächst wird ein aktiver neurodynamischer Screeningtest für den N. ulnaris durchgeführt (➤ Abb. 5.18). Ein positiver Test zeigt sich durch eine Bewegungseinschränkung oder die Reproduktion der Symptome (Hall und Elvey 2011). Wenn der neurodynamische Test für den N. ulnaris (➤ Abb. 5.19) die Symptome reproduziert (bei Fehlen entsprechender Zeichen für den N. medianus und radialis) und der N. ulnaris bei der Palpation seines Verlaufs an Punkten direkt distal oder proximal des Kubitaltunnels maximal hyperalgetisch ist (➤ Abb. 5.30), kann schließlich eine Sensibilisierung des N. ulnaris bestätigt werden.

Eine 2009 durchgeführte Studie untersuchte 70 Patienten mit Kubitaltunnelsyndrom, die klinische Zeichen einer Ulnarispathologie am Ellenbogen aufwiesen (Svernlov et al. 2009). Alle hatten Schmerzen am medialen Ellenbogen/Unterarm und Parästhesien in der medialen Hand, ein positives Tinel-Zeichen am Kubitaltunnel, Kubitaltunnelhyperalgesie und ein subjektives Schwächegefühl der Hand. Die Untersuchung der motorischen und sensorischen Leitfähigkeit des N. ulnaris ergab bei 76 % normale Erbgebnisse, was nicht auf eine CN hinweist. Die Ergebnisse dieser Studie betonen die geringe Häufigkeit einer CN, sogar wenn signifikante Zeichen

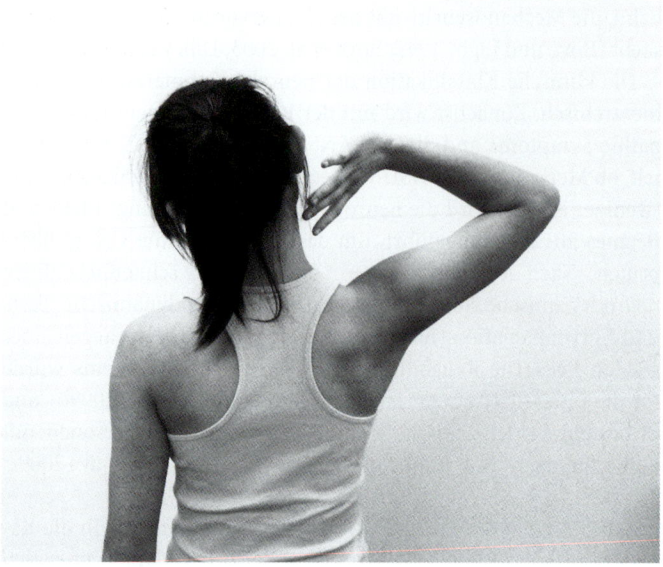

Abb. 5.18 Aktiver Screeningtest des N. ulnaris

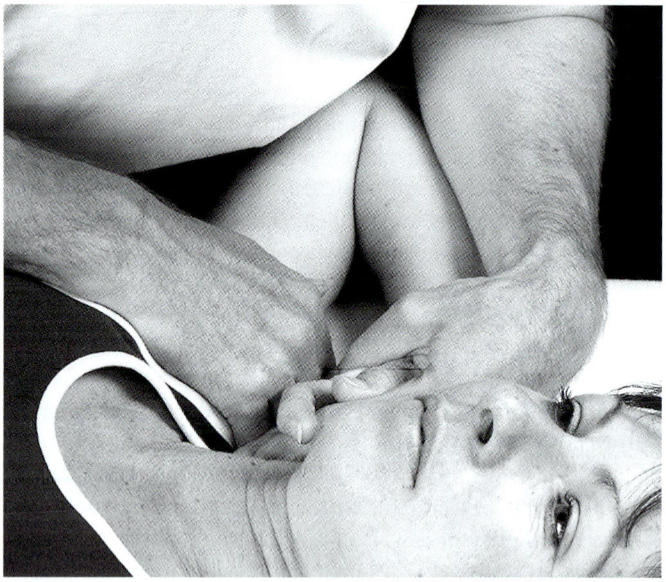

Abb. 5.19 Test des N. ulnaris

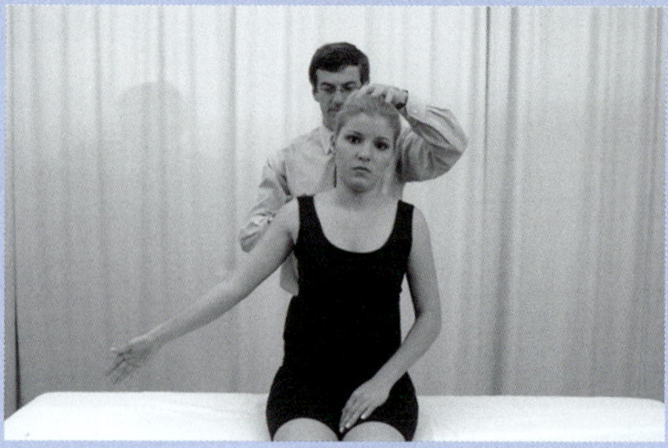

Abb. 5.20 Aktiver Screeningtest des N. medianus

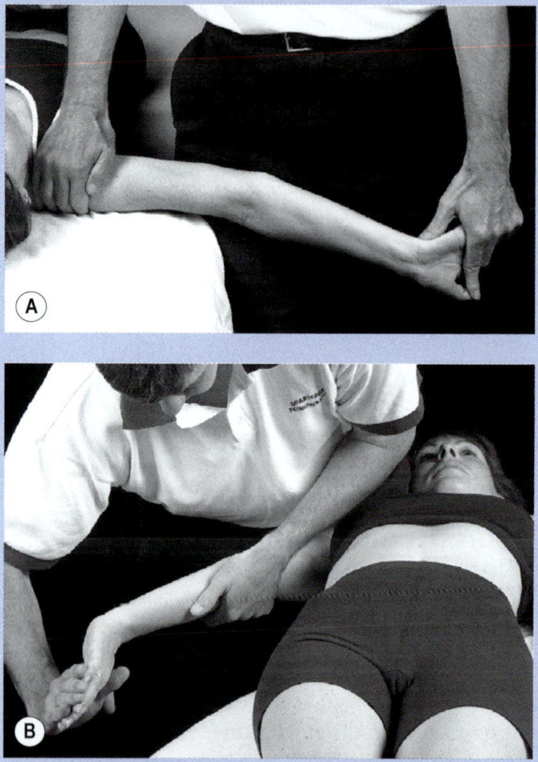

Abb. 5.21 Test des N. medianus: *A* ULNT 1; **B** ULNT 2a

einer Kompressionsneuropathie vorliegen. Die Prävalenz einer PNS konnte in dieser Population nicht überprüft werden, da neurodynamische Tests nicht in die Studie einbezogen wurden. Interessanterweise hatten gehaltene Nervendehnübungen keine signifikant bessere Wirkung als Beratung und Beruhigung oder eine Nachtschiene für die sofortige oder die Langzeiterholung (Svernlov et al. 2009). Dies ist ein weiteres Beispiel für die Bedeutung der passenden neuralen Klassifikation für die geeignete Therapie (Hall und Elvey 2011).

Der *N. medianus* sollte untersucht werden, wenn der Patient über Schmerzen am anterioren Ellenbogen mit Symptomen im Ausbreitungsgebiet des N. medianus klagt. Ein Patient kann z. B. Schmerzen im Bereich der Bizepsaponeurose mit Ausstrahlungen in den Unterarm beschreiben, verbunden mit einem Kribbeln in der radialen Seite der Hand beim Heben von schweren Gewichten bei der Arbeit oder im Fitnesscenter oder bei Sportarten in Verbindung mit Greifen wie Bogenschießen (Rehak 2001). Wie beim N. ulnaris basiert die Diagnose der PNS auf den drei folgenden Kriterien. Das aktive neurodynamische Screening für den N. medianus sollte ähnliche Symptome reproduzieren (➤ Abb. 5.20). Ergänzend sollte der neurodynamische Test für den N. medianus (➤ Abb. 5.21) ebenfalls ähnliche Symptome provozieren. Und schließlich sollte der N. medianus proximal und distal des Pronatortunnels maximal hyperalgetisch sein. In diesem Beispiel wäre es wichtig, die Leitfähigkeit des N. medianus durch die neurologische Untersuchung zu überprüfen, um eine CN auszuschließen. Der Tinel-Test am Pronatortunnel kann ebenfalls hilfreich sein, um das Problem zu lokalisieren. Bei Unterarmschmerzen und distalen Symptomen wie Par-

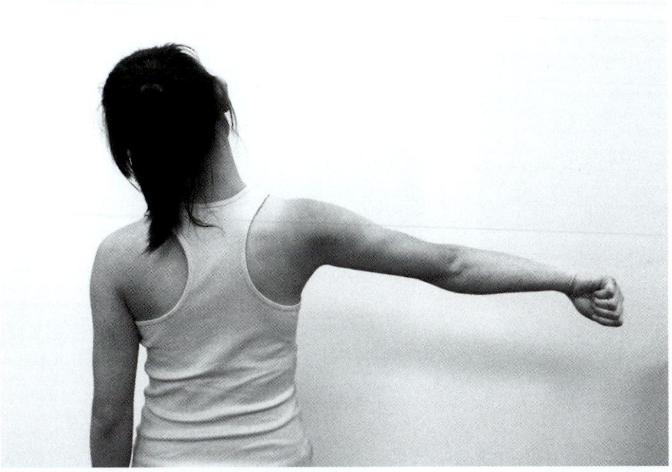

Abb. 5.22 Aktiver Screeningtest des N. radialis

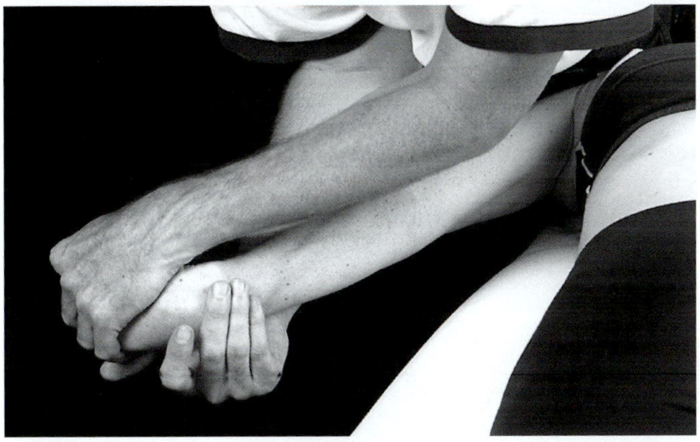

Abb. 5.23 Test des N. radialis

ästhesien wäre es wichtig, die Halswirbelsäule und den Karpaltunnel zu untersuchen, um eine zervikale Radikulopathie und ein Karpaltunnelsyndrom auszuschließen.

Der *N. radialis* sollte untersucht werden, wenn der Patient über laterale Ellenbogenschmerzen mit Symptomen im Ausbreitungsgebiet des N. radialis klagt. Der Patient könnte z. B. laterale Ellenbogenschmerzen beschreiben, die während der langdauernden Benutzung einer Computertastatur vom lateralen Epikondylus nach distal ausstrahlen. Wieder muss eine CN von einer PNS oder muskuloskeletalem Schmerz durch die neurologische Untersuchung und die Tests für eine PNS unterschieden werden. Für eine PNS muss das aktive neurodynamische Screening des N. radialis ähnliche Symptome reproduzieren (➤ Abb. 5.22). Ebenso muss die neurodynamische Testung des N. radialis (➤ Abb. 5.23) übereinstimmende Symptome provozieren und ein eingeschränktes Bewegungsausmaß ergeben. Schließlich müssen der N. radialis und seine distalen Äste direkt proximal und distal vom Ellenbogen maximal hyperalgetisch sein. Ist das der Fall, steht fest, dass eine Sensibilisierung des N. radialis die dominante Eigenschaft der Störung ist. Ein gewisser Grad von Sensibilisierung des N. radialis in der neurodynamischen Testung des N. radials ist ein häufiger Befund bei Personen mit lateralen Ellenbogenschmerzen (Berglund et al. 2008, Buzzi und Moskowitz 2005, Waugh et al. 2004, Yaxley und Jull 1993). Berglund et al. (2008) berichteten, dass bei 58 % ihrer Testpersonen mit lateralem Ellenbogenschmerz durch den neurodynamischen Test des N. radialis Unterarmschmerzen reproduziert wurden. Ebenfalls beschrieben etwa 50 % ihrer Population hyperalgetische Antworten auf Palpation des Nervenstrangs.

Der N. radialis teilt sich am Ellenbogen in zwei Äste auf (Standring 2008): den Ramus superficialis des N. radialis und den N. interosseus posterior. Für die beiden Äste wurden fünf Stellen beschrieben, an denen es zur Kompression kommen kann, auch wenn diese nur 2 % aller Kompressionsneuropathien an der oberen Extremität darstellen (Hariri und McAdams 2010). Der Nachweis einer Kompression des N. radialis ist wegen der Ähnlichkeit mit einer lateralen Epikondylagie und fehlenden klinischen Unterscheidungsmerkmalen schwierig (Van Hofwegen et al. 2010). Der sensorische Ast des N. radialis hat z. B. keine motorische Versorgung und der N. interosseus posterior keine sensorische Versorgung, was die Unterscheidungsmerkmale bei neurologischen Defiziten limitiert. Rosenbaum (1999) überprüfte die Evidenz für ein Radialtunnelsyndrom und fand, dass nur in 7 von 534 Fällen ein objektiver Nachweis für einen Nervenleitfähigkeitsverlust gelang. Überdies verursacht eine Nervenkompression gewöhnlich keine Schmerzen (Zusman 2008) und eine Kompression des N. radialis wurde bei der Obduktion von Leichen festgestellt, die vor dem Tod keine Symptome im Arm gezeigt hatten (Rath et al. 1993). Daher ist die Wahrscheinlichkeit, dass lateraler Ellenbogenschmerz von einer CN-Störung des N. radialis verursacht wird, extrem klein.

5.4.8 Passive Bewegungen (Gelenke)

Der Ellenbogenkomplex besteht aus dem Humeroulnar-, dem Radiohumeral- und dem Radioulnar-/Radioannulargelenk (➤ Abb. 5.24). Jedes dieser Gelenke kann Quelle von Ellenbogenschmerzen sein. Die Differenzierung jedes dieser Gelenke in der Untersuchung ist eine wichtige Fertigkeit:

- Wenn der Ellenbogen bis auf 10° vor der vollständigen Extension gestreckt wird, ist eine weiträumige Abduktions- und Ad-

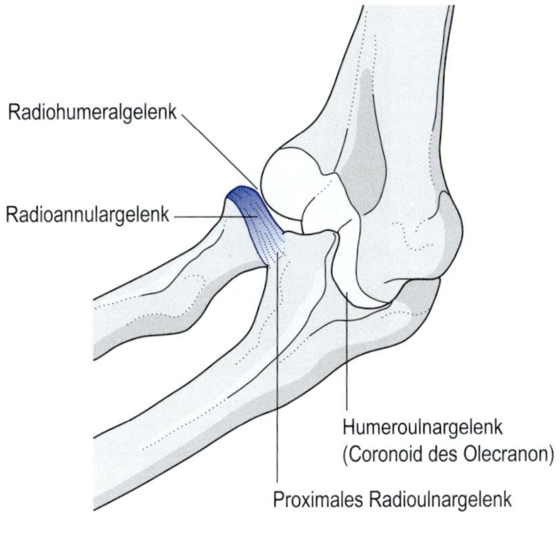

Abb. 5.24 Gelenke des Ellenbogenkomplexes

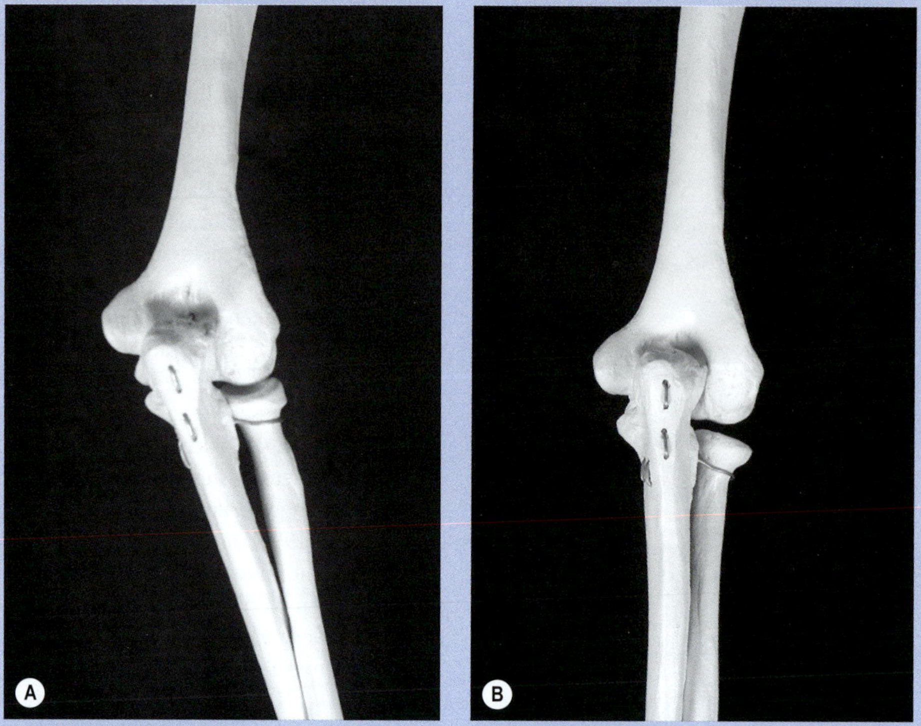

Abb. 5.25 Ellenbogengelenk: **A** Abduktion, humeroulnare Distraktion und Abduktion des Olecranon in der Fossa olecrani; **B** Adduktion, humeroulnare Annäherung und Adduktion des Olecranon in der Fossa olecrani

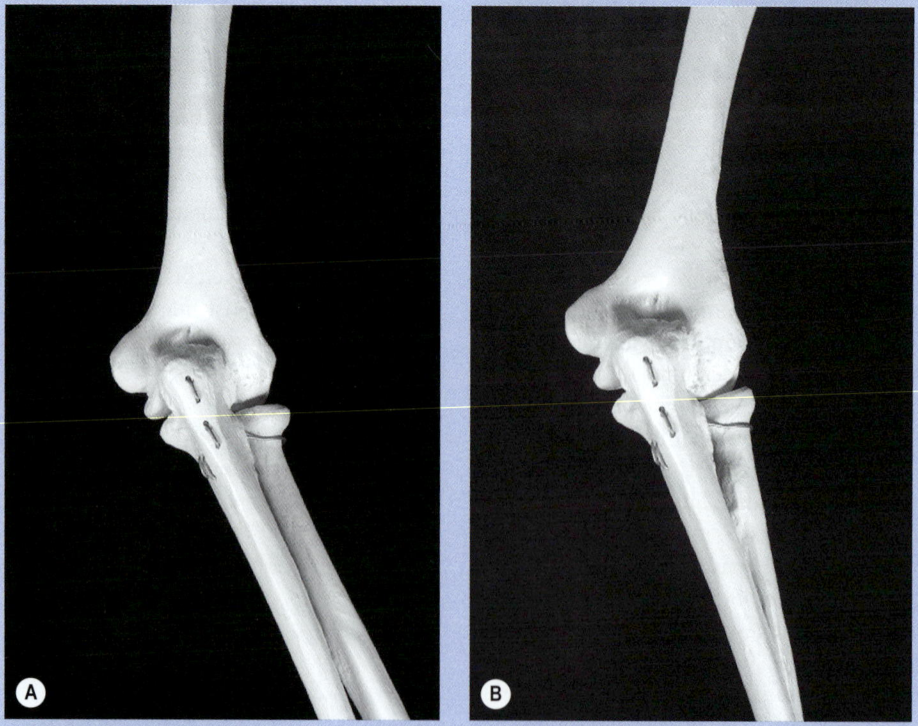

Abb. 5.26 Ellenbogengelenk: **A** Supination des Olecranon in der Fossa olecrani; **B** Pronation des Olecranon in der Fossa olecrani

duktionsbewegung möglich. Während dieser Abduktions-/Adduktionsbewegung schwingt das Olecranon in der Fossa olecrani von einer Seite zur anderen, der Radiuskopf wird komprimiert und vom Capitulum distrahiert, während der Radius sich im proximalen Radioulnargelenk nach kranial und kaudal bewegt (➤ Abb. 5.25). Der Kliniker sollte sich des Potenzials für übermäßige Laxheit der Gelenke, die mit einer Verletzung der medialen oder lateralen Kollateralbänder zusammenhängen könnte, während dieser Tests bewusst sein (Ellenbecker et al. 2010a).

- Der Therapeut muss außerdem bedenken, dass das Olecranon in der Fossa olecrani rotiert, wenn das Ellenbogengelenk vollständig extendiert ist und Überdruck angewandt wird (➤ Abb. 5.26).
- Wenn der Ellenbogen in vollständiger Flexion ist, ergibt sich zusätzlich eine gewisse Abduktions- und Adduktionsbewegung.
- Bei Ulnarabduktion des Handgelenks bewegt sich der Radiuskopf nach kaudal, bei Radialabduktion dagegen nach kranial.

Es ist zudem wichtig, Bewegung in einem dieser drei Gelenke zu erzeugen, ohne die anderen zu bewegen. Testbewegungen eines Knochens gegenüber dem anderen (z. B. Radius gegenüber Ulna) müssen durch die Finger und Daumen des Physiotherapeuten durchgeführt werden. Wenn die Bewegungen getestet werden, ist die Schmerzlokalisation durch den Patienten ein Anhaltspunkt, welches Gelenk betroffen ist. Die Untersuchung von Flexion, Extension, Pronation und Supination allein reicht nicht aus, um festzustellen, ob die Ellenbogengelenke normal funktionieren oder nicht.

Zusatzbewegungen und das Gelenkspiel müssen im Detail untersucht werden, damit der Therapeut keine wichtigen vergleichbaren Zeichen übersieht. Wichtig ist die Beurteilung des Bewegungsausmaßes der Lateralbewegung des Ellenbogens, wenn dieser wenige Grade vor der Extension gehalten wird.

Extension in Adduktion und Extension in Abduktion sind ebenfalls wichtige Bewegungen des Ellenbogens, die untersucht werden müssen, desgleichen Flexion sowohl in Abduktion wie auch in Adduktion. ➤ Abb. 5.27 stellt grafisch dar, wie weit Adduktion und Abduktion bei vollständiger Extension möglich sind (Linie X_2, Y_2), in 10° Flexion (Linie X_1, Y_1) und an allen Positionen dazwischen. Bei 10° Flexion ist ein größerer Grad von Adduktion/Abduktion möglich als bei vollständiger Extension des Ellenbogens. Wird der Ellenbogen fest in Adduktion gehalten und von vollständiger Extension zu 10° Flexion bewegt, d. h. von X_2 nach X_1, fühlt der Therapeut, dass die Bewegung nicht in einer geraden Linie verläuft, sondern nahe der Grenze der Extension eine Kurve beschreibt. Die Flexionsbewegung in Abduktion von Y_2 nach Y_1 folgt ebenfalls einer leichten Kurve, die aber weniger ausgeprägt ist. Die Untersuchung und Behandlung dieser Bewegungen erfolgen mit den Techniken der Extension/Adduktion und Extension/Abduktion.

Wenn ein Patient bei Ellenbogenpronation und -supination unbewusst eine schmerzhafte Störung über das ganze Bewegungsausmaß zeigt, sollte der Therapeut daran denken, das möglicherweise das Radioulnargelenk das Problem ist. Neben Pronation und Supination sind im Radioulnargelenk auch Zusatzbewegungen des Radius gegenüber der Ulna möglich: Diese posteroanterioren und anteroposterioren Bewegungen könnten mit dem Unterarm in jeder Stellung von Ellenbogenpronation oder -supination, -flexion oder -extension durchgeführt werden. Longitudinalbewegungen nach proximal und distal des Radius gegenüber der Ulna sind die beiden verbleibenden Zusatzbewegungen; sie haben allerdings nur eine eingeschränkte praktische Anwendung. Alle diese Bewegungen können mit oder ohne Kompression des Radiuskopfes gegen die Ulna durchgeführt werden (➤ Kasten 5.4).

Wenn der Patient posterioren Ellenbogenschmerz verspürt und dieser sich nur durch Extension mit Überdruck oder mit festem Überdruck in Supination oder Pronation reproduzieren lässt, könnte dafür ein Schaukeln des Olecranons in der Fossa verantwortlich sein. Ein solcher Schmerz kann aufgrund einer abnormalen „Spur" des Olecranons in der Trochlea entstehen, ähnlich wie bei einer Patella-Fehlbewegung auf dem Femur beim patellofemoralen Schmerzsyndrom. In solchen Fällen sollte das Olecranon mittels Daumendruck gegen das Olecranon in der Neutralstellung oder in Pronations-/Supinationsstellungen untersucht werden. Zusätzlich kann auch MWM (➤ Abb. 5.56 und ➤ Abb. 5.57) durch eine Kippbewegung des Olecranons (Rotation um die Längsachse der Ulna) während der provozierenden aktiven Bewegung untersucht werden.

Das Radiohumeralgelenk kann in Pronation, Supination und Flexion/Extension schmerzhaft sein. Gegen diese schmerzhafte Bewegung sollte durch die Hand des Patienten hindurch ein Kompressionsdruck angewandt werden, um den Radiuskopf gegen das Capitulum zu pressen. Um die Bewegung so genau wie möglich auf das Radiohumeralgelenk zu lokalisieren, sollte der Druck durch den Thenar des Patienten mit dem Handgelenk in Radialabduktion übertragen werden, wodurch die Kraft durch den Radius gelenkt wird. Die Kompressionstechnik sollte durch ein möglichst großes Bewegungsausmaß von Ellenbogenflexion bis -extension oder Pronation bis Supination (in verschiedenen Stellungen von Flexion/Extension) durchgeführt werden.

5.4.9 Mobilisation mit Bewegung (Mobilisation with Movement, MWM)

Die Einschätzung des Potenzials für MWM in der Therapie von Ellenbogenstörungen hängt von zwei Faktoren ab (Visenzino et al. 2011). Der erste ist ein vergleichbares Zeichen am Ellenbogen oder ein patientenspezifischer Messparameter, der z. B. eine Einschränkung in der aktiven Bewegung oder Schmerz durch isometrische Muskelkontraktion (z. B. eine Faust machen) sein kann. Der zweite besteht in der Evaluation der Zusatzbewegungen des Ellenbogens, um eine schmerzfreie Gleitrichtung abzugrenzen. Gewöhnlich ist das wirkungsvolle Gleiten das in mediale oder laterale Richtung (Vicenzino et al. 2011). Der Kliniker führt dann das schmerzfreie Gleiten durch, während er den Patienten bittet, das vergleichbare Zeichen auszuführen. Eine deutliche Verbesserung in der schmerzfreien Bewegung oder Muskelkontraktionskraft deutet auf ein Potenzial für MWM in der Therapie hin.

Im Mulligan-Konzept wird die Gleitkomponente der MWM anhand der Toleranz des Patienten und des Effekts, den das Gleiten auf das vergleichbare Zeichen hat, abgestuft (Mulligan 2010) und weniger anhand des I–V-Systems (Grade der passiven Bewegung), das im Maitland-Konzept verwendet wird. Verbessert eine geringe

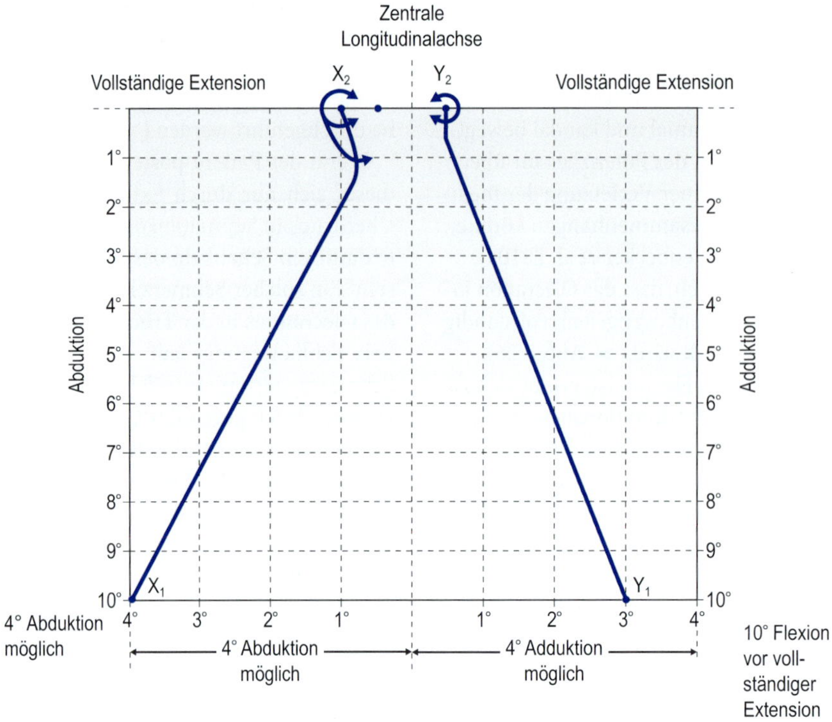

Abb. 5.27 Bewegungsausmaß der Ellenbogenabduktion/-adduktion in den letzten 10° Ellenbogenextension (nur ungefähre Angabe der Grade), betrachtet von der anterioren Seite des Handgelenks in anatomischer Haltung. Die gesamte Linie entspricht dem Weg, der vom Handgelenk bei der passiven Extension zurückgelegt wird: a) mit dem Ellenbogen in Adduktion gedrückt (X_1 X_2) und b) mit dem Ellenbogen in Abduktion gedrückt (Y_1 Y_2). Die mit Pfeilen versehenen Halbkreise geben die Wischbewegungen (E/Ad bei X_2; E/Ab bei Y_2) wieder, die in der Untersuchung und Behandlung verwendet werden.

Kraft das vergleichbare Zeichen nicht, wird eine größere Kraft angewandt oder die Technik wird in anderer Weise adaptiert, bis eine Verbesserung erreicht wird. Es wird z. B. eine erhebliche Kraftanstrengung, mindestens 66 % des Maximums, benötigt, um lateralen Ellenbogenschmerz in Verbindung mit Greifen ausreichend zu verändern (McLean et al. 2002). Eine signifikante Steigerung der Handkraft als Resultat von MWM deutet auf deren Potenzial für die Behandlung hin. Vicenzino et al. (2008) fanden heraus, dass eine Verbesserung der schmerzfreien Handkraft nach MWM von mindestens 25 % einer der Prädiktoren für den Erfolg von MWM war.

5.4.10 Differenzierungstests

Wenn Supination oder Pronation die Symptome des Patienten provozieren und zwischen dem Radiohumeral- und dem proximalen Radioulnargelenk als Quelle differenziert werden muss, wird die Rotationsbewegung mit dem Handgelenk in Ulnarabduktion (um den Stress auf das Radiohumeralgelenk zu verringern) durchgeführt. Sie wird anschließend mit dem Handgelenk in Radialabduktion wiederholt. Auch unterschiedliche Stellungen von Flexion/Extension können die Differenzierung erleichtern. Falls intraartikuläre Strukturen des proximalen Radioulnargelenks beteiligt sind, wird außerdem nach medial gerichteter Druck gegen das proximale Ende des Radius während der Rotationsbewegung die Schmerzantwort verstärken (➤ Abb. 5.13).

Wenn Flexion oder Extension die Symptome des Patienten reproduzieren, sollte die Position (Flexion oder Extension und Ulnarabduktion) gehalten werden, während der Radiuskopf vor und zurück (AP-PA) bewegt wird. Liegt die Störung im Humeroulnargelenk, wird die Bewegung des Radius keinen Unterschied in der Schmerzantwort auslösen.

5.5 Untersuchungs- und Behandlungstechniken: Ellenbogenkomplex

5.5.1 Neurologische Untersuchung

Die neurologische Untersuchung ist ein wichtiger Bestandteil der Beurteilung von Schmerzstörungen des neuralen Gewebes in der Ellenbogenregion, besonders bei CN. Solche Tests sollten sowohl die subjektive Befragung als auch Tests der Nervenleitfähigkeit beinhalten.

Die Anamnese dient dazu, die genaue Art und Lokalisation der Symptome inkl. Parästhesien und Sensibilitätsverlust zu erfassen. Diese Lokalisationen können dann mit den typischen Dermatomtabellen und Karten der sensorischen Innervation der Hautnerven verglichen werden. Der Kliniker sollte sich beim Überprüfen einer segmentalen Quelle des Schmerzes nicht rein auf Dermatomtabellen verlassen, denn diese Darstellungen sind keine ideale diagnostische Referenz (Bove et al. 2005), da es zu einer signifikanten Überlappung der Innervation von benachbarten Nervenwurzeln und großer Variabilität zwischen verschiedenen Individuen kommt (Slipman et al. 1998, Wolff et al. 2001).

Die neurologische Untersuchung umfasst Tests für die Sensorik (leichte Berührung, Pinprick, Zweipunktediskrimination und Vibration), Sehnenreflexe und Muskelkraft. Das Muster von Sensibilitätsverlust, Veränderung der Reflexe und spezifische Muskelschwäche ermöglicht es dem Kliniker, die Lokalisation der Nervenverletzung zu bestimmen. Eine Kompressionsneuropathie des N. ulnaris am Ellenbogen würde z. B. durch eine Schwäche des M. flexor digitorum profundus und des M. abduktor digiti minimi zusammen mit einem Sensibilitätsverlust in der Spitze des fünften Fingers charakterisiert (Jepsen et al. 2006, Jepsen und Thomsen 2006). Das Muster der neurologischen Defizite sähe für eine Störung der Nervenwurzel C8 anders aus, auch wenn der Schmerz möglicherweise in einer ähnlichen Verteilung auftritt.

Auch wenn einige Studien die Reliabilität und Validität der neurologischen Untersuchung überprüft haben (Jepsen et al. 2006, Jepsen und Thomsen 2006, Schmid et al. 2009), wurde ihr Wert hinterfragt (Viikari-Juntura 1987, Viikari-Juntura et al 1989, Wainner et al. 2003, Wainner und Gill 2000). Obwohl ein gutes Reliabilitätsniveau für einzelne Teile der neurologischen Untersuchung der oberen Extremität nachgewiesen wurde (Jepsen et al. 2006, Jepsen und Thomsen 2006, Schmid et al. 2009), kann der Therapeut dem neurologischen Status am ehesten vertrauen, wenn sowohl die subjektive Geschichte als auch die Ergebnisse der Funktionsuntersuchung mitberücksichtigt werden (Viikari-Juntura et al. 1989, Vroomen et al. 2000). Wainner et al. 2003 untersuchten die diagnostische Genauigkeit verschiedener Funktionstests der Halswirbelsäule (inkl. Aspekten der neurologischen Untersuchung) zur Erkennung einer Radikulopathie und stellten fest, dass ein Bündel von Tests nützlicher war als ein einzelner Test. In ähnlicher Weise wurde gezeigt, dass auf der Basis einer kompletten neurologischen Untersuchung eine gute Übereinstimmung zwischen den Untersuchern bezüglich der Erkennung der Lokalisation einer spezifischen peripheren Nervenstörung in der oberen Extremität herrschte (Jepsen et al. 2006, Jepsen und Thomsen 2006).

5.5.2 Nervenpalpation

Nervenstränge können gezielt palpiert werden, um eine erhöhte Mechanosensibilität festzustellen. Es gibt zwar Evidenz, dass eine solche Palpation sowohl in der oberen (Jepsen et al. 2006, Jepsen und Thomsen 2006, Schmid et al. 2009) als auch in der unteren Extremität (Walsh und Hall 2009) reliabel ist, aber die Nervenpalpation erfordert solide Kenntnisse der Anatomie, um sich bei der Genauigkeit der Palpation sicher zu sein.

In der Ellenbogenregion sind drei wichtige Nervenstränge der oberen Extremität zugänglich und können als abgegrenzte Einheiten palpiert werden. Das Nervengewebe der nicht oder am wenigsten betroffenen Seite wird als Erstes palpiert, damit der Patient vergleichen kann. Sanft und präzise wird gleichmäßig gesteigerter Druck ausgeübt, bis er als ausreichend für die Untersuchung betrachtet wird. Bei einigen Patienten kann der Ellenbogen so hyperalgetisch sein, dass eine spezifische Gewebediagnose nicht mehr möglich ist. In einem solchen Fall sollte das Nervensystem proximaler palpiert werden, vielleicht im Oberarm oder in der Axilla.

N. medianus

(➤ Abb. 5.28)

Ausgangsstellung Patient Rückenlage mit dem Unterarm in Supination und dem Ellenbogen in 90° Flexion
Ausgangsstellung Therapeut Im Stand neben dem Ellenbogen des Patienten, dem Kopf des Patienten zugewandt
Der N. medianus liegt nahe der A. brachialis, direkt medial der Bizepssehne. Die Spannung der anterioren Weichteile des Ellenbogens wird in Flexion vermindert, was eine größere Genauigkeit bei der Isolation der Strukturen des N. medianus erlaubt.

N. radialis

(➤ Abb. 5.29)

Ausgangsstellung Patient Rückenlage mit der Schulter in Innenrotation und dem Ellenbogen in 90° Flexion
Ausgangsstellung Therapeut Im Stand neben dem Ellenbogen des Patienten, dem Kopf des Patienten zugewandt
Der N. radialis kann an der lateralen Seite der Bizepssehne, proximal des Ellenbogens, vor der Gabelung in den sensorischen Ast des N. radialis und den N. interosseus posterior palpiert werden. In der Mitte des Humerus kann der N. radialis palpiert werden, wenn er einige Zentimeter unter dem M deltoideus im Sulcus nervi radialis durch das laterale intermuskuläre Septum läuft (➤ Abb. 5.29). Den sensorischen Ast des N. radialis und den N. interosseus posterior palpiert der Therapeut am einfachsten distal vom Ellenbogen. Der N. interosseus posterior liegt tief und kann von der lateralen Seite am besten palpiert werden, wenn der Therapeut die Muskelmasse der lateralen Extensoren zur Seite schiebt, um den Nerv auf der anterolateralen Seite des Collum radii zu identifizieren.

N. ulnaris

(➤ Abb. 5.30)

Ausgangsstellung Patient Rückenlage mit dem Unterarm in Supination und dem Ellenbogen in 90° Flexion
Ausgangsstellung Therapeut Im Stand neben dem Ellenbogen des Patienten, dem Kopf des Patienten zugewandt
Der N. ulnaris wird posterior vom medialen Epikondylus oder direkt distal vom Ellenbogen auf der medialen Seite der Ulna palpiert. Er ist besser zu erreichen, wenn der Ellenbogen flektiert ist.

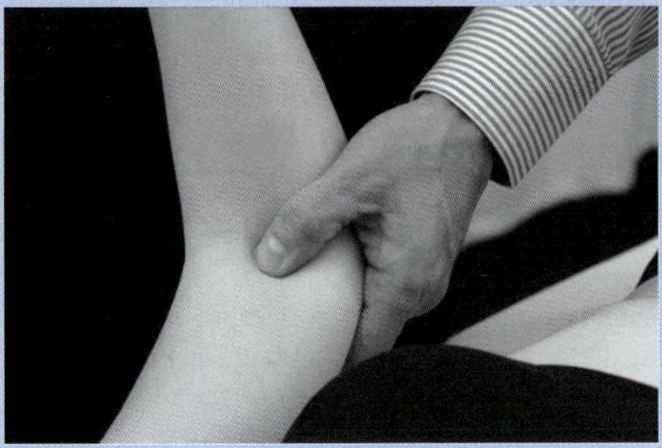

Abb. 5.28 Palpation des N. medianus

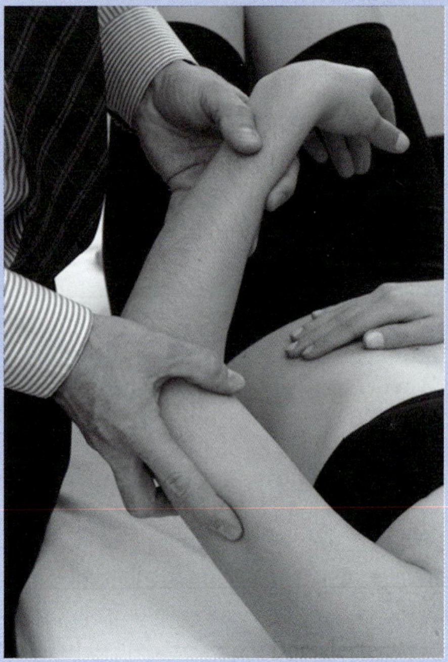

Abb. 5.29 Palpation des N. radialis

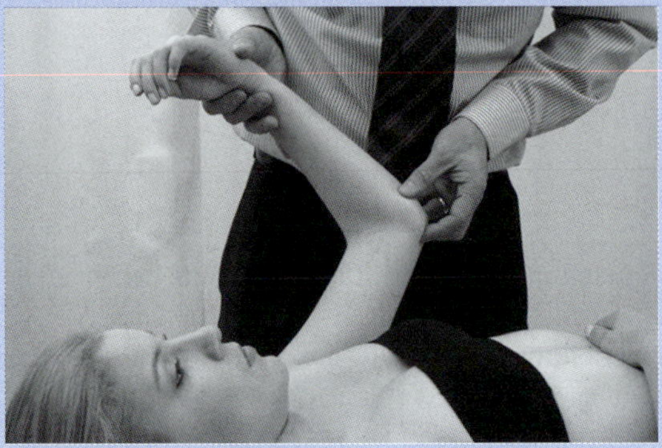

Abb. 5.30 Palpation des N. ulnaris

5.5.3 Passive Bewegungen

Extension/Adduktion

(➤ Abb. 5.31)

Richtung Der Ellenbogen flektiert in 10° vor vollständiger Streckung und wird in Adduktion gehalten. Während der ersten wenigen Grade der in Adduktion gehaltenen Extension bewegt sich der Unterarm parallel zur Sagittalebene des Ellenbogens. Dann wird ein Punkt erreicht, an dem der Ellenbogen wieder abduziert und adduziert (ähnlich wie bei der Spitze des Schulterquadranten). Es gibt keine Locking Position, aber es fühlt sich ähnlich an wie bei der Schulter, wenn der Punkt des Durchrollens der Abduktion erreicht wird (➤ Abb. 5.27) und die Extension in Adduktion weiter nach X_1 verläuft. Sobald der Punkt des Durchrollens erst einmal überwunden ist, wird das Glenohumeralgelenk automatisch nach innen rotieren, falls der Druck in Adduktion ausreichend aufrechterhalten wird.

Symbol Ellenbogen E/Ad

Ausgangsstellung Patient Rückenlage, weit genug weg vom Rand der Liege, sodass der Ellenbogen des Patienten gerade auf der Kante liegt, wenn der Arm in 30° Abduktion liegt

Ausgangsstellung Therapeut Im Stand neben der rechten Schulter des Patienten, den Füßen des Patienten zugewandt

Lokalisation der einwirkenden Kräfte (Handgriffe)

- Der linke Unterarm liegt vor und direkt medial der Schulter des Patienten.
- Die Finger der linken Hand unterstützen den Ellenbogen des Patienten posterior von medial.
- Der Daumen der linken Hand extendiert um die Crista supracondylaris medialis des Humerus, um zur Vorderseite des Ellenbogens des Patienten zu greifen.
- Der linke Handrücken liegt an der Kante der Liege.
- Der Ellenbogen des Patienten wird von medial durch die linke Hand, von posterior durch die Finger und die Liege, von anterior durch den Daumen und von lateral durch die linke Hüfte fixiert.
- Die rechte Hand umfasst das supinierte rechte Handgelenk des Patienten.
- Der rechte Daumen ist auf der anterioren Oberfläche des Handgelenks platziert.
- Die Finger liegen dorsal über dem Handgelenk.
- Die Supination wird locker am Ende des Bewegungsausmaßes gehalten.
- Das Glenohumeralgelenk des Patienten ist innenrotiert, damit der Ellenbogen während der Adduktion einfacher stabilisiert werden kann. Darum wird der Gegendruck in Abduktion, der durch die linke Hand des Therapeuten ausgeführt wird, durch die Kante der Liege unterstützt.

Anwendung der Technik

- Der Bereich des Bewegungsausmaßes von Extension/Adduktion, welcher verloren gegangen ist, sollte gesucht werden; die Untersuchung oder Behandlung wird direkt auf diesen speziellen Teil des Bewegungsausmaßes gerichtet. Eine Verletzung des lateralen Kollateralbandes und anschließende Laxheit würden zu einem übermäßigen Bewegungsausmaß mit einem weichen Endgefühl führen und wären eine Kontraindikation zur Verwendung dieser Technik in der Behandlung.
- Die eingeschränkte Bewegung wird angegangen: a) durch eine Adduktions- oder eine Extension/Adduktionsbewegung oder b) durch eine kreisende Wischbewegung (➤ Abb. 5.27):
  a. Ausführung als Grad III oder IV: III – der Druck in Abduktion wird fast vollständig zurückgenommen, das Gelenk entspannt fast in der Mittelstellung zwischen Abduktion und Adduktion, bevor der Therapeut zurück in die Abduktionsstellung oszilliert; IV – der Druck in Abduktion beschränkt die Oszillationsbewegung auf eine kleine Amplitude.
  b. Ausführung unter Beibehaltung des Adduktionsdrucks, während der Therapeut den Ellenbogen über die Einschränkung hinaus flektiert und extendiert.
- Ist die Einschränkung schmerzhaft, kann der Adduktionsdruck verringert werden, wenn sich der Therapeut dem Schmerz und der Einschränkung nähert.
- Der Bewegungsbogen kann durchgeführt werden, wenn gegen die Einschränkung extendiert oder gegen sie adduziert wird.

Anwendung

- Die Extensions-/Adduktionsbewegung wird nur in der Behandlung verwendet, wenn Grad III oder IV benötigt werden.
- Wenn das Ellenbogengelenk die Quelle geringfügiger Symptome ist und die Bewegungen normal erscheinen, kann diese Zusatzbewegung oder funktionelle Winkelposition doch vermindert und schmerzhaft sein.
- In der Behandlung kann die Extensions-/Adduktionsbewegung in einer ähnlichen Weise wie beim Glenohumeralgelenk wischend ausgeführt werden. Die Wischbewegung wird in ➤ Abb. 5.27 durch die runden, mit Pfeilen versehenen Bogen auf X_2 dargestellt.
- Ist bei Patienten mit chronischer lateraler Epikondylagie häufig schmerzhaft und eingeschränkt (Hyland et al. 1990).
- Besonders wertvoll für geringfügige, aber lästige Störungen des Humeroulnar- und Radiohumeralgelenks.
- Als Test geeignet, wenn der Ellenbogen als Quelle der Symptome ausgeschlossen werden muss.

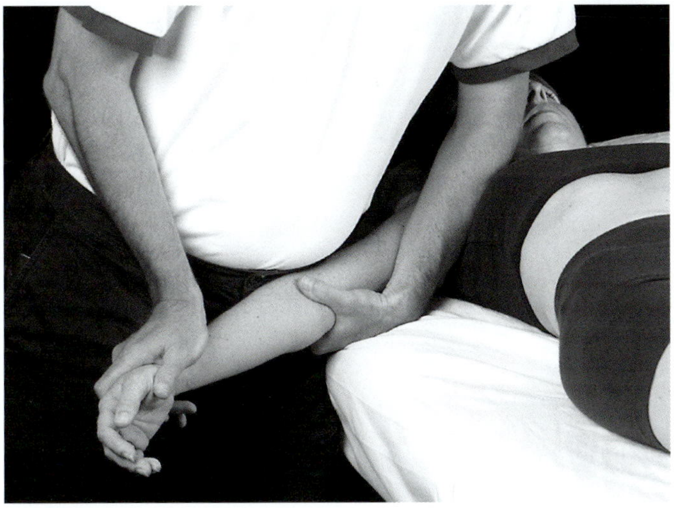

Abb. 5.31 Ellenbogengelenk: Extension/Adduktion

Extension/Abduktion

(➤ Abb. 5.32)

Richtung Extension/Abduktion sollten von der vollständig extendierten Stellung durch die ersten 10° Flexion getestet werden. Wie bei der Extension/Adduktion wird ein Punkt in der Flexion erreicht, an welchem dem Arm erlaubt werden muss, zu adduzieren, damit die Flexionsbewegung fortgeführt werden kann. Wurde der Punkt der maximalen Abduktion überschritten, bewegt sich der Arm wieder nach lateral, aber diese laterale Bewegung ist eine Außenrotation im Glenohumeralgelenk und nicht eine Abduktion des Ellenbogens. Es gibt in dieser Bewegung nicht das gleiche Gefühl einer Locking Position wie bei der Adduktion, aber es ist dennoch deutlich spürbar, dass die Bewegung von Y_1 zu Y_2 in ➤ Abb. 5.27 keine gerade Linie, sondern leicht gekrümmt ist. Jeder Verlust der gleichmäßigen Kontur der Kurve kann abgeschätzt und durch Bewegung in diese Position behandelt werden.

Symbol Ellenbogen E/Ab

Ausgangsstellung Patient Rückenlage, weit genug weg vom Rand der Liege, sodass der Ellenbogen des Patienten gerade auf der Kante liegt, wenn der Arm in 30° Abduktion liegt

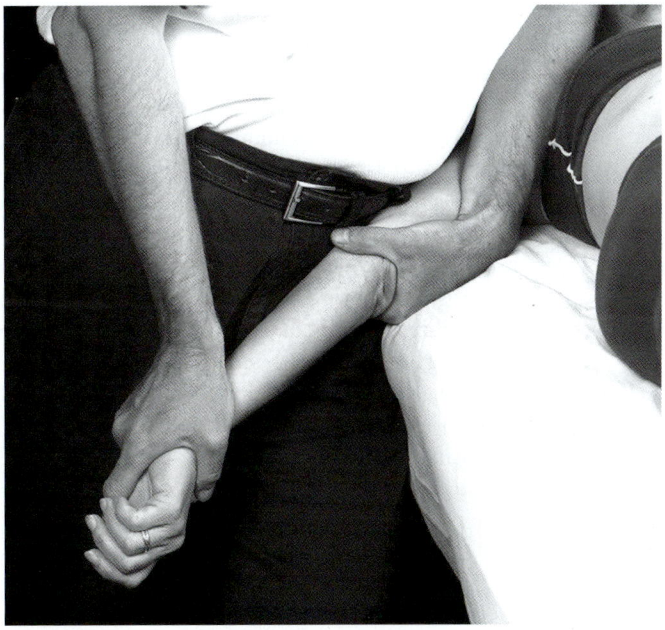

Abb. 5.32 Ellenbogengelenk: Extension/Abduktion

Ausgangsstellung Therapeut Im Stand neben der rechten Schulter des Patienten, den Füßen des Patienten zugewandt

Lokalisation der einwirkenden Kräfte (Handgriffe)

- Der linke Unterarm liegt vor und direkt medial der Schulter des Patienten.
- Die Finger der linken Hand unterstützen den Ellenbogen des Patienten von posterior und von der medialen Seite.
- Der Daumen der linken Hand extendiert um die Kante des medialen Epikondylus des Humerus, um die Vorderseite des Ellenbogens des Patienten zu erreichen.
- Der Handrücken der linken Hand liegt auf dem Rand der Liege.
- Der Ellenbogen wird durch die linke Hand von medial, durch die Finger und die Liege von posterior, durch den Daumen von anterior und durch die linke Hüfte von lateral fixiert.
- Die rechte Hand umfasst das supinierte rechte Handgelenk des Patienten.
- Die Finger der rechten Hand liegen auf der Vorderseite des Handgelenks des Patienten, um das supinierte Handgelenk des Patienten von der medialen Seite zu halten.
- Der rechte Daumen wird über der posterioren Oberfläche des Handgelenks platziert.
- Das supinierte Handgelenk wird nicht endgradig festgehalten.
- Das Glenohumeralgelenk des Patienten wird in leichter Außenrotation gehalten, sodass die Abduktionsbewegung gegen die Hüfte des Therapeuten gerichtet werden kann, welche dann als Drehpunkt agiert.
- Der Ellenbogen des Patienten muss durch die Hand des Therapeuten gegen einen sehr festen Drehpunkt vollständig fixiert werden.

Anwendung der Technik

- Der verloren gegangene Anteil des Bewegungsausmaßes von Extension/Abduktion sollte gesucht werden; die Untersuchung oder Behandlung sollte direkt auf diesen Teil des Bewegungsausmaßes gerichtet werden.
- Die eingeschränkte Bewegung wird angegangen: a) durch eine Abduktions- oder Extensions-/Abduktionsbewegung oder b) durch eine kreisende Wischbewegung (➤ Abb. 5.27):
  a. Ausführung als Grad III oder IV: III – der Druck in Abduktion wird fast vollständig zurückgenommen, das Gelenk entspannt fast in der Mittelstellung zwischen Abduktion und Adduktion, bevor der Therapeut zurück in die Abduktionsstellung oszilliert; IV – der Druck in Abduktion beschränkt die Oszillationsbewegung auf eine kleine Amplitude.
  b. Während der Ausführung wird der Abduktionsdruck aufrechterhalten, während der Therapeut den Ellenbogen über die Einschränkung hinaus flektiert und extendiert.
- Ist die Einschränkung schmerzhaft, kann der Abduktionsdruck verringert werden, wenn sich der Therapeut dem Schmerz und der Einschränkung nähert.
- Der Bewegungsbogen kann durchgeführt werden, während zur Einschränkung extendiert oder abduziert wird.

Anwendung

- Die Extensions-/Adduktionsbewegung wird nur in der Behandlung verwendet, wenn Grad III oder IV benötigt werden. Eine Verletzung des lateralen Kollateralbandes und anschließende Laxheit würden zu einem übermäßigen Bewegungsausmaß mit einem weichen Endgefühl führen und wären eine Kontraindikation zur Verwendung dieser Technik in der Behandlung.
- Wenn das Ellenbogengelenk die Quelle geringfügiger Symptome ist und die Bewegungen normal erscheinen, kann diese Zusatzbewegung oder funktionelle Winkelposition doch vermindert und schmerzhaft sein.
- In der Behandlung kann die Extensions-/Adduktionsbewegung in einer ähnlichen Weise wie beim Glenohumeralgelenk wischend ausgeführt werden. Die Wischbewegung wird in ➤ Abb. 5.27 durch die runden, mit Pfeilen versehenen Bogen auf X_2 dargestellt.
- Ist bei Patienten mit chronischer lateraler Epikondylagie häufig schmerzhaft und eingeschränkt (Hyland et al. 1990).
- Besonders wertvoll für geringfügige, aber lästige Störungen des Humeroulnar- und Radiohumeralgelenks.
- Als Test geeignet, wenn der Ellenbogen als Quelle der Symptome ausgeschlossen werden muss.

Flexion/Adduktion

(➤ Abb. 5.33)

Richtung Adduktionsbewegung in vollständiger Ellenbogenflexion

Symbol Ellenbogen F/Ad

Ausgangsstellung Patient Rückenlage in der Mitte der Liege mit dem Ellenbogen in vollständiger Flexion und Pronation

Ausgangsstellung Therapeut Im Stand neben der rechten Hüfte des Patienten, dem Kopf des Patienten zugewandt

Lokalisation der einwirkenden Kräfte (Handgriffe)

- Die linke Hand hält das vollständig pronierte Handgelenk des Patienten.

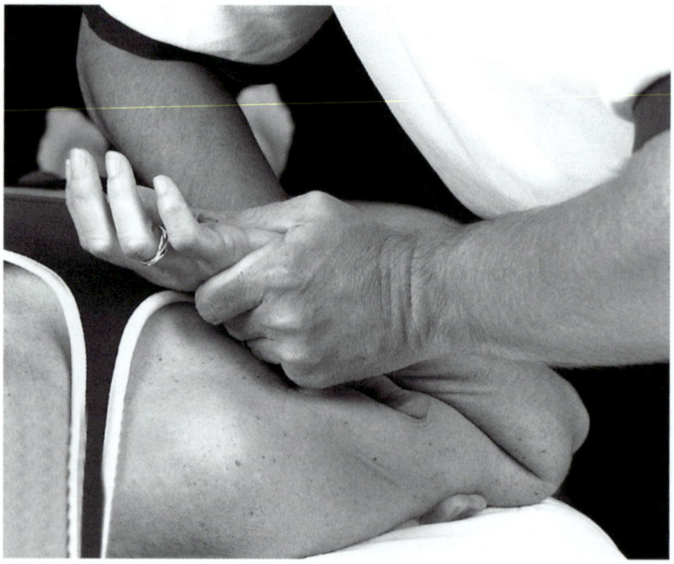

Abb. 5.33 Ellenbogengelenk: Flexion/Adduktion

- Die Finger der linken Hand liegen über der Rückseite des Handgelenks des Patienten.
- Der Thenar und der Daumen sind auf der Vorderseite des Handgelenks des Patienten platziert.
- Die rechte Hand hält den Oberarm des Patienten am Übergang des mittleren zum unteren Drittel von der medialen Seite her fest, sodass der Oberarm in Außenrotation gehalten wird.
- Der Slack der Weichteile des Oberarms muss vollständig aufgehoben werden.
- Beide Unterarme (Therapeut) werden gegensätzlich zueinander rotiert.

Anwendung der Technik
- Die Flexions-/Adduktionsbewegung wird vollständig durch die linke Hand und den linken Arm des Therapeuten ausgeführt, während einer Innenrotation im Glenohumeralgelenk durch einen festen Griff am Oberarm des Patienten mit der rechten Hand des Therapeuten entgegengewirkt wird.
- Wird der Innenrotation nicht entgegengewirkt, geht das Dehnen in Adduktion auf den Ellenbogen des Patienten verloren.
- Die Behandlung kann als großamplitudige Oszillationsbewegung innerhalb von 10–15° (III) oder als kleinamplitudige Bewegung innerhalb von 3–4° (IV) durchgeführt werden.

Anwendung
- Flexion/Adduktion wird verwendet, wenn eine Bewegung in Grad III oder IV benötigt wird.
- Geringfügige Ellenbogensymptome besonders im Humeroulnar- und Radiohumeralgelenk.
- Wenn der Ellenbogen als Quelle der Symptome ausgeschlossen werden muss.

Flexion/Abduktion

(➤ Abb. 5.34)

Richtung Abduktionsbewegung in voller Ellenbogenflexion
Symbol Ellenbogen F/Ab
Ausgangsstellung Patient Rückenlage in der Mitte der Liege mit dem Ellenbogen in vollständiger Flexion und Supination
Ausgangsstellung Therapeut Im Stand neben der rechten Hüfte des Patienten, dem Kopf des Patienten zugewandt
Lokalisation der einwirkenden Kräfte (Handgriffe)
- Die rechte Hand umfasst das supinierte Handgelenk des Patienten von der medialen Seite her.
- Die Finger liegen auf der Vorderseite des Handgelenks.
- Der Daumen wird auf der Rückseite des Handgelenks des Patienten platziert.
- Die linke Hand umfasst den Oberarm des Patienten am Übergang des mittleren zum unteren Drittel (mit dem Glenohumeralgelenk des Patienten in Innenrotation), sodass eine Außenrotation im Glenohumeralgelenk verhindert wird.
- Der Slack der Weichteile des Oberarms muss vollständig aufgehoben werden.

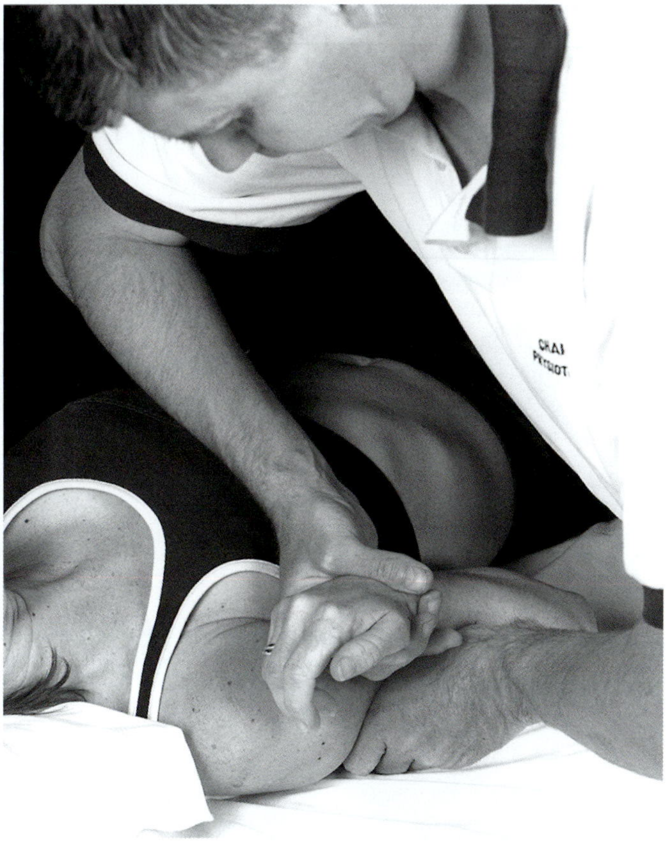

Abb. 5.34 Ellenbogengelenk: Flexion/Abduktion

- Beide Unterarme (Therapeut) werden gegensätzlich zueinander rotiert.

Anwendung der Technik
- Die Flexions-/Abduktionsbewegung entsteht, wenn der Therapeut den Ellenbogen des Patienten vollständig flektiert und das Handgelenk des Patienten mit einer Abduktionsbewegung im Ellenbogen nach lateral verlagert, während mit der linken Hand ein gleich starker Gegendruck ausgeübt wird, um eine Außenrotation im Glenohumeralgelenk zu verhindern.
- Wird dieser Gegendruck nicht ausreichend angewandt, entsteht die seitliche Bewegung des Handgelenks aus einer Außenrotation im Glenohumeralgelenk, ohne jede Abduktion im Ellenbogen.

Anwendung
- Flexion/Adduktion wird verwendet, wenn eine Bewegung in Grad III oder IV benötigt wird.
- Geringfügige Ellenbogensymptome besonders im Humeroulnar- und Radiohumeralgelenk.
- Wenn der Ellenbogen als Quelle der Symptome ausgeschlossen werden muss.

Extension

(➤ Abb. 5.35)

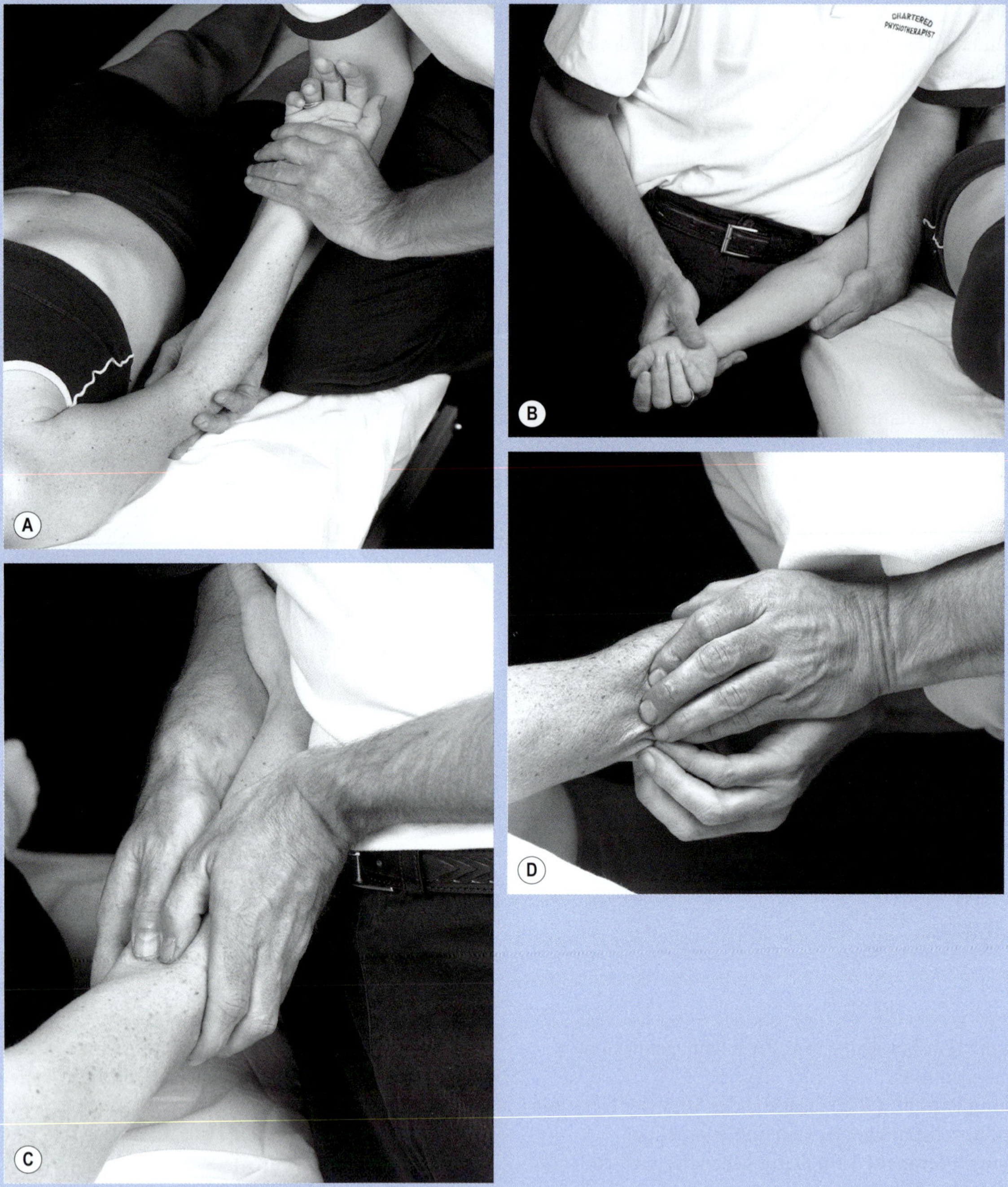

Abb. 5.35 Ellenbogengelenk: **A** Extension, Grad II; **B, C** Extension Grad III/IV; **D** Palpation in der Fossa olecrani in Extension

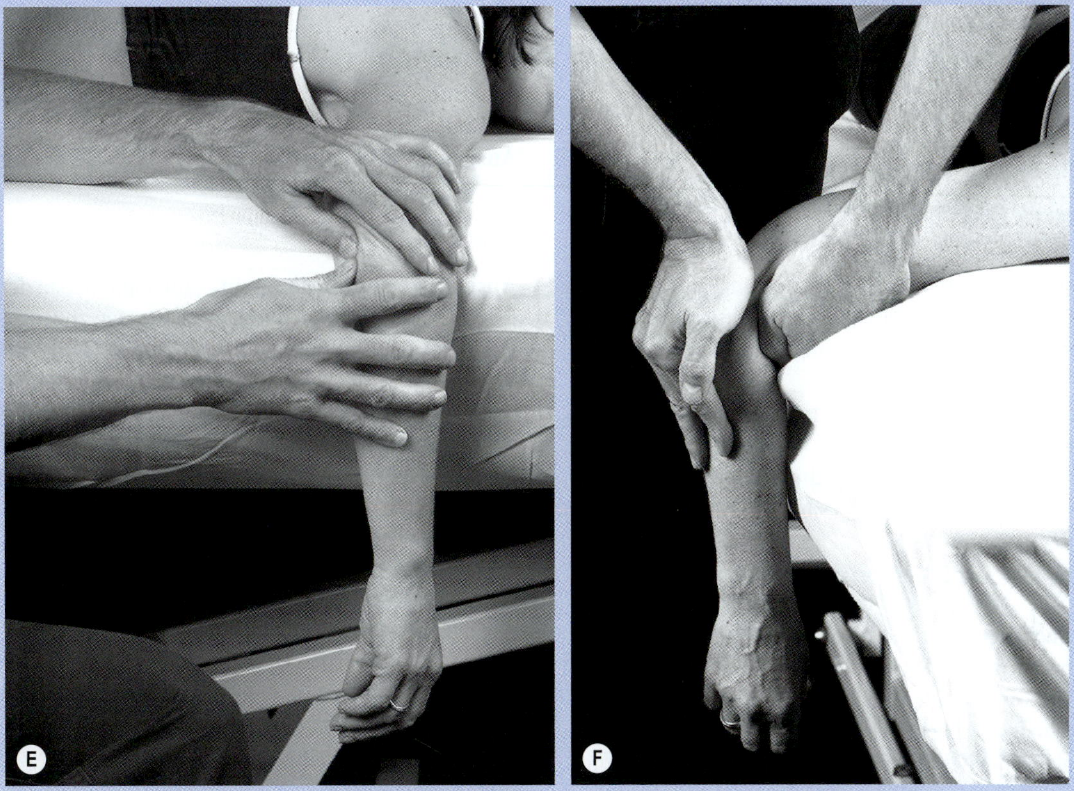

Abb. 5.35 (Forts.) Ellenbogengelenk: **E, F** Weitere Untersuchung des Olecranons

Richtung Extensionsbewegung im Ellenbogen
Symbol Ellenbogen E

Grad II

Ausgangsstellung Patient Rückenlage in der Mitte der Liege
Ausgangsstellung Therapeut Im Stand neben der rechten Hüfte des Patienten, dem Kopf des Patienten zugewandt und mit dem rechten Knie auf der Liege
Lokalisation der einwirkenden Kräfte (Handgriffe)
- Die linke Hand unterstützt den rechten Arm des Patienten, indem sie direkt oberhalb des Ellenbogens greift.
- Der Daumen wird anterior platziert.
- Die Finger sind posterior gespreizt.
- Die rechte Hand greift die Handfläche der supinierten Hand des Patienten.
- Der rechte Daumen greift zwischen dem Daumen und Zeigefinger des Patienten hindurch zum Handrücken des Patienten.
- Die medialen drei Finger greifen um den Hypothenar des Patienten zu seinem Handrücken.
- Der Zeigefinger deutet über die anteriore Seite des Handgelenks des Patienten nach proximal.
- Der Therapeut stellt sich nahe zum Ellenbogen und verwendet die Hüfte im benötigten Winkel als Stopper.

Anwendung der Technik
- Die Oszillationsbewegung wird vollständig durch den rechten Arm des Therapeuten durchgeführt, während die linke Hand des Therapeuten eine bequeme Unterlage für den Ellenbogen des Patienten bietet.
- Der Griff um das rechte Handgelenk des Patienten ist so, dass eine Entspannung in diesem Bereich und im ganzen Arm gefördert wird.
- Die Amplitude der Bewegung variiert, beträgt aber normalerweise etwa 20–30° und wird langsam und sanft durchgeführt.

Anwendung
- Klinische Gruppen 1 und 3b
- Kürzliche Verletzung oder akute Episode von OA oder RA
- Sehr schmerzhafte Ellenbogenzustände, bei denen das Radiohumeral- oder Humeroulnargelenk beteiligt ist

Grad III (IV)

Ausgangsstellung Patient Rückenlage mit dem Arm in etwa 15° Abduktion, sodass das Handgelenk über die Kante der Liege hinausragt
Ausgangsstellung Therapeut Im Stand neben der rechten Schulter des Patienten, den Füßen des Patienten zugewandt
Lokalisation der einwirkenden Kräfte (Handgriffe)
- Die linke Hand unterstützt den Ellenbogen des Patienten von der medialen Seite her.

- Der linke Unterarm hält die Schulter des Patienten fest.
- Die rechte Hand umfasst das teilweise supinierte Handgelenk des Patienten von lateral.
- Der Thenar und der Daumen zeigen quer über die Vorderseite des Handgelenks des Patienten nach distal.
- Die Finger liegen auf der Rückseite des Handgelenks und der Hand des Patienten.

Anwendung der Technik
- Die Oszillationsbewegung wird vollständig durch den rechten Arm des Therapeuten durchgeführt. Die rechte Hand des Patienten wird durch den Griff am Handgelenk stabilisiert.
- Die Amplitude der Ellenbogenbewegung beträgt etwa 20–30° (Grad III).
- Bei Schmerz über das ganze Bewegungsausmaß wird die Bewegung langsam und sanft ausgeführt.
- Bei chronischem oder endgradigem Schmerz und Steifigkeit wird die Bewegung als stakkatoartiges Nachfedern durchgeführt.

Varianten in der Ausführung: Grad III (IV)

Ausgangsstellung Therapeut Im Stand neben der rechten Hüfte des Patienten, dem Kopf des Patienten zugewandt
Lokalisation der einwirkenden Kräfte (Handgriffe)
- Der rechte Arm des Patienten wird zuerst angehoben, sodass er gegen die rechte Seite des Therapeuten gedrückt werden kann.
- Beide Hände umfassen den Ellenbogen.
- Die Daumen werden anterior auf dem Gelenk platziert und die Finger beider Hände überlappen sich posterior.

Anwendung der Technik
- Der Therapeut sollte die Weichteilbewegung zwischen dem Olecranon und den Kanten der Fossa olecrani während der Extension ertasten. Der Befund der Weichteilpalpation sollte mit dem normalen Ellenbogen verglichen werden.
- Normalerweise passen die Fingerspitzen einfach in den Raum zwischen dem Olecranon und den Kanten der Fossa. Der Therapeut sollte klare knöcherne Kanten spüren.
- Die Palpation dieser Kanten kann auch durchgeführt werden, wenn der Patient in Bauchlage liegt und den Unterarm zum Boden hängen lässt, während der Oberarm unterstützt auf der Liege ruht.
- Der Daumen- oder Handballendruck kann von medial, lateral, kaudal und mit Kompression gegen das Olecranon gerichtet werden (➤ Abb. 5.35E und F).

Anwendung Grad III (IV)
- Einschränkung der Ellenbogenextension aufgrund einer Verletzung, wiederkehrender Episoden von OA oder RA oder eines Bruchs, an dem ein steifes und steifes/schmerzhaftes Humeroulnar- oder Radiohumeralgelenk beteiligt ist.
- Patienten mit Ellenbogenstörungen in den klinischen Gruppen 2 und 3b.
- Die alternative Technik wird am besten bei den letzten 30° Extension eingesetzt, wenn der Patient weiter entspannen muss.

Flexion

(➤ Abb. 5.36)

Richtung Flexionsbewegung des Ellenbogens
Symbol Ellenbogen F
Ausgangsstellung Patient Rückenlage in der Mitte der Liege

Grad II

Ausgangsstellung Therapeut Im Stand neben der rechten Schulter des Patienten, den Füßen des Patienten zugewandt
Lokalisation der einwirkenden Kräfte (Handgriffe)
- Der linke Unterarm überkreuzt den rechten Oberarm des Patienten so, dass die linke Hand den Ellenbogen des Patienten von medial unten unterstützten kann.
- Die rechte Hand umfasst das teilweise supinierte Handgelenk des Patienten von der lateralen Seite.
- Die Finger liegen auf dem Handrücken des Patienten.

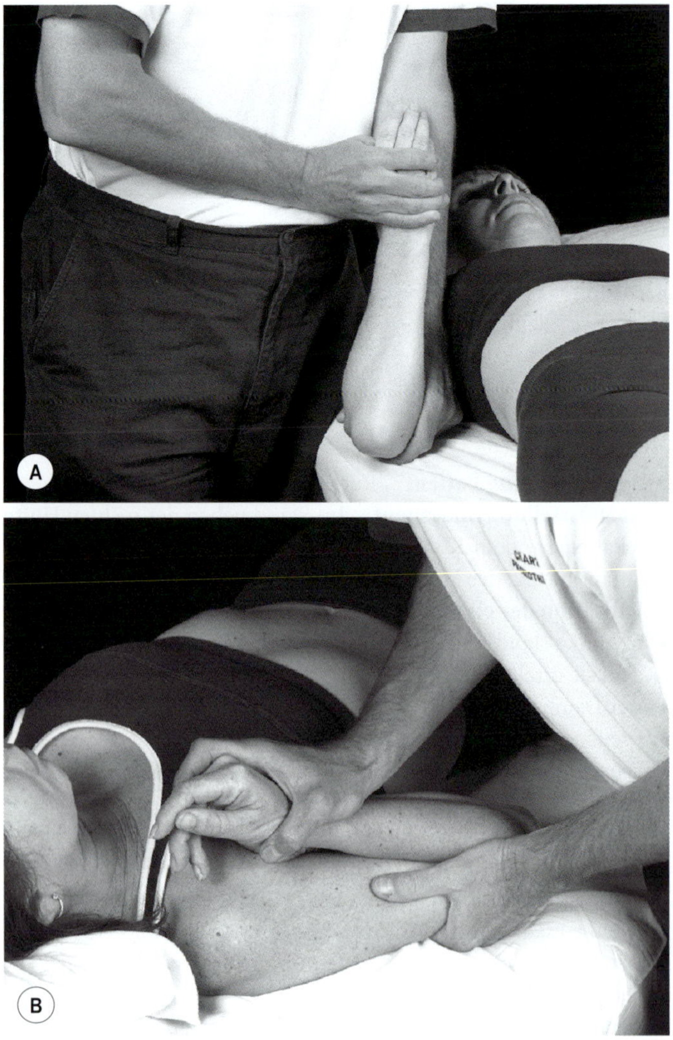

Abb. 5.36 Ellenbogengelenk: **A** Flexion Grad II; **B** Flexion Grad III und IV

- Der Daumen liegt zwischen Daumen und Zeigefinger des Patienten in der Handfläche.
- Durch den linken Unterarm wird vorne am rechten Handgelenk des Patienten ein Stopper gebildet, wenn der Ellenbogen bis zum benötigten Grad flektiert ist.

Anwendung der Technik

- Die Oszillationsbewegung, die durch den rechten Arm des Therapeuten durchgeführt wird, wird innerhalb von 20–30° langsam und sanft vor und zurück geführt bis zum Stopper, der durch den linken Unterarm gebildet wird.
- Verbessert sich das Bewegungsausmaß, kann der Unterarm gesenkt werden.

Grad III und IV (fast vollständiges Bewegungsausmaß)

Ausgangsstellung Therapeut Im Stand auf der rechten Seite des Patienten distal des Ellenbogens, dem Kopf des Patienten zugewandt

Lokalisation der einwirkenden Kräfte (Handgriffe)
- Die linke Hand unterstützt den Oberarm des Patienten direkt oberhalb des Ellenbogens.
- Die rechte Hand hält die Rückseite der rechten Hand des Patienten.
- Der Daumen der rechten Hand greift durch den ersten interossären Zwischenraum des Patienten.
- Die medialen drei Finger legen sich medial über den fünften Metacarpus des Patienten.
- Der Zeigefinger extendiert entlang dem Handrücken nach distal.
- Der teilweise supinierte Ellenbogen des Patienten ist flektiert.

Anwendung der Technik
- Die Oszillationsbewegung wird vollständig durch den rechten Arm des Patienten ausgeführt, während die linke Hand des Therapeuten die Unterstützung unter dem Ellenbogen bildet.
- Grad-III-Bewegungen werden als großamplitudige Bewegungen von 10–30° in die Steifigkeit hinein ausgeführt.
- Grad-IV-Bewegungen werden als kleinamplitudige Bewegungen von 3–4° in die Steifigkeit hinein ausgeführt.

Flexion mit Longitudinalbewegung nach distal

(➤ Abb. 5.37)

Richtung Ellenbogenflexion kombiniert mit einer Bewegung nach longitudinal distal
Symbol F/dist
Ausgangsstellung Patient Rückenlage in der Mitte der Liege
Ausgangsstellung Therapeut Im Stand neben der rechten Hüfte des Patienten, dem Kopf des Patienten zugewandt

Lokalisation der einwirkenden Kräfte (Handgriffe)
- Die rechte Hand flektiert den Ellenbogen des Patienten bis 90°.

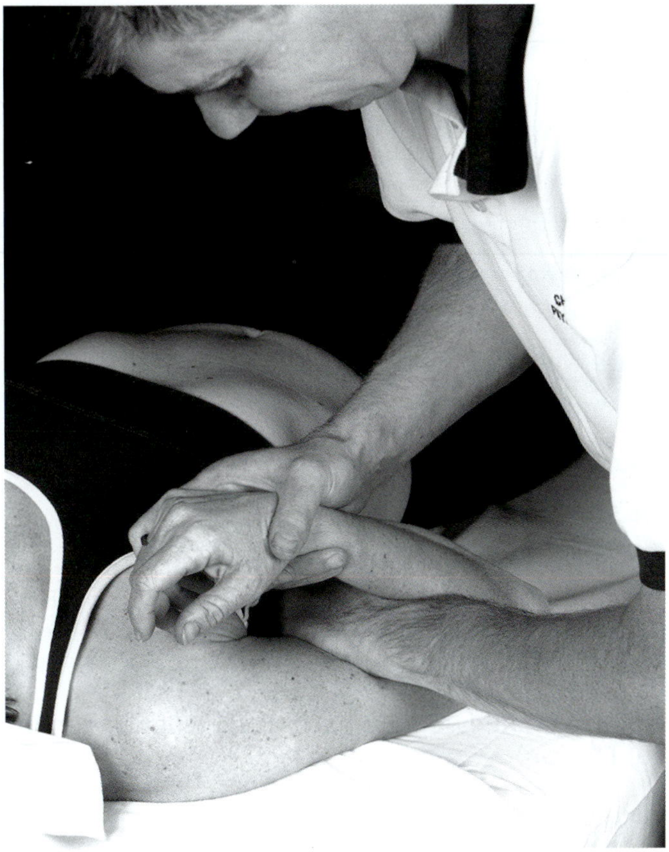

Abb. 5.37 Ellenbogengelenk: Flexion mit Bewegung nach longitudinal distal

- Die rechte Hand umfasst die mediale Seite des supinierten Handgelenks des Patienten.
- Die Finger legen sich vorne über das Handgelenk.
- Der Daumen wird auf der Rückseite des Handgelenks platziert.
- Direkt unterhalb des Handgelenks liegt der supinierte linke Unterarm in der Ellenbeuge des Patienten.
- Die Flexion des Ellenbogens des Patienten wird dann fortgesetzt, bis das linke Handgelenk fest zwischen dem Unter- und Oberarm des Patienten eingeklemmt ist.

Anwendung der Technik
- Die kleine Oszillationsbewegung wird durch den rechten Arm des Therapeuten durchgeführt.
- Der Therapeut muss darauf achten, dass sein Handgelenk in der Ellenbeuge des Patienten eingeklemmt bleibt, denn es hat die Tendenz, herausgedrückt zu werden.
- Ein falscher Supinationsgrad bei der Bildung des Keils macht die Position unangenehm für den Patienten.

Anwendung (alle Flexionstechniken)
- Klinische Gruppen 1, 2, 3a und 3b mit Adaptation für den gewünschten Effekt.
- Schmerz oder Steifigkeit nach einer Verletzung oder Fraktur, die insbesondere das Humeroulnar- und das Radiohumeralgelenk betreffen.

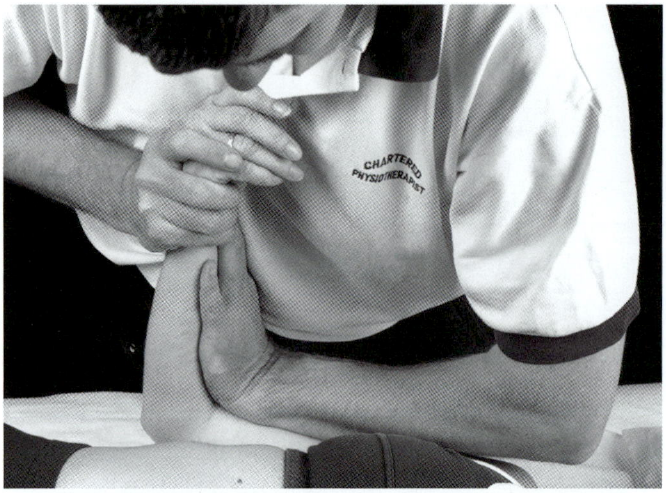

Abb. 5.38 Ellenbogengelenk: Longitudinalbewegung nach distal (90° Flexion)

- Die Flexion mit Longitudinalbewegung nach distal kann bei Störungen, bei denen die Symptome geringfügig und bei einer Routineuntersuchung nicht einfach aufzuspüren sind, wertvoll sein.

Longitudinalbewegung nach distal (Ellenbogen in 90° Flexion)

(➤ Abb. 5.38)

Richtung Longitudinalbewegung nach distal in 90° Ellenbogenflexion im Verlauf des Humerus
Symbol dist
Ausgangsstellung Patient Rückenlage in der Mitte der Liege mit dem Ellenbogen in 90° Flexion oder am Ende des bestehenden Bewegungsausmaßes
Ausgangsstellung Therapeut Im Stand neben der rechten Hüfte des Patienten, dem Kopf des Patienten zugewandt
Lokalisation der einwirkenden Kräfte (Handgriffe)
- Die rechte Hand umfasst den proximalen anterioren Anteil des supinierten rechten Unterarms des Patienten.
- Die Handfläche der linken Hand fixiert den Humerus in der Nähe des Ellenbogengelenks auf der Liege.
- Die posteriore Seite des distalen Unterarms liegt auf der rechten Schulter des Patienten.

Anwendung der Technik
- Der Weichteilslack um den Humerus und Unterarm muss aufgehoben werden, bevor wechselnder Druck gegen den Unterarm eingesetzt wird, um die Distraktionsbewegung zu erzeugen.
- Die Bewegung kann mit einer Verstärkung der Flexion kombiniert werden.
- Die linke Hand kann so positioniert werden, dass sie 1. sowohl Radius als auch Ulna, 2. nur den Radius oder 3. nur die Ulna bewegt.

Anwendung
- Bei geringfügigen Symptomen (klinische Gruppen 2, 3b)

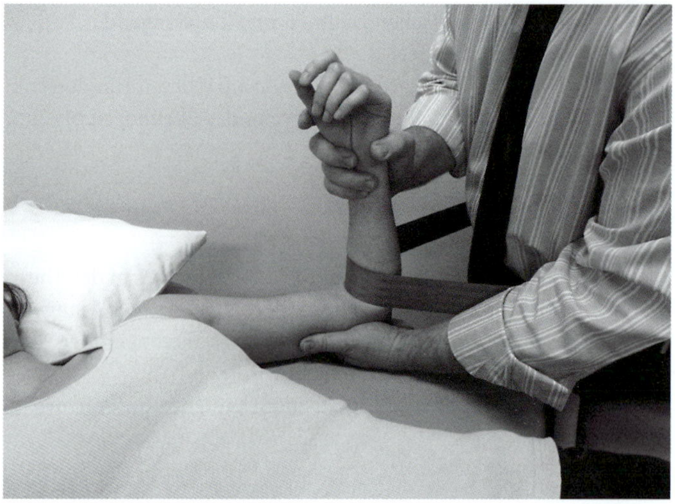

Abb. 5.39 Longitudinalbewegung nach distal von Radius und Ulna mit Gurt

- Steifigkeit und Schmerz dieser Zusatzbewegung am Ende oder in der Flexion

Beachte: Es ist auch möglich, die Bewegung nach longitudinal distal der Ulna und des Radius mithilfe eines Manualtherapiegurtes auszuführen (➤ Abb. 5.39). In diesem Fall wird der Humerus durch die linke Hand des Therapeuten fixiert, während die Mobilisationskraft dadurch erzeugt wird, dass der Therapeut sein Becken nach posterior schiebt.

Supination

(➤ Abb. 5.40 und ➤ Abb. 5.41)

Richtung Supination des Unterarms und Ellenbogens
Symbol Sup
Ausgangsstellung Patient Rückenlage in der Mitte der Liege mit dem Ellenbogen in 90° Flexion
Ausgangsstellung Therapeut Im Stand auf der rechten Seite des Patienten neben dem flektierten Ellenbogen, dem Kopf des Patienten zugewandt

Grad III und IV

Lokalisation der einwirkenden Kräfte (Handgriffe)
- Die linke Hand unterstützt den Ellenbogen des Patienten.
- Die rechte Hand umfasst das supinierte Handgelenk des Patienten von der medialen Seite her.
- Die Finger liegen auf der Vorderseite des Handgelenks und der Handwurzel.
- Der Daumen hält die Rückseite des Handgelenks und der Handwurzel.

Anwendung der Technik

Grad III und IV
Zusätzlich muss der Ellenbogen des Patienten medial vom Therapeuten unterstützt werden, um eine glenohumerale Adduktion zu verhindern.

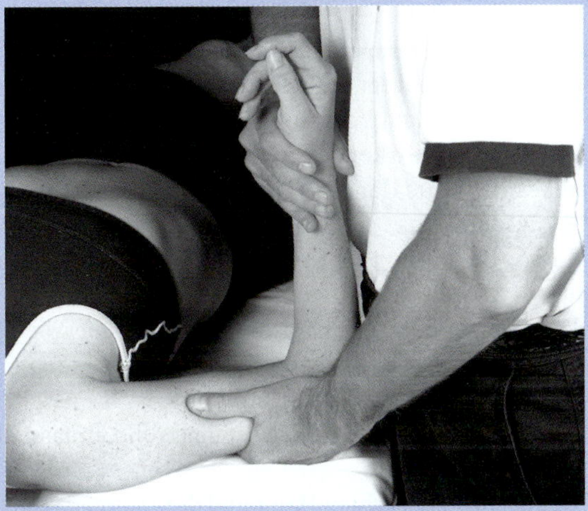

Abb. 5.40 Proximales Radioulnargelenk: Supination Grad I–IV

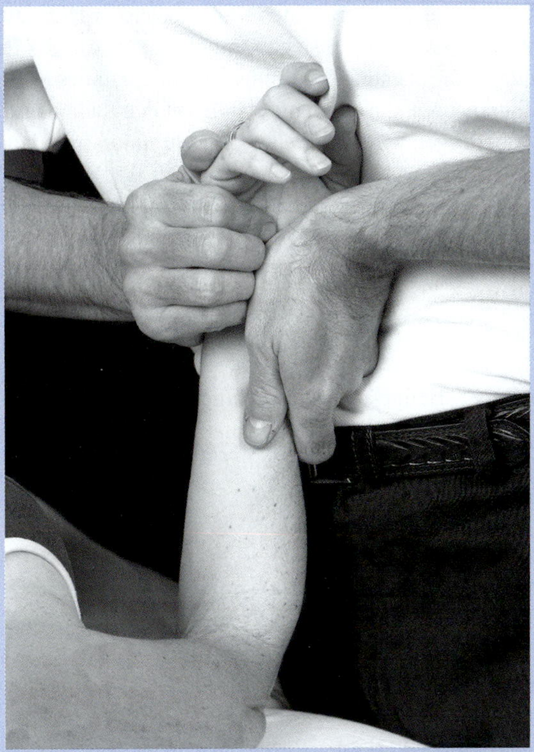

Abb. 5.41 Proximales Radioulnargelenk: Supination Grad IV+

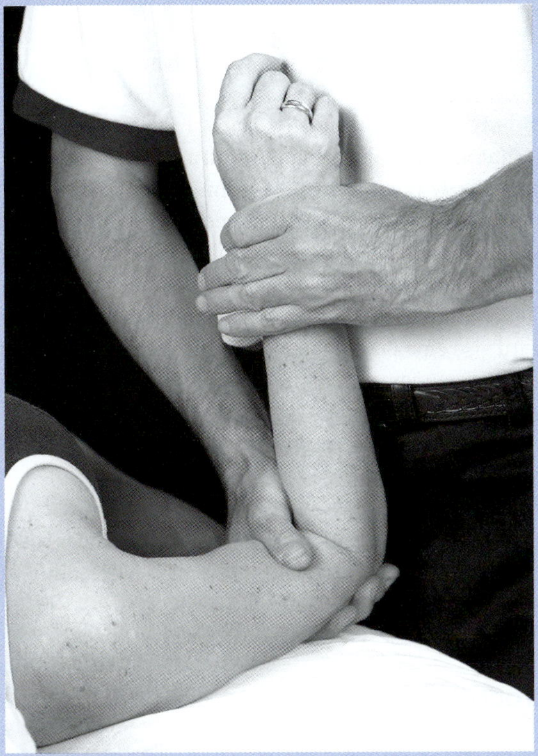

Abb. 5.42 Proximales Radioulnargelenk: Pronation

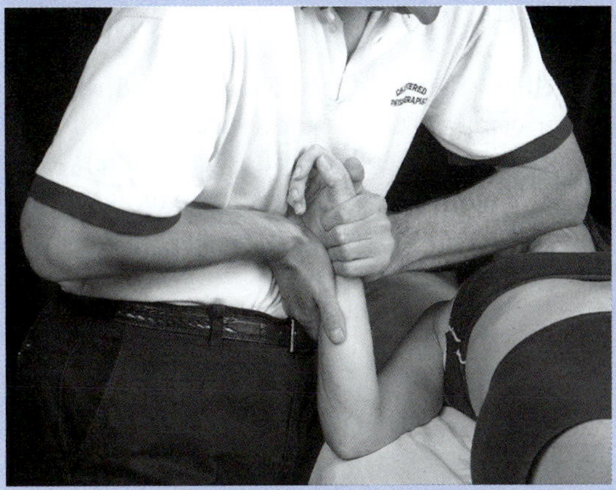

Abb. 5.43 Proximales Radioulnargelenk: Pronation, Grad IV+

Grad IV–

Ausgangsstellung Therapeut Im Stand neben dem flektierten rechten Ellenbogen des Patienten

Lokalisation der einwirkenden Kräfte (Handgriffe)

- Die linke und rechte Hand halten jeweils den vollständig supinierten Radius bzw. die vollständig supinierte Ulna des Patienten; der Griff ist weit genug distal, um die Hand zu stabilisieren.
- Der linke Unterarm wird vollständig supiniert.
- Die laterale Fläche der distalen Phalanx des Zeigefingers hält das distale Ende des Radius von posterior.
- Die Daumenkuppe hält von anterior.
- Die rechte Hand hält das distale Ende der Ulna.
- Der Daumen und der Thenar zeigen auf der posterioren Fläche der Ulna nach distal.
- Die Finger halten die Ulna von anterior.
- Die Unterarme stehen einander im rechten Winkel zur Frontalebene des vollständig supinierten Handgelenks des Patienten gegenüber.

Anwendung der Technik

- Die Unterarme des Therapeuten sind auf gleicher Höhe ausgerichtet. Die Bewegung entsteht, wenn der Unterarm des Patienten durch eine Schaukelbewegung der Hüfte und des Rumpfes des Therapeuten, die durch die Hände auf den Radius und die Ulna übertragen wird, um weitere 2–3° supiniert und dann wieder losgelassen wird (IV+ bis IV-, dann IV- bis IV+).
- Es wird also eine Bewegung mit kleiner Amplitude verwendet.
- Ist das Bewegungsausmaß der Supination eingeschränkt, wird der Körper des Therapeuten in einem angemessenen Ausmaß nach rechts gedreht, sodass die Richtung des Unterarms verändert wird.

Anwendung Hauptsächlich bei schmerzhaftem oder steifem proximalem Radioulnargelenk oder Steifigkeit des Olecranons, das im Extrempunkt der Supination schwingt

Pronation

(➤ Abb. 5.42 und ➤ Abb. 5.43)

Richtung Pronation des Unterarms und Ellenbogens
Symbol Pron
Ausgangsstellung Patient Rückenlage in der Mitte der Liege mit dem Ellenbogen in 90° Flexion

Grad II, III und IV

Ausgangsstellung Therapeut Im Stand neben der rechten Hüfte des Patienten, dem Kopf des Patienten zugewandt
Lokalisation der einwirkenden Kräfte (Handgriffe)

- Die rechte Hand unterstützt den flektierten rechten Ellenbogen des Patienten von unten, sodass die Finger die laterale Seite erreichen.
- Die linke Hand umfasst den pronierten Unterarm distal.
- Die Finger der linken Hand extendieren über die Rückseite des Handgelenks und der Hand, um die Handwurzel zu erreichen.
- Der Daumen extendiert um die anteriore Fläche des Handgelenks und der Hand, sodass das Handgelenk vollständig stabilisiert ist.
- Die Rotationsbewegung wird durch eine leichte Flexion im Glenohumeralgelenk des Therapeuten in Kombination mit einer Extension der linken Schulter und des Ellenbogens erzeugt, was die Vorwärtsbewegung des Arms des Therapeuten unterstützt.
- Diese Handlung wird kombiniert mit vollständiger Flexion des Handgelenks und der Finger des Therapeuten, um Pronation zu erzeugen.
- Die rechte Hand des Therapeuten stabilisiert den Oberarm des Patienten, um eine Abduktion der Schulter zu verhindern.

Grad IV–

Ausgangsstellung Therapeut Im Stand neben dem Ellenbogen des Patienten, dem Körper zugewandt; der Ellenbogen des Patienten ist in 90° Flexion und Pronation.
Lokalisation der einwirkenden Kräfte (Handgriffe)

- Die linke und rechte Hand umfassen jeweils die distalen Enden von Radius und Ulna.
- Der Thenar der linken Hand liegt auf der dorsalen Fläche des Radius.
- Der Daumen der linken Hand extendiert distal über die Rückseite des Handgelenks des Patienten.
- Die Finger umfassen den Radius anterior.
- Die rechte Hand wird vollständig supiniert und umfasst das distale Ende der Ulna.
- Der Handballen der rechten Hand und der Daumen zeigen an der anterioren Fläche der Ulna nach proximal.
- Die Finger umfassen die Ulna, um die posteriore Fläche zu erreichen.
- Die Unterarme stehen einander gegenüber.

Anwendung der Technik

- Die Unterarme des Therapeuten sind auf gleicher Höhe ausgerichtet. Die Bewegung entsteht, wenn der Unterarm des Patienten durch eine Schaukelbewegung des Beckens und des Rumpfes des Therapeuten, die durch die Hände auf den Radius und die Ulna übertragen wird, um weitere 2–3° supiniert und dann wieder losgelassen wird (IV+ bis IV-, dann IV- bis IV+).
- Es wird also eine Bewegung mit kleiner Amplitude verwendet.
- Ist das Bewegungsausmaß der Ellenbogenpronation eingeschränkt, wird der Körper des Therapeuten in einem angemessenen Ausmaß nach links gedreht, sodass die Richtung des Unterarms verändert wird.

Anwendung Hauptsächlich bei schmerzhaftem oder steifem proximalem Radioulnargelenk oder Steifigkeit des Olecranons, das im Extrempunkt der Pronation wackelt.

Anteroposteriore Bewegung des Radiuskopfes

(➤ Abb. 5.44)

Richtung Anteroposteriore Bewegung des Radiuskopfes gegenüber der Trochlea des Humerus und der Ulna
Symbol ↕
Ausgangsstellung Patient Rückenlage in der Mitte der Liege
Ausgangsstellung Therapeut Im Stand auf der rechten Seite des Patienten neben dem leicht flektierten rechten Ellenbogen, dem Kopf des Patienten zugewandt

In Supination

Lokalisation der einwirkenden Kräfte (Handgriffe)

- Die rechte Seite des Therapeuten unterstützt die Rückseite des supinierten Unterarms des Patienten.
- Die Daumenkuppen sind auf der anterioren Fläche des Radiuskopfes platziert.
- Die Finger der linken und rechten Hand liegen auf den lateralen und medialen Flächen des oberen Endes des Unterarms des Patienten.

Anwendung der Technik

- Der Therapeut gibt stetig steigenden Druck mit den Daumen, sodass diese in das entspannte Muskelgewebe einsinken, bis sie den Radiuskopf berühren.
- Die Oszillationsbewegung entsteht im Körper und in den Armen des Therapeuten und wird durch die Daumen geleitet, die wie Federn wirken.
- Die Bewegung darf nicht durch die Daumenflexoren des Therapeuten erzeugt werden, da dies unangenehm ist für den Patienten und der Therapeut das Gespür für die Bewegung verliert.

In Pronation

Lokalisation der einwirkenden Kräfte (Handgriffe)

- Die rechte Hand hält das pronierte linke Handgelenk des Patienten an seiner lateralen Seite.
- Der Daumen der rechten Hand kreuzt die Rückseite des Handgelenks des Patienten.
- Die Finger kreuzen die Vorderseite des Handgelenks des Patienten.
- Der Unterarm des Patienten wird in Pronation gehalten, da die anteroposteriore Bewegung dazu tendiert, in Supination weiterzulaufen.
- Die Seite des Therapeuten unterstützt den Unterarm des Patienten.
- Die linke Daumenkuppe wird anterior auf dem Radiuskopf platziert.
- Die Finger der linken Hand liegen an der lateralen Fläche des Unterarms des Patienten.

Anwendung der Technik Die Oszillationsbewegung entsteht im linken Arm des Therapeuten und wird durch den stabilen linken Daumen geleitet, während die Pronation des Unterarms des Patienten durch den Griff der rechten Hand des Therapeuten gehalten wird.

Anwendung

- Bei lateraler Epikondylagie mit vorliegenden Gelenkzeichen
- Bei schmerzhaftem Verlust im Bewegungsausmaß der Ellenbogenflexion, -extension, -pronation und -supination aufgrund einer akuten Verletzung oder mechanisch ausgelösten Entzündung
- Als Mobilisation über das ganze Bewegungsausmaß bei Schmerz und Steifigkeit in anteroposteriorer Richtung
- Bei geringfügigen Symptomen, die in dieser Bewegungsrichtung direkt reproduziert werden können
- In Kombination mit posteroanteriorer Richtung
- Sehr wichtig bei Störungen des Radiohumeral- und des proximalen Radioulnargelenks

Posteroanterior Bewegung des Radiuskopfes

(➤ Abb. 5.45)

Richtung Posteroanteriore Bewegung des Radiuskopfes gegenüber der Trochlea des Humerus und der Ulna

Symbol ↕

Ausgangsstellung Patient Rückenlage in der Mitte der Liege mit dem Ellenbogen in 30° Flexion und entweder in vollständiger Supination oder vollständiger Pronation

Ausgangsstellung Therapeut Im Stand auf der rechten Seite des Patienten distal des leicht flektierten rechten Ellenbogens, dem Kopf des Patienten zugewandt

In Supination

Lokalisation der einwirkenden Kräfte (Handgriffe)

- Die rechte Hand hält das supinierte rechte Handgelenk des Patienten von medial.
- Der rechte Daumen liegt auf der Vorderseite des Handgelenks des Patienten.
- Die Finger sind über die Rückseite des Handgelenks gespreizt.
- Die linke Daumenkuppe zeigt nach distal und liegt auf der dorsalen Fläche des Radiuskopfes.
- Die Finger der linken Hand liegen auf der Vorderseite des distalen Endes des Oberarms des Patienten und erzeugen einen Gegendruck für die Bewegung.
- Das Handgelenk des Patienten wird in Supination stabilisiert, da die Bewegung tendenziell eine Pronation erzeugt.

Anwendung der Technik

- Die Bewegung entsteht durch kleine Bewegungen in Adduktion der linken Schulter des Therapeuten in Kombination mit einer leichten Supination des Unterarms (des Therapeuten), um mit dem linken Daumen Druck auf den Radiuskopf auszuüben.
- Die Oszillationsbewegung sollte nicht durch die Daumenflexoren des Therapeuten erzeugt werden, da das Gespür für die Bewegung verloren geht und der Druck sowohl für den Patienten als auch den Anwender unangenehm ist.

In Pronation

Die gleichen *Handgriffe* und die gleiche *Ausführung* werden angewandt mit der einzigen Ausnahme, dass der Unterarm und das Handgelenk des Patienten in Pronation gehalten werden.

Anwendung

- Als Grad III oder IV bei Osteoarthrose (nicht stark oder irritierbar), die Steifigkeit und Schmerz oder nur Steifigkeit in einem gestörten Radiohumeral- oder proximalen Radioulnargelenk auslöst
- Wenn schmerzhafte Gelenkzeichen zu einer Schmerzinhibition der Extensorenmuskulatur des Handgelenks und des Unterarms führen
- Bei geringfügigen Symptomen, die in dieser Bewegungsrichtung direkt reproduziert werden können
- In Kombination mit anteroposteriorer Richtung

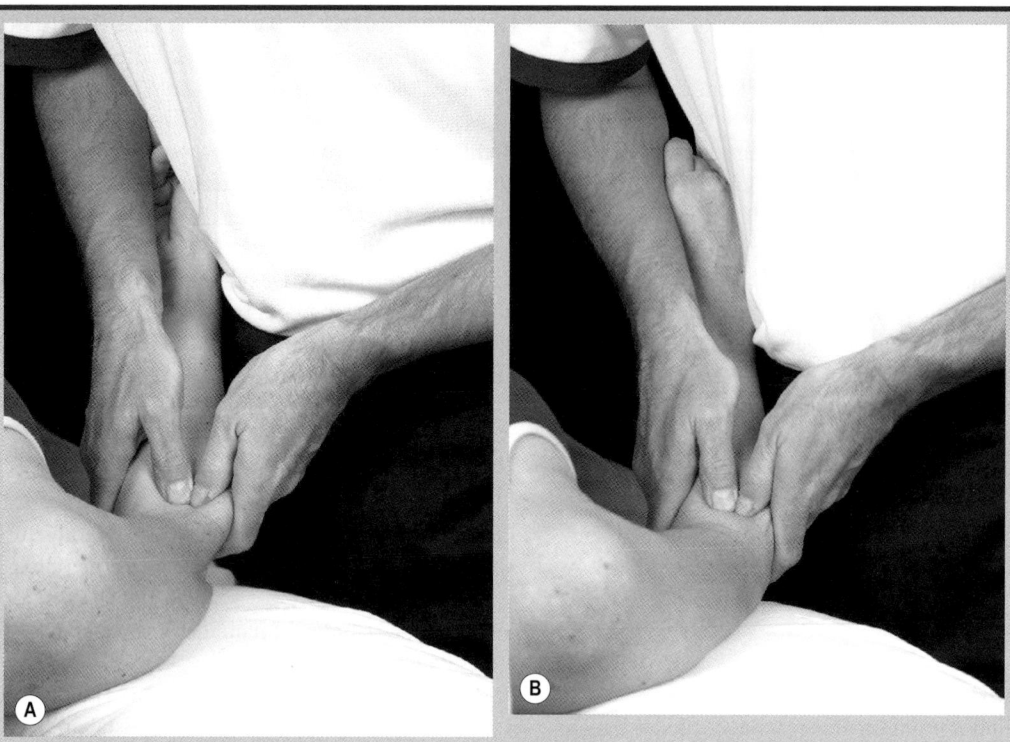

Abb. 5.44 Proximales Radioulnargelenk: **A** anteroposteriore Bewegung in Supination; **B** anteroposteriore Bewegung in Pronation

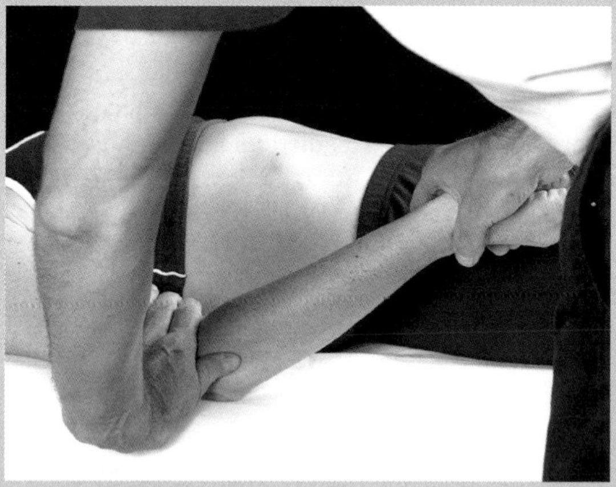

Abb. 5.45 Proximales Radioulnargelenk: posteroanteriore Bewegung in Supination

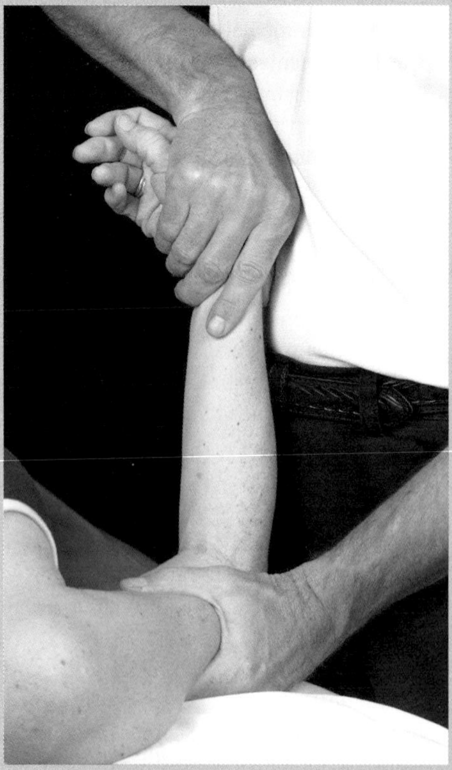

Abb. 5.46 Proximales Radioulnargelenk: Longitudinalbewegung nach distal

- Sehr wichtig bei Störungen des Radiohumeral- und des proximalen Radioulnargelenks

Longitudinalbewegung nach distal (radioulnar)

(➤ Abb. 5.46)

Richtung Longitudinalbewegung nach distal des Radius gegenüber Humerus und Ulna im Verlauf des Unterarms (in jeder Stellung von Ellenbogenflexion, -extension, -pronation, -supination; eine erste Untersuchung bringt das beste Resultat in der Mittelstellung der genannten Bewegungsrichtungen)
Symbol dist
Ausgangsstellung Patient Rückenlage in der Mitte der Liege mit dem Ellenbogen in Mittelstellung zwischen Flexion, Extension, Pronation und Supination
Ausgangsstellung Therapeut Im Stand auf der rechten Seite des Patienten direkt neben dem Ellenbogen
Lokalisation der einwirkenden Kräfte (Handgriffe)
- Der rechte Unterarm des Patienten liegt an der rechten Seite des Therapeuten.
- Die linke Hand umfasst die Vorderseite des Oberarms des Patienten proximal des Ellenbogens.
- Die Finger der linken Hand sind nach lateral gespreizt.
- Der Daumen der linken Hand liegt medial an.
- Das Gewebe im ersten interossären Zwischenraum bildet den Hauptkontaktpunkt mit dem Oberarm des Patienten.
- Die rechte Hand fasst die anteriore Fläche der mitsupinierten Handwurzel des Patienten.
- Der Daumen der rechten Hand umfasst die radiale Fläche proximal der Basis des fünften Metacarpus.
- Der Mittelfinger und der Daumen strecken sich so weit wie möglich um die posteriore Fläche der Handwurzel.
- Der rechte Unterarm muss die Linie des Unterarms des Patienten verlängern.

Anwendung der Technik
- Wird diese Technik in der Behandlung als Grad IV verwendet, muss zuerst der Slack der Weichteile aufgehoben werden.
- Zieht der Therapeut mit der rechten Hand, sinkt seine linke Hand in das Gewebe der Flexorenmuskeln ein, um den Oberarm festzuhalten.
- Der Slack muss am Handgelenk aufgehoben werden.
- Kleine oszillierende Bewegungen können durch eine Zugbewegung des rechten Arms und den stabilisierenden Druck der linken Hand des Therapeuten als Gegenkraft ausgelöst werden.
- Die Bewegung kann verstärkt werden, wenn Ulnarabduktion im Rhythmus des Ziehens hinzugefügt wird.

Varianten in der Ausführung Durch eine Anpassung der Position der rechten Hand kann die Longitudinalbewegung nach distal auch ausgeführt werden an:

1. Sowohl Radius als auch Ulna gleichzeitig
2. Nur der Ulna, indem die Ulna mit der rechten Hand gehalten und der Zug an der Ulna mit Radialabduktion des Handgelenks des Patienten kombiniert wird, um die Bewegung nach longitudinal zu verstärken
3. Nur dem Radius wie oben beschrieben

Anwendung
- Wenn diese Bewegungsrichtung am meisten schmerzhaft und eingeschränkt ist
- Bei sehr schmerzhaften intraartikulären Störungen im Radiohumeral- oder Humeroulnargelenk, wenn diese Bewegung eine Schmerzlinderung bringt
- Zur Ergänzung der schmerzfreien Bewegung der Flexion, Extension, Pronation oder Supination im Ellenbogen
- Als Zusatzbewegung Grad IV am Ende einer steifen, schmerzfreien Pronation oder Supination (steifes Radioulnargelenk)
- Als Teil der Gelenkdifferenzierungstests am Ellenbogen

5.5.4 Mobilisation mit Bewegung

Es muss noch einmal betont werden, dass MWM schmerzfreie Zusatzbewegungen (Gleiten) in Kombination mit der am meisten vergleichbaren Aktivität oder Bewegung sind (Mulligan 2010). Die Gleitkomponente wird immer parallel zur Behandlungsebene des Gelenks, die als Linie über die konkave Gelenkfläche gezogen werden kann, ausgeführt. Ist die Technik erfolgreich, erreicht der Patient eine wesentliche Verbesserung in der vergleichbaren Aktivität oder Bewegung ohne Schmerzen, während das Gleiten aufrechterhalten wird (Vicenzino et al. 2011). Die Stärke der Gleitkraft ist abhängig vom erfolgreichen Ergebnis der Technik. Werden die Aktivität oder das Bewegungsausmaß verbessert, wird die Technik sechs- bis zehnmal wiederholt, bevor sie ohne die Gleitkomponente wiederbefundet wird. Bleibt die Verbesserung im vergleichbaren Zeichen erhalten, kann die Technik in der Behandlung verwendet werden. Drei bis fünf Serien werden durchgeführt. Es sollten auch Heimübungen instruiert werden, welche die klinische Technik so genau wie möglich imitieren, um den Patienten bei seinem Fortschritt zu unterstützen. Die Technik wird intensiviert bis zum maximalen Bewegungsausmaß mit Überdruck. Diese Prinzipien wurden überprüft (Hing et al. 2008) und gelten für alle der folgenden Techniken.

Ellenbogenextension mit Lateralgleiten MWM – Assessment

(➤ Abb. 5.47)

Richtung Extensionsbewegung im Ellenbogen
Symbol Ellenbogen E MWM lat Gleiten
Ausgangsstellung Patient Rückenlage auf der rechten Seite der Liege
Ausgangsstellung Therapeut Im Stand auf der rechten Seite des Patienten, dem Kopf des Patienten zugewandt

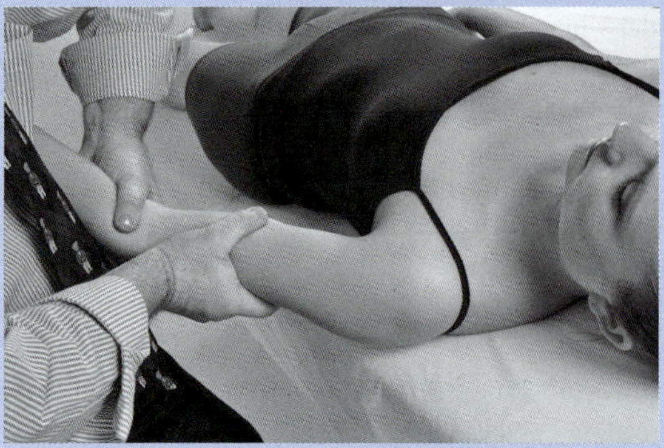

Abb. 5.47 Ellenbogenextension mit Lateralgleiten MWM

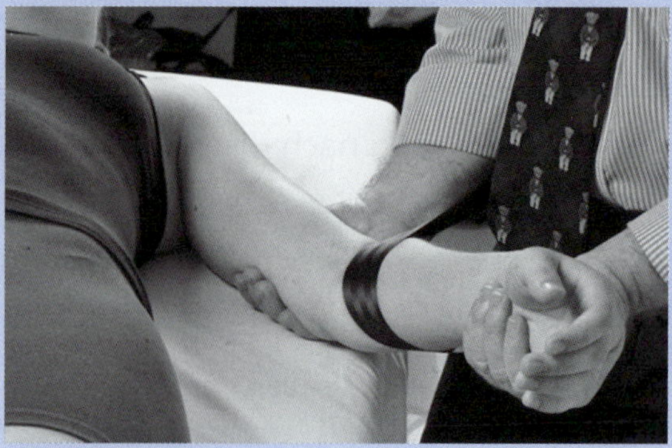

Abb. 5.48 Ellenbogenextension mit Lateralgleiten MWM

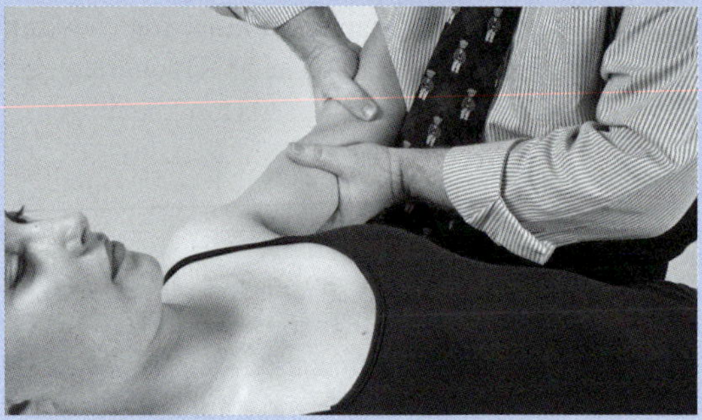

Abb. 5.49 Ellenbogenextension mit Medialgleiten MWM

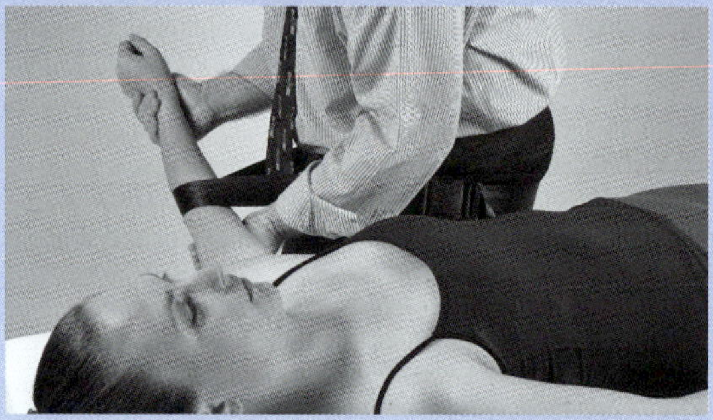

Abb. 5.50 Ellenbogenextension mit Medialgleiten MWM

Lokalisation der einwirkenden Kräfte (Handgriffe)

- Der Ellenbogen wird so positioniert, dass er am Extensionslimit direkt vor dem Beginn des Schmerzes liegt.
- Die linke Hand liegt ganz distal und lateral am Oberarm, um den Humerus zu unterstützen und zu stabilisieren, sodass die Schulter in Außenrotation fixiert wird.
- Die rechte Hand liegt ganz proximal und medial am Unterarm.
- Die Unterarme des Therapeuten sind rechtwinklig zur oberen Extremität des Patienten ausgerichtet.

Anwendung der Technik

- Die rechte Hand initiiert ein Gleiten des proximalen Unterarms in laterale Richtung.
- Die linke Hand erzeugt einen stabilisierenden Gegendruck in mediale Richtung auf dem distalen Humerus.
- Während das Lateralgleiten beibehalten wird, extendiert der Patient den Ellenbogen aktiv.

Anwendung

- Als Assessment
- Management der klinischen Gruppen 1, 2, 3a und 3b
- Kürzliche oder chronische Verletzung oder Episode von OA
- Sehr schmerzhafte Ellenbogenstörungen

Ellenbogenextension mit Lateralgleiten MWM – Gurt

(➤ Abb. 5.48)

Richtung Extensionsbewegung im Ellenbogen
Symbol Ellenbogen E MWM Gurt lat Gleiten
Ausgangsstellung Patient Rückenlage auf der rechten Seite der Liege
Ausgangsstellung Therapeut Im Stand neben dem rechten Ellenbogen des Patienten, mit Blick quer über den Patienten
Lokalisation der einwirkenden Kräfte (Handgriffe und Manualtherapiegurt)

- Der Ellenbogen wird so positioniert, dass er am Extensionslimit direkt vor dem Beginn des Schmerzes liegt.
- Die linke Hand liegt ganz distal und lateral am Humerus, um den Oberarm zu unterstützen und in Außenrotation zu stabilisieren.
- Die rechte Hand fasst den distalen Unterarm, um die Bewegung in Extension zu kontrollieren.
- Der Manualtherapiegurt wird um das Becken des Therapeuten und das proximale Ende des rechten Unterarms des Patienten gelegt.
- Der Manualtherapiegurt bleibt immer horizontal.

Anwendung der Technik
- Der Therapeut übt über den Gurt ein laterales Gleiten auf den proximalen Unterarm aus.
- Die linke Hand stabilisiert den distalen Humerus.
- Während das Gleiten beibehalten wird, extendiert der Patient den Ellenbogen aktiv.
- Der Therapeut bewegt sein Becken nach rechts, um zur Bewegung des Unterarms des Patienten während der Extension beizutragen.

Anwendung
- Als Assessment
- Management der klinischen Gruppen 1, 2, 3a und 3b
- Kürzliche oder chronische Verletzung oder Episode von OA
- Sehr schmerzhafte Ellenbogenstörungen

Ellenbogenextension mit Medialgleiten MWM – Assessment

(➢ Abb. 5.49)

Richtung Extensionsbewegung im Ellenbogen
Symbol Ellenbogen E MWM med Gleiten
Ausgangsstellung Patient Rückenlage auf der rechten Seite der Liege
Ausgangsstellung Therapeut Im Stand auf der rechten Seite des Patienten, dem Kopf des Patienten zugewandt
Lokalisation der einwirkenden Kräfte (Handgriffe)
- Der Ellenbogen wird knapp vor dem Extensionslimit oder dem Schmerz positioniert.
- Die rechte Hand liegt ganz distal und lateral am Humerus, um den Oberarm zu unterstützen, sodass die Schulter in Außenrotation fixiert wird.
- Die linke Hand liegt an der lateralen Seite des proximalen Teils des Unterarms.
- Die Unterarme des Therapeuten sind rechtwinklig zur oberen Extremität des Patienten ausgerichtet.

Anwendung der Technik
- Die linke Hand initiiert ein Gleiten des proximalen Unterarms in mediale Richtung, parallel zur Ellenbogengelenklinie.
- Die rechte Hand übt einen stabilisierenden Gegendruck in laterale Richtung auf den distalen Humerus aus.
- Während das Medialgleiten beibehalten wird, extendiert der Patient den Ellenbogen aktiv.

Anwendung
- Ist normalerweise indiziert, wenn ein Lateralgleiten MWM nicht effektiv ist
- Als Assessment
- Management der klinischen Gruppen 1, 2, 3a und 3b
- Kürzliche oder chronische Verletzung oder Episode von OA
- Sehr schmerzhafte Ellenbogenstörungen

Ellenbogenextension mit Medialgleiten MWM – Gurt

(➢ Abb. 5.50)

Richtung Extensionsbewegung im Ellenbogen
Symbol Ellenbogen E MWM Gurt med Gleiten
Ausgangsstellung Patient Rückenlage auf der rechten Seite der Liege, die Schulter in 90° Abduktion mit neutraler Rotationsstellung
Ausgangsstellung Therapeut Im Stand auf Höhe des medialen Teils des rechten Ellenbogens des Patienten mit Blick rechtwinklig zum Arm
Lokalisation der einwirkenden Kräfte (Handgriffe und Manualtherapiegurt)
- Der Ellenbogen wird so positioniert, dass er am Extensionslimit direkt vor dem Beginn des Schmerzes liegt.
- Die rechte Hand liegt ganz distal und medial am Humerus, um ihn zu unterstützen und zu stabilisieren und jede Schulterbewegung zu verhindern.
- Die linke Hand fasst den Unterarm, um die Bewegung in Ellenbogenextension zu kontrollieren.
- Der Manualtherapiegurt wird um das Becken des Therapeuten und ganz proximal um den Unterarm des Patienten gelegt.
- Der Manualtherapiegurt liegt horizontal.

Anwendung der Technik
- Der Therapeut erzeugt durch den Gurt ein Medialgleiten des proximalen Unterarms.
- Die rechte Hand stabilisiert den distalen Humerus.
- Während das Gleiten beibehalten wird, extendiert der Patient den Ellenbogen aktiv.
- Der Therapeut bewegt seinen Körper, um zur Bewegung des Unterarms des Patienten beizutragen.

Anwendung
- Ist normalerweise indiziert, wenn ein Lateralgleiten MWM nicht effektiv ist
- Als Assessment
- Management der klinischen Gruppen 1, 2, 3a und 3b
- Kürzliche oder chronische Verletzung oder Episode von OA
- Sehr schmerzhafte Ellenbogenstörungen

Ellenbogenflexion mit Lateralgleiten MWM – Assessment

(➢ Abb. 5.51)

Richtung Flexionsbewegung im Ellenbogen
Symbol Ellenbogen F MWM lat Gleiten
Ausgangsstellung Patient Rückenlage auf der rechten Seite der Liege
Ausgangsstellung Therapeut Im Stand auf der rechten Seite des Patienten, dem Kopf des Patienten zugewandt
Lokalisation der einwirkenden Kräfte (Handgriffe)

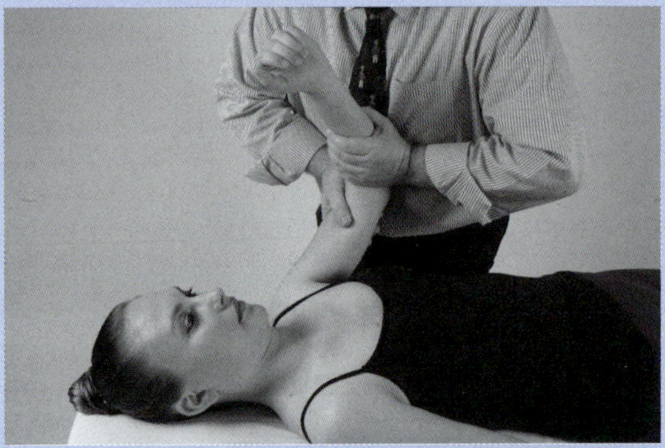

Abb. 5.51 Ellenbogenflexion mit Lateralgleiten MWM

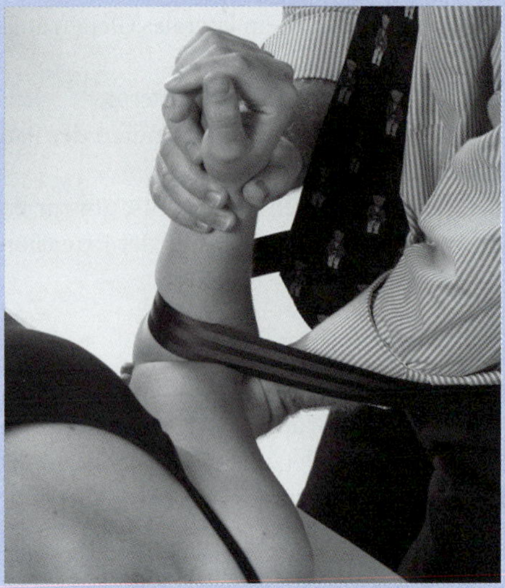

Abb. 5.52 Ellenbogenflexion mit Lateralgleiten MWM

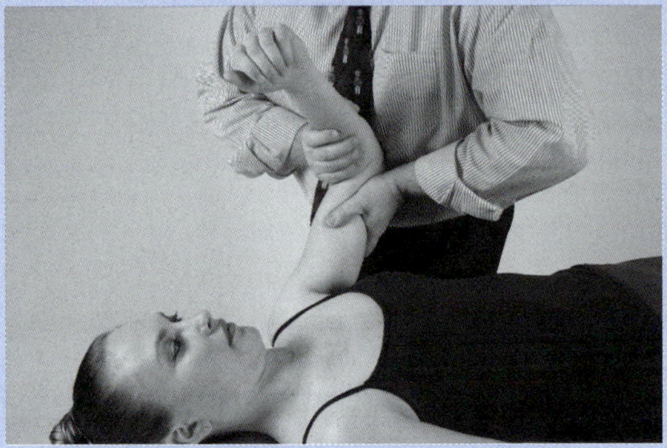

Abb. 5.53 Ellenbogenflexion mit Medialgleiten MWM

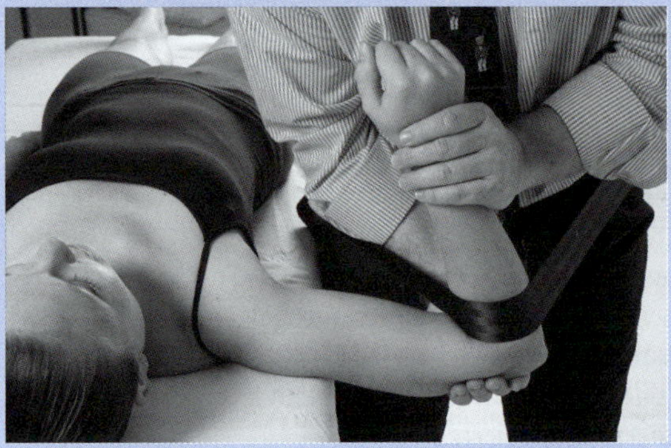

Abb. 5.54 Ellenbogenflexion mit Medialgleiten MWM

- Der Ellenbogen wird so positioniert, dass er am Flexionslimit direkt vor dem Beginn des Schmerzes liegt.
- Die linke Hand liegt ganz distal und lateral am Oberarm, um den Humerus zu unterstützen und zu stabilisieren, sodass die Schulter in Außenrotation fixiert wird.
- Die rechte Hand liegt ganz proximal und medial am Unterarm.
- Die Unterarme des Therapeuten sind rechtwinklig zur oberen Extremität des Patienten ausgerichtet.

Anwendung der Technik
- Die rechte Hand initiiert ein Lateralgleiten des proximalen Unterarms in laterale Richtung.
- Die linke Hand übt einen stabilisierenden Gegendruck in mediale Richtung auf den distalen Humerus aus.
- Während das Lateralgleiten beibehalten wird, flektiert der Patient den Ellenbogen aktiv.

Anwendung
- Als Assessment
- Management der klinischen Gruppen 1, 2, 3a und 3b
- Kürzliche oder chronische Verletzung oder Episode von OA
- Sehr schmerzhafte Ellenbogenstörungen

Ellenbogenflexion mit Lateralgleiten MWM – Gurt

(➤ Abb. 5.52)

Richtung Flexionsbewegung im Ellenbogen
Symbol Ellenbogen F MWM Gurt lat Gleiten
Ausgangsstellung Patient Rückenlage auf der rechten Seite der Liege
Ausgangsstellung Therapeut Im Stand neben dem rechten Ellenbogen des Patienten, mit Blick quer über den Patienten
Lokalisation der einwirkenden Kräfte (Handgriffe und Manualtherapiegurt)
- Der Ellenbogen wird so positioniert, dass er am Flexionslimit direkt vor dem Beginn des Schmerzes liegt.
- Die linke Hand liegt ganz distal und lateral am Humerus, um den Oberarm zu unterstützen und in Außenrotation zu stabilisieren.
- Die rechte Hand fasst den distalen Unterarm, um die Bewegung in Flexion zu kontrollieren.
- Der Manualtherapiegurt wird um das Becken des Therapeuten und das proximale Ende des rechten Unterarms des Patienten gelegt.
- Der Manualtherapiegurt bleibt immer horizontal.

Anwendung der Technik
- Der Therapeut übt über den Gurt ein laterales Gleiten auf den proximalen Unterarm aus.
- Die linke Hand stabilisiert den distalen Humerus.
- Während das Gleiten beibehalten wird, flektiert der Patient den Ellenbogen aktiv.
- Der Therapeut bewegt sein Becken leicht nach links, um zur Bewegung des Unterarms des Patienten während der Flexion beizutragen.

Anwendung
- Als Assessment
- Management der klinischen Gruppen 1, 2, 3a und 3b
- Kürzliche oder chronische Verletzung oder Episode von OA
- Sehr schmerzhafte Ellenbogenstörungen

Ellenbogenflexion mit Medialgleiten MWM – Assessment

(➤ Abb. 5.53)

Richtung Flexionsbewegung im Ellenbogen
Symbol Ellenbogen F MWM med Gleiten
Ausgangsstellung Patient Rückenlage auf der rechten Seite der Liege
Ausgangsstellung Therapeut Im Stand auf der rechten Seite des Patienten, dem Kopf des Patienten zugewandt
Lokalisation der einwirkenden Kräfte (Handgriffe)
- Der Ellenbogen wird knapp vor dem Flexionslimit oder dem Schmerz positioniert.
- Die rechte Hand liegt ganz distal und medial am Humerus, um den Oberarm zu unterstützen und zu stabilisieren, sodass die Schulter in Außenrotation fixiert wird.
- Die linke Hand liegt ganz proximal und lateral am Unterarm.
- Die Unterarme des Therapeuten sind rechtwinklig zur oberen Extremität des Patienten ausgerichtet.

Anwendung
- Ist normalerweise indiziert, wenn ein Lateralgleiten MWM nicht effektiv ist
- Als Assessment
- Management der klinischen Gruppen 1, 2, 3a und 3b
- Kürzliche oder chronische Verletzung oder Episode von OA
- Sehr schmerzhafte Ellenbogenstörungen

Ellenbogenflexion mit Medialgleiten MWM – Gurt

(➤ Abb. 5.54)

Richtung Flexionsbewegung im Ellenbogen
Symbol Ellenbogen F MWM Gurt med Gleiten
Ausgangsstellung Patient Rückenlage auf der rechten Seite der Liege, die Schulter in 90° Abduktion mit neutraler Rotationsstellung
Ausgangsstellung Therapeut Im Stand auf Höhe der medialen Seite des rechten Ellenbogens des Patienten mit Blick rechtwinklig zum Arm

Lokalisation der einwirkenden Kräfte (Handgriffe und Manualtherapiegurt)
- Der Ellenbogen wird so positioniert, dass er am Flexionslimit direkt vor dem Beginn des Schmerzes liegt.
- Die linke Hand liegt ganz distal und medial am Humerus, um den Oberarm zu unterstützen und zu stabilisieren und jede Schulterbewegung zu verhindern.
- Die rechte Hand fasst den Unterarm, um die Bewegung des Unterarms während der Ellenbogenflexion zu kontrollieren.
- Der Manualtherapiegurt wird um das Becken des Therapeuten und das am meisten proximale Ende des Unterarms des Patienten gelegt.
- Der Manualtherapiegurt liegt immer horizontal.

Anwendung der Technik
- Der Therapeut erzeugt durch den Gurt ein Medialgleiten des proximalen Unterarms.
- Die linke Hand stabilisiert den distalen Humerus.
- Während das Gleiten beibehalten wird, flektiert der Patient den Ellenbogen aktiv.
- Der Therapeut bewegt leicht sein Becken, um zur Bewegung des Unterarms des Patienten während der Flexion beizutragen.

Anwendung
- Ist normalerweise indiziert, wenn ein Lateralgleiten MWM nicht effektiv ist
- Als Assessment
- Management der klinischen Gruppen 1, 2, 3a und 3b
- Kürzliche oder chronische Verletzung oder Episode von OA
- Sehr schmerzhafte Ellenbogenstörungen

Ellenbogenextension mit Lateralkippen der Ulna MWM

(➤ Abb. 5.55)

Richtung Extensionsbewegung im Ellenbogen
Symbol Ellenbogen E MWM Ulna lat Kippen
Ausgangsstellung Patient Rückenlage auf der rechten Seite der Liege, Arm an der Seite
Ausgangsstellung Therapeut Im Stand auf der rechten Seite des Patienten, dem Kopf des Patienten zugewandt
Lokalisation der einwirkenden Kräfte (Handgriffe)
- Der Ellenbogen wird kurz vor dem Extensionslimit oder dem Schmerz positioniert.
- Der Thenar der rechten Hand liegt an der medialen Kante der Ulna.

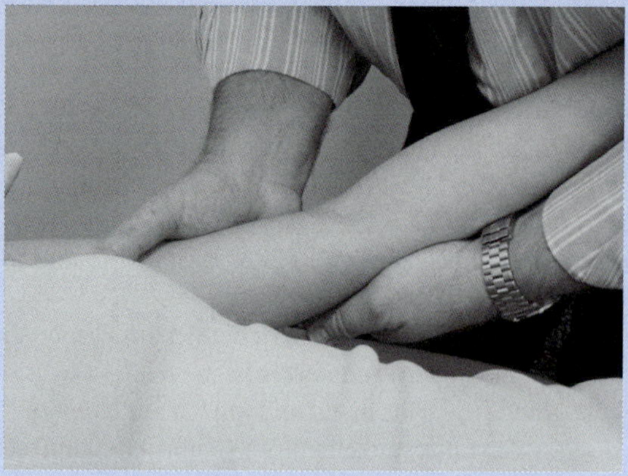

Abb. 5.55 Ellenbogenextension mit Lateralkippen der Ulna MWM

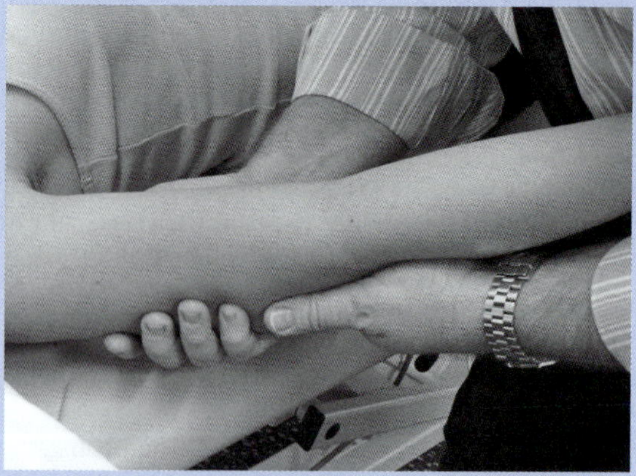

Abb. 5.56 Ellenbogenextension mit Medialkippen der Ulna MWM

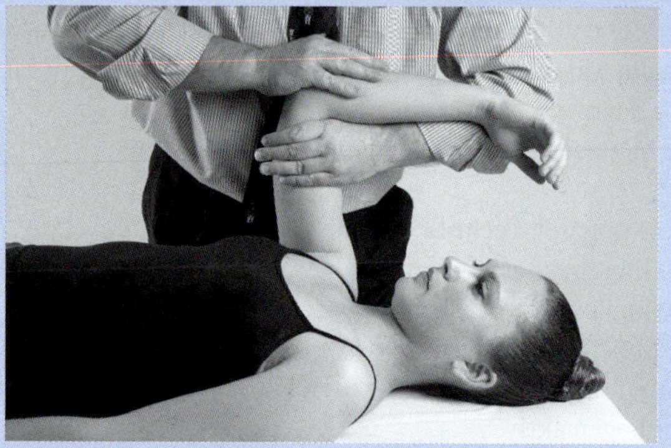

Abb. 5.57 Ellenbogenflexion mit Gleiten nach longitudinal-distal MWM

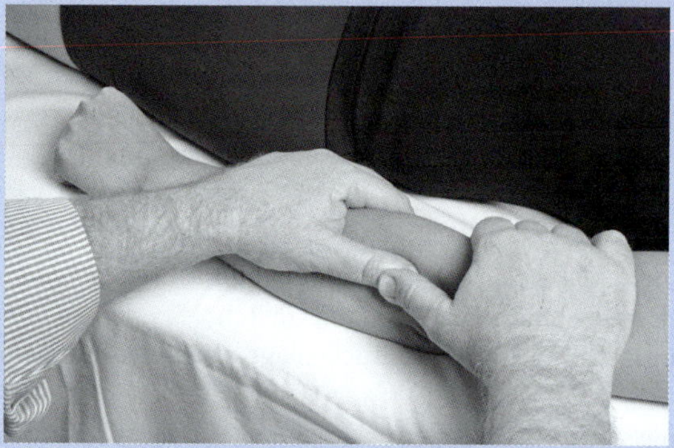

Abb. 5.58 Ellenbogenpronation oder -supination mit ↓ oder ↑ Radius MWM

- Die linke Hand liegt auf der lateralen Seite des distalen Humerus.
- Die Hände des Therapeuten umfassen den Unterarm und Humerus des Patienten von posterior.

Anwendung der Technik
- Die rechte Hand kippt die Ulna in laterale Richtung, d. h., sie rotiert die Ulna entlang ihrer Längsachse durch eine Supinationsbewegung im rechten Unterarm des Therapeuten.
- Die linke Hand übt einen stabilisierenden Gegendruck in laterale Richtung auf den distalen Humerus aus.
- Während das Lateralkippen beibehalten wird, extendiert der Patient den Ellenbogen aktiv.

Anwendung
- Als Assessment
- Einschränkungen in der Ellenbogenextension, besonders in Verbindung mit Wurfaktivität

Ellenbogenextension mit Medialkippen der Ulna MWM

(➤ Abb. 5.56)

Richtung Extensionsbewegung im Ellenbogen
Symbol Ellenbogen E MWM Ulna med Kippen
Diese Technik entspricht der vorhergehenden Technik mit dem Unterschied, dass die linke Hand des Therapeuten die Ulna über die laterale Kante nach medial kippt. Die rechte Hand des Therapeuten stabilisiert nun die laterale Seite des Humerus.

Ellenbogenflexion mit Gleiten nach longitudinal-distal MWM

(➤ Abb. 5.57)

Richtung Flexionsbewegung im Ellenbogen
Symbol Ellenbogen F MWM dist Ulna
Ausgangsstellung Patient Rückenlage auf der rechten Seite der Liege mit dem Arm an der Seite, die Schulter in 90° Flexion und Außenrotation
Ausgangsstellung Therapeut Im Stand neben der rechten Schulter des Patienten mit Blick quer über den Patienten
Lokalisation der einwirkenden Kräfte (Handgriffe)
- Der Ellenbogen wird kurz vor dem Flexionslimit oder dem Schmerz positioniert.

- Die rechte Handfläche des Therapeuten (zwischen Thenar und Hypothenar) umfasst den proximalen Teil des Olecranons des Patienten und hebt den Weichteilslack auf, um einen festen Kontakt zu gewährleisten.
- Die linke Hand liegt distal an der anterioren Seite des Humerus.
- Die Unterarme der Therapeuten liegen parallel zueinander, mit dem rechten Unterarm des Therapeuten in einer Linie mit dem rechten Unterarm des Patienten.

Anwendung der Technik
- Die rechte Hand initiiert ein Gleiten des Olecranons in longitudinal-distale Richtung.
- Die linke Hand übt einen stabilisierenden Gegendruck auf den distalen anterioren Humerus aus, um den Oberarm zu stabilisieren.
- Während das Gleiten beibehalten wird, flektiert der Patient den Ellenbogen aktiv.

Anwendung
- Als Assessment
- Einschränkung der Ellenbogenflexion

Ellenbogenpronation oder -supination mit ↓ oder ↑ Radius MWM

(➤ Abb. 5.58)

Symbol Ellenbogen Sup MWM ↓ Radius; Ellenbogen Sup MWM ↑ Radius; Ellenbogen Pro MWM ↓ Radius; Ellenbogen Pro MWM ↑ Radius
Ausgangsstellung Patient Rückenlage auf der rechten Seite der Liege mit Ellenbogen in 90° Flexion
Ausgangsstellung Therapeut Im Stand auf der rechten Seite des Patienten mit Blick quer über den Patienten
Lokalisation der einwirkenden Kräfte (Handgriffe)
- Der Ellenbogen wird kurz von dem Pronations- oder Supinationslimit oder dem Schmerz positioniert.
- Die Daumen beider Hände (einer zur Verstärkung auf dem anderen) liegen an der anterioren oder posterioren Seite des proximalen Teils des Radius.

Anwendung der Technik
- Mit beiden Daumen erzeugt der Therapeut entweder ein PA- oder AP-Gleiten auf dem Radius.
- Die Finger und Handflächen der Hände des Therapeuten bieten Stabilität für den proximalen Unterarm und Ellenbogen.

Anwendung Einschränkung in der Unterarmpronation oder -supination

5.5.5 Techniken bei lateraler Epikondylagie

Die folgenden Techniken eignen sich für Patienten mit lateraler Epikondylagie, bei denen die schmerzprovozierende Aktivität der Faustschluss (Greifen) ist. Die gleiche Technik kann angewandt werden, wenn isometrische Finger- und/oder Handgelenksextension schmerzprovozierend sind.

Greifen mit lateralem Gleiten MWM

(➤ Abb. 5.59)

Symbol Lat Gleiten Griff MWM
Ausgangsstellung Patient Rückenlage auf der rechten Seite der Liege mit dem Arm an der Seite, dem Ellenbogen in Extension und dem Unterarm in Pronation

Ausgangsstellung Therapeut Im Stand auf der rechten Seite des Patienten, lateral vom Ellenbogen, dem Kopf des Patienten zugewandt
Lokalisation der einwirkenden Kräfte (Handgriffe)
- Der Ellenbogen wird in vollständiger Pronation und Extension positioniert.
- Die linke Hand liegt ganz distal und lateral am Oberarm, um den Humerus zu unterstützen und zu stabilisieren, sodass die Schulter in Außenrotation fixiert wird.
- Die rechte Hand liegt ganz proximal und medial am Unterarm.
- Die Unterarme des Therapeuten sind rechtwinklig zur oberen Extremität des Patienten ausgerichtet.

Anwendung der Technik
- Die rechte Hand initiiert ein Gleiten des proximalen Unterarms in laterale Richtung.

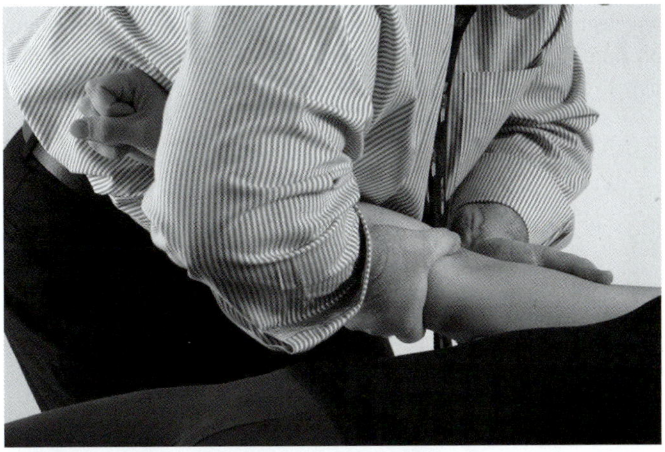

Abb. 5.59 Greifen mit Lateralgleiten MWM

- Die linke Hand übt einen stabilisierenden Gegendruck in mediale Richtung auf dem distalen Humerus aus.
- Während das Lateralgleiten beibehalten wird, schließt der Patient die Faust.

Anwendung
- Als Assessment
- Um Schmerz in Verbindung mit dem Schließen der Faust und mit isometrischer Handgelenk- oder Fingerextension zu beseitigen

Varianten dieser Technik beinhalten den Einsatz eines Manualtherapiegurtes statt der Hände des Therapeuten zur Ausübung der Kraft im Lateralgleiten (➤ Abb. 5.60). Bei manchen Patienten ist es notwendig, den Druckwinkel beim Gleiten anzupassen, da das Gleiten, das die schmerzfreie Aktivität ermöglicht, nicht immer in rein lateraler Richtung stattfindet. Mindestens 66 % der maximalen Gleitkraft ist notwendig, um eine optimale Verbesserung zu erzielen (McLean et al. 2002).

Dem Patienten kann als Heimübung aufgetragen werden, das Lateralgleiten am Ellenbogen selbst auszuführen, während er die Faust schließt. Dies wird die Funktionswiederherstellung deutlich verbessern.

Taping ist eine gute Zusatztherapie, wenn die zuvor genannte Technik als effektiv empfunden wird. Zwei Streifen eines 38 mm breiten, rigiden Sporttapes werden von der medialen Seite des Unterarms her spiralförmig über die anteriore Seite des Ellenbogens nach proximal gelegt und enden auf der posterioren Seite lateral am Humerus (➤ Abb. 5.61). Beide Streifen liegen übereinander. Um etwas Zug anzuwenden, sollte das Tape mit dem Ellenbogen in leichter Flexion und maximaler Supination angelegt werden. Wird das Tape unter Zug angelegt, wird der Zug größer, wenn der Ellenbogen in einer Extensions-/Pronationsstellung ist, was zu einer gewissen lateralen Kraft führen sollte.

Die Symptome des Patienten sollten vor und nach der Tapeanlage befundet werden. Eine signifikante Verbesserung der schmerzfreien Handkraft deutet auf ein positives Ergebnis hin. In diesem Fall wird das Tape normalerweise für 48 Stunden getragen, dann entfernt, die Haut inspiziert und das Tape, falls notwendig, erneut angelegt. Vor der ersten Anwendung ist es wichtig, zu überprüfen, ob Kontraindikationen (Hautallergie, offene Wunden, Infektionen usw.) vorliegen, und den Patienten über mögliche Nebenwirkungen zu informieren, welche das sofortige, vorsichtige Entfernen des Tapes erfordern, um Schäden an der Haut zu vermeiden.

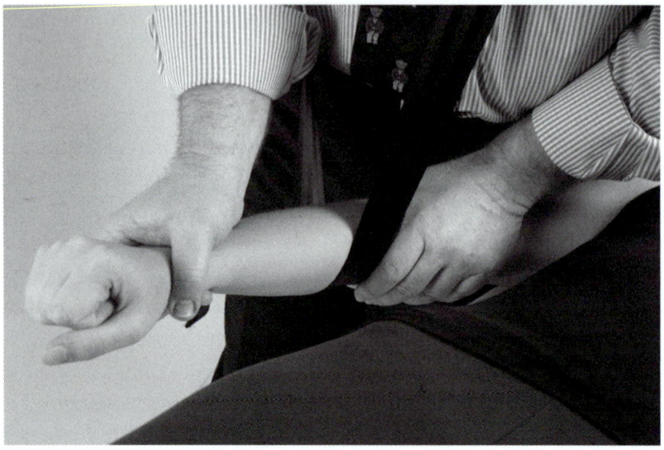

Abb. 5.60 Greifen mit Lateralgleiten MWM

Greifen mit ↕ Radius MWM

(➤ Abb. 5.62)

Symbol ↕ Radius Griff MWM

Ausgangsstellung Patient Rückenlage auf der rechten Seite der Liege mit dem Arm an der Seite, den Ellenbogen in Extension und den Unterarm in Pronation

Ausgangsstellung Therapeut Im Stand auf der rechten Seite des Patienten, lateral zum Ellenbogen mit Blick quer über den Patienten

Lokalisation der einwirkenden Kräfte (Handgriffe)
- Der Ellenbogen wird in vollständiger Pronation und Extension positioniert.
- Die Daumen beider Hände (einer den anderen verstärkend) liegen an der posterioren Seite des proximalen Teils des Radius.

Anwendung der Technik

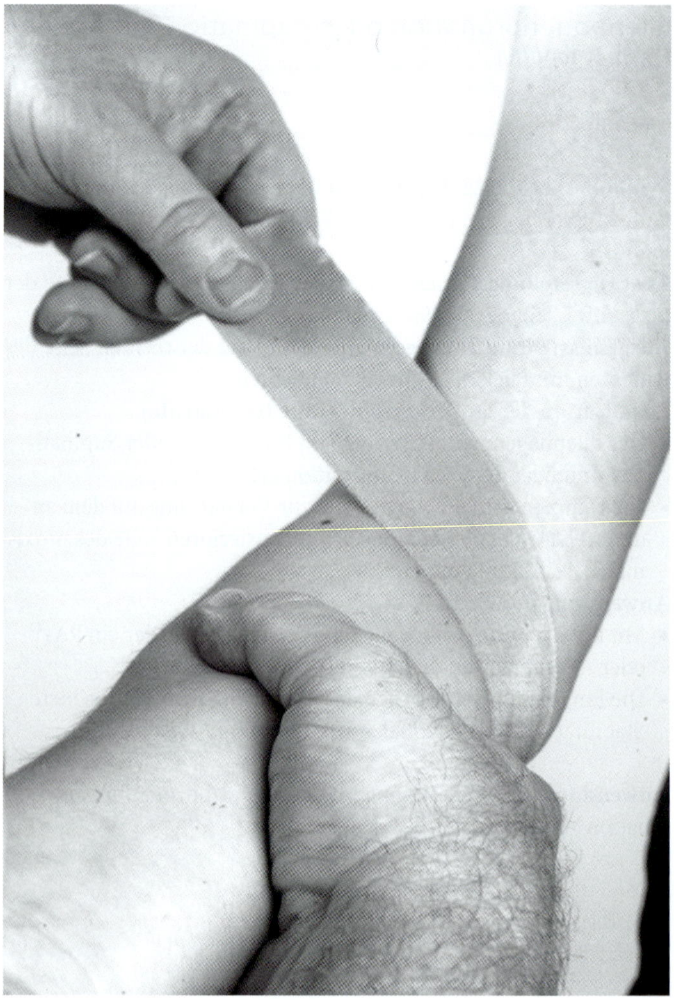

Abb. 5.61 Tennisellenbogen: Taping zur Unterstützung des Lateralgleitens

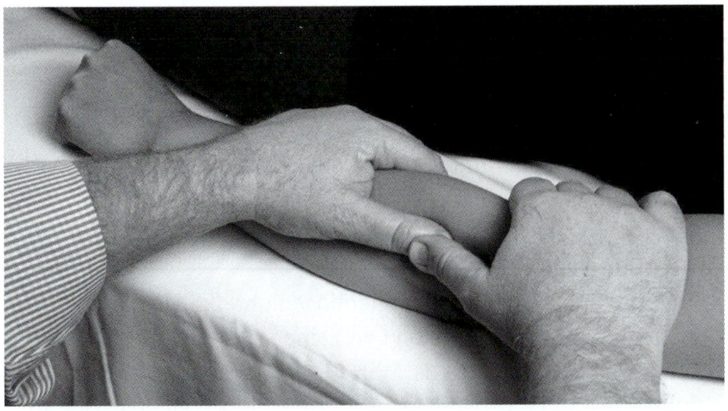

Abb. 5.62 Greifen mit ↓ Radius MWM

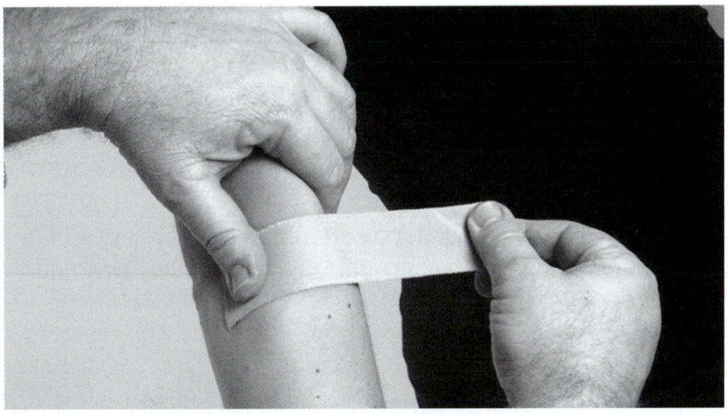

Abb. 5.63 Tape für PA-Radius

- Der Therapeut initiiert über beide Daumen ein posteroanteriores Gleiten des Radius.
- Die Finger und Handflächen der Hände des Therapeuten stabilisieren generell den proximalen Unterarm und Ellenbogen.

Anwendung

- Als Assessment
- Um Schmerz in Verbindung mit dem Schließen der Faust und mit isometrischer Handgelenks- oder Fingerextension zu beseitigen

Dem Patient kann als Heimübung aufgetragen werden, das posteroanteriore Gleiten des Radius selbst auszuführen, während er die Faust schließt. Dies wird die Funktionswiederherstellung deutlich verbessern.

Durch Taping kann das posteroanteriore Gleiten des Radius imitiert werden (➤ Abb. 5.63). Der Therapeut legt zwei kurze Streifen 38 mm breites, rigides Sporttape am posterioren Teil des Radiuskopfes an, wickelt es um den Unterarm und endet an der medialen Seite des Unterarms. Er legt das Tape unter Zug an, zieht es in anteriore Richtung, während er gleichzeitig ein posteroanteriores Gleiten am Radiuskopf ausführt.

5.5.6 Neurodynamische Techniken

Die Behandlung von Ellenbogenstörungen, bei denen eine Sensibilisierung der peripheren Nerven als Quelle der Schmerzen identifiziert werden konnte, sollte aus sanfter Manualtherapie bestehen, bei der die Strukturen um das neurale Gewebe herum sachte mobilisiert werden. Das zervikale Lateralgleiten ist die Technik der Wahl für Patienten mit einer Sensibilisierung der peripheren Nerven der oberen Extremität (Hall und Elvey 2011).

Zervikales Lateralgleiten

(➤ Abb. 5.64)

Richtung Zervikales Lateralgleiten
Symbol Cx lat Gleiten
Ausgangsstellung Patient Rückenlage in der Mitte der Liege mit dem Scheitel am Ende der Liege. Beide Hände liegen auf dem Bauch.

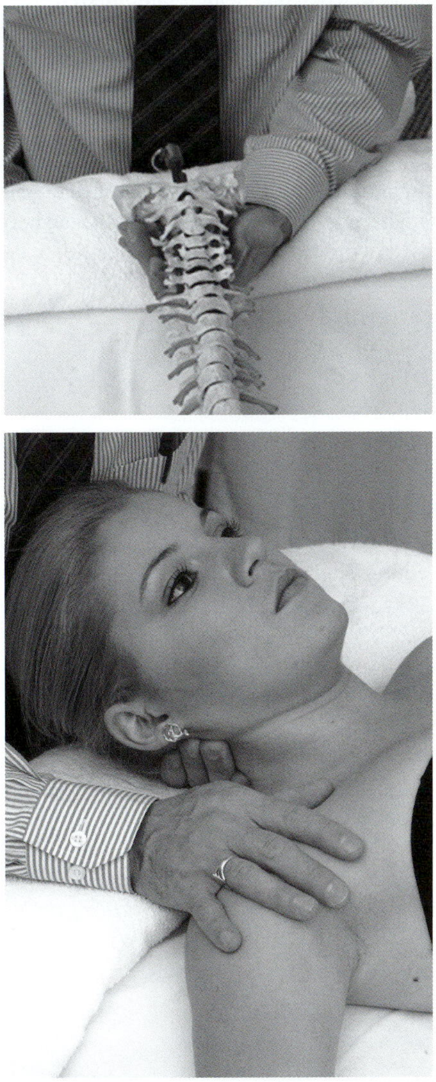

Abb. 5.64 Zervikales Lateralgleiten

Ausgangsstellung Therapeut Im Stand am Kopf des Patienten; der Therapeut legt seinen Bauch an den Scheitel des Patienten.
Lokalisation der einwirkenden Kräfte (Handgriffe)

- Die Halswirbelsäule wird in Neutralstellung positioniert; der individuell sensibilisierte periphere Nervenstrang wird außerhalb

einer provozierenden Stellung (Hände auf dem Bauch mit dem Ellenbogen 90° flektiert) ausgerichtet.
- Die linke Hand liegt auf der posterioren Seite der Halswirbelsäule mit den Fingern und dem Daumen beidseits um den Hals gelegt. Der Zeigefinger sollte direkt proximal des sensibelsten zervikalen Segments angelegt sein.
- Die rechte Hand liegt an der superioren Oberfläche des rechten Acromions des Patienten, um die Scapula zu stabilisieren und Elevation zu verhindern.

Anwendung der Technik
- Die linke Hand translatiert den Kopf und die Halswirbelsäule in kontralaterale Richtung, bringt sie zurück in Neutralstellung und oszilliert zwischen den beiden Endpunkten.
- In späteren Behandlungssitzungen, wenn die Mechanosensitivität abnimmt, wird der Arm in zunehmendem Ausmaß in provozierenden Stellungen für das neurale Gewebe gelagert.

Anwendung Wenn der Schmerz hauptsächlich von einer Sensibilisierung der peripheren Nerven, einschließlich der Stränge des N. medianus, radialis oder ulnaris um den Ellenbogen herum, ausgeht

5

Os scaphoideum IV und V

(➤ Abb. 5.65)

Richtung Bewegung in Handgelenkextension
Symbol PA Scaphoid IV und V
Ausgangsstellung Patient Rückenlage mit der Schulter in Abduktion, dem Ellenbogen in Extension und dem Unterarm in Pronation
Ausgangsstellung Therapeut Im Stand auf der rechten Seite des Patienten direkt neben dem Ellenbogen, dem Kopf des Patienten zugewandt
Lokalisation der einwirkenden Kräfte (Handgriffe)
- Der Therapeut hält die rechte Hand des Patienten.

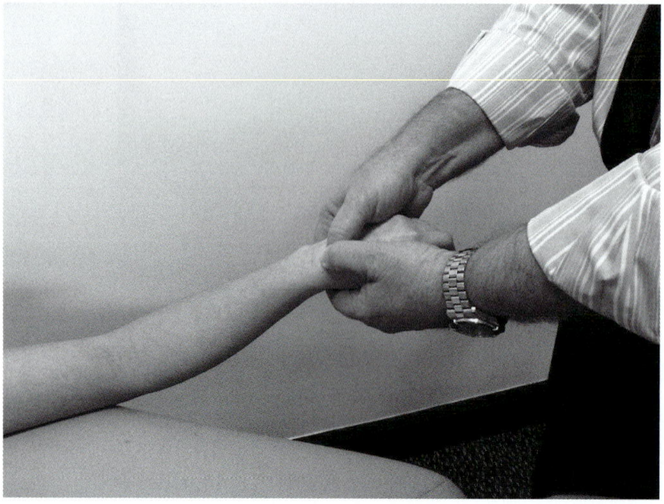

Abb. 5.65 Os scaphoideum: Impuls mit hoher Geschwindigkeit (Manipulation, Grad V)

- Die Daumen beider Hände liegen übereinander auf der dorsalen Seite des Os scaphoideum.
- Die Zeigefinger beider Hände liegen übereinander auf der ventralen Seite des Os scaphoideum.
- Die übrigen Finger unterstützen die Hand und kontrollieren die Bewegung des Handgelenks.

Anwendung der Technik
- Der Therapeut flektiert den Ellenbogen und das Handgelenk des Patienten gleichzeitig, gefolgt von einer Extension des Handgelenks und des Ellenbogens. Wird diese Technik in der Behandlung als Grad IV verwendet, muss zuerst der Weichteilslack aufgehoben werden.
- Während der Therapeut das Handgelenk extendiert, geben die Daumen einen deutlichen, nach ventral gerichteten Druck auf das Os scaphoideum.
- Kleine oszillierende Bewegungen können im gesamten Bewegungsausmaß der Handgelenkextension ausgeführt werden.
- Ein Impuls mit hoher Geschwindigkeit (Grad V) kann durch ein rasches Nachfedern in Extension des Handgelenks des Patienten in Kombination mit einem schnellen, kleinamplitudigen posteroanterioren Druck auf das Os scaphoideum ausgeführt werden.

Varianten in der Ausführung Eine leichte Traktion kann während des Drucks auf das Os scaphoideum angewendet werden, um die karpalen Gelenkflächen voneinander zu lösen.
Anwendung
- Laterale Epikondylagie des Ellenbogens
- Wenn die Handgelenkextension am meisten schmerzt und eingeschränkt ist
- Für lokale Schmerzen und Bewegungseinschränkungen in den Radioscaphoidalgelenken

5.6 Funktionsstörungen des Ellenbogens und ihre klinischen Muster

5.6.1 Einführung

Die häufigsten Formen neuromuskuloskeletaler Störungen des Ellenbogens gehören in die folgenden groben Kategorien:
- *Trauma* – insbesondere Frakturen des Radiuskopfes und des Olecranons, Subluxation des Radiuskopfes und Dislokation der Apophyse bei Kindern
- *Überbelastung* – insbesondere laterale und mediale Epikondylagie (➤ Tab. 5.2) sowie Valgus-Extensions-Overload-Syndrom vom Werfen oder Gebrauch eines Schlägers (Ellenbecker et al. 2010a)
- *Sensibilisierung peripherer Nerven* – insbesondere Nn. ulnaris und radialis
- *Periphere Nervenkompression (CN)* – insbesondere des N. ulnaris im Kubitaltunnel
- *Osteoarthrose* (mechanisch, degenerativ, traumatisch oder systemisch), kann auch Behinderungen aufgrund von freien Partikeln umfassen
- *Rheumatoide Arthritis*

Tab. 5.2 Klinisches Profil: laterale Epikondylagie

Untersuchung	Klinische Evidenz und „Backsteinmauer"-Denkmodell
Art der Störung	Hauptsächlich multidimensional mit drei involvierten, miteinander verbundenen Komponenten. Diese sind: 1. Pathologie der Extensorensehnen, 2. Veränderungen im Schmerzsystem und 3. Störungen im motorischen System (Coombes et al. 2009). Am häufigsten kommt es zu Schmerzen an der lateralen Seite des Ellenbogens beim Greifen, Unterarmpronation und Aktivität mit Handgelenk-/Fingerextension.
Merkmale in der Körpertabelle	Laterale Ellenbogenschmerzen • *Gelenk:* tiefe Schmerzen im Gelenk, Gefühl von Steifigkeit • *N. radialis:* Schmerzausstrahlung nach proximal/distal; strichförmige Schmerzen; begleitend Sensibilität auf Berührung (Allodynie, Hyperalgesie). Schmerz, Dysästhesien, gelegentlich Parästhesien im Ausstrahlungsgebiet des sensorischen Asts des N. radialis • *Muskel/Sehne:* oberflächlicher Schmerz lokal am gemeinsamen Ansatz der Extensoren; wundes, lädiertes Gefühl; Gefühl von Schwäche im Arm und Müdigkeit in den Unterarmmuskeln • *Andere Quellen:* Schweregefühl im ganzen Arm, diffuse Schmerzen; Dysästhesien; charakteristische Ausbreitung von Nervenwurzelschmerzen im Dermatom bei zervikaler Radikulopathie
Eingeschränkte Aktivitäten/24-Stunden-Verhalten	• Verminderte Griffstärke, häufig begleitet von Schmerz. Schmerz und Schwächegefühl werden reproduziert bei Aktivitäten, die Greifen oder Heben von Gegenständen in Ellenbogenextension beinhalten. • *Gelenkstörungen* sind häufig begleitet von Steifigkeit und Einschränkungen durch Schmerz während Aktivitäten, die je nach betroffenem Gelenk Ellenbogenextension, Pronation oder Supination umfassen, z. B. Greifen nach einem schweren Kochtopf und ihn anheben oder eine schwergängige Tür öffnen. Morgensteifigkeit tritt häufig bei arthrotischen Gelenken oder bei entzündlichen Arthropathien auf. • Bei Störungen mit Beteiligung des *N. radialis* sind Aktivitäten betroffen, welche die Mechanosensitivität des betroffenen Nerven verstärken; dazu gehören Aktivitäten, die das sensibilisierte Nervengewebe verlängern, wie der Gebrauch einer Tastatur, das Tragen von Einkaufstaschen, Muskeldehnung. • Störungen der *Muskeln/Sehnen* machen sich als Schmerz oder Schmerzinhibition beim Zugreifen bemerkbar. Allerdings verursacht das Greifen bekanntermaßen auch eine Kompression des N. radialis im Supinatortunnel und belastet schmerzhafte Gelenke. Isolierter geleiteter Schmerz aus der Halswirbelsäule ist generell unabhängig von Aktivitäten, die normalerweise das Gewebe um den Ellenbogen belasten würden.
Aktuelle/frühere Geschichte	Obwohl der Zustand umgangssprachlich als Tennisellenbogen bezeichnet wird, sind Arbeiter in der Industrie häufiger betroffen als Sportler (Van Hofwegen et al. 2010). Das Risiko ist besonders hoch bei Berufen/Aktivitäten, die nicht neutrale Stellungen der Hände und Arme, den Einsatz von schweren handgehaltenen Werkzeugen und eine hohe körperliche Belastung beinhalten (Haahr und Andersen 2003). Die Störung neigt zu wiederkehrenden Episoden und ist durch eine lange Geschichte charakterisiert.
Spezielle Fragen	Eine MRT sollte erwogen werden, um andere Störungen wie osteochondrale Läsionen, nicht dislozierte epiphysäre Frakturen und andere zugrunde liegende knöcherne Probleme auszuschließen (Van Hofwegen et al. 2010). Falls kein entsprechender Verdacht besteht, erübrigen sich weitere Screenings.
Quelle/Mechanismen der Symptomproduktion	Primär degenerative Tendinopathien, chemische/mechanische Nozizeption oder peripher neurogene Schmerzen aus Nervensensibilisierung oder sehr selten echte Einklemmung des N. radialis. Auch zervikaler Nervenwurzelschmerz muss in Betracht gezogen werden.
Ursache der Quelle („Cause of the Source")	In Betracht gezogen werden sollten die Halswirbelsäule (Berglund et al. 2008, Cleland et al. 2004), eine Beteiligung des Nervengewebes (Berglund et al. 2008, Buzzi und Moskowitz 2005, Waugh et al. 2004, Yaxley und Jull 1993) sowie eine schlechte dynamische Kontrolle (Bisset et al. 2006b, Ellenbecker et al. 2010b).
Beitragende Faktoren	Beruf; vorbestehende degenerative Veränderungen im Bindegewebe der Sehnen; zentrale Sensibilisierung des nozizeptiven Gewebes
Inspektion	Schwellung oder Prominenz des lateralen Epicondylus; Überaktivität des ECRB (Ellenbogen flektiert); Muskelatrophie hängt eher mit Nichtgebrauch zusammen als mit dem seltenen Vorkommen einer echten Kompression des N. interosseus posterior (Rosenbaum 1999)
Funktionelle Demonstration	Handkrafttest mit Ellenbogen in Extension und Pronation; geringfügige Einschränkung der Gelenkbewegungen (Flexion, Extension, Pronation, Supination); aktiver neurodynamischer Screeningtest für Beteiligung des N. radialis kann hilfreich sein (Hall und Elvey 2011)
„Wenn-notwendig-Tests"	Unterer zervikaler Quadrant zur Reproduktion von Symptomen, die zu zervikaler Nervenwurzelkompression passen (bei fehlender Reproduktion des Armschmerzes könnte dieser mit axialer Kompression kombiniert werden); Nachfedern am Ende der Ellenbogenflexion, -extension, -pronation, -supination als Überdruck, wenn die Bewegungen zuvor symptomfrei gewesen waren
Andere Strukturen im Plan	Screeningtests für Schulter, Handgelenk und Hand, Brustwirbelsäule
Isometrische/Muskellängentest	Schmerz und Schwäche bei den Handkrafttests, Handgelenkextension und Fingerextension; fehlerhaftes Alignment beim Greifen mit verstärkter Flexion im Handgelenk (Bisset et al. 2006b); die schmerzfreie Handkraft ist eine validere Messgröße für das Ergebnis (Stratford et al. 1995)
Neurologische Untersuchung	Verlust von Sensorik und Motorik im Ausstrahlungsgebiet von peripheren Nerven bei Nerveneinklemmung am Ellenbogen; Veränderungen in den Reflexen, Dermatomen oder Myotomen bei Nervenwurzelläsion
Neurodynamische Tests	Schmerzreproduktion, verändertes Bewegungsausmaß und erhöhter Widerstand bei Bewegung bei der neurodynamischen Testung des N. radialis

Tab. 5.2 Klinisches Profil: laterale Epikondylagie *(Forts.)*

Untersuchung	Klinische Evidenz und „Backsteinmauer"-Denkmodell
Passive Bewegung	Schwammartige Verdickung und Schwellung in der Fossa olecrani können palpabel sein und laterale Ellenbogenschmerzen verursachen.
Palpationsbefunde	Weichteilveränderungen über dem Gelenkspalt des Radiohumeralgelenks, wenn das Gelenk beteiligt ist. Druckdolenz und Schwellung am gemeinsamen Ansatz der Extensoren können palpabel sein und ein sanfter Druck auf den N. radialis kann eine abnormale Sensibilität auf Berührung zeigen (Berglund et al. 2008).
Zusatzbewegungen/ physiologische Bewegungen	Geringfügige Zeichen. Reproduktion der Symptome und Zeichen mit kombinierten Bewegungen, Extension/Adduktion, Extension/ Abduktion, Flexion/Adduktion, Flexion/Abduktion, endgradige Pronation und Supination sowie anteroposteriorem/posteroanteriorem Druck auf den Radiuskopf
Mobilisation/ Manipulation	Gehören normalerweise in die Kategorie der chronischen, geringfügigen Symptome, wobei MWM die bevorzugten Techniken sind. Lateralgleiten des Ellenbogens oder posteroanteriores Gleiten des Radiuskopfes während des Greifens sollten ausprobiert werden. Zusätzlich können Ellenbogenextension/-adduktion Grad IV bis IV+ und endgradige Zusatzbewegungen, normalerweise anteroposterior/posteroanterior auf dem Radiuskopf, hilfreich sein. Die gewünschten Effekte dieser Techniken sind Schmerzlinderung und Wiederherstellung der idealen Funktion. Als zusätzliche Techniken kommen in Betracht: zervikale Mobilisation (Lateralgleiten) und neurodynamische „Sliders" bei einer signifikanten peripheren Sensibilisierung des N. radialis. Ellenbogenmanipulation und Querfriktionen nach Cyriax erwiesen sich nach jüngeren Studienergebnissen als nicht effektiv (Stasinopoulos und Johnson 2004, Stasinopoulos und Stasinopoulos 2006). Manipulationen des Handgelenks sollten in Betracht gezogen werden.
Andere Managementstrategien	Kurzzeitiger Effekt von Kortisoninjektionen, mittel- und langfristig aufgehoben (Coombes et al. 2010); ein therapeutisches Übungsprogramm ist effektiv, wird normalerweise aber in Kombination mit Manualtherapie eingesetzt (Coombes et al. 2009, Bisset et al. 2005), Sporttapes (Vicenzino et al. 2003)
Prognose/natürlicher Verlauf	Prognostische Faktoren, welche die Funktionswiederherstellung voraussagen, konnten identifiziert werden. Diese beinhalten arbeitsabhängige Erkrankung, Länge der Geschichte der Erkrankung, ergonomisches Gefahrenpotenzial, Stress im Beruf, Level der Unterstützung im Beruf und Art des Schmerzcopings (Feuerstein et al. 2000). Ein anderer Artikel hielt fest, dass der psychologische Status des Patienten wichtig ist (Alizadehkhaiyat et al. 2007a). Das Vorliegen von neurologischen Symptomen im Arm und zervikale Gelenkzeichen standen mit einem schlechten Kurzzeitergebnis in Verbindung (Waugh et al. 2004).
Evidenzlage	Zum Management einer lateralen Epikondylagie wird aufgrund der Komplexität der Pathophysiologie der Störung und der Heterogenität der klinischen Präsentation ein multimodaler Ansatz empfohlen (Coombes et al. 2009). Im Weiteren zeigt die Evidenz, dass ein multimodaler Ansatz effektiver ist als eine rein lokale Behandlung (Cleland et al. 2004).

- *Osteochondrose* – Morbus Panner (Apophysitis des medialen Epicondylus) ist die häufigste Ursache für Ellenbogenschmerzen bei Kindern unter 10 Jahren (Atanda et al. 2011)
- Zu den weniger häufigen Störungen gehören Osteochondrosis dissecans, Bursitis olecrani und Myositis ossificans.

Maitland (2001) kategorisierte die Ellenbogenstörungen anhand ihrer gemeinsamen klinischen Eigenschaften. Damit sollte leichter bestimmbar werden, welche Rolle Mobilisation/Manipulation bei diesen Störungen spielen kann. Die Hauptmerkmale, die beachtet werden müssen, sind:

- Laterale Epikondylagie
- Gelenksteifigkeit
- Chronische, geringfügige Gelenkschmerzen

5.6.2 Laterale Epikondylagie

Ein Schmerz über dem lateralen Epikondylus in Verbindung mit Aktivitäten des Handgelenks und der Hand wird im Volksmund als Tennisellenbogen bezeichnet. Der korrekte Ausdruck ist aber laterale Epikondylagie. Die Störung tritt sowohl bei Männern als auch bei Frauen im Alter von 35 bis 54 Jahren auf und betrifft insbesondere den dominanten Arm bei Schlägersportarten und handwerklichen Berufen (Shiri et al. 2006). Trotz des relativ simplen klinischen Bildes sind die zugrunde liegenden pathophysiologischen Mechanismen komplex (Vicenzino 2003) und können in drei miteinander verbundene Komponenten eingeteilt werden (Coombes et al. 2009). Diese sind: 1. Pathologie der Extensorensehnen, 2. Veränderungen im Schmerzsystem und 3. Einschränkungen im motorischen System. Die Pathologie der Sehnen könnte aus einem Übergebrauch, Nichtgebrauch oder von Dehn-, Kompressions- oder Scherkräften entstehen, welche die Sehnen in einem geschwächten Zustand zurücklassen (Coombes et al. 2009).

Trotz der Komplexität wurde das Potenzial für lokal angewandte Manualtherapie zur Linderung der Schmerzen und Wiederherstellung der Funktion in einer Anzahl Studien nachgewiesen (Amro et al. 2010, Bisset et al. 2006a, Drechsler et al. 1997, Kochar und Dogra 2002). Eine aufmerksame Untersuchung des Ellenbogens wird eine Auswahl von Gelenkzeichen aufdecken, die zur Entstehung der Symptome des Patienten beitragen können. ➤ Box 5.5 listet einige Varianten der möglichen Präsentation einer lateralen Epikondylagie auf und zeigt, wie die Auswahl der Behandlungstechniken anhand der klinischen Informationen, wie sie nach und nach zutage treten, ausgerichtet wird.

Box 5.5

Laterale Epikondylagie: verschiedene Präsentationen

Klinische Präsentation

1. Lokalisierte laterale Ellenbogenschmerzen beim Heben eines Kochtopfs. Beginn nach dem Heben des schweren Topfes

- Halswirbelsäule, Brustwirbelsäule ✓ ✓
- Schulter ✓ ✓, Ellenbogen E/Ab ① leichter Schmerz
- Isometrische Handgelenksextension Schmerz ① ++
- MWM – ↕ auf dem Radiuskopf lindert den Schmerz bei Handgelenksextension

Vermutlich lokalisiertes Ellenbogenproblem

1. Schmerzen im ganzen Arm, insbesondere rund um den lateralen Ellenbogen und im Unterarm. Teilweise Kribbeln im Daumen. Etwas Steifigkeit im Nacken. Der Arm schmerzt beim Sitzen.

- Ellenbogen ✓✓, Isometrie ✓✓
- Rotation der Halswirbelsäule zur Seite des Arms – um einige Grade vermindertes ROM
- Spurling-Test positiv in Bezug auf den Armschmerz
- Neurodynamische Tests provozieren nur Parästhesien im Arm
- ↴ C6/7, lokal schmerzhaft und steif

Vermutlich Beteiligung der Nervenwurzel – CN

1. Schmerz am lateralen Epikondylus strahlt beim Greifen nach proximal aus. Schmerzt gegen Ende des Tages beim Einsatz

- Ellenbogen – E/Ad Schmerz ①++
- Ellenbogen – Extension/Pronation Schmerz, schlimmer in Schulterabduktion/zervikaler Lateralflexion ①
- Neurodynamischer Test für N. radialis positiv in Bezug auf den Armschmerz und vermindertes ROM
- Hyperalgesie des N. radialis proximal und distal vom Ellenbogen
- C4–5 steif, lokal schmerzhaft
- Neurologische Untersuchung normal

Vermutlich PNS

Bei geringfügigen Gelenkzeichen können die betreffenden Bewegungen als Techniken der passiven Bewegungsbehandlung verwendet werden. Insbesondere MWM, bestehend aus posteroanteriorem Gleiten des Radiuskopfes (➤ Abb. 5.62) oder Lateralgleiten des Ellenbogens (➤ Abb. 5.60) in Kombination mit Greifen, wurden als effektive Behandlungstechniken nachgewiesen (Bisset et al. 2006a). Ein Tape (➤ Abb. 5.61 und ➤ Abb. 5.63) kann eine langfristige Schmerzlinderung bewirken und die Rückkehr zu einer normaleren Aktivität unterstützen. Damit sollten Übungen zur Stimulation der Sehnenremodellierung, zur Produktion von adaptiven Antworten der Muskeln und zur Verbesserung der dynamischen Kontrolle der gesamten kinetischen Kette der oberen Extremität kombiniert werden. Ergänzend sollte die Behandlung darauf abzielen, die Wirbelsäule zu mobilisieren und den N. radialis zu desensibilisieren, falls diese an der Störung beteiligt sind. Ein multifaktorieller manualtherapeutischer Zugang, wie hier dargestellt, ist nachweislich effektiver als eine ausschließlich lokale Behandlung am Ellenbogen (Cleland et al. 2004).

5.6.3 Gelenksteifigkeit

Es ist klar, dass ein vernünftiges, durchdachtes und kontrolliertes Dehnen des Ellenbogens (Grad III und IV) kaum ein Trauma oder eine Myositis ossificans verursacht.

Hat ein Patient einen steifen und schmerzhaften Ellenbogen (klinische Gruppen 3a und 3b), sollten die Mobilisationstechniken darauf ausgerichtet sein, zuerst den bewegungsabhängigen Schmerz zu beeinflussen, bis sich ein klares Bild von der Irritierbarkeit und dem Verhalten des Schmerzes abzeichnet. Nachdem dies bekannt ist, kann die Behandlung auf das Dehnen des Ellenbogens in jede Richtung ausgerichtet werden, vorausgesetzt, die Progression der Stärke der Technik beeinflusst das Schmerzmuster nicht negativ. In einem solchen Fall ist die Dehntechnik vollkommen unbedenklich.

Dehntechniken für einen steifen Ellenbogen sollten enthalten:

1. Physiologische Bewegungen Grad IV oder IV+ bei geringfügigem Schmerz
2. Zusatzbewegungen Grad IV oder IV–, wobei das Gelenk am Limit des physiologischen Ausmaßes unterstützt wird
3. Im Wechsel physiologische Bewegungen Grad IV und Zusatzbewegungen Grad IV am Ende des Bewegungsausmaßes
4. Grad III+ im größtmöglichen Bewegungsausmaß, um die Nachbehandlungsschmerzen zu minimieren

5.6.4 Chronische, geringfügige Gelenkschmerzen

Wenn ein Patient vergleichsweise geringfügige Ellenbogensymptome aufweist oder diese bereits seit Langem bestehen und das tägliche Leben des Patienten noch immer beeinflussen, müssen spezielle passive Untersuchungstests beurteilt werden (➤ Box 5.6).

Box 5.6

Wichtige passive Bewegungstests bei Ellenbogensymptomen

- Rückenlage: Flexion und Extension, plus Abduktion und Adduktion
- Supination und Pronation, plus ↑ und ↓ plus Kompression
- Longitudinalbewegung nach distal (im Verlauf des Humerus) in 90° Ellenbogenflexion
- Bewegungen des Olecranons
- Funktionelle Tests, Greifen (klein und groß) in F, E, Sup, Pron
- Isometrische und Muskellängentests

Der Therapeut beginnt die Testbewegungen in IV- und beobachtet, ob es zu einer Schmerzantwort kommt. Ist die Bewegung schmerzfrei, wird adäquater Überdruck gegeben, bis der Schmerz provoziert wird oder die Bewegung als „frei“ beurteilt werden kann.

Wird eine positive Schmerzantwort provoziert, kann es sein, dass dieser Test differenziert werden muss, um herauszufinden, welches spezifische Gelenk betroffen ist, und/oder andere Bewegungen müssen getestet werden, um so auszuschließen oder zu bestätigen, dass andere Gelenke zu den Symptomen beitragen.

Wenn alle Testbewegungen bei der ersten Untersuchung „frei“ scheinen, sollten sie stärker wiederholt werden.

In der Untersuchung und später in der Behandlung können Zusatzbewegungen am Ende der verschiedenen Bewegungsausmaße helfen zu verstehen, welches der drei Ellenbogengelenke primär betroffen ist. Extension/Abduktion und Extension/Adduktion bieten in solchen Fällen die am besten vergleichbaren Gelenkzeichen; Zusatzbewegungen am Bewegungsende und E/Ab und E/Ad werden darum häufig in der Behandlung verwendet.

Das Ellenbogengelenk kann leicht überbehandelt werden, ob nun primär Schmerz oder Steifigkeit im Vordergrund stehen. Falls eine Technik wie die Extension verwendet wird, ist es von höchster Wichtigkeit, dass der Arm des Patienten während der Behandlung vollständig entspannt ist und dass die Technik auch nicht das geringste Unbehagen hervorruft (III–; ➤ Abb. 5.35A).

Sind die Symptome des Patienten vergleichsweise mild ausgeprägt und die Extension wird verwendet, kann ein sanfter Grad IV als relevante Behandlungstechnik betrachtet werden, wenn sie langsamer als sonst angewendet wird, um nur minimalen Schmerz zu provozieren. Dadurch ist gewährleistet, dass der Schmerz nicht verstärkt wird.

5.6.5 Nachweis eines nicht betroffenen Ellenbogens

Die Ellenbogengelenke können vollständig gescreent werden, um nachzuweisen, dass sie bei Störungen der oberen Extremität, bei welchen der Ellenbogen eine Quelle oder Ursache der Quelle der Symptome des Patienten sein könnte, nicht betroffen sind (➤ Box 5.7). Diese drei passiven Bewegungen sollten als Grad IV– durchgeführt werden.

Box 5.7

Nachweis, dass die Ellenbogengelenke tatsächlich nicht betroffen sind

- Rückenlage: Extension/Abduktion. Extension/Adduktion mit „Durchrollen"
- Supination und Pronation mit IV+ ÜD
- Olecranontests

5.6.6 Der Ellenbogenkomplex

Die ➤ Fallstudie listet die Testbewegungen auf, die durchführt werden müssen, wenn unklar ist, welches der drei Ellenbogengelenke für die Symptome des Patienten verantwortlich ist. Weitere Differenzierungen dieser Testbewegungen sollten zeigen, welches Gelenk die Quelle ist. Zum Beispiel könnte die Supination an ihrem Ende schmerzhaft sein. Dies könnte in der Torsion des Humeroulnargelenks oder in der Drehung des Radiuskopfes gegenüber der Ulna oder im Gleitens des Radiuskopfes unter dem Capitulum begründet sein. Die Supination kann dann in verschiedenen Arten ausgeführt werden, die angeben, welches Gelenk die Schmerzen des Patienten verursacht.

FALLSTUDIE 5.1

Ein klinisches Beispiel einer Dokumentation – Die Ellenbogenregion

Herr K. ist ein 25-jähriger Motormechaniker, der gerne zwei bis drei Mal wöchentlich surfen geht.

Art der Störung

Ellenbogenschmerzen bei Ellenbogenextension und -supination

Körpertabelle

Die Symptomgebiete sind in ➤ Abb. 5.66 dargestellt.

Eingeschränkte Aktivitäten/24-Stunden-Verhalten der Symptome

**① Liegestützen im Fitnessraum – sofort Schmerz – lässt nach einigen Minuten nach

② Bei Benutzung eines Schraubenziehers mit gestrecktem Ellenbogen – Beginn nach 10 Sekunden – schmerzt für eine Minute

Arbeitet als Kleinmotorenmechaniker und repariert Motoren – ① – EOD (am Ende des Tages, End of Day)

Frühere/aktuelle Geschichte

- ① begann vor 12 Wochen nach einem Sturz auf eine Sandbank beim Surfen. Fiel auf den ausgestreckten Arm – keine Hyperextension.
- Spürte sofort Schmerzen, konnte aber für weitere 30 Minuten surfen.
- Vorher nie ①. Starke Schmerzen am nächsten Tag. Seit da schwankende Symptome, welche im Großen und Ganzen gleich blieben.
- ② beginnt eine Woche später und ist seither etwa gleich geblieben.
- Hat vor 4 Wochen einen Arzt aufgesucht, welcher Schmerzmittel nach Bedarf und ein Röntgen verschrieben hat.
- Er hatte bis zu diesem Punkt noch keine Behandlung für das Problem.
- Keine relevante frühere Geschichte von Verletzungen oder Problemen an der oberen Extremität.

Spezielle Fragen

- Allgemeinzustand – gut
- Röntgen vor 4 Wochen – unauffällig
- Medikamente – Schmerzmittel nach Bedarf

Hypothese

- Verstauchung des Ellenbogens aufgrund des Sturzes auf den ausgestreckten Arm.
- Die Geschichte weist auf eine zu vermutende Restdysfunktion des Humeroulnargelenks und des Radiohumeralgelenks und des proximalen Radioulnargelenks hin.
- Die Stärke und Irritierbarkeit sind tief, was darauf hindeutet, dass die Untersuchung und Behandlung bis zum Ende der Bewegungsrichtung ausgeführt werden können.

Funktionsuntersuchung

Inspektion: hält den Ellenbogen in leicht verstärkter Flexion im Vergleich zur linken Seite

Aktueller Schmerz (Present Pain): keiner

Funktionelle Demonstration und Differenzierung

- Schnelltests:
  - *Ellenbogenbewegungen*
    - Extension Ellenbogenschmerz ① und Einschränkung
    - Flexion ✓✓
    - Pronation ✓✓
    - Supination: EOR Schmerz ② und Einschränkung
  - *Schulterbewegungen*
    - Elevation über Flexion ✓✓
    - Abduktion ✓✓
    - Hand auf Rücken ✓✓
  - *Halswirbelsäule*
    - Quadrant ✓✓
  - *Handgelenk*
    - Palmarflexion ✓✓, Dorsalextension ✓✓, Ulnarabduktion ✓✓, Radialabduktion ✓✓
- Aktive Bewegungen:
  - Ellenbogenextension: P_1 5° Flexion P_2R_2 mit ÜD
  - Ellenbogenflexion: ✓✓
  - Unterarmsupination: P_1 75° P_2 ÜD ②

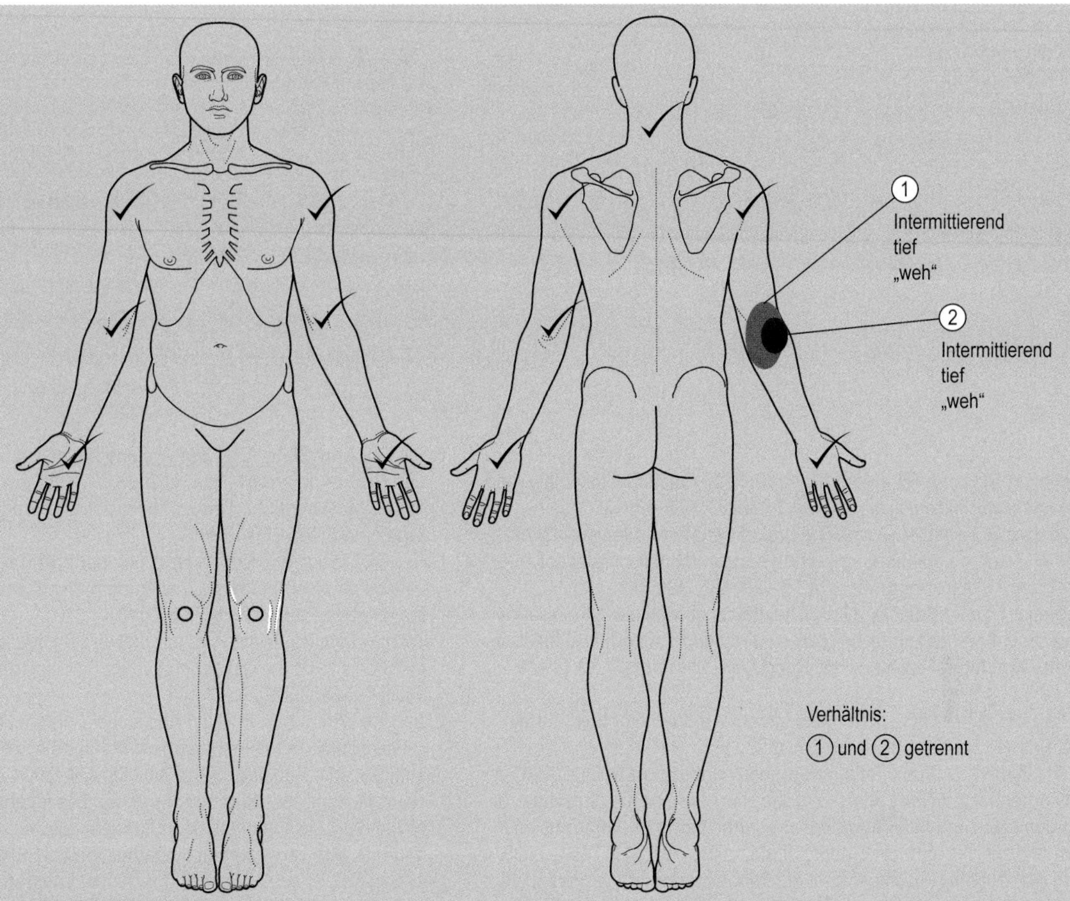

Abb. 5.66 Körpertabelle Herr K.

- Unterarmpronation: ✓✓ Palpation (Ellenbogen):
  - Druckdolenz proximal des Olecranons
  - Druckdolenz über dem radiohumeralen Gelenkspalt
- Isometrische Test: ✓✓ (Muskellänge nicht getestet)
- Neurodynamische aktive Screeningtests: N. radialis ✓✓, N. medianus ✓✓, N. ulnaris ✓✓
- Neurologische Untersuchung: ✓✓✓
- Passive Bewegungen (Gelenke):
  - Extension R_1 10° Flexion P_1 5° Flexion P_2R_2 ÜD 0° Flexion (①)
  - Supination: R_1 70° P_1 80° R_2P_2 ÜD 90° ②
  - ↕ Radiuskopf ②++
- Assessment unter Einsatz von MWM für Extension:
  - Medial- und Lateralgleiten – keine Veränderung der Ellenbogenextension
  - Einsatz von Lateralkippen auf dem Olecranon – schmerzfrei
  - Gehaltenes Lateralkippen auf dem Olecranon mit aktiver Ellenbogenextension – schmerzfreie Bewegung in die Extension und kann endgradige aktive Extension bis 0° durchführen
  - MWM 10× wiederholt
  - Nach der Technik vollständige aktive Extension, Schmerz endgradig nur noch mit ÜD ①
  - Supination unverändert

Behandlungsplan 1

Behandlung des Ellenbogens initial mit MWM. Einfluss auf Supination evaluieren und die folgenden Behandlungen je nach Reaktion auf die MWM steigern

Rx1

Behandlung

Ellenbogenextension MWM mit Lateralkippen – zwei Serien von 10 Wiederholungen

Nach der Behandlung

Aktive Extension P_1R_2 nur mit ÜD. Supination unverändert

Rx2a

Assessment

C/O – Ellenbogenschmerz ① um 40 % verbessert, ② unverändert
Ellenbogenschmerz bei Extension mit ÜD ①. Supination unverändert

Behandlung 2a

Ellenbogenextension MWM mit Lateralkippen – drei Serien von 10 Wiederholungen*Nach der Behandlung*

Aktive Extension ✓✓
Supination unverändert. ↕ Radiuskopf ②++

Behandlung 2b

3× ↕ Radiuskopf Grad III–

Nach der Behandlung 2b

Aktive Extension ✓✓
Supination P_1 85° P2 ÜD
↕ Radiuskopf ②

Rx3

Assessment

C/O– Ellenbogenschmerz ① um 80 % verbessert, ② um 30 % verbessert
Ellenbogenschmerz bei Extension bei ÜD ①
Supination P_1 85° P_2 ÜD
↕ Radiuskopf ②+

Behandlung MWM Ellenbogenextension mit Lateralkippen – drei Serien von 10 Wiederholungen mit ÜD
3× ↕ Radiuskopf Grad III
Heimübung MWM unter Ellenbogenextension mit Lateralkippen der Ulna – täglich drei Serien von 10 Wiederholungen

Nach der Behandlung
Aktive Extension ✓✓
Supination P_1 ÜD
↧ Radiuskopf ②

Rx4

Assessment
C/O Ellenbogenschmerz ① um 100 % verbessert, ② um 80 % verbessert
Ellenbogenextension ✓✓
Supination P_1 ÜD
↧ Radiuskopf ②
Behandlung
5× ↧ Radiuskopf III+

Nach der Behandlung
Ellenbogenextension ✓✓
Supination ✓✓
↧ Radiuskopf ②

Rx5

Assessment
C/– Ellenbogenschmerz ① um 100 % verbessert, ② um 100 % verbessert
Ellenbogenextension ✓✓
Supination ✓✓
Dem Patienten geraten, die Verbesserung durch unspezifische ROM-Übungen für die Extension und Supination zu erhalten.

LITERATUR

Alizadehkhaiyat O, Fisher AC, Kemp GJ, et al.: Pain, functional disability, and psychologic status in tennis elbow, Clin J Pain 23:482–489, 2007a.
Alizadehkhaiyat O, Fisher AC, Kemp GJ, et al.: Strength and fatigability of selected muscles in upper limb: assessing muscle imbalance relevant to tennis elbow, J Electromyogr Kinesiol 17:428–436, 2007b.
Amro A, Diener I, Omar Bdair W, et al.: The effects of Mulligan Mobilisation with movement and taping techniques on pain, grip strength and function in patients with lateral epicondylitis, Hong Kong Physiother J 28:19–23, 2010.
An KN, Chao EY, Morrey BF, et al.: Intersegmental elbow joint load during pushup, Biomed Sci Instrum 28:69–74, 1992.
Angst F, Goldhahn J, Drerup S, et al.: How sharp is the short Quick DASH? A refined content and validity analysis of the short form of the disabilities of the shoulder, arm and hand questionnaire in the strata of symptoms and function and specific joint conditions, Qual Life Res 18:1043–1051, 2009.
Armstrong AD, Dunning CE, Faber K, et al.: Rehabilitation of the medial collateral ligament-deficient elbow: an in vitro biomechanical study, J Hand Surg (Am) 25:1051–1057, 2000.
Atanda A, Jr, Shah SA, O'brien K: Osteochondrosis: common causes of pain in growing bones, Am Fam Physician 83:285–291, 2011.
Bennett M: The LANSS Pain Scale: the Leeds assessment of neuropathic symptoms and signs, Pain 92:147–157, 2001.
Berglund KM, Persson BH, Denison E: Prevalence of pain and dysfunction in the cervical and thoracic spine in persons with and without lateral elbow pain, Man Ther 13:295–299, 2008.
Bisset L, Paungmali A, Vicenzino B, et al.: A systematic review and meta-analysis of clinical trials on physical interventions for lateral epicondylalgia, Br J Sports Med 39:411–422; discussion 411–422, 2005.
Bisset L, Beller E, Jull G, et al.: Mobilisation with movement and exercise, corticosteroid injection, or wait and see for tennis elbow: randomised trial, BMJ 333:939, 2006a.
Bisset LM, Russell T, Bradley S, et al.: Bilateral sensorimotor abnormalities in unilateral lateral epicondylalgia, Arch Phys Med Rehabil 87:490–495, 2006b.
Bissett L, Vicenzino B: A recalcitrant case of aircraft engineer's elbow. In: Vicenzino B, Hing W, Rivett D, et al., editors: Mobilisation with Movement: The Art and the Science, Sydney, 2011, Elsevier.
Blake R, Beames T: Management of cervical disorders. In: Hengeveld E, Banks K, editors: Maitland's Vertebral Manipulation: Management of Neuromusculoskeletal Disorders (vol 1), Edinburgh, 2012, Elsevier Heinemann, 2012.
Bove G, Light A: The nervi nervorum: missing link for neuropathic pain? Pain Forum 6:181–190, 1997.
Bove GM, Ransil BJ, Lin HC, et al.: Inflammation induces ectopic mechanical sensitivity in axons of nociceptors innervating deep tissues, J Neurophysiol 90:1949–1955, 2003.
Bove GM, Zaheen A, Bajwa ZH: Subjective nature of lower limb radicular pain, J Manipulative Physiol Ther 28:12–14, 2005.
Bryce CD, Armstrong AD: Anatomy and biomechanics of the elbow, Orthop Clin North Am 39:141–154, v, 2008.
Buzzi M, Moskowitz M: The pathophysiology of migraine: year 2005, J Headache Pain 6:105–111, 2005.
Calley DQ, Jackson S, Collins H, et al.: Identifying patient fear-avoidance beliefs by physical therapists managing patients with low back pain, J Orthop Sports Phys Ther 40:774–783, 2010.
Clavert P, Lutz JC, Adam P, et al.: Frohse's arcade is not the exclusive compression site of the radial nerve in its tunnel, Orthop Trauma Surg Res 95:114–118, 2009.
Cleland J, Whitman J, Fritz J: Effectiveness of manual physical therapy to the cervical spine in the management of lateral epicondylalgia: a retrospective analysis, J Orthop Sport Phys 34:722–724, 2004.
Cleland JA, Fritz JM, Whitman JM, et al.: The reliability and construct validity of the Neck Disability Index and patient specific functional scale in patients with cervical radiculopathy, Spine 31:598–602, 2006.
Coombes BK, Bisset L, Vicenzino B: A new integrative model of lateral epicondylalgia, Br J Sports Med 43:252–258, 2009.
Coombes BK, Bisset L, Vicenzino B: Efficacy and safety of corticosteroid injections and other injections for management of tendinopathy: a systematic review of randomised controlled trials, Lancet 376:1751–1767, 2010.
Curatolo M, Arendt-Nielsen L, Petersen-Felix S: Central hypersensitivity in chronic pain: mechanisms and clinical implications, Phys Med Rehabil Clin N Am 17:287–302, 2006.
Defranca GG, Levine LJ: The T4 syndrome, J Manipulative Physiol Ther 18:34–37, 1995.
De-La-Llave-Rincon AI, Fernandez-De-Las-Penas C, Palacios-Cena D, et al.: Increased forward head posture and restricted cervical range of motion in patients with carpal tunnel syndrome, J Orthop Sports Phys Ther 39: 658–664, 2009.
Dilley A, Lynn B, Pang SJ: Pressure and stretch mechanosensitivity of peripheral nerve fibres following local inflammation of the nerve trunk, Pain 117:462–472, 2005.
Donnelly C, Carswell A: Individualized outcome measures: a review of the literature, Can J Occup Ther 69:84–94, 2002.
Doornberg JN, Ring D, Fabian LM, et al.: Pain dominates measurements of elbow function and health status, J Bone Joint Surg (Am) 87:1725–1731, 2005.
Drechsler W, Knarr J, Snyder-Mackler L: A comparison of two treatment regimens for lateral epicondylitis: a randomized trial of clinical interventions, J Sport Rehabil 6:226–234, 1997.
Ellenbecker TS, Pieczynski TE, Davies GJ: Rehabilitation of the elbow following sports injury, Clin Sports Med 29:33–60, table of contents, 2010a.
Ellenbecker TS, Reinold M, Nelson CO: Clinical concepts for treatment of the elbow in the adolescent overhead athlete, Clin Sports Med 29:705–724, 2010b.
Fernandez-Carnero J, Fernandez-De-Las-Penas C, Cleland JA: Immediate hypoalgesic and motor effects after a single cervical spine manipulation in

subjects with lateral epicondylalgia, J Manipulative Physiol Ther 31: 675–681, 2008.

Feuerstein M, Huang GD, Haufler AJ: Development of a screen for predicting clinical outcomes in patients with work-related upper extremity disorders, J Occup Environ Med 42:749–761, 2000.

Gummesson C, Atroshi I, Ekdahl C: The disabilities of the arm, shoulder and hand (DASH) outcome questionnaire: longitudinal construct validity and measuring self-rated health change after surgery, BMC Musculoskelet Disord 4:11, 2003.

Haahr JP, Andersen JH: Physical and psychosocial risk factors for lateral epicondylitis: a population based case-referent study, Occup Environ Med 60:322–329, 2003.

Haker E: Lateral epicondylalgia: Diagnosis, treatment and evaluation, Crit Rev Phys Rehabil Med 5:129–154, 1993.

Hall T, Elvey RL: Neural Tissue Evaluation and Treatment, New York, 2011, Churchill Livingstone.

Hariri S, Mcadams TR: Nerve injuries about the elbow, Clin Sports Med 29:655–675, 2010.

Hengeveld E, Banks K: Maitland's Peripheral Manipulation, London, 2005, Butterworth-Heinemann.

Herd CR, Meserve BB: A systematic review of the effectiveness of manipulative therapy in treating lateral epicondylalgia, J Manipulative Physiol Ther 16:225–237, 2008.

Hing WRB, Bremner T: Mulligan's mobilisation with movement: a review of the tenets and prescription of MWMs, N Z J Physiother 36:144–164, 2008.

Hong QN, Durand MJ, Loisel P: Treatment of lateral epicondylitis: where is the evidence? Joint Bone Spine 71:369–373, 2004.

Hyland S, Nitchke J, Matyas T: The extension – adduction test in chronic tennis elbow: soft tissue components and joint biomechanics, Aust J Physiother 36:147–153, 1990.

Jepsen J, Laursen L, Hagert C: Diagnostic accuracy of the neurological upper limb examination 1: Interrater reproduceability of selected findings and patterns, BMC Neurol 6:1–11, 2006.

Jepsen JR, Thomsen G: A cross-sectional study of the relation between symptoms and physical findings in computer operators, BMC Neurol 6:40, 2006.

Kelley JD, Lombardo SJ, Pink M, et al.: Electromyographic and cinematographic analysis of elbow function in tennis players with lateral epicondylitis, Am J Sports Med 22:359–363, 1994.

Kochar M, Dogra A: Effectiveness of a specific physiotherapy regimen on patients with tennis elbow, Physiotherapy 88:333–341, 2002.

Kumar B, Pai S, Ray B, et al.: Radiographic study of carrying angle and morphometry of skeletal elements of human elbow, Rom J Morphol Embryol 51:521–526, 2010.

Lindenhovius AL, Buijze GA, Kloen P, et al.: Correspondence between perceived disability and objective physical impairment after elbow trauma, J Bone Joint Surg (Am) 90:2090–2097, 2008.

Lockard M: Clinical biomechanics of the elbow, J Hand Ther 19:72–80, 2006.

Longo UG, Franceschi F, Loppini M, et al.: Rating systems for evaluation of the elbow, Br Med Bull 87:131–161, 2008.

Maitland GD: Neuro/musculoskeletal Examination and Recording Guide, Adelaide, 1992, Lauderdale Press.

Maitland GD: Maitland's Vertebral Manipulation, Oxford, 2001, Butterworth Heinemann.

Maitland GD, Hengeveld E, Banks K, et al.: Maitland's Vertebral Manipulation, London, 2001, Butterworth Heinemann.

Mcclure P, Tate AR, Kareha S, et al.: A clinical method for identifying scapular dyskinesis, part 1: reliability, J Athl Train 44:160–164, 2009.

Mclean S, Naish R, Reed L, et al.: A pilot study of the manual force levels required to produce manipulation induced hypoalgesia, Clin Biomech 17:304–308, 2002.

Mulligan B: Manual therapy – „NAGS", „SNAGS", „MWMS" etc., ed 6. Wellington, 2010, Plane View Services.

Nandi S, Maschke S, Evans PJ, et al.: The stiff elbow, Hand 4:368–379, 2009.

Noteboom T, Cruver R, Keller J, et al.: Tennis elbow: a review, J Orthop Sports Phys Ther 19:357–366, 1994.

Pagorek S: Effect of manual mobilization with movement on pain and strength in adults with chronic lateral epicondylitis, J Sport Rehabil 18:448–457, 2009.

Pascarelli EF, Hsu YP: Understanding work-related upper extremity disorders: clinical findings in 485 computer users, musicians, and others, J Occup Rehabil 11:1–21, 2001.

Pengel LH, Refshauge KM, Maher CG: Responsiveness of pain, disability, and physical impairment outcomes in patients with low back pain, Spine 29:879–883, 2004.

Pienimaki TT, Tarvainen TK, Siira PT, et al.: Progressive strengthening and stretching exercises and ultrasound for chronic lateral epicondylitis, Physiotherapy 82:522–530, 1996.

Pienimaki T, Sura P, Vanharanta H: Muscle function of the hand, wrist and forearm in chronic lateral epicondylitis, Eur J Phys Med Rehabil 7:171–178, 1997.

Pienimaki T, Karinen P, Kemila T, et al.: Long-term follow-up of conservatively treated chronic tennis elbow patients: a prospective and retrospective analysis, Scand J Rehabil Med 30:159–166, 1998.

Rath AM, Perez M, Mainguene C, et al.: Anatomic basis of the physiopathology of the epicondylalgias: a study of the deep branch of the radial nerve, Surg Radiol Anat 15:15–19, 1993.

Rehak DC: Pronator syndrome, Clin Sports Med 20:531–540, 2001.

Rineer CA, Ruch DS: Elbow tendinopathy and tendon ruptures: epicondylitis, biceps and triceps ruptures, J Hand Surg (Am) 34:566–576, 2009.

Rosenbaum R: Disputed radial tunnel syndrome, Muscle Nerve 22:960–967, 1999.

Roy JS, Macdermid JC, et al.: Measuring shoulder function: a systematic review of four questionnaires, Arthr Rheum 61:623–632, 2009.

Schmid AB, Brunner F, Luomajoki H, et al.: Reliability of clinical tests to evaluate nerve function and mechanosensitivity of the upper limb peripheral nervous system, BMC Musculoskelet Disord 10:11, 2009.

Schäfer A, Hall T, Briffa K: Classification of low back-related leg pain – a proposed patho-mechanism-based approach, Man Ther 14:222–230, 2009a.

Schäfer A, Hall TM, Ludtke K, et al.: Interrater reliability of a new classification system for patients with neural low back-related leg pain, J Manipulative Physiol Ther 17:109–117, 2009b.

Schäfer A, Hall TM, Briffa K, et al.: Changes in somatosensory profiles in subgroups of patients with sciatica after 4 weeks of manual therapy – an observational cohort study. International Association for the study of pain, Glasgow, 2009c, IASP Press.

Schäfer A, Hall T, Muller G, et al.: Outcomes differ between subgroups of patients with low back and leg pain following neural manual therapy: a prospective cohort study, Eur Spine J 20:482–490, 2011.

Schäfer A, Hall TM, Briffa K, et al.: QST profiles of subgroups of patients with low back related leg pain – do they differ? (Submitted for publication), 2013.

Shaaban H, Pereira C, Williams R, et al.: The effect of elbow position on the range of supination and pronation of the forearm, J Hand Surg Eur 33:3–8, 2008.

Shiri R, Viikari-Juntura E, Varonen H, et al.: Prevalence and determinants of lateral and medial epicondylitis: a population study, Am J Epidemiol 164:1065–1074, 2006.

Silcock J, Rivett D: Lateral epicondylalgia: a problem for rural workers, Rural Remote Health 4:269, 2004.

Silcock J, Rivett D, Chiarelli P: Surface electromyographic muscle activation patterns in lateral epicondylalgia. 13th Biennial Conference, 2003 Sydney. Musculoskeletal Physiotherapy Australia, 2003.

Slater H, Arendt-Nielsen L, Wright A, et al.: Sensory and motor effects of experimental muscle pain in patients with lateral epicondylalgia and controls with delayed onset muscle soreness, Pain 114:118–130, 2005.

Slipman CW, Plastaras CT, Palmitier RA, et al.: Symptom provocation of fluoroscopically guided cervical nerve root stimulation: are dynatomal maps identical to dermatomal maps? Spine 23:2235–2242, 1998.

Slobogean GP, Noonan VK, O'brien PJ: The reliability and validity of the Disabilities of Arm, Shoulder, and Hand, EuroQol-5D, Health Utilities In-

dex, and Short Form-6D outcome instruments in patients with proximal humeral fractures, J Shoulder Elbow Surg 19:342–348, 2010.
Smart KM, Blake C, Staines A, et al.: Clinical indicators of "nociceptive", "peripheral neuropathic" and "central" mechanisms of musculoskeletal pain: a Delphi survey of expert clinicians, Man Ther 15:80–87, 2010.
Soucie JM, Wang C, Forsyth A, et al.: Range of motion measurements: reference values and a database for comparison studies, Haemophilia 13:1–8, 2010.
Standring S, editor: Gray's Anatomy: The Anatomical Basis of Clinical Practice, New York, 2008, Elsevier.
Stasinopoulos D, Johnson MI: Cyriax physiotherapy for tennis elbow/lateral epicondylitis, Br J Sports Med 38:675–677, 2004.
Stasinopoulos D, Stasinopoulos I: Comparison of effects of Cyriax physiotherapy, a supervised exercise programme and polarized polychromatic non-coherent light (Bioptron light) for the treatment of lateral epicondylitis, Clin Rehabil 20:12–23, 2006.
Sterling M, Jull G, Kenardy J: Physical and psychological factors maintain long-term predictive capacity post-whiplash injury, Pain 122:102–108, 2006.
Stratford P, Gill C, Westaway M, et al.: Assessing disability and change on individual patients: a patient specific measure, Physiother Can 47: 258–263, 1995.
Struijs PA, Damen PJ, Bakker E, et al.: Manipulation of the wrist for management of lateral epicondylitis: a randomized pilot study, Phys Ther 83: 608–616, 2003.
Svernlov B, Larsson M, Rehn K, et al.: Conservative treatment of the cubital tunnel syndrome, J Hand Surg Eur 34:201–207, 2009.
Tate AR, McClure P, Kareha S, et al.: A clinical method for identifying scapular dyskinesis, part 2: validity, J Athl Train 44:165–173, 2009.
Uhl TL, Kibler WB, Gecewich B, et al.: Evaluation of clinical assessment methods for scapular dyskinesis, Arthroscopy 25:1240–1248, 2009.
Van Hofwegen C, Baker CL, 3rd, et al.: Epicondylitis in the athlete's elbow, Clin Sports Med 29:577–597, 2010.
Van Rijn RM, Huisstede BM, Koes BW, et al.: Associations between work-related factors and specific disorders at the elbow: a systematic literature review, Rheumatology (Oxford) 48:528–536, 2009.
Vicenzino B: Lateral epicondylalgia: A musculoskeletal physiotherapy perspective, Man Ther 8:66–79, 2003.
Vicenzino B, Collins D, Wright A: The initial effects of a cervical spine manipulative physiotherapy treatment on the pain and dysfunction of lateral epicondylalgia, Pain 68:69–74, 1996.
Vicenzino B, Collins D, Benson H, et al.: An investigation of the interrelationship between manipulative therapy-induced hypoalgesia and sympathoexcitation, J Manipulative Physiol Ther 21:448–453, 1998.
Vicenzino B, Brooksbank J, Minto J, et al.: Initial effects of elbow taping on pain-free grip strength and pressure pain threshold, J Orthop Sports Phys Ther 33:400–407, 2003.
Vicenzino B, Smith D, Cleland J, et al.: Development of a clinical prediction rule to identify initial responders to mobilisation with movement and exercise for lateral epicondylalgia, Man Ther 13:5–10, 2008.
Vicenzino B, Hing W, Rivett D, et al.: Mobilisation with Movement: The Art and the Science, 2011, Elsevier.
Viikari-Juntura E: Interexaminer reliability of observations in physical examinations of the neck, Phys Ther 67:1526–1532, 1987.
Viikari-Juntura E, Porras M, Laasonen EM: Validity of clinical tests in the diagnosis of root compression in cervical disc disease, Spine 14:253–257, 1989.
Vroomen PC, De Krom MC, Knottnerus JA: Consistency of history taking and physical examination in patients with suspected lumbar nerve root involvement, Spine 25:91–96; discussion 97, 2000.
Wainner RS, Gill H: Diagnosis and nonoperative management of cervical radiculopathy, J Orthop Sports Phys Ther 30:728–744, 2000.
Wainner RS, Fritz JM, Irrgang JJ, et al.: Reliability and diagnostic accuracy of the clinical examination and patient self-report measures for cervical radiculopathy, Spine 28:52–62, 2003.
Walsh J, Hall T: Reliability, validity and diagnostic accuracy of palpation of the sciatic, tibial and common peroneal nerves in the examination of low back related leg pain, Man Ther 14:623–629, 2009.
Waugh EJ, Jaglal SB, Davis AM, et al.: Factors associated with prognosis of lateral epicondylitis after 8 weeks of physical therapy, Arch Phys Med Rehabil 85:308–318, 2004.
Wolff AP, Groen GJ, Crul BJ: Diagnostic lumbosacral segmental nerve blocks with local anesthetics: a prospective double-blind study on the variability and interpretation of segmental effects, Reg Anesth Pain Med 26: 147–155, 2001.
Yaxley G, Jull G: Adverse tension in the neural system: a preliminary study in patients with tennis elbow, Aust J Physiother 39:15–22, 1993.
Yung E, Asavasopon S, Godges JJ: Screening for head, neck, and shoulder pathology in patients with upper extremity signs and symptoms, J Hand Ther 23:173–185; quiz 186, 2011.
Zusman M: Mechanisms of peripheral neuropathic pain: implications for musculoskeletal physiotherapy, Phys Ther Rev 13:313–323, 2008.

KAPITEL

6

Pierre Jeangros

Management von Funktionsstörungen des Handgelenks und der Hand

Distales Radioulnargelenk, Radiokarpalgelenk, Mediokarpalgelenk, Interkarpalgelenke, Karpometakarpalgelenke, Intermetakarpalgelenke, Metakarpophalangealgelenke, Interphalangealgelenke

6.1 Einführung

Die biopsychosoziale Rolle der Hand ist größer als die jedes anderen Körperteils. Hofer (2009) erkannte schon früh die Bedeutung des taktilen kinästhetischen Systems (Berühren oder Spüren) für die Entwicklung der Menschheit. Hand und Gehirn sind eine funktionelle Einheit. Die Hand nimmt einen zentralen Platz im sensorischen Homunkulus ein und ist großflächig vertreten. Im sensorischen Homunkulus übernimmt sie eine wichtige Rolle im Erhalt der internen Homöostase und der Balance gegenüber der sozioökonomischen Umgebung und Funktionsfähigkeit.

Die Entwicklung der Menschheit wurde durch eine Interaktion zwischen dem Menschen als Individuum und seiner Umgebung sowie einer unbegrenzten Handlungsfülle geprägt. Die Hand bezeugt Jahrhunderte der Entwicklung von Sinneswahrnehmungen und funktionellem Einsatz auf viele verschiedene Arten.

Etliche Berufe sind vollkommen abhängig von der perfekten Funktion der Hand und ihrer Fähigkeit zur Anpassung, die – zusammen mit der Eigenschaft, zwischen einer Unmenge von Funktionen zu differenzieren – eine über viele Jahre entwickelte Errungenschaft ist. Alle diese Eigenschaften werden nicht nur bei Künstlern (Musikern, Juwelieren usw.) gefunden, sondern betreffen auch Berufe wie Zimmermann, Uhrmacher oder Chirurg. Die Hand ist mehr als ein Werkzeug – sie ist ein Mittel zum Ausdruck und zur nonverbalen Kommunikation. Sie ermöglicht es uns, Arbeiten auszuführen, was im Endeffekt den Sinn des Lebens ausmacht und der Existenz einer Person Bedeutung verleiht.

Manualtherapeuten bilden ebenfalls eine Berufsgruppe, die bereits durch eine kleine Einschränkung der Handfunktion bedeutsame Konsequenzen sowohl in der Partizipation (Beruf und Hobbys) als auch in der Lebensqualität (Gefühl der Erfüllung) erleiden. Die Auswirkungen der kleinsten Störung oder Erkrankung auf die Funktionsfähigkeit und Behinderung sind einschneidend. Die International Classification of Functioning, Disability and Health (ICF; WHO 2001) bietet ein optimales Rahmenwerk, um die Auswirkungen von Handstörungen auf Funktion, Partizipation, soziale sowie Umweltfaktoren im Leben eines Individuums zu erkennen.

In der Konsequenz bedeutet dies für den Manualtherapeuten, der innerhalb dieses Rahmens arbeitet, dass er gezwungen ist, nicht nur die Eingangsschmerzmechanismen der Nozizeption und des peripheren neurogenen Schmerzes zu beachten, sondern auch die damit verbundene und daraus resultierende Verarbeitung des Erlebens des Individuums und wie dies seine Fähigkeit, ein erfülltes Leben zu führen, beeinflusst.

Wenn es um die Verarbeitung des Schmerzerlebens geht, ist Chronifizierung einer der Hauptfaktoren, die zu einer Sensibilisierung des zentralen Nervensystems (ZNS) führen. Diese wiederum gehört zu den Faktoren, welche zur Inzidenz und Prävalenz von Handstörungen in der Population beitragen und sie aufrechterhalten. Das Verständnis von Schmerzmechanismen und der Art, wie sie das Erleben und die Reaktionen des Patienten beeinflussen, spielt daher eine wichtige Rolle im Management von Handstörungen.

Moseley et al. (2008) weisen auf den Zusammenhang zwischen chronischen Schmerzen und verminderter taktiler Diskrimination sowie auf eine eindeutige Beziehung zwischen Schmerzintensität, sensorischer Diskrimination und kortikaler Reorganisation hin. Ihre Untersuchungen zeigen, dass sich die taktile Funktion verbessert und die kortikale Reorganisation normalisiert, sobald die Schmerzen zurückgehen. Dies zeigt erneut die enge Beziehung zwischen Hand und Gehirn.

Falls das Hauptproblem in Bezug auf Schmerzmechanismen nozizeptiver Natur ist und eine lokale Schmerzempfindung verursacht, ist es das Ziel des Manualtherapeuten, die Symptome zu vermindern, zu lindern und ihnen ein Ende zu bereiten. Falls chronische zentrale Sensibilisierung die Symptome in der Hand unterhält, ist das Ziel des Managements, Wege zu finden, die es dem Patienten erlauben, mit ihnen zurechtzukommen, sie zu akzeptieren und angepasste funktionelle Übungen wie Eigenmobilisationen durchzuführen.

Die Hand muss sehr genau untersucht werden, mit einem besonderen Augenmerk auf Differenzierungstests, wann immer dies möglich ist. Die Funktion der Hand ist komplex und exakt und besitzt viele Möglichkeiten zur Anpassung, z. B. zarte und tiefgreifende Gefühle beim Spielen einer Melodie auf dem Klavier erzeugen, aber auch Belastbarkeit zeigen, um dasselbe Klavier zu bauen oder zu bewegen oder sogar den Baum zu fällen, aus dem irgendwann das besagte Klavier wird.

Der Untersuchende muss über eine große Kreativität, geistige Beweglichkeit und Vorstellungskraft verfügen, um die Vielzahl von möglichen Funktionen zu reproduzieren. Es ist eine tiefe Hingabe nötig, um die große Raffinesse, Feinheit und Lebenskraft der Handfunktionen zu überprüfen und zu analysieren.

Die komplexe und weitreichende Rolle von Handgelenk und Hand sowohl bei Greif- als auch anderen Funktionen sowie die Genauigkeit der sensorischen und motorischen Repräsentation dieses Organs rechtfertigen die detailgenaue Beachtung in der klinischen Untersuchung der Beziehung zwischen den Gelenken, Muskeln und Nerven von Handgelenk und Hand.

Mobilisation/Manipulation hat ihren Platz im Management von neuromuskuloskeletalen Störungen von Handgelenk und Hand ebenso wie viele anderer Rehabilitationsstrategien auch. Dieses Kapitel gibt dem Kliniker die Möglichkeit, artikuläre Dysfunktionen in Handgelenk und Hand zu untersuchen und äußerlich zu behandeln sowie gleichzeitig den Einfluss der neurologischen, muskulotendinösen, faszialen und vaskulären Systeme auf Störungen solcher Art zu erkennen. Das Ziel des Manualtherapeuten ist daher, zur physischen, psychosozialen und sozioökonomischen Rehabilitation des Patienten mit Handgelenks- und Handstörungen beizutragen.

Damit die gewünschten Effekte der Intervention erreicht werden können, muss der Manualtherapeut bei der Untersuchung von Handgelenk und Hand die unten stehenden Punkte beachten.

6.1.1 Quelle der Symptome

Es ist die Aufgabe des Therapeuten, herauszufinden, ob die Symptome von einer Funktionsstörung der Strukturen an der Hand kommen oder ob es sich um geleitete Symptome, entstehend an einer weiter entfernen Quelle, handelt.

Durch die Benutzung einer übergroßen Körpertabelle für das Handgelenk und die Hand kann die Lokalisation der Symptome des Patienten genau dokumentiert werden. In bestimmten Fällen ist ein klarer Zusammenhang zwischen dem Schmerz des Patienten (Symptom) und einer bekannten anatomischen Struktur (Gelenk, Nerv, Muskel/Sehne) sichtbar. Je nach Beschreibung von Parästhesien kann der Therapeut z. B. eher zu der Hypothese kommen, dass die Hautäste des N. medianus aufgrund eines Karpaltunnelsyndroms betroffen sind, als dass es sich um eine Nervenwurzelläsion C5 oder C6 handelt.

6.1.2 Konsistenzen bei funktionellen Demonstrationen finden

Es gibt zahllose unterschiedliche Positionen, die Handgelenk und Hand einnehmen können. Das macht es besonders schwierig, eine Konsistenz bei wiederholten Messungen der funktionellen Demonstration festzustellen. Darum ist es essenziell, funktionelle Demonstrationen dazu zu verwenden, die Bewegungsrichtung zu identifizieren, in welcher die Beeinträchtigung besteht. Auf diese Weise kann eine zutreffende und detaillierte Vorstellung der arthrogenen Bewegungsdysfunktionen entwickelt werden.

Der Patient beschreibt z. B. Handgelenksschmerzen beim Öffnen eines Marmeladenglases. Durch die Analyse der betroffenen funktionellen Bewegung kann die Pronation des Handgelenks und der Hand als die schmerzhafte Bewegungsrichtung erkannt werden. Durch die Differenzierung dieser schmerzhaften Bewegungsrichtung kann der Therapeut feststellen, ob das distale Radioulnargelenk, das Radiokarpalgelenk, die Interkarpalgelenke oder die Metakarpophalangealgelenke die Quelle des Schmerzes darstellen. Falls das Radiokarpalgelenk die Quelle ist, können weitere Differenzierungen ermitteln, ob die Bewegung zwischen den Ossa scaphoideum, lunatum oder triquetrum und dem Radius oder dem triangulären fibrokartilaginären Komplex schmerzhaft ist. Dadurch wird es eher wahrscheinlich, eine spezifische Mobilisationstechnik anzuwenden, die auch die Gelenkzeichen erfolgreich beeinflusst. Der Therapeut könnte aber auch beobachten, dass sich dieser lokale Schmerz im Handgelenk bei Pronation durch Extension im Ellenbogen verstärkt. Weitere Differenzierungen, welche die scapulothorakale Depression oder kontralaterale zervikale Lateralflexion beinhalten, können dabei helfen, einen peripher neurogenen Beitrag zu finden, und unterstützen die Entscheidung, ob mit der Behandlung bei der Hand oder an der Halswirbelsäule angesetzt werden sollte oder ob der Therapeut nach einer Störung im mechanischen Interface im Verlauf des Nervs suchen sollte.

Ein anderes Beispiel könnte eine Einschränkung in den Aktivitäten des Patienten sein, die bei einer Bewegung entsteht, die nicht mit „Greifen" einhergeht, sondern wenn er die Hand z. B. nicht vollständig extendieren kann (z. B. beim Winken). Schmerz und Steifigkeit über dem Handrücken würden auf eine lokale Störung hindeuten. Eine Differenzierung würde dem Therapeuten als Erstes erlauben, zwischen Muskel und Sehnen, Nerven oder artikulären Quellen der Symptome zu unterscheiden. Als Zweites zeigt die Differenzierung, welche weiteren Tests nötig sind, um herauszufinden, ob die Quelle der Beschwerden im Radiokarpalgelenk, in den Interkarpal- oder in den Karpometakarpalgelenken liegt.

6.1.3 Bestimmung des dominanten Schmerzmechanismus

Im Rückblick auf die Geschichte der Manualtherapie in den letzten Jahrzehnten hat man sich lange nur rein strukturorientiert mit den Quellen der Symptome beschäftigt. Aufgrund epidemiologischer Studien wurde festgestellt, dass bei Handdysfunktionen Schmerz der Hauptgrund ist, warum die Patiente einen Arzt oder Therapeuten aufsuchen. Allerdings ist es wichtig, die Schmerzwahrnehmung, wie in der Einführung dieses Kapitels beschrieben, in einem größeren biopsychosozialen Kontext zu sehen. Auch können mechanische und/oder chemische Prozesse die Mechanosensitivität bei Gelenk- oder Weichteilpathologien der Hand beeinflussen.

Der Clinical-Reasoning-Prozess sollte die verschiedenen Schmerzmechanismen berücksichtigen, die immer in unterschiedlichen Kombinationen vorliegen und sich ständig entwickeln, verändern und in ihrer Wichtigkeit wechseln: Ein schmerzhafter und behindernder muskuloskeletaler Zustand ist meistens eine Kombination aus drei Mechanismen: Input, Output und Verarbeitung.

Input

1. *Nozizeptiver Schmerz:* Symptome, die vor Kurzem begonnen haben und die zu einem Trauma oder einer Verletzung passen, gewöhnlich begleitet von den Kardinalsymptomen einer Entzündung wie Schwellung, Erwärmung, Rötung und Zeichen von Sympathikusaktivität (z. B. Schwitzen), was uns direkt zur nächsten Kategorie führt – Output (siehe unten).
2. *Peripher neurogene Mechanismen:* Nicht nur Parästhesien oder Atrophien deuten auf einen pathologischen Prozess in einem Nerv hin, sondern auch Einflüsse von vaskulärer, mechanischer (Dehnung, Kompression) oder systemischer Natur. All das verstärkt die chemische oder mechanische Sensitivität des Nervs und weist auf ihn als Quelle der Schmerzen oder der Bewegungsdysfunktion hin. Die Hypothese des Double Crush, wie von Upton und McComas (1973; bei 81 von 115 Patienten mit Karpaltunnelsyndrom hatte das Problem einen zervikalen Ursprung) beschrieben, ist besonders relevant für die obere Extremität mit Kanalsyndrom oder Einklemmungsneuropathie. Mumenthaler (1979) fand, dass 9 % von 4 958 Patienten mit Karpaltunneloperationen eine schmerzhafte Schulter hatten, und Narakas (1990) stellte fest, dass 26 % von 1 916 karpaltunneloperierten Patienten ebenfalls eine schmerzhafte Schulter aufwiesen.

Output

Der Einfluss des sympathischen Nervensystems ist besonders bei Patienten mit komplexem regionalem Schmerzsyndrom (Complex Regional Pain Syndrome, CRPS) offensichtlich (sensorische, motorische und vegetative Dysfunktionen). In anderen Fällen ist es schwieriger, seine konstante Beteiligung bei der Entstehung und beim Unterhalt aller Arten von Schmerzen zu erkennen, vor allem beim sympathisch unterhaltenen Schmerz (Sympathically Maintained Pain, SMP). Schwellung, Veränderungen des Blutflusses, Schwitzen und trophische Veränderungen der Haut oder der Nägel sind für gewöhnlich Zeichen einer neurovegetativen Beteiligung am Geschehen.

Das von Maitland et al. (2001) beschriebene T4-Syndrom ist eine weitere häufige Situation mit Symptomen autonomen Ursprungs, welche die ganze Hand oder den ganzen Arm betreffen und außerhalb der Dermatome, aber innerhalb der Sudotome (Jeangros 2011) liegen.

Verarbeitung

Zentrale Sensibilisierungsprozesse kommen bei chronischen peripheren Neuropathien, bei einem hohen Input von Aktionspotenzialen oder bei Verletzungen anderer Strukturen vor. Wie bereits erwähnt, hängen sie außerdem vom Sensibilitätszustand im ZNS ab, der durch affektive und kognitive Dimensionen verändert wird.

6.1.4 Bestimmung des normalen oder idealen Bewegungsausmaßes für Handgelenk und Hand

(➤ Abb. 6.1)

Kapandji (1982) schlägt die folgenden Bewegungsausmaße als normale Durchschnittswerte für Handgelenk und Hand vor:

- Palmarflexion und Dorsalextension des Handgelenks jeweils 85° (die Bewegung findet hauptsächlich im Radiokarpal- und Mediokarpalgelenk statt)
- Radialabduktion im Handgelenk 15°, Ulnarabduktion im Handgelenk 45° (die Bewegung findet hauptsächlich im Radiokarpalgelenk statt, mit begleitenden Bewegungen im Radioulnargelenk sowie in den Interkarpal- und Karpometakarpalgelenken)
- Pronation des Handgelenks 85°, Supination 90° (die Bewegung findet hauptsächlich im proximalen und distalen Radioulnargelenk statt, mit begleitenden Bewegungen in den radiokarpalen, interkarpalen und karpometakarpalen Gelenken)

Die Handwurzelknochen können für Untersuchung, Differenzierung und Lokalisation der Behandlung nach ihrer Reihe beschrieben werden (➤ Abb. 6.2): Die proximale Reihe der Handwurzelknochen besteht aus den Ossa scaphoideum, lunatum, triquetrum und pisiforme; die distale Reihe der Handwurzelknochen umfasst die Ossa trapezium, trapezoideum, capitatum und hamatum. Diese Reihen sind Komponenten des radiokarpalen, des mediokarpalen und der karpometakarpalen Gelenke.

Die Handwurzelknochen können auch in säulenförmiger Anordnung beschrieben werden (➤ Abb. 6.3): Die laterale Säule besteht aus den Ossa scaphoideum und trapezium oder trapezoideum, die zentrale Säule aus den Ossa lunatum und capitatum und die mediale Säule aus den Ossa triquetrum, psiforme und hamatum. Als

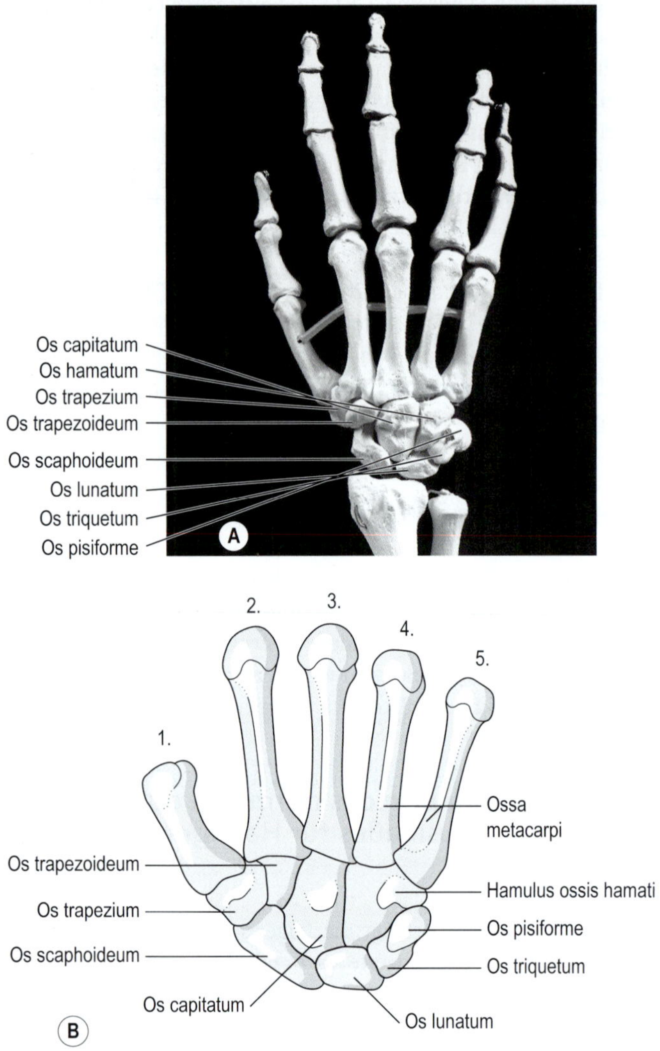

Abb. 6.1 **A** Die Handwurzel- und Mittelhandknochen der linken Hand; **B** Ansicht von palmar; **C** Ansicht von dorsal (**B** und **C** mit frdl. Genehmigung von Williams und Warwick 1973)

Orientierungswert sollte im Idealfall die Mobilität innerhalb der zentralen Säule größer sein als die der medialen und der lateralen Säule, wenn die individuelle karpale Beweglichkeit getestet wird (Kapandji 1982).

Die interkarpalen Gelenke und die intermetakarpalen Gelenke zeigen einen gewissen Grad von Verstärkung und Abflachung der Quergewölbe, was im vorliegenden Text als horizontale Flexion und Extension beschrieben wird.

Die Metakarpophalangealgelenke (MCP) können durchschnittlich 90° flektieren (ähnlich wie die interphalangealen [IP] Gelenke) und passiv 60° rotiert werden. Der Ablauf für die Untersuchung und Behandlung der MCP- und IP-Gelenke wird weiter unten detailliert beschrieben.

Gute Kenntnisse der Oberflächenanatomie verbessern die Präzision des Klinikers bei den Handgriffen und der Ausführung der Bewegungsanalyse des Handgelenks und der Hand (Hoppenfeld 1976, Kesson und Atkins 1998).

6.2 Subjektive Untersuchung (C/O)

Prozedurales und interaktives Reasoning erlauben dem Therapeuten, Hypothesen zu bilden, um das Problem zu identifizieren. Informationen aus der subjektiven Untersuchung des Patienten mit Handgelenks- und Handproblemen helfen, die vorliegende Art von Störung, die Quelle und den dominierenden Schmerzmechanismus der Symptome des Patienten zu ermitteln sowie zu verstehen, in welchem Grad die Aktivitäten des täglichen Lebens durch Stärke, Irritierbarkeit und Natur der Beschwerden eingeschränkt werden. Informationen aus der Geschichte der Symptome helfen, den Beginn, die Richtung und die Stärke der Kräfte bei der Verletzung sowie das aktuelle Stadium des natürlichen Verlaufs der Störung zu ermitteln. Spezielle Fragen zeigen, ob es Vorsichtsmaßnahmen oder Kontraindikationen zu Behandlungen gibt und ob intrinsische oder extrinsische prädisponierende Faktoren oder Hindernisse für einen idealen Ablauf der Funktionswiederherstellung vorliegen.

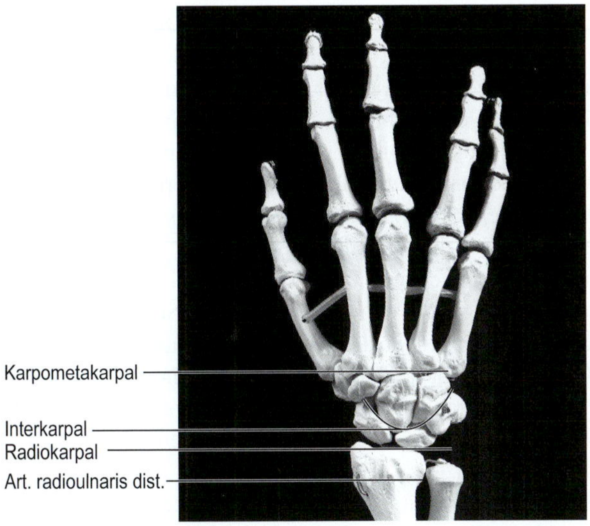

Abb. 6.2 Reihen der Handwurzelknochen

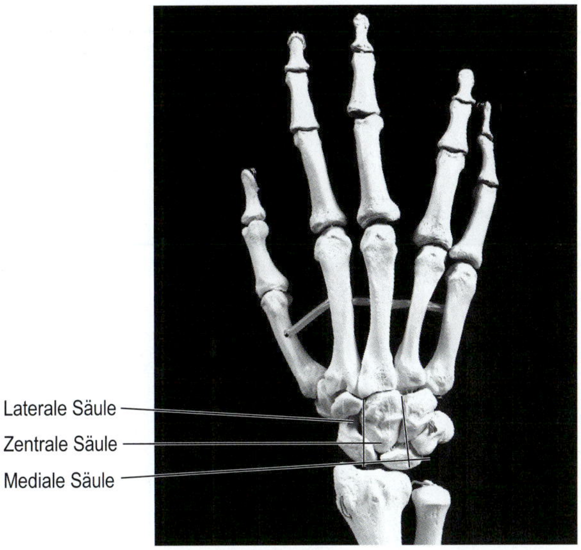

Abb. 6.3 Säulen der Handwurzelknochen

6.2.1 Art der Störung: das Hauptproblem des Patienten ermitteln

- Gute Kenntnisse der Oberflächenanatomie von Handgelenk und Hand helfen, einen Zusammenhang zwischen den Handgelenks- und Handsymptomen des Patienten und einem Nerv oder Muskel herzustellen.
- Einschränkungen der aktiven Greif- und anderen Funktionen des Handgelenks und der Hand bestärken die Hypothese, dass eine lokale Störung vorliegt.
- Um auf Dysfunktionen im Handkomplex schließen zu können, muss ein klarer Bezug zwischen den Symptomen und einem Trauma oder mechanischem Stress auf das Handgelenk oder die Hand bestehen. In erster Linie wird erwartet, dass der Patient Schmerz, Steifigkeit, Schwellung, Funktionsverminderung, Sensibilitätsverminderung und Schwäche des Handgelenks und der Hand angibt.

6.2.2 Lokalisation der Symptome

Wie bereits früher in diesem Kapitel beschrieben, sollte eine große oder „lebensgroße" Zeichnung des Handgelenks und der Hand verwendet werden, damit die exakte Lokalisation der Symptome des Patienten genau wiedergegeben werden kann (➤ Abb. 6.4). So kann aus dem Bereich, den der Patient als schmerzhaft beschreibt, oft bereits eine (Funktions-)Diagnose abgeleitet werden. Ein bandförmiger Schmerz über dem Handgelenk ist typisch für Störungen des Radiokarpalgelenks; Schmerzen im distalen Radioulnargelenk werden in der Regel lokal und tief gespürt. Ausstrahlende Schmerzen verlaufen

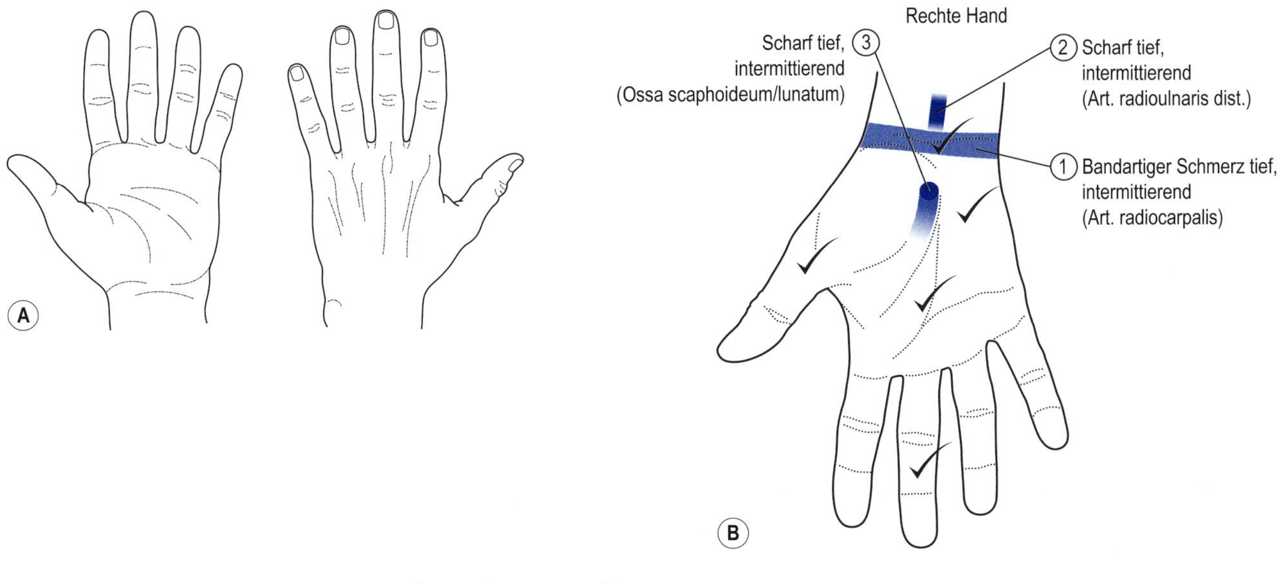

Abb. 6.4 **A** Körpertabelle bei Handsymptomen; **B** Rechte Hand: Symptomgebiete

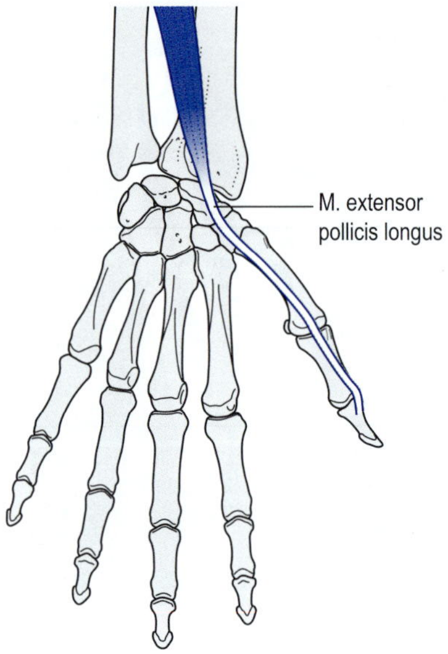

Abb. 6.5 M. extensor pollicis longus

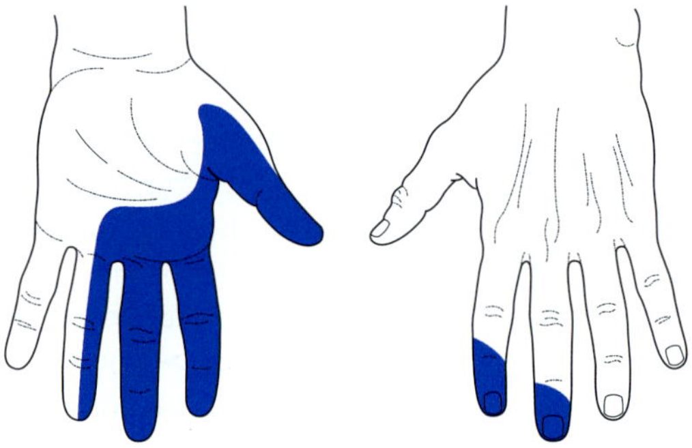

Abb. 6.6 Hautinnervation des N. medianus in der Hand

normalerweise vom Gelenk aus zum Ellenbogen. Schmerz aus einem der interkarpalen Gelenke wird immer lokal gespürt, auch wenn er von einem zentralen Punkt des gestörten Gelenks ausstrahlen kann. Schmerzen aus den intermetakarpalen Gelenken werden immer lokal an deren Basis und über den Gelenken gespürt. Schmerz und Schwellung über den Sehnen des M. abductor pollicis longus oder des M. extensor pollicis brevis deuten auf eine De-Quervain-Tendovaginitis hin. Parästhesien im Daumen, Zeigefinger, Ringfinger und im halben Mittelfinger sind häufig ein Zeichen für ein Karpaltunnelsyndrom (➤ Abb. 6.5 und ➤ Abb. 6.6).

Eine große Ausbreitung von Symptomen über die ganze Hand, gelegentlich begleitet von Schweregefühl und Müdigkeit in der ganzen Hand, im Unterarm oder im ganzen Arm, können auf ein Thoracic-Outlet-Syndrom (TOS) oder ein T4-Syndrom (Maitland et al. 2001, Jeangros 2011) hindeuten, mit Output als dem dominanten Schmerzmechanismus.

6.2.3 Symptomverhalten (über 24 Stunden)

Sind die Aktivitäten, welche die Symptome verstärken, vielzählig und leicht zu finden, ist es hilfreich, die gemeinsamen Merkmale der mechanischen Störungen zu ermitteln. Diese bestätigen auch einen dominanten Input-Mechanismus des Schmerzes und untermauern unsere Hypothese über Behandlung und Prognose.

Sind Handgelenk und Hand die Quelle der Symptome des Patienten, ist die Handfunktion meistens durch Schmerz, Steifigkeit, motorische Reaktion (Schutzspasmus) oder weitere assoziierte Zeichen wie Schwäche, Schmerzinhibition oder Verlust der Sensibilität beeinträchtigt oder eingeschränkt.

Zu den möglicherweise beeinträchtigten Greiffunktionen gehören die Drehung des Unterarms (Pronation, Supination), Handgelenkspalmarflexion, -dorsalextension, Ulnar- und Radialabduktion, die Oppositionsfunktion des Daumens und Handhaben oder Greifen von Gegenständen. Zu den möglicherweise beeinträchtigten Funktionen neben dem Greifen gehören Stoßen, Ziehen oder belastende Aktivitäten.

Das Stadium der Störung sowie die Stärke und Irritierbarkeit der Symptome bestimmen den Grad der Behinderung, die der Patient erlebt. Zum Beispiel wird ein Patient, der sich vor einer Woche das Handgelenk schwer verstaucht hat, die Hand weniger einsetzen als jemand mit Steifigkeit zwölf Wochen nach einer Colles-Fraktur.

Wie in der Einleitung beschrieben, kann der Verlust der Handfunktion die kognitive und emotionale Dimension, wie der Patient die Behinderung erlebt, beeinflussen. Als ein wichtiges sensorisches und Kommunikationsorgan hat eine beeinträchtigte Hand Auswirkungen auf viele Aspekte im täglichen Leben des Patienten.

Die Nacht ist gewöhnlich eine Zeit der Linderung von mechanisch nozizeptiven Symptomen. Patienten mit peripher neurogenen Mechanismen jedoch leiden nachts häufig mehr unter ihren Symptomen. Bei osteoarthrotischen oder degenerativen Störungen ist mit Morgensteifigkeit, bei entzündlichen Komponenten mit morgendlichen Schmerzen zu rechnen.

6.2.4 Geschichte der Beschwerden (aktuell, früher)

Informationen aus der aktuellen und früheren Geschichte der Symptome des Patienten liefern einerseits wichtige Hinweise über den Sensibilisierungsstatus des zentralen Nervensystems und andererseits über den biopsychosozialen Einfluss auf diese Sensibilisierung. Solche Informationen dienen als Anhaltspunkte für die klinische Diagnose und die Prognose.

Oft deckt sich die Geschichte der Symptome des Patienten mit den verschiedenen erkennbaren Mustern, wie sie von Corrigan und Maitland (1983) beschrieben wurden:

- Ein spontaner, schleichender Beginn deutet meist auf eine degenerative rheumatologische Erkrankung wie Arthrose oder Tendinopathien durch Übergebrauch oder wiederholte Reibung hin.
- Periphere neurogene Mechanismen können in Erwägung gezogen werden, sind aber schwieriger zu erkennen, vor allem wenn sie nicht mit Parästhesien oder Atrophien einhergehen.
- Traumatische Ereignisse, Brüche (Colles-Fraktur, Scaphoidnekrose usw.), intra- und periartikuläre sowie Weichteilverletzungen (Sehnen, Bänder usw.) sollten in Betracht gezogen werden.

6.2.5 Spezielle Fragen

Die Hauptsorge bei Handgelenks- und Handsymptomen ist, ob eine neurale Kompression vorliegt oder durch die Funktionsuntersuchung und Behandlung herbeigeführt werden könnte. Es gibt vaskuläre oder metabolische Störungen, die sich durch Symptome in den Händen präsentieren. Insbesondere eine Scaphoidnekrose sollte bedacht werden, vor allem wenn keine Röntgenbilder vorliegen.

6.3 Planung der Funktionsuntersuchung (P/E)

Bei der Planung der Funktionsuntersuchung muss der Therapeut als Erstes entscheiden, welche Strukturen am ersten Tag untersucht werden sollten. Besteht die Hypothese eines peripher neurogenen Mechanismus, könnte die Halswirbelsäule schon am ersten Tag in die Untersuchung und Behandlung eingeschlossen werden. In einem solchen Fall ist es wichtig, die neurologische Leitfähigkeit der Extremität (Sensibilität, Kennmuskeln, Reflexe) zu untersuchen, was bei der lokalen Untersuchung von Handgelenk und Hand nicht immer notwendig ist. Bevor die Halswirbelsäule untersucht wird, ist es von Vorteil, sich zuerst eine aktive Bewegung der Hand oder eine funktionelle Demonstration anzuschauen. Die Wiederbefundung der Handbewegung, welche die Symptome reproduziert oder ein vergleichbares Zeichen darstellt, könnte dann dazu dienen, den Einfluss der Behandlung an der Wirbelsäule auf die Hand zu zeigen.

Deutet die Hypothese eher auf einen nozizeptiven Ursprung der Schmerzen hin, liegt der Fokus auf der Struktur, die am meisten betroffen ist, lokal oder entfernt: Gelenk, Sehnen, Muskel oder Bänder.

Mit einer Hypothese zu einem Output-Schmerzmechanismus könnte es notwendig sein, die Behandlung an der Brustwirbelsäule zu beginnen, entweder durch Mobilisation oder Manipulation mit dem Ziel, die Sensitivität des sympathischen Grenzstrangs zu beeinflussen. Diese Behandlung könnte auch in der Position des sympathischen Slump (Jeangros 2011) angewandt werden.

Der Therapeut muss sich überlegen, ob Irritierbarkeit beachtet werden muss oder ob es schwierig werden wird, die Symptome zu reproduzieren und, damit verbunden, ob die Hand sanft oder energischer behandelt werden soll. Unter bestimmten Umständen, z. B. bei einer rheumatoiden Arthritis, ist eine kräftigere Mobilisation kontraindiziert. In solchen Fällen sollte sich das Management um ergonomische Angelegenheiten, Übungen und Automobilisationen sowie Stabilisationsstrategien drehen.

6.3.1 Funktionsuntersuchung (P/E)

(➤ Box 6.1–Box 6.9)

Inspektion

- Die Inspektion beginnt, sobald der Patient den Raum betritt und dem Therapeuten die Hand schüttelt. Zu dieser Zeit beurteilt Therapeut bereits die Bereitschaft des Patienten, die Hand zu bewegen und zu gebrauchen. Der Therapeut erhält auch einen ersten Eindruck über die Kraft im Griff des Patienten.
- Inspektion der Kardinalzeichen – Farbveränderungen der Haut, Entzündung, Deformität, trophische Veränderungen (Haut, Nägel, Haare), andere Veränderungen der Durchblutung sowie allgemeine Fingerfertigkeit.

Box 6.1

Handgelenk und Handkomplex

A. Bis zum Einsetzen des *Schmerzes* oder bis zum *Bewegungslimit* bewegen

B. Chronische – geringfügige Handgelenks- oder Handsymptome
Obligatorisch: passive Bewegungstests, wenn chronische Symptome in irgendeinem Gebiet im unteren Drittel von Radius und Ulna bis zu den mittleren Metacarpi auftreten (Daumen ausgenommen)

Rückenlage:

- Flexion und Extension
- Supination und Pronation (über die Metacarpi)
- Radial- und Ulnarabduktion
- AP/PA-Bewegung
- HF und HE
- Longitudinalbewegungen nach distal und proximal

Die Testbewegungen beginnen als IV– mit Beobachtung der Schmerzantwort. Ist die Bewegung schmerzfrei, wird angemessener Überdruck gegeben, bis der Schmerz provoziert oder die Bewegung als „frei" beurteilt wird.

Kann eine positive Schmerzantwort hervorgerufen werden, muss die Testbewegung ggf. differenziert werden, um das betroffene Gelenk genau bestimmen zu können, und/oder andere Bewegungen müssen getestet werden, um die Beteiligung anderer Gelenke am Symptomgeschehen entweder auszuschließen oder zu vermuten.

Wenn alle Testbewegungen nach der ersten Untersuchung „frei" zu sein scheinen, sollten sie stärker wiederholt werden. Falls sie dann noch immer „frei" sind, könnte der Befund bei einer Testwiederholung in der nächsten Behandlungssitzung positiv sein.

A. Nachweisen, dass Handgelenk oder Hand nicht betroffen sind

- F und E (Finger zum Handgelenk)
- Supination und Pronation
- Handgelenksabduktion
- ↔ kran, kaud

Mit freundlicher Genehmigung aus Maitland (1992)

6

Box 6.2

Funktionsuntersuchung des distalen Radioulnargelenks

Im Rahmen der routinemäßigen Untersuchung dieses Gelenks muss das Handgelenk ebenfalls untersucht werden, da Supination und Pronation auch als Zusatzbewegung des Handgelenks erfolgen.

Inspektion

*Funktionelle Demonstration/Tests
- Der Patient führt *seine* funktionellen Bewegungen vor, die von *seiner* Störung betroffen sind.
- Differenzierungstests dieser demonstrierten funktionellen Bewegung(en)

Kurze Bewertung

Aktive Bewegungen (bis zum Einsetzen des *Schmerzes* oder bis zum *Bewegungslimit*)
Routinemäßig
- Ab, Ad im Handgelenk (F und E)
- Supination, Pronation
- Bewegungsausmaß und Schmerz notieren

Isometrische Tests

Andere Strukturen im „Plan"

- Thoracic-Outlet-Syndrom
- Einklemmungsneuropathie
- Sehnenscheiden

Passive Bewegungen

Physiologische Bewegungen
Routinemäßig
- Sup und Pro

Bewegungsausmaß, Schmerz, Widerstand, motorische Reaktion (Schutzspasmus) und Verhalten notieren
Zusatzbewegungen
Wenn erforderlich
1. ↑, ↓
   a. In Neutralstellung (auch ↑)
   b. Am Bewegungsende der Pronation
   c. Am Bewegungsende der Supination
2. Sup oder Pron mit Kompression
3. Sup und Pron am Handgelenk differenzieren, Bewegungsausmaß, Schmerz, Widerstand, motorische Reaktion (Schutzspasmus) und Verhalten notieren
4. Slump-Test
5. Differenzierungstests
6. ULNT

Palpation

+ Wenn „vergleichbare Zeichen" schwierig zu finden sind, Wiederbefundung der „traumatisierenden Bewegung"

Lesen der Krankenakte usw.
Die wichtigsten Befunde mit Asterisken (*) markieren
Instruktionen für den Patienten
Mit freundlicher Genehmigung aus Maitland (1992)

Box 6.3

Funktionsuntersuchung des Handgelenks

Im Rahmen der routinemäßigen Untersuchung dieses Gelenks müssen auch das distale Radioulnargelenk und die Interkarpalgelenke untersucht werden.

Inspektion

*Funktionelle Demonstration/Tests
- Der Patient führt *seine* funktionellen Bewegungen vor, die von *seiner* Störung betroffen sind.
- Differenzierungstests dieser demonstrierten funktionellen Bewegung(en)

Kurze Bewertung

Aktive Bewegungen (bis zum Einsetzen des *Schmerzes* oder bis zum *Bewegungslimit*)
Routinemäßig
- F, E, Ab, Ad, Sup, Pro (wiederholt und schnell)
- Bewegungsausmaß, Schmerz notieren
- Faustschluss

Isometrische Tests

Andere Strukturen im „Plan"

Wenn erforderlich
- Aktive Bewegung über das ganze Bewegungsausmaß gegen Widerstand zur Untersuchung der „Sehnenscheiden"
- Thoracic-Outlet-Syndrom
- Einklemmungsneuropathie

Passive Bewegungen

Physiologische Bewegungen
Routinemäßig
- F, E, Radial- und Ulnarabduktion, Sup und Pro
- Bewegungsausmaß, Schmerz, Widerstand, motorische Reaktion (Schutzspasmus) und Verhalten notieren. Alle können nach Bedarf mit oder ohne Kompression ausgeführt werden.

Zusatzbewegungen
Routinemäßig: ↓, ↑, →, ←, ↔ kran und kaud
Wenn erforderlich
1. Differenzierungstests von F und E
2. Differenzierungstests von Sub und Pro
3. Diskus
4. Os pisiforme
5. Handgelenk ↓, ↑, →, ← in Supination, Neutralstellung und Pronation sowie in verschiedenen Positionen von Flexion und Extension
6. Slump-Test
7. Differenzierungstests
8. ULNT

Palpation

- Einschließlich Sehnenscheiden und „Tabatière anatomique", wenn erforderlich
- + Wenn „vergleichbare Zeichen" schwierig zu finden sind, Wiederbefundung der „traumatisierenden Bewegung"

Lesen der Krankenakte usw.
Die wichtigsten Befunde mit Asterisken (*) markieren
Instruktionen für den Patienten
Mit freundlicher Genehmigung aus Maitland (1992)

Box 6.4

Funktionsuntersuchung der Interkarpalgelenke

Im Rahmen der routinemäßigen Untersuchung dieses Gelenks müssen auch das Handgelenk, die Karpometakarpalgelenke (CMC) und die Bewegungen des Os pisiforme untersucht werden.**

Inspektion

*Funktionelle Demonstration/Tests

- Der Patient führt *seine* funktionellen Bewegungen vor, die von *seiner* Störung betroffen sind.
- Differenzierungstests dieser demonstrierten funktionellen Bewegung(en)

Kurze Bewertung

Aktive Bewegungen (bis zum Einsetzen des *Schmerzes* oder bis zum *Bewegungslimit*)

Isometrische Tests

Andere Strukturen im „Plan"

- Aktive Bewegung über das ganze Bewegungsausmaß gegen Widerstand für „Sehnenscheiden"
- Thoracic-Outlet-Syndrom
- Einklemmungsneuropathie

Passive Bewegungen

Physiologische Bewegungen
Routinemäßig

1. Handgelenk F, E, Ab, Ad, Sup, Pro
2. F und E der Mediokarpalgelenke
3. Differenzierungstests von F und E
4. F und E nur des Karpometakarpalgelenks (CMC)

Bewegungsausmaß, Schmerz, Widerstand, motorische Reaktion (Schutzspasmus) und Verhalten notieren

Zusatzbewegungen
Routinemäßig

1. ↓ und ↑ (unterschiedliche Winkel und Kontaktpunkte). ↑ (d. h. Gleitbewegung jedes einzelnen Handwurzelknochens gegen den benachbarten Handwurzelknochen)
2. HF und HE des Carpus
3. **Os pisiforme, ohne und mit Kompression, —•→, ←•—, ←•→ kran und kaud, Distraktion
4. CMC-Gelenke
   a. ↓ und ↑ (unterschiedliche Winkel und Kontaktpunkte)
   b. —•→ ←•— der Metacarpi auf dem Carpus, mit und ohne Abduktion und Adduktion
   c. ↺ und ↻ Metacarpus
   Bewegungsausmaß, Schmerz, Widerstand, motorische Reaktion (Schutzspasmus) und Verhalten notieren
5. Slump-Test
6. Differenzierungstests
7. ULNT

Palpation

- Einschließlich Sehnenscheiden
- + Wenn „vergleichbare Zeichen" schwierig zu finden sind, Wiederbefundung der „traumatisierenden Bewegung"

Lesen der Krankenakte usw.
Die wichtigsten Befunde mit Asterisken (*) markieren
Instruktionen für den Patienten
Mit freundlicher Genehmigung aus Maitland (1992)

Box 6.5

Funktionsuntersuchung der Karpometakarpalgelenke

Im Rahmen der routinemäßigen Untersuchung dieses Gelenks müssen auch die Interkarpalgelenke sowie die proximalen und distalen Intermetakarpalgelenke und -lücken untersucht werden.

Inspektion

*Funktionelle Demonstration/Tests

- Der Patient führt *seine* funktionellen Bewegungen vor, die von *seiner* Störung betroffen sind.
- Differenzierungstests dieser demonstrierten funktionellen Bewegung(en).

Kurze Bewertung
Aktive Bewegungen (bis zum Einsetzen des *Schmerzes* oder bis zum *Bewegungslimit*)

Isometrische Tests

Andere Strukturen im „Plan"

- Im vollständigen Bewegungsausmaß aktiv/gegen Widerstand ausgeführt: Handgelenk und Finger F für Sehnenscheiden
- Thoracic-Outlet-Syndrom
- Einklemmungsneuropathie

Passive Bewegungen

Physiologische Bewegungen
Routinemäßig

- Einzelne CMC F und E
- HF und HE des Carpus und Differenzierungstests
- HF und HE der Metacarpi und Differenzierungstests

Bewegungsausmaß, Schmerz, Widerstand, motorische Reaktion (Schutzspasmus) und Verhalten notieren

Zusatzbewegungen

Routinemäßig

1. ↓ und ↑ (unterschiedliche Winkel, medial, lateral, distal, proximal), ↕
2. → und ←
3. Abduktion und Adduktion
4. Kombination von 2. und 3.
5. ↻ und ↺ der Metakarpalgelenke

Alles mit und ohne Kompression

Bewegungsausmaß, Schmerz, Widerstand, motorische Reaktion (Schutzspasmus) und Verhalten notieren

Wenn erforderlich

1. Slump-Test
2. Differenzierungstests
3. ULNT

Palpation

- Einschließlich Sehnenscheiden
- + Wenn „vergleichbare Zeichen" schwierig zu finden sind, Wiederbefundung der „traumatisierenden Bewegung"

Lesen der Krankenakte usw.

Die wichtigsten Befunde mit Asterisken (*) markieren

Instruktionen für den Patienten

Mit freundlicher Genehmigung aus Maitland (1992)

Box 6.6

Funktionsuntersuchung der intermetakarpalen Bewegungen

Inspektion

*Funktionelle Demonstration/Tests

- Der Patient führt *seine* funktionellen Bewegungen vor, die von *seiner* Störung betroffen sind.
- Differenzierungstests dieser demonstrierten funktionellen Bewegung(en)

Kurze Bewertung

Aktive Bewegungen (bis zum Einsetzen des *Schmerzes* oder bis zum *Bewegungslimit*)

Isometrische Tests

Andere Strukturen im „Plan"

- Volle aktive Bewegung gegen Widerstand über das gesamte Bewegungsausmaß für „Sehnenscheiden"
- Thoracic-Outlet-Syndrom
- Einklemmungsneuropathie

Passive Bewegungen

Physiologische Bewegungen

Routinemäßig

HF und HE der Metacarpi (an der Basis und an den Köpfen)

Bewegungsausmaß, Schmerz, Widerstand, motorische Reaktion (Schutzspasmus) und Verhalten notieren

Wenn erforderlich

- Slump-Test
- Differenzierungstests
- ULNT

Zusatzbewegungen

Routinemäßig

1. ↓ und ↑ der einzelnen Ossi metacarpi gegenüber ihren Nachbarn (Basis und Köpfe)
2. Individuell: HF oder HE (Basis und Köpfe)

Bewegungsausmaß, Schmerz, Widerstand, motorische Reaktion (Schutzspasmus) und Verhalten notieren

Palpation

- Einschließlich Sehnenscheiden
- + Wenn „vergleichbare Zeichen" schwierig zu finden sind, Wiederbefundung der „traumatisierenden Bewegung"

Lesen der Krankenakte usw.

Die wichtigsten Befunde mit Asterisken (*) markieren

Instruktionen für den Patienten

Mit freundlicher Genehmigung aus Maitland (1992)

Box 6.7

Funktionsuntersuchung der Metakarpophalangeal- und Interphalangealgelenke

Inspektion

*Funktionelle Demonstration/Tests

- Der Patient führt *seine* funktionellen Bewegungen vor, die von *seiner* Störung betroffen sind.
- Differenzierungstests dieser demonstrierten funktionellen Bewegung(en).

Kurze Bewertung

Aktive Bewegungen (bis zum Einsetzen des *Schmerzes* oder bis zum *Bewegungslimit*)

Routinemäßig

F, E, Spreizen; Faustschluss oder Griff

Bewegungsausmaß und Schmerz, Wiederholung und Schnelligkeit der Ausführung notieren

Isometrische Tests

Andere Strukturen im „Plan"

Wenn erforderlich

- Volle aktive Bewegung über das gesamte Bewegungsausmaß gegen Widerstand für „Sehnenscheiden"
- Gelenkeinschränkung im Vergleich zu Muskel- oder Sehnenverkürzung
- Thoracic-Outlet-Syndrom
- Einklemmungsneuropathie

Passive Bewegungen

Physiologische Bewegungen

Routinemäßig
F, E
Bewegungsausmaß, Schmerz, Widerstand, motorische Reaktion (Schutzspasmus) und Verhalten notieren
Wenn erforderlich
Gelenkeinschränkung im Vergleich zu Muskel- oder Sehnenverkürzung
Zusatzbewegungen
Routinemäßig
1. ←•→ kran und kaud, Ab und Ad, —•→, ←•—, ↑, ↓, ↻, ↺
2. Die o. a. Bewegungen in verschiedenen Positionen anderer physiologischer Bewegungsausmaße

Wenn erforderlich
1. Die gleichen Bewegungen mit Kompression
2. Ab, mit —•→ und ←•—
3. Ad, mit —•→ und ←•—
4. Slump-Test
5. Differenzierungstests
6. ULNT

Palpation
- Einschließlich Sehnenscheiden
- \+ Wenn „vergleichbare Zeichen" schwierig zu finden sind, Wiederbefundung der „traumatisierenden Bewegung"

Lesen der Krankenakte usw.
Die wichtigsten Befunde mit Asterisken (*) markieren
Instruktionen für den Patienten
Mit freundlicher Genehmigung aus Maitland (1992)

Box 6.8

Funktionsuntersuchung des Karpometakarpalgelenks des Daumens

Im Rahmen der routinemäßigen Untersuchung dieses Gelenks müssen auch die benachbarten Interkarpalgelenke und das Handgelenk untersucht werden.

Inspektion
*Funktionelle Demonstration/Tests
- Der Patient führt *seine* funktionellen Bewegungen vor, die von *seiner* Störung betroffen sind.
- Differenzierungstests dieser demonstrierten funktionellen Bewegung(en)

Kurze Bewertung
Aktive Bewegungen (bis zum Einsetzen des *Schmerzes* oder bis zum *Bewegungslimit*)
Zusätzlich aktive Bewegungen des Daumens inkl. Greifen und Faustschluss

Isometrische Tests

Andere Strukturen im „Plan"
- Volle aktive Bewegung über das gesamte Bewegungsausmaß gegen Widerstand für „Sehnenscheiden"
- Gelenkeinschränkung im Vergleich zu Muskel- oder Sehnenverkürzung

Einklemmungsneuropathie

Passive Bewegungen
Physiologische Bewegungen
Routinemäßig
1. Daumen F, E, Ab, Ad
2. Differenzierungstests von F, E, Ab, Ad, Rot und Opposition
3. HF und HE der Handwurzel

Bewegungsausmaß, Schmerz, Widerstand, motorische Reaktion (Schutzspasmus) und Verhalten notieren
Zusatzbewegungen
Routinemäßig
1. ↓ und ↑ des ersten Metacarpus gegenüber dem Os trapezium
2. —•→ und ←•— des Metacarpus gegenüber der Handwurzel, mit und ohne Abduktion und Adduktion, mit und ohne Kompression
3. ↻ und ↺ des Metacarpus, mit und ohne Kompression
4. ↑ im benachbarten Interkarpal- und im ersten CMC-Gelenk

Bewegungsausmaß, Schmerz, Widerstand, motorische Reaktion (Schutzspasmus) und Verhalten notieren
Wenn erforderlich
1. Tests der Interkarpalgelenke
2. CMC ↓ mit E
3. Slump-Test
4. Differenzierungstests
5. ULNT

Palpation
- Einschließlich Sehnenscheiden
- \+ Wenn „vergleichbare Zeichen" schwierig zu finden sind, Wiederbefundung der „traumatisierenden Bewegung"

Lesen der Krankenakte usw.
Die wichtigsten Befunde mit Asterisken (*) markieren
Instruktionen für den Patienten
Mit freundlicher Genehmigung aus Maitland (1992)

Box 6.9

Funktionsuntersuchung des gesamten Komplexes Handgelenk/Hand

Inspektion
***Funktionelle Demonstration/Tests**
- Der *Patient* führt *seine* funktionellen Bewegungen vor, die von *seiner* Störung betroffen sind.
- Differenzierungstests dieser demonstrierten funktionellen Bewegung(en).

Kurze Bewertung
Aktive Bewegungen (bis zum Einsetzen des *Schmerzes* oder bis zum *Bewegungslimit*)

- Faustschluss oder Testgriff
- F, E, Ab und Ad des Handgelenks
- Sup und Pro

Isometrische Tests

Andere Strukturen im „Plan"

Passive Bewegungen

Nach Bedarf

Ganze Hand

1. F und E
2. Radial- und Ulnarabduktion
3. Sup und Pro
4. ↔ kran und kaud
5. HF und HE
6. Os pisiforme
7. ↓, ↑, →, ← in verschiedenen Stellungen von Handgelenks Sup, Pro, F und E des Handgelenks
8. Sehnenscheiden
9. Länge und Funktionsfähigkeit der Sehnen
10. Diskus

Differenzierungstests nach Bedarf

1. F und E
   a. Radiokarpal
   b. Mediokarpal
   c. Karpometakarpal
2. Radial- und Ulnarduktion
   a. Radiokarpal
   b. Mediokarpal
   c. Karpometakarpal
3. Supination und Pronation
   a. Radiokarpal
   b. Distales R/U-Gelenk
4. ↔ kaud und kran
   a. Radiokarpal
   b. Interkarpal
   c. Karpometakarpal
5. HF und HE
   a. Interkarpal
   b. Karpometakarpal
   c. Intermetakarpal

Weitere Testbewegungen

1. ↓, ↘, ↓, ↑, ↗, ↗, ↑ (vom distalen R/U bis zu den Köpfen der Metacarpi)
2. Slump-Test
3. ULNT

Palpation

- Einschließlich Sehnenscheiden
- \+ Wenn „vergleichbare Zeichen" schwierig zu finden sind, Wiederbefundung der „traumatisierenden Bewegung"

Lesen der Krankenakte usw.

Die wichtigsten Befunde mit Asterisken (*) markieren

Instruktionen für den Patienten

Mit freundlicher Genehmigung aus Maitland (1992)

Funktionelle Demonstration

- Lassen Sie den Patienten die Aktivität ausführen, die seinen Schmerz oder einen gewissen Grad von Unbehagen auslöst, der als abnormal, limitierend oder behindernd empfunden wird.
- Achten Sie auf Störungen der Achsenbelastung der Hand und der ganzen oberen Extremität beim Greifen, einschließlich der Fähigkeit, den Daumen vollständig zu opponieren, und das Ausmaß der Fingerflexion.
- Achten Sie darauf, ob das Handgelenk beim Greifen in Palmarflexion gehalten wird oder ob es zu einer Deviation im Handgelenk kommt (häufig nach radial aufgrund eines übermäßigen Zuges des Extensor carpi radialis brevis).
- Analysieren und dokumentieren Sie das Bewegungsausmaß, die Symptomantwort und die Qualität der Bewegung.
- Schmerz, der durch belastende Aktivitäten verstärkt wird, könnte auf eine eher intraartikuläre Beteiligung hindeuten.
- Bei Schmerzen, die im distalen Radioulnargelenk entstehen, könnte die funktionelle Demonstration das Öffnen eines Wasserhahns enthalten. Ermittelt der Therapeut die Stelle in der Supination, an welcher der Schmerz eintritt, kann er die Ulna weiter in diesen Bereich hinein bewegen, um festzustellen, ob der Schmerz dadurch ansteigt.

Aktive Bewegungen der ganzen Hand

Die aktive Bewegungen der ganzen Hand mit Überdruck Grad III+, falls erforderlich, zur Erfassung von Bewegungsausmaß, Symptomantwort und Qualität der Bewegung (Palmarflexion 85°, Dorsalextension 85°, ulnare Abduktion 45°, radiale Abduktion 15°) sowie schnelle Orientierungstests sollten auch Pronation, Supination, horizontale Flexion und horizontale Extension beinhalten.

6.3.2 „Wenn-notwendig-Tests"

Isometrische Tests (Handkrafttest)

- Eine mögliche Indikation für den Gebrauch dieser „Wenn-notwendig-Tests" wäre einerseits das Wiedererkennen eines typisches Musters (z. B. Schmerz nach wiederholter Bewegung und Steifigkeit nach Ruhe) oder die Lokalisationen eines Muskels oder einer Sehne (im Wissen, dass die größte Beanspruchung am muskulotendinösen Übergang stattfindet).
- Andererseits scheint es wichtig, zuerst zu differenzieren, ob der Schmerz von einer Sehne oder einer anderen Struktur ausgeht, da es fast unmöglich ist, eines der Gelenke des Handgelenks zu

mobilisieren, ohne dass die Finger des Therapeuten auf eine Sehne einwirken.

- Andere Indikationen für den Einsatz von isometrischen Tests wären die Diagnose des Morbus de Quervain, von Dupuytren-Kontrakturen, eine Überlastung in der Vorgeschichte (Bedienung der Maus bei Computerarbeit), eine frische Überdehnung, ein traumatisches Ereignis oder eine Muskelzerrung, die durch ein MRT bestätigt wurde oder auch nicht.
- Der Finkelstein-Test z. B. wird benutzt, wenn eine Dysfunktion des Abduktor pollicis longus und des Extensor pollicis longus vermutet wird, was auf eine de-Quervain-Tendinopathie hindeutet: Flexion (und Adduktion) des Daumens werden kombiniert mit einer starken Ulnarabduktion. Dieser Test ähnelt dem neurodynamischen Test ULNT 2b (Butler 1991) zur Testung des N. radialis und benötigt eine weitere Differenzierung mit Ellenbogenextension, Scapulaelevation oder Lateralflexion der Halswirbelsäule. Symptome hängen selten nur mit einer einzigen Struktur zusammen.
- Die meisten Muskeln und Sehnen in der Hand verlaufen über mehr als ein oder zwei Gelenke und verrichten eine exzentrische Kontraktion. Das bedeutet, dass die Hand einen größeren Anteil bewegender als stabilisierender Muskeln enthält.
- Isometrische Tests werden zuerst in Neutralposition, dann in der funktionellen Stellung durchgeführt. Die Lokalisation der Symptome und die direkte Palpation (oder Deep Friction) können helfen, zwischen Muskeln und Sehnen zu differenzieren.
- Die Sehnen werden durch vollständige Dehnung, maximale Verlängerung getestet. Eine weiterführende Differenzierung zwischen Sehne und Sehnenscheide (Tendosynovitis) wird durch Kompression des schmerzhaften Punktes und Bewegen der Sehne über das ganze Bewegungsausmaß erreicht.
- Der Handkrafttest kann zur Reevaluation genutzt werden, ist aber nicht kennzeichnend für ein bestimmtes Krankheitsbild.

Neurologische Untersuchung

Falls ein Symptom einer dermatombezogenen Verteilung (➤ Abb. 6.7) folgt oder es in der Vorgeschichte Hinweise auf eine Beteiligung der Halswirbelsäule gibt, ist eine sorgfältige neurologische Untersuchung der oberen Extremität nötig. In diesem Fall werden durch eine peripher neurologische Untersuchung Sensibilität (leichte Berührung und Pinprick), Reflexe und Kraft beurteilt (➤ Abb. 6.8).

Neurodynamische Tests

Neurodynamische Tests sind zwingend erforderlich, wenn zwischen Strukturen, die Symptome in der oberen Extremität verursachen, differenziert werden muss. Die Verteilung der Symptome ist entscheidend dafür, ob ULNT 1 (eher N. medianus), ULNT 2b (eher N. radialis) oder ULNT 3 (eher N. ulnaris) verwendet werden muss (Butler 1991).

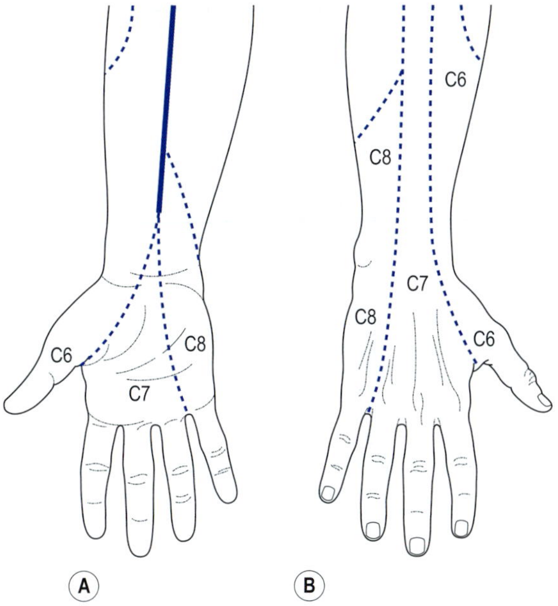

Abb. 6.7 Dermatome (mit frdl. Genehmigung von Williams und Warwick 1973)

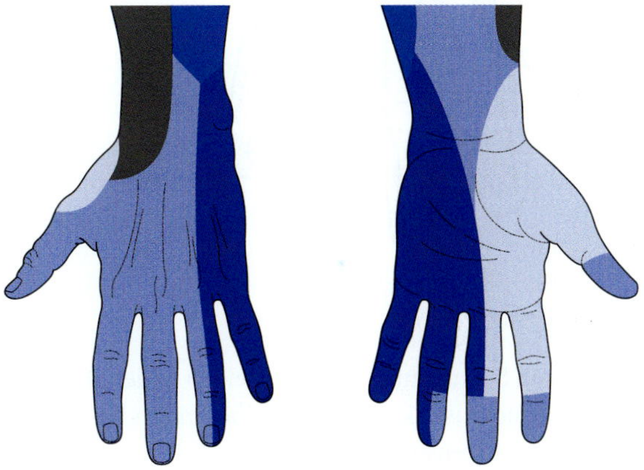

Abb. 6.8 Hautinnervation der peripheren Nerven (nach Putz und Pabst 2006)

In Rückenlage

Inspektion und Palpation

- Identifikation oberflächlicher anatomischer Orientierungspunkte (Hoppenfeld 1976)
- Identifikation von Zeichen einer Bewegungsstörung (Temperaturveränderung, übermäßiges Schwitzen, Weichteilveränderungen wie Schwellung und Weichteilverdickungen, knöcherne Abnormalitäten wie Exostosen)
- Palpation des N. medianus, ulnaris und radialis um das Handgelenk und die Hand im Hinblick auf Mechanosensitivität, Symptomreproduktion und Zeichen von Schwellung oder Verdickung (➤ Abb. 6.9)

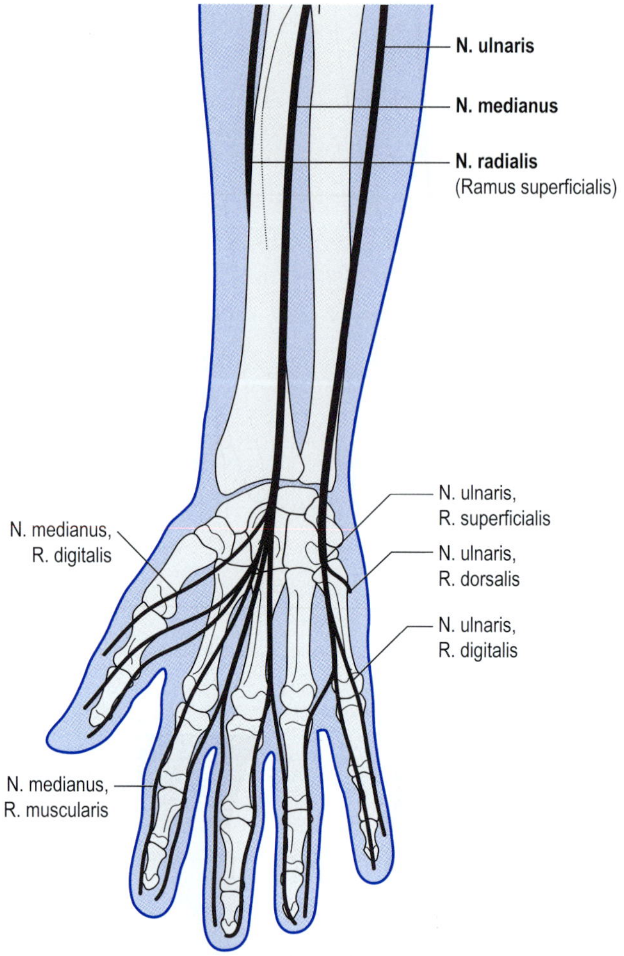

Abb. 6.9 Oberflächliche Nerven

- Palpation von Sehnen und Sehnenscheiden in den Bereichen, wo eine Tendosynovitis erkennbar wäre (besonders Abduktor pollicis longus und Extensor pollicis brevis)
- Brachialis- und Radialispuls zur Überprüfung der Durchblutung

Differenzierungstests von schmerzreproduzierenden Bewegungen

- Pronation und Supination: Differenzierung zwischen distalem Radioulnar-, Radiokarpal-, Mediokarpal- und Karpometakarpalgelenken (➤ Abb. 6.10, ➤ Abb. 6.11, ➤ Abb. 6.12, ➤ Abb. 6.13, ➤ Abb. 6.14, ➤ Abb. 6.15)
- Palmarflexion und Dorsalextension: Differenzierung zwischen Radiokarpal- und Mediokarpalgelenk (➤ Abb. 6.23, ➤ Abb. 6.24, ➤ Abb. 6.25, ➤ Abb. 6.26, ➤ Abb. 6.27, ➤ Abb. 6.28)
- Radial- und Ulnarabduktion: Differenzierung zwischen distalem Radioulnar-, Radiokarpal- und Mediokarpalgelenk (➤ Abb. 6.29, ➤ Abb. 6.30, ➤ Abb. 6.31, ➤ Abb. 6.32)
- Horizontale Flexion und Extension: Differenzierung zwischen proximaler und distaler Handwurzelreihe und Intermetakarpalgelenken (➤ Abb. 6.37, ➤ Abb. 6.38)

Passive Bewegungen von Handgelenk und Hand – Untersuchungs- und Behandlungstechniken

Bewegungen der ganzen Hand, Differenzierungstests der Reihen

- Distales Radioulnargelenk: Pronation, Supination, Bewegungen anteroposterior und posteroanterior, Bewegungen longitudinal-proximal und -distal, Kompression, Bewegungen unter Kompression
- Radiokarpalgelenk: Palmarflexion, Dorsalextension, Radialabduktion, Ulnarabduktion, Innenrotation, Außenrotation, Bewegungen anteroposterior/posteroanterior, Bewegung transversal-medial, Bewegung transversal-lateral, horizontale Flexion, horizontale Extension, Kompression, Distraktion, Bewegungen unter Kompression/Distraktion
- Mediokarpalgelenk: Palmarflexion, Dorsalextension, horizontale Flexion, horizontale Extension
- Interkarpale Bewegungen: Bewegungen anteroposterior/posterior-anterior der einzelnen Knochen oder über dem Gelenkspalt mit Angulierungen
- Intermetakarpalgelenke: Bewegungen anteroposterior und posterior-anterior, horizontale Flexion, horizontale Extension
- Karpometakarpal-, Metakarpophalangeal-, Interphalangealgelenke: Palmarflexion, Dorsalextension, Abduktion, Adduktion, Innenrotation, Außenrotation, anteroposterior oder posterior-anterior, transversal-medial, transversal-lateral, Kompression, Distraktion, Bewegungen unter Kompression oder Distraktion

Differenzierungstests von Radial- und Ulnarabduktion

- Ulnar – ➤ Abb. 6.29 und ➤ Abb. 6.30
- Radial – ➤ Abb. 6.31 und ➤ Abb. 6.32
- Longitudinal-distal/-proximal Bewegungen des distalen Radioulnargelenks – ➤ Abb. 5.46 und ➤ Abb. 6.22
- Ausführung für Radiokarpal-, Mediokarpal- und Karpometakarpalgelenke – ➤ Abb. 6.30 und ➤ Abb. 6.32

Differenzierungstests von horizontaler Flexion und Extension

- Interkarpalgelenke – ➤ Abb. 6.37und ➤ Abb. 6.38
- Intermetakarpalgelenke – ➤ Abb. 6.46

Supination

(➤ Abb. 6.16 und ➤ Abb. 6.17)

Technik Diese Technik ist mit der in ➤ Kap. 5, ➤ Abb. 5.40 und ➤ Abb. 5.41, beschriebenen identisch.

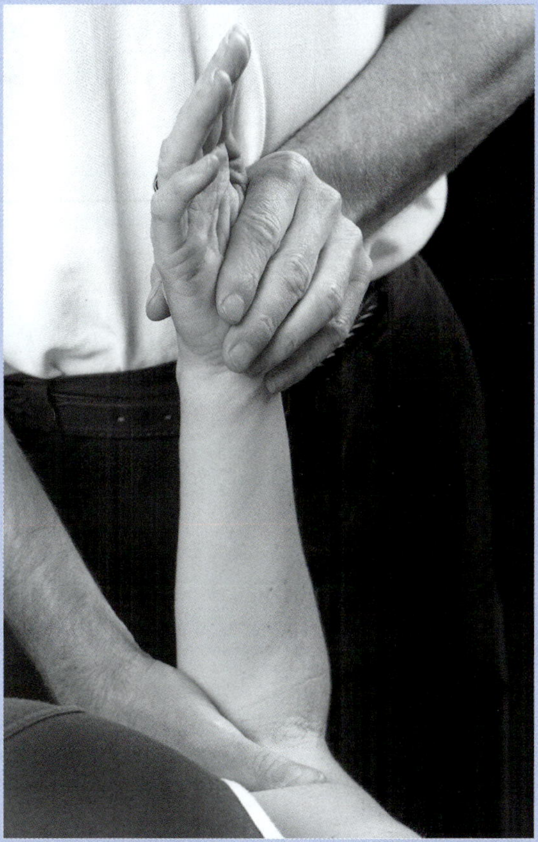

Abb. 6.10 Differenzierungstest: Supination der ganzen Hand

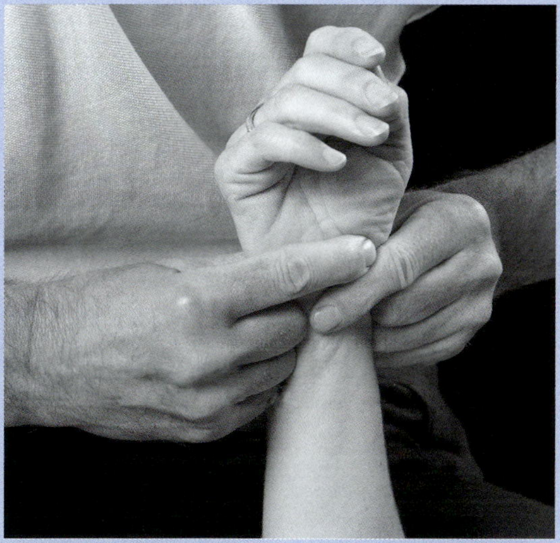

Abb. 6.11 Differenzierungstest: Supination im distalen Radioulnar- und Radiokarpalgelenk

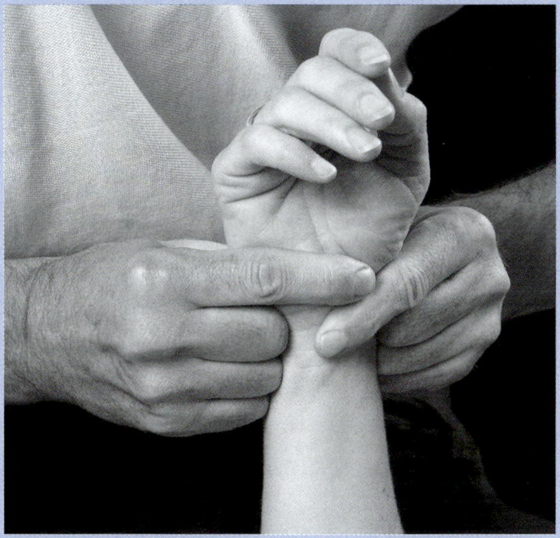

Abb. 6.12 Differenzierungstest: leichtes Nachlassen der radiokarpalen Supination

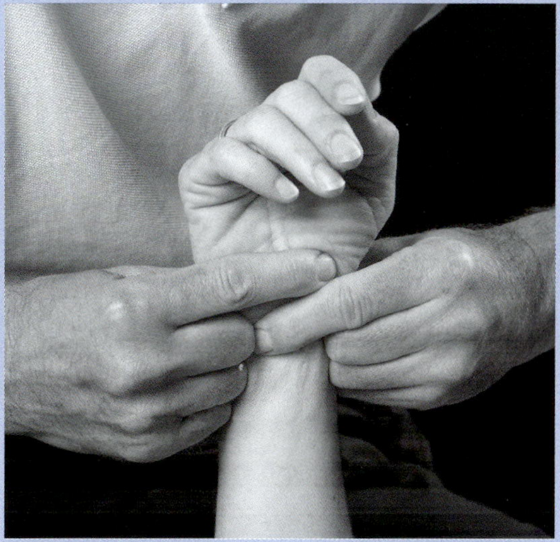

Abb. 6.13 Differenzierungstest: leichtes Nachlassen der radioulnaren Supination

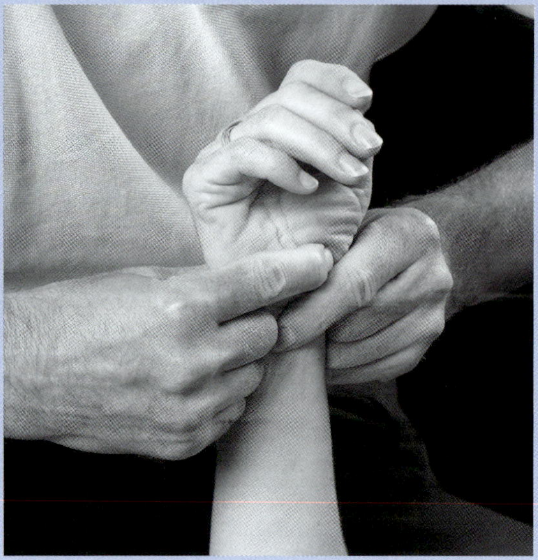

Abb. 6.14 Differenzierungstest: leichte Steigerung der radiokarpalen Supination

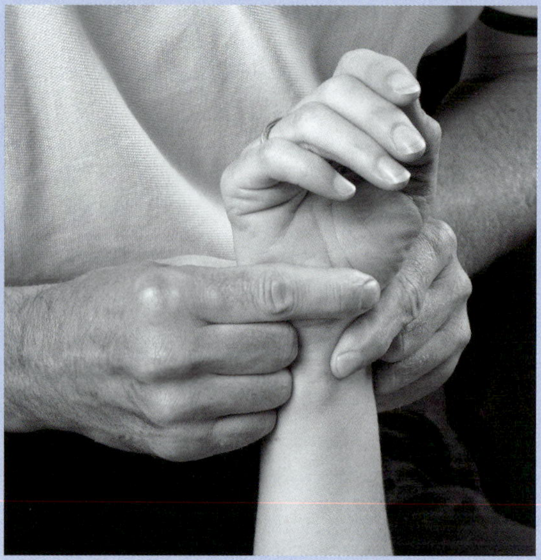

Abb. 6.15 Differenzierungstest: leichte Steigerung der radioulnaren Supination

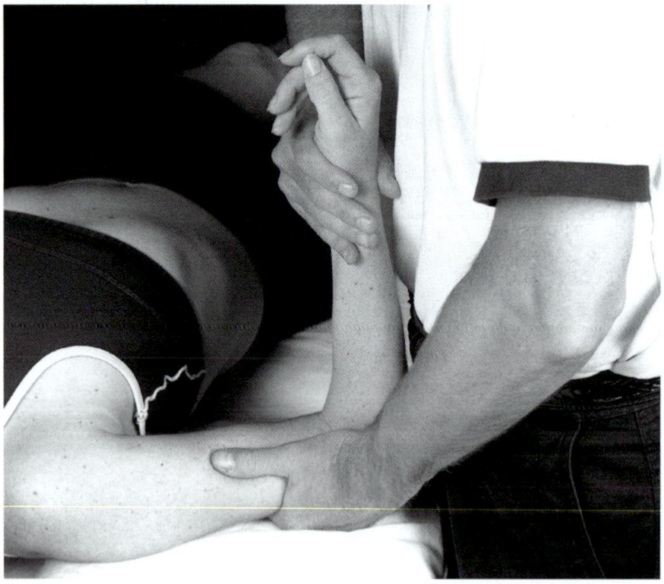

Abb. 6.16 Distales Radioulnargelenk: Supination Grad I–IV

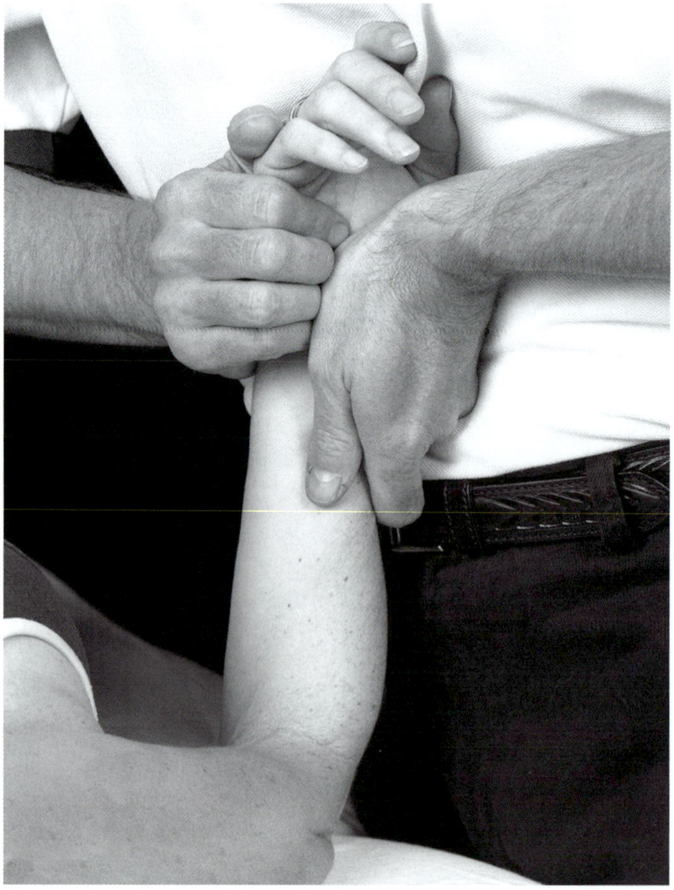

Abb. 6.17 Distales Radioulnargelenk: Supination Grad IV+

Pronation

(➤ Abb. 6.18 und ➤ Abb. 6.19)

Technik Diese Technik ist mit der in ➤ Kap. 5, ➤ Abb. 5.42 und ➤ Abb. 5.43, beschriebenen identisch.

Posteroanteriore und anteroposteriore Bewegung des distalen Radioulnargelenks

(➤ Abb. 6.20)

Richtung Die Bewegungen posteroanterior (PA) und anteroposterior (AP) beziehen sich auf die Bewegungen der Ulna gegenüber dem Radius, da es einfacher ist, das vergleichsweise große distale Ende des Radius zu stabilisieren und Bewegung durch das Schieben des distalen Endes der Ulna zu erzeugen.

Symbole ↡, ↟

Ausgangsstellung Patient Rückenlage in der Mitte der Liege mit dem Ellenbogen in 90° Flexion. Die AP- und PA-Bewegungen mit der größtmöglichen Amplitude erhält man, wenn das distale Radioulnargelenk in der Mittelstellung zwischen Pronation und Supination positioniert wird.

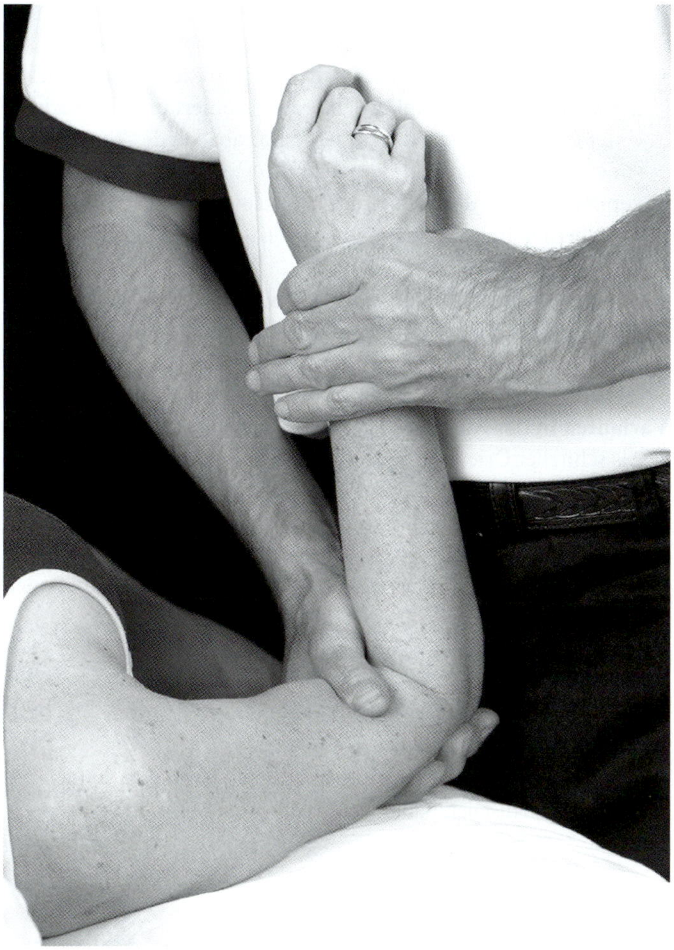

Abb. 6.18 Distales Radioulnargelenk: Pronation

Ausgangsstellung Therapeut Im Stand auf der rechten Seite des Patienten etwas oberhalb des flektierten Ellenbogens, der linken Schulter des Patienten zugewandt

Lokalisation der einwirkenden Kräfte (Handgriffe)

- Daumen und Zeigefinger beider Hände halten den Unterarm des Patienten in Mittelstellung zwischen Pronation und Supination.
- Der Daumen der linken Hand hält das distale Ende des Radius von posterior, der flektierte Zeigefinger von anterior.
- Die übrigen Finger werden gebeugt und unterstützen von lateral den Zeigefinger, der den Hauptkontaktpunkt bildet.

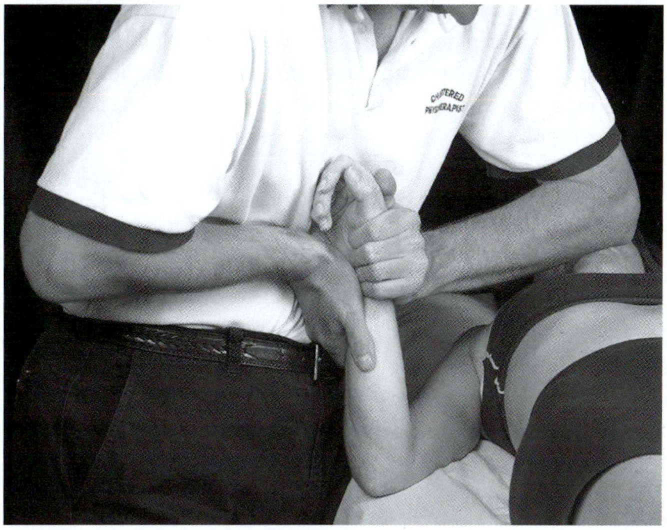

Abb. 6.19 Distales Radioulnargelenk: Pronation Grad IV+

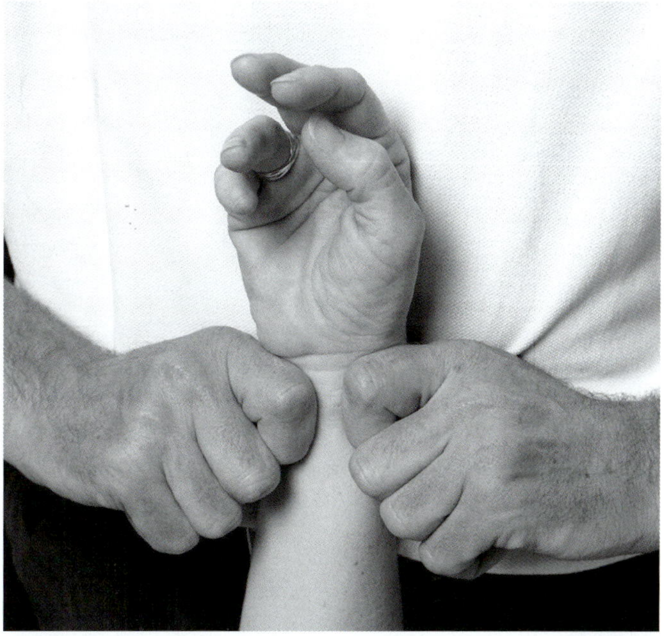

Abb. 6.20 Distales Radioulnargelenk: posteroanteriore und anteroposteriore Bewegung

6

- Die rechte Hand hält das distale Ende der Ulna mit einem identischen Griff.

Anwendung der Technik

- Eine PA-Bewegung der Ulna gegenüber dem Radius wird durch Druck an die posteriore Fläche der Ulna mit dem rechten Daumen des Therapeuten und einem gleich starken und gegensätzlichen Druck an die anteriore Fläche des Radius mit dem linken Zeigefinger erreicht.
- Eine AP-Bewegung der Ulna gegenüber dem Radius wird durch die entgegengesetzte Ausführung erreicht.

Varianten in der Ausführung Für eine stärkere Dehnung am Bewegungslimit von Supination oder Pronation sollte der Therapeut Radius und Ulna fest zwischen den Thenaren einklemmen, anstatt nur Daumen und Zeigefinger zu benutzen. Dadurch können PA- und AP-Dehnungen am Bewegungsende von Supination oder Pronation durch Schieben oder Ziehen der Arme kräftiger durchgeführt werden.

Anwendung

- Hauptsächlich bei den klinischen Gruppen 2 und 3b
- Patienten mit Steifigkeit oder Schmerz und Steifigkeit bei Pronation oder Supination
- Bei Schmerz und Steifigkeit bei Pronation und Supination nach einer Fraktur oder Immobilisation

6

Kompression des distalen Radioulnargelenks

(➤ Abb. 6.21)

Richtung Kompression von Radius und Ulna gegeneinander im distalen Radioulnargelenk

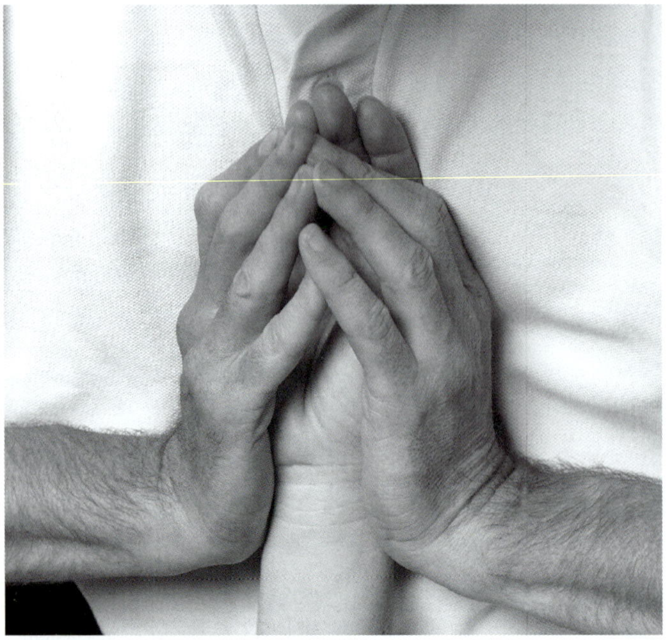

Abb. 6.21 Distales Radioulnargelenk: Kompression

Symbol ≻•≺

Ausgangsstellung Patient Rückenlage in der Mitte der Liege mit dem Ellenbogen in 90° Flexion und dem Unterarm in Mittelstellung zwischen Pronation und Supination

Ausgangsstellung Therapeut Kniend auf der rechten Seite des Patienten oberhalb des flektierten Ellenbogens

Lokalisation der einwirkenden Kräfte (Handgriffe)

- Beide Hände umfassen die rechte Hand des Patienten.
- Die Daumen und Daumenballen zeigen in Richtung der Finger des Patienten und liegen so auf der posterioren Fläche des Handgelenks des Patienten, dass sie sich auf der Mittellinie treffen.
- Die Finger greifen um das Handgelenk herum, sodass sie sich anterior auf der Mittellinie treffen.
- Der Handballen der linken Hand legt sich um die laterale Fläche des distalen Endes des Radius des Patienten.
- Der Handballen der rechten Hand legt sich um das distale Ende der Ulna des Patienten.
- Beide Arme stehen einander im rechten Winkel zum Unterarm des Patienten gegenüber.

Anwendung der Technik

- Zunächst werden Supination und Pronation ausgeführt, indem der Therapeut die Handballen seiner gewölbten Hände in entgegengesetzte Richtung verschraubt, während Finger und Daumen stationär liegen bleiben.
- Pronation des Unterarms des Patienten wird hergestellt, indem der Therapeut seinen linken Unterarm proniert und den rechten Unterarm supiniert, sodass sich die Handballen des Therapeuten voneinander entfernen.
- Supination wird durch Supination des linken Unterarms des Therapeuten in Kombination mit Pronation seines rechten Unterarms erreicht.
- Es wird eine Schaukelbewegung vor und zurück zwischen Supination und Pronation fortgeführt, während der Therapeut zwischen seinen beiden Armen Kompression aufrechterhält.

Varianten in der Ausführung

- Als schneller Orientierungstest des Gelenks kann der Radius fest gegen die Ulna gedrückt werden, während gleichzeitig eine Schaukelbewegung von Radius und Ulna zurück und nach vorn gegeneinander erfolgt.
- Der gleiche Griff kann verwendet werden, um die distalen Enden von Radius und Ulna zur distrahieren oder zu trennen.

Anwendung

- Wenn Schmerzen im distalen Radioulnargelenk durch Greifaktivitäten verstärkt werden
- Wenn der Schmerz durch ein festes Aneinanderpressen von Radius und Ulna im distalen Radioulnargelenk provoziert werden kann

Longitudinal-distale/-proximale Bewegung im distalen Radioulnargelenk

Technik Diese Technik ist mit der in ➤ Abb. 5.46 (distal) und ➤ Abb. 6.22 (proximal) beschriebenen identisch.

Varianten in der Ausführung Diese longitudinalen Bewegungen werden als Longitudinalbewegungen des Radius gegenüber der Ulna beschrieben. Die Gründe, warum die Bewegungen als die des Radius gegenüber der Ulna dargestellt werden, sind:

- Die Ulna ist am Ellenbogen relativ stabiler.
- Eine der besten Arten, diese Bewegung zu erzeugen, ist, eine Ulnarabduktion der Hand auszuführen, wodurch der Radius in kaudale Richtung gezogen wird.

Die Bewegung nach longitudinal-proximal des Radius gegenüber der Ulna wird durch eine Radialabduktion des Handgelenks erzeugt.

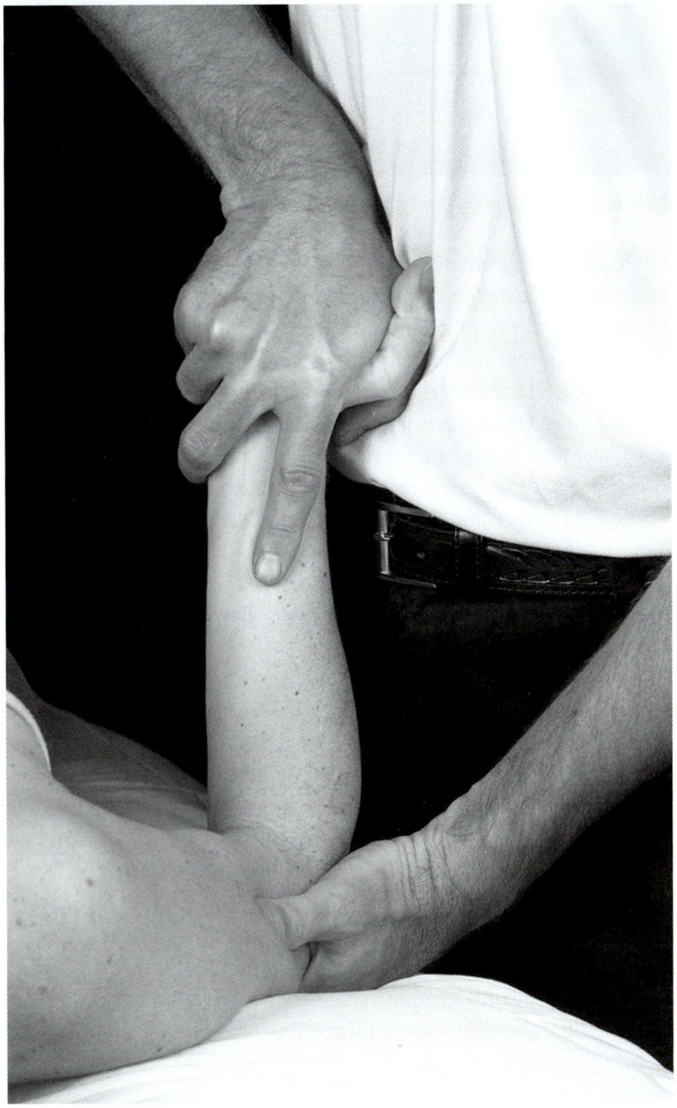

Abb. 6.22 Proximales Radioulnargelenk: longitudinal-proximale Bewegung

Bewegung nach longitudinal-proximal

- Der Schwerpunkt liegt auf der exakten Positionierung der Hand des Patienten und der Richtung, in welche die Hand des Therapeuten Druck ausübt.
- Die Hand des Patienten muss Richtung Radialabduktion (Abduktion) gekippt werden; der Therapeut sollte den Kontakt hauptsächlich durch die Basis des Daumenballens des Patienten aufbauen, damit der Druck in einer geraden Linie mit dem Radiusschaft verläuft.
- *Während der Radialabduktion der Hand des Patienten kommt es zu einer Longitudinalbewegung des Radius nach proximal gegenüber der Ulna.*

Bewegung nach longitudinal-distal

- Der Therapeut muss die Hand des Patienten direkt an der Basis des ersten Metacarpus und am Os pisiforme umfassen.
- Während der longitudinalen Bewegung sollte das Handgelenk des Patienten nach ulnar abknicken (Adduktion).
- *Während der Ulnarabduktion des Handgelenks des Patienten entsteht eine Longitudinalbewegung nach distal des Radius gegenüber der Ulna.*

Anwendung

- Eingeschränkte oder schmerzhafte Radial- oder Ulnarabduktion des Handgelenks und der Hand
- Schmerzhaft eingeschränkte Longitudinalbewegung des Radius gegenüber der Ulna im distalen Radioulnargelenk

Palmarflexion im Handgelenk (allgemein)

(➤ Abb. 6.23)

Richtung Allgemeine Palmarflexion des Handgelenks und der Hand
Symbol F
Ausgangsstellung Patient Rückenlage in der Mitte der Liege mit dem Ellenbogen in 90° Flexion und in Mittelstellung zwischen Pronation und Supination
Ausgangsstellung Therapeut Im Stand auf der rechten Seite des Patienten neben dem Unterarm
Lokalisation der einwirkenden Kräfte (Handgriffe)

- Die rechte Hand umgreift den medialen Rand der rechten Hand des Patienten.
- Der Daumen liegt auf dem dorsalen Anteil der Metacarpus des Patienten.
- Die Finger liegen in der Handfläche des Patienten.
- Die linke Hand stabilisiert den Unterarm des Patienten in Mittelstellung zwischen Supination und Pronation direkt proximal der Handwurzelknochen.

Anwendung der Technik

- Aus der Mittelstellung zwischen Palmarflexion und Dorsalextension flektiert der Therapeut das Handgelenk und die Hand des Pati-

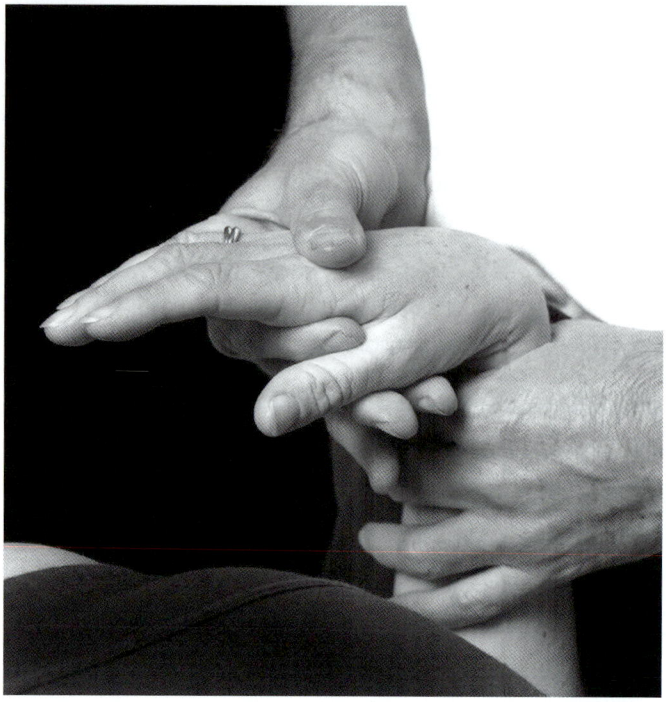

Abb. 6.23 Palmarflexion des Handgelenks (allgemein)

enten über seinen Daumen bis zum Ende des Bewegungsausmaßes. Die Finger des Therapeuten bringen das Handgelenk des Patienten dann wieder zurück in seine Ausgangsstellung.

- Der Zeigefinger des Therapeuten ist in der Nähe der Metakarpophalangealgelenke des Patienten positioniert, um die Rückkehrbewegung zu kontrollieren.

Anwendung

- Als Untersuchung der Handgelenkspalmarflexion mit zusätzlichem Überdruck, falls erforderlich
- Als globale Mobilisation des Handgelenks und der Hand in Palmarflexion
- Wiedererlangen der Palmarflexion nach einer Colles-Fraktur
- Als Mobilisation über das ganze Bewegungsausmaß für Patienten mit Osteoarthrose des Handgelenks
- Als neurodynamische Mobilisationstechnik in der ULNT-2b-Position (Einklemmung des N. radialis)

Palmarflexion im Radiokarpalgelenk

(➤ Abb. 6.24)

Richtung Lokalisierte Palmarflexion ausschließlich im Radiokarpalgelenk

Symbol Radiokarpal F

Ausgangsstellung Patient Rückenlage in der Mitte der Liege, Unterarm und Handgelenk in Supinationsstellung

Ausgangsstellung Therapeut Im Stand neben der rechten Hüfte des Patienten, der rechten Schulter zugewandt

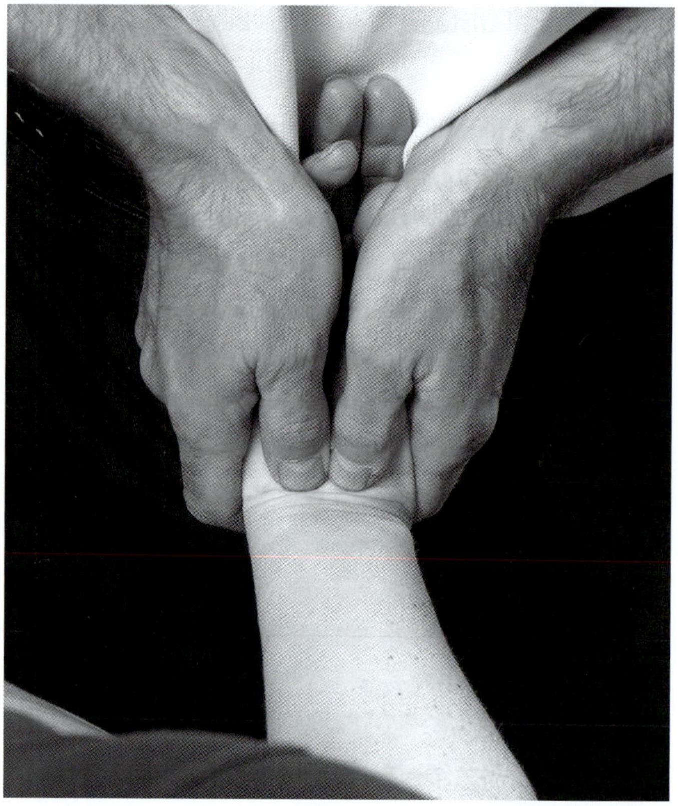

Abb. 6.24 Palmarflexion des Radiokarpalgelenks

Lokalisation der einwirkenden Kräfte (Handgriffe)

- Beide Hände halten den supinierten und extendierten Arm des Patienten am Handgelenk.
- Beide Daumen sind auf der anterioren Fläche der proximalen Reihe der Handwurzelknochen nach proximal ausgerichtet.
- Die Finger liegen über dem Rücken der Handwurzel.
- Die flektierten Zeigefinger bilden den Hauptkontaktpunkt posterior gegen die proximale Reihe der Handwurzelknochen.
- Die Zeigefinger und Daumen sind einander gegenübergestellt. Sie greifen hauptsächlich um die Ossa scaphoideum und lunatum, aber auch um das Os triquetrum.
- Die Daumen berühren sich eher an der Basis der Endphalangen und weniger an der Spitze.

Anwendung der Technik Aus einer Mittelstellung zwischen Palmarflexion und Dorsalextension wird das Handgelenk des Patienten nach unten Richtung Boden bewegt, während die Handwurzel, die zwischen den Zeigefingern und Daumen des Therapeuten fixiert ist, gegenüber dem Radius und der Ulna flektiert wird. Während dieser Bewegung muss die Handwurzel stabil gehalten werden.

Varianten in der Ausführung

- Der Kontaktpunkt der Daumen kann so angepasst werden, dass die Bewegung eher am Scaphoid, Lunatum oder Triquetrum wirkt.
- Die Palmarflexion kann in verschiedenen Positionen von Radial- oder Ulnarabduktion ausgeführt werden.

Anwendung

- Als lokalisierte Mobilisation des Radiokarpalgelenks

- Zur Mobilisation des Radiokarpalgelenks nach einer Scaphoidfraktur
- In Kombination mit horizontaler Extension, um die Rehabilitation von Patienten mit Karpaltunnelsyndrom zu unterstützen
- Als Teil des Differenzierungsprozesses für das Radiokarpal- oder das Mediokarpalgelenk als Entstehungsort für Handgelenkschmerzen

Palmarflexion im Mediokarpalgelenk

(➤ Abb. 6.25)

Richtung Lokale Palmarflexion im Mediokarpalgelenk, d. h. zwischen der proximalen und distalen Reihe der Handwurzelknochen
Symbol Mediokarpal F
Ausgangsstellung Patient Rückenlage in der Mitte der Liege mit Arm und Handgelenk in Supination
Ausgangsstellung Therapeut Im Stand auf der rechten Seite des Patienten, der rechte Schulter zugewandt
Lokalisation der einwirkenden Kräfte (Handgriffe)

- Die Spitzen beider Daumen liegen auf der anterioren Fläche der *distalen* Handwurzelreihe (d. h. an den Ossa trapezium, trapezoideum, capitatum und hamatum).
- Die Zeigefinger sind zueinander gerichtet und liegen, verstärkt durch die Mittelfinger, auf der posterioren Fläche der *proximalen* Handwurzelknochen (d. h. Ossa scaphoideum, lunatum, triquetrum und pisiforme).

Anwendung der Technik

- Eine Palmarflexion im Mediokarpalgelenk erreicht der Therapeut durch eine Kippbewegung in Flexion, bei der die Hand des Patienten durch die Daumenkuppen gedreht wird, die von anterior Druck auf die proximale Handwurzelreihe ausüben.
- Durch die Zeigefinger wird posterior Gegendruck auf die proximale Handwurzelreihe ausgeübt.
- Wird dies korrekt ausgeführt, sollte es keine Bewegung im Radiokarpalgelenk oder in den Karpometakarpalgelenken geben.

Zusammenfassung

- Die Daumen von anterior an die distale Reihe
- Die Zeigefinger von posterior an die proximale Reihe

Anwendung

- Lokalisierte Palmarflexion im Mediokarpalgelenk
- Differenzierung bei Schmerzen, die vom Radiokarpal- oder vom Mediokarpalgelenk ausgehen

Dorsalextension des Handgelenks (allgemein)

(➤ Abb. 6.26)

Richtung Allgemeine Dorsalextension des Handgelenks und der Hand
Symbol E
Ausgangsstellung Patient Rückenlage in der Mitte der Liege mit dem Ellenbogen in 90° Flexion und in Mittelstellung zwischen Pronation und Supination
Ausgangsstellung Therapeut Im Stand auf der rechten Seite des Patienten neben dem Unterarm

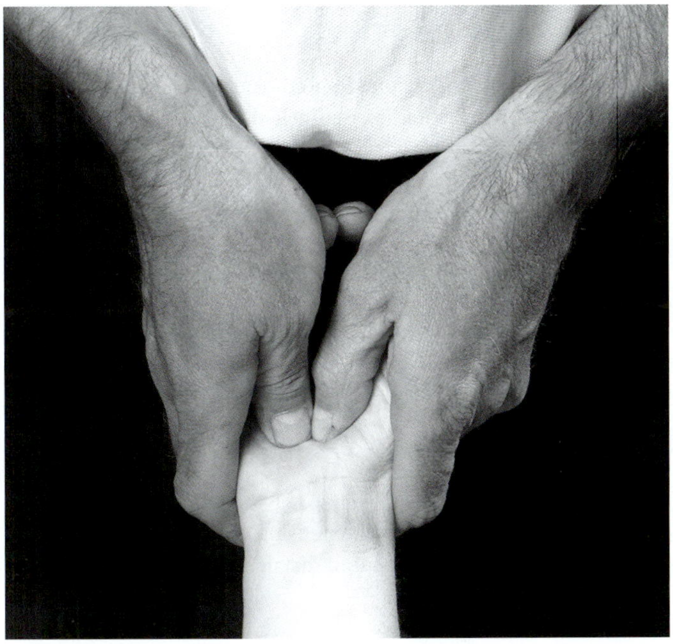

Abb. 6.25 Palmarflexion des Mediokarpalgelenks

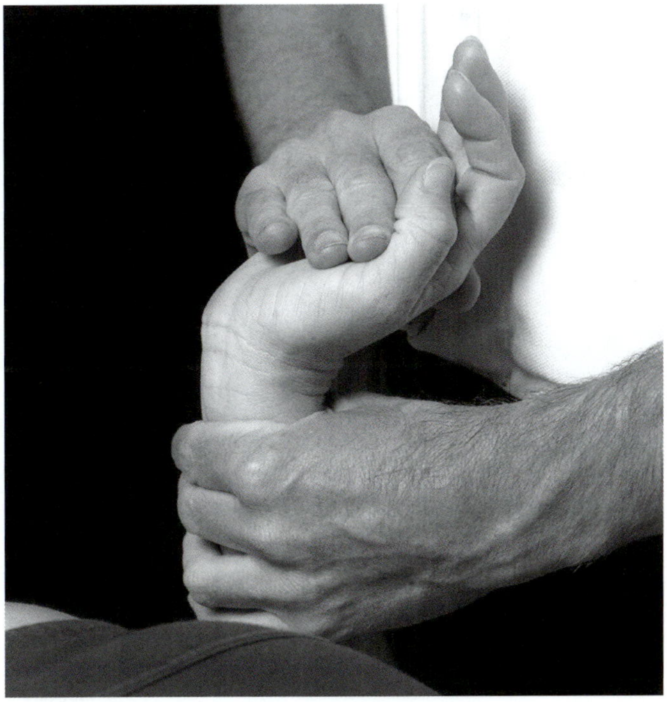

Abb. 6.26 Dorsalextension des Handgelenks (allgemein)

Lokalisation der einwirkenden Kräfte (Handgriffe)
- Die rechte Hand greift um den medialen Rand des Handgelenks des Patienten.
- Der Daumen liegt dorsal auf dem Metacarpus des Patienten.
- Die Finger liegen auf der Handfläche des Patienten.
- Die linke Hand stabilisiert den Unterarm des Patienten direkt proximal der Handwurzel in Mittelstellung zwischen Supination und Pronation.

Anwendung der Technik Von der Mittelstellung zwischen Palmarflexion und Dorsalextension aus extendieren die Finger des Therapeuten das Handgelenk des Patienten bis zum Ende seines Bewegungsausmaßes; der Daumen des Therapeuten führt dann das Handgelenk des Patienten zurück in seine Ausgangsstellung.

Anwendung
- Zur Untersuchung der Dorsalextension des Handgelenks mit zusätzlichem Überdruck (bis III+), falls erforderlich
- Als globale Mobilisation in Handgelenk- und Handextension
- Zur Wiederherstellung der Dorsalextension nach einer Immobilisation infolge Fraktur oder Verletzung
- Als Mobilisation über das ganze Bewegungsausmaß für Patienten mit Osteoarthrose des Handgelenks
- Als Teil einer neurodynamischen Mobilisationstechnik in der ULNT-1-Position (Karpaltunnelsyndrom)

6

Dorsalextension des Radiokarpalgelenks

(➤ Abb. 6.27)

Richtung Lokalisierte Dorsalextension im Radiokarpalgelenk
Symbol E

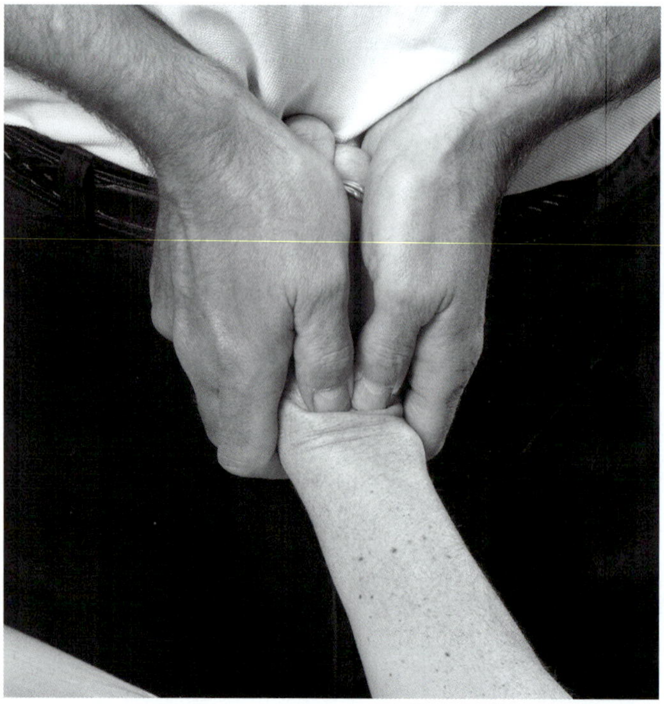

Abb. 6.27 Extension des Radiokarpalgelenks

Ausgangsstellung Patient Rückenlage in der Mitte der Liege mit dem Unterarm teilweise in Pronation
Ausgangsstellung Therapeut Im Stand neben der rechten Hüfte des Patienten, der rechte Schulter zugewandt

Lokalisation der einwirkenden Kräfte (Handgriffe)
- Beide Hände des Therapeuten halten den pronierten und extendierten Arm des Patienten am Handgelenk.
- Beide Daumen liegen proximal auf der posterioren Fläche der proximalen Handwurzelreihe.
- Die Finger liegen über der Vorderseite der Handwurzel.
- Die flektierten Zeigefinger bilden den Hauptkontaktpunkt anterior gegen die proximale Handwurzelreihe.
- Die Zeigefinger und Daumen liegen in unmittelbarer Gegenüberstellung an. Sie umgreifen hauptsächlich die Ossa scaphoideum und lunatum, aber auch das Os triquetrum.
- Die Daumen berühren sich eher an der Basis ihrer Endphalangen als an ihren Spitzen.

Anwendung der Technik
- Die Extensionsbewegung wird durch einen sehr engen Griff mit Fingern und Daumen erzeugt. Gleichzeitig wird das Handgelenk während der Extension Richtung Boden abgesenkt.
- Die Oszillationsbewegung wird abgeschlossen, indem der Therapeut den Arm des Patienten in die Ausgangsstellung und gleichzeitig das extendierte Radiokarpalgelenk in seine Mittelstellung zurückführt.

Varianten in der Ausführung
- Der Kontaktpunkt der Daumen kann abgewandelt werden, um mehr Bewegung an den Ossa scaphoideum, lunatum oder triquetrum zu bewirken.
- Die Dorsalextension kann in verschiedenen Positionen von Radial- oder Ulnarabduktion ausgeführt werden.

Anwendung
- Als lokalisierte Mobilisation des Radiokarpalgelenks
- Zur Mobilisation des Radiokarpalgelenks nach einer Fraktur oder Verletzung des Handgelenks
- In Kombination mit horizontaler Extension, um die Rehabilitation von Patienten mit Karpaltunnelsyndrom zu unterstützen
- Als Teil des Differenzierungsprozesses am Handgelenk, um festzustellen, ob der Schmerz vom Radiokarpal- oder Mediokarpalgelenk stammt

Dorsalextension des Mediokarpalgelenks

(➤ Abb. 6.28)

Richtung Lokalisierte Dorsalextension im Mediokarpalgelenk, d. h. zwischen der proximalen und distalen Reihe der Handwurzelknochen
Symbol Mediokarpal E

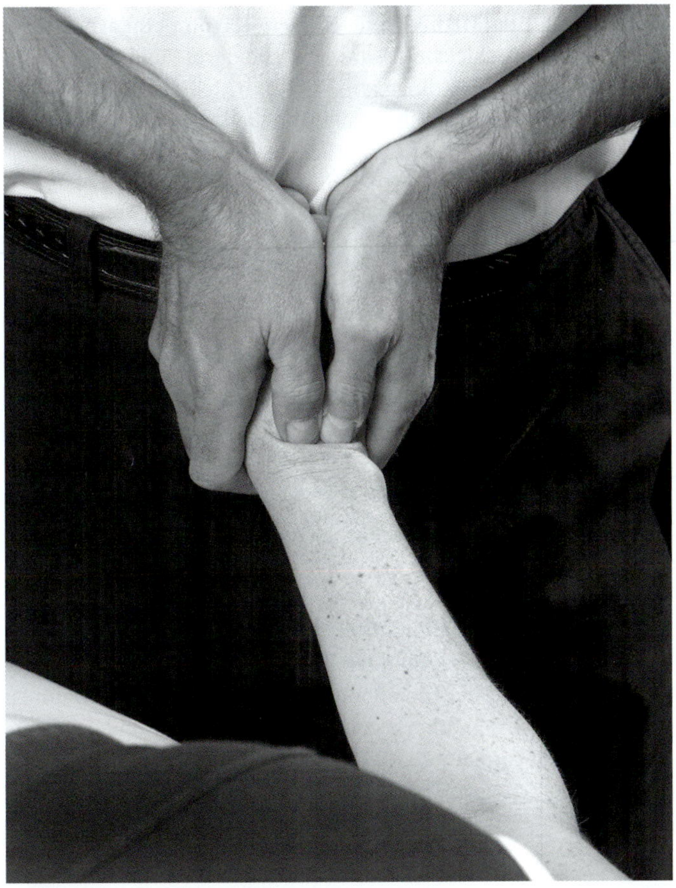

Abb. 6.28 Dorsalextension des Mediokarpalgelenks

Ausgangsstellung Patient Rückenlage in der Mitte der Liege mit Arm und Handgelenk in Pronation
Ausgangsstellung Therapeut Im Stand an der rechten Seite des Patienten, der rechte Schulter zugewandt
Lokalisation der einwirkenden Kräfte (Handgriffe)
- Die proximalen Enden der distalen Phalangen der beiden Daumen werden posterior direkt oberhalb des distalen Randes der proximalen Handwurzelreihe angelegt.
- Die verstärkenden Zeigefinger liegen eng an der anterioren Fläche der distalen Handwurzelreihe.

Zusammenfassung
- Daumen posterior an der proximalen Reihe
- Zeigefinger anterior an der distalen Reihe

Anwendung der Technik
- Über die Zeigefinger wird eine Kippbewegung gegen die distale Handwurzelreihe durchgeführt, während die Daumenbasen eine Bewegung der proximalen Reihe verhindern.
- Es sollte keine Dorsalextension im Radiokarpalgelenk oder den Karpometakarpalgelenken entstehen.

Anwendung
- Lokalisierte Dorsalextension im Mediokarpalgelenk
- Differenzierung bei Schmerzen, die vom Radiokarpal- oder vom Mediokarpalgelenk ausgehen

Ulnarabduktion des Handgelenks (allgemein und lokalisiert)

(➤ Abb. 6.29 und ➤ Abb. 6.30)

Richtung Ulnarabduktion von Handgelenk und Hand
Symbol Ulnarabduktion – global und lokalisiert
Ausgangsstellung Patient Rückenlage in der Mitte der Liege mit dem Ellenbogen in 90° Flexion und dem Unterarm in Mittelstellung zwischen Pronation und Supination
Ausgangsstellung Therapeut Im Stand an der rechten Seite des Patienten, den Füßen des Patienten zugewandt
Lokalisation der einwirkenden Kräfte (Handgriffe)
- Die rechte Hand greift den Unterarm des Patienten distal.
- Der Zeigefinger der rechten Hand stabilisiert den Proc. styloideus der Ulna.
- Die linke Hand umfasst die anteriore und die posteriore Fläche der Metacarpi.
- Die Finger der linken Hand umgreifen die ulnare Handkante des Patienten.

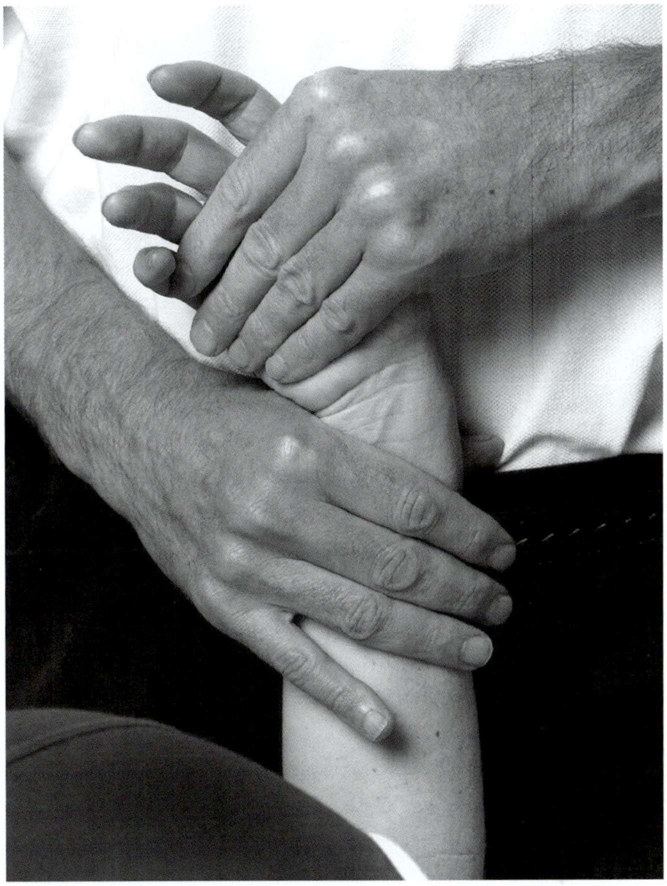

Abb. 6.29 Ulnarabduktion des Handgelenks (allgemein)

- Der Daumen der linken Hand greift durch den ersten interossären Zwischenraum des Patienten.

Anwendung der Technik Die Oszillationsbewegungen in beliebigen Abschnitten des Bewegungsausmaßes werden durch eine Supinationsbewegung des rechten Unterarms des Therapeuten erreicht. Eine Pronationsbewegung bringt Handgelenk und Hand zurück in die Ausgangsstellung.

Varianten in der Ausführung (zur Differenzierung der Schmerzquellen am Handgelenk)

Lokalisation im Radiokarpalgelenk

- Die Spitzen des Daumens und des Zeigefingers der linken Hand stabilisieren die distalen Enden von Ulna und Radius medial und lateral im Pinzettengriff.
- Die Spitzen des Daumens und des Zeigefingers der rechten Hand halten die proximale Reihe der Handwurzelknochen von medial und lateral im Pinzettengriff.
- Während Daumen und Zeigefinger der linken Hand Ulna und Radius stabilisieren, können Daumen und Zeigefinger der rechten Hand die proximale Handwurzelreihe in Ulnarabduktion kippen.

Lokalisation im Medio- und in den Karpometakarpalgelenken Es wird die gleiche Technik der Handgriffe und der Ausführung verwendet. Allerdings wird für das Mediokarpalgelenk die proximale Handwurzelreihe stabilisiert und die distale Reihe gekippt. Für die Karpometakarpalgelenke wird die distale Reihe stabilisiert und die Metacarpi werden in Ulnarabduktion gekippt.

Anwendung

- Globale Ulnarabduktion des Handgelenks und der Hand oder Lokalisation im entsprechenden Gelenk
- Schmerz und Steifigkeit bei der Ulnarabduktion (hauptsächlich klinische Gruppen 2, 3a und 3b)

Radialabduktion im Handgelenk (global und lokalisiert)

(➤ Abb. 6.31 und ➤ Abb. 6.32)

Richtung Radialabduktion des Handgelenks und der Hand
Symbol Radialabduktion – global und lokalisiert
Lokalisation der einwirkenden Kräfte (Handgriffe) Der Griff ist derselbe wie bei der Ulnarabduktion, nur dass der linke Daumen des Therapeuten den Proc. styloideus des Radius hält und die rechte Hand die Metacarpi umgreift.

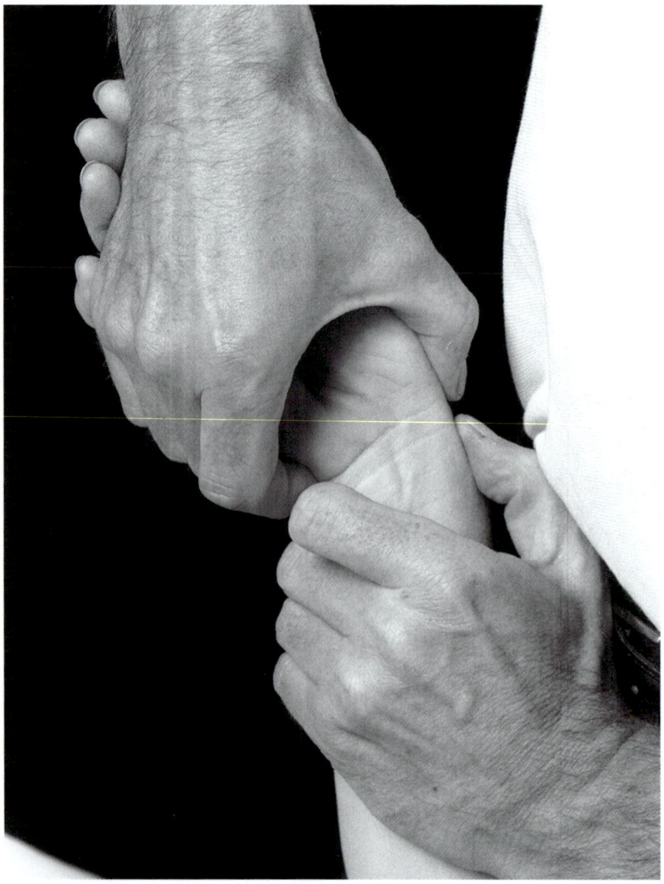

Abb. 6.30 Ulnarabduktion des Handgelenks (lokal)

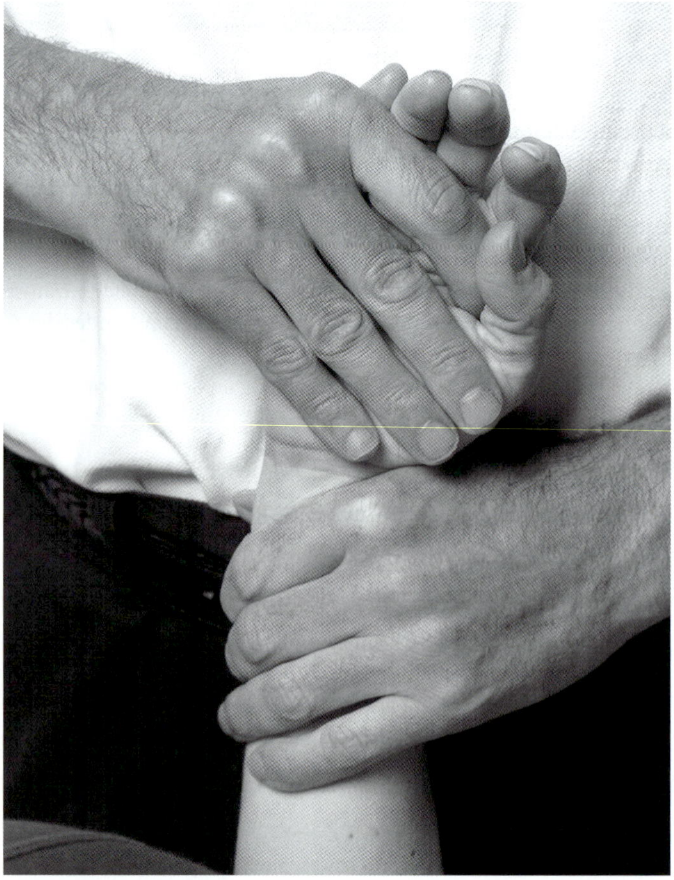

Abb. 6.31 Radialabduktion im Handgelenk (global)

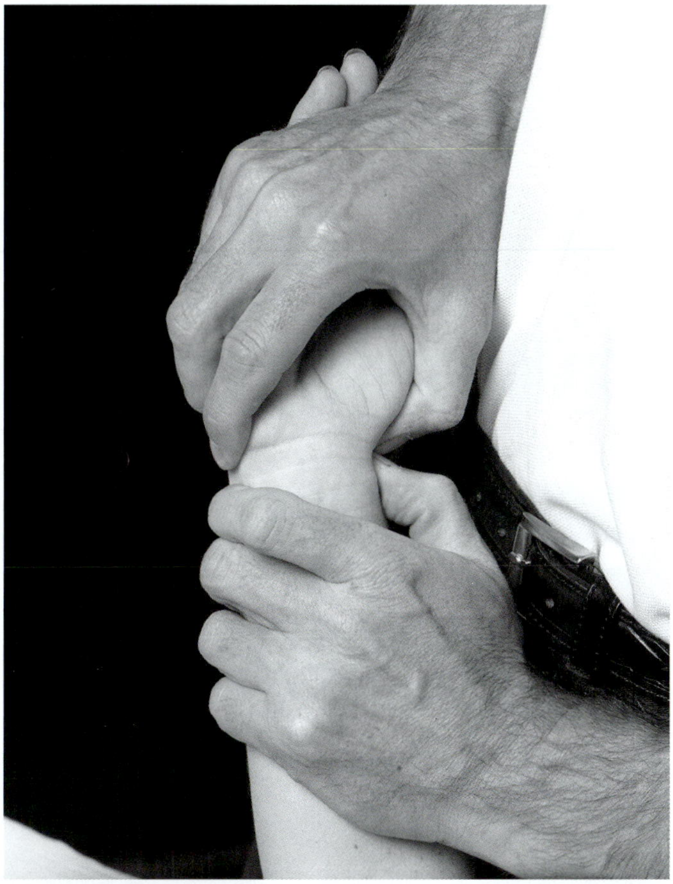

Abb. 6.32 Radialabduktion im Handgelenk (lokal)

Anwendung der Technik Die Ausführung entspricht derjenigen bei der Ulnarabduktion, nur dass durch den Unterarm des Therapeuten eine Radialabduktion erzeugt wird.

Varianten in der Ausführung Die Technik der Handgriffe und der Ausführung jeweils am Radiokarpalgelenk, Mediokarpalgelenk und den Karpometakarpalgelenken allein ist dieselbe, wie bei der Ulnarabduktion beschrieben, nur dass die betreffenden Gelenke in Richtung Radialabduktion geführt werden.

Anwendung Wie für die Ulnarabduktion beschrieben

Posteroanteriore Bewegung im Radiokarpalgelenk

(➤ Abb. 6.33)

Richtung Bewegung der proximalen Handwurzelreihe gegenüber dem Radius und dem triangulären fibrokartilaginären Komplex in posteroanteriorer Richtung

Symbol ⇣

Ausgangsstellung Patient Rückenlage in der Mitte der Liege mit dem Ellenbogen in 90° Flexion und dem Unterarm in Mittelstellung zwischen Pronation und Supination

Ausgangsstellung Therapeut Im Stand neben der rechten Hüfte des Patienten, dem Kopf des Patienten zugewandt

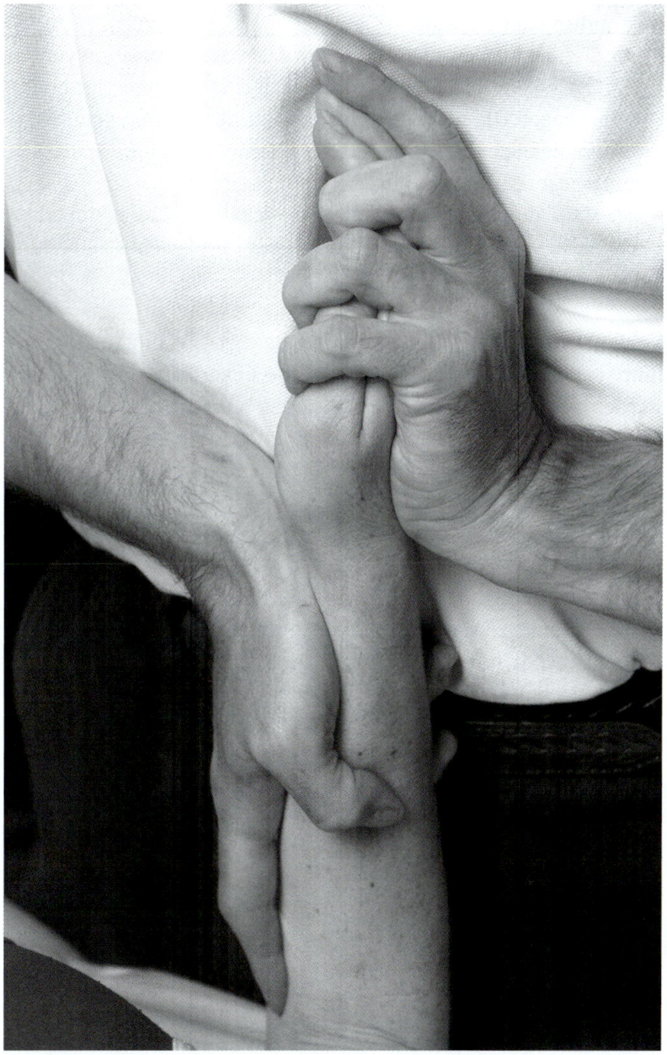

Abb. 6.33 Posteroanteriore Bewegung im Radiokarpalgelenk

Lokalisation der einwirkenden Kräfte (Handgriffe)

- Die linke Hand hält die posteriore Fläche der Hand des Patienten.
- Die rechte Hand hält die anteriore Fläche des distalen Unterarms.
- Die rechte Hand ist vollständig supiniert und extendiert im Handgelenk.
- Die Finger der rechten Hand zeigen nach proximal.
- Der Handballen der rechten Hand ist auf gleicher Höhe wie die distalen Enden von Radius und Ulna.
- Die Finger der rechten Hand umgreifen den Unterarm des Patienten.
- Der Handballen der linken Hand sollte *über* der Handwurzel liegen.
- Die Finger der linken Hand umgreifen den Daumen des Patienten.
- Der Daumen der linken Hand liegt an der ulnaren Handkante des Patienten.
- Der Therapeut zieht das Handgelenk und die Hand des Patienten an seinen Körper und geht in die Hocke, während beide Unterarme einander gegenüberstehen.

Anwendung der Technik

- Die Oszillationsbewegung beginnt in der Neutralposition von Handgelenk und Hand und wird durch eine gleichmäßige und entgegengesetzte Bewegung der Unterarme des Therapeuten endgradig oder bis zu einem angemessenen Punkt im Bewegungsausmaß durchgeführt.
- Die Hand des Patienten sollte gerade gehalten werden, um eine Palmarflexion oder Dorsalextension des Handgelenks zu verhindern.

Varianten in der Ausführung Die Bewegung kann auch ausgeführt werden, indem die Liege und die linke Hand dazu benutzt werden, Radius und Ulna zu stabilisieren, während die rechte Hand die Rückseite der Handwurzel des Patienten umgreift und über den Handballen des Therapeuten eine posteroanteriore Bewegung Richtung Boden durchführt.

Anwendung

- Im Bewegungsgrad I oder II für sehr schmerzhafte Handgelenke
- Im Bewegungsgrad III oder IV für ein hauptsächlich steifes Gelenk
- Als Screeningtest in der Funktionsuntersuchung mit zusätzlichem ausreichendem Überdruck (meistens III+)

6

Anteroposteriore Bewegung im Radiokarpalgelenk

(➤ Abb. 6.34)

Richtung Anteriore Bewegung der Handwurzel gegenüber dem Radius und dem triangulären fibrokartilaginären Komplex

Symbol ↕

Ausgangsstellung Patient Rückenlage in der Mitte der Liege mit dem Ellenbogen in Flexion und dem Unterarm in Mittelstellung zwischen Pronation und Supination

Ausgangsstellung Therapeut Im Stand zwischen der rechten Seite des Patienten und dem Ellenbogen, vom Patienten abgewandt

Lokalisation der einwirkenden Kräfte (Handgriffe)

- Die rechte Hand umfasst die Handfläche des Patienten von vorne.
- Der Daumen der rechten Hand hält die ulnare Handkante des Patienten.
- Die Finger halten die radiale Handkante.
- Der Daumen des Patienten liegt zwischen Ring- und Mittelfinger des Therapeuten.
- Der Handballen der rechten Hand bildet den Hauptkontaktpunkt von anterior gegen die Handwurzel.
- Die Basis des linken Daumens ist posterior gegenüber der distalen Kante des Radius positioniert.
- Die Finger der linken Hand umgreifen den Radius.
- Der Therapeut zieht das Handgelenk und die Hand des Patienten an seinen Körper und geht in die Hocke, während beide Unterarme einander gegenüberstehen.

Anwendung der Technik Die Oszillationsbewegung beginnt in der Neutralposition von Handgelenk und Hand und wird durch eine gleichmäßige und entgegengesetzte Bewegung der Unterarme des Therapeuten endgradig oder bis zu einem angemessenen Punkt im Bewegungsausmaß durchgeführt.

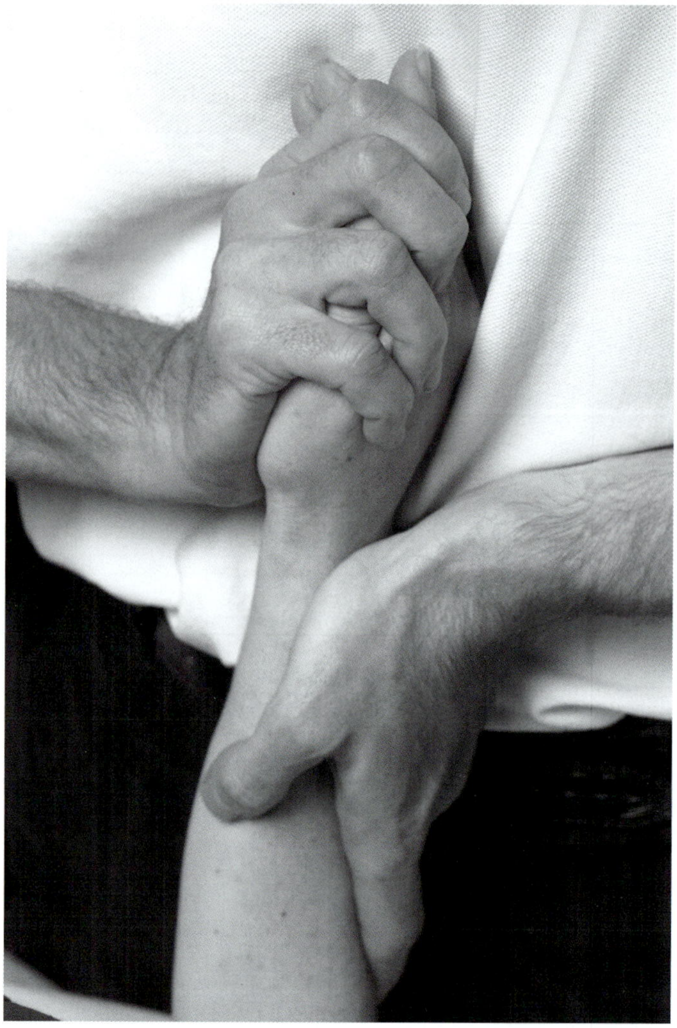

Abb. 6.34 Anteroposteriore Bewegung im Radiokarpalgelenk

Varianten in der Ausführung

Die Bewegung kann auch ausgeführt werden, indem die Liege und die linke Hand dazu benutzt werden, Radius und Ulna zu stabilisieren, während die rechte Hand die Vorderseite der Hand des Patienten umgreift und über den Handballen des Therapeuten eine anteroposteriore Bewegung Richtung Boden durchführt.

Anwendung

- Im Bewegungsgrad I oder II für sehr schmerzhafte Handgelenke
- Im Bewegungsgrad III oder IV für ein hauptsächlich steifes Gelenk
- Als Screeningtest in der Funktionsuntersuchung mit zusätzlichem ausreichendem Überdruck (meistens III+)

Supination im Radiokarpalgelenk (Außenrotation)

(➤ Abb. 6.35)

Richtung Supination oder Außenrotation der Handwurzel gegenüber Radius und Ulna

Symbole Sup/↻

Ausgangsstellung Patient Rückenlage in der Mitte der Liege mit dem Ellenbogen in Flexion und dem Unterarm in Mittelstellung zwischen Pronation und Supination

Ausgangsstellung Therapeut Im Stand neben dem flektierten rechten Unterarm des Patienten

Lokalisation der einwirkenden Kräfte (Handgriffe)

- Die linke Hand hält den Unterarm des Patienten direkt neben dem Handgelenk.
- Der linke Daumen hakt sich um die laterale Kante des distalen Endes des Radius und streckt sich bis zur posterioren Fläche des Radius.
- Der Zeigefinger der linken Hand hält engen Kontakt mit der anterioren Fläche des distalen Endes der Ulna.
- Die rechte Hand greift quer über die posteriore Fläche der proximalen Handwurzelreihe.
- Der Daumen der rechten Hand hakt sich um das Os scaphoideum und hält es von anterior fest.
- Der Zeigefinger der rechten Hand liegt quer über der proximalen Handwurzelreihe und hält engen Kontakt mit dem Os triquetrum.

Anwendung der Technik

- Eine weitere Supination im distalen Radioulnargelenk wird durch die linke Hand des Therapeuten verhindert.
- Supination oder Außenrotation im Radiokarpalgelenk werden erreicht, indem der rechte Arm des Therapeuten durch das rechte Handgelenk und die Hand wirkt.
- Die rechte Daumenkuppe des Therapeuten und das distale Ende der proximalen Phalanx des Zeigefingers übertragen den gesamten Druck auf die Handwurzel, während der linke Daumen und Zeigefinger des Therapeuten Gegendruck geben.

Varianten in der Ausführung Supination oder Außenrotation können auf diese Weise in jeder beliebigen Position von Unterarmsupination oder -pronation durchgeführt werden.

Anwendung Zur Verbesserung des Bewegungsausmaßes der radiokarpalen Supination (z. B. nach einer Colles- oder Scaphoid-Fraktur)

Pronation im Radiokarpalgelenk (Innenrotation)

(➤ Abb. 6.36)

Richtung Pronation oder Innenrotation der Handwurzel gegenüber Radius und Ulna

Symbol Pron/↺

Ausgangsstellung Patient Rückenlage in der Mitte der Liege mit dem Ellenbogen in 90° Flexion und dem Unterarm in Mittelstellung zwischen Pronation und Supination

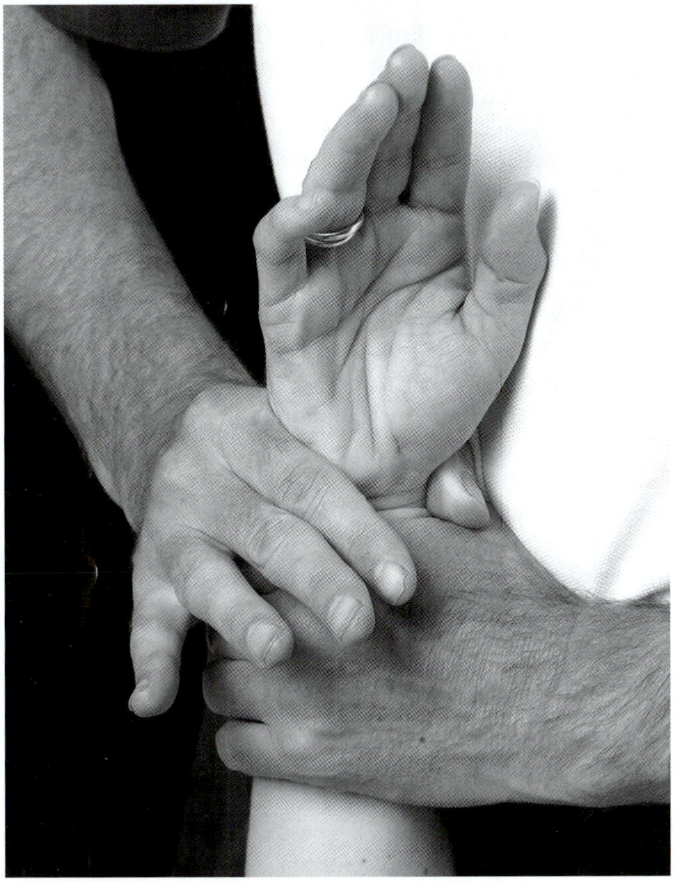

Abb. 6.35 Supination im Radiokarpalgelenk (Außenrotation)

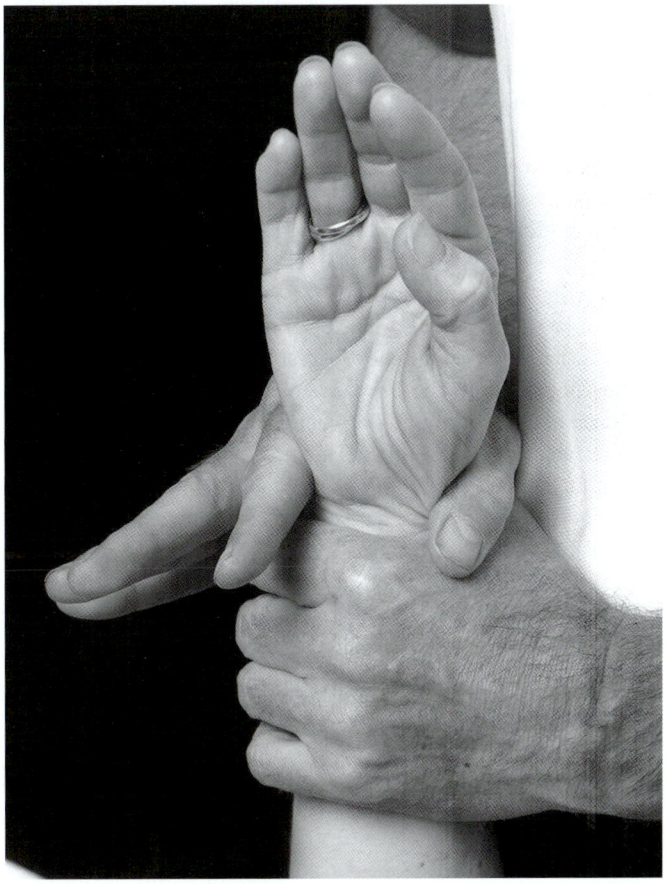

Abb. 6.36 Pronation im Radiokarpalgelenk (Innenrotation)

Ausgangstellung Therapeut Im Stand neben der rechten Hüfte des Patienten, der Schulter des Patienten zugewandt

Lokalisation der einwirkenden Kräfte (Handgriffe)

- Die linke Hand hält das distale Ende des Unterarms des Patienten.
- Der linke Daumen hakt sich posterior um die Ulna.
- Die Basis des linken Zeigefingers wird an die anteriore Fläche des Radius gelegt.
- Die rechte Hand umfasst die Handwurzel.
- Der rechte Daumen hakt sich anterior um das Os triquetrum.
- Der Zeigefinger der rechten Hand presst fest gegen die posteriore Fläche des Os scaphoideum.

Anwendung der Technik Die Bewegung wird durch Druck der linken Hand des Therapeuten gegen die Handwurzel des Patienten erzeugt. Währenddessen stabilisiert die rechte Hand des Therapeuten den Unterarm des Patienten, indem sie gleich großen Gegendruck gibt.

Varianten in der Ausführung Die Pronations- oder Innenrotationsbewegung im Radiokarpalgelenk kann in jeder beliebigen Position von Unterarmsupination oder -pronation durchgeführt werden.

Anwendung Zur Verbesserung des Bewegungsausmaßes der radiokarpalen Pronation oder Innenrotation

Transversal-laterale Bewegung im Radiokarpalgelenk

Richtung Transversalbewegung der Handwurzel nach lateral gegenüber Radius und Ulna

Symbol —•→

Ausgangsstellung Patient Rückenlage auf der Liege mit dem rechten Arm in Abduktion, sodass das Handgelenk am Rand der Liege platziert ist. Die Hand des Patienten ragt darüber hinaus und der Daumen zeigt Richtung Boden.

Ausgangstellung Therapeut Im Stand oberhalb des rechten Handgelenks des Patienten, den Füßen des Patienten zugewandt

Lokalisation der einwirkenden Kräfte (Handgriffe)

- Die linke Hand hält das distale Ende des Radius und der Ulna des Patienten direkt um die Procc. styloidei fest.
- Die Knöchel der linken Hand liegen zwischen dem distalen Unterarm des Patienten und der Oberfläche der Liege und stabilisieren so das Handgelenk des Patienten.
- Eventuell muss der Unterarm des Therapeuten über den Unterarm oder Ellenbogen des Patienten gelegt werden, um den Arm des Patienten zu stabilisieren.
- Die rechte Hand umfasst die posteriore Fläche der Hand des Patienten.
- Der rechte Daumen und Zeigefinger umfassen die Handwurzel am Os triquetrum und am Os pisiforme direkt neben dem ulnaren Proc. styloideus.

Anwendung der Technik

- Die Bewegung der Hand des Patienten Richtung Boden wird durch den linken Arm und die Schulter des Therapeuten erzeugt.
- Die linke Hand des Therapeuten sollte sich als Einheit mit der Hand des Patienten bewegen.

Varianten in der Ausführung Die Transversalbewegung nach lateral kann folgendermaßen ausgeführt werden:

1. Mit der Hand in jeder Stellung von Radial- oder Ulnarabduktion
2. Mit Neigung nach anterior oder posterior
3. Mit dem Handgelenk in jeder Stellung von Pronation und Supination
4. Mit den Flächen des Radiokarpalgelenks komprimiert oder distrahiert

Die Entscheidung hängt davon ab, welche Variante die Symptome des Patienten am besten reproduziert oder den gewünschten Effekt erzielt.

Anwendung Diese Bewegung ist als Oszillation mit Grad IV bis IV+ oder als großamplitudiger Grad III am effektivsten.

Transversal-mediale Bewegung im Radiokarpalgelenk

Richtung Transversalbewegung der Handwurzel nach medial gegenüber Radius und Ulna

Symbol ←•—

Ausgangsstellung Patient Rückenlage in der Mitte der Liege mit dem rechten Arm in Abduktion, sodass das Handgelenk am Rand der Liege platziert ist. Die Hand des Patienten ragt darüber hinaus und der Daumen zeigt Richtung Decke.

Lokalisation der einwirkenden Kräfte (Handgriffe)

- Die linke Hand umfasst fest das distale Ende des Radius und der Ulna des Patienten direkt um die Procc. styloidei.
- Die Knöchel der linken Hand liegen zwischen dem distalen Unterarm des Patienten und der Oberfläche der Liege und stabilisieren so das Handgelenk des Patienten.
- Eventuell muss der Unterarm des Therapeuten über den Unterarm oder Ellenbogen des Patienten gelegt werden, um den Arm des Patienten zu stabilisieren.
- Die rechte Hand umfasst die posteriore Fläche der Hand des Patienten.
- Der rechte Daumen und Zeigefinger umfassen die Handwurzel am Os triquetrum und am Os pisiforme direkt neben dem ulnaren Proc. styloideus.

Anwendung der Technik

- Die Bewegung der Hand des Patienten Richtung Boden wird durch den linken Arm und die Schulter des Therapeuten erzeugt.
- Die linke Hand des Therapeuten sollte sich als Einheit mit der Hand des Patienten bewegen.

Varianten in der Ausführung Die transversal-mediale Bewegung kann folgendermaßen ausgeführt werden:

1. Mit der Hand in jeder Stellung von Radial- oder Ulnarabduktion
2. Mit Neigung nach anterior oder posterior
3. Mit dem Handgelenk in jeder Stellung von Pronation und Supination

4. Mit den Flächen des Radiokarpalgelenks komprimiert oder distrahiert

Die Entscheidung hängt davon ab, welche Variante die Symptome des Patienten am besten reproduziert oder den gewünschten Effekt erzielt.

Anwendung Diese Bewegung ist als Oszillation mit Grad IV bis IV+ oder als großamplitudiger Grad III am effektivsten.

Horizontalextension in den Interkarpalgelenken

(➤ Abb. 6.37)

Richtung Extension der Handwurzelknochen in der Horizontalebene

Symbol Interkarpal HE

Ausgangsstellung Patient Rückenlage in der Mitte der Liege mit dem Ellenbogen in 90° Flexion und dem Unterarm in Supination

Ausgangsstellung Therapeut Im Stand auf der rechten Seite des Patienten etwas oberhalb des flektierten und supinierten Unterarms, dem Kopf des Patienten zugewandt

Lokalisation der einwirkenden Kräfte (Handgriffe)

- Die Spitzen beider Daumen werden posterior an die Mitte der Handwurzel gelegt und halten die Hand des Patienten von hinten.
- Die Zeige- und Mittelfinger halten das Os pisiforme von medial und das Karpometakarpalgelenk des Daumens von lateral.

Anwendung der Technik

- Die Oszillationsbewegung wird durch Druck des Daumens von posterior gegen die Mitte der Handwurzel und Zug gegen die medialen und lateralen Ränder der Handwurzel mit den Fingern erzeugt.
- Dafür extendiert der Therapeut seine Handgelenke und unterstützt die Aktion, indem er die Hand des Patienten mit den Daumen wegdrückt.

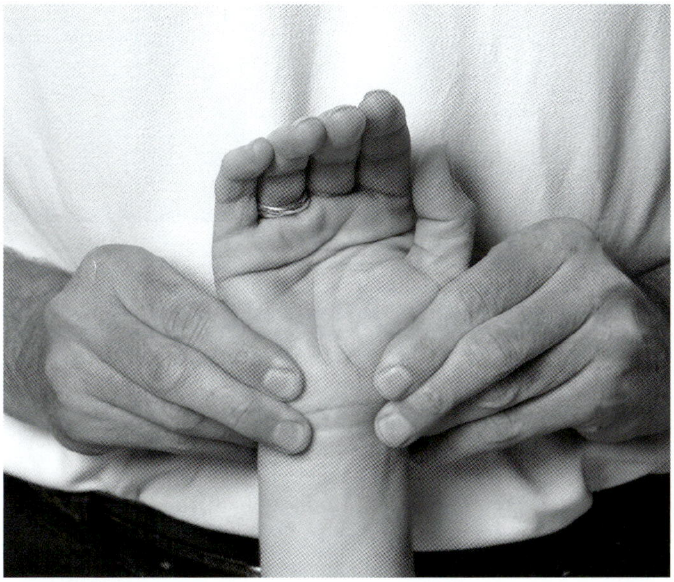

Abb. 6.37 Horizontalextension in den Interkarpalgelenken

Varianten in der Ausführung

- Die Bewegung kann durch die Daumenspitzen auf die proximale oder distale Handwurzelreihe lokalisiert werden.
- Die Bewegung kann ebenfalls auf die einzelnen Handwurzelknochen lokalisiert werden. Auch Daumendruck nach medial, lateral, proximal, distal oder diagonal ist möglich.

Anwendung

- Mobilisation einzelner Handwurzelknochen in Horizontalextension
- Dehnung der anterioren Handwurzelstrukturen
- Als Interfacetechnik bei Einklemmung des N. medianus im Karpaltunnel

Horizontalflexion der Interkarpalgelenke

(➤ Abb. 6.38)

Richtung Flexion der Handwurzelknochen in der Horizontalebene

Symbol Interkarpal HF

Ausgangsstellung Patient Rückenlage in der Mitte der Liege mit dem Ellenbogen in 90° Flexion und dem Unterarm in Supination

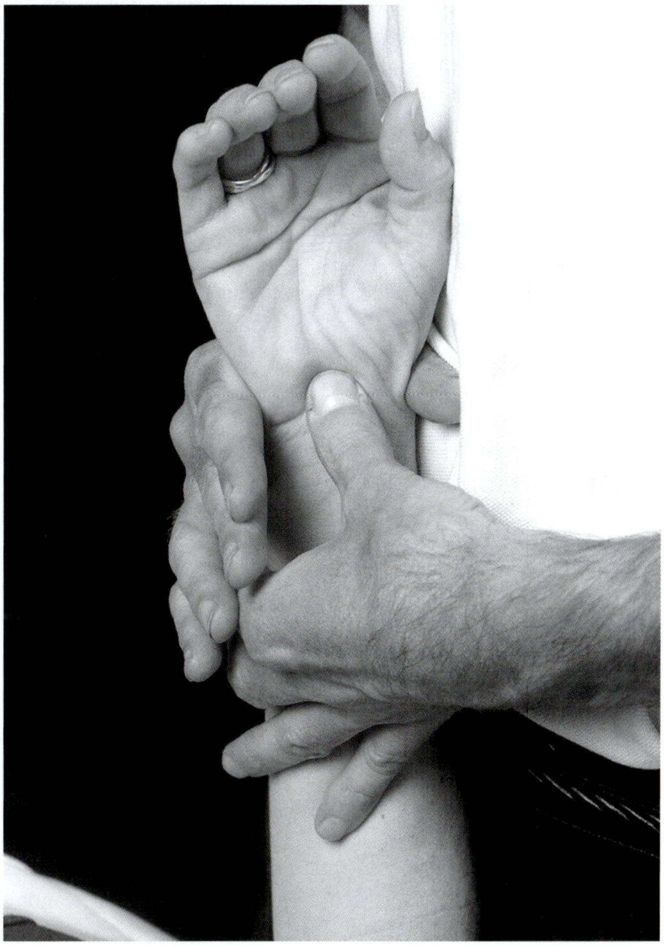

Abb. 6.38 Horizontalflexion der Interkarpalgelenke

Ausgangsstellung Therapeut Im Stand neben dem rechten Ellenbogen des Patienten, dem Körper des Patienten zugewandt

Lokalisation der einwirkenden Kräfte (Handgriffe)
- Die rechte Hand umfasst den Handrücken des Patienten, während die Finger nach distal zeigen.
- Die rechte Hand hat Kontakt mit den medialen und lateralen Rändern der Handwurzel.
- Die linke Daumenspitze ist an die palmare Fläche der Handwurzel angelegt, um anteroposterioren Druck auf die Handwurzel auszuüben.
- Die Unterarme sind einander gegenübergestellt.

Anwendung der Technik
- Die Oszillationsbewegung wird über entgegengesetzten Druck durch die Unterarme erzeugt.
- Der linke Daumen des Therapeuten bildet einen Drehpunkt, während beide Hände eine kippende Bewegung um den Drehpunkt herum ausführen.

Varianten in der Ausführung
- Die linke Daumenspitze und die rechte Hand können den Druck auf die ganze Handwurzel oder auf die proximale oder distale Handwurzelreihe lokalisieren.
- Der linke Daumen kann den Druck von anterior auf einzelne Handwurzelknochen lokalisieren. Es ist auch ein nach medial, lateral, proximal, distal oder diagonal geneigter Druck möglich.

Anwendung
- Lokale Handwurzelschmerzen und -steifigkeit (Reihen oder einzelne Knochen)
- Wiederherstellung der Horizontalflexion nach Fraktur oder Immobilisierung
- Interkarpale Steifigkeit wie bei Morbus Sudeck
- Als eine Interfacemobilisation des Karpaltunnels bei Einklemmung des N. medianus

Posteroanteriore und anteroposteriore Bewegung in den Interkarpalgelenken

(➤ Abb. 6.39 und ➤ Abb. 6.40)

Richtung Bewegung der einzelnen Handwurzelknochen in posteroanteriore oder anteroposteriore Richtung gegenüber den angrenzenden Handwurzelknochen, Radius, Ulna oder dem angrenzenden Metacarpus
Symbole Interkarpale ↓, ↑
Ausgangsstellung Patient Rückenlage in der Mitte der Liege; der Unterarm ruht auf der Liege und ist proniert (posteroanterior) oder supiniert (anteroposterior)
Ausgangsstellung Therapeut Im Stand auf der rechten Seite des Patienten oberhalb der Hand, dem Kopf des Patienten zugewandt

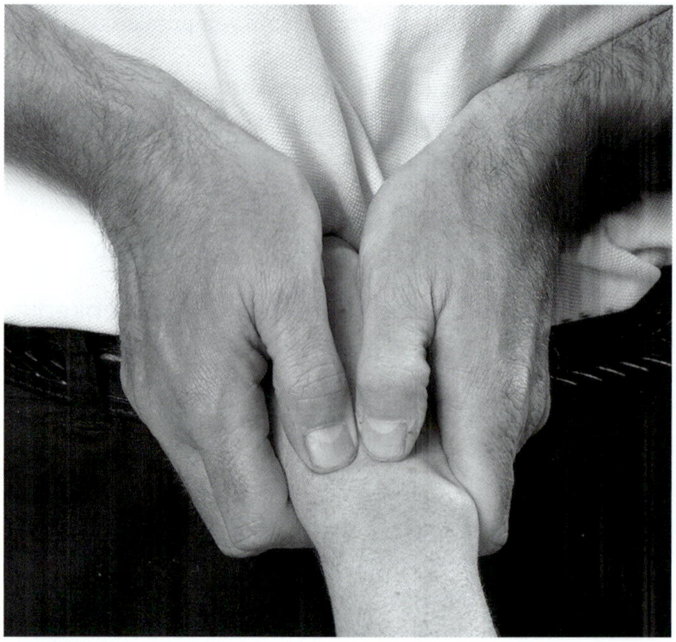

Abb. 6.39 Posteroanteriore Interkarpalbewegung

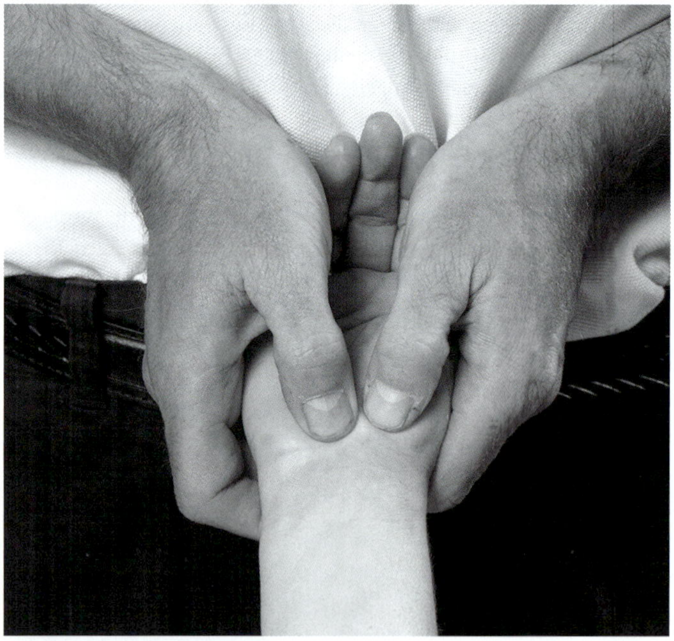

Abb. 6.40 Anteroposteriore Interkarpalbewegung

Lokalisation der einwirkenden Kräfte (Handgriffe)

Posteroanterior
- Die Daumenspitzen werden direkt nebeneinander auf dem entsprechenden Handwurzelknochen oder Interkarpalgelenk platziert.
- Die Finger spreizen sich zur Stabilisation über die angrenzende Region der Hand.
- Die Arme und Daumen sind in posteroanteriorer Richtung positioniert.

Anteroposterior

- Die Daumen haben Kontakt mit der palmaren Fläche der supinierten Hand des Patienten und liegen am entsprechenden Handwurzelknochen oder Interkarpalgelenk.
- Die Finger spreizen sich zur Stabilisation über die angrenzende Region der Hand.
- Die Arme und Daumen sind in anteroposteriorer Richtung positioniert.

Anwendung der Technik Die posteroanteriore oder anteroposteriore Bewegung wird durch den Druck der Arme des Therapeuten erzeugt und durch eine federnde Aktion der Daumen gegen den entsprechenden Handwurzelknochen oder das Interkarpalgelenk übertragen.

Varianten in der Ausführung

- Die posteroanteriore oder anteroposteriore Bewegung kann nach medial, lateral, proximal, distal oder diagonal geneigt werden.
- Eine Kombination aus posteroanteriorer Bewegung des einen Handwurzelknochens und anteroposteriorer Bewegung des angrenzenden Handwurzelknochens kann erzeugt werden, indem der Therapeut die einzelnen Knochen jeweils im Pinzettengriff zwischen Daumen und Zeigefinger hält. Anschließend können die gegenläufigen Bewegungen ausgeführt werden.
- Die posteroanteriore Bewegung der einzelnen Handwurzelknochen kann durch die Daumen des Therapeuten während der Horizontalextension von posterior betont werden.
- Die anteroposteriore Bewegung kann durch den linken Daumen des Therapeuten an der anterioren Fläche der Handwurzelknochen während der Horizontalflexion unterstützt werden.

Anwendung

- Sehr schmerzhafte Interkarpalbewegungen
- Zur Prävention von Steifigkeit bei Morbus Sudeck
- Mobilisation der Interkarpalgelenke nach Verletzung oder Immobilisation

Distale und proximale Longitudinalbewegung in den Interkarpalgelenken von Handgelenk und Hand

(➤ Abb. 6.41 und ➤ Abb. 6.42)

Richtung Longitudinal-distale (Distraktion) und -proximale (Kompression) Bewegung der Handwurzel und Hand gegenüber Radius und Ulna

Symbol ↔

Ausgangsstellung Patient Rückenlage in der Mitte der Liege mit dem Ellenbogen in 90° Flexion, dem Handgelenk in Neutralstellung und dem Unterarm in Mittelstellung zwischen Pronation und Supination

Ausgangsstellung Therapeut Im Stand auf der rechten Seite des Patienten, der rechten Schulter zugewandt

Lokalisation der einwirkenden Kräfte (Handgriffe)

- Die linke Hand umfasst das untere Ende des Humerus des Patienten von posterior.
- Der Daumen der linken Hand liegt der Longitudinalbewegung nach proximal lateral und bei der Longitudinalbewegung nach distal über dem Bizeps des Patienten.
- Die Finger der linken Hand spreizen sich lateral über das untere Ende des Humerus.
- Die rechte Hand nimmt einen „Händedruck"-Griff ein, bei dem die Daumen und Finger die Metacarpi des Patienten umgreifen.
- Der Zeigefinger der rechten Hand extendiert über den Unterarm des Patienten, um eine neutrale Handgelenksstellung zu gewährleisten.

Anwendung der Technik

- Mit dem Griff rund um die Metacarpi, der Stabilisierung des Oberarms und des Handgelenks in Neutralstellung wird eine longitudinal-proximale Bewegung (Kompression) erreicht, indem der Therapeut durch seine Hand und über die Handwurzel entlang von Radius und Ulna Druck gibt.
- Die Bewegung nach longitudinal-distal (Distraktion) wird über eine ziehende Bewegung über die Metacarpi des Patienten in einer Linie mit Radius und Ulna erreicht.

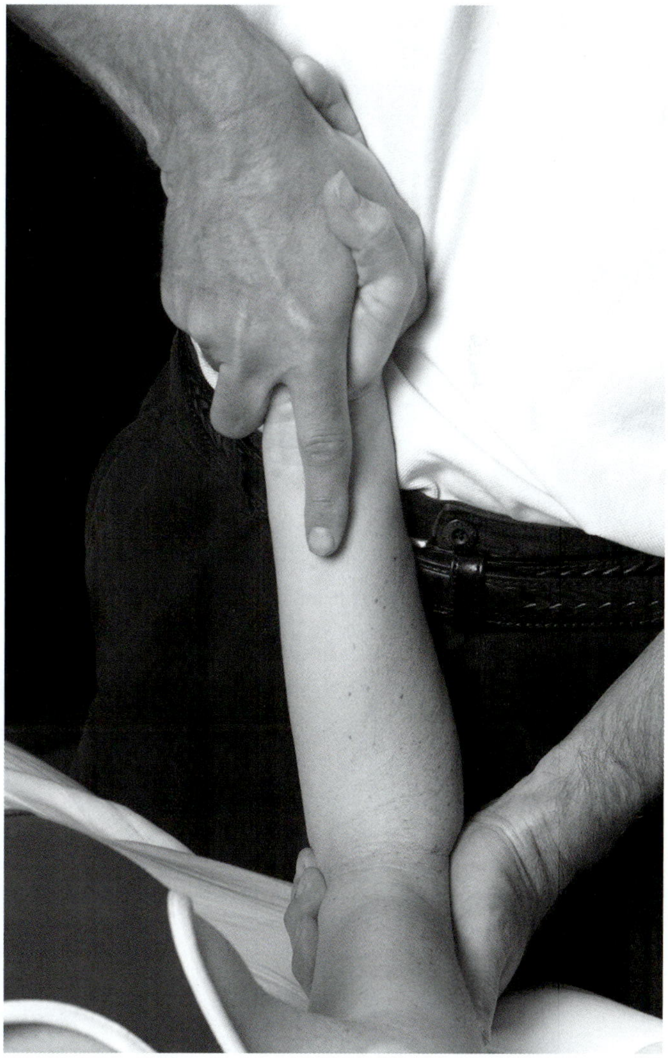

Abb. 6.41 Longitudinalbewegung nach proximal des Handgelenks und der Hand

Varianten in der Ausführung

- Die longitudinalen Bewegungen können ausgeführt werden, wenn das Handgelenk in Palmarflexion, Dorsalextension, Abduktion steht oder rotiert ist.
- Die Longitudinalbewegungen können in Kombination mit AP oder PA der einzelnen Handwurzelknochen ausgeführt werden.
- Der Therapeut kann versuchen, die Bewegung entlang einer Handwurzelsäule oder eines Metacarpus auszurichten (z. B. Betonung der Ossa lunatum, capitatum und drittem Metacarpus).

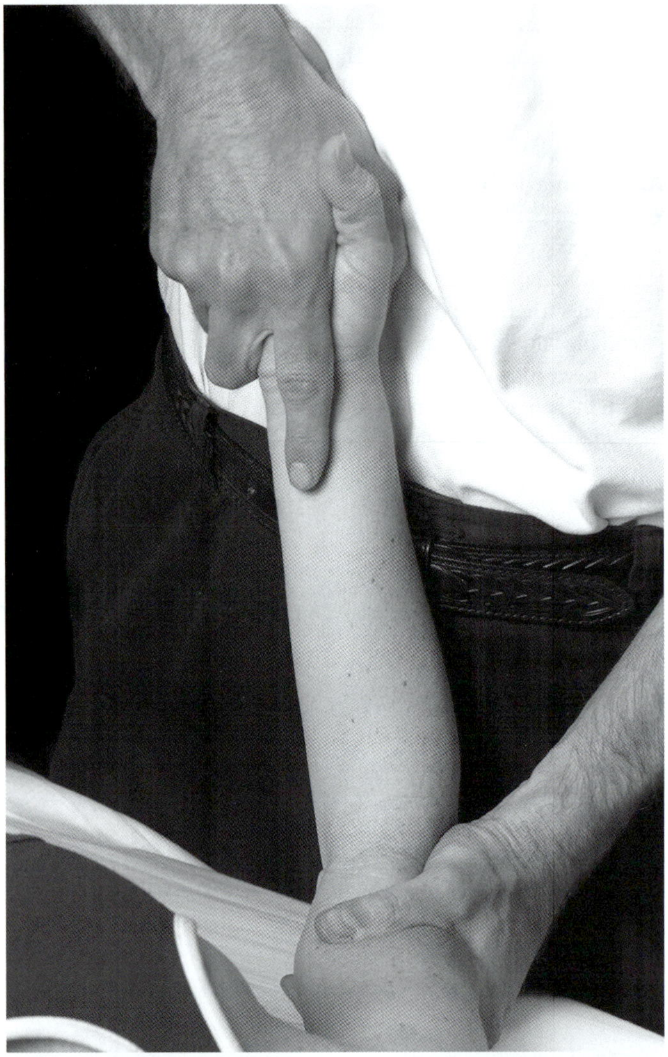

Abb. 6.42 Longitudinalbewegung nach distal des Handgelenks und der Hand

Anwendung

- Sehr schmerzhafte Handgelenk- und Handbewegungen
- In Kombination mit anderen Bewegungen

Bewegungen des Os pisiforme

(➤ Abb. 6.43)

Richtung Bewegungen des Os pisiforme gegenüber dem Os triquetrum in verschiedene Richtungen
Symbole ↘, ↕, ↱, ↗
Ausgangsstellung Patient Rückenlage in der Mitte der Liege mit dem Unterarm in Supination und dem Handrücken an der Liege oder am Körper des Therapeuten anliegend
Ausgangsstellung Therapeut Im Stand neben der rechten Hüfte des Patienten mit dem Blick über den Körper des Patienten
Lokalisation der einwirkenden Kräfte (Handgriffe) Mit seinem Körper und einer Hand stabilisiert der Therapeut die Hand und den Unterarm des Patienten, während die Daumenkuppe der anderen Hand Druck auf die verschiedenen Flächen des Os pisiforme ausübt.
Anwendung der Technik Die Oszillationsbewegung wird durch den Daumen des Therapeuten erzeugt, normalerweise als Grad III oder IV.
Varianten in der Ausführung

- Jede Bewegungsrichtung rund um das „Zifferblatt" des Os pisiforme ist möglich, je nach eingeschränkter oder schmerzhafter Richtung.
- Die Bewegungen können mit Kompression durch den Daumen auf das Os pisiforme kombiniert werden.
- Indem der Therapeut das Os pisiforme lateral zwischen Daumen und Zeigefinger greift, kann er es vom Os triquetrum abheben und die Bewegungen unter Distraktion durchführen.

Anwendung

- Steifes, schmerzhaftes Os pisiforme

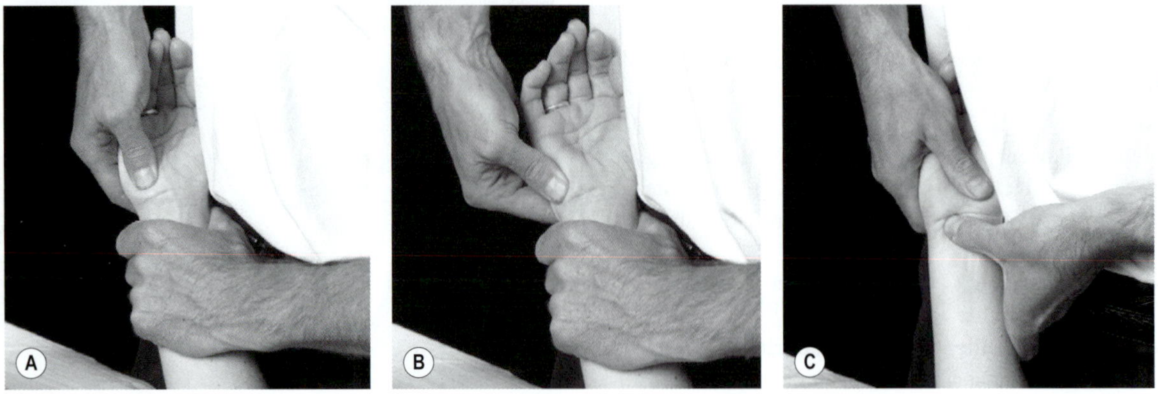

Abb. 6.43 Bewegungen des Os pisiforme

- Als Interfacetechnik bei einer Einklemmung des N. ulnaris beim Os pisiforme oder im Handgelenk
- Zur Wiederherstellung des normalen Dehnungsvermögens nach einer Verletzung oder Wunde im M. flexor carpi ulnaris

Dorsalextension und Palmarflexion in den Karpometakarpalgelenken (CMC)

(➤ Abb. 6.44 und ➤ Abb. 6.45)

Richtung Bewegung der Metacarpi in Extension und Flexion gegenüber ihren entsprechenden Handwurzelknochen. Die gleiche Technik kann dazu verwendet werden, die Metacarpi in anteroposteriore und posteroanteriore, transversal-mediale und -laterale, innen- und außenrotatorische sowie longitudinal-distale (Distraktion) und -proximale (Kompression) Richtung zu bewegen.
Symbole Karpometakarpal E, F
Ausgangsstellung Patient Rückenlage in der Mitte der Liege mit dem Unterarm nahe am Körper des Therapeuten; in Pronation für Extension und in Supination für Flexion
Ausgangsstellung Therapeut Für Extension – im Stand neben dem leicht flektierten rechten Unterarm des Patienten, dem Körper des Patienten zugewandt; für Flexion – im Stand neben dem Oberarm des Patienten, den Füße des Patienten zugewandt
Lokalisation der einwirkenden Kräfte (Handgriffe)

Für Extension (laterale CMC-Gelenke)

- Die Hände halten die teilweise pronierte Hand des Patienten von lateral.
- Die linke Hand umfasst den entsprechenden Handwurzelknochen.
- Die rechte Hand umfasst den entsprechenden benachbarten Metacarpus.
- Die rechte Hand greift in den ersten interossären Zwischenraum.
- Die rechte Daumenspitze liegt an der posterioren Basis des Metacarpus.

Für Extension (CMC des Kleinfingers)

- Es wird der gleiche Griff wie oben verwendet, nur dass die Daumenspitze auf dem Os hamatum liegt.
- Die rechte Hand hält die ulnare Kante der rechten Hand des Patienten, um den fünften Metacarpus zu fassen.
- Der flektierte Zeigefinger unterstützt den fünften Metacarpus distal und anterior.
- Der Daumen der rechten Hand hat posterioren Kontakt mit der Basis des Metacarpus.

Für Flexion

- Beide Hände halten die supinierte Hand des Patienten.
- Die linke Hand hält den medialen Rand des Handgelenks des Patienten.
- Die linke Daumenspitze liegt in der Handfläche des Patienten auf dem entsprechenden Handwurzelknochen.

Für Flexion (zweites CMC-Gelenk)

- Die rechte Hand hält den zweiten Metacarpus durch den ersten interossären Zwischenraum des Patienten.
- Die rechte Daumenspitze liegt anterior an der Basis des Metacarpus.
- Der flektierte Zeigefinger der rechten Hand hält das distale Ende des Metacarpus von posterior.

Anwendung der Technik

Für Extension

- Die Grade III und IV werden am häufigsten eingesetzt.

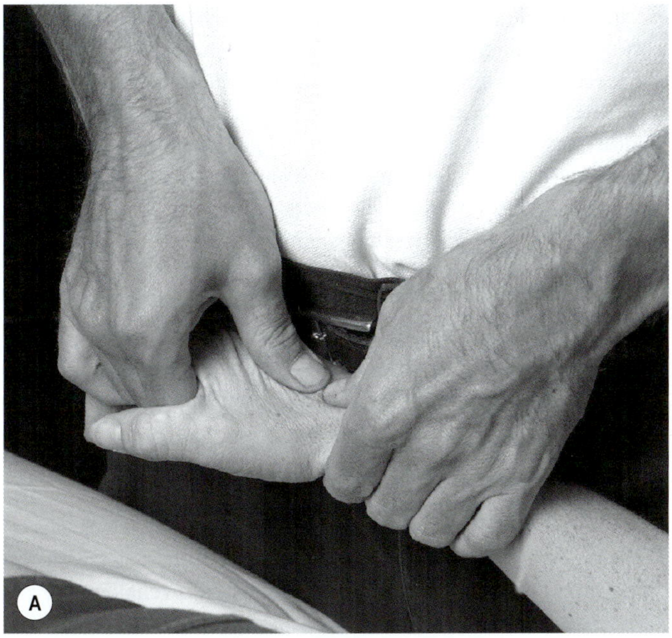

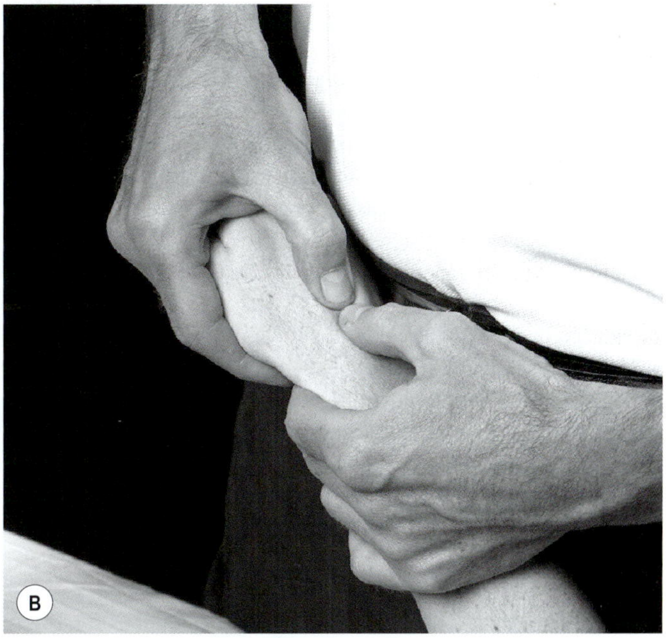

Abb. 6.44 Karpometakarpale Dorsalextension

6

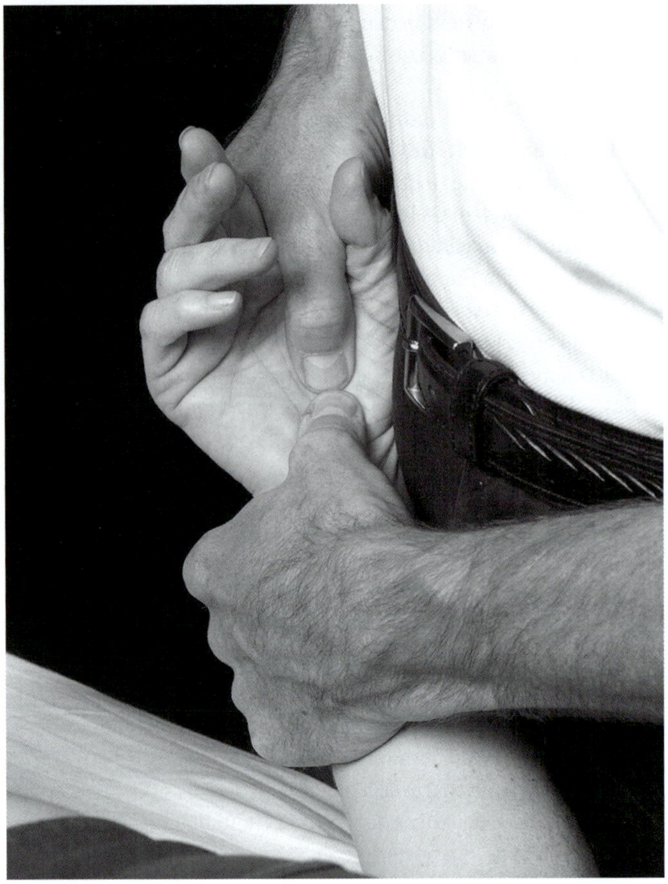

Abb. 6.45 Karpometakarpale Palmarflexion

- Die Bewegung wird erzeugt, indem der Therapeut die Hand des Patienten wegschiebt, durch die Daumen Druck und durch die Finger Gegendruck anwendet, um die Extension zu unterstützen.

Für Flexion

- Der Therapeut erzeugt die Bewegung, indem er die Hand des Patienten wegdrückt und gleichzeitig seine eigenen Glenohumeralgelenke adduziert und Ellenbogen extendiert, um den Druck durch die Daumen auf die Handfläche zu übertragen.
- Die Bewegung kann entweder mit beiden Daumen erzeugt werden oder durch Stabilisieren der Handwurzel mit der linken Hand und Flektieren des Metacarpus mit der rechten.

Varianten in der Ausführung

- Der gleiche Griff kann verwendet werden, um andere Bewegungen der CMC-Gelenke auszuführen, wie anteroposteriore und posteroanteriore Zusatzbewegungen sowie Kompression und Distraktion.
- Eine transversale Zusatzbewegung kann ausgeführt werden, indem der Therapeut die Lokalisation der Daumen und Finger so anpasst, dass eine Transversalbewegung in laterale und mediale Richtung entsteht.
- Eine Rotation im Gelenk kann erzeugt werden, indem der Therapeut den entsprechenden Handwurzelknochen mit einer Hand fixiert und mit der anderen Hand die betreffende proximale Phalanx in 90° Flexion hält. Das entsprechende MCP-Gelenk wird dann nach medial und lateral bewegt, was zu einer Innen- und Außenrotation im CMC-Gelenk führt.
- Kombinierte Bewegungen sind ebenfalls möglich, z. B. Flexion und Extension in Kombination mit anteroposterioren oder posteroanterioren Bewegungen oder Rotation mit Kompression oder Distraktion.

Anwendung Hauptsächlich Grad III und IV für steife oder schmerzhafte CMC-Gelenke

Bewegungen in den Intermetakarpalgelenken

(➤ Abb. 6.46)

Richtung Die Hauptbewegungen zwischen den Metacarpi sind globale und lokalisierte Horizontalflexion, globale und lokalisierte Horizontalextension, anteroposteriore und posteroanteriore Bewegungen und Kompression (in transversale Richtung).
Symbole HF, HE ↑, ↓, ≻•≺
Ausgangsstellung Patient Rückenlage mit dem Ellenbogen in 90° Flexion und dem Unterarm in Supination und nahe am Körper des Therapeuten
Ausgangsstellung Therapeut Für HF, AP, PA – im Stand, der Rückseite des flektierten und supinierten Unterarms des Patienten zugewandt; für HE, Kompression (transversal) – im Stand etwas proximal vom flektierten und supinierten Unterarm des Patienten, dem Handrücken zugewandt

Lokalisation der einwirkenden Kräfte (Handgriffe)

Globale Horizontalflexion (die gesamte Metakarpalreihe)

- Die linke Daumenkuppe liegt in der Handfläche des Patienten auf dem distalen Ende des dritten Metacarpus.
- Die rechte Hand wölbt sich distal an den Rücken der Metacarpi.
- Der rechte Daumen ist an die posteriore Fläche des zweiten Metacarpus gedrückt.
- Die Finger der rechten Hand (vor allem der Zeigefinger) drücken gegen die posteriore Fläche des fünften Metacarpus.
- Der Drehpunkt der Bewegung verändert sich, wenn der linke Daumen an den vierten Metacarpus gelegt wird.

Lokalisierte Horizontalflexion

- Beide Hände umfassen die Hand des Patienten.
- Der rechte Daumen hält den fünften Metacarpus des Patienten von posterior.
- Die Spitzen der Zeige- und Mittelfinger halten den fünften Metacarpus von anterior.
- Mit der linken Hand wird der angrenzende vierte Metacarpus zwischen den Fingerbeeren des Zeige- und Mittelfingers von anterior und mit der Daumenspitze von posterior gehalten.

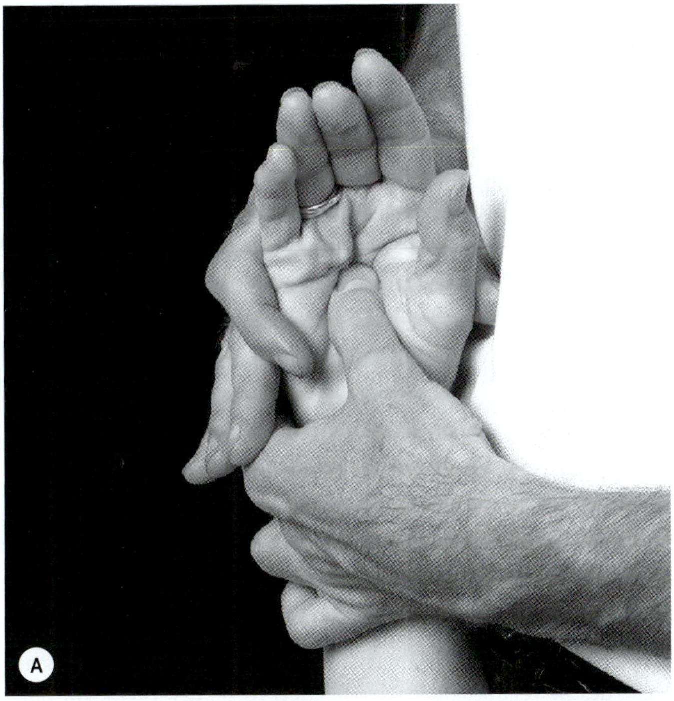

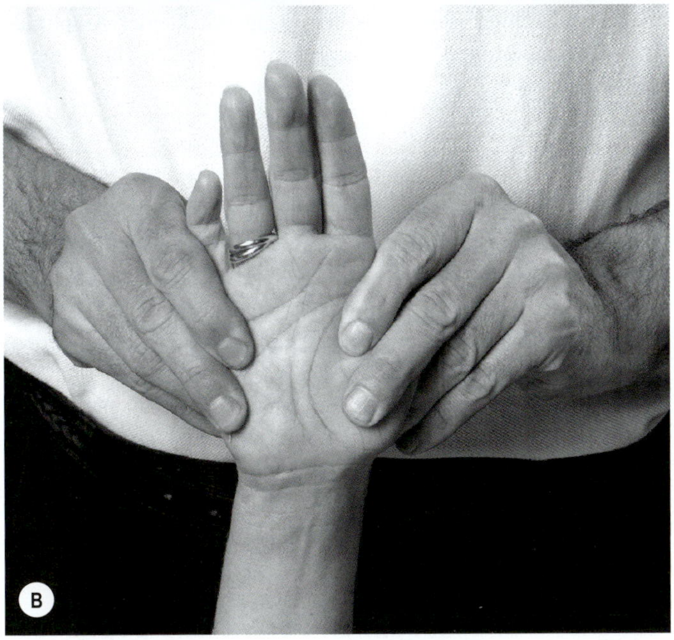

Abb. 6.46 Intermetakarpale Bewegungen: **A** HF; **B** HE

Globale Horizontalextension

- Beide Hände halten die Hand des Patienten.
- Die Daumenkuppen sind an das distale Ende der Rückseite des dritten Metacarpus gelegt.
- Die Finger umgreifen die medialen und lateralen Ränder der Hand des Patienten, um die anteriore Seite des zweiten und fünften Metacarpus distal zu erreichen.

Lokalisierte Horizontalextension

Die Handgriffe entsprechen denen der lokalisierten Horizontalflexion.

Posteroanterior oder anteroposterior

Die Handgriffe entsprechen denen der lokalisierten Horizontalflexion.

Kompression (transversal)

- Der „Händedruck"-Griff wird verwendet (d. h. rechte Hand zur rechten Hand).
- Die eine Hand umfasst die Köpfe der Metacarpi.
- Die andere Hand stabilisiert die Köpfe der Metacarpi in einer geraden Linie von der radialen zur ulnaren Seite.

Anwendung der Technik

Globale Horizontalflexion

Für Bewegungen mit kleiner oder großer Amplitude bewegt der Therapeut seine Hände in entgegengesetzte Richtung.

Lokalisierte Horizontalflexion

- Während die linke Hand des Therapeuten den vierten Metacarpus stabilisiert, bewegt seine rechte Hand den fünften Metacarpus kreisförmig.
- Soll der zweite Metacarpus gegenüber dem dritten bewegt werden, wird die Bewegung durch die linke Hand des Therapeuten durchgeführt. Wenn allerdings der vierte und fünfte Metacarpus mobilisiert werden soll, hält die linke Hand des Therapeuten den vierten Metacarpus, während die rechte Hand den fünften Metacarpus um den vierten herum bewegt.
- Soll der dritte Metacarpus gegenüber dem vierten mobilisiert werden, wird die Bewegung durch die linke Hand durchgeführt und die rechte Hand arbeitet stabilisierend.
- Soll der vierte Metacarpus gegenüber dem dritten mobilisiert werden, wird genau umgekehrt verfahren.

Globale Horizontalextension

Extension erzeugt der Therapeut, indem er die Metacarpi des Patienten durch Zug der Finger beider Hände um die Daumen am dritten Metacarpus dreht, während er gleichzeitig die Hand des Patienten wegdrückt (als Grad III mit großer Amplitude).

Lokalisierte Horizontalextension

Die Ausführung ist die gleiche der lokalisierten Horizontalflexion, außer dass eine drehende Bewegung Richtung Extension um die stabilisierten benachbarten Metacarpi herum durchgeführt wird.

Posteroanteriore oder anteroposteriore Bewegung

Die Ausführung ist die gleiche der lokalisierten Horizontalflexion. Die Metacarpi werden jedoch so bewegt, dass sie parallel verlaufende Linien in entgegengesetzter Richtung überqueren (d. h., ein Metacarpus wird anteroposterior oder posteroanterior gegenüber dem stabilisierten benachbarten Metacarpus bewegt).

Kompression (transversal)

Die Bewegung entsteht, indem der Therapeut den Griff um die Köpfe der Metacarpi des Patienten abwechselnd lockert und verstärkt.

Anwendung Diese Bewegungen sind normalerweise nicht beeinträchtigt, sofern nicht ein Trauma vorliegt.

Flexion und Extension der Metakarpophalangeal- und Interphalangealgelenke (Beschreibung für MCP-Gelenke)

(➤ Abb. 6.47 und ➤ Abb. 6.48)

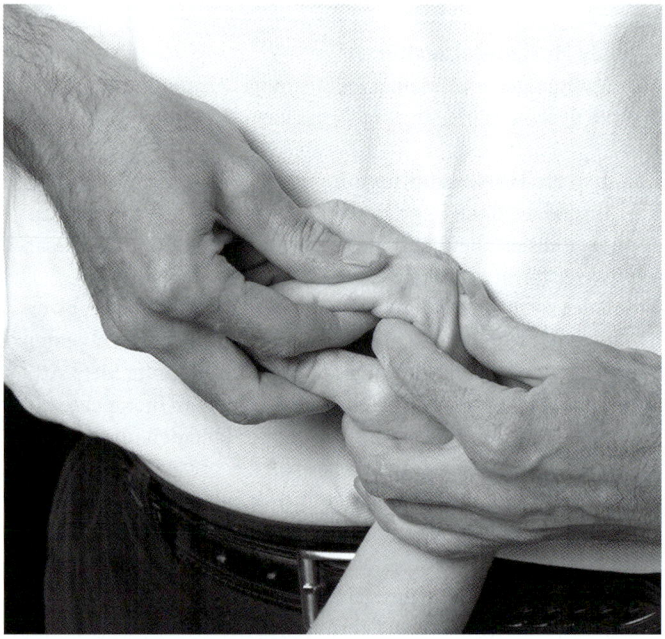

Abb. 6.47 Metakarpophalangeal- und Interphalangealgelenke: Flexion

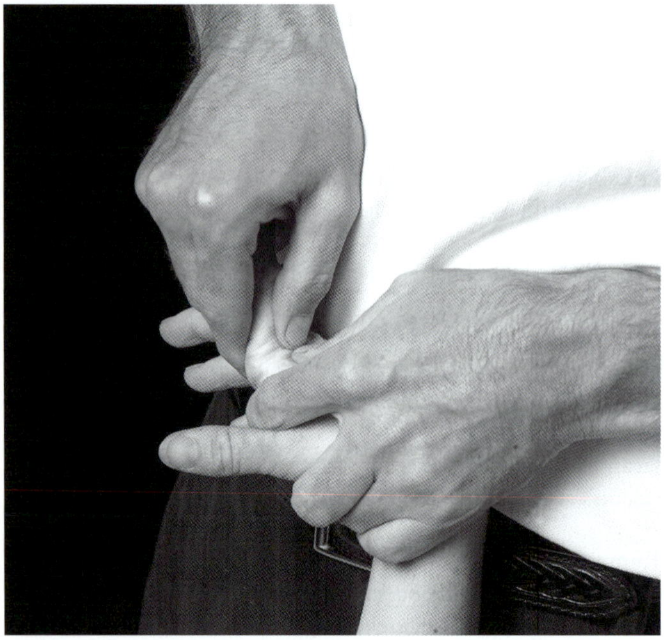

Abb. 6.48 Metakarpophalangeal- und Interphalangealgelenke: Extension

Richtung Flexion und Extension der proximalen Phalangen gegenüber den Metacarpi oder den Interphalangealgelenken
Symbole MCP, IP F, E
Ausgangsstellung Patient Rückenlage mit dem Ellenbogen in Flexion und dem Unterarm in Supination
Ausgangsstellung Therapeut Im Stand an der Seite des Patienten auf Höhe des Ellenbogens mit Blick über den Körper des Patienten

Lokalisation der einwirkenden Kräfte (Handgriffe) (für den Zeigefinger)

- Die rechte Hand hält die proximale Phalanx des Zeigefingers des Patienten zwischen Daumen und Zeigefinger, die beide nach proximal ausgerichtet sind.
- Die linke Hand stabilisiert die Hand des Patienten insbesondere um den zweiten Metacarpus zwischen Daumen und Zeigefinger.

Anwendung der Technik

Flexion

Das Gelenk wird in einer angenehmen Stellung, falls notwendig am Ende des Bewegungsausmaßes, flektiert (d. h., der Therapeut führt mit seiner rechten Hand eine Bewegung mit kleiner Amplitude Grad IV aus, während die Metacarpi mit der linken Hand stabilisiert werden).

Extension

- Extension wird hergestellt, indem Extension der proximalen Phalanx auf dem Metacarpus mit Extension des Metacarpus auf der Phalanx kombiniert wird.
- Alternativ kann der Metacarpus stabilisiert und die proximale Phalanx Richtung Extension bewegt werden.
- Es kann mit kleinen oder großen Amplituden gearbeitet werden.

Varianten in der Ausführung Flexion und Extension können mit anteroposterioren oder posteroanterioren Bewegungen am Bewegungsende, mit Kompression oder mit Distraktion kombiniert werden.
Anwendung Steife Finger

Abduktion und Adduktion der Metakarpophalangeal- und Interphalangealgelenke (Beschreibung für MCP-Gelenke)

(➤ Abb. 6.49 und ➤ Abb. 6.50)

Richtung Abduktion und Adduktion der proximalen Phalanx gegenüber dem benachbarten Metacarpus oder im Interphalangealgelenk
Symbole MCP, IP Ab, Ad
Ausgangsstellung Patient Rückenlage in der Mitte der Liege mit dem Ellenbogen in Flexion sowie Pronation für Adduktion und Supination für Abduktion

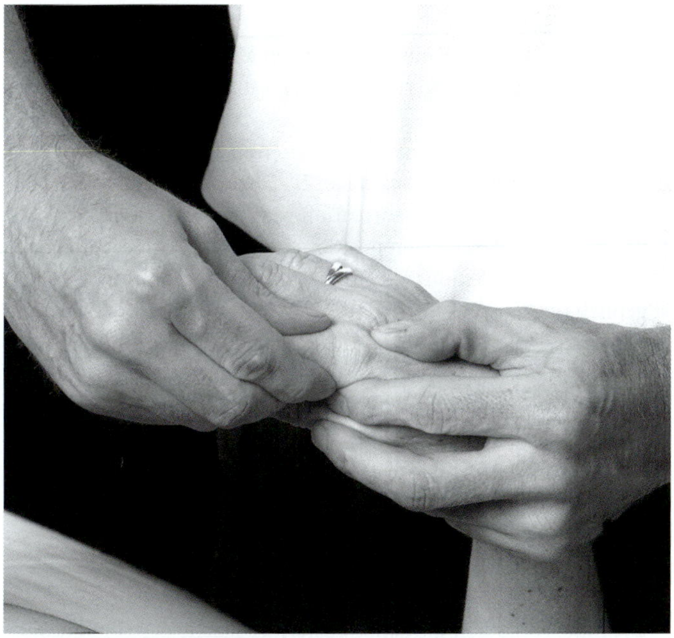

Abb. 6.49 Metakarpophalangeal- und Interphalangealgelenke: Abduktion

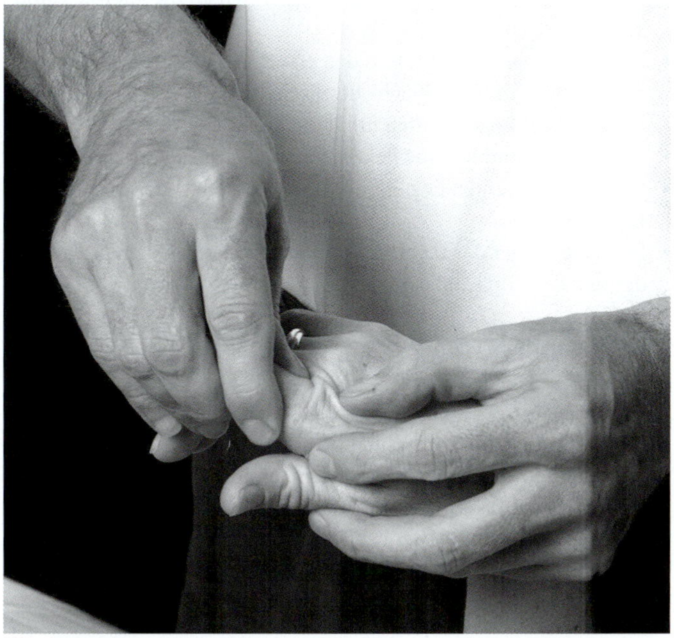

Abb. 6.50 Metakarpophalangeal- und Interphalangealgelenke: Adduktion

Ausgangsstellung Therapeut Im Stand an der Seite des Patienten auf Höhe des Ellenbogens mit Blick über den Körper des Patienten

Lokalisation der einwirkenden Kräfte (Handgriffe) (für den Zeigefinger)

Abduktion

- Die linke Hand hält die posteriore Fläche der rechten Hand des Patienten.
- Die rechte Hand hält den Zeigefinger des Patienten.
- Die linke Hand hält die posteriore Fläche der Hand des Patienten von radial.
- Der linke Daumen ist nach distal gerichtet und liegt distal an der lateralen Fläche des zweiten Metacarpus.
- Die Finger der linken Hand umfassen die ulnare Handkante des Patienten.
- Die rechte Daumenkuppe zeigt nach proximal gerichtet und liegt entlang der lateralen Fläche der proximalen Phalanx bis zu ihrer Basis an.

Adduktion

- Die linke Hand hält die posteriore Fläche der radialen Handkante des Patienten.
- Der linke Daumen drückt sich so tief wie möglich in den zweiten interossären Zwischenraum.
- Die Finger der linken Hand greifen um den Daumen des Patienten herum und durch den ersten interossären Zwischenraum, um die Hand des Patienten zu stabilisieren.
- Die rechte Hand umfasst den Zeigefinger des Patienten.
- Die rechte Daumenkuppe ist nach proximal gerichtet und drückt gegen die mediale Fläche der proximalen Phalanx.

Anwendung der Technik

Abduktion

- Die Oszillationsbewegung entsteht durch eine Bewegung der beiden Hände des Therapeuten, indem er abduziert und gleichzeitig die Hand des Patienten wegschiebt.
- Die Bewegungen können an jedem Punkt im Bewegungsausmaß mit kleiner oder großer Amplitude durchgeführt werden.

Adduktion

Die Oszillationsbewegungen werden von den Armen des Therapeuten erzeugt. Sie wirken durch seine Hände, während er die Hand des Patienten wegschiebt.

Varianten in der Ausführung Abduktion oder Adduktion können kombiniert werden mit:

- Kompression oder Distraktion
- Transversalgleiten
- Angulierung nach anterior oder posterior

Anwendung

- Steife Finger
- Wiederherstellung der Bewegung nach Verletzungen der Kollateralbänder

Innen- und Außenrotation der Metakarpophalangeal- und Interphalangealgelenke (beschrieben für die MCP-Gelenke)

(➤ Abb. 6.51 und ➤ Abb. 6.52)

Richtung Innenrotation und Außenrotation der Phalangen gegenüber den stabilisierten Metacarpi oder in den Interphalangealgelenken

6

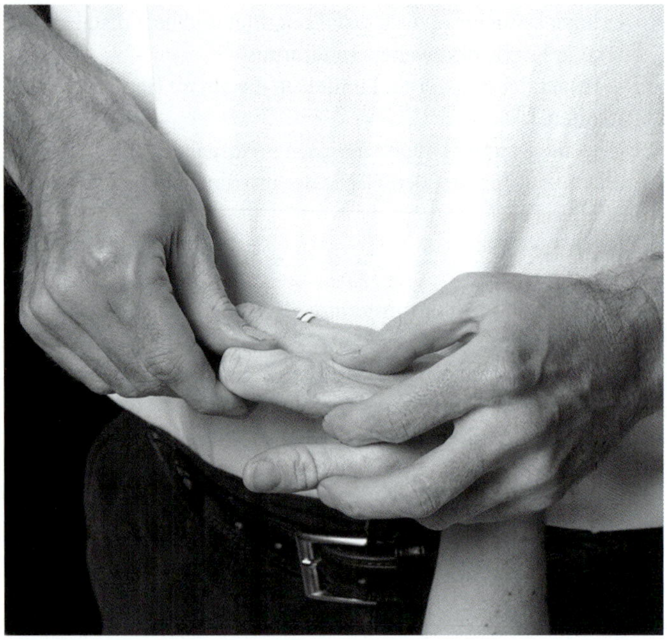

Abb. 6.51 Metakarpophalangeal- und Interphalangealgelenke: Innenrotation

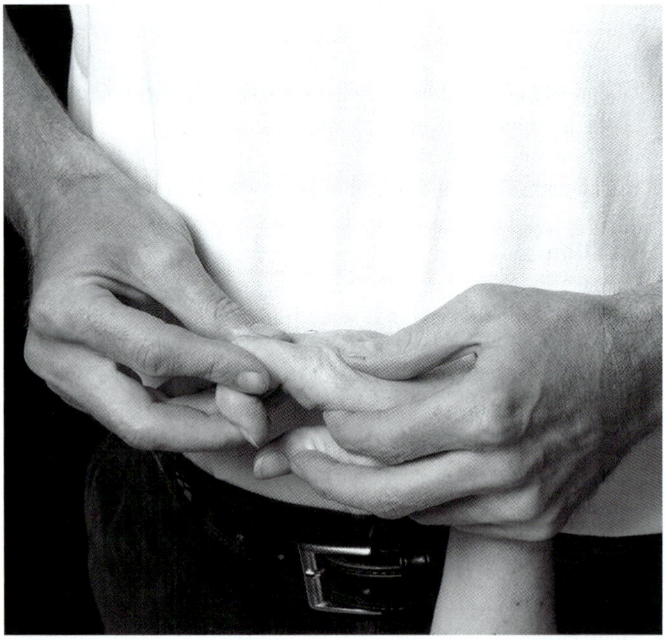

Abb. 6.52 Metakarpophalangeal- und Interphalangealgelenke: Außenrotation

Symbole MCP, IP, ↺, ↻
Ausgangsstellung Patient Rückenlage in der Mitte der Liege mit dem Ellenbogen in Flexion und dem Unterarm in Mittelstellung zwischen Pronation und Supination
Ausgangsstellung Therapeut Im Stand an der Seite des Patienten auf Höhe des flektierten Ellenbogens mit Blickrichtung über den Körper des Patienten

Lokalisation der einwirkenden Kräfte (Handgriffe) (für den Zeigefinger)

Innenrotation

- Die linke Hand stabilisiert den zweiten Metacarpus, indem sie ihn zwischen den Fingern von anterior und dem Daumen von posterior hält.
- Die rechte Hand hält den leicht flektierten Zeigefinger in 10° MCP-Flexion und 80° proximaler IP-Flexion. (Das maximale Bewegungsausmaß für Innenrotation wird erreicht, wenn das MCP in einigen Graden Flexion positioniert ist, da dies die Mittelstellung zwischen Flexion und Extension dieses Gelenks ist. Maßgeblich für den gewählten Grad von Flexion/Extension bei dieser Behandlung ist jedoch das aktuelle Ausmaß von Schmerz und Steifigkeit.)
- Die rechte Daumenspitze liegt an der medialen Seite des proximalen IP-Gelenks.
- Die Spitzen des rechten Zeigefingers und Mittelfingers liegen an der lateralen Fläche der mittleren und distalen Phalangen des Patienten.

Außenrotation

- Die linke Hand hält die ganze posteriore Fläche der Hand des Patienten.
- Die Finger der linken Hand schmiegen sich an die laterale Handkante.
- Der Zeigefinger reicht durch den ersten interossären Zwischenraum bis auf die Handfläche des Patienten.
- Die übrigen Finger greifen um den Thenar.
- Die rechte Hand hält die flektierten Finger des Patienten.
- Der rechte Daumen liegt an der lateralen Fläche des proximalen IP-Gelenks.
- Der Zeigefinger der rechten Hand liegt an der medialen Fläche des distalen IP-Gelenks.

Anwendung der Technik

Innenrotation

- Die Bewegung wird ausschließlich durch die rechte Hand des Therapeuten erzeugt, während seine linke Hand die Hand des Patienten stabilisiert.
- Der Therapeut dreht die distale Phalanx um seine Daumenspitze und verursacht so eine Innenrotation der proximalen Phalanx des Patienten.

Außenrotation

Der Therapeut erzeugt die Rotation durch eine Bewegung der linken Hand und des linken Unterarms, während seine rechte Hand die Hand des Patienten stabilisiert.

Varianten in der Ausführung Die Rotation kann mit Kompression und Distraktion kombiniert werden und in jeder Stellung von Flexion, Extension, Abduktion oder Adduktion durchgeführt werden.

Anwendung

- Steife Finger
- Mit Kompression bei geringen durch Osteoarthrose verursachten Symptomen

Longitudinalbewegung nach distal (Distraktion) und proximal (Kompression) der Metakarpophalangeal- und Interphalangealgelenke (beschrieben für das MCP-Gelenk)

(➤ Abb. 6.53 und ➤ Abb. 6.54)

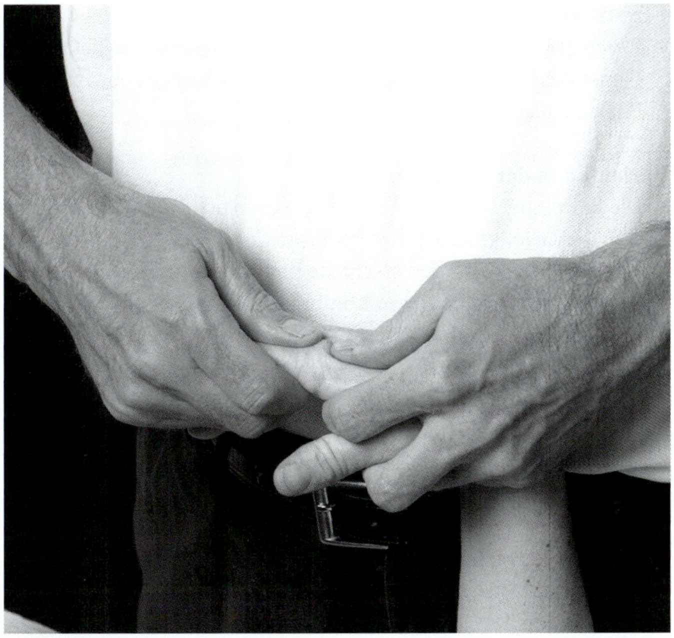

Abb. 6.53 Metakarpophalangeal- und Interphalangealgelenke: Longitudinalbewegung nach distal (Distraktion)

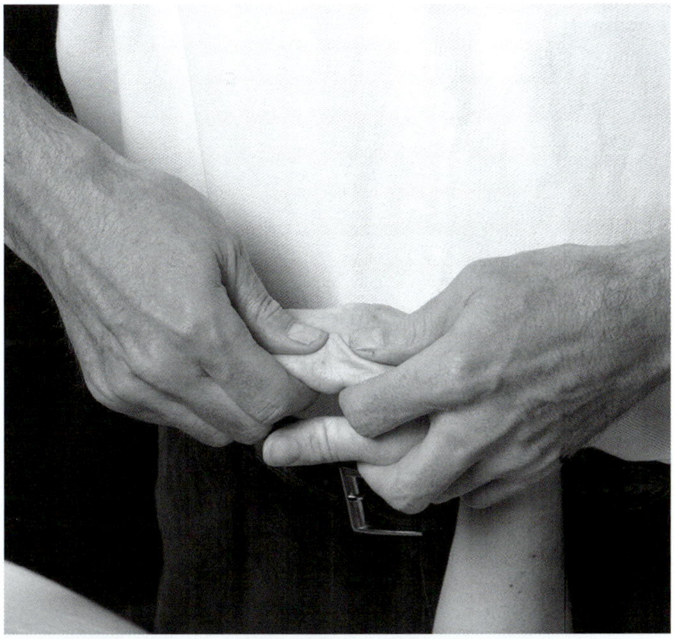

Abb. 6.54 Metakarpophalangeal- und Interphalangealgelenke: Longitudinalbewegung nach proximal (Kompression)

Richtung Longitudinalbewegung nach distal (Distraktion) und proximal (Kompression) der proximalen Phalanx gegenüber dem angrenzenden Metacarpus oder im IP-Gelenk

Symbole MCP, IP, ←•→, →•←

Ausgangsstellung Patient Rückenlage in der Mitte der Liege mit dem Ellenbogen in 90° Flexion und in Mittelstellung zwischen Pronation und Supination

Ausgangsstellung Therapeut Im Stand auf der rechten Seite des Patienten auf Höhe des Unterarms und der Hand mit Blickrichtung über den Körper des Patienten

Lokalisation der einwirkenden Kräfte (Handgriffe) (für den Zeigefinger)

Longitudinalbewegung nach distal

- Die linke Hand umfasst die laterale Handkante der rechten Hand des Patienten.
- Die rechte Hand hält den Zeigefinger des Patienten.
- Die linke Hand hält den zweiten Metacarpus zwischen dem flektierten Zeigefinger und dem Daumen.
- Das proximale IP-Gelenk des linken Zeigefingers hält die anteriore Fläche des distalen Endes des Metacarpus.
- Der linke Daumen drückt posterior gegen den Schaft des Metacarpus.
- Die rechte Hand umfasst den Zeigefinger des Patienten in ähnlicher Weise, d. h., der vollständig flektierte Zeigefinger hält die proximale Phalanx des Patienten von anterior und der Daumen liegt entlang des Schaftes an. Das MCP-Gelenk des Patienten wird dann in Mittelstellung aller anderen Bewegungsrichtungen positioniert, was eine maximale distale Bewegung ermöglicht.

Longitudinalbewegung nach proximal

Die Handgriffe sind die gleichen wie bei der Longitudinalbewegung nach distal, außer dass Finger und Handfläche den ganzen Zeigefinger des Patienten halten, der in jedem IP-Gelenk leicht flektiert sein sollte.

Anwendung der Technik

Longitudinalbewegung nach distal

- Die Bewegung wird erzeugt, indem der Therapeut seine Hände auseinanderzieht, um eine Distraktion zu erreichen. Die MCP-Gelenke bleiben leicht flektiert.
- Diese leichte Flexion wird durch festen Druck des Zeigefingers des Therapeuten gegen die den Gelenken benachbarte Palmarfläche des Metacarpus und die Phalanx aufrechterhalten.

Longitudinalbewegung nach proximal

Die Kompressionsbewegung entsteht durch ein Zusammenpressen der beiden Hände des Therapeuten, die den Metacarpus und die Phalanx halten.

Varianten in der Ausführung Die Bewegung kann einzeln ausgeführt werden, wird aber häufiger mit Flexion, Extension, Abduktion, Adduktion, AP, PA und Rotation kombiniert.

Anwendung

- Steife Finger
- Sehr schmerzhafte Störungen der Gelenkoberfläche (Distraktion)
- Geringfügige Störungen der Gelenkoberfläche (Kompression)

Posteroanteriore und anteroposteriore Bewegung der Metakarpophalangeal- und Interphalangealgelenke (beschrieben für das MCP-Gelenk)

(➤ Abb. 6.55 und ➤ Abb. 6.56)

Richtung Posteroanteriore und anteroposteriore Bewegung der proximalen Phalanx gegenüber dem benachbarten Metacarpus oder im IP-Gelenk

Symbole MCP, IP, ↓, ↑

Ausgangsstellung Patient Rückenlage in der Mitte der Liege mit dem Ellenbogen in 90° Flexion und dem Unterarm in Mittelstellung zwischen Pronation und Supination

Ausgangsstellung Therapeut Im Stand an der Seite des Patienten auf Höhe des Unterarms mit Blickrichtung über den Körper des Patienten

Lokalisation der einwirkenden Kräfte (Handgriffe) (für den Zeigefinger)

- Die linke Hand hält den zweiten Metacarpus des Patienten anterior mit dem vollständig flektierten Zeigefinger und posterior mit dem Daumen fest.
- Der linke Daumen liegt auf der posterioren Fläche proximal vom Gelenk.
- Das proximale IP-Gelenk des Zeigefingers des Therapeuten liegt auf der anterioren Fläche proximal vom Gelenk.
- Die rechte Hand umfasst die proximale Phalanx des Zeigefingers des Patienten.
- Die Finger der rechten Hand haken sich um die anteriore Fläche der Phalanx.
- Die rechte Daumenspitze liegt posterior am Kopf der proximalen Phalanx.

Anwendung der Technik

- *Posteroanterior:* Druck wird durch die rechte Daumenspitze des Therapeuten auf die posteriore Fläche des Kopfes der proximalen Phalanx direkt neben dem MCP-Gelenk ausgeübt. Die Bewegung darf nicht durch die Daumenflexoren des Therapeuten erzeugt werden.
- *Anteroposterior:* Druck wird durch die IP-Gelenke der flektierten Finger des Therapeuten anterior gegen den Kopf der proximalen Phalanx ausgeübt.

Varianten in der Ausführung

- Die Bewegung kann auch mit Distraktion oder fester Kompression der Gelenkflächen durchgeführt werden.
- Die Bewegung kann in verschiede Richtungen anguliert werden.
- Die Technik wird häufig in Kombination mit Flexion, Extension, Abduktion, Adduktion oder Rotation eingesetzt.

Anwendung

- Steife Finger (am Ende der steifen physiologischen Bewegung)
- Klinische Gruppe 1, bei sehr schmerzhaften Gelenken

Globale Flexion, Extension und Zirkumduktion der Metakarpophalangeal- und Interphalangealgelenke

Richtung Globale Flexion, Extension und Zirkumduktion der MCP- und IP-Gelenke

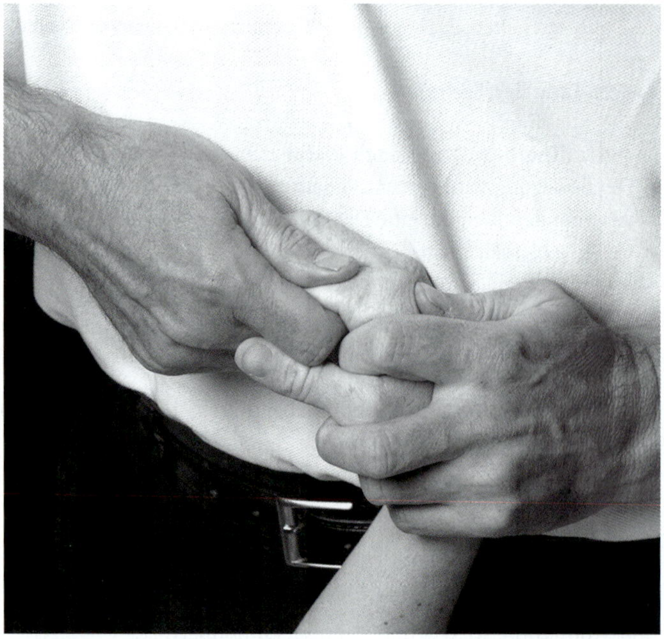

Abb. 6.55 Metakarpophalangeal- und Interphalangealgelenke: posteroanteriore Bewegung

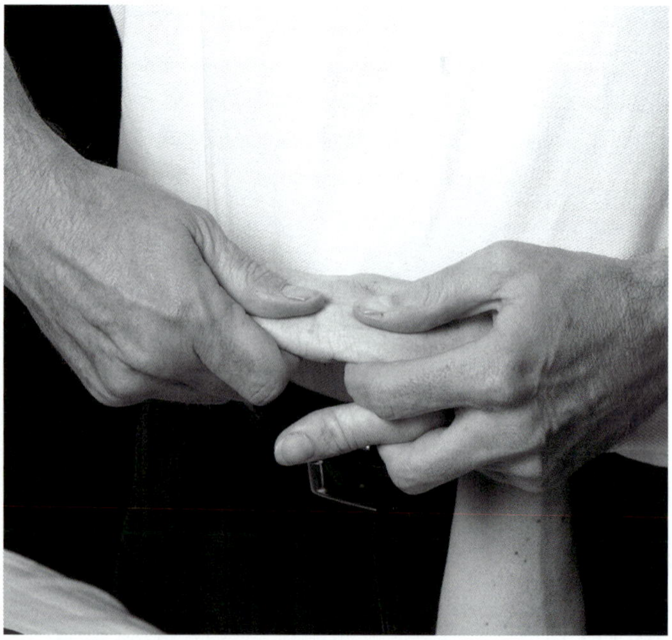

Abb. 6.56 Metakarpophalangeal- und Interphalangealgelenke: anteroposteriore Bewegung

Symbole MCP, IP F, E, Zirkumduktion (global)
Ausgangsstellung Patient Rückenlage in der Mitte der Liege mit dem Ellenbogen in 90° Flexion und dem Unterarm in Mittelstellung zwischen Pronation und Supination
Ausgangsstellung Therapeut Im Stand an der Seite des Patienten auf Höhe des Unterarms mit Blickrichtung über den Körper des Patienten

Lokalisation der einwirkenden Kräfte (Handgriffe)

- Die linke Hand greift von medial über den rechten Handrücken des Patienten.
- Die Finger greifen durch den ersten interossären Zwischenraum bis auf die Handfläche des Patienten.
- Daumenballen und Daumen der rechten Hand des Therapeuten liegen auf dem Handrücken des Patienten.
- Die rechte Hand hält die vier Langfinger des Patienten von medial, zwischen den Fingern von anterior und dem Thenar von posterior.

Anwendung der Technik Wenn die Metacarpi mit festem Griff gehalten werden, können folgende globale Bewegungen durchgeführt werden:

1. MCP-Flexion mit IP-Extension
2. MCP-Extension mit IP-Flexion
3. MCP-Zirkumduktion mit einer kreisenden Bewegung der rechten Hand

Anwendung

- Als Grad II allgemein zur Lockerung von Handbewegungen
- Zum Easing Off bei Schmerzen nach einer Behandlung
- Bei allgemeiner Steifigkeit und Schmerzen in allen Gelenken wie bei Osteoarthrose oder rheumatoider Arthritis
- Zur Lösung von Steifigkeit nach Immobilisation (z. B. nach einer Colles-Fraktur)

Daumenbewegungen (erstes Karpometakarpalgelenk)

(➤ Abb. 6.57, ➤ Abb. 6.58, ➤ Abb. 6.59)

Richtung Die Bewegungen des Daumens sind identisch mit denen der Finger, wenngleich die Bewegungsebenen des Daumens anders sind. Die Oppositionsbewegung ist eine zusätzliche Bewegung des Daumens, die aus einer Kombination von Flexion, Abduktion und Rotation besteht.
Symbole 1. CMC-Gelenk F, E, Ad, Ab, Opposition, ↔ prox, ↓, ↑, ↺, ↻
Ausgangsstellung Patient Rückenlage in der Mitte der Liege mit dem Ellenbogen in 90° Flexion
Ausgangsstellung Therapeut Im Stand an der Seite des Patienten auf Höhe des flektierten Ellenbogens mit Blickrichtung über den Körper des Patienten

Lokalisation der einwirkenden Kräfte (Handgriffe)

Flexion

- Die linke Hand stabilisiert das Handgelenk des Patienten mit den Fingern über der anterioren Fläche und dem Daumen posterior.
- Der linke Zeigefinger muss quer vor dem Os trapezium liegen und es während der Daumenflexion stabilisieren, ohne die Bewegung des Metacarpus zu behindern.
- Der rechte Daumen und Zeigefinger greifen den Daumen des Patienten. Dabei liegt der Daumen des Therapeuten über der

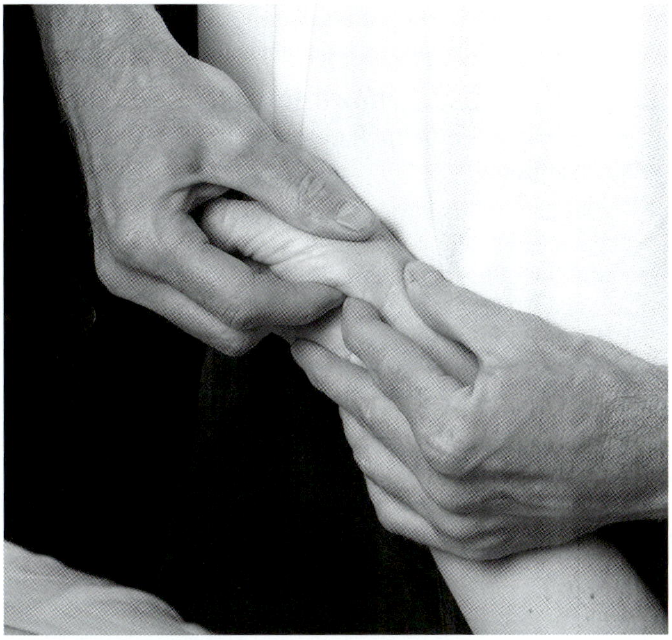

Abb. 6.57 Flexion des ersten Karpometakarpalgelenks

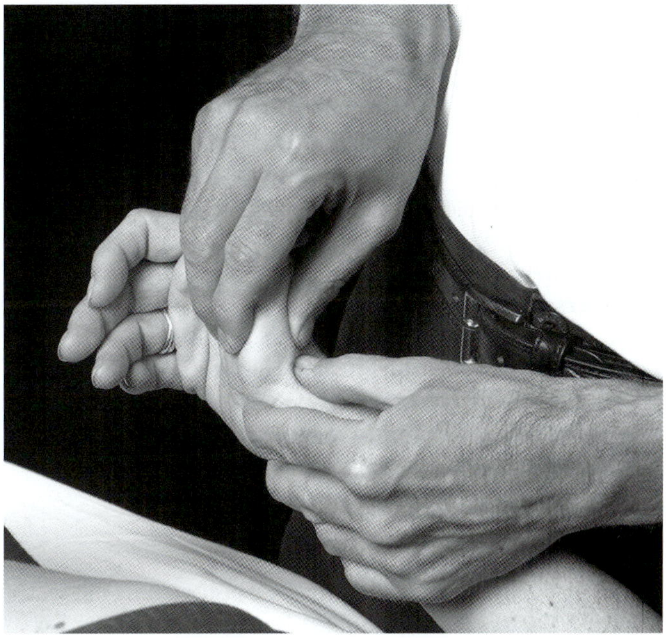

Abb. 6.58 Extension des ersten Karpometakarpalgelenks

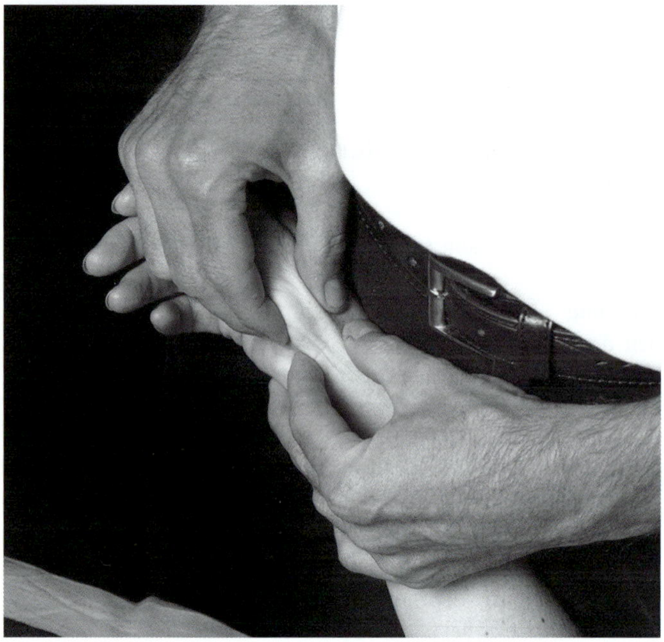

Abb. 6.59 Posteroanteriore Bewegungen der Karpometakarpalgelenke

posterioren Fläche des Metacarpus und der Zeigefinger über der anterioren Fläche.

Extension

Die Handgriffe sind die gleichen wie bei der Flexion, nur dass die linke Daumenspitze an die dorsale Fläche von Os trapezium und Os trapezoideum gelegt wird.

Adduktion, Abduktion, Opposition

Wie oben stabilisiert eine Hand die Handwurzel am Os trapezium und Os trapezoideum, während die andere Hand den Metacarpus in die gewünschte Richtung bewegt.

Longitudinalbewegung nach proximal (Kompression)

Die Handgriffe sind die gleichen wie bei der Longitudinalbewegung des Zeigefingers nach proximal.

Rotation

Die Handgriffe sind die gleichen wie bei der Rotation des Zeigefingers.

Posteroanteriore Bewegung (inkl. anteroposteriorer und Transversalbewegung nach medial und lateral)

- Die rechte Hand umfasst den Daumen des Patienten.
- Die linke Hand umfasst das Handgelenk des Patienten am radialen Rand.
- Die Spitzen beider Daumen werden 1. an die posteriore Fläche des ersten Metacarpus direkt neben dem CMC-Gelenk, 2. an das Os trapezium, 3. an den Gelenkspalt gelegt.

Anwendung der Technik

- *Flexion:* Der Therapeut erzeugt die Flexionsbewegung mit seiner rechten Hand, während seine linke Hand den proximalen Teil des Gelenks stabilisiert.
- *Extension:* Die Extensionsbewegung wird hauptsächlich durch den Kontakt der Therapeuten an der anterioren Fläche des ersten Metacarpus erzeugt, der um den rechten Daumen des Therapeuten gedreht wird, während der linke Daumen den proximalen Teil des Gelenks stabilisiert.
- *Adduktion, Abduktion, Opposition:* Diese Bewegungen in die entsprechende Richtung werden jeweils durch den linken Daumen und Zeigefinger des Therapeuten ausgeführt, die das Os trapezium und Os trapezoideum stabilisieren, während der rechte Daumen und Zeigefinger des Therapeuten den Metacarpus bewegen. Beachte: Die Oppositionsstellung schließt Innenrotation als Teil der oszillierenden Bewegung ein.
- *Longitudinalbewegung nach distal und Rotation:* Die Ausführung bei diesen Bewegungen ist die gleiche wie beim Zeigefinger beschrieben.
- *Posteroanterior* (anteroposterior, transversal nach medial und lateral): Die posteroanteriore Bewegung entsteht z. B. durch den Druck der Daumen gegen die Basis des Metacarpus oder des Zeigefingers. Der Druck sollte durch die Arme des Therapeuten und nicht durch die Daumenflexoren erzeugt werden.

Varianten in der Ausführung Alle oben beschriebenen Bewegungen können miteinander kombiniert werden, je nachdem, welche Richtungen steif oder schmerzhaft sind.

Anwendung

- Der Daumen ist oft von osteoarthrotischen Veränderungen betroffen; daher sind Bewegungen mit Kompression bei geringfügigen Symptomen besonders wirkungsvoll.
- Schmerz und Steifigkeit im Gelenk nach Übergebrauch, einem Trauma oder einer Fraktur

Die Auflistung in ➤ Box 6.10 zeigt den Untersuchungsumfang, der bei chronischen geringfügigen Handgelenk- und Handsymptomen notwendig ist; ➤ Box 6.11 nennt die Screeningtests, mit denen nachgewiesen werden muss, dass Handgelenk und Hand nicht betroffen sind; in ➤ Box 6.12 ist zusammengefasst, wie ein Daumen mit chronischen geringfügigen Symptomen untersucht wird.

Box 6.10

Chronische geringfügige Handgelenk- und Handsymptome

- Rückenlage: Palmarflexion und Dorsalextension
- Supination und Pronation (über Metacarpus)
- Radial- und Ulnarabduktion
- AP- und PA-Bewegung
- HF und HE
- Longitudinalbewegung nach distal und proximal

Box 6.11

Nachweis der Beschwerdefreiheit für einen Bereich

- F und E (Finger bis Handgelenk)
- Supination und Pronation
- Handgelenksabduktion
- (←→) prox, dist

Box 6.12

Chronische und geringfügige Symptome im Daumengrundgelenk

- Nachweis, dass der Daumen tatsächlich nicht betroffen ist
- F/E, E mit (↟, ↡), Rot mit Kompression

6.3.3 Screeningtests

Gewöhnlich werden Screeningtests nach der ersten Behandlung durchgeführt. Jede neue Behandlung kann eine neue Struktur screenen, die besser individuell überprüft werden kann.

Strukturen, die gescreent werden sollten:

- Halswirbelsäule: aktive Flexion, Extension, Rotation links und rechts, unterer zervikaler Quadrant und PAIVMs
- Schulterkomplex: aktive Flexion, Abduktion, HAR, horizontale Flexion und passive Innenrotation in 90° Abduktion, glenohumeraler Quadrant und Locking Position
- Ellenbogen: aktive Flexion, Extension, Pronation, Supination und passive Flexion/Adduktion, Flexion/Abduktion, Extension/Adduktion, Extension/Abduktion, in 90° Flexion: Pronation, Supination kombiniert mit intraartikulärer Kompression
- Brustwirbelsäule: Husten, aktive Extension, Rotation links und rechts und PAIVMs
- Erste Rippe: zervikale Extension, Lateralflexion und passive Zusatzbewegungen

Nach jedem Screeningtest folgt eine Wiederbefundung.

6.3.4 Behandlung von Handgelenk- und Handstörungen – ein Überblick

Für die Behandlung sind die differenzierte Funktionsanalyse und die Kreativität des Therapeuten sehr viel wichtiger als die verschiedenen Gesetze der Biomechanik.

Bei allen oben beschriebenen Techniken muss sich der Therapeut die Freiheit lassen, uneingeschränkt zu kombinieren, anzupassen und zu verändern. Wird beispielsweise bei der einfachen Behandlung einer Monoarthrose des zweiten Karpometakarpalgelenks einer Frau in den Fünfzigern festgestellt, dass die wichtigen eingeschränkten Zusatzbewegungen die Rotation und die anteroposterior Bewegung sind, wären diese als alleinige Behandlungstechniken ineffektiv. Für eine effektive Behandlung, welche die Symptome komplett abklingen lässt und die Krepitationen reduziert, werden allerdings Rotation und anteroposteriore Bewegungen benötigt, zunächst in Kombination mit Distraktion, dann mit Kompression über das ganze physiologische Bewegungsausmaß und schließlich mit allen Varianten und in allen möglichen Angulierungen (z. B. Rotation und anteroposteriore Bewegungen in Extension oder Adduktion IV–, mit Kompression IV). In diesem Beispiel besteht der Schlüssel zu einer effektiven Behandlung in der Graded Exposure der Bewegung in Kombinationen und funktionellen Ecken, um eine völlig freie Bewegungskapazität im Karpometakarpalgelenk zu erreichen.

Manchmal kann ein winziges Bewegungsproblem mit einer riesigen psychosozialen Komponente den Effekt der manuellen Therapie vermindern und ihre Wirksamkeit einschränken. Ein Patient, ein Manualtherapeut in den Vierzigern, verlor die motorische Kontrolle und Kraft im langen Daumenflexor. Er hatte weder Schmerzen noch andere Einschränkungen. Es war ihm jedoch nicht möglich, zu arbeiten, da er keine Techniken mit Zusatzbewegungen anwenden konnte, bei denen er seinen Daumen brauchte. Seine ganze Familie wurde an einen Psychiater verwiesen, da sein Arzt dachte, er versuche in betrügerischer Weise an Versicherungsgelder zu kommen. Medizinische und manualtherapeutische Untersuchungen konnten nicht feststellen, dass irgendetwas nicht stimmte. Erst ein Neurologe stellte fest, dass er an einer Form des Parsonage-Turner-Syndroms litt – eine idiopathische oder virale neuralgische Amyotrophie. Der betroffene Muskel, in diesem Fall nur der Flexor pollicis longus, wurde schwach und atrophierte, erholte sich aber nach eineinhalb Jahren komplett.

In diesem sehr seltenen Fall (Inzidenz etwa 1,5 : 100 000; Beghi et al. 1985) spielt manuelle Therapie keine Rolle, aber in fast allen anderen peripheren Neuropathien ist die manuelle Therapie wirkungsvoll. Noch einmal, das Erfolgspotenzial der manuellen Therapie entsteht aus der Kombination von verschiedenen Möglichkeiten:

- Zusatzbewegungen an möglichen Engstellen im Nervenverlauf
- Nervengleiten in der funktionellen Stellung
- Zervikales Nervengleiten im entsprechenden ULNT
- Thoraxmobilisation in der Slump-Position

Management

Neben den oben beschriebenen Mobilisationstechniken, die mehr als 95 % aller Behandlungen mit passiver Bewegung abdecken, können Manipulationen (V) verwendet werden, wenn die Gelenkbeweglichkeit eingeschränkt oder blockiert bleibt. Die Hauptmanipulationstechniken für die Hand sind:

- Traktionsmanipulation (V) von MCP (➤ Abb. 6.53) oder CMC 1 (➤ Abb. 6.44B), Radioscaphoidgelenk, Radiolunatalgelenk, Radiotriquetralgelenk (➤ Abb. 6.42)
- PA-Manipulation (V) von MCP (➤ Abb. 6.55), Ossa scaphoideum, lunatum, triquetrum, capitatum (➤ Abb. 6.27 oder ➤ Abb. 6.39 mit Betonung der Manipulation jedes Handwurzelknoches)
- Transversale Manipulation (V) des CMC 1 (➤ Abb. 6.58)

Manipulation beinhaltet einen sehr schnellen Impuls mit kleiner Amplitude innerhalb der anatomischen Grenzen des Gelenks. Es ist die Geschwindigkeit und nicht die Kraft, die den Unterschied zur Mobilisation ausmacht. Die MCP brauchen eine Distraktion von etwa 8,3 kg, um das Knacken, das als Kavitation bezeichnet wird, auszulösen (Rosten und Haines 1947).

Stabilisation kann nach einer posttraumatischen Läsion oder aufgrund funktioneller Instabilität notwendig sein. Indem der Therapeut dem Patienten Übungen beibringt, wird Dissoziation gelernt, indem er die tiefen und kurzen Muskelschichten stärkt (Mm. lumbricales, interossei), während er die langen, oberflächlichen, mobilisierenden Muskeln (lange Flexoren, Extensoren etc.) aktiviert. Der Patient soll z. B. die Finger gegen ein immer schwerer werdendes Gewicht bewegen, während er die Handwurzel und die Metacarpi zunächst in Neutralstellung stabilisiert, dann in funktioneller Stellung und am Ende in der symptomatischen Position. Anfänglich kann die Stabilisation durch eine Schiene oder ein Tape unterstützt werden.

Bei einer echten Tendinopathie ist es manchmal hilfreich, zusätzlich zur progressiven exzentrischen Aktivität Übungen mit Elektrotherapie (Laser, Ultraschall, TENS) oder Eis zu kombinieren.

Und falls der nozizeptive Input dominant bleibt, ist es möglich, seine Intensität zu modulieren, indem die Hände über der Mittellinie gekreuzt werden (der analgesierende Effekt des Armekreuzens; Gallace et al. 2011)!

FALLSTUDIE 6.1

Art der Störung

Patientin in diesem Fallbeispiel ist die 56-jährige Frau I. Auf die Frage „Was ist Ihrer Meinung nach im Moment Ihr Hauptproblem?" antwortete sie: „Ich kann meine Hand noch immer nicht richtig gebrauchen; es tut noch immer weh, seit ich daraufgefallen bin."
Dieses Fallbeispiel hebt die wichtigsten klinischen Schlüsselmerkmale von Handgelenk- und Handstörungen hervor, ein Modell für die Identifizierung von Bewegungsdysfunktionen durch detaillierte Funktionsuntersuchung und den Kontext der Anwendung von Mobilisation oder Manipulation im Rehabilitationsprozess.

Lokalisation der Symptome

➤ Abb. 6.60 zeigt den Einsatz einer vergrößerten Körpertabelle, um die exakte Lokalisation der Handgelenk- und Handschmerzen der Patientin und deren Ausstrahlungsmuster genau festzuhalten. Eine größere Körpertabelle zu verwenden, erleichtert es dem Therapeuten auch, Hypothesen über die Quelle der Symptome in Verbindung mit anatomischen Strukturen aufzustellen.

Verhalten der Symptome (über eine 24-Stunden-Periode)

Frau I. erklärte, ihre Hauptsorge sei, ihre Hand bei notwendigen täglichen Aktivitäten wie Türklinken drücken und Türen aufstoßen nicht richtig einsetzen zu können. Als Hausfrau hatte sie unter anderem große Mühe damit, ihre Wäsche auf die Leine zu hängen. Frau I. war deprimiert, weil sie ihre täglichen Aufgaben nicht erfüllen konnte, und litt für einige Stunden unter ziemlich starken Schmerzen nach ihren Versuchen, solche Tätigkeiten auszuführen.
Sie war jedoch froh, dass sie ihre Finger normal gebrauchen konnte. Die meisten Symptome traten tagsüber auf, wenn sie versuchte, ihre Hand zu gebrauchen. Ihr Schlaf wurde nicht gestört.
Dies weist auf Probleme in der Handwurzel, in der metakarpalen oder radioulnaren Region hin, da die Finger normal funktionierten. Sowohl Greif- als auch andere Funktionen waren stark eingeschränkt. Die Störung scheint auch in einem gewissen Grad irritierbar zu sein.

Aktuelle und frühere Geschichte der Symptome

Aktuelle Geschichte

Die Symptome begannen sechs Wochen vor der physiotherapeutischen Konsultation. Frau I. war einkaufen gegangen und über einen vorstehenden Pflasterstein gestolpert. Sie war auf ihren ausgestreckten Arm gefallen. Passanten hatten ihr geholfen und die Ambulanz gerufen und sie war in die nächste Notaufnahme gebracht worden.
Auf der Röntgenaufnahme war keine Colles-Fraktur zu erkennen, aber der Radiologe vermutete eine Scaphoidfraktur. Das Handgelenk wurde für 10 Tage eingegipst und dann erneut geröntgt. Es war keine Scaphoidfraktur zu sehen. Nachdem der Gips abgenommen worden war, spürte Frau I. erneut die Handgelenkschmerzen, die sich im Verlauf der nächsten Woche immer mehr verstärkten, als sie versuchte, ihr Handgelenk zu gebrauchen. Daher entschloss sich der Unfallarzt, das Handgelenk weitere drei Wochen in Gips zu legen. Frau I. fühlte sich wohl mit dem Gips. Als er schließlich abgenommen wurde, war der Schmerz akzeptabel, wurde aber unerträglich, sobald sie versuchte, ihre Hand zu gebrauchen.

Frühere Geschichte

Frau I. konnte sich nicht erinnern, in der Vergangenheit schon einmal Handgelenkprobleme gehabt zu haben. Sie hatte aber mehrere Anfälle von „Spondylose" im Nacken erlitten. Dieser war im Moment etwas steif, was aber für sie nicht ungewöhnlich war.

Spezielle Fragen

Frau I. gab an, dass sie grundsätzlich bei guter Gesundheit war, ohne kürzlichen Gewichtsverlust. Sie nahm Schmerzmittel, die ein bisschen halfen, aber das Handgelenk war noch immer sehr schmerzhaft. In der Familie gab es keine ihr bekannten Fälle von Osteoporose und der Arzt hatte nicht zu einer Knochendichtemessung geraten.
Alles in allem deutet die Geschichte auf eine lokale Weichteilverletzung oder Verletzung der Knochen des Handgelenks und der Handwurzel hin. Es könnten beitragende Faktoren im Zusammenhang mit ihren Nackenproblemen vorliegen. Dies müsste weiter überprüft werden.

Funktionsuntersuchung

Allgemeine und spezifische Inspektion

In der allgemeinen Inspektion fiel auf, dass Frau I. zögerte, ihre rechte Hand in vollem Umfang einzusetzen. Dies zeigte sich, als sie ihren Mantel auszog. Lokal gab es Hinweise auf eine Schwellung im Bereich der Handwurzel und des Handgelenks, aber keine anderen offensichtlichen Anomalien.

Funktionelle Demonstration

Frau I. demonstrierte, dass sie nicht in der Lage war, einen Türknauf oder eine Türklinke zu halten, ohne starke Schmerzen im Handgelenk zu erleiden. Die Analyse der funktionellen Demonstration verdeutlichte, dass die Handgelenkextension und Unterarm- oder Handgelenksupination die Hauptbewegungskomponenten waren.
War das Handgelenk in Neutralstellung, konnte Frau I. kräftig und ohne Schmerz zugreifen. Dies bestätigte den Verdacht, das Problem liege im Handgelenk oder in der Handwurzel und weniger in den Fingern.

Kurze Bewertung

Die aktive Handgelenkextension alleine war bei 40° eingeschränkt durch die Handgelenkschmerzen; die aktive Handgelenkflexion war bei 70° eingeschränkt durch die Handgelenkschmerzen; Unterarm- und Handgelenksupination reproduzierten den Handgelenkschmerz bei 85°.
Dies deutet klar darauf hin, dass der Handgelenkschmerz am schnellsten durch Handgelenkextension und -supination reproduziert wird.

Screeningtests

Die Halswirbelsäule, die Schulter und der Ellenbogen wurden gescreent. Beim Ellenbogen konnte keine Störung festgestellt werden. Die Schulterbewegungen fühlten sich unangenehm an und steif in der Quadrantposition (Spitze). Die Halswirbelsäule war bei der Rotation nach rechts, Lateralflexion nach rechts und der Extension steif.
Im Hinblick auf die Natur der Verletzung durch den Sturz auf den ausgestreckten Arm und das Potenzial von Störungen der Schulter und des Nackens als beitragende Faktoren für die Erholung der Störung, wäre es essenziell, diese Regionen als einen notwendigen Teil der Rehabilitation in die Behandlung miteinzubeziehen. Dies geschah dann auch in Verbindung mit der Behandlung des Handgelenks und der Hand und wird in diesem Fallbeispiel nicht weiter erwähnt. Die Nacken-, Schulter- und Handkomponenten wurden getrennt behandelt.

Passive Bewegungen

Die Bewegung der ganzen Hand in 40° Extension reproduzierte Frau I.s Handgelenkschmerz. Die Differenzierung der Handgelenkextension zeigte, dass der Schmerz mit radiokarpaler Extension alleine reproduziert werden konnte; die Extension des Mediokarpalgelenks und der Karpometakarpalgelenke war viel weniger schmerzhaft. Supination des Unterarms und der Hand bis 85° reproduzierte dieselben Handgelenkschmerzen.

Differenzierungstests zeigten, dass die Bewegungen des Radiokarpalgelenks viel mehr (oder weniger) schmerzhaft waren als die des Radioulnargelenks, wenn das Radiokarpal- und das distale Radioulnargelenk in der schmerzhaften Position mehr (oder weniger) supiniert wurden.

Die Schlussfolgerung, die aus diesem Prozess gezogen werden kann, ist, dass der Schmerz mit mechanischem Stress auf das Radiokarpalgelenk zusammenhängt, der höchstwahrscheinlich die Knochen der proximalen Handwurzelreihe betrifft.

Andere allgemeine Handgelenk- und Handbewegungen waren relativ schmerzfrei. Weitere Untersuchungen der interkarpalen Bewegungen zeigten, dass derselbe Handgelenkschmerz im ersten Abschnitt des Bewegungsausmaßes reproduzierte werden konnte, wenn das Os scaphoideum gegenüber dem Os lunatum in anteposteriorer Richtung bewegt wurde.

Die vorgesehene Mobilisationstechnik war daher eine Grad II anteroposteriore Interkarpalbewegung des Os scaphoideum gegenüber dem Os lunatum, um die bewegungsabhängigen Schmerzen zu reduzieren, das schmerzfreie Bewegungsausmaß der Handgelenkextension und -supination zu vergrößern und ein Heimübungsprogramm zu ermöglichen oder zu ergänzen, mit dem die vollständige Funktionsfähigkeit von Handgelenk und Hand wiederhergestellt werden sollte.

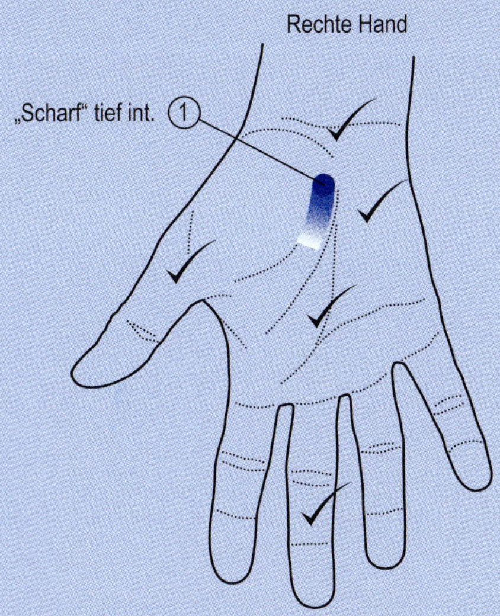

Abb. 6.60 Rechte Hand: Symptomgebiete

LITERATUR

Beghi E, Kurland LT, Mulder DW, Nicolosi SO: A brachial plexus neuropathy in the population of Rochester, Minnesota, 1970–1981, Ann Neurol 18(3):320, 1985.

Butler DS: Mobilisation of the Nervous System, Edinburgh, 1991, Churchill Livingstone.

Corrigan B, Maitland GD: Practical Orthopaedic Medicine, London, 1983, Butterworths.

Gallace A, Torta DME, Moseley GL, Ianetti GD: The analgesic effect of crossing the arms, Pain 152:1,418–1,423, 2011.

Gifford LS: Pain, the tissues and the nervous system, Physiotherapy 84(1):27–36, 1998.

Hofer A: Das Affolter-Modell, München, 2009, Richard Pflaum Verlag.

Hoppenfeld S: Physical Examination of the Spine and Extremities, New York, 1976, Appleton Century Crofts.

Jeangros P: T4-Syndrom. In Klinische Muster in der manuellen Therapie, New York, 2011, Georg Thieme Verlag, Stuttgart, pp 354–369.

Kapandji IA: The physiology of the joints: annotated diagrams of the mechanics of the human joints. In The Upper Limb, vol 1, ed 5, Edinburgh, 1982, Churchill Livingstone.

Kesson M, Atkins E: Orthopaedic Medicine: A Practical Approach, Oxford, 1998, Butterworth-Heinemann.

Maitland GD: Neuro/musculoskeletal Examination and Recording Guide, ed 5, Adelaide, 1992, Lauderdale Press.

Maitland GD, Hengeveld E, Banks K, English K, editors: Maitland's Vertebral Manipulation, ed 6, Oxford, 2001, Butterworth-Heinemann.

Moseley L, Zalucki NM, Wiech K: Tactile discrimination, but not tactile stimulation alone, reduces chronic limb pain, Pain 137:600–608, 2008.

Mumenthaler M: Neurologie, 5. Aufl. Stuttgart, 1979, Georg Thieme Verlag.

Narakas AO: The role of thoracic outlet syndrome in the double crush syndrome, Annals of Hand Surgery 9(5):209–214, 1990.

Putz R, Pabst R, editors: Sobotta Atlas of Human Anatomy, ed 14, 2006, Elsevier Urban & Fisher Publishers.

Roston JB, Wheeler-Haines R: Cracking in the metacarpophalangeal joint, Journal of Anatomy 81:165, 1947.

Upton ARM, McComas AJ: Double Crush in Nerve-Entrapment Syndromes, Lancet ii:359–362, 1973.

WHO: International Classification of Functioning Disability and Health, Geneva, 2001, World Health Organization.

Williams PL, Warwick R, editors: Gray's Anatomy, ed 36, Philadelphia, 1973, WB Saunders, pp 802–1,216.

KAPITEL

7

Di Addison

Management von Funktionsstörungen des Hüftgelenks

Störungen der klinischen Orthopädie und verwandter Forschungsgebiete, intraartikuläre Störungen, periartikuläre Störungen, Einkomponenten-Bewegungsdysfunktion, Multikomponenten-Bewegungsdysfunktion, funktionelle Störungen

7.1 Einführung

Symptome in der Hüftregion können durch *multistrukturelle und multifunktionelle Faktoren* hervorgerufen werden. Ein einzelner Schmerz kann durch verschiedene Strukturen verursacht werden, wobei assoziierte funktionelle Faktoren (z. B. falsche Bewegungsmuster) darüber hinaus zur Morphologie, Schwere und Chronizität der Symptome beitragen können. Pathobiologische Prozesse verursachen oder beeinflussen ebenfalls die Symptome. Daher bedarf ein optimales Management des Problems des Patienten der Erkennung aller ursächlichen Komponenten, die anschließend nach ihrer Wichtigkeit eingeschätzt und entsprechend behandelt werden. Der Clinical-Reasoning-Prozess, der im Maitland-Konzept angewendet wird, bietet ein klinisches Werkzeug, um diese Komplexität zu bewältigen.

7.1.1 Komponenten von Hüftdysfunktionen

Strukturelle Quellen

Sowohl lokale als auch entfernter liegende Strukturen, die Schmerz in die Hüftregion ausstrahlen, sind in ➤ Tab. 7.1 aufgelistet. Die Kenntnisse der klinischen Muster, Differenzierungstests und Screening-Verfahren sind notwendig, um zwischen diesen Strukturen unterscheiden zu können.

Tab. 7.1 Komponenten von Hüftdysfunktionen: symptomatische Struktur(en)

Strukturen	Lokale Quellen	Entfernte Quellen
Gelenk	Hüftgelenk inkl. Labrum und Lig. teres	• LWS • Iliosakralgelenk • Symphysis pubica • Os coccygis
Muskel, Sehne	• Mm. glutei • M. piriformis • M. gemellii • Mm. obturatorii, iliacus und psoas • M. tensor fasciae latae • M. rectus femoris • M. sartorius • Adduktoren • Beckenbodenmuskeln	Triggerpunktaktivität bei entfernteren Muskeln: • M. quadratus lumborum • M. obliquus externus • M. iliocostalis lumborum • M. tensor fasciae latae • M. piriformis • Mm. glutei
Faszien, Bursae	• Tractus iliotibialis • Bursa trochanterica • Bursa ilioinguinalis • Bursa ischiadica • Bursa pectinea	Abdominale Faszie (Sportlerleiste)
Nervenstrukturen	• N. ilioinguinalis (L1) • N. genitofemoralis (L12) • N. cutaneus femoris lateralis (L2–L3) • N. femoralis (L2-L4) • N. obturatorius (L2-L4) • N. ischiadicus (L4-S1) • N. gluteus superior (L4-S1)	• Plexus lumbalis/lumbosacralis • Spinalnerven/Rami ventrali (L1-S3) • Sympatischer Grenzstrang und Ganglien
Innere Organe und vaskuläres System	• Arterien (z. B. A. femoralis) • Lymphgefäße	• Aorta und Aa. iliacae (Aneurysma) • Tiefe Venenthrombose • Abdominale und retroperitoneale Pathologien (Leistenbruch)

Funktionelle Ursachen (beitragende Faktoren)

Diese können in Bewegungsdysfunktionen und Überbelastung unterteilt werden.

1. *Bewegungsdysfunktionen:* Nach Sahrmann (2002) sind falsche Haltung und dysfunktionelle Bewegungsmuster nicht nur die Folge von Schmerz und pathologischen Prozessen, sondern können diese Läsionen auch hervorrufen. Wenn allein die symptomatische Struktur behandelt wird (z. B. mit passiven Bewegungen), die Funktionsstörung oder „Ursache der Ursache" (Maitland 1991) aber ignoriert wird, können die Symptome erneut auftreten. In Fällen mit geringfügiger Instabilität oder Impingement kann sanfte Mobilisierung in Richtung der Symptome, um den Schmerz zu vermindern, tatsächlich zu begrenztem oder kurzlebigem Erfolg führen. Wenn kräftigere Mobilisierungstechniken, die zu Schmerzen führen, angewendet werden, können die Symptome plötzlich stärker werden. Dies ist eine klinische Indikation, dass funktionelle Faktoren angesprochen werden müssen. In ➤ Tab. 7.2 sind mehrere Störungen aufgelistet, bei denen die funktionelle Ursache von besonderer Bedeutung ist.
2. *Überbelastung oder übermäßiger Gebrauch per se* kann mit der Zeit zu degenerativen Veränderungen oder Ermüdungsfrakturen führen. Wenn außerdem Fehlstellungen vorhanden sind, können ansonsten normale Belastungen einen Teil des Hüftgelenks, die umliegenden Nerven oder die myofaszialen Strukturen übermäßig belasten. Personen, die schwere körperliche Arbeiten verrichten (z. B. Möbelpacker), oder Menschen, die Sport mit schlechter Technik oder inadäquaten Trainingsverfahren (z. B. Laufen auf hartem Untergrund) ausüben, können ihre Gelenke leicht überlasten. Ebenso wurde postuliert, dass Nerveneinklemmungen, wie eine Meralgia paraesthetica, beitragende Überlastungsfaktoren haben: Übergewicht sowie das Tragen enger Jeans und breiter Gürtel führen zu Kompressionen (Butler 1991).

Tab. 7.2 Komponenten von Hüftstörungen: funktionelle Ursachen

Funktionelle Ursache	Störung
Hypermobilitätsstörungen	Globales Muskelungleichgewicht
Funktionelles anteriores oder anteromediales Impingement	Leistenschmerz in Verbindung mit hypermobiler Flexion oder kombinierten Flexions-Adduktions-Bewegungen (die hohen Tritte bei Ballett oder Kampfsport) verursacht durch das Fehlen der dezelerierenden Kraft der antagonistischen Muskeln, wie der tiefe M. gluteus maximus oder der M. gluteus medius posterior *(globale Stabilisatoren).*
Funktionelles posteriores Impingement	Gesäßschmerz verbunden mit hypermobiler Extension/Abduktion/Außenrotation aufgrund eines Impingements des posterioren Labrums und der posterioren Weichteile. Der M. gluteus maximus superior *(globaler Mobilisator)* ist überaktiv; der M. iliacus und die kurzen Adduktoren *(globale Stabilisatoren)* sind inhibiert.
Entzündung des Tractus iliotibialis und/oder der Bursa trochanterica in Flexion	Missempfinden oder ziehender/brennender Schmerz im M. gluteus maximus superior oder dessen Faszie (laterale Hüfte) mit Einschränkung bei Flexion oder kombinierten Flexion-Adduktion-Aktivitäten. Der oberflächliche M. gluteus maximus ist überaktiv oder verkürzt. Beengtes Sitzen verursacht unweigerlich Ziehen in den Muskeln, wenn der Patient nicht in der Lage ist, die LWS zu flektieren (fehlender Knieraum) oder die Hüfte zu abduzieren. Tiefe Drehungen während des Skifahrens oder des Liegens auf der betroffenen Seite (Kompression der Weichteile) oder der nicht betroffenen Seite (Ziehen) können in diesem Zustand ebenfalls Symptome auslösen.
Entzündung des Tractus iliotibialis und/oder der Bursa trochanterica in Extension	Seitlicher Hüftschmerz verbunden mit wiederholten Extensions-/Rotationsaktivitäten wie Jogging. Er resultiert von einem überaktiven M. tensor fasciae latae *(globaler Stabilisator),* der den Tractus iliotibialis vorwärts über den Trochanter zieht. Der M. gluteus medius posterior *(globaler Stabilisator)* ist inhibiert. Er kann durch Liegen auf der betroffenen oder der nicht betroffenen Seite verschlimmert werden.
Einklemmung des N. cutaneus femoris lateralis und der Nn. inguinales	Seitlicher Oberschenkel- oder Leistenschmerz bei dauerhafter übermäßiger Flexion, insbesondere bei übergewichtigen Personen oder solchen mit breiten Hüften, kann eine Nervenkompression und -irritation verursachen.

Tab. 7.2 Komponenten von Hüftstörungen: funktionelle Ursachen *(Forts.)*

Funktionelle Ursache	Störung
Sportlerleiste	Schmerz kann sich über die Symphysis pubica, die Leiste, den medialen Oberschenkel und das Iliosakralgelenk ausbreiten oder auf die Falxregion, angrenzend an eine Seite der Symphysis pubica, beschränkt sein. Eine globale Stabilitätsstörung im gesamten Beckenring ist häufig beteiligt, verbunden mit inadäquater faszialer Umhüllung in der Falxregion des unteren Abdomens. Schmerz kann durch kraftvolle Rotationsbewegungen, Stop-Go-Aktivitäten oder kraftvolle Sit-ups verschlimmert werden.
Bursitis ischiadica/Bizeps-Tendinose, Bursitis, Muskelrisse (insbesondere in den Adduktoren, M. psoas und M. biceps femoris und ihren beteiligten Schleimbeuteln)	Lokaler Schmerz in den betroffenen Strukturen ist häufig mit Beckenstabilitätsstörungen in Anwesenheit überaktiver Hüftmuskeln verbunden, die versuchen, Stabilität herzustellen, insbesondere bei kraftvollen Stop-Go-Aktivitäten.
Restriktive Störungen	
Degenerative Osteoarthrose	Leistenschmerz oder allgemeiner Schmerz verbunden mit belastenden (Gelenkflächenkompression) und Bewegungen am Ende des Bewegungsausmaßes (straffe Gelenkkapsel). Weitere Einschränkungen können bei tiefem Sitzen, Sitzen mit übergeschlagenen Beinen und beim Ein-und Aussteigen aus einem Auto auftreten. Insbesondere können mehrere Bewegungsrichtungen eingeschränkt sein, weniger einzelne Richtungen.
Übermäßiges gelenkinternes Gleiten (geringfügige Instabilitäten)	**Lokales Muskelungleichgewicht**
	Hemmung der tonischen Aktivität in den Mm. psoas, gemelli und obturatorii als Einheit
Anteriore Gleitstörung	Oft unspezifischer oder scharfer Leistenschmerz durch generalisierte Synovialitis oder Dehnung/Impingement der anterioren Strukturen. Gelenkblockierung kann auftreten, wenn der Femurkopf in einer anterioren Position bleibt, sodass eine normale Kopplung des posterioren Gleitens mit physiologischer Flexion nicht stattfinden kann. Offene-Kette-Flexionsbewegungen (z. B. beim Treppensteigen) können in Irritationen des Labrums, des Knorpels oder anderer Weichteile resultieren, inkl. Iliopsoas-Tendinopatie. Hemmung des M. psoas *(lokaler Stabilisator, ist verantwortlich für das Verengen der Kapsel und verhindert dadurch deren Impingement)* ist eines der Merkmale dieser Dysfunktion. Während offener und geschlossener Ketten-Extensionsaktivitäten werden anteriore Strukturen ebenfalls belastet. Der Patient kann außerdem eventuell Rumpfbewegungen einschließlich lateraler Hüftrotation im Stand vermeiden.
Posteriore Gleitstörung	Gesäßschmerz durch übermäßiges posteriores Gleiten innerhalb des Gelenks. Flexion oder Flexions-/Adduktionsbewegungen können aufgrund einer reaktiven Hemmung und Angst (Furcht vor posteriorer Subluxation) eingeschränkt sein. Der Patient kann Sitzen oder Hocken vermeiden oder auf einer Gesäßhälfte mit der betroffenen Hüfte über die Stuhlseite gestreckt sitzen. Stehen und Liegen in Rückenlage mit der betroffenen Hüfte in leichter Abduktion und lateraler Rotation sind bevorzugte Positionen. Die Störung tritt häufig in Verbindung mit einem Trauma auf, z. B. Armaturenbrett-Verletzung oder Landen auf einem harten Untergrund beim Weitsprung.
Laterale Gleitstörung	Allgemeiner Schmerz oder seitlicher Schmerz im Einbeinstand mit adduzierter (hängender) Hüfte oder beim Liegen auf der nicht betroffenen Seite. Tonische Aktivität in den Mm. psoas, gemelli und obturatorii als Einheit fehlt. Dieser Zustand kann in Kombination mit Hüftdysplasie auftreten.

Pathologische Störungen

Eine Reihe pathologischer Störungen kann zu den Bewegungsstörungen der Hüfte gezählt werden (➤ Tab. 7.3). Diese Störungen lassen sich wie folgt kategorisieren:

- Systemische Störungen mit spontaner Entwicklung von akuten Symptomen. Hier ist medizinische Behandlung wichtig.
- Entwicklungs- und strukturelle Störungen: Sowohl Dysplasie als auch Morbus Perthes können zu strukturellen Veränderungen und der Entwicklung eines femoroacetabulären Impingements führen (Fraitzl et al. 2007, Rab 1999, Friend und Kelly 2009, Li und Ganz 2003). Dies wiederum, wird beschrieben, kann die Entwicklung einer degenerativen Osteoarthrose zur Folge haben (Ganz et al. 2003, Beck et al. 2005, Bardakos und Villar 2009). Wo strukturelle Veränderungen auftreten, können Operationen die Behandlungspriorität darstellen.
- Traumatische Störungen, bei denen die Gewebeheilungszeit die Dosierung und den Fortschritt der Behandlung beeinflusst.

Verwendet der Therapeut die Prinzipien des Maitland-Konzepts, kann er entscheiden, welche Komponenten des Problems Priorität erfordern und welche Kombinationen der Behandlungsmaßnahmen angezeigt sind.

7.2 Angewandte Theorie

7.2.1 Integration struktureller und funktioneller Störungen

Das vom Autor dieses Kapitels entwickelte Modell in ➤ Abb. 7.1 kann dabei helfen, eine Behandlung zu organisieren und Prioritäten zu setzen. In diesem Modell werden die wesentlichen Kategorien von Dysfunktionen gezeigt. Diese werden durch Prüfen des Bewegungsumfangs in der wichtigsten symptomatischen Richtung im symptomatischen Gelenk bestimmt. Zum Beispiel verursacht die Hüfte oder eine primär an der Hüftbewegung beteiligte Struktur

Tab. 7.3 Komponenten von Hüftstörungen: pathologische Prozesse

Systemische Störungen	• Septische Arthritis • Rheumatoide Arthritis • Akute Osteoporose • Morbus Paget • Osteonekrose • Juvenile chronische Polyarthritis • Spondylitis ankylosans • Morbus Crohn
Entwicklungsstörungen und strukturelle Störungen	• Morbus Perthes • kongenitale Dysplasie • Epiphysiolysis capitis femoris • Strukturelles femoroacetabuläres Impingement (FAI) • Strukturelle posteriore Einschränkung Anmerkung: *Strukturelles FAI* wird durch knöcherne Exostosen am Acetabulum oder am Schenkelhals (Pincer- oder Cam-Impingement) verursacht. Hierbei tritt Leistenschmerz in Verbindung mit eingeschränkter Flexion auf, z. B. beim tiefen Sitzen, Nach-vorne-Greifen im Sitzen, Beugen oder Hocken. Erzwungene oder kraftvolle Flexion verursacht Schmerz (Macfarlane und Haddad 2010). Anmerkung: Beim *strukturellen posterioren Impingement* tritt Leistenschmerz in Verbindung mit hypomobiler Extension/Adduktion/Außenrotation aufgrund eines Impingements des *anterioren* Labrums und Knorpels auf. Ursache ist eine Contrecoup-Aushebelung des Femurkopfes nach vorne in Anwesenheit eines posterior blockierten Cam-Impingements. Posteriorer Hüftschmerz ist ebenfalls zu erwarten.
Vaskuläre Erkrankungen	Nekrose des Femurkopfes
Traumatische Läsionen	• Frakturen von Femurkopf, Schenkelhals, Acetabulum und Labrum • Subluxation • Dislokation • Kontusionen • Femorale oder inguinale Hernie

Symptome beim Sitzen, Hocken oder Treppensteigen. Diese Flexionsaktivitäten wie auch isolierte Hüftflexion würden bewertet werden, um zu bestimmen, ob der Bewegungsumfang in Übereinstimmung mit dem weiträumig standardisierten erwarteten Bewegungsausmaß übermäßig oder eingeschränkt ist oder auch nicht.

1. + *Bewegungsdysfunktion* würde anzeigen, dass die symptomatische Bewegung übermäßig oder unkontrolliert ist. Diese Störung kann in exzessive physiologische (oder eckige) Bewegung und exzessive zusätzliche (oder gleitende) Bewegung unterteilt werden.
   - + *Physiologische Bewegungsdysfunktion.* Hierbei ist die physiologische Bewegung unkontrolliert und erlaubt eine erhöhte Bewegung im Endbereich des Bewegungsausmaßes (Hypermobilität). Eine exzessive physiologische Bewegung ist im Allgemeinen leicht zu beobachten. Wenn benachbarte Gelenke in der Bewegungskette ebenfalls hypermobil sind, muss die Hüfte nicht unbedingt symptomatisch werden, weil die Kräfte entlang der Kette geteilt werden. Wenn die benachbarten lumbalen, Iliosakral- und Kniegelenke jedoch steif sind, können wiederholte Biegebewegungen oder kraftvolle Hüftbewegungen beim Sport die Hüfte traumatisieren und führen z. B. zu einem Impingement der anterioren Weichteile einschließlich Labrum. Nach Martin et al. (2006) wurden Einrisse des Labrums in 90 % der Fälle von mechanischem Hüftschmerz arthroskopisch identifiziert – wenn auch nicht isoliert. Mehrere Autoren verbinden eine Schädigung des Labrums mit der Entwicklung einer Kapselschwäche und umgekehrt (Schenker et al. 2005, Martin et al. 2006) und schlussfolgern, dass eine bessere Kontrolle des Endbereichs dieser Bewegung sowohl bei der Symptomreduzierung als auch bei ihrem Wiederauftreten helfen kann. Weitere mit physiologischen Bewegungen verbundene Störungen sind in ➤ Tab. 7.2 aufgelistet.
   - + *Zusatzbewegungsstörungen.* Hierbei ist die Translations- oder Gleitbewegung unkontrolliert und führt zu einem variablen und unabhängigen Rotationszentrum. Dies beeinflusst auch die physiologische Bewegung und kann als Fehlen einer Kontrolle durch das gesamte Bewegungsausmaß erfahren werden. Wenn der Patient z. B. versucht, auf einem Bein zu stehen und sein Hüftgelenk in „physiologischer" Neutralstellung (neutrale Flexion/Extension, Abduktion/Adduktion, Innenrotation [IR] und Außenrotation [AR]) zu halten, „zuckt" oder „wackelt" die Hüfte und kann nicht still stehen. Diese Gelenke müssen nicht unbedingt eine erhöhte Endbereichsbewegung aufweisen, die „neutrale Zone" wurde jedoch als vergrößert beschrieben (Panjabi 1992), mit nachfolgendem Verlust einer zuverlässigen „neutralen Translationsstellung" (Mittelstellung der dreidimensionalen Translationsbewegungen). Dies kann als „Stabilitätsstörung" bezeichnet werden. Zudem kann übermäßiges Gleiten mit erhöhter Bewegung im Endbereich in der normalerweise damit verbundenen physiologischen Richtung assoziiert werden. Ein gewisses posteriores Gleiten ist mit der Hüftflexion verbunden. Wenn das Gleiten übermäßig ist, kann auch die Flexionsbewegung übermäßig erscheinen. In der Tat kann die tatsächliche Abwinklung im Gelenk beeinträchtigt sein, während das gestörte Gleiten eine scharnierähnliche lückenbildende Bewegung und eine scheinbar erhöhte Flexion erzeugt. Alternativ kann der Zu-

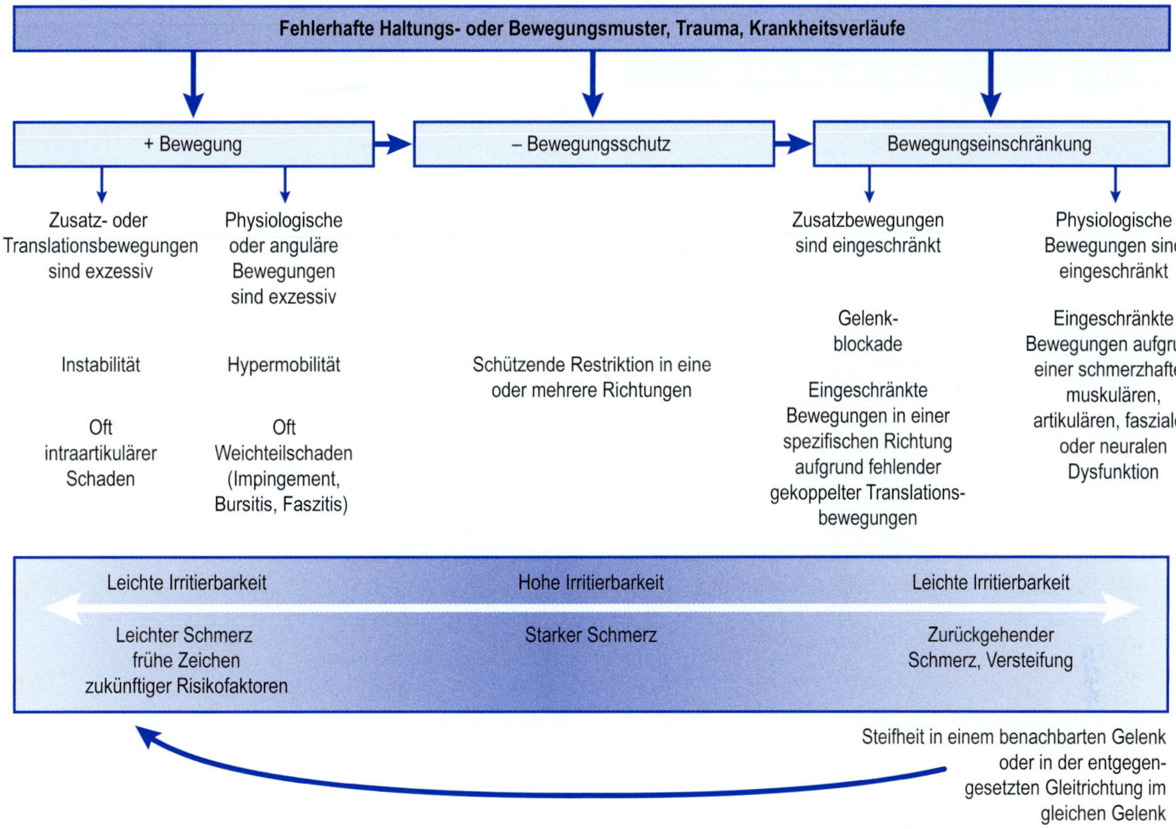

Abb. 7.1 Integration struktureller und funktioneller Störungen (Wiedergabe mit frdl. Genehmigung von Addison 2002)

stand Schutzreaktionen in der betroffenen Richtung hervorrufen, was zu einem reduzierten Bewegungsausmaß führt. In beiden Fällen sind jedoch die erhöhten Scherbewegungen sowohl schädlich für den Knorpel als auch irritierend für das Synovium und stehen in Verdacht, zu einem Gelenkerguss und, im Laufe der Zeit, zu Osteoarthrose beizutragen. Diese Gelenke werden als „instabil" eingestuft.

2. – *Bewegungsstörung aufgrund von Schutzreaktionen.* Um zu dieser Kategorie zu gehören, muss der Zustand nach der Definition des Maitland-Konzepts „irritierbar" sein. In diesem Fall werden die Schutzreaktionen in eine oder mehrere Richtungen anfangs als notwendig erachtet. Unabhängig davon, ob die Symptome aufgrund eines akuten Traumas, einer Überbeanspruchung oder einem Gelenkfehlgebrauch entstanden sind, wäre eine Korrektur der symptomatischen Bewegung in diesem Stadium schädlich. Sobald der irritierende Faktor reduziert wurde, kann der Zustand einer der anderen Kategorien zugeordnet werden.
3. – *Bewegungsdysfunktion durch Einschränkung.* Diese Störung kann in eingeschränkte physiologische (oder anguläre) Bewegungen oder eingeschränkte Zusatz- (oder Gleit-)Bewegungen unterteilt werden.
   - – *Physiologische Bewegungsdysfunktion.* Wenn bestimmte Bereiche des Bewegungsausmaßes nicht genutzt werden, kann mit der Zeit eine adaptive Einschränkung auftreten. Nichtgebrauch kann aus habituellen Mustern oder Schutzreaktionen resultieren. Habituelle Muster können aufgrund der eingeschränkten Bewegung nichtsymptomatischer benachbarter Gelenke (siehe Pfeil in ➤ Abb. 7.1) entstehen. Im Falle pathologischer Störungen (z. B. Spondylitis ankylosans) können Schutzreaktionen angemessen und manche Bewegungseinschränkungen unvermeidlich sein. In anderen Fällen können einschränkende Muster bestehen bleiben, weil es der Patient nicht schaffte, das Gelenk vollständig zu nutzen, obwohl die Störung nicht mehr irritierbar war.
   - – *Störung der Zusatzbewegung – das blockierte Gelenk.* Wenn eine Gleitbewegung (z. B. anteriores Gleiten) in eine Richtung übermäßig ist, kann sie mit der Zeit in die andere Richtung eingeschränkt werden (posteriores Gleiten; siehe Kurve in ➤ Abb. 7.1). Da die Hüftflexion mit posteriorem Gleiten verbunden ist, kann die Flexion eingeschränkt werden. Patienten beschreiben häufig ein berstendes Gefühl am Ende des Bewegungsausmaßes.

7.2.2 Muskelklassifizierung und assoziiertes Muskelungleichgewicht

Muskelklassifizierung

Muskeln können allgemein in lokale Stabilisatoren, globale Stabilisatoren und globale Mobilisatoren klassifiziert werden, weitgehend entsprechend ihrer biomechanischen Charakteristik (➤ Tab. 7.4

Tab. 7.4 Biomechanische Charakteristika der globalen Stabilisatoren und globalen Mobilisatoren

Globale Stabilisatoren	Globale Mobilisatoren
Einzelnes Gelenk	Zwei oder mehrere Gelenke
Tief	Oberflächlich
Zugrichtung bewirkt Gelenkkompression	Zugrichtung bewegungsorientiert
Muskellänge: lang	Muskellänge: lang
Kraftvektor + Krafthebel optimal für Gelenkkompression (minimale Muskelmasse oder Muskelkraft nötig)	Kraftvektor + Krafthebel optimal für großes Bewegungsausmaß, Schnelligkeit, Beschleunigung und Gelenkdistraktion (große Muskelmasse/Muskelkraft erforderlich)
Muskelfasern sind breit und Verlaufen in einer queren Richtung (schockabsorbierend)	Muskelfasern verlaufen in einer linearen Richtung (Kraft ist maximal gerichtet)
Kontrolle von Rotation – insbesondere bei Verlangsamung	Erzeugt starke Flexion/Extension (breit in Sagittalebene ausgerichtet)
Kontrolle der physiologischen Bewegung bei einem einzelnen peripheren Gelenk (verantwortlich für selektive Bewegung) oder der Kurvenform eines Wirbelabschnitts	Erzeugt Bewegung entlang der Länge der Bewegungskette und ist deshalb relativ unselektiv
(Comerford und Mottram 2001)	

und ➤ Box 7.1). Die Klassifizierung der lumbalen und Hüftmuskeln ist in ➤ Box 7.2 dargestellt.

Box 7.1

Biomechanische Charakteristik der lokalen Stabilisatoren

- Einzelnes Gelenk (segmental)
- Tiefste Muskelschicht – oft mit Verbindungen zur Gelenkkapsel
- Muskellänge: sehr kurz (Mcgill und Norman 1993, Mcgill 1991)
- Zugrichtung Muskelfasern verlaufen nicht in Richtung der primären Gelenkbewegung:
  - Sehr wenig Verkürzung
- Schwache Hebelwirkung: zur Kompression und translatorischen Kontrolle konzipiert
  - Wenig Muskelmasse erforderlich
- Konstante Arbeit – unabhängig von der Bewegungsrichtung

Adaptiert nach Richardson et al. 1995

Box 7.2

Klassifikation von lumbalen und Hüftmuskeln

Globale Stabilisatoren

M. obliquus internus und externus
M. multifidus (oberflächliche Fasern)
M. spinalis
M. quadratus lumborum (laterale Fasern)
M. iliacus
M. adductor brevis
M. pectineus
M. adductor magnus
M. gluteus medius + minimus
M. gluteus maximus (tiefe Fasern)
M. quadratus femoris

Globale Mobilisatoren

M. rectus abdominis
M. longissimus
M. iliocostalis
M. quadratus lumborum (mediale Fasern)
M. tensor fasciae latae
M. rectus femoris
M. sartorius
M. gracilis
M. piriformis
M. gluteus maximus (oberflächliche Fasern)
Ischiokrurale Muskeln

Lokale Stabilisatoren

M. transversus abdominis
M. multifidus (tiefe Fasern)
Mm. intertransversarii
Mm. interspinales
Mm. rotatores
M. psoas
M. obturatorius internus + externus
M. gemellus superior + inferior

Adaptiert nach Bergmark (1989), Sahrmann (2002), Richardson et al. (1995), Comerford und Mottram (2001)

Muskelungleichgewicht und damit assoziierte Störungen

Muskelungleichgewicht und damit assoziierte Störungen sind in ➤ Abb. 7.2 dargestellt. Es kann davon ausgegangen werden, dass Schmerz aufgrund übermäßiger Gleitbewegung in der Hüfte (ohne Berücksichtigung, ob physiologische Bewegungen hypermobil oder eingeschränkt sind) als Therapie eine bessere Rekrutierung der lokalen Stabilisatoren benötigt. Für die selektive physiologische Bewegung in einem Gelenk ist es wichtig, dass die globalen Stabilisatoren effizient arbeiten. Wenn die physiologische Hüftbewegung aufgrund der Hemmung der globalen Stabilisatoren und einer Dominanz der globalen Mobilisatoren mehrer Gelenke unverhältnismäßig stark ist, wird sich das Hüftgelenk – relativ zu anderen Gelenken darüber oder darunter entlang der Bewegungskette – übermäßig bewegen. Daher benötigen Hypermobilitätsstörungen eine Rekrutierung/Kürzung der globalen Stabilisatoren und eine Hemmung/Verlängerung der Mobilisatoren.

Bei irritierbaren Störungen können die lokalen Stabilisatoren tonisch unterdrückt werden (➤ Kap. 7.2.3). Hierbei ist es notwendig, dass sich die Kapsel ausdehnen kann, um exzessives intraartikuläres Anschwellen zu bewältigen. Kokontraktion oder Schutz durch die globalen Muskeln gewährleistet, dass das Gelenk zeitweilig ge-

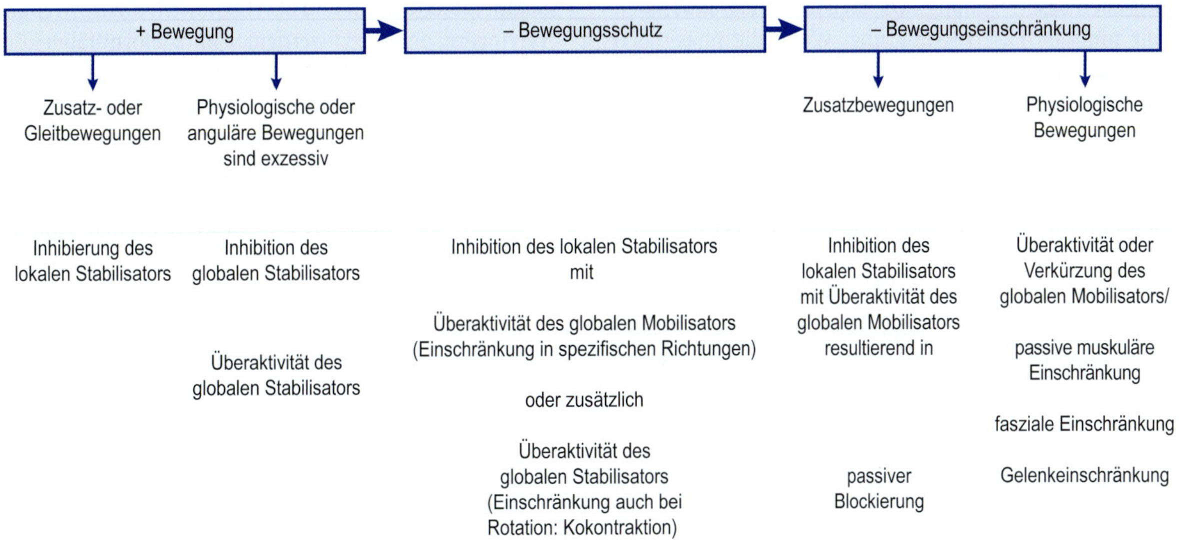

Abb. 7.2 Muskelungleichgewicht und damit assoziierte Störungen (Wiedergabe mit frdl. Genehmigung von Addison 2002)

schützt wird. Allerdings erhält das Gelenk dann wenig propriozeptiven Input, was es schwieriger macht, die lokalen Stabilisatoren zu rekrutieren, vor allem wenn diese Situation beibehalten wird, sobald Schmerz und Schwellung nachgelassen haben.

Wird diese Strategie länger als nötig beibehalten, können ebenfalls adaptive Veränderungen zu einer Verkürzung des Muskels (reaktiv oder passiv), der Gelenkkapsel und der Faszien führen, was eine eingeschränkte physiologische Bewegung zur Folge hat.

Exzessive Gleitbewegungen in eine Richtung können mit der Zeit in dieser speziellen Richtung fixiert werden. Wenn lokale Gewebe (Nerven und Blutgefäße) sich dieser neuen Stellung anpassen, ruft das Gleiten in die übermäßige Richtung keine Symptome mehr hervor. Das eingeschränkte Gleiten ist dann möglicherweise für Symptome verantwortlich: Damit verbundene physiologische Bewegungen können blockiert sein und Symptome wie Taubheit oder „Bersten" am Ende des Bewegungsausmaßes hervorrufen.

7.2.3 Motorische Kontrolle

Für eine angemessene motorische Kontrolle sollte der entsprechende Muskelfasertyp rekrutiert werden. Alle menschlichen Muskeln enthalten tonische und phasische Muskelfasern. Charakteristiken dieser Muskelfasern sind in ➤ Abb. 7.3 dargestellt.

Für geringfügige Aktivitäten (Aktivitäten, die durchschnittlich 25 % der maximalen willkürlichen Kontraktion benötigen) ist für die Stabilität nur eine selektive Rekrutierung der tonischen Fasern erforderlich. Für Aktivitäten auf hohem Niveau dagegen wird eine maximale tonische Rekrutierung zusammen mit einer Rekrutie-

Charakteristiken	Tonische Muskelfasern	Phasische Muskelfasern Typ IIa	Phasische Muskelfasern Typ IIb
Metabolismus	Oxidativ	Oxidativ-glykogen	Gykogen
Kraft	Klein	Mittel	Groß
Ermüdung	Langsam	Verzögert	Schnell
Schnelligkeit	Langsam	Mittel	Schnell

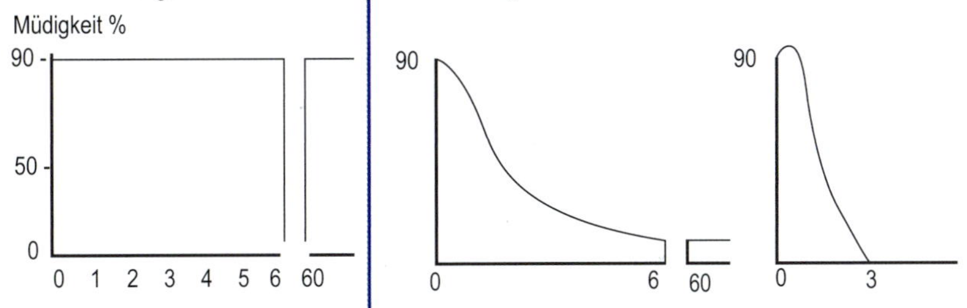

Abb. 7.3 Muskelfasercharakteristika (nach van den Berg 1999)

rung der phasischen Fasern benötigt. Die meisten Alltagsaktivitäten benötigen nur tonische Faserrekrutierung. Wenn die phasischen Fasern alleine rekrutiert werden, erscheinen sowohl geringfügige als auch große Aktivitäten als anstrengend.

Bei manchen Personen ist der Grad der tonischen Rekrutierung gering. Das kann z. T. in Verbindung mit einem inaktiven Lebensstil stehen: Propriozeptiver Input (verstärkt durch Bewegung und speziell Interaktion mit der Schwerkraft) unterstützt die Rekrutierung der tonischen Fasern. Dieser Tonusmangel wird häufig bei den globalen Stabilisatoren beobachtet. Die globalen Mobilisatoren müssen dann versuchen, als letzte Möglichkeit der Abwehr Stabilität herzustellen. Allerdings ist dies meist unzureichend, da ihre Hebel ungeeignet sind und eine unökonomische Nutzung der phasischen Muskelfaserrekrutierung zur Folge haben.

Das Vorhandensein einer Pathologie hemmt ebenfalls die tonische Faseraktivität in den lokalen Stabilisatoren und beeinflusst den Zeitpunkt ihrer Kontraktion. Es wurde gezeigt, dass Schmerz oder Schwellung ihre Aktivität verzögern (Stokes und Young 1984).

Dies hat Konsequenzen für die Behandlung: Wenn geringfügige Aktivitäten symptomatisch sind, sollte die tonische Faseraktivität rekrutiert werden. Krafttraining ist wahrscheinlich unangemessen. Symptomatische hohe Aktivitäten dagegen benötigen sowohl phasische als auch tonische Faserrekrutierung, z. B. Krafttraining.

7.2.4 Behandlungsprinzipien

Für detaillierte Informationen über die Selektion und Progression von Behandlungstechniken mit passiver Mobilisation siehe ➤ Kap. 1 und ➤ Kap. 8.

Die folgenden Vorschläge, die in ➤ Abb. 7.4 zusammengefasst sind, integrieren funktionelle Faktoren:

- Wenn die Störung irritiert oder stark und der Schmerzmechanismus nozizeptiv ist, können sanfte passive Zusatzbewegungen (vor allem Distraktions- und Rotationstechniken) für die Schmerzmodulation und als Hilfsmittel, um Schwellungen zu verringern, eingesetzt werden. Schutzdeformitäten können temporär vorteilhaft sein. Medikation und Ruhe – einschließlich der Verwendung von Gehhilfen – sind eventuell nötig.
- Ist die Störung nicht irritiert oder stark, können die folgenden Leitlinien helfen, die Behandlungsprioritäten festzulegen:
  - Wird *übermäßige physiologische Bewegung* (Hypermobilität) in der symptomatischen Richtung gefunden, können aktive stabilisierende Übungen die Behandlung der Wahl sein (z. B. bessere Kontrolle am Ende der Außenrotation [End of Range] für spezifische Labrumläsionen oder Sportlerleiste). Wenn Schmerz bei geringfügiger Aktivität auftritt, hilft die Korrektur der Bewegungsmuster durch tonische Rekrutierung sowie Verkürzung der globalen Stabilisatoren und Hemmung der Überaktivität in den globalen Mobilisatoren, ein schmerzfreies Bewegungsmuster zu erreichen. Für übermäßige laterale Hüftrotation z. B. kann die Rekrutierung der anterioren Mm. glutei medius und minimus und der kurzen Adduktoren, während der M. piriformis und der M. gluteus maximus superior gehemmt werden, dieses Ziel erreichen.
  - Wenn die Hüfte mit übermäßiger Bewegung aufgrund der Einschränkung benachbarter Gelenke kompensiert, können diese Gelenke ab einer bestimmten Stufe mobilisiert werden (z. B. kann übermäßige externe Hüftaußenrotation während eines Golfschlags die Rotationshemmungen der LWS oder des Knies kompensieren).
  - Wenn eine *übermäßige Gleitbewegung* (geringfügige Instabilität) zur Störung in der symptomatischen Richtung beiträgt, kann schmerzfreie tonische Rekrutierung der segmentalen Stabilisatoren übermäßiges Gleiten verhindern, während normalerweise schmerzhafte Stellungen gehalten und normalerweise schmerzvolle Aktivitäten ausgeführt werden. Ähnlich kann Mobilisation mit passiven Zusatzbewegungen in die entgegengesetzte Richtung zum Schmerz nötig sein, wenn diese Richtung steif geworden ist.

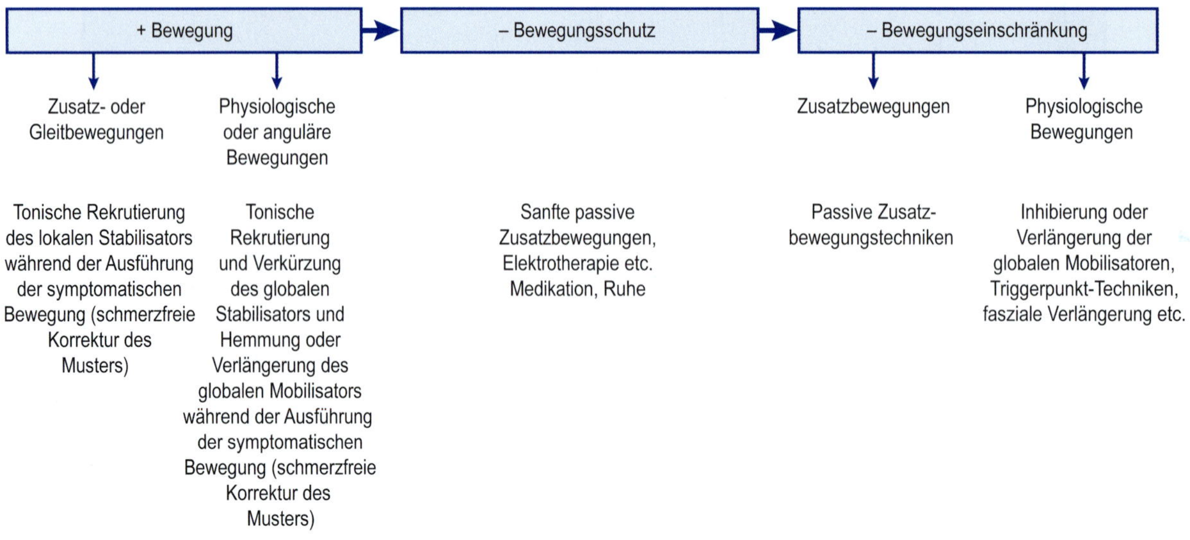

Abb. 7.4 Integrierte Behandlungsprinzipien (Wiedergabe mit frdl. Genehmigung von Addison 2002)

- Wenn eine *Einschränkung in den gekoppelten Gleitrichtungen* festgestellt wird, welche die physiologische Bewegung blockiert, können Gelenkmobilisationen mit passiven Zusatzbewegungen die Behandlung der Wahl sein. Da gleitende und physiologische Bewegungen gekoppelt sind (Matles 1975, Simoneau et al. 1998 zitiert in Sims 2003), kann die Mobilisierung einer Zusatzbewegung wie posteroanteriores Gleiten die erweiterte Bewegung wiederherstellen. Sims (2003) erklärt, dass der wandernden „Auf und hinaus“-Präsentation einer Osteoarthrose die Longitudinalbewegungen nach kaudal fehlen können, während der medialen wandernden Präsentation die laterale Gleitbewegung fehlt.
- *Einschränkungen der physiologischen Bewegung* können durch eine Kombination aus muskulärer Verlängerung, Triggerpunkt-Techniken und faszialen Techniken etc. behandelt werden.

In eingeschränkten Gelenken, in denen Kompressionskraft in Verbindung mit der Symptomerzeugung steht, kann die Anwendung von Kompression ab einer bestimmten Stufe in die Behandlung miteinbezogen werden. Maitland (1991) empfiehlt, dass Mobilisierungen mit Kompression den Fluss der Synovialflüssigkeit stimulieren und die Knorpelversorgung verbessern kann, was in den frühen Stadien einer Osteoarthrose eine wichtige Rolle spielen kann. Die periphere anteriore Fläche des Femurkopfes ist ein verbreiteter Ort für Knorpelläsionen (Bullough et al. 1973 zitiert in Sims 2003). Sims (2003) erklärt, dass dieser Bereich bei der Innenrotation und Adduktion in Kontakt tritt, und gibt hiermit eine mögliche Erklärung für die vorteilhaften Effekte der Flexion-Adduktionstechnik der Hüfte.

Wo Symptome in der symptomatischen Richtung mit neuronalen Störungen verbunden sind, können neurale Techniken entsprechend in die Behandlung miteinbezogen werden (z. B. Test des N. femoralis bei Knieflexion in Bauchlage).

7.3 Evidenzbasierte Praxis

Patienten mit Osteoarthrose bilden die Gruppe, die am häufigsten Physiotherapie benötigt. ➤ Tab. 7.5 listet evidenzbasierte Empfehlungen für ihre Behandlung auf.

Bei Verletzungen der Weichteile (inkl. Labrumverletzungen) besteht ein wachsendes Interesse an den Effekten des neuromuskulären Trainings im Gegensatz zu Dehnungs- oder Krafttraining. Einrisse im Labrum acetabuli z. B. wurden mit kraftvollen Außenrotationsbewegungen vor allem bei Sportarten und Aktivitäten wie Golf, Fußball und Tanz in Verbindung gebracht. Nach Martin et al. (2006) wurden Einrisse des Labrums in 90 % der Fälle von mechanischem Hüftschmerz arthroskopisch identifiziert – wenn auch nicht isoliert. Mehrere Autoren verbinden eine Schädigung des La-

Tab. 7.5 Evidenzbasierte Interventionen bei Osteoarthrose

Interventionen	Ergebnis	Kommentare	Referenz
Kräftigende Übungen der Hüfte	vorteilhafter Effekt auf Schmerzreduktion und Funktionsverbesserung	Metaanalyse von neun Studien	Hernández-Molina et al. 2008
Kräftigende Übungen der Hüfte	Langzeiteffekt auf Schmerzreduktion, verbesserte selbst berichtete und beobachtete physische Funktion	systematischer Review; moderate Evidenz; Ergebnisse für kombinierte Hüft- und Knie-Osteoarthrose	Pisters et al. 2007
Manuelle Therapie, kräftigende und mobilisierende Übungen	Schmerzreduktion, Zunahme des passiven Bewegungsausmaßes, klinisch bedeutsame Funktionsverbesserung	Fallserie mit sieben Patienten	MacDonald et al. 2006
Übungsprogramme versus konventionelle medizinische Behandlung	kleiner positiver klinischer Effekt auf der Harris-Hüftschmerz-Skala; „Up and Go"-Test und Gehtest	RCT moderater Qualität	Tak et al. 2005
Passive Mobilisierung in Kombination mit Übungen versus Übungen allein	Kombination aus manueller Therapie und Übungen (Flexibilität, Kraft und Aerobicübung) ergab bessere Ergebnisse in Bezug auf Schmerz und funktionelle Aktivität	RCT moderater Qualität, hohe Ausstiegsrate	Hoeksma et al. 2004
Übungen versus medizinische Standardbehandlung	Übung (Flexibilität, Kraft und Aerobicübungen) ergab bessere Ergebnisse in Bezug auf Schmerz und funktionelle Aktivität	RCT moderater Qualität	van Baar et al. 1998
Wassertherapie versus medizinische Standardbehandlung	Wassertherapie erwies sich als überlegen bei der Reduktion des WOMAC-Schmerz-Scores und bei der Verbesserung des WOMAC-Scores der physischen Funktion nach 12 Wochen; kleine Vorteile nach 12 Monaten; kein signifikanter Effekt nach 18 Monaten	einfachblinde RCT guter Qualität; Ergebnisse für Hüft- und Knie-Osteoarthrose kombiniert	Cochrane et al. 2005
Wassertherapie versus Kontrollgruppe auf der Warteliste	Wassertherapie verbesserte den Wert auf der Visuellen Analogen Schmerzskala für Bewegung und die WOMAC-Schmerzwerte, Steifheitsfunkion und physische Funktion nach 6 Wochen; dauerhaft nach 12 Wochen	einfachblinde RCT moderater Qualität; Ergebnisse für Hüft- und Knie-Osteoarthrose kombiniert	Hinman et al. 2007
Wassertherapie versus Tai Chi versus Kontrollgruppe auf der Warteliste	Wassertherapie und Tai Chi verbesserten WOMAC-Funktionswerte; Wassertherapie alleine reduzierte die WOMAC-Schmerzwerte	RCT moderater Qualität; Ergebnisse für Hüft- und Knie-Osteoarthrose kombiniert	Fransen et al. 2007
Gehstock in der kontralateralen Hand	Reduktion von Hüftschmerz und Funktionsverbesserung	RCT	Neumann 1989

RCT = randomisierte kontrollierte Studie; WOMAC = Western Ontario and McMaster Universities Arthritis Index
(Royal Australian College of General Practitioners [2009]), Cibulka [2009], Zhang et al. [2008])

Tab. 7.6 Evidenzbasierte Interventionen für Hypermobilitätssyndrome

Störung	Behandlung	Studiendesign	Ergebnisse/Kommentare	Referenz
M.-piriformis-Syndrom	hüftstärkende Übungen und Bewegungsneuschulung	Fallbericht	• Schmerzfrei • Fragebogen mit Funktionsskala der unteren Extremitäten • Wert von 65/80 bis 80/80 • Verbesserte Kinematik im Step-Down-Test	Tonley et al. 2010
Verletzung der ischiokruralen Muskulatur	Stärkung des M. gluteus maximus und neuromuskuläres Training	Fallbericht	• Eliminierung von übungsassoziiertem Krampfen • Verbesserte Kraft der Hüftextensoren • Verminderte Aktivität der ischiokruralen Muskulatur beim terminalen Schwung in der Belastungsphase des Gehens	Wagner et al. 2010
Verletzung der ischiokruralen Muskulatur	progressive Geschicklichkeits- und Rumpfstabilitätsübungen zur neuromuskulären Kontrolle versus progressivem Dehnen und Kräftigen	prospektive randomisierte Vergleichsstudie zweier Rehabilitationsprogramme	Ein progressives Geschicklichkeits- und Beckenstabilisationsprogramm ist effektiver als ein Programm, das auf isoliertes Dehnen und Kräftigen der ischiokruralen Muskulatur abzielt, um erneute Verletzung im ersten Jahr nach Rückkehr zum Sport zu verhindern	Sherry und Best 2004
Sportlerleistenverletzung	Kräftigung der Adduktoren und Bauchmuskeln versus passive lokale Anwendungen	RCT hoher Qualität	nach 7 Monaten: • Aktive Gruppe: 79 % kehren ohne bleibende Symptome zum Sport zurück • Passive Gruppe: 14 %	Hölmich et al. 1999
Sportlerleistenverletzung	Kompressionshosen	retrospektive Kontrollstudie	verbesserte subjektive Schmerzergebnisse: keine Verbesserung der funktionellen Leistung	McKim und Taunton 2001
Sportlerleistenverletzung	Kombination aus passiver Gelenkmobilisation und aktiver Übung	Fallserie keine Kontrollgruppe	• Direkt folgende Behandlung: 77 % Rückkehr zum Sport ohne Symptome • Langfristige Ergebnisse: moderat hohes Rezidivrisiko	Jansen et al. 2008
Sportlerleistenverletzung	Kräftigung der Adduktoren und Bauchmuskeln versus Kontrollen	RCT guter Qualität	einige positive kurzfristige Effekte; keine signifikanten langfristigen Effekte	Ekstrand und Ringborg 2001
Osteitis pubis	lokale passive Therapie (Elektrostimulation, Ultraschall, Kryomassage) und progressive körperliche Belastung	Fallbericht von schlechter Qualität	symptomfrei nach 10 Wochen	Rodriguez et al. 2001
Sportlerleistenschmerz	Ruhe, rumpfstabiliserende Übungen und stufenweise Rückkehr zum Sport	Fallserie	• Nach 5 Monaten: 63 % kehren zum Sport zurück (41 % ohne Symptome) • Nach 2 Jahren: 74 % unverändert	Verrall et al. 2007

RCT = randomisierte kontrollierte Studie

brums mit der Entwicklung einer kapsulären Laxität und umgekehrt (Schenker et al. 2005, Martin et al. 2006) und empfehlen, dass eine bessere Kontrolle im Endbereich dieser Bewegung sowohl bei der Symptomreduzierung als auch bei deren Prävention helfen kann. Einige Evidenz, größtenteils auf Fallberichten beruhend, ist in ➤ Tab. 7.6 zur Untermauerung des neuromuskulären Trainings und der Bewegungsschulung für verschiedene Hypermobilitätsdysfunktionen aufgelistet (insbesondere der Aktivierung der entsprechenden globalen Stabilisatoren).

7.4 Subjektive Untersuchung

In der subjektiven Untersuchung ist „Making Features Fit" („Merkmale zu einem Bild zusammenfassen" Maitland 1991) wichtig: Eine gegebene Hypothese sollte sich aus verschiedenen Informationen, die in der subjektiven Untersuchung gewonnen wurden, zusammensetzen. In der Funktionsuntersuchung sollte dann eine Bestätigung der Hypothesen gesucht werden.

7.4.1 Hauptproblem („Frage 1")

Das Verständnis des Hauptproblems aus der Sicht des Patienten ermöglicht es, den Fokus der Beurteilung und Behandlung effektiv auszurichten. Zunächst muss die Art der angegebenen Störung festgestellt werden:

1. Einige Patienten können sich mit *Schmerz* als Hauptproblem vorstellen, der die Alltagsaktivitäten erheblich einschränkt. Dies gibt einen Hinweis auf Stärke und Irritierbarkeit der Störung. Der wahrgenommene Schmerz steht jedoch oft in Bezug zur wahrgenommenen Behinderung – Berichte über starke Schmerzen in Verbindung mit geringer Behinderung können einen psychosozialen Risikofaktor darstellen, der die vollständige Funktionswie-

derherstellung behindern kann. Andere Patienten berichten von beträchtlichen Behinderungen bei geringfügigen Schmerzen. Wenn Patienten gelernt haben, mit ihrem Schmerz durch verminderte Aktivität zu leben, kann der Irritierbarkeitsfaktor unterschätzt werden. Diese Patienten haben zwar einige Schmerzen oder Missempfindungen nach dem Gehen, der Gartenarbeit oder dem Autofahren, aber wenn sie ihre Aktivitäten fortsetzen würden, könnten sie an einer akuten Verschlimmerung leiden.

2. Andere Patienten berichten über Einschränkungen bei Alltagsaktivitäten aufgrund starker *Einschränkungen ihres Bewegungsausmaßes,* während damit verbundener Schmerz ein kleineres Problem darstellt. Soames (2003) listet das erforderliche Bewegungsausmaß für spezifische Aktivitäten wie folgt auf:
   - Gehen auf ebenem Untergrund: 30° Flexion, 10° Extension, 5° Abduktion, 5° Adduktion, 5° Innenrotation, 5° Außenrotation
   - Treppen hinaufsteigen: 65° Flexion, 5° Extension
   - Treppen hinabsteigen: 65° Flexion, 5° Extension
   - Sitzen: 90° Flexion
   - Schuhe zubinden: 50° Flexion

Magee (2008) gibt davon abweichende Messwerte an. Grund dafür kann einer Anzahl Faktoren wie Stufen- und Sitzhöhen sein, aber auch der erlaubte Kompensationsgrad umliegender Gelenke. Zum Beispiel benötigt Schuhe zubinden 50° Flexion (Soames 2003), aber nach Magee 120° Flexion. Es wäre zu erwarten, dass Soames' Patienten stärker über umliegende Gelenke kompensieren. Allerdings kann die erhöhte Belastung der umliegenden Strukturen diese verletzen. Der gesamte untere Quadrant des Bewegungssystems könnte jedoch für Symptome anfälliger werden, wenn sich die Einschränkungen der Gelenkmobilität weiterentwickeln.

Den Fokus auf das Problem zu legen, das für den Patienten wichtig ist, kann zweckmäßig sein: Bei der Beurteilung der Bewegungen werden nämlich unausweichlich Dysfunktionen gefunden, die nicht mit dem aktuellen Problem in Verbindung stehen. Ein effizientes Übungsprogramm sollte allerdings darauf ausgerichtet sein, die relevanten Dysfunktionen zu korrigieren. Sind z. B. Sitzen oder Hocken das Hauptproblem, sollte die Flexion detailliert auf schmerzhafte Einschränkungen oder schmerzhafte übermäßig unkontrollierte Bewegung (insbesondere in Verbindung mit anderen Gelenken in der Bewegungskette) untersucht werden. Die Qualität der damit verbundenen Zusatzbewegungen während der Flexion kann ebenfalls relevant sein. Die Korrektur der eingeschränkten oder übermäßigen Flexionsbewegungsmuster während der sitzenden oder hockenden Aktivitäten kann somit das Ziel der Behandlung darstellen, mit einer spezifischen Auswahl passiver Bewegungstechniken, Übungen etc., um dieses Ziel zu erreichen.

7.4.2 Symptombereiche (Körpertabelle)

Typische Schmerzmuster und damit verbundene Dysfunktionen der Hüfte sind in ➤ Abb. 7.5 dargestellt. Das „C"-Zeichen – zeigt den Schmerzbereich an, indem die Hand mit den Fingern nach anterior und dem Daumen nach posterior an die Hüfte greift – soll eine intraartikuläre Pathologie aufzeigen, z. B. Arthritis, Knorpel- und Labrumschaden, Nekrose des Lig. teres etc. (Magee 2008). Insbesondere Schmerz aufgrund einer degenerativen Arthrose ist häufig dumpf, tief und strahlt oft vage in den anterioren Oberschenkel und/oder das Knie aus (Wroblewski 1978, Poppert und Kullig 2011). Läsionen in der anterioren superioren Labrum-Knorpelzone sind meist auf die Leiste beschränkt und können unter Belastung plötzlich, scharf und stechend auftreten (Liebold et al. 2010). Wenn ausstrahlendes Kribbeln oder brennender Schmerz vorhanden sind, sollte eine Nerveneinklemmung in Betracht gezogen werden, während eine entzündete Faszie (Tractus iliotibialis) auch brennenden Schmerz oder ein „taubes Gefühl" ohne echte Taubheit verursachen kann. Schmerzendes Schnappen und Schwäche sollten ebenso notiert werden.

Es sei betont, dass andere Quellen, z. B. das Iliosakralgelenk, die LWS, das neurodynamische System und gelegentlich die BWS Symptome in denselben oder ähnlichen Körperbereichen fortleiten können. Schmerz im Gesäß mit oder ohne Ausstrahlung in den posterolateralen Oberschenkel ist typisch für L4-Nervenwurzelläsionen oder Bandscheibenprobleme. Außerdem sollten Physiotherapeuten, die in direktem Kontakt mit Patienten in Selbstüberweisung arbeiten, immer mögliche viszerale oder vaskuläre Symptomquellen berücksichtigen, mit denen sich ein Arzt befassen müsste.

7.4.3 Symptomverhalten

Hier wird nach Informationen über die Irritierbarkeit der Störung, klinische Muster und Tests, die Parameter für die Wiederbefundung liefern, gesucht.

Klinische Muster können verbunden sein mit:

1. Dysfunktionen:
   - Nach Maitland et al. (2001) könnte eine intraartikuläre Störung mit einem bestimmten Entzündungsgrad vermutet werden, wenn das Symptomverhalten eher konstant ist, die Symptome als tief lokalisiert wahrgenommen werden, einschränkend bei Alltagsaktivitäten sind und wenn regelmäßige Änderungen der Ruhestellungen notwendig sind. Systemische Entzündungserkrankungen, wie rheumatoide Arthritis, treten eher spontan und episodisch mit morgendlichem Schmerz und Steifheit über eine Stunde auf. Die gleichzeitige Beteiligung mehrerer Gelenke ist ein typisches Merkmal.
2. Strukturen:
   - Einriss des Labrums: Hieran ist häufig eine kraftvolle Rotation beteiligt und kann von einem klickenden Gefühl in der Leiste begleitet sein.
   - Tendinopathien und Muskelläsionen: Der Schmerz kann vom Patienten gezielt angezeigt werden und kehrt bei Dehnungen oder Kontraktionen der Muskeln oder bei Stop-und-Start-Aktivitäten zurück (Agre 1985).
   - Gelenkfläche des Hüftgelenks: Reproduktion der Symptome tritt bei Belastung, insbesondere bei ununterbrochenem Stehen, auf. Plötzliche Belastung der Gelenkfläche, z. B. bei Bewegung aus einer länger eingenommenen Stellung wie Sitzen, kann ebenfalls Symptome hervorrufen (Arnold et al. 1972).
   - Kapsuläre Straffheit: Bewegungen am Ende des Bewegungsausmaßes können die Symptome verschlimmern.

7

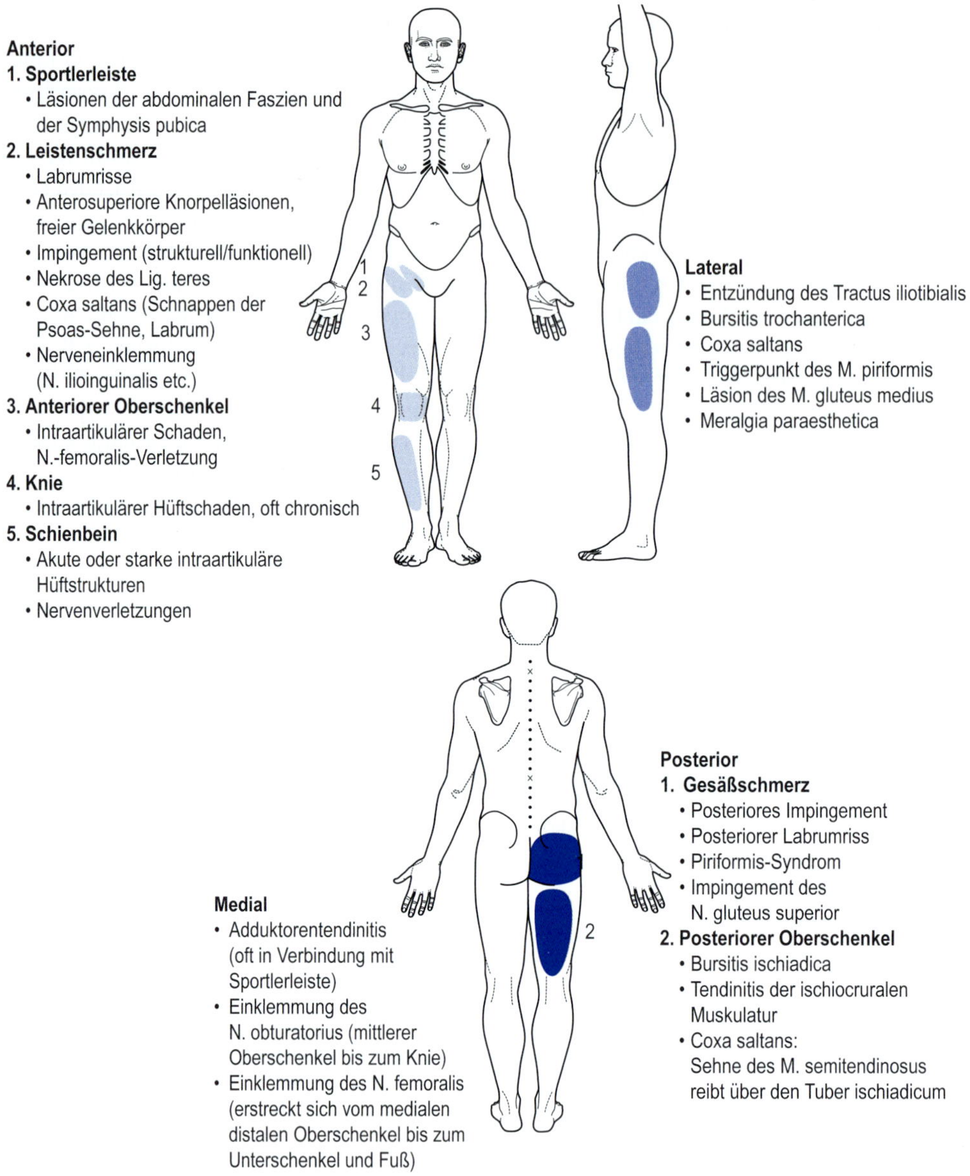

Abb. 7.5 Mögliche Symptombereiche bei Bewegungsstörungen der Hüfte

- Faszie: Unter Spannung können brennende oder prickelnde Symptome auftreten.
- Nerveneinklemmung (z. B. Meralgia paraesthetica): Brennender Schmerz während der Nacht ist typisch.

3. Bewegungsdysfunktionen:
   - Die symptomatische Aktivität und die anschließende Analyse der Bewegungsrichtung zusammen mit der Art und dem Bereich der Symptome (➤ Abb. 7.5) können helfen, die Störung nachzuweisen. Es kann ebenfalls hilfreich sein, wenn der Therapeut auf die Bewegungsrichtung fokussiert, die sorgfältiger Beurteilung und späterer Behandlung bedarf. Richtungsspezifisch sich verschlimmernde Aktivitäten mit ihren typischen Bewegungsdysfunktionen sind in ➤ Tab. 7.7 aufgelistet.

Der Nachweis von *erleichternden Faktoren* ist genauso wichtig wie die Feststellung von verschlimmernden Faktoren: Was hat der Patient bis jetzt gelernt oder was macht der Patient instinktiv, um die Symptome zu lindern? Der Patient kann z. B. das Bein umfassen, es schütteln oder reiben, was auf eine von der Hüfte ausgehende Bewegungsstörung hinweist. Wenn der Patient intuitiv an den Rücken greift oder das Körpergewicht während des Sitzens auf die andere Gesäßbacke verlagert, kann eine Bewegungsstörung der LWS oder des Iliosakralgelenks vorliegen.

7.4.4 Geschichte

Ist ein Trauma involviert, kann der Verletzungsmechanismus wichtige Informationen liefern:

- Bevor eine posteriore Gleitstörung (➤ Tab. 7.7) impliziert wird, sollte in der Vorgeschichte nach einer Armaturenbrett- oder

Tab. 7.7 Richtungsspezifisch sich verschlimmernde Aktivitäten und typische Bewegungsstörungen

Aktivitäten	Dysfunktionen
Flexion und Flexion/Adduktion	
Zum Beispiel tiefes Sitzen, Sitzen mit gekreuzten Beinen, Greifen nach vorne im Sitzen, Aufstehen aus dem Sitz, Vorwärtsbeugen, Hocken, Aus- oder Einsteigen in ein Auto, Skifahren, hohe Tritte	• Anteromediales Impingement • Strukturelles femoroacetabuläres Impingement (Pincer oder CAM) • Anteriore Gleitstörung • Posteriore Gleitstörung • Degenerative Osteoarthrose • Entzündung des Tractus iliotibialis und/oder Bursitis trochanterica in Flexion • Einklemmung der Nn. cutaneus femoris lateralis und inguinales
Extension und Extension/Innenrotation und belastende Aktivitäten	
Zum Beispiel ununterbrochenes Stehen, Gehen, Nordic Walking, Jogging, Laufen, hohe Tritte des belasteten Beins, Golfschwung und andere Drehbewegungen im Stehen	• Entzündung des Tractus iliotibialis und/oder Bursitis trochanterica in Extension • Funktionelles posteriores Impingement • Strukturelles posteriores Impingement • Anteriore Gleitstörung • Degenerative Osteoarthrose
Seitlage	
Sorgt z. B. für Kompression auf der unteren Seite und Adduktion/Innenrotationsdehnung auf der oberen Seite	• Bursitis trochanterica/Entzündung des Tractus iliotibialis • Laterale Gleitstörung

ähnlichen Verletzung mit posteriorer Subluxation der Hüfte gesucht werden.

- Ein Sturz auf die Außenseite des Trochanter kann zu einer lateralen Weichteilverletzung, medialen Knorpelverletzung (Magee 2008) oder Frakturen führen, in Abhängigkeit von den involvierten Kräften. Insbesondere bei älteren Patienten sollte eine Osteoporose in Betracht gezogen werden. Muskulotendinöse Läsionen stehen oft in einem direkten Zusammenhang mit einem Trauma (Agre 1985).

Wenn kein offensichtliches Trauma vorliegt:

- Wiederholte kraftvolle Belastung am Ende des Bewegungsausmaßes kann bei der eher schleichend verlaufenden gesamten Entwicklung von Symptomen eine Rolle spielen. Dies ist typisch für Sportarten und Aktivitäten wie Fußball, Kampfsport, Ballett und Golf.
- Relativ plötzlich einsetzende Symptome aufgrund einer Drehbewegung auf einem Bein können auf einen Einriss des Labrums (Sims 1999), auf lokale muskuläre oder Läsionen des Bandapparates hinweisen. Eine Verletzung der ischiokruralen Muskulatur z. B. ist wahrscheinlich das Ergebnis eines schnellen, kraftvollen Wechsels von konzentrischer zu exzentrischer Aktivität (Verall et al. 2001) und tritt in etwa 34 % der Fälle erneut auf (Croiser 2004).
- Über- oder Fehlgebrauch der Strukturen kann mit der Zeit zu einer allmählichen Entwicklung von Symptomen führen, die anfänglich die Alltagsaktivitäten wenig stören. Gartenarbeiten mit starker Hüftflexion (Klappmesserhaltung), ohne die Flexion gleichmäßig über Knie und Wirbelsäule zu verteilen, stresst nach und nach die Hüftregion.
- Gehen mit schlechter motorischer Kontrolle in der Hüfte ist ein weiteres Beispiel (Gunn 1980, Weinstein 1992). Wenn exzessive Hüftbewegungen Steifheit oder Schmerz in den benachbarten Gelenken kompensieren, kann der Verlauf der Symptome mit der Zeit von einer anfänglich schmerzenden LWS oder Knien auf die Hüfte übergehen. Die Bedeutung, Kompensationen zu korrigieren, sobald Schmerz und Verletzungsniveau es erlauben, wird deutlich.

Außerdem kann sich eine Bewegungsstörung der LWS, des Beckens oder der Hüftregion, die ursprünglich nur eine einzige Komponente hatte (Einkomponenten-Bewegungsstörung), im Laufe der Jahre zu einer Störung mit multiplen Komponenten entwickeln (Ekberg et al 1988). Zum Beispiel kann eine schlechte motorische Kontrolle des Beckengürtels mit der Zeit mit einem symptomatischen Iliosakralgelenk und Symphysis pubica assoziiert sein, mit Irritation der schwachen abdominalen Faszie und damit zusammenhängender Adduktorentendinitis (Hölmich 1999). Ebenso können Komplikationen während des Gebärens Beckenmuskelläsionen und -asymmetrien hervorrufen, welche die gesamte Hüft- und Beckenregion betreffen und langfristig belastende Symptome hervorrufen (Hungerford et al. 2004). Diese Faktoren müssen bei der Planung der Funktionsuntersuchungen in den ersten drei Sitzungen in Betracht gezogen werden.

In der Vorgeschichte wurden vielleicht sich entwickelnde Störungen diagnostiziert. Es wurde gezeigt, dass sich eine Dysplasie (vor allem bei Mädchen) im späteren Leben zu einem femoroacetabulären Pincer-Impingement entwickeln kann. Morbus Perthes oder eine Epiphysiolyse des Femurkopfes (vor allem bei Jungen) können sich zu einem Cam-Impingement weiterentwickeln (Ganz et al. 2003). Diese strukturellen Impingements können anfänglich als zeitweiser Leistenschmerz auftreten, der sich durch erhöhte Beanspruchung des Gelenks oder aufgrund von Aktivitäten wie anhaltendes tiefes Sitzen verstärkt (Leunig und Ganz 2005).

Spezielle Fragen und medizinische Untersuchungsfragen

- Neben den routinemäßig erhobenen Informationen über den allgemeinen Gesundheitszustand des Patienten, Gewichtsverlust, Röntgenbefunde, Medikamenteneinnahme usw. sollte ein Augenmerk auf Screeningfragen gelegt werden, die sich insbesondere auf die Funktionsfähigkeit des Urogenitaltrakts und des Intestinums beziehen (Boissonnault 1995, Goodman und Snyder 2000).

- Insbesondere wenn kein direkter Zusammenhang zwischen Symptomen und Bewegungsfunktionen festgestellt werden kann, müssen diese Screeningverfahren in Betracht gezogen werden.

7.5 Funktionsuntersuchung

➢ Box 7.3 gibt einen Überblick über Untersuchungsverfahren der Hüfte und der damit zusammenhängenden Strukturen. Detaillierte Informationen zu einigen Testverfahren folgen weiter unten.

Box 7.3

Funktionsuntersuchung der Hüfte

Inspektion

Aktueller Schmerz (Present Pain, PP)

Funktionelle Demonstration/Tests

Einschließlich Differenzierungstests der Bewegungskomponenten

Kurze Bewertung

Aktive Bewegungen
- Ganganalyse
- Im Stand:
  - Unter Belastung: F, E, Ab, Ad, IR, AR
  - Schwungbewegungen: F, E, Ab, Ad, IR, AR
  - Rumpfbewegungen: Beurteilung der relativen Flexibilität der Bewegungskette
- Step-Down-Test
  - (Treppen-)Stufen hinauf- und hinabsteigen
- Hocken
- Im Sitzen:
  - Das flektierte Knie zur Brust ziehen
  - Das flektierte Knie zur gegenüberliegenden Schulter ziehen (F/Ad)
  - Den Rumpf zu den Füßen vorbeugen
  - IR, AR
- In Bauch- und Rückenlage, *einschließlich Überdruck:*
  - In Rückenlage: F, IR und AR in 90° F; Ab, Ad
  - In Bauchlage: E, IR, AR

Muskeltests
- Isometrische Tests
- Muskellängentests (globale Stabilisatoren und globale Mobilisatoren)

Screening anderer Strukturen im „Plan"
- LWS
- Provokationstests für das ISQ
- BWS
- Wenn anwendbar: neurodynamische Tests (oder in einem späteren Stadium im Zuge der passiven Tests)

Palpation
- Druckempfindlichkeit an den Ansatzstellen der periartikulären Muskelgruppen
- Nerven (z. B. N. cutaneus femoris lateralis im Bereich des Lig. inguinale)
- Bursae

Passive Bewegungen

Wenn angebracht, mit anschließender Wiederbefundung
- Neurodynamische Testverfahren:
  - SLR
  - PKB
  - Slump-Test
  - Modifizierter PKB in Seitlage („Slump-Test in Seitlage"), einschließlich Modifikationen für die Nn. cutaneus femoris lateralis und obturatorius
- Bewegungsdiagramm für relevante aktive Tests: F, in 90° F; IR oder AR, Ab, Ad
- Physiologische Bewegungen:
  - F/Ad (falls alle Tests bis dahin negativ: zusätzlich IR, AR; Kompression durch Femurschaft und Collum femoris)
  - In F: Ab; F/Ab als Teil der passiven Zirkumduktionsbewegung
  - In E: Ab, Ad, IR oder AR; oder Kombinationen von drei Richtungen (insbesondere E, Ad, IR)

Zusatzbewegungen

Wenn angebracht:
↔ kran und kaud; ↕, ↕, →, ←, ↻, ↺ in verschiedenen Hüftstellungen

Zusätzlich Kompression (Kranial und medial), wenn angebracht

Stabilitätstests:
Anteriore, posteriore und laterale Gleitdysfunktion

Lesen der Krankenakte usw.

Die wichtigsten Befunde mit Asterisken markieren

Instruktionen für den Patienten am Ende der Sitzung

7.5.1 Inspektion

Die körperliche Untersuchung von vorne, von beiden Seiten und von hinten beginnt normalerweise mit einer generellen Beobachtung von:
- Körperhaltung
- Muskelkonturen – Anzeichen für einen sichtbaren Muskelschwund, insbesondere der Mm. glutei, quadriceps femoris und der Bauchmuskulatur
- Haut und lokale Weichteilgewebe auf mögliche Veränderungen wie Schwellungen, Verdickungen oder Verfärbung
- Strukturelle Funktionsstörungen

Siehe ➢ Box 7.4 für Messungen der Ausrichtung. Beachtliche Kontroversen bestehen in Bezug auf die ideale Haltung (Klein-Vogelbach 1983, Kendall und McCreary 1993, Sahrmann 2002, Magee 2008). Nichtsdestotrotz wird ein Referenzrahmen benötigt. Dieser sollte großzügig interpretiert werden und Abweichungen sollten im Zusammenhang mit den Symptomen beurteilt werden.

Eine Korrektur von Haltungsfehlstellungen sollte folgen, um festzustellen, ob:

- Eine Schutzreaktion vorliegt (angezeigt durch Anstieg der Symptome),
- Eine Fehlstellung Symptome verursacht (Verminderung der Symptome bei Korrektur) oder
- Eine Fehlstellung überhaupt im Zusammenhang mit der Störung des Patienten steht (keine Veränderung der Symptome).

Wenn eine Korrektur aufgrund der Anspannung schwierig ist, kann eine arthrogene Bewegungseinschränkung oder eine strukturelle Dysfunktion im Bereich der wahrgenommenen Anspannung vorliegen.

Spezielle Tests oder Röntgenuntersuchungen könnten erforderlich sein, wenn strukturelle Störungen vermutet werden. ➤ Tab. 7.8 gibt klinische Tipps zu Anzeichen, die spezifische strukturelle Dysfunktionen implizieren.

Box 7.4

Funktionsuntersuchung: Beobachtung der Haltung

Ansicht von vorne

- Becken – neutrale laterale Verschiebung (Mittelposition der Fersen, Symphysis pubica, Nabel und Brustbein sollten vertikal in einer Linie stehen):
  - Neutrale Rotation in Transversalebene (Eine Linie durch die Zehen sollte – falls die Füße symmetrisch sind – parallel zu einer Linie durch die Spinae iliacae superiores verlaufen). Diese Messung ist wichtig, um eine versteckte Rotation in der Hüfte festzustellen.
  - Neutrale kranial/kaudale Kippung in der Frontalebene.
- Femur/Hüfte – Der Oberschenkel sollte vertikal erscheinen (Der Femurschaft ist dann schräg ausgerichtet und um 10° nach außen gedreht).
- Patella/Knie/Tibia – Die Patella ist über dem zweiten Mittelfußknochen ausgerichtet (Die Patella sollte auf der Frontalebene liegen).
  - Die Längsachsen von Oberschenkel und Unterschenkel stehen vertikal und auf einer Linie.
- Fuß – Der zweite Mittelfußknochen ist um 8–10° nach außen gedreht.

Funktionelle Kniebeuge: Um die Ausrichtung genauer zu untersuchen, wird der Patient gebeten, die Knie leicht zu beugen (➤ Abb. 7.6). Auf diese Weise lässt sich leichter feststellen, ob die Patella auf einer Linie mit der Achse des zweiten Mittelfußknochens liegt.

Seitliche Ansicht (beide Seiten)

Die lotrechte Linie folgt einer Linie, die ungefähr durch die Mitte des Rumpfes, des Trochanter major, leicht anterior zu einer Mittellinie durch das Knie und den anterioren Rand des Außenknöchels verläuft. Die Spina iliaca anterior superior (SIAS) liegt auf derselben vertikalen Ebene wie die Symphysis pubica.

- Becken – Die durch SIAS (Spina iliaca anterior superior) und SIPS (Spina iliaca posterior superior) verlaufende Linie ist horizontal oder um 5° anterior geneigt: Dies sollte mit der neutralen Kurve der LWS und den neutralen Hüft- und Kniegelenkwinkeln übereinstimmen.
- Knie – neutrale Extension.
- Fuß – Längsgewölbe neutral.

Ansicht von hinten

- Becken – neutrale Rotation in Transversalebene (Eine Linie durch die Fersen sollte parallel zu einer Linie durch die SIAS verlaufen).
- Knie – horizontale Kniebeuge (oder nicht mehr als 10° höher lateral). Eine größere Abweichung weist auf eine strukturelle oder funktionelle Rotationsfehlstellung hin.
- Fuß – Subtalargelenk neutral in der Frontalebene.

Adaptiert von Klein-Vogelbach 1983, Kendall und McCreary 1993, Sahrmann 2002 and Magee 2008

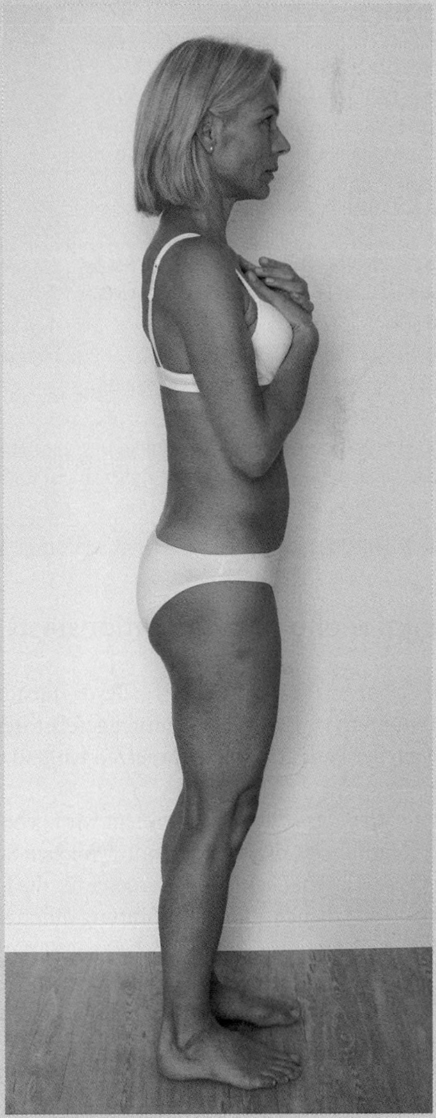

Abb. 7.6 Haltung – sagittale Sicht

Tab. 7.8 Anzeichen, die auf spezifische strukturelle Störungen hinweisen

Anzeichen	Damit verbundene strukturelle Störungen*
Offensichtliche Innenrotation der Hüfte, häufig kompensiert durch Außenrotation des Knies und Drehung der Zehen nach außen	Antetorsion des Femur
Offensichtliche Außenrotation der Hüfte mit Auswärtsdrehen der Zehen	Retrotorsion des Femur
Prominenter Trochanter major bei Hüftadduktion	Coxa vara
Fehlende Prominenz des Trochanter major und vertikaler Oberschenkel	Coxa valga
Flexion oder Innenrotation bei Flexion eingeschränkt	Femoroacetabuläres Impingement (Pincer/Cam)
„O-Bein"-Deformation entweder des Kniegelenks oder des tibialen Knochens	Genu varum und Tibia varum
„X-Bein"-Deformation: 1. Wenn mediale Hüftrotation vorhanden ist und deren Korrektur den Fuß von Pronation in die Neutralstellung bringt, könnte eine funktionelle Deformierung vorliegen. 2. Wenn die Korrektur der medialen Hüftrotation den Fuß von einer scheinbaren pronierten Position in eine Inversion und die Tibia von einer schrägen in eine vertikale Position bringt, kann eine eingeschränkte subtalare Eversion oder eine eingeschränkte Vorfuß-Pronation vermutet werden. 3. Wenn eine Korrektur des Knies oder der Hüfte nicht möglich ist, liegt eine strukturelle Störung des Knies vor.	Genu valgum
Seitliche Tibiatorsion könnte vorliegen, mit Auswärtsdrehung der Zehen oder medialer Hüftrotation, wenn die Position des Fußes gerade ist.	Tibiatorsion
Mit den medialen Fußseiten zusammen und die Knie in idealer Linie über dem zweiten Zeh steht der Trochanter auf einer Seite höher.	Strukturelle Beinlängendifferenz

*Anmerkung: siehe Sahrmann (2002) für eine Beschreibung dieser Symptome

7.5.2 Funktionelle Demonstrationstests

- *Aktueller Schmerz (Present Pain, PP)* – Bevor irgendwelche Tests zur Reproduktion von Symptomen durchgeführt werden, ist abzuklären, ob der Patient bereits Schmerzen hat und wie stark diese sind.
- *Funktionelle Demonstration* – Der Patient wird gebeten, eine Aktivität vorzuführen, die seinen hauptsächlichen Schmerz verursacht. Diese Aktivität kann als Parameter für die Erfolgskontrolle („Asterisk") dienen. Die Durchführung differenzierender Verfahren, bei denen die einzelnen Bewegungskomponenten stärker oder weniger unter Stress gesetzt werden, kann anzeigen, welche Komponenten zum Hauptsymptom beitragen. Dies ist ein grundlegendes Prinzip des Maitland-Konzepts.
- Im Falle einer schnappenden Hüfte, bei welcher der Patient Schwierigkeiten hat, die Quelle der Symptome zu lokalisieren, kann der Patient provozierende Bewegungen ausführen, während der Therapeut die LWS, das Iliosakralgelenk, den Trochanter lateral, die Leiste und den Tuber ischiadicum abtastet, um das Klicken zu lokalisieren und die Quelle zu identifizieren.
- Es sollte klar sein, ob die Tests auf die Differenzierung der schmerzhaften Struktur (Quelle der Symptome) oder der ursächlichen Störung abzielen:
  - In einer schmerzhaften, tief sitzenden Position kann eine Schmerzabnahme nach Abkippen des Ileums des Patienten nach posterior anzeigen, dass eher die Hüfte und weniger die LWS als Schmerzquelle infrage kommt.
  - Während eines Step-Down-Tests mit einem Keil unter dem Fersenballen oder dem Längsgewölbe kann eine Linderung der Hüftsymptome auf eine subtalare oder Vorfußdysfunktion als Ursache oder beitragenden Faktor für die Entwicklung von Hüftschmerz hinweisen.
- *Kurze Bewertung* – Im Anschluss an die Differenzierungstests ist eine kurze Bewertung oder Reflexion der bisherigen Ergebnisse hilfreich, um entscheiden zu können, ob die Testverfahren wie geplant fortgeführt werden können oder ob die Untersuchung angepasst werden muss.

7.5.3 Aktive Bewegungen

Im Zuge der aktiven Tests werden verschiedene Parameter beurteilt und aufgezeichnet. Diese sind:

- Bereitschaft und Fähigkeit, sich zu bewegen
- Qualität der Bewegung, einschließlich muskulärer Rekrutierungsmuster
- Ausmaß der aktiven Bewegung
- Jede Art von Symptomreaktion

Ganganalyse

Die Ganganalyse ist ein essenzielles Testverfahren für Patienten mit Hüft-, Knie oder Fuß-Symptomen. Abweichungen sollten korrigiert werden, um abzuklären, ob ein direkter Zusammenhang mit den Symptomen des Patienten besteht.

Die Inspektion wird von der Seite, von vorn und von hinten durchgeführt. Eine genaue Beobachtung der verschiedenen Abschnitte der Stand- und Schwungphase ist häufig erforderlich (Whittle 1991):

- Standphase:
  - Fersenkontakt
  - Fuß flach
  - Mittlere Standphase
  - Ferse abheben
  - Zehen ablösen (Phase zwischen Ferse abheben und Zehen ablösen – „terminales Schaukeln")
- Schwungphase:
  - Mittlere Schwungphase
  - Endschwung

Je nach Symptomen und Ergebnis der funktionellen Demonstrationstests kann der Patient gebeten werden, auf verschiedene Weise zu gehen, z. B.:

- Vorwärts, seitlich, rückwärts gehen
- Schnell
- Kleine Schritte, große Schritte
- Gehen mit gekreuzten Beinen
- Gehen auf den Zehen, Fersen
- Gehen auf der Innen- oder Außenkante der Füße
- Gehen mit Innen- oder Außenrotation der Beine

Bei den verschiedenen Determinanten des Ganges muss unbedingt sorgfältig auf alle Asymmetrien geachtet werden (Whittle 1991, Rose und Gamble 1994):

- Verlagerung des Körperschwerpunktes
- Becken-, Rumpf-, Fuß-, Knie- und Hüftbewegungen
- Schrittlänge, -breite
- Fußstellung
- Rhythmus der Bewegung, Schrittfrequenz
- Standdauer und Dauer des Schwungs
- Durchschnittliche Gehgeschwindigkeit

Wenn Bewegungsstörungen der Hüfte vermutet werden, muss ein besonderes Augenmerk auf folgende Aspekte gelegt werden:

- *Während der Standphase* – Duchenne-Zeichen, Trendelenburg-Zeichen, Beckenverlagerung über das Bein, insbesondere Rotations-, Adduktions- und Extensionsbewegungen. Nach Grimaldi et al. (2009) resultiert ein Duchenne-Zeichen aus dem Abbau und der Schwäche des M. gluteus medius posterior, während beim Trendelenburg-Zeichen ein hypertrophischer, aber übermäßig langer M. gluteus medius zu erwarten ist.
- *Am Ende der Standphase* – Extensions-, Adduktions- und Innenrotationsbewegungen (Klein-Vogelbach 1983).
- Wenn das Vorwärtsgehen normal erscheint, können das Rückwärtsgehen oder Gangvarianten mit großen Schritten oder mit gekreuzten Beinen detailliertere Hinweise auf Gangabweichungen aufgrund von Schmerz, Steifheit oder muskulären Störungen geben.

7.5.4 Aktive Tests im Stand

Diese Tests sind wichtig, wenn die Symptome des Patienten mit Stehen oder Gehen in Zusammenhang stehen, und bieten bessere funktionelle Informationen über die Qualität der Bewegung und der Bewegungsfähigkeit als Tests im Liegen.

Unter Belastung

(➤ Abb. 7.7)

Der Physiotherapeut führt den Patienten in die Beckenbewegung über dem Bein und erzeugt dadurch Flexion/Extension, Adduktion/Abduktion, Innen- und Außenrotation oder eine beliebige Kombination dieser Bewegungen.

Diese Bewegungen können die Symptome häufig reproduzieren oder eine Funktionsstörung hervorrufen, wie Unbehagen bei Innenrotation in Kombination mit Extension (oft ein Hinweis auf übermäßiges anteriores Gleiten oder Belastung der anterioren Gelenkstrukturen), Verlust des Bewegungsausmaßes bei Adduktion, Gleichgewichtsprobleme oder ein vermindertes Rekrutierungsmuster der Mm. gluteus medius und minimus bei Abduktionsbewegungen.

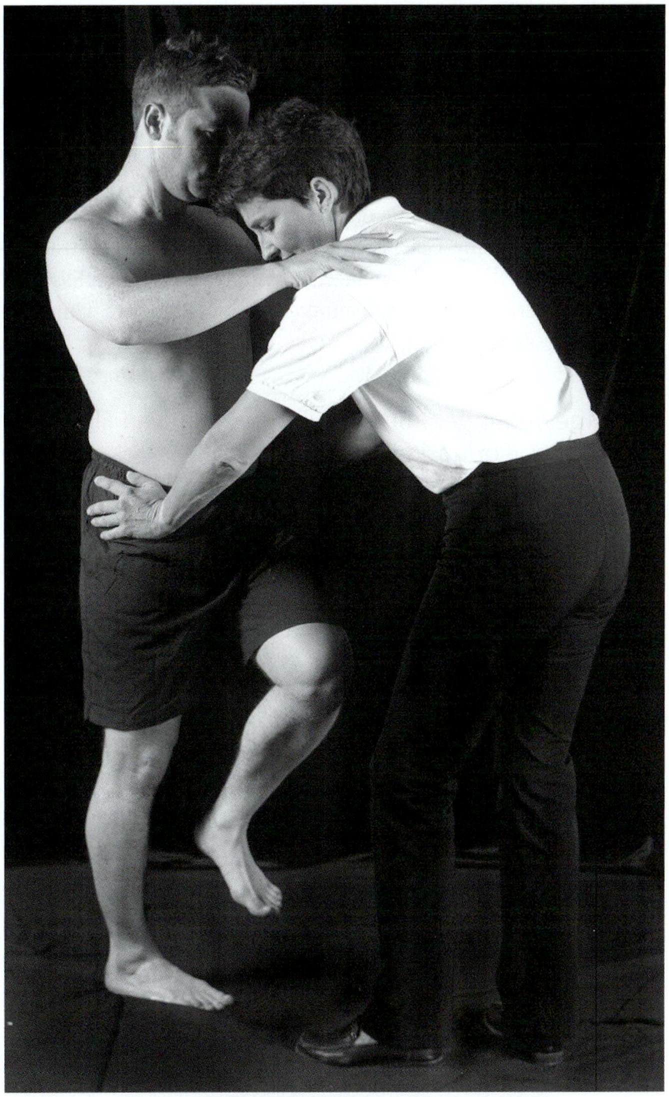

Abb. 7.7 Aktive Bewegungen unter Belastung

Technik

Ausgangsstellung Patient Im Stand auf dem betroffenen Bein, eine Hand auf der Schulter des Therapeuten, um das Gleichgewicht zu halten

Ausgangsstellung Therapeut Im Stand vor dem Patienten

Lokalisation der einwirkenden Kräfte (Handgriffe) Der Physiotherapeut legt seine Hände an die linke und rechte Crista iliaca des Beckens des Patienten.

Anwendung der Technik Der Therapeut führt das Becken des Patienten in die Richtung F/E, Ab/Ad und IR/AR.

Dieser Test kann fortgeführt werden, indem Gleichgewichtsreaktionen auf einem Bein durchgeführt werden, was herausfordernder ist.

Schwungbewegung

Wie bei den Belastungstests stützt der Physiotherapeut die Hände des Patienten, um das Gleichgewicht zu halten. Der Patient führt

7

mit dem betroffenen Bein aktiv Schwungbewegungen in Richtung Flexion, Extension, Abduktion, Adduktion, Innen-und Außenrotation aus. Bei Sportlern oder Tänzern können hohe Trittbewegungen folgen. Schmerz in Zusammenhang mit hypermobilen Bewegungsausmaßen kann auf ein anteriores oder posteriores Impingement des schwingenden oder stehenden Beines hinweisen, während eine Bewegungsbeeinträchtigung oder Schmerz ein strukturelles Impingement oder eine Gelenkblockade aufgrund der Beeinträchtigung von Zusatzbewegungen anzeigen kann. Diese Ergebnisse geben dem Therapeuten Anhaltspunkte für detailliertere Untersuchungen dieser Störungen.

Rumpfbewegungen: Beurteilung der relativen Flexibilität der Bewegungskette

Standardisierte aktive Untersuchungen der Beteiligungsmuster der Rumpf- und Beinmuskulatur während der Rumpfflexion, -extension, -lateralflexion und -rotation ergeben Informationen für die spätere Behandlung von beitragenden Faktoren. Diese Tests sind allerdings kein unbedingt erforderliches Verfahren in der ersten Untersuchungssitzung. Die Untersuchung der „relativen Flexibilität" der verschiedenen Strukturen der Bewegungskette (Sahrmann 2002) kann anzeigen, wo Steifheit von benachbarten Strukturen in die Behandlung miteinbezogen werden muss. Beteiligungsmuster werden auch bei anderen aktiven Testprozeduren analysiert.

Step-Down-Test

(➤ Abb. 7.8)

7

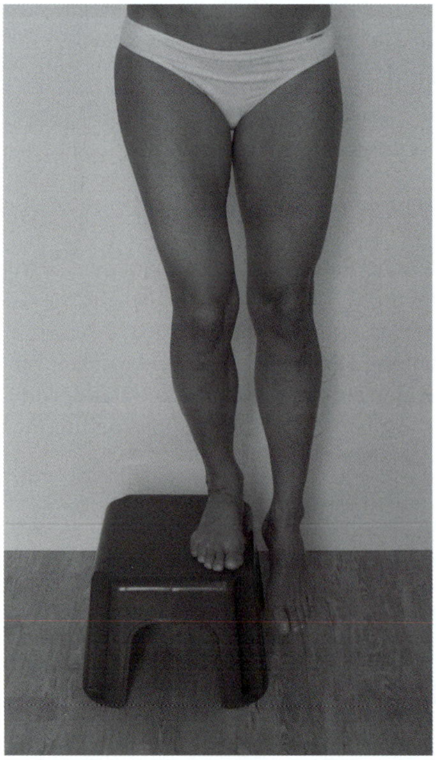

Abb. 7.8 Step-Down-Test, zeigt übermäßige Hüftadduktion und Innenrotation an

Wenn der Patient von einer kleinen Höhe mit dem zu testenden Bein oben auf die Stufe hinuntersteigt, werden schnell Hüftprobleme auf der belasteten Seite aufgedeckt. Bei Vorliegen schwacher Abduktoren adduziert die Hüfte sichtbar und Innenrotationen oder Abweichungen des Rumpfes über die betroffene Seite sind offensichtlich.

Stufen hinauf- und hinuntersteigen

Die Höhe der Schritte, der Abstand zu den Stufen, Bewegungsqualität und -ausmaß werden beurteilt.

Der Patient, der beim Hinaufsteigen den Rumpf nach vorn neigt und die LWS und die Hüfte in exzessiver Flexion hält, muss seinen Körperschwerpunkt kraftvoll hinaufziehen und dabei beachtliche Kraft des M. quadriceps des proximalen Beines aufwenden. Hierbei wird das Knie mehr als nötig belastet und die Hüftextensoren arbeiten in einer verlängerten Stellung. Ein ökonomischeres Muster wäre, mit dem anderen Bein zu stoßen und dabei die Wadenmuskeln stärker zu extendieren.

Stufen hinabsteigen

Das Verfahren ist das Gleiche wie beim Step-Down-Test.

Hocken

Der Patient wird gebeten, sich an der Behandlungsliege festzuhalten, um das Gleichgewicht zu halten, und dann so tief in die Hocke zu gehen, bis Schmerzen einsetzen oder so weit es möglich ist.

Sorgfältige Beobachtung und Korrektur von Abweichungen während der Bewegung ist essenziell: Abduktion und Außenrotation der Hüfte treten häufig auf, um eine Impingement-Position zu vermeiden; eine Rücknahme der Beckenrotation kann aufgrund der hier zusätzlichen Adduktion Schmerz verursachen. Angstzeichen sollten ebenfalls notiert werden (z. B. können Patienten mit posteriorer Gleitstörung Angst vor dem Hocken haben). Wenn das Gewicht auf die betroffene Seite verlagert wird, ist die Hüfte hier in größerer Flexion und Adduktion (Ursache der Dysfunktion kann übermäßige Flexion oder Adduktion sein), wobei die Gewichtsverlagerung eine typische Schutzreaktion ist. Der Therapeut sollte auch beobachten, ob der Patient die Endposition auf den Zehen oder den Fersen erreicht. Hocken auf den Zehen weist auf eine stärkere Beteiligung der Knie im Vergleich zu den Hüften hin (in Richtung der Flexion), wohingegen Hocken mit flachen Füßen einen vergleichsweise höheren Flexionsstress auf den Hüften und der LWS benötigt.

Progression der Untersuchung

Schaukeln kann als Progression der Untersuchung eingesetzt werden. Der Physiotherapeut steht hinter dem Patienten, um den Rumpf zu stützen, und führt den Patienten nach hinten und vorne, von den Zehen zu den Fersen, während er die Knie des Patienten stabilisiert.

Als weitere Progression der Untersuchung kann der Patient gebeten werden, in der Hock-Endposition zu oszillieren.

7.5.5 Aktive Tests im Sitzen

Viele Patienten haben Schwierigkeiten mit Beinbewegungen im Sitzen (z. B. Socken anziehen, aus dem Auto steigen). Die folgenden aktiven Tests im Sitzen können z. B. bei einem anterioren Impingement (Leistenschmerz) oder einem entzündeten oder engen Tractus iliotibialis (trochanterischer und lateraler Oberschenkelschmerz) Symptome auslösen:

- Beugen der Knie zum Brustkorb
- Beugen der Knie zur gegenüberliegenden Schulter (F/Ad-Bewegung)
- Beugen des Rumpfes in Richtung Fuß
- Adduktion oder Abduktion des Oberschenkels
- Innenrotation, Außenrotation des Oberschenkels

Anmerkung: Wenn der Patient gewohnheitsmäßig mit dem Becken nach hinten gekippt sitzt und die Beckenposition nicht in die Neutralstellung korrigieren kann, kann der M. gluteus maximus superior überaktiv oder verkürzt sein oder es liegt eine arthrogene Bewegungseinschränkung vor. Um dies zu unterscheiden, können die Knie minimal weiter auseinandergenommen werden. Anschließend wird der Patient erneut gebeten, die Beckenposition zu korrigieren. Wenn die Korrektur nun möglich ist, zeigt dies eine Enge oder Überaktivität im M. gluteus maximus superior an; wenn die Korrektur nicht möglich ist, dann ist das Gelenk steif.

7.5.6 Aktive Tests in Rücken- und Bauchlage, einschließlich Überdruck

Die wichtigsten physiologischen Hüftbewegungen (insbesondere die Bewegung in Verbindung mit der am meisten schmerzenden Richtung) sollten eingehender untersucht werden. Überdruck wird am Ende des Bewegungsausmaßes gegeben, wenn bis dahin keine Symptome reproduziert wurden.

Ein Bezugspunkt für ein angemessenes Bewegungsausmaß für jede Richtung hilft bei der Definition, ob die getestete Bewegung normal, hypermobil oder eingeschränkt ist. Allerdings zeigt die Literatur enorme Unterschiede (American Academy of Orthopaedic Surgeons 1966) – Joint Motion (basierend auf einer Untersuchung von vier verschiedenen Komitees), Kendall and McCreary (1993), Sahrmann (2002), Magee (2008), Klein-Vogelbach (1983), Hoppenfeld (1976), Kapandji (1988). Unterschiede ergeben sich aufgrund einer Vielzahl von Faktoren, z. B.:

- Fehlen einer eindeutigen Angabe, ob das aktive oder passive Bewegungsausmaß beschrieben wird.
- Unterschiede in der Ausgangsstellung – Flexion wurde beschrieben mit der LWS flach auf der Liege, mit den Händen des Patienten unter der Wirbelsäule, um die Lordose zu halten, und in Schlafposition des Patienten.
- Fehlen einer eindeutigen Angabe, ob die Endposition aussagekräftig für die Dehnungstoleranz oder Muskelsteifheit ist (Mens et al. 2006).

Allerdings ist bei der Suche nach einer Dysfunktion ein einzelner Wert eines idealen Ausmaßes nicht so wichtig wie die Bestimmung der extremen Messwerte, die Hypermobilität oder Beeinträchtigung. Demzufolge ist bei jeder der unten beschriebenen aktiven Bewegungen ein oberer und unterer Richtwert angegeben, der auf den Extremwerten der oben genannten Autoren beruht. Der Flexionsbereich z. B. wird mit 110–125° angegeben. Ein Ausmaß von 90–95° wäre eindeutig eingeschränkt (insbesondere bei Vorliegen eines anormalen Endgefühls bei Überdruck) und ein Flexionsausmaß von 140° wäre eindeutig hypermobil (insbesondere wenn es von einem fehlenden Bremswiderstand am Ende des Bewegungsausmaßes begleitet wird). Messwerte zwischen 95° und 110° müssen kritischer überprüft werden.

Der hier genannten Testsequenz folgen detaillierte Beschreibungen der Tests:

In Rückenlage

- Flexion
- Innen- und Außenrotation in 90° Flexion
- Außenrotation in Rückenlage
- Abduktion
- Adduktion

In Bauchlage

- Extension
- Innen- und Außenrotation

In Vier-Punkt-Position

- Flexion

Im Sitzen

- Innen- und Außenrotation

Aktive Hüftflexion in Rückenlage

(➤ Abb. 7.9)

Indikation Schmerz während Flexion
Ausgangsstellung Patient Rückenlage mit den Händen des Patienten unter der LWS (neutrale Lordose)
Test Der Patient führt einseitige aktive Hüftflexion mit angewinkeltem Knie aus. Der Therapeut achtet auf Abweichungen in Abduktion, Adduktion oder Rotation.

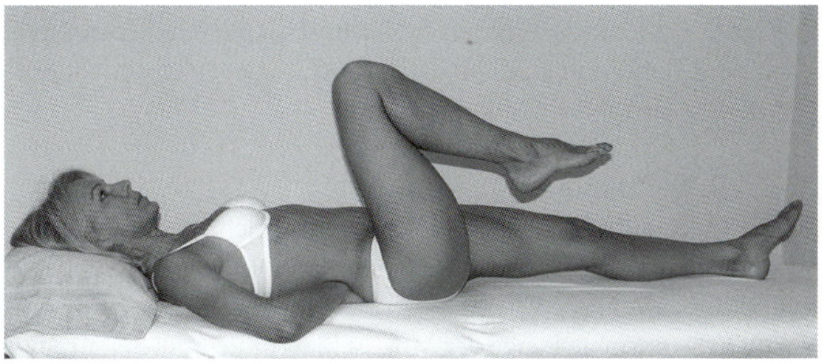

Abb. 7.9 Aktive Flexion

Wenn keine Abweichungen auftreten, kann die Hüftflexion wie folgt festgelegt werden:

- 110–125° – akzeptabel
- > 125° – hypermobil (gehemmter tiefer M. gluteus maximus)
- < 110° – reaktive Hemmung aufgrund von Schmerzen (wenn durch übermäßiges posteriores Gleiten verursacht, kann Angst vorhanden sein) oder überaktiver/verkürzter M. gluteus maximus superior

Differenzierung Der Patient wiederholt den Test in leichter Abduktion (durchschnittlich 5 cm laterale Abweichung):

- Wenn weitere Flexion auftritt, ist ein verkürzter M. gluteus maximus superior vermutlich für die Einschränkung verantwortlich.
- Bleibt die Flexion gleich, wird die Einschränkung durch eine verkürzte posteriore Kapsel oder ein blockiertes Gelenk verursacht:
  a. eingeschränktes posteriores Gleiten (Femurkopf liegt zu weit vorne)
  b. eingeschränktes laterales Gleiten (Femurkopf liegt zu tief im Acetabulum)

Abweichungen

Abweichungen an anderen Stellen des Bewegungsablaufs während des Tests sollten korrigiert werden, sodass das Flexionsausmaß akkurat bestimmt werden kann. Die Schmerzreaktion wird beobachtet, um die Ermittlung der Dysfunktion zu unterstützen:

- *Während der Flexion bewegt sich die Hüfte spontan in Abduktion.* Wenn bei der Korrektur das Bewegungsausmaß abnimmt und/oder der Schmerz in der Leiste zunimmt, liegt eine Schutzreaktion vor und weist auf die Vermeidung eines anteromedialen Impingements hin. Wenn die Korrektur aufgrund von Widerstand schwierig ist und trochanterischer Schmerz auftritt, kann der oberflächliche M. gluteus maximus überaktiv/eingeschränkt sein und Reibungssymptome verursachen.
- *Während der Flexion bewegt sich die Hüfte spontan in Adduktion.* Wenn bei der Korrektur das Bewegungsausmaß zunimmt und/oder der Leistenschmerz abnimmt, ist ein anteromediales Impingement aufgrund einer übermäßiger Adduktion in Flexion zu vermuten. Die Impingement-Seite wird nicht spontan vermieden. Ein Grund dafür kann sein, dass das Bewegungsmuster tief im ZNS verwurzelt ist oder der Schmerz nicht lästig oder heftig genug ist. Die Beurteilung dieses Gewohnheitsmusters sollte auch in anderen Alltagsaktivitäten stattfinden. Es indiziert eine Hemmung oder Verlängerung der Mm. gluteus medius und quadriceps femoris (globale Stabilisatoren) und eine Überaktivität oder Verkürzung des M. tensor fasciae latae oder der langen Adduktoren (globale Mobilisatoren).

Zusätzliches Manöver

Wiederholte aktive Flexion wie oben beschrieben, das Knie gestreckt, um die Länge der Mm. ischiokrurales und der Nervenbeteiligung zu beurteilen:

- 80–90° – normale Länge der Mm. ischiocrurales, gute Neurodynamik

Flexion in Vier-Punkt-Position

Ausgangsstellung Patient Vier-Punkt-Position mit neutraler Lordose, Knie und Füße beisammen, Füße über die Liege hinausragend

Test Der Patient verlagert sein Gewicht von den Händen auf die Knie, indem er nach hinten in Richtung der Füße schaukelt, ohne die Lendenlordose zu verlieren. Sobald die LWS beginnt sich zu bewegen, wird der Patient gebeten, zu stoppen, und das Ausmaß der Hüftflexion wird gemessen:

- 110–125° – akzeptabel.
- > 125° – hypermobil: Die relative Flexibilität in der Hüfte ist aufgrund eines blockierten oder verlängerten M. gluteus maximus (gobaler Stabilisator) größer im Vergleich mit der LWS in der Flexionsrichtung.
- < 110° – Einschränkung aufgrund steifer Gelenkstrukturen oder Muskelsteifheit (z. B. oberflächlicher M. gluteus maximus).

Differenzierung Der Test wird mit den Knien leicht auseinander und geschlossenen Füßen wiederholt. Wenn jetzt in den Hüften eine größere Flexion möglich ist, war der oberflächliche M. gluteus maximus die Ursache (die Muskeleinschränkung ist als Ergebnis der lateralen Hüftrotation, mit wenig Änderung im Gelenk, aufgehoben).
Bleibt dasselbe Ausmaß der Flexionsbewegung bestehen, ist das Gelenk steif (posteriore Kapseleinschränkung).

Vergleich des Hüftflexionstests in Rückenlage und in Vier-Punkt-Position

1. Wenn die Hüftflexion in Rückenlage stärker eingeschränkt ist als in der Vier-Punkt-Position (z. B. 90° in Rückenlage, 110° in Vier-Punkt-Position), dann kann eine anteriore Gleitstörung die Ursache sein: Der Femurkopf ist anterior positioniert und kann nicht genügend nach posterior gleiten, um eine normale Bewegung zu erlauben. In Vier-Punkt-Position wird das posteriore Gleiten durch das Gewicht des Körpers auf dem Femurkopf unterstützt. Zusätzlich kann ein leichter Weichteilwiderstand in Rückenlage in der Vier-Punkt-Position von geringerer Bedeutung sein und mehr Bewegung erlauben.
2. Wenn die Hüftflexion in Rückenlage größer ist als in der Vier-Punkt-Position, sollte eine posteriore Gleitstörung in Betracht gezogen werden. Der Patient kann ängstlicher sein und dadurch eine Bewegungshemmung beim Knien entwickeln.

Innen- und Außenrotation bei 90° Flexion

(➤ Abb. 7.10)

Indikation Schmerz während der Rotation

Ausgangsstellung Patient Rückenlage mit der Hüfte und den Knien in 90° Flexion und den Händen des Patienten unter der LWS (neutrale Lordose)

Test Der Patient führt aktiv Innen- und Außenrotation aus. Hüftrotation kann als Innenrotation wie folgt beschrieben werden:

- 30–45° – akzeptabel

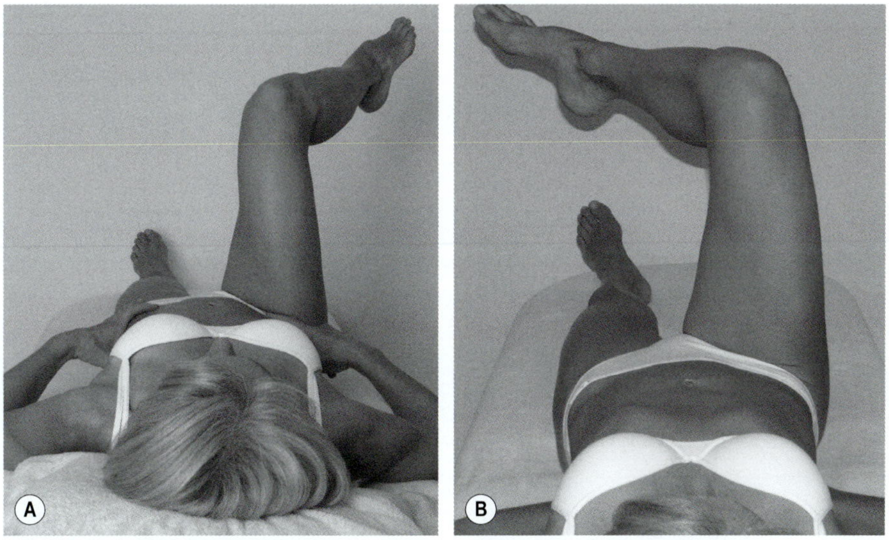

Abb. 7.10 **A** Innenrotation bei 90° Flexion, **B** Außenrotation bei 90° Flexion

- > 45° – hypermobil (gehemmte posteriore Mm. glutei oder quadratus femoris)
- < 30° – verkürzte Kapsel oder strukturelles femoro-acetabuläres Impingement (FAI), insbesondere bei extremer Einschränkung

Differenzierung Wenn Innenrotation viel größer ist, wenn sie in neutraler Flexion/Extension (z. B. Rückenlage mit den unteren Extremitäten auf der Behandlungsliege ruhend oder in Bauchlage) getestet wird, ist ein FAI in Betracht zu ziehen (Ames und Heikes 2010, Enseki et al. 2010), weil knöcherne Exostosen auf dem Schenkelhals oder dem Acetabulum die Bewegung in Flexion, nicht aber in Extension blockieren.

Außenrotation

Test Hüftrotation wird wie folgt bei Außenrotation beschrieben:
- 40–60° – akzeptabel
- > 60° – hypermobil (gehemmte anteriore Mm. glutei)
- < 40° – verkürzte Kapsel oder überaktiver/verkürzter M. piriformis

Innen- und Außenrotation im Sitzen

Dies ist eine alternative Stellung, um die Rotation in 90° Flexion zu testen.

Außenrotation in Rückenlage (relativer Flexibilitätstest)

(➤ Abb. 7.11)

Indikation Schmerz bei Rotationsbewegungen einschließlich Rumpfrotation von der Testseite weg
Ausgangsstellung Patient Rückenlage mit dem Oberschenkel auf der Liege ruhend; das Knie ist gestreckt; die Hände des Patienten unter der LWS (neutrale Lordose)
Test Der Patient führt aktiv Außenrotation so weit wie möglich aus, ohne die SIAS zu bewegen oder das Knie zu flektieren. Die Hüftrotation kann wie folgt beschrieben werden:

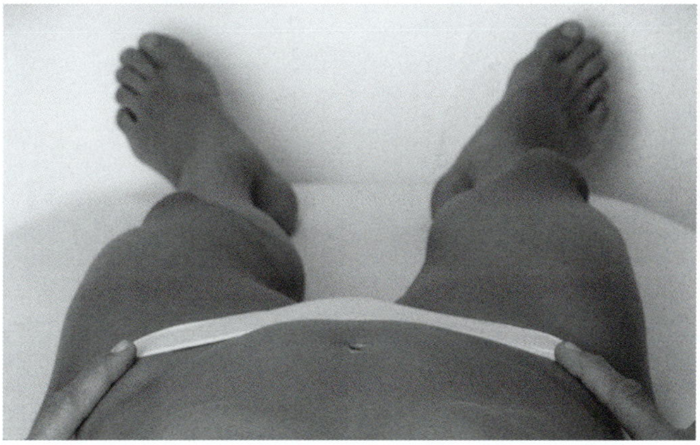

Abb. 7.11 Außenrotation zeigt relative Flexibilität von Hüfte und Knie.

- 30–45° – akzeptabel
- > 45° – hypermobil (Schwäche des iliofemoralen Bandapparats; Philippon und Schenker 2005, Kelly et al. 2007)
- < 30° – eingeschränkte Hüftbewegung

Anmerkung Wenn die Hüfte bei der Außenrotation eingeschränkt ist, der Patient aber ein größeres Bewegungsausmaß benötigt, kann er durch eine Außenrotation des Knies kompensieren. Das Knie muss dabei leicht flektieren, um zu rotieren. Deshalb:

- Wenn das Knie leicht flektiert und außenrotiert, bevor 30–35° Hüftrotation erreicht werden, ist das Knie relativ flexibler als die Hüfte.
- Wenn das Knie gestreckt bleibt, die Hüfte aber mehr als 40–45° rotiert, ist die Hüfte flexibler als das Knie in dieser Richtung.

Abduktion in Rückenlage

(➤ Abb. 7.12)

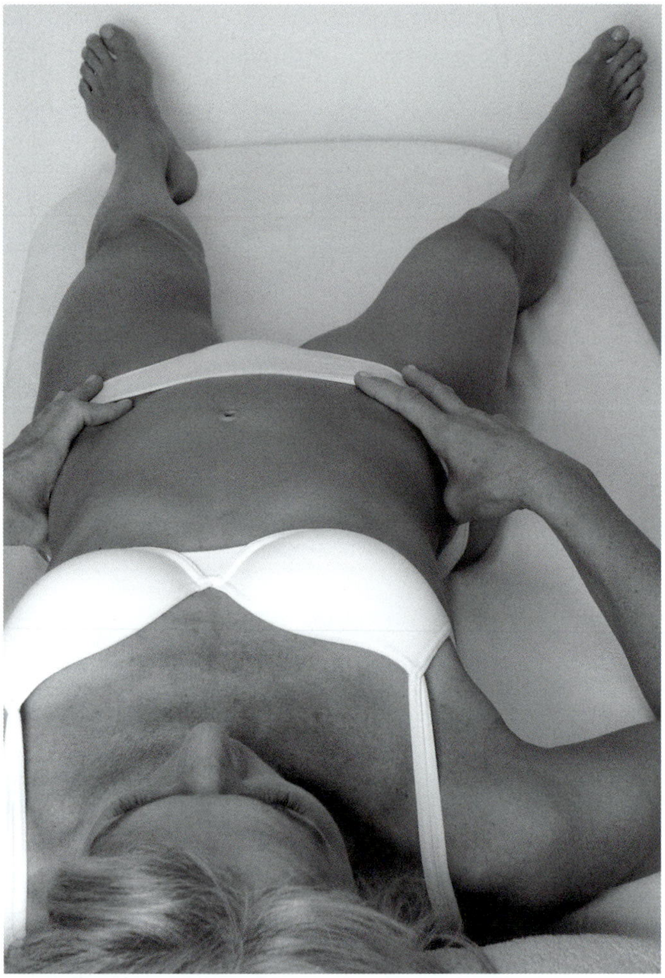

Abb. 7.12 Abduktion in Rückenlage

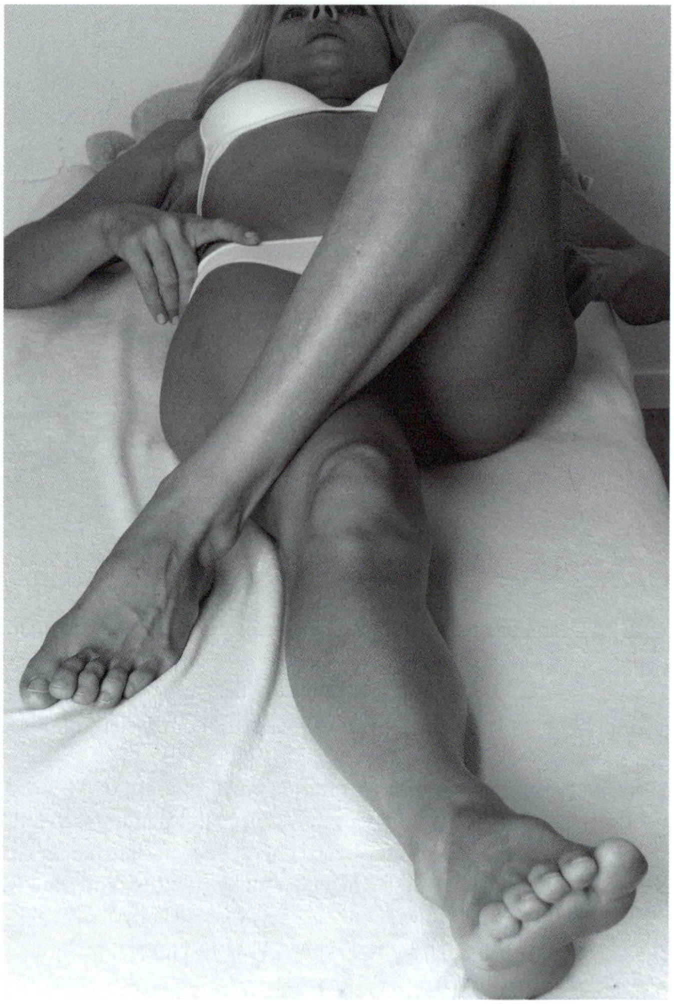

Abb. 7.13 Adduktion in Rückenlage

Indikation Schmerz während Bewegungsaktivitäten einschließlich Abduktion
Ausgangsstellung Patient Rückenlage mit den Händen des Patienten unter der LWS (neutrale Lordose); beide Beine sind parallel und in einem 90°-Winkel zu einer Linie durch die SIAS ausgerichtet.
Test Der Patient führt aktiv Abduktion so weit wie möglich aus, ohne die SIAS zu bewegen:

- 30–50° – akzeptabel
- > 50° – hypermobil (Ein-Gelenk-Adduktoren eingeschränkt oder verlängert)
- < 30° – verhärtete Kapsel oder enge Zwei-Gelenk-Adduktoren

Adduktion in Rückenlage

(➤ Abb. 7.13)

Indikation Schmerz während Bewegungsaktivitäten einschließlich Adduktion
Ausgangsstellung Patient Rückenlage mit den Händen des Patienten unter der LWS (neutrale Lordose); das zu testende Bein ist in einem 90°-Winkel zu einer Linie durch die SIAS ausgerichtet; das andere Bein ist im Knie flektiert mit dem Fuß auf Höhe der Außenseite des Knies der Testseite ruhend. Eventuell muss der Therapeut dieses Bein abstützen.
Test Der Patient führt aktive Adduktion so weit wie möglich aus, ohne die SIAS zu bewegen:

- 10–30° – akzeptabel
- > 30° – hypermobil (Ein-Gelenkadduktoren eingeschränkt oder verlängert – Mm. gluteus medius und minimus)
- < 10° – verkürzte Kapsel oder enger M. tensor fasciae latae

Extension in Bauchlage

(➤ Abb. 7.14)

Indikation Schmerz während Extension
Ausgangsstellung Patient Bauchlage mit der LWS in neutraler Lordose; das Knie der Testseite in 90° Flexion; der Therapeut palpiert die SIAS.
Test Der Patient führt aktiv Hüftextension aus, ohne die SIAS zu bewegen:

- 10–15° – akzeptabel
- > 15° – hypermobil (eingeschränkter M. iliacus) oder übermäßiges anteriores Gleiten (siehe Stabilitätstests)

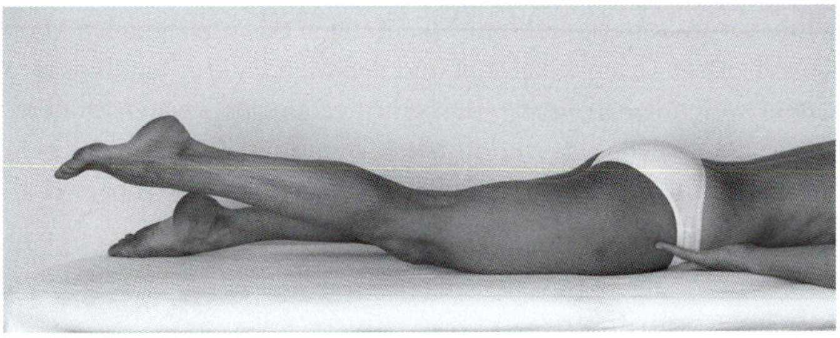

Abb. 7.14 Extension in Bauchlage

- < 10° – verkürzte Kapsel oder überaktiver/verkürzter M. rectus femoris und/oder M. tensor fasciae latae

Differenzierung Wiederholung des Test in leichter Adduktion: Ist die Einschränkung geringer, ist der M. tensor betroffen.
Anmerkung Die Beobachtung des Bewegungsausmaßes, der allgemeinen Qualität und der Symptomreaktion kann durch die Beurteilung der Rekrutierungsmuster des M. gluteus maximus, der ischiokruralen Muskulatur und des M. erector spinae ergänzt werden.

Wenn Symptome reproduziert werden, kann eine weitere Differenzierung durch Anwendung von Überdruck gegen die Hüfte, das Iliosakralgelenk und die LWS erfolgen.

Innen- und Außenrotation in Bauchlage

(➤ Abb. 7.15)

Indikation Schmerz während Rotationsbewegungen. Bei Anwendung in Verbindung mit Rotationstests in Flexion können strukturelles Impingement wie oben beschrieben oder Längenveränderungen des M. piriformis bestätigt werden. (Der M. piriformis ist ein Außenrotierer bei der Hüftextension, aber ein Innenrotierer, wenn die Hüfte flektiert ist.)
Ausgangsstellung Patient Bauchlage mit Hüfte und LWS in Neutralstellung; das Knie der Testseite in 90° Flexion
Test Der Patient führt aktiv Innen- und Außenrotation aus.

- Innenrotation:
  - 20–45° – akzeptabel
  - > 45° – hypermobil (eingeschränkter M. gluteus medius)
  - < 20° – verkürzte Kapsel oder überaktiver/verkürzter M. piriformis
- Außenrotation:
  - 30–45° – akzeptabel
  - > 45° – hypermobil (eingeschränkter anteriore Mm. gluteus medius und minimus)
  - < 30° – verkürzte Kapsel oder überaktiver/verkürzter M. tensor fasciae latae/Tractus iliotibialis
- *Anmerkung:* Ein Unterschied von 10° in Außen- und Innenrotation ist zulässig.
- Änderung der Rotationsfunktion der Gesäßmuskulatur bei etwa 60/70° Flexion:
  - Bei 0° Flexion – Nur der anteriore M. gluteus medius und der M. gluteus minimus sind Innenrotatoren (globale Stabilisatoren).
  - Bei 90° Flexion – Die meisten glutealen Muskeln sind Innenrotatoren einschließlich des M. piriformis (ein globaler Mobilisator).
- *Anmerkung:* Testergebnisse vom Bewegungsausmaß der Rotation können irreführend sein, wenn Anteversion oder Retroversion auftreten.

7

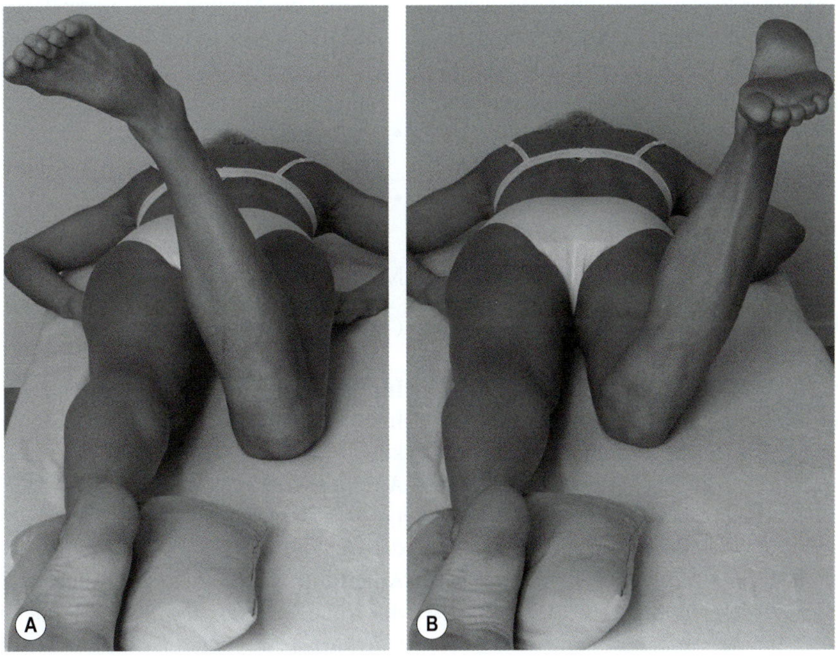

Abb. 7.15 **A** Innenrotation in Bauchlage, **B** Außenrotation in Bauchlage

- Früher wurde der Craig-Test für Anteversion/Retroversion zusammen mit Rotation verwendet. Allerdings ergaben Untersuchungen von Souza und Powers (2009), dass dieser beliebte klinische Test nur moderate Übereinstimmung mit MRT-Messungen aufweist. Obwohl gezeigt wurde, dass der Test einigermaßen zuverlässig und genauer als Flachbild-Röntgen ist (Ruby et al. 1979), gilt seine klinische Anwendung aufgrund des festgestellten großen Konfidenzintervalls (11,8°) als fragwürdig. Auf eine Beschreibung des Tests wurde daher verzichtet. Allerdings untersuchten Souza und Powers erwachsene Amerikaner, bei denen Übergewicht eine gewisse Rolle spielte, während frühere Studien mit jugendlichen englischen Jungen durchgeführt wurden. Daher sollte der Test genaue Ergebnisse liefern, wenn er bei Personen mit niedrigem Body-Mass-Index angewendet wird: wenn der Trochanter major leicht zu palpieren ist.
- *Anmerkung:* Femorale Antetorsion sollte in Betracht gezogen werden, wenn – gleichzeitig – die Innenrotation übermäßig groß und die Außenrotation stark verringert ist. Allerdings ist ein MRT essenziell für eine exakte Bestimmung.

7.5.7 Muskeltests

Isometrische Tests

Isometrische Tests werden durchgeführt, wenn muskuläre Läsionen vermutet werden. Sie müssen mit anderen Provokationstests kombiniert werden, wie Palpation des spezifischen Muskels, um empfindliche Stellen zu lokalisieren. Allerdings können zusätzliche Differenzierungstests erforderlich sein, um Muskeln auszuschließen.

7

Mens et al. (2006) fanden heraus, dass sich Schmerz während kraftvoller isometrischer Adduktion bei Patienten mit sportbezogenem Leistenschmerz bei 68 % der Personen verminderte, wenn der Test mit einem stabilisierenden Beckengürtel wiederholt wurde. Zusätzlich steigerte sich die Hüftadduktionskraft mehr als erwartet in 39 % der Fälle bei Verwendung des Gürtels. In diesen Fällen vermuteten die Autoren, dass der M. adduktor tendinosus nicht für den Schmerz verantwortlich war. Stattdessen wurde vermutet, dass Strukturen des Beckenrings (Iliosakralgelenk, Symphysis pubis, Fascia abdominalis) bei Gewichtsverlagerung vom Rumpf zu den unteren Extremitäten verletzt worden sind. In diesem Sinne beschrieben Verrall et al. (2005) drei Schmerz-Provokationstests, einschließlich isometrischer Adduktion, die bei einem positiven Testergebnis anzeigen, dass der Athlet mit hoher Wahrscheinlichkeit ein im MRT nachweisbares Knochenmarködem im Schambein im Bereich der Symphysis pubis hat. Siehe auch Kapitel 7 über Schmerzen im Beckengürtel in Hengeveld und Banks (2014).

Anmerkung: Wenn Muskelzeichen zusammen mit Gelenkzeichen auftreten, ist es oft sinnvoll, erst die Gelenkzeichen zu behandeln und dabei die isometrischen Tests, welche die Symptome reproduzieren, als Parameter der Wiederbefundung einzusetzen.

Es ist denkbar (Mens et al. 2006), dass unkontrollierte Bewegungen bei einem instabilen Beckenring nicht nur Sehnen verletzen können, sondern dass erhöhte Spannung in den umliegenden Muskeln ebenfalls Gelenke belastet und den M. adduktor tendinosis zu einem wesentlichen Bestandteil eines generellen Leistenschmerzsyndroms macht, das verschiedene symptomatische Strukturen miteinbezieht (Biedert et al. 2003, Ekberg et al. 1988, Albers et al. 2001).

Muskellängentests

Der Leser sollte ➤ Kap. 7.2.2 über Muskelklassifikation und damit assoziiertes Muskelungleichgewicht hinzuziehen.

- Diese Tests können durchgeführt werden, nachdem der Status der Gelenkbewegungen abgeklärt wurde.
- Bei Auftreten von Hypermobilität oder bei Fehlen eines normalen Aufbaus von Widerstand am Ende des Bewegungsausmaßes in der Testrichtung werden generell die globalen Stabilisatoren auf ihre Unfähigkeit, sich aktiv zu verkürzen, getestet. Die globalen Mobilisatoren werden bei vorliegender Einschränkung in der symptomatischen Richtung getestet. Hierbei wird die Unfähigkeit zur Entspannung oder Dehnung bewertet.
- Da ein offensichtlich überaktiver oder verkürzter Muskel einen reaktiven Schutz des Nervengewebes darstellen kann, kann es vorteilhaft sein, im Vorfeld die Mechanosensitivität gegenüber neurodynamischen Verfahren zu testen.

Globale Stabilisatoren

Ein gutes Testergebnis wird erreicht, wenn der Muskel, während das Gewicht der unteren Extremitäten gegen die Schwerkraft gehalten wird, das Folgende zeigt:

- Maximale Kürzung (die aktive Endbereichsstellung des Gelenks entspricht in etwa der passiven Endbereichsstellung)
- Tonische Miteinbeziehung (die Kontraktion fühlt sich mühelos an und die Atmung bleibt normal; zusätzliche Unterstützung des Therapeuten oder der Umgebung ist nicht notwendig und die Kontraktion kann mindestens für 30 Sekunden ohne Ermüdung/Verkrampfen/Zittern gehalten werden)
- Ein korrektes Bewegungsmuster auch während der exzentrischen Rückkehr zur Ausgangsstellung
- Fehlen von Schmerz

M. iliacus

(➤ Abb. 7.16)

Indikation Übermäßige Hüftextension, funktionelles posteriores Impingement, wiederkehrende Läsionen der ischiokruralen Muskulatur

Ausgangsstellung Patient Im Sitzen mit der LWS in neutraler Lordose, der Oberschenkel ist unterstützt und die Füße hängen von der Liege

Anleitung Der Patient wird gebeten, den Bauch einzuziehen und die Hüfte so weit wie möglich zu beugen, ohne die Stellung des Oberkörpers zu verlieren.

Test

- Aktives und passives Bewegungsausmaß sind ungefähr gleich. Der Therapeut testet die passive Bewegung, indem er das Os ilium mit einer Hand unterstützt und versucht, die Hüftflexion mit der anderen zu steigern.
- Kein gestörtes Bewegungsmuster liegt vor z. B. bei:
  - Nach hinten lehnen
  - Lumbarflexion (posteriore Beckenkippung)
  - Lumbarextension (anteriore Beckenkippung)
  - Lumbar- und Beckenrotation im Uhrzeigersinn (überaktiver M. quadratus lumborum)
  - Außenrotation der Hüfte (überaktiver M. sartorius)
  - Innenrotation der Hüfte (überaktiver M. tensor fasciae latae)
  - Gewichtsverlagerung auf die kontralaterale Seite (überaktiver M. quadratus lumborum oder M. iliocostalis)
  - Knieflexion und Hüftextension (überaktive ischiokrurale Muskulatur)
  - Kokontraktion aller globaler Hüftmuskeln
- Die Kontraktion wird mühelos für 30 Sekunden ohne Ermüdung oder Zittern gehalten.

Tiefer M. gluteus maximus (Wagner et al. 2010)

Indikation Übermäßige Hüftflexion, anteriores Impingement
Ausgangsstellung Patient Bauchlage mit dem Rumpf auf der Liege, die unteren Extremitäten über dem distalen Ende mit gebeugten Knien; LWS in Neutralstellung. Mit den Füßen sollte kein Druck gegen den Boden ausgeübt werden. Der Patient kann die Seiten der Liege umfassen.

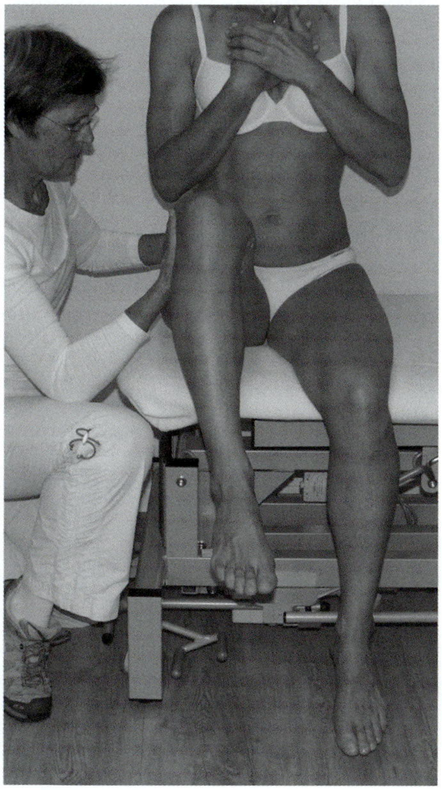

Abb. 7.16 Test des M. iliacus

Ausgangsstellung Therapeut Im Stand mit dem Gesicht seitlich auf der nicht zu testenden Seite, mit einer Hand unter jeder SIAS und dem distalen Fuß unter dem Patientenfuß der nicht zu testenden Seite
Anleitung Der Patient wird gebeten, den Bauch einzuziehen, die Gesäßmuskulatur anzuspannen und den Fuß über den Boden so weit wie möglich zurückgleiten zu lassen, ohne den Druck auf der Hand des Therapeuten zu ändern oder gegen dessen Fuß zu drücken. Wenn der Patient dies erreicht, sollte das entferntere Knie um 90° gebeugt werden, wiederum ohne die anderen Parameter zu ändern. Wenn 90° Knieflexion erreicht werden, streckt der Patient die Hüfte so weit wie möglich in Richtung Decke.

Test

- Aktives und passives Ausmaß (~10–15°) werden verglichen, indem der Therapeut mit einer Hand das Tuber ischiadicum stabilisiert und mit der anderen versucht, die Hüftextension zu verstärken. Der Unterschied sollte gering sein.
- Gestörte Bewegungsmuster sind zu suchen:
  - Lumbarextension oder Scherbewegung in der Wirbelsäule
  - Lumbarrotation
  - Krampfen oder Dominanz der ischiokruralen Muskulatur
- Die Anspannung wird 30 Sekunden gehalten.

Posteriorer M. gluteus medius

(➤ Abb. 7.17)

Indikation Übermäßige Hüftadduktion und -innenrotation, anteromediales Impingement, Probleme des Tractus iliotibialis
Ausgangsstellung Patient Seitlage mit der Testseite nach oben und dem Becken in Neutralstellung (ein kleines Handtuch kann unter die Taille gelegt werden); die Trochanter liegen vertikal auf gleicher Höhe; das untere Bein gebeugt; das obere Bein gerade mit der Hüfte in neutraler Flexion/Extension und vollständiger Außenrotation.
Ausgangsstellung Therapeut Im Stand hinter dem Patienten, überwacht die Stellung des Patienten
Anleitung Der Patient wird gebeten, den Bauch einzuziehen, die Gesäßmuskeln anzuspannen, das Bein in Richtung Decke zu heben und dabei das Becken stillzuhalten; die Trochanter liegen einer über

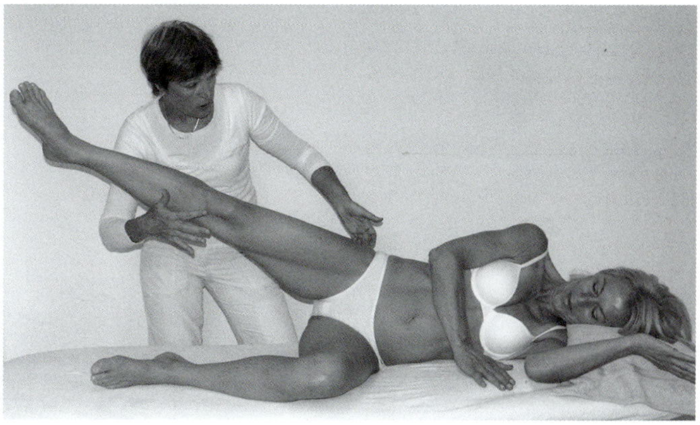

Abb. 7.17 Test des posterioren M. gluteus medius

7

dem anderen, das Bein ist in einer Linie mit dem Körper und in vollständiger Rotation Richtung Decke.

Test

- Aktives und passives Ausmaß werden durch Stabilisierung des Os ilium mit einer Hand und dem Versuch, die Hüftabduktion mit der anderen zu verstärken, verglichen. Der Unterschied sollte klein sein.
- Dysfunktionelle Bewegungsmuster werden gesucht:
  - Hüftflexion oder Innenrotation (überaktiver M. tensor fasciae latae)
  - Posteriore Beckenrotation nach hinten (überaktiver M. tensor fasciae latae)
  - Lateralflexion des Rumpfs (Kompensation mit Rumpfmuskeln)

Anteriore Mm. gluteus medius und minimus

(➤ Abb. 7.18)

Indikation Exzessive Hüftadduktion und -außenrotation, anteriorer Einriss des Labrum acetabuli, Probleme des Tractus iliotibialis
Ausgangsstellung Patient Seitlage mit der Testseite oben und dem Becken in Neutralstellung (ein kleines Handtuch kann unter die Taille gelegt werden); die Trochanter liegen vertikal auf gleicher Ebene; das untere Bein ist gebeugt; das obere Bein ist gerade mit der Hüfte in neutraler Flexion/Extension und vollständiger Innenrotation.
Ausgangsstellung Therapeut Im Stand hinter dem Patienten, überwacht die Stellung des Patienten
Anleitung Der Patient wird gebeten, den Bauch einzuziehen und das Bein in Richtung Decke zu heben; das Becken wird ruhig gehalten, die Trochanter liegen übereinander, das Bein ist in einer Linie mit dem Körper und in vollständiger Innenrotation, die Ferse zeigt gegen die Decke.

Test

- Aktives und passives Ausmaß werden durch Stabilisierung des Os ilium mit einer Hand und dem Versuch, die Hüftabduktion mit der anderen zu verstärken, verglichen. Der Unterschied sollte klein sein.
- Dysfunktionale Bewegungsmuster werden gesucht:
  - Hüftextension oder Außenrotation (überaktiver oberflächlicher M. gluteus maximus)
  - Posteriore Beckenrotation nach vorne (überaktiver oberflächlicher M. gluteus maximus)
  - Rumpf in Lateralflexion (Kompensation mit Rumpfmuskeln)

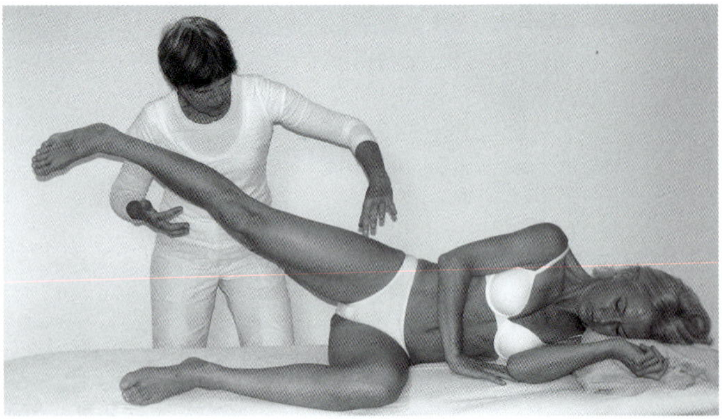

Abb. 7.18 Test der anterioren Mm. gluteus medius und minimus

Hüftadduktoren: Mm. pectineus, adductor brevis, longus und magnus sowie quadratus femoris

(➤ Abb. 7.19)

Indikation Sportlerleistenschmerz, wiederkehrende Adduktorentendinitis
Ausgangsstellung Patient Seitlage mit der Testseite unten sowie LWS und Becken in Neutralstellung (ein kleines Handtuch kann unter die Taille gelegt werden); die Trochanter liegen vertikal auf einer Ebene; das untere Bein ist gerade mit der Hüfte in neutraler Flexion/Extension und vollständiger Außenrotation; das obere Bein ist 90°/90° gebeugt mit dem Oberschenkel parallel zur Liege, Zehen leicht auf der Liege ruhend.
Ausgangsstellung Therapeut Im Stand hinter dem Patienten, überwacht die Stellung des Patienten
Anleitung Der Patient wird gebeten, das untere Bein in Richtung Decke zu heben und dabei das Becken ruhig zu halten; die Trochanter liegen übereinander, das Bein ist in einer Linie mit dem Körper und die Ferse zeigt gegen die Decke.

Test

- Aktives und passives Ausmaß werden durch Stabilisierung des Os ilium mit einer Hand und dem Versuch, die Hüftadduktion mit der anderen zu verstärken, verglichen. Der Unterschied sollte klein sein.
- Dysfunktionale Bewegungsmuster werden gesucht:
  - Hüftinnenrotation
  - Lumbale Lateralflexion
  - Kraniale Beckenkippung

Globale Mobilisatoren

Ein gutes Testergebnis liegt vor, wenn in der verlängerten Position ein Richtwert der Hüft- oder Kniebewegung erreicht wird.

Ischiokrurale Muskulatur

(➤ Abb. 7.20)

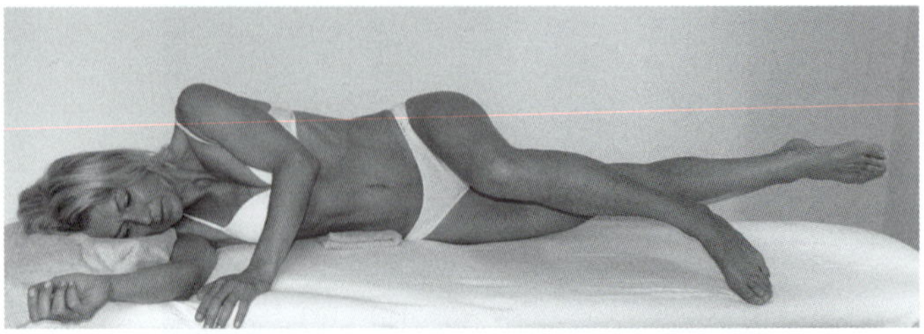

Abb. 7.19 Adduktorentest

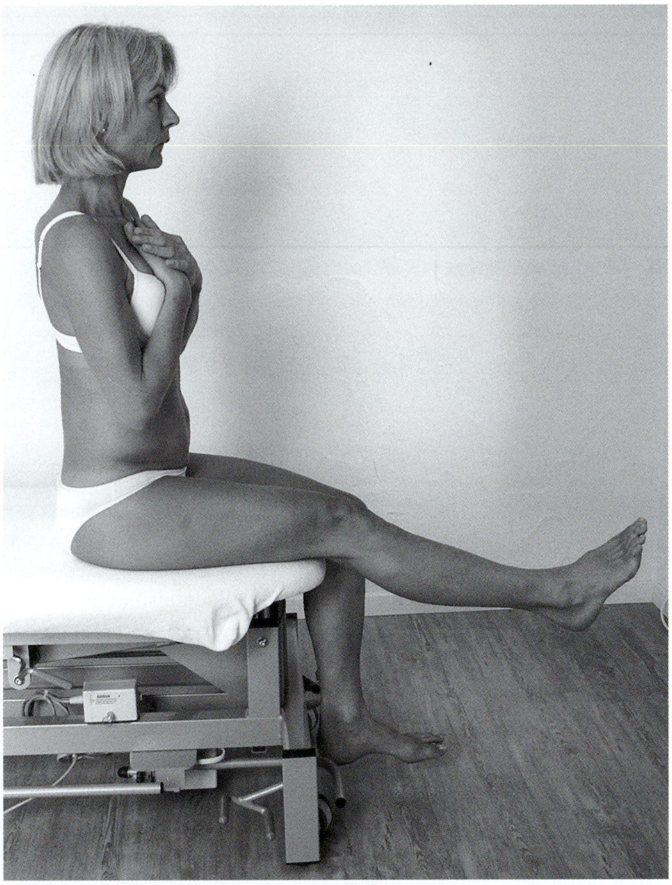

Abb. 7.20 Test der ischiokruralen Muskulatur

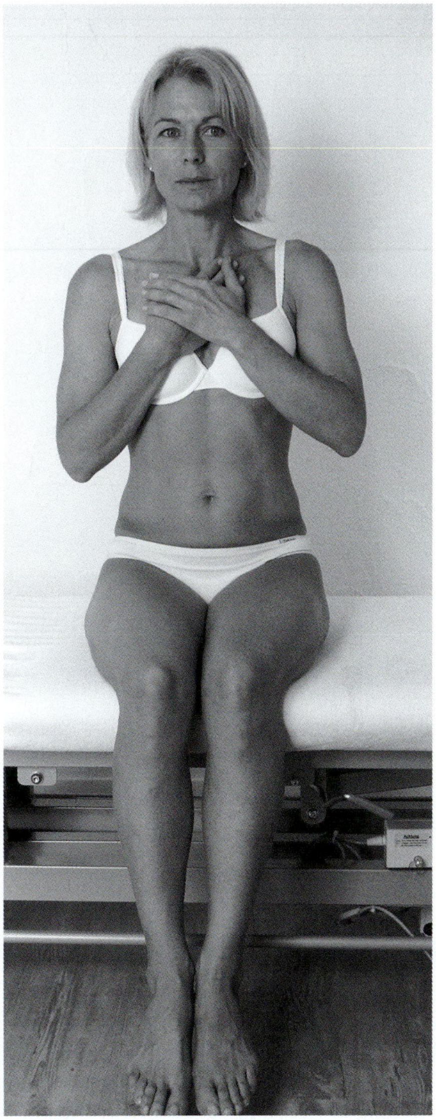

Abb. 7.21 Test des M. gluteus maximus superior/Tractus iliotibialis

Indikation Störungen in Zusammenhang mit eingeschränkter Hüftflexion, insbesondere mit gestrecktem Knie, schwachem tiefem M. gluteus maximus, Hohlkreuz, wiederkehrenden Läsionen der ischiokruralen Muskulatur
Ausgangsstellung Patient Rückenlage mit dem Becken in Neutralstellung, Hüfte in 90° Flexion, Knie gebeugt
Alternative Ausgangsstellung Patient Im Sitzen mit LWS und Becken in Neutralstellung, Akromion vertikal mit dem Tuber ischiadicus ausgerichtet, Hüfte und Knie in 90° Flexion, Füße frei hängend
Anleitung Der Patient wird gebeten, das Knie so weit wie möglich zu strecken und die LWS dabei in Neutralstellung zu halten.
Testergebnis Das Knie wird bis zur Richtwertstellung „Knieflexion 10°" gestreckt, ohne die proximale Gelenkstellung zu verändern (z. B. anteriore Beckenneigung und Steigerung der Lordose).
Neurale Differenzierung Slump-Test im Sitzen

M. gluteus maximus superior/Tractus iliotibialis (siehe Wagner et al. 2010)

(➤ Abb. 7.21)

Indikation Störungen in Zusammenhang mit eingeschränkter Hüftflexion, insbesondere im Sitzen; Unfähigkeit, mit adduzierten Hüften oder ohne Rückenstütze zu sitzen oder ohne die Vorderseite des Sitzes festzuhalten, Probleme des Tractus iliotibialis, die von Rotationsbewegungen in tiefer Flexion stammen, z. B. beim Ski-Slalomfahren
Der Test wird genauso ausgeführt, wie bei der aktiven Hüftflexion im Vier-Punkt-Knien beschrieben. Hier wird das Bewegungsausmaß auf Einschränkungen beim Richtwert von 110–120° untersucht.

M. tensor fasciae latae im Stand

(➤ Abb. 7.22)

Indikation Störungen im Zusammenhang mit eingeschränkter Hüftextension, Adduktion, Außenrotation (z. B. Probleme des Tractus iliotibialis, Dysfunktion des anterioren Gleitens)
Ausgangsstellung Patient Im Stand mit dem Rücken gegen die Wand, die Knie gerade; Füße hüftweit auseinander und 5–7 cm von der Wand entfernt

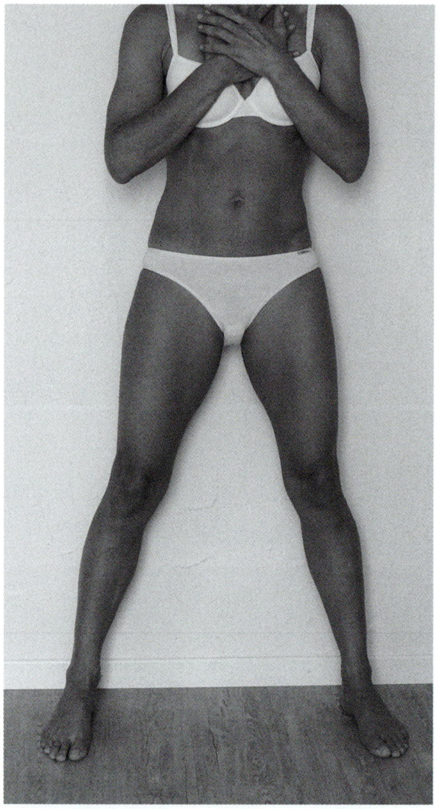

Abb. 7.22 Test des M. tensor fasciae latae im Stand

Anleitung Der Patient neigt das Becken posterior und bewegt dabei die LWS in Richtung Wand.

Testergebnis LWS und untere BWS liegen flach an der Wand.

- *Dysfunktion:* Kann die Wirbelsäule nicht flach anliegen, sind die Hüftbeuger oder die lumbalen Mm. longissimus und ilicostalis möglicherweise überaktiv oder verkürzt.
- *Differenzierung*
  1. Wiederholung des Tests mit gebeugter Hüfte und Knien: Wenn flaches Anliegen nicht möglich ist, sind Mm. longissimus und iliocostalis überaktiv oder verkürzt oder die lumbalen Gelenke steif; liegt die Wirbelsäule nun flach an, sind die Hüftbeuger überaktiv oder verkürzt.
  2. Wiederholung des Tests mit geraden Knien und den Füßen weit auseinander; ist nun flaches Anliegen möglich, ist der M. tensor fasciae latae überaktiv oder verkürzt.

Modifizierter Thomas-Test (Sahrmann 2002)

(➤ Abb. 7.23)

Indikation Störungen in Zusammenhang mit eingeschränkter Hüftextension, Adduktion, Außenrotation (z. B. Probleme des Tractus iliotibialis, Dysfunktion des anterioren Gleitens, anteriores Impingement)

Ausgangsstellung Patient Im Stand mit der Rückseite der mittleren Oberschenkel in Kontakt zum Ende der Liege und auf der Testseite nahe der Kante der Liege. Während der Therapeut die Beine stützt, neigt sich der Patient zurück zur Liege. Die neutrale lumbale Lordosestellung wird nun folgendermaßen lokalisiert: Beide Beine als Hebel benutzend, rollt der Therapeut das Becken des Patienten von sich weg. Die proximale Hand des Therapeuten wird nun unter die LWS gelegt und das Becken zurückrotiert. Die Beine als Hebel benutzend, werden Flexions- und Extensionsbewegungen der Wirbelsäule erzeugt, bis sie an der Hand des Therapeuten anliegt. In dieser Position wird der Patient gebeten, die Lordose aufrechtzuhalten, indem er auf der nicht getesteten Seite um den proximalen Oberschenkel greift und dessen Position während des Tests fixiert. Die proximale Hand des Therapeuten wird jetzt über die SIAS gelegt, um ihre Position zu überwachen; die distale Hand ergreift die posteriore proximale Tibia und adduziert die Hüfte, bis der Condylus femoralis medialis in der Mittellinie des Körpers liegt.

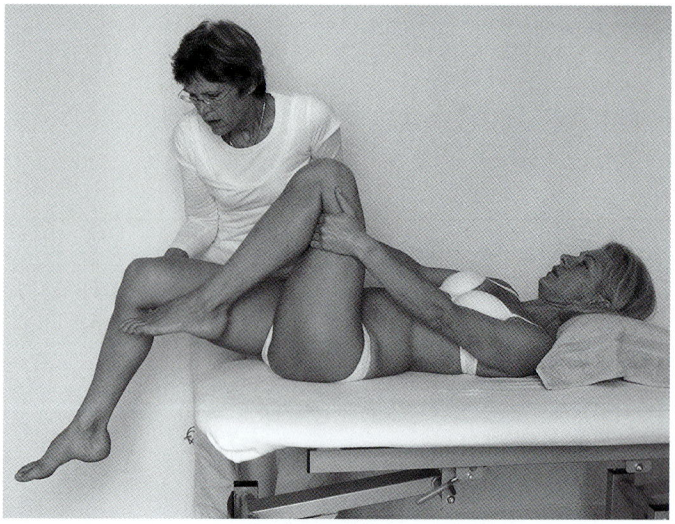

Abb. 7.23 Modifizierter Thomas-Test

Anleitung Der Patient wird gebeten, den Oberschenkel langsam so weit auf die Liege herabzusenken wie möglich, ohne die Flexionsstellung des Knies (90°) oder die Stellungen von Hüfte oder LWS zu verlieren. Der Therapeut überwacht diese Positionen.

Testergebnis Der Oberschenkel sollte in etwa 10–15° Hüftextension an der Liege zur Ruhe kommen.

- *Dysfunktion:* Der Oberschenkel erreicht die Liege nicht: überaktiver/verkürzter M. rectus femoris, M. tensor fasciae latae, M iliacus oder verkürzte Kapsel.
- *Differenzierung* Wiederholung des Tests mit:
  1. Gestrecktem Knie – Wenn die Liege erreicht wird oder sich der Oberschenkel mehr in ihre Richtung bewegt, war der Widerstand des M. rectus femoris für diesen prozentualen Verlust der ursprünglichen Extension verantwortlich.
  2. Gestrecktem Knie und abduzierter Hüfte – Wird die Liege jetzt erst erreicht, war der Widerstand des M. tensor fasciae latae für die zusätzliche Differenz im Bewegungsausmaß der Extension verantwortlich.
- Wird die Liege immer noch nicht erreicht, war der Widerstand des M. iliacus oder der Kapsel verantwortlich. Nach Anwendung von Überdruck auf die Hüfte in dieser Stellung wird der Patient gefragt, ob das Endgefühl dem wahrgenommenen Endgefühl bei

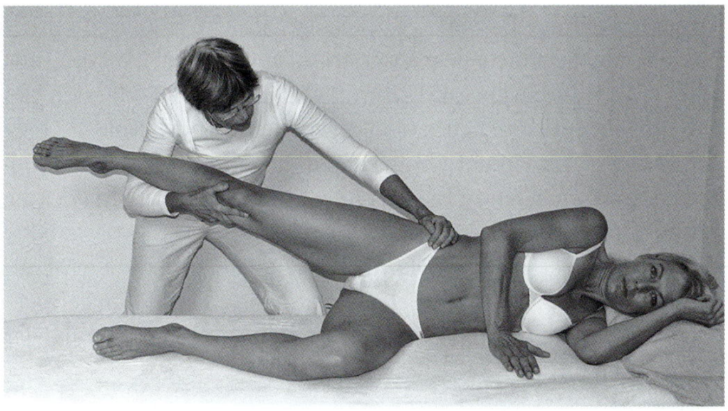

Abb. 7.24 Modifizierter Ober-Test

Überdruck auf das Metakarpophalangealgelenk in Extension entspricht (deutet auf Kapsel hin) oder ob es dem Endgefühl bei gleichzeitigem Überdruck auf die Finger-, Metakarpophalangeal- und Handgelenke ähnelt (deutet auf Muskel hin, z. B. M. iliacus).

Modifizierter Ober-Test: M. tensor fasciae latae (siehe Ferber et al. 2010, Milner et al. 2010)

(➤ Abb. 7.24)

Indikation Wie beim Thomas-Test
Ausgangsstellung Patient Seitlage mit der Testseite oben. Rechter und linker Trochanter liegen vertikal auf einer Ebene; das untere Bein ist gebeugt; die Testhüfte ist in neutraler Flexion/Extension, vollständiger Abduktion und vollständiger Außenrotation mit dem Knie in leichter Flexion. Die Hüfte des Patienten wird gegen die Liege gepresst gehalten (in lumbaler Lateralflexion).
Ausgangsstellung Therapeut Im Stand hinter dem Patienten. Mit der proximalen Hand stabilisiert der Therapeut das Becken, sein rechter Unterarm stützt das Gewicht des Beins in einer Wiegestellung (Hand proximal zum Knie). Dabei beugt sich der Therapeut in Richtung Becken.
Anleitung Der Patient wird gebeten, aktiv Taillenkontakt aufrechtzuerhalten, während das Bein langsam in Richtung Liege sinken darf. Der Therapeut beugt gleichzeitig das Knie, um dem Bein das Sinken zu ermöglichen.
Testergebnis 10° Hüftadduktion, während die Ferse die Liege berührt (Männer) oder 2,5 cm darüber verbleibt (Frauen). Falls dieser Richtwert nicht erreicht wird, ist der M. tensor fasciae latae überaktiv oder verkürzt.

M. rectus femoris (Sahrmann 2002)

(➤ Abb. 7.25)

Indikation Eingeschränkte Hüftextension
Ausgangsstellung Patient Einbeinstand auf der nicht getesteten Seite; LWS und Hüfte in Neutralstellung
Anleitung Der Patient wird gebeten, das Knie auf der Testseite zu beugen, ohne die Position der proximalen Gelenke zu verändern.

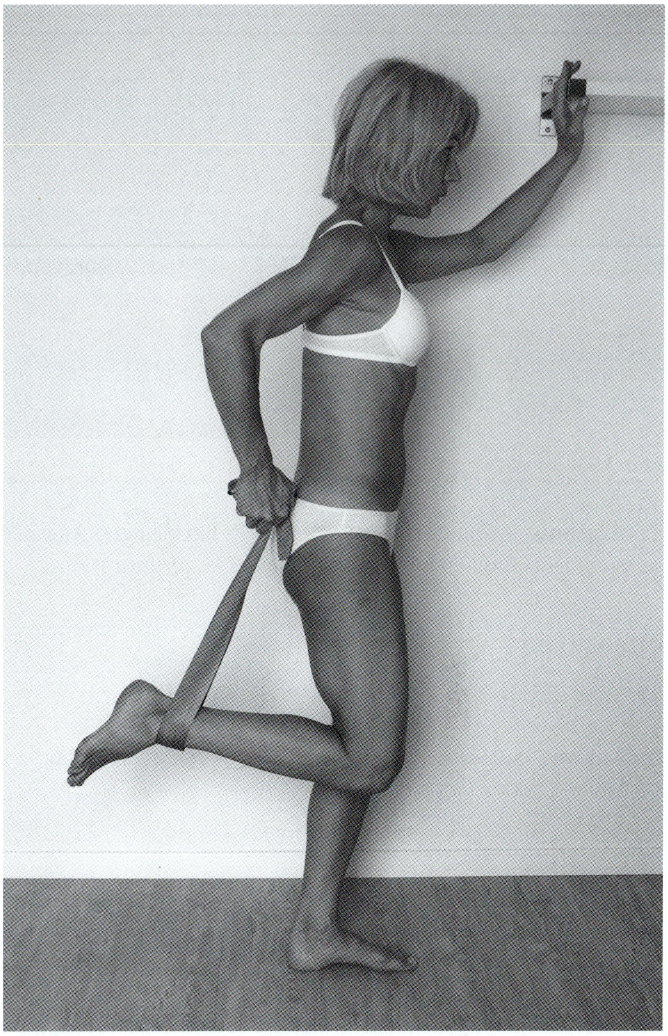

Abb. 7.25 Test des M. rectus femoris

Testergebnis Der Richtwert von 120° Knieflexion sollte erreicht werden.

M. piriformis (Tonley et al. 2010)

(➤ Abb. 7.26)

Indikation Exzessive Außenrotation der Hüfte
Ausgangsstellung Patient Rückenlage, die Hüfte etwa zu 85° flektiert, das Knie in 90° Flexion, passive Adduktion zu R_1, leichte Kompression
Ausgangsstellung Therapeut Im Stand neben der Liege, sein distaler Fuß ruht auf der Liege gegenüber dem nicht getesteten Bein neben dessen Knie. Der Therapeut hält den Oberschenkel in Kontakt mit seinem Rumpf; die Ferse des Patienten wird von seiner distalen Hand und seinem Oberschenkel gestützt. Der Therapeut nutzt die Gewichtsverlagerung und adduziert die Hüfte bis zu dem Punkt, an dem die SIAS beginnt, sich zu bewegen. Diese Hüftposition wird durch minimale Schaftkompression stabilisiert und die Hüfte vorsichtig außenrotiert, wobei der Unterschenkel des Patienten, der auf dem Oberschenkel des Therapeuten ruht, als Hebel benutzt wird.

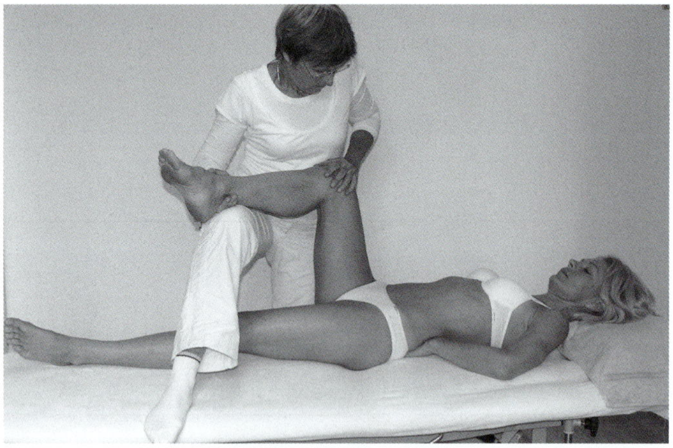

Abb. 7.26 Test des M. piriformis

Testergebnis Außenrotation von etwa 45°. Ein kleineres Ausmaß weist auf Überaktivität oder Verkürzung des M. piriformis hin.

Adduktoren

(➤ Abb. 7.27)

Indikation Eingeschränkte Flexion/Abduktion/Außenrotation der Hüfte

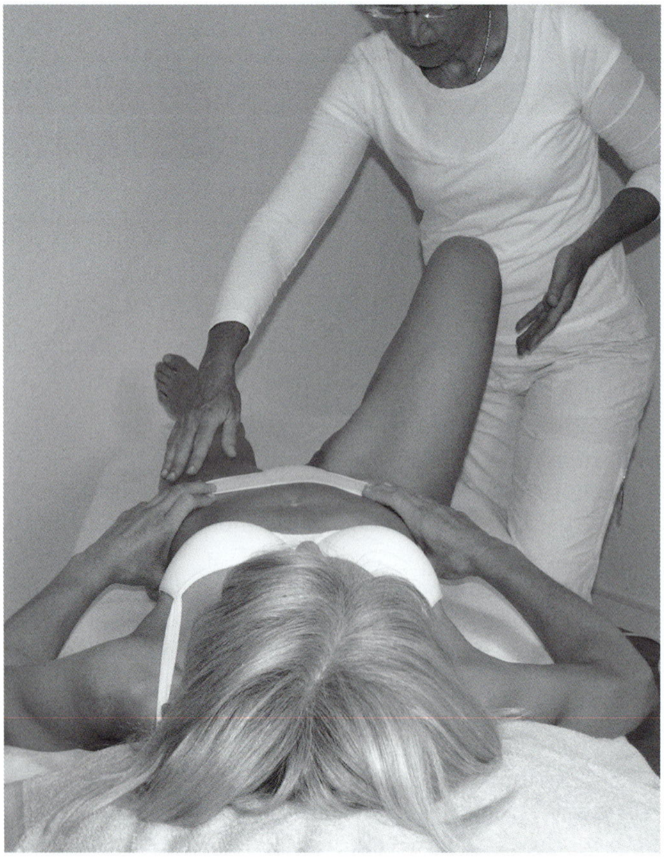

Abb. 7.27 Längentest der Adduktoren

Ausgangsstellung Patient Rückenlage, die LWS in Neutralstellung, das nicht getestete Bein ausgestreckt auf der Liege. Auf der Testseite ist die Hüfte zu etwa 45° gebeugt, das Knie ist in 90° Flexion, der Fuß ruht auf der Liege neben dem gegenüberliegenden Knie.
Anleitung Der Patient wird gebeten, das Knie so weit wie möglich nach außen fallen zu lassen, ohne die SIAS zu bewegen oder die Fußposition zu verändern.
Testergebnis Der Richtwert von 45–50° Außenrotation wird ohne Aufgabe der proximalen Gelenkpositionen erreicht. Ein geringeres Bewegungsausmaß weist auf Überaktivität oder Verkürzung der Adduktoren hin.

7.5.8 Untersuchung von anderen Strukturen „im Plan"

Es ist essenziell, die mögliche Beteiligung anderer Komponenten an den Symptomen und der Bewegungsstörung des Patienten zu überprüfen. Diese Komponenten können zwar in der ersten Sitzung untersucht werden; es empfiehlt sich allerdings, diese Screeningtests bei der Planung der zweiten und dritten Behandlungssitzung in Betracht zu ziehen, da diese auch passive Testverfahren mit abschließender Wiederbefundung der wichtigsten Funktionsparameter („Asterisks") einschließen.

- *LWS:* Flexion, Extension, Rotation. Falls angezeigt, Lumbalquadrant. PAIVM, einschließlich nachfolgender Wiederbefundung der wichtigsten, bis dahin gefundenen Asterisks.
- Provokationstests für das *Sakroiliakalgelenk (SIG)* wie F/Ad mit Kompression, Patrick-Test (FABER-Zeichen), Kippung nach anterior und posterior, passive Zusatzbewegungen einschließlich nachfolgender Wiederbefundung.
- *Anmerkung:* Da F/Ad mit Kompression auch ein wichtiges Testverfahren für Störungen der Hüftbewegung ist, ist es oft nützlich, die Hüftuntersuchung mit den relevanten passiven Tests abzuschließen, bevor das Screening der SIG vorgenommen wird.
- *BWL:* Extension, Rotation, PAIVM, einschließlich nachfolgender Wiederbefundung.
- *Neurodynamische Tests:* Straight Leg Raise (SLR), Prone Knee Bend (PKB), „Slump", „Slump" in Seitlage (➤ Abb. 7.28), einschließlich Modifikationen, um die Nn. obturatorius oder cutaneus femoris lateralis zu beurteilen. Sie können im Zuge der passiven Tests vorgenommen werden, wenn angezeigt, gefolgt von Wiederbefundungsverfahren.

Für eine detaillierte Beschreibung der Screeningtests siehe Butler (2000) und Maitland et al. (2001).

Als mögliche beitragende Faktoren zu einer Bewegungsstörung von Hüfte und Beckenregion müssen häufig das Kniegelenk und der Fußkomplex schnell auf Ausrichtung, Mobilität und Rekrutierungsmuster überprüft werden.

7.5.9 Palpation

Die Palpation der periartikulären Strukturen kann in verschiedenen Phasen des Untersuchungsprozesses stattfinden:

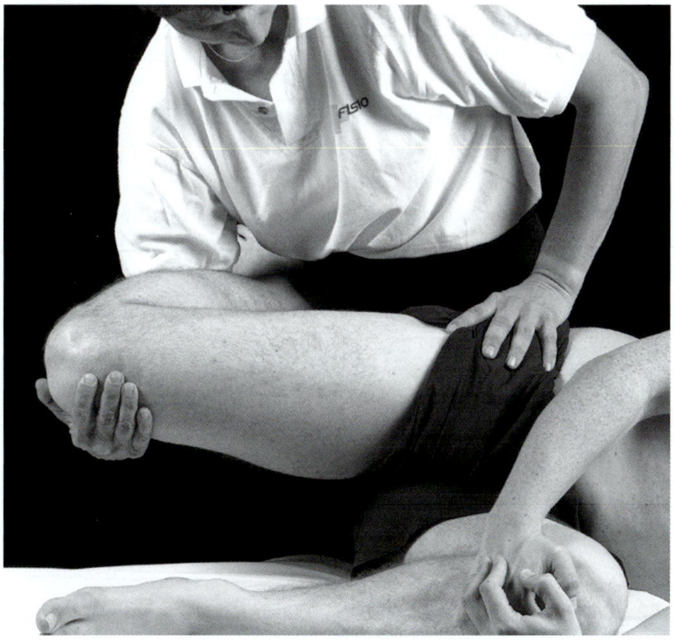

Abb. 7.28 „Slump"-Test in Seitlage

- Zu Beginn der Funktionsuntersuchung als eines der ersten Testverfahren. Dies kann vor allem dann angezeigt sein, wenn Entzündungsanzeichen untersucht werden müssen. Die Befunde können während der nachfolgenden aktiven und passiven Testverfahren als Richtschnur für Vorsichtsmaßnahmen überwacht werden.
- Vor passiven Untersuchungstests, wenn die Ergebnisse als vergleichbare Zeichen bei der Wiederbefundung genutzt werden können.
- Nach passiven Untersuchungstests.

Die folgenden Bereiche können palpiert werden:

- **Knöcherne Orientierungspunkte** wie die Crista iliaca, die Spina iliaca anterior superior (SIAS), der Trochanter major, die Tubera ischiadica und das Tuberculum pubicum. Eine Tiefenpalpation des Hüftgelenks ist unmittelbar unter dem Lig. inguinale, lateral der A. femoralis möglich.
- **Temperatur und Schwellung.** Da das Hüftgelenk tief unter Muskelschichten liegt, kann eine synoviale Schwellung als vages Gefühl von Fülle oder Druckempfindlichkeit wahrgenommen werden. Eine Synovialzyste kann sich nach anterior ziehen und sich als Leistenschwellung darstellen. Sie muss z. B. von einer Hernia femoralis, einer Varix saphena, einer arteriovenösen Fistel, einem Psoasabszess und einer Bursitis iliopsoas abgegrenzt werden (Corrigan und Maitland 1983).
- **A. femoralis** und **Lymphknoten** im Leistenbereich.
- **Druckempfindlichkeit des Trochanter major,** wie z. B. bei einer Bursitis trochanterica; über dem Adduktorenursprung bei Adduktorentendinitis; über dem Trochanter minor oder einem Punkt tief und lateral von der A. femoralis in der Leiste wie bei Tendinitis des M. psoas; Symphysis pubis mit den Ansatzstellen der Bauchmuskulatur.
- **Nerven.** N. ischiadicus in der Mitte zwischen Trochanter major und Tuber ischiadicum im Gesäß; N. femoralis lateral von der A. femoralis über dem Gelenk; N. cutaneus femoris lateralis medial von der SIAS unterhalb des Lig. inguinale.

7.5.10 Passive Testverfahren

Passive Testbewegungen sind für die Untersuchung von Bewegungsstörungen der Hüfte außerordentlich wichtig.

Physiologische Bewegungen und Zusatzbewegungen müssen auf Verhalten und Beziehung von Symptomen (P), Widerstand (R) und motorischen Reaktionen („Spasmen" – S) untersucht werden. Die Befunde der Tests leiten den Therapeuten bei der Auswahl und Anwendung der Behandlungstechniken (➤ Kap. 1 und ➤ Kap. 8).

Da viele der passiven Testverfahren auch zur Behandlung eingesetzt werden können, muss *im Anschluss daran eine Wiederbefundung* der wichtigsten bis dahin gefundenen Parameter erfolgen.

Oft wird es nützlich sein, ein *Bewegungsdiagramm* der am besten vergleichbaren aktiven Testbewegungen anzufertigen. Ziel ist es dabei, detailliertere Parameter für das Symptomverhalten sowie für das Ausmaß und die Qualität der Bewegung zu erhalten, indem das Verhalten und die Wechselbeziehungen zwischen Schmerz, Widerstand und motorischen Reaktionen ermittelt werden. Zum Beispiel können Flexion, Rotationsbewegungen, Adduktion, Abduktion oder Extension detaillierter untersucht und die Befunde in einem Bewegungsdiagramm erfasst werden (Anhang 1–3 in Hengeveld und Banks 2014).

Physiologische Bewegungen der Hüfte sind:

- Flexion/Adduktion und Varianten
- Flexion/Abduktion und Varianten
- Extension/Adduktion/Innenrotation
- Extension/Abduktion/Außenrotation

Zusatzbewegungen können in verschiedenen Gelenkstellungen ausgeführt werden und umfassen:

- Posteroanteriore Bewegung (auf dem Femur, auf dem Trochanter major)
- Anteroposteriore Bewegung (auf dem Femur, auf dem Trochanter major)
- Transversalbewegung nach lateral (auf dem Femur)
- Transversalbewegung nach medial
- Longitudinalbewegung nach distal (parallel zum Femurschaft)
- Longitudinalbewegung nach proximal (parallel zum Femurschaft)
- Innenrotation
- Außenrotationsbewegung einschließlich Inklination

Testverfahren unter Kompression sind möglicherweise zusätzlich zu den Testbewegungen erforderlich, falls keine Symptome reproduziert wurden, insbesondere wenn eine intraartikuläre Bewegungsstörung vermutet wird.

Neurodynamische Tests können in diesen Teil der passiven Testverfahren eingegliedert werden.

Eine Auswahl passiver Untersuchungstechniken wird im Folgenden detaillierter beschrieben:

- Flexion/Adduktion, einschließlich Differenzierungsverfahren
- Zusatzbewegungen und Testverfahren unter Kompression

Flexion/Adduktion

Richtung Bewegung des Hüftgelenks im Bewegungsbogen von Flexion/Adduktion an verschiedenen Punkten von 80 bis 140° Flexion
Symbol F/Ad
Ausgangsstellung Patient Rückenlage am rechten Rand der Liege, mit der Hüfte in 90° Flexion und den Knien bequem gebeugt
Ausgangsstellung Therapeut Im Stand neben dem rechten Oberschenkel des Patienten, Blickrichtung über dessen Körper hinweg
Lokalisation der einwirkenden Kräfte (Handgriffe)

- Die Finger beider Hände werden verschränkt und leicht über die Spitze des gebeugten Knies gewölbt (falls der Patient große Schmerzen im Knie hat, kann der Therapeut mit einer Hand in der Kniekehle stützen, um das Bein aus der schmerzhaften Knieflexionsstellung zu bringen; ➤ Abb. 7.29).
- Das rechte Knie des Therapeuten ist auf gleicher Höhe mit dem Knie des Patienten auf die Liege aufgesetzt, um das Gleichgewicht zu halten.
- Der linke Oberschenkel wird auf Höhe der Hüfte des Patienten fest gegen den Rand der Liege gepresst, um zusätzliche Kontrolle über die Beckenbewegung zu erhalten und um zu verhindern, dass das Körpergewicht des Therapeuten vollständig gegen den rechten Oberschenkel des Patienten fällt.

Anwendung der Technik

- Die Hüfte des Patienten wird vollständig adduziert, bis das rechte Os ilium beginnt, von der Liege abzuheben.
- Der Therapeut lehnt sich gegen die Seite des Femur des Patienten, sodass sein Kinn fast die Hände berührt.
- Mithilfe kleiner oszillierender Bewegungen wird die Hüfte weiter adduziert. Der Therapeut nimmt die Bewegung dann ein wenig zurück und flektiert das Hüftgelenk einige Grade mehr, sodass die Adduktion in einem anderen Grad der Hüftflexion wiederholt werden kann, bis das gesamte Bewegungsausmaß (80–140°) beurteilt worden ist (➤ Abb. 7.30).
- Erste Serie: Die Hüfte des Patienten wird adduziert, bis der Therapeut eine erste Zunahme des Widerstands fühlt („R_1“). Danach wird eine zweite Serie von oszillierenden F/Ad-Bewegungen durch das gesamte Bewegungsausmaß durchgeführt. Der Therapeut untersucht das Verhalten des Widerstands und das mögliche Schmerzverhalten bis zum Ende des Bewegungsausmaßes.

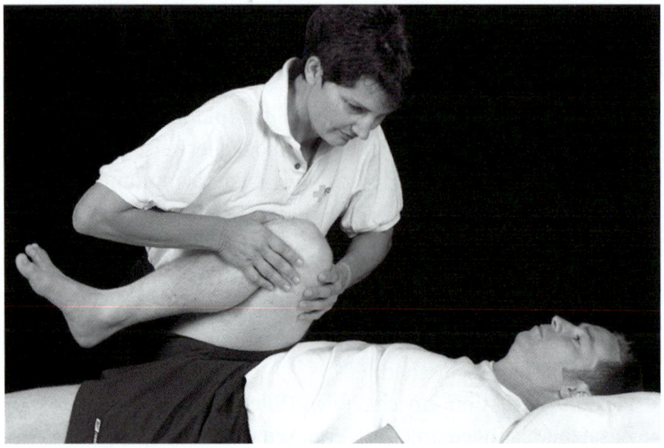

Abb. 7.29 Flexion/Adduktion

Varianten von F/Ad als Untersuchungstechnik

Progression der Untersuchung

Wenn die Bewegungen der F/Ad normal erscheinen, sollten Innen- oder Außenrotation und/oder Kompression durch den Femurschaft oder durch das Collum femoris als Grad IV– bis IV+ in mehreren Positionen hinzugefügt werden, bevor die Bewegung als normal oder ideal beurteilt wird (➤ Abb. 7.31 und ➤ Abb. 7.32).

Es sind verschiedene Kombinationen möglich, z. B. in IR: Anwendung von F/Ad; in Kompression durch den Femurschaft: Anwendung von F/Ad etc.

Um die Stellung zu finden, in der die Hüftgelenksbewegung schmerzhaft begrenzt ist, kann die Hüfte im Bewegungsbogen Flexion/Adduktion von 80 bis 140° bis zu dem Punkt bewegt werden,

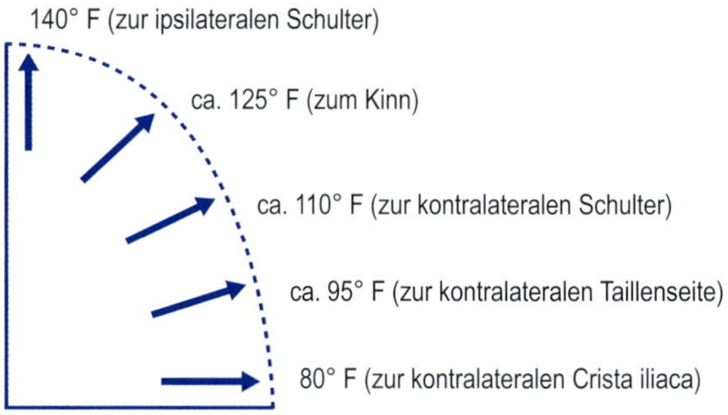

Abb. 7.30 Flexion/Adduktion – Richtungen der Untersuchungsbewegungen

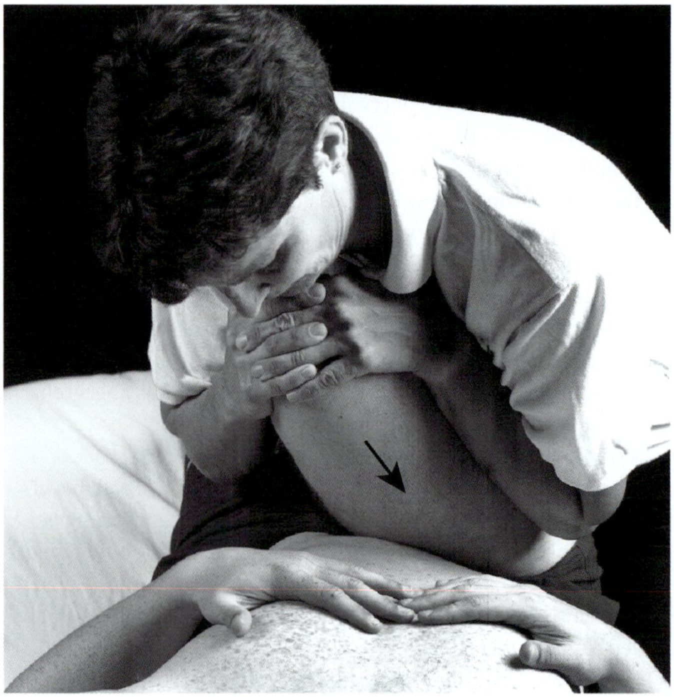

Abb. 7.31 Flexion/Adduktion mit Kompression durch den Femurschaft (Longitudinalbewegung nach kranial)

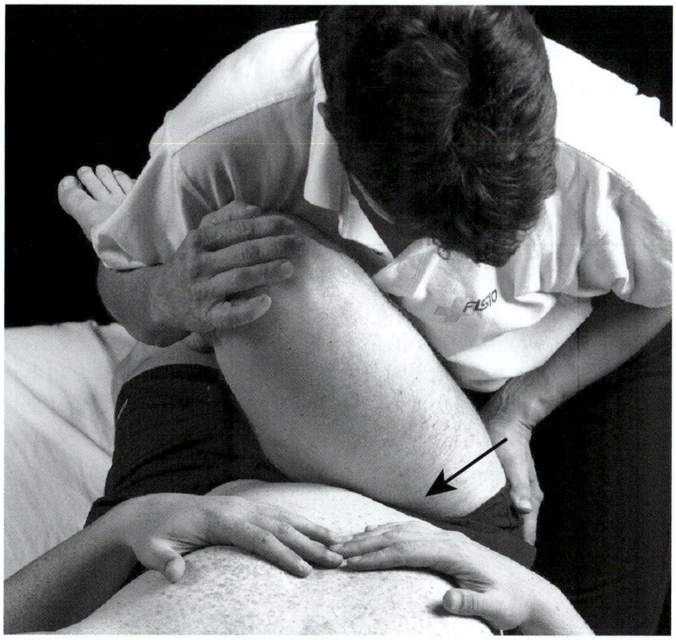

Abb. 7.32 Flexion/Adduktion mit Kompression durch das Collum femoris (transversale mediale Bewegung, kranial inkliniert)

in dem das Knie des Patienten zu dessen linker Schulter zeigt, ausgehend von einer Position der Hüfte in weniger als 90° Flexion. Es wird konstanter Druck durch das Knie entlang des Femurschafts sowohl in Richtung Flexion als auch Adduktion gegeben, während gleichzeitig der Oberschenkel des Patienten durch weitere 60–70° Flexion geführt wird. Das Femur sollte in Mittelstellung zwischen Innen- und Außenrotation stehen.

Falls die Bewegung normal oder ideal ist, beschreibt das Knie einen Kreisbogen (➤ Abb. 7.33A). Der Therapeut spürt jede kleine Anomalie als Delle im ansonsten gleichmäßigen Kreisbogen (➤ Abb. 7.33B). Dieser Punkt kann auch schmerzhaft sein. Die Bewegung sollte immer mit der unauffälligen Hüfte verglichen werden.

Der Therapeut adduziert die Hüfte weiter, sodass sich das Os ilium von der Liege abhebt. Er steigert die Hüftadduktion weiter, indem er Druck durch das Knie des Patienten abwärts in der Linie

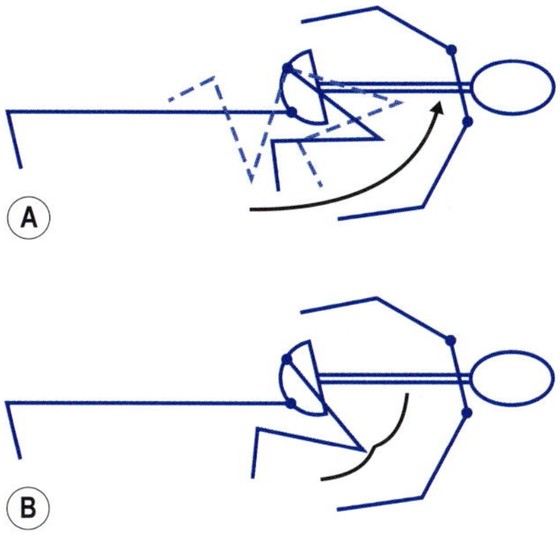

Abb. 7.33 Schematisierte grafische Darstellung von: **A** Hüftflexion/-adduktion; **B** Hüftadduktion

des Femurschafts gibt, wodurch das rechte Os ilium des Patienten wieder auf die Liege gedrückt wird. Wenn das Verhältnis zwischen Femurschaft und Vertikale gehalten wurde, wurde das Becken unter das Femur im Hüftgelenk adduziert. Diese Methode schiebt das Femur nach posterior in das Acetabulum.

Diese Technik kann bei einer ansonsten unauffälligen Hüfte Leistenschmerz hervorrufen. Wenn jedoch Leistenschmerz das Hauptproblem des Patienten ist, wird dieser Schmerz, verglichen mit der unauffälligen Hüfte, schon früher im Bewegungsausmaß reproduziert.

Differenzierungstests

Flexion/Adduktion sind häufig die wichtigsten Tests und Behandlungstechniken für das Hüftgelenk. Es können jedoch auch andere Bewegungskomponenten für eine Funktionsstörung während der Testbewegung verantwortlich sein. Während das Bein in der schmerzprovozierenden Position oder kurz davor gehalten wird, können verschiedene Differenzierungstests durchgeführt werden, um die mögliche Beteiligung anderer Bewegungskomponenten an der schmerzhaften Bewegung festzustellen.

- **Neurodynamisches System:** Der Therapeut fügt zusätzlich Knieextension und Dorsalextension des Fußes hinzu; er kann u. U. zusätzlich Nackenflexion hinzufügen (➤ Abb. 7.34).
- **LWS:** Zusätzlich Rotation in Richtung auf die behandelte Hüfte oder weg von ihr. Alternativ: Der Patient legt einen Arm unter die Taille, um weitere Flexion zu verhindern.

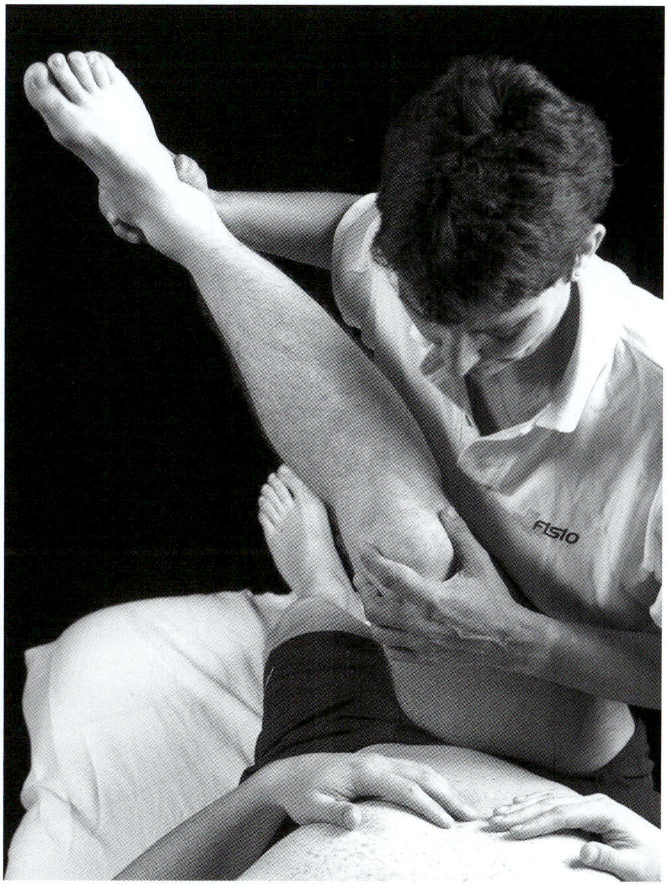

Abb. 7.34 Hüftgelenk: Flexion/Adduktion mit Straight Leg Raise (SLR)

- **Sakroiliakalgelenk (SIG):** Das Becken wird nach posterior oder anterior gekippt. Alternativ: möglicherweise laterale Traktion am Ilium.
- Während das Ilium nach posterior gekippt wird, erweitert das Sakroiliakalgelenk die Bewegung, während der Stress im Hüftgelenk leicht abnimmt. Wenn die Symptome zunehmen, kann dafür eine Bewegungsstörung im SIG verantwortlich sein. Bei abnehmenden Symptomen besteht der Verdacht auf eine Hüftgelenkstörung. (*Anmerkung:* Wenn die Symptome zunehmen, kann die LWS durch Wiederholung des gleichen Manövers differenziert werden, wobei der Patient allerdings die untere LWS extendiert, indem er einen Arm unter die Wirbelsäule legt.) Eine Beckenkippung nach anterior kann das Gegenteil bewirken.
- **Hüftgelenk:** Hinzufügen von Zusatzbewegungen.

Anwendungsgebiete von Flexion/Adduktion und ihrer Varianten

F/Ad ist wahrscheinlich die geeignetste Technik für Untersuchung und Behandlung. Ihr Wert für die Hüfte ist mit dem Quadranten für die Schulter vergleichbar.

F/Ad kann als eine der „funktionellen Ecken" angesehen werden, wie in ➤ Kap. 1 beschrieben. Die Kurve von F/Ad ist leicht in der von Kapandji (1988) beschriebenen Kreisbewegung zu erkennen (➤ Abb. 7.35). Bei vollständiger Mobilität dieser funktionellen Ecke sind Rotationsbewegungen des Rumpfes beim Gehen und Laufen möglich. Für viele Hüftfunktionen, wie die Bewegung des Körpers oder Rumpfes beim Sitzen, beim Socken anziehen usw., sind sie essenziell. Auch wenn alle anderen Bewegungen schmerzfrei sind, kann diese Bewegung schmerzhaft und eingeschränkt sein.

Das Testmanöver kann minimale Funktionsstörungen wie lokale Schmerzen und geringfügige Veränderungen bei Widerstand und Gelenkmobilität aufdecken. Wie zuvor (und in ➤ Kap. 8) ausgeführt, ist es essenziell, Funktionsstörungen, die zu degenerativen Veränderungen führen, in einer möglichst frühen Phasen zu behandeln. Daher spielen Untersuchung und Behandlung anhand von F/Ad eine wesentliche Rolle bei der Behandlung der degenerativen Osteoarthrose. ➤ Abb. 7.36 vermittelt einen Eindruck der möglichen Progression der Funktionsstörungen, die bei manchen Pathologien auftreten können oder wenn es versäumt wird, die Gelenkmobilität zu erhalten.

7.5.11 Zusatzbewegungen

Der Einfachheit halber werden die meisten dieser Tests weiter unten als Behandlungstechniken beschrieben.

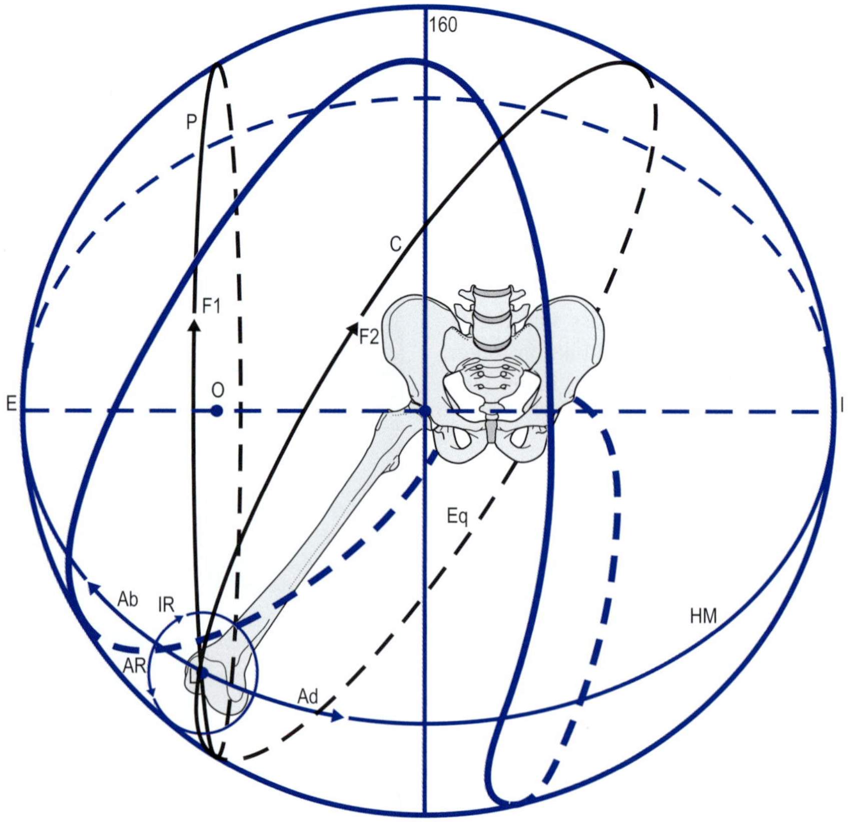

Abb. 7.35 Zirkumduktionsbewegung der Hüfte. Wiedergabe mit frdl. Genehmigung von Kapandji (1988)

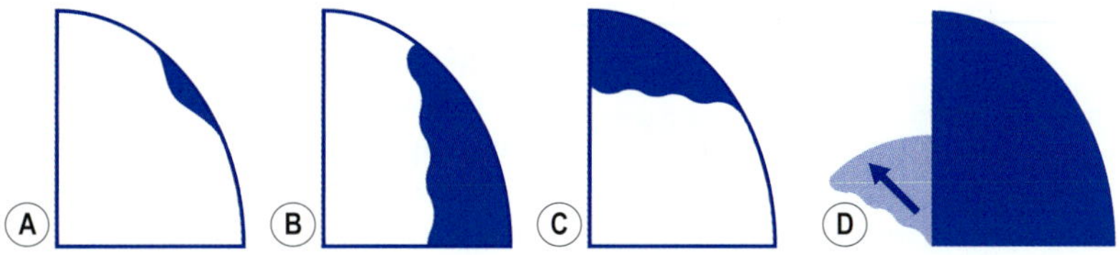

Abb. 7.36 Veränderungen bei F/Ad

Spezifische Tests für eingeschränkte Gleitbewegungen

In Gegenwart eingeschränkter Winkel- oder physiologischer Bewegungen, bei denen eine Gelenkblockade (Einschränkung von gekoppelter Zusatz- oder Gleitbewegung) vermutet wird, können spezielle Tests durchgeführt werden. Da eine Gelenkblockade in Verbindung mit einer fehlerhaften Rotationsachse auftritt, kann sie mit Problemen einer exzessiven Gleitbewegungen zusammenhängen, allerdings in entgegengesetzter Gleitrichtung.

Eingeschränktes posteriores Gleiten

(➤ Abb. 7.37)

Indikation Eine schwerwiegende Einschränkung der physiologischen Hüftflexion findet normalerweise bei annähernd 90° Flexion statt (Anmerkung: Flexion ist mit posteriorer Gleitbewegung gekoppelt, die aufgrund der Kurve der Hüftgelenkfläche auch in ein leichtes laterales Gleiten übergeht). Dies kann ein Merkmal der medial wandernden OA-Präsentation sein (➤ Kap. 7.6).
Test in Flexion Rechte Hüfte (modifiziert nach Sahrmann 2002)
Ausgangsstellung Patient Rückenlage; die Hände des Patienten stützen proximal unter dem Os ilium; alternativ kann hier auch ein Keil untergelegt werden. Die Knie sind gestreckt.
Ausgangsstellung Therapeut Im Stand auf der Testseite

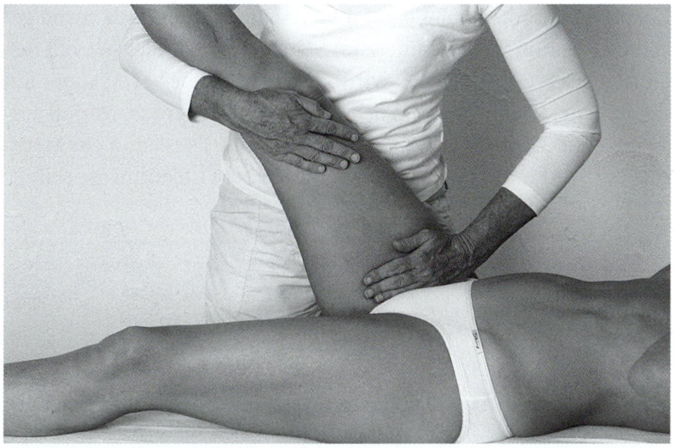

Abb. 7.37 Eingeschränkte posteriore Gleitstörung. Bewegung adaptiert nach Sahrmann (2002)

Der Patient führt ein aktives SLR ohne Hüftrotation bis zum Punkt der Einschränkung aus. Der Therapeut stützt das Bein in dieser Position, bittet den Patienten, zu entspannen, und bewegt das Bein dann etwa 10° vom Limit weg. Nach Anwendung eines anteroposterioren Drucks auf den Femurkopf durch die seitliche Kante seiner linken Hand, die neben dem Leistenkanal und parallel zu ihm anliegt, hebt der Therapeut das Bein erneut weiter in das SLR hinein.

Dysfunktion

1. Wenn sich die Hüfte auffallend weiter in die Flexion hineinbewegt, kann die SLR-Restriktion durch eine blockierte posteriore Zusatzbewegung aufgrund von Überaktivität in posterioren Gelenkmuskeln oder Inhibition des anterioren lokalen Stabilisators verursacht werden.
2. Wenn sich die Hüfte nicht weiter in die Flexion hineinbewegt oder das SLR sogar noch mehr blockiert ist, kann die SLR-Restriktion durch eine blockierte posteriore Zusatzbewegung aufgrund von passiver Geweberestriktion bestehen, z. B. Verkürzung in posterioren Gelenkmuskeln oder -kapsel. Als Bestätigung kann der Test (Addison 2004) für exzessives anteriores Gleiten in Bauchlage ausgeführt werden, dieses Mal mit beiden Daumenballen des Therapeuten unter die SIAS, während die Finger den Femurkopf abtasten. (Die Daumen des Therapeuten ruhen vor dem zweiten Os metacarpus.) Falls sich der Femurkopf auf der betroffenen Seite in Relation zur SIAS vorstehend anfühlt, sich aber während aktiver Hüftextension nicht weiter nach vorne bewegt, könnte der Kopf im anterioren Gleiten fixiert sein.

Test in Flexion/Adduktion: rechte Hüfte (Addison 2004)

Die unten beschriebene Testposition für eine exzessive posteriore Gleitdysfunktion (➤ Abb. 7.40) kann genutzt werden, wenn eher nach einer eingeschränkten als nach einer exzessiven Bewegung gesucht wird. Dies wird am Ende des Tests festgelegt.

Eingeschränktes anteriores Gleiten

Indikation Ausgeprägte Einschränkung der physiologischen Hüftextension (Anmerkung: Extension ist mit anterioren Gleitbewegungen gekoppelt.)
Dieser Test für anteriore Zusatzgleitbewegung kann wie in ➤ Kap. 7.6 beschrieben durchgeführt werden und vergleicht die linke und rechte Seite in Bezug auf eine Bewegungseinschränkung.

Stabilitätstests

Die lokalen Stabilisatoren (kurze tiefe Ein-Gelenk-Muskeln, die häufig in die Gelenkkapsel hinein inserieren) stabilisieren einzelne Gelenke, ohne die anguläre oder physiologische Bewegung in diesem Gelenk zu behindern oder einzuschränken (Panjabi 1992). Ein Muskel wie der M. psoas hilft, die Hüftgelenkkapsel zu festigen und exzessive Zusatzbewegung zu verhindern, während trotzdem Flexions- oder Extensionsbewegungen stattfinden können. Dieser zentrierende Effekt stellt sicher, dass der Bewegungsdrehpunkt innerhalb des Gelenks liegt. In Gegenwart von gehemmten segmentalen Stabilisatoren und überaktiven oder verkürzten globalen Mobilisatoren (z. B. M. tensor fasciae latae, M. rectus femoris) wandert dieser Drehpunkt, um dem Gelenk zu ermöglichen, zu hebeln oder vorwärtszugleiten.

Exzessive anteriore Gleitdysfunktion (Sahrmann 2002)

(➤ Abb. 7.38)

Indikationen ➤ Tab. 7.8
Ausgangsstellung Patient Bauchlage
Ausgangsstellung Therapeut Der Therapeut steht auf der gegenüberliegenden Seite und beugt sich über das Becken, um dessen Position zu fixieren. Ein Keil kann unter der SIAS auf der Testseite platziert werden, um zusätzliche Stabilität zu bieten. Die Finger und der Daumen der rechten Hand des Therapeuten umfassen den Trochanter von anterior und posterior.

Der Patient hebt das ausgestreckte Bein um 10–15° ohne Hüftrotation.

- *Gute Funktion:* Die Position des Trochanter bleibt konstant.
- *Dysfunktion:* Der Trochanter bewegt sich in Richtung der Liege: anteriore Gleitdysfunktion.

Adaptation Anstatt die Hüfte zu strecken, muss der Patient nur das Knie beugen.
Testvariation ➤ Abb. 7.39

Exzessive posteriore Gleitdysfunktion

(➤ Abb. 7.40)

Indikationen ➤ Tab. 7.8

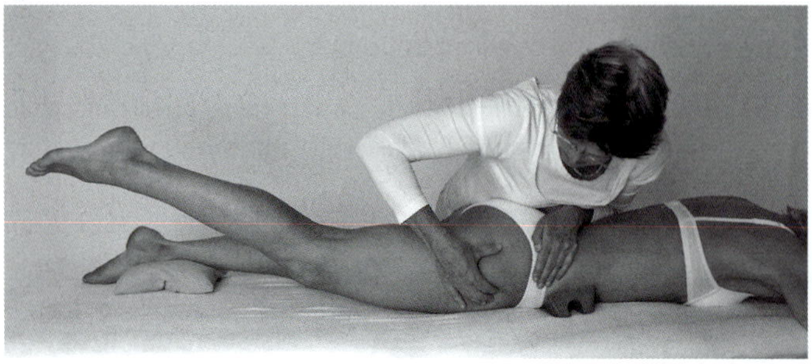

Abb. 7.38 Übermäßige anteriore Gleitstörung. Bewegung adaptiert nach Sahrmann (2002)

Test Für die rechte Hüfte (Addison 2004)
Ausgangsstellung Patient Rückenlage in 80° Hüftflexion, das Knie entspannt
Ausgangsstellung Therapeut Der Therapeut steht in Blickrichtung der gegenüberliegenden Hüfte und hält das Femur gegen seinen Rumpf. Der Mittelfinger seiner rechten Hand tastet den Sitzbeinhöcker ab, wobei die Basis der rechten Hand an der lateralen Seite des Trochanter major anliegt. Mithilfe einer Rumpfbewegung adduziert der Therapeut die Hüfte bis zu dem Punkt, an dem die rechte SIAS im Begriff ist, sich zu bewegen.

Der Therapeut führt dann eine passive kraniale Longitudinalbewegung in Richtung des Femurschafts aus und palpiert gleichzeitig die Bewegung des Trochanter major im Verhältnis zur Tuberositas.

- *Gute Funktion:* Der Trochanter bewegt sich minimal nach posterior, bis er die Hüftgelenksfläche erreicht (ein relativ hartes Endgefühl), und dann geringfügig nach lateral, wo ein normales Endgefühl palpiert wird. Das laterale Bewegungsausmaß sollte mit der gegenüberliegenden Seite verglichen werden.
- *Dysfunktion:* Die laterale Bewegung des Trochanter ist exzessiv im Vergleich zur gegenüberliegenden Seite und das Endgefühl ist abnormal.

Anmerkung: Dieser Test kann genutzt werden, um die Einschränkung der posterioren Gleitbewegung zu untersuchen, die möglicherweise anfänglich von exzessivem anteriorem Gleiten verursacht wurde: Beim oben beschriebenen Test bewegt sich der Trochanter minimal nach posterior, bis er die Hüftgelenksfläche erreicht; es findet aber keine weitere laterale Bewegung statt und das Endgefühl ist hart. Falls die Hüftflexion getestet wird, ist diese ebenfalls eingeschränkt.

Exzessive laterale Gleitdysfunktion

Indikationen Schmerzen in der Seitlage mit der betroffenen Seite oben, vor allem wenn die Adduktion exzessiv erscheint; Schmerz in der Seitlage mit der betroffenen Seite unten, vor allem wenn der Körper gewohnheitsmäßig auf dieser Seite in einer nach vorne gerollten Position liegt; Schmerz im Stand, wenn auf der betroffenen Hüfte seitwärts „gehangen" wird; Hervortreten des Trochanter auf dieser Seite; Unfähigkeit, im Schneidersitz in der Lotusposition aufgrund einer zu geringen Abduktion zu sitzen. Dies kann ein Merkmal der „Auf und hinaus"-Präsentation einer Osteoarthrose sein.

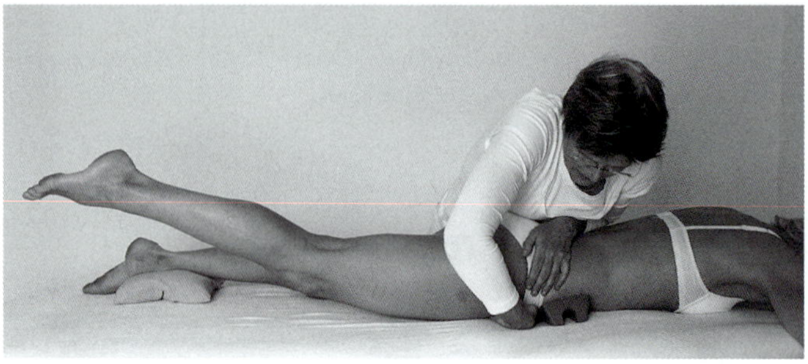

Abb. 7.39 Testvariation: Palpation des Femurkopfes

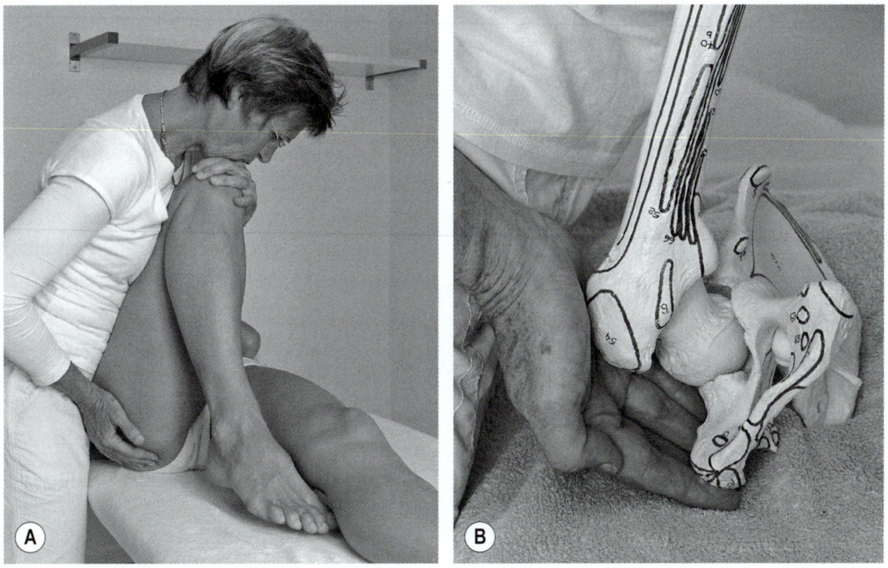

Abb. 7.40 **A** Übermäßige posteriore Gleitstörung. **B** Modell einer übermäßigen posterioren Gleitstörung

Test Dieser Test des lateralen Gleitens kann, wie unten im Abschnitt über passive Mobilisierungstechniken, mit zusätzlicher Einbindung eines Links-/Rechts-Vergleichs durchgeführt werden.

7.6 Behandlung

Passive Mobilisierungstechniken und aktive Stabilisierungstechniken sind unten beschrieben.

7.6.1 Passive Mobilisierungstechniken: Zusatzbewegungen

Laterale Bewegung

(➤ Abb. 7.41, ➤ Abb. 7.42)

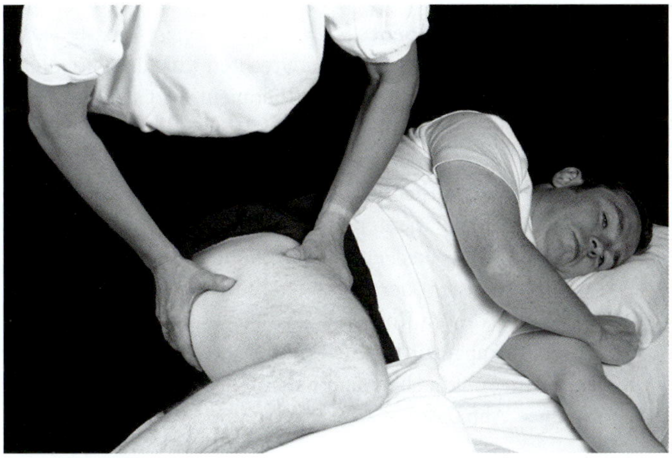

Abb. 7.41 Bewegung nach lateral, Grad I und II

Richtung Bewegung des Femurkopfes in einer lateralen Richtung in Relation zum Acetabulum

Symbol —•→

Ausgangsstellung Patient

- *In Seitlage* (Grad I und II): Seitlage; Kissen zwischen den Beinen und eine leichte Flexion machen es dem Patienten bequemer.
- *In Rückenlage* (Grad III und IV): Rückenlage, das Hüftgelenk im gewählten Winkel flektiert und die Knie bequem flektiert.

Ausgangsstellung Therapeut

- *In Seitlage:* Im Stand hinter dem Patienten, mit Blickrichtung entlang der Linie des Femurschafts
- *In Rückenlage:* Im Stand neben dem Patienten auf Höhe der Hüfte, Blickrichtung über den Körper des Patienten hinweg

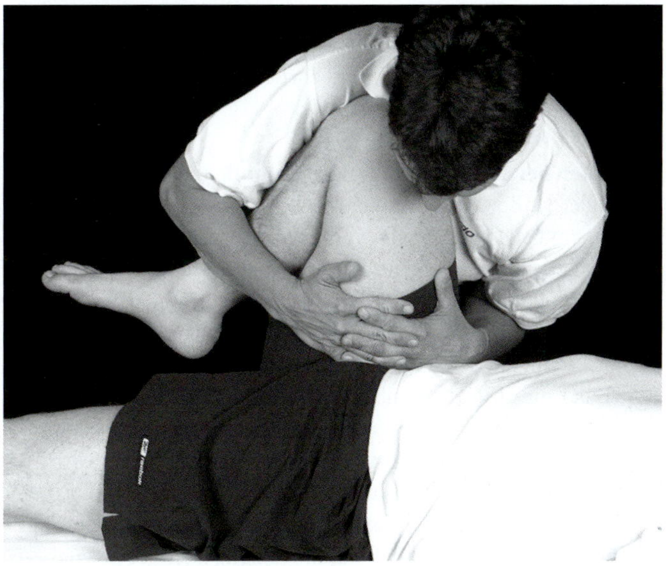

Abb. 7.42 Bewegung nach lateral, Grad III und IV

Lokalisation der einwirkenden Kräfte (Handgriffe)

In Seitlage

- Beide Hände umfassen den Oberschenkel des Patienten von anterior und posterior und so nahe am Hüftgelenk wie möglich.
- Die Finger beider Hände spreizen sich um die Oberschenkelinnenseite.
- Die Daumen beider Hände spreizen sich um die Oberschenkelaußenseite.

In Rückenlage

- Das Sternum wird gegen das Knie des Patienten gepresst.
- Die Finger beider Hände sind verschränkt und liegen auf der Innenseite des Oberschenkels des Patienten an, so nahe am Hüftgelenk wie praktikabel.
- Die Arme und der Brustkorb stabilisieren den Unterschenkel des Patienten.

Anwendung der Technik

In Seitlage

Die sehr sanft oszillierende Lateralbewegung wird von Körperbewegungen des Therapeuten erzeugt und wirkt durch alle Palmarflächen seiner Finger, die an der Oberschenkelinnenseite anliegen.

In Rückenlage

- In dieser Ausgangsstellung wird die oszillierende Lateralbewegung des Femurkopfes im Acetabulum erzeugt, indem der Therapeut das Femur nach lateral bewegt und gleichzeitig dafür sorgt, dass sich der Ab-/Ad-Winkel nicht ändert.
- Dies kann erhebliche Bewegungen der Knieposition des Patienten erfordern, um der tendenziellen Rollbewegung des Beckens des Patienten entgegenzuwirken, während der Therapeut seine Hände einsetzt, um den Femurkopf nach lateral zu ziehen.
- Die gesamte Gliedmaße des Patienten und Hände, Arme und Thorax des Therapeuten sollten sich wie eine Einheit bewegen, während der Therapeut vor und zurück schaukelt (insbesondere Grad III und IV).

Varianten bei der Anwendung der Technik

- Die gleiche Bewegung kann ausgeführt werden, wenn die Hüfte in einem beliebigen Grad von Flexion oder Extension und in verschiedenen Graden von Abduktion und Adduktion oder in unterschiedlichen Graden von Rotation steht.
- Während der Therapeut eine Lateralbewegung der Hüfte erzeugt, kann er ebenfalls:
  1. Das Knie des Patienten stabilisieren und dessen Lateralbewegung verhindern, sodass die Lateralbewegung der Hüfte mit einer geringfügigen Horizontaladduktion kombiniert wird
  2. Das Knie in Parallelstellung mit der Hüfte bringen, sodass eine geringgradige Horizontalabduktion im Hüftgelenk erfolgt
- Um das Bewegungsausmaß durch Nutzung lateraler Zusatzbewegungen am Endpunkt des physiologischen Bewegungsausmaßes zu erhöhen (z. B. Innenrotation), kann der Therapeut zuerst das Hüftgelenk bis zum Endpunkt flektieren und rotieren; der Rumpf des Therapeuten muss dann so gedreht werden, dass die Blickrichtung zu den Füßen des Patienten geht, während gleichzeitig die Lateralbewegung ausgeführt wird. Auf diese Weise bewegen sich die gesamte Gliedmaße des Patienten und die Hände, Arme und der Rumpf des Therapeuten wie eine Einheit, während die erforderliche Bewegung durch die schaukelnde Bewegung des Körpers des Therapeuten hervorgerufen wird.
- Der Therapeut kann Schlingen und Gurte verwenden; allerdings verliert er dabei womöglich die Rückmeldung über die Qualität und das verfügbare Bewegungsausmaß. Allerdings kann ein kleiner Therapeut, der einen großen Patienten behandelt, einen starken Grad IV+ in der Behandlung benötigen; dann ist die Nutzung solcher Hilfsmittel gerechtfertigt.

Anwendungen

- Wiederherstellung des Bewegungsausmaßes nach einer Fraktur von Femur oder Acetabulum
- Bei straffer Gelenkkapsel oder einer nach medial abweichenden OA-Hüfte und damit verbundenem Flexionsverlust
- Bei schmerzhaften Zuständen der Hüfte oder Steifigkeit im Bewegungsausmaß

Longitudinalbewegung nach kaudal

(➤ Abb. 7.43, ➤ Abb. 7.44, ➤ Abb. 7.45, ➤ Abb. 7.46)

Richtung Longitudinalbewegung des Femurkopfes nach kaudal in Relation zum Acetabulum

Symbol ↔

Ausgangsstellung Patient

- *In Rückenlage:* In der Mitte der Liege, das Knie leicht flektiert, die Ferse auf der Liege
- *In Seitlage:* Auf der linken Seite liegend, ein Kissen zwischen den Beinen, die Hüftgelenke sind in Mittelstellung von Flexion/Extension positioniert, die Knie bequem flektiert
- *In Flexion:* Rückenlage mit 90° oder grenzwertig flektiertem Hüftgelenk, Kniegelenke vollständig flektiert

Ausgangsstellung Therapeut

- *In Rückenlage:* Im Stand neben dem rechten Knie des Patienten, Blickrichtung zu dessen Kopf. Der Therapeut setzt sein rechtes Knie auf die Liege und stützt die leicht flektierte Hüfte und das Knie des Patienten ab (➤ Abb. 7.44).
- *In Seitlage:* Falls der Therapeut Daumenkontakt herstellen will, steht er hinter dem Patienten in einer Linie mit dem Femur (➤ Abb. 7.43). Falls das Femur des Patienten als Hebel eingesetzt werden soll, steht der Therapeut hinter dem Patienten und beugt sich über dessen Körper, sodass dessen Becken durch seine linke Achsel abgestützt ist (➤ Abb. 7.45).
- *In Flexion:* Im Stand neben dem Patienten, Blickrichtung zu dessen Kopf (➤ Abb. 7.46).

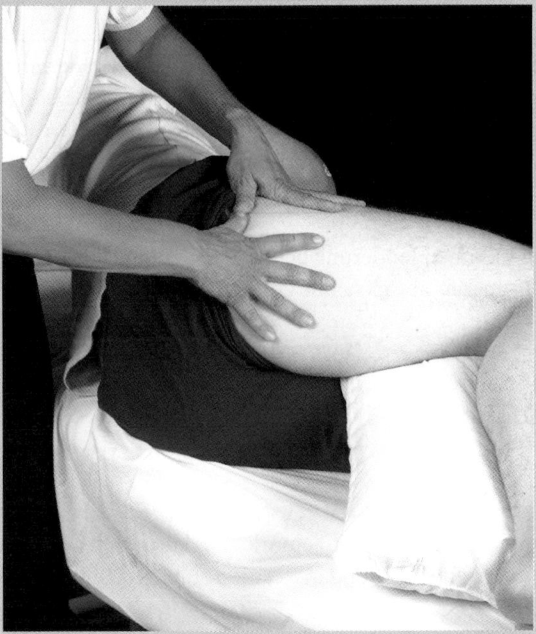

Abb. 7.43 Longitudinalbewegung nach kaudal, Grad I und II

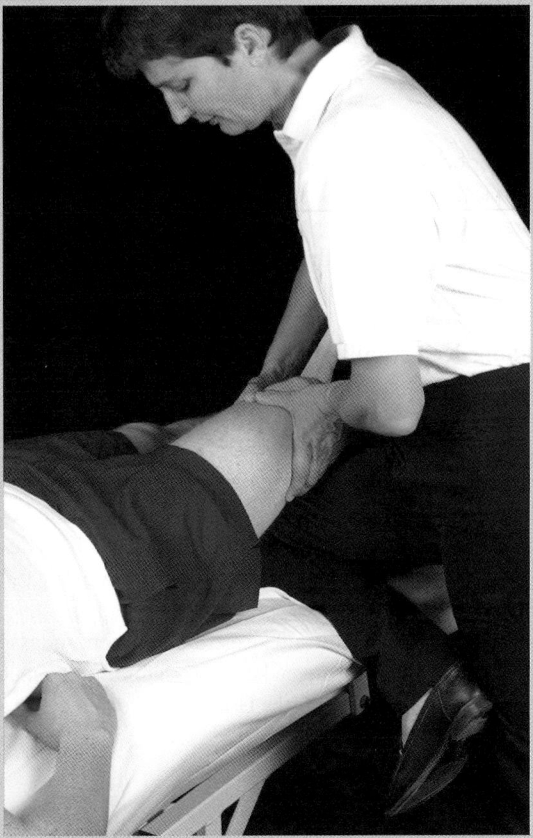

Abb. 7.44 Longitudinalbewegung nach kaudal

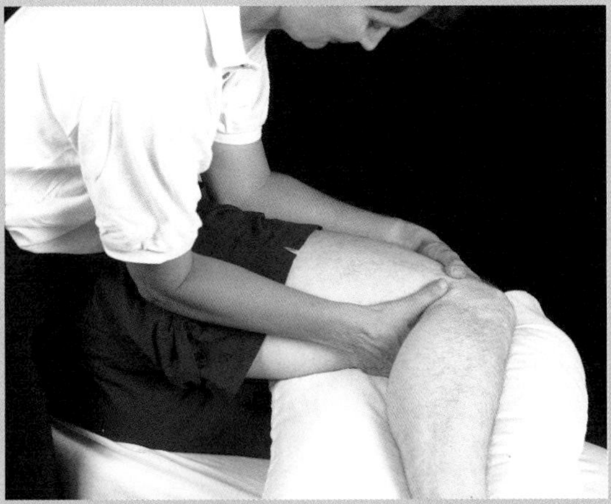

Abb. 7.45 Longitudinalbewegung nach kaudal, alternative Methode, Grad I und II

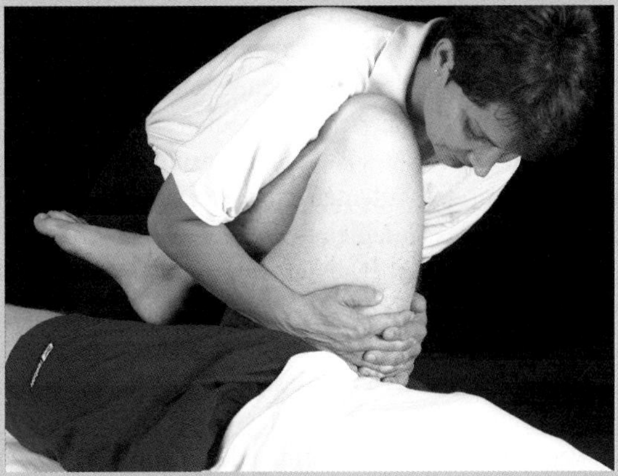

Abb. 7.46 Longitudinalbewegung nach kaudal in Flexion, Grad III und IV

Lokalisation der einwirkenden Kräfte (Handgriffe)

In Rückenlage

- Der Therapeut kniet (rechtes Schienbein auf der Liege).
- Der rechte Oberschenkel wird diagonal unter dem Knie des Patienten platziert.
- Alternativ sitzt der Therapeut auf dem Rand der Liege.
- Das rechte Bein, das im Kniegelenk vollständig flektiert und im Hüftgelenk außenrotiert ist, wird unter dem Oberschenkel des Patienten platziert.
- Beide Hände umfassen das distale Femurende des Patienten.

In Seitlage

- Beide Daumen werden am Trochanter major angelegt.
- Die Finger sind breit gespreizt, um die Daumen zu stabilisieren.
- Die Unterarme sind in einer Linie mit dem Femur des Patienten ausgerichtet.

- Wenn das Bein als Hebel genutzt werden soll, ergreifen beide Hände das untere Femurende des Patienten knapp proximal von den Femurkondylen.

In Flexion

- Die Finger beider Hände sind verschränkt und umfassen die anteriore Fläche des Oberschenkels des Patienten so weit proximal wie praktikabel.
- Kopf und Schultern des Therapeuten stützen das Knie des Patienten, um den Hüft- und Kniegelenkwinkel zu stabilisieren.

Anwendung der Technik

In Rückenlage

- Die oszillierende Longitudinalbewegung wird durch behutsamen Zug am Femur des Patienten erzeugt.
- Diese Technik kann durch eine rollende oder gleitende Bewegung des Oberschenkels des Therapeuten, der das Bein des Patienten abstützt, in Richtung der Behandlungsbewegung unterstützt werden.
- Diese Technik sollte behutsam ausgeführt werden, sodass bei sehr schmerzhaften Störungen keine Missempfindungen auftreten. Es können unterschiedliche Grade von Flexion genutzt werden.

In Seitlage

- Wenn der Therapeut die Daumen einsetzt, kann er äußerst sanfte und angenehme Longitudinalbewegungen erzeugen.
- Die Daumen des Therapeuten sollten die Bewegung nicht ausführen, sondern wie eine Spiralfeder den Kontaktpunkt bilden, mit dem er die stattfindende Bewegung erfühlt.
- Die Arme und der Körper des Therapeuten schwingen sanft und in der Linie des Femur des Patienten vor und zurück.
- Wenn das Femur des Patienten eingesetzt wird, muss der Therapeut das Becken des Patienten mit seiner linken Achsel stabilisieren, damit es sich während der Anwendung der Technik nicht bewegt.
- Auf diese Weise wird die Longitudinalbewegung als oszillierende Bewegung durch die Hände des Therapeuten, die das distale Ende des Femur des Patienten umfassen, hervorgerufen.
- Die Bewegung sollte von den Armen des Therapeuten erzeugt werden.
- Der Körper des Therapeuten kann nicht eingesetzt werden, da ansonsten die Kontrolle über das Becken des Patienten verloren gehen würde.

In Flexion

Der Therapeut greift das Bein des Patienten so, dass er auf den Füßen vor und zurück schaukeln kann, während das Bein in die gleiche Richtung schaukelt.

Varianten bei der Anwendung der Technik

- Die in Flexion ausgeführte Longitudinalbewegung kann so angepasst werden, dass sie in einer beliebigen Abduktions- oder Adduktionswinkelstellung ausgeführt werden kann.
- In der Flexion kann mehr Flexion hinzugefügt werden, während die Longitudinalbewegung erzeugt wird (Gruppe 2), oder die Flexion kann während der Technik um einige Grade verringert werden (Gruppe 3b). Die Flexion kann auch mit Flexion/Adduktions- oder Flexion/Abduktionsstellungen kombiniert werden (Gruppe 2).

Anwendungen

- Zur wirksamen Linderung bei schmerzhaften Hüftstörungen
- Nach superior abweichende OA und kapsuläre Enge

Posteroanteriore und anteroposteriore Bewegungen

(➤ Abb. 7.47, ➤ Abb. 7.48)

Richtung Bewegung des Femurkopfes in posteroanteriorer und anteroposteriorer Richtung in Relation zum Acetabulum
Symbole ↡, ↟
Ausgangsstellung Patient Seitlage; das obere Bein wird mit Kissen in Neutralstellung oder am Ende eines steifen Bewegungsausmaßes gelagert (wenn das Bein als Hebel genutzt wird: Rückenlage oder Seitlage).
Ausgangsstellung Therapeut *PA* – im Stand hinter dem Patienten; *AP* – im Stand vor dem Patienten (wenn das Bein als Hebel genutzt wird: neben dem Patienten)

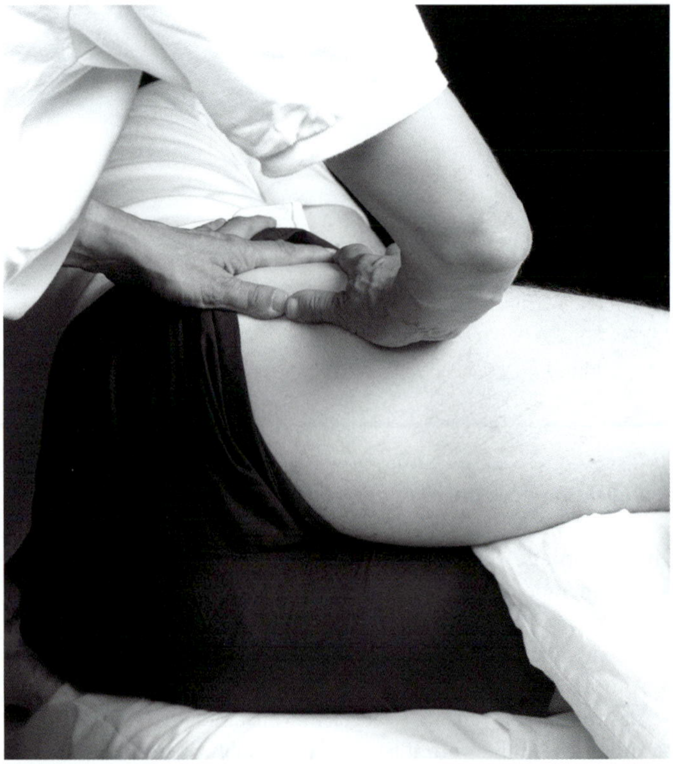

Abb. 7.47 Posteroanteriore Bewegung

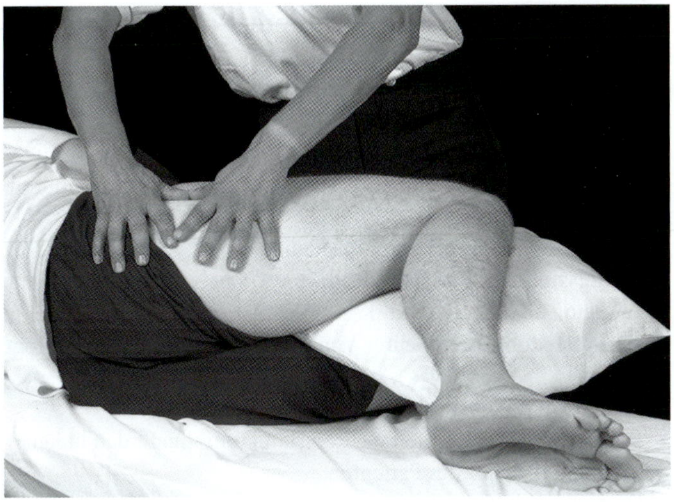

Abb. 7.48 Anteroposteriore Bewegung

Lokalisation der einwirkenden Kräfte (Handgriffe)

Posteroanterior

- Die Kuppen beider Daumen werden so gegen die hintere Fläche des Trochanter major angelegt, dass ihre Spitzen gegeneinander zeigen (Grad I und II).
- Die Finger sind um die Daumen gespreizt, die direkten Knochen-auf-Knochen-Kontakt mit dem Trochanter haben sollten.
- Alternativ wird der Handballen gegen die hintere Fläche des Trochanter major gelegt (Grad III und IV).

Anteroposterior

- Die Kuppen beider Daumen werden so gegen die Vorderfläche des Trochanter major gelegt, dass ihre Spitzen gegeneinander zeigen (Grad I und II).
- Die Finger sind um die Daumen gespreizt, die direkten Knochen-auf-Knochen-Kontakt mit dem Trochanter haben sollten.
- Alternativ kann der Handballen gegen die Vorderfläche des Trochanter major gelegt werden (Grad III und IV).

Anwendung der Technik PA und AP

- Für Grad I und II erzeugt der Therapeut mit Körper und Armen weiche, sanfte, kleine oszillierende Bewegungen. Er leitet sie durch seine Daumen, die stabil am Trochanter anliegen.
- Die Bewegung sollte nicht durch die innere Daumenmuskulatur erzeugt werden, denn sie muss sowohl schmerzfrei sein als auch keine Missempfindungen hervorrufen.
- Für Grad III und IV erzeugt der Handballen über den Körper und die Arme eine dehnende Bewegung, während die andere Hand das Becken des Patienten an der SIAS stabilisiert.

Varianten bei der Anwendung der Technik

- Die Daumen können dazu genutzt werden, um die PA- und AP-Bewegungen wie oben beschrieben zu erzeugen, wobei der Patient allerdings in Rückenlage liegt.
- Während der Patient die Bauchlage einnimmt, kann der Handballen dazu genutzt werden, um eine PA-Bewegung auf der posterioren Fläche des Trochanter major zu erzeugen, während die andere Hand des Therapeuten das Hüftgelenk und das Bein des Patienten weiter in Extension führt.
- Der Kontaktpunkt am Trochanter major kann abgewandelt werden, um unterschiedliche Inklinationen für die Technik zu erproben.
- Rückenlage: Beide Hände um das Bein – eine Handfläche direkt unter dem Tuber ischiadicum, die andere Hand knapp unterhalb des Gelenks in der Leistenfalte. Der Therapeut erzeugt die Bewegung durch sanfte Bewegungen des Rumpfs.

Anwendungen

- Im Acetabulum sind nur sehr kleine PA- und AP-Bewegungen des Femurkopfes möglich. Allerdings können diese Bewegungen als Behandlung für sehr schmerzhafte Hüftstörungen nützlich sein (Grad I und II).
- Kann als Zusatzbewegung am Ende des steifen physiologischen Flexions-/Extensionsausmaßes verwendet werden (Grad III und IV).
- Kann als Technik bei Störungen wie einer Bursitis subtrochanterica oder eines Piriformis-Syndroms eingesetzt werden.
- Behandlungstechniken unter Kompression.

In Verlaufslinie des Femur (Longitudinalbewegung nach kranial)

(➤ Abb. 7.49)

Richtung Kompression des Femurkopfes in das Acetabulum in der Linie des Femur (Longitudinalbewegung nach kranial)
Symbol >•< Femur oder ←•→ kran
Ausgangsstellung Patient Rückenlage auf der Liege
Ausgangsstellung Therapeut Im Stand hinter dem leicht flektierten rechten Knie des Patienten, Blickrichtung zu dessen Kopf
Lokalisation der einwirkenden Kräfte (Handgriffe)

- Der Oberschenkel des Therapeuten stützt das leicht flektierte Knie des Patienten.
- Die rechte Hand liegt gewölbt über der Tuberositas tibiae.
- Die linke Hand ergänzt die Unterstützung des Knies des Patienten.

Anwendung der Technik

- Der Therapeut erzeugt die oszillierende Bewegung, mit welcher der Femurkopf in das Acetabulum geschoben wird, mit der rechten Hand von vorn und in Verlaufsrichtung des Femur, indem er einen Schub gegen die Vorderseite der Tibia gibt.
- Die umgekehrte Oszillation wird durch die linke Hand des Therapeuten an der Kniekehle gesteuert.
- Bei kraftvolleren Techniken wird eine begleitende Beckenbewegung hervorgerufen.
- Die Technik sollte im Allgemeinen bis zu leichtem Schmerz oder Unbehagen oder bis kurz vor dem Einsetzen starker, irritierbarer Schmerzen ausgeführt werden.

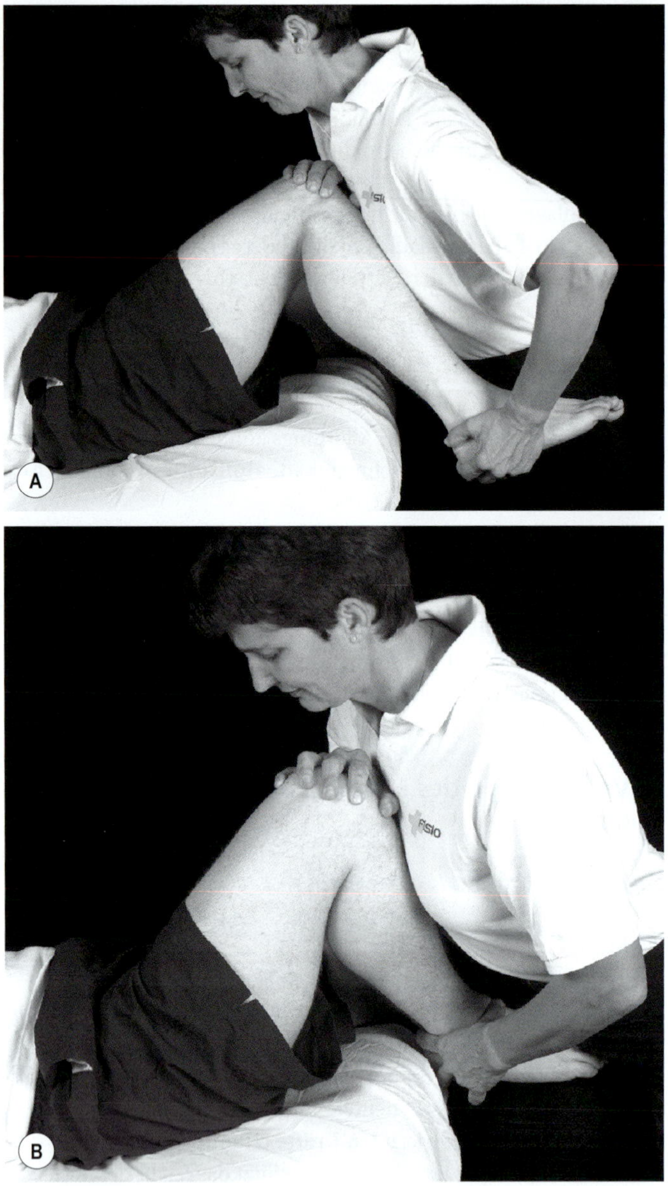

Abb. 7.49 Rotation zusätzlich zu kranialer longitudinaler Kompression: **A** Innenrotation; **B** Außenrotation

Varianten bei der Anwendung der Technik

- Diese Kompressionstechnik kann mit anderen Bewegungen wie Rotation oder Flexion und Extension ausgeführt werden.
- Während die Kompression aufrechterhalten wird, können andere Bewegungen hinzugefügt werden.
- Während Kompression entlang des Femurschafts durch das Knie aufrechterhalten wird, kann das Hüftgelenk über den Unterschenkel und den Fuß des Patienten innen- oder außenrotiert werden.

Anwendungen

- Bei moderaten Schmerzen in der Hüfte unter Belastung
- Zur Reproduktion und Behandlung von schmerzhaften Gelenkflächen

Mediale Kompression (mit medial gerichteten Transversalbewegungen)

(➤ Abb. 7.50)

Richtung Kompression des Femurkopfes in das Acetabulum nach medial
Symbol >•< Collum oder —•→ medial
Ausgangsstellung Patient Seitlage auf der schmerzfreien Seite (in diesem Fall die linke Seite)
Ausgangsstellung Therapeut Von vorn über den Patienten gebeugt

Lokalisation der einwirkenden Kräfte (Handgriffe)

- Der Ballen der gewölbten rechten Hand umschließt den linken Trochanter major des Patienten.
- Die rechte Schulter wird direkt über der rechten Hand positioniert.
- Die linke Hand und der linke Unterarm umfassen und unterstützen den Unterschenkel des Patienten und stellen so maximalen Kontakt her.

Anwendung der Technik

- Der Therapeut erzeugt einen anhaltenden Schub, mit dem er den Femurkopf medial in die nach lateral weisende Gelenkfläche des Acetabulums presst.
- Über die rechte Schulter des Therapeuten wird dann der Femurkopf in der Art eines oszillierenden Überdrucks in Richtung Boden gedrückt.
- Die Zeit, die benötigt wird, um den Druck auszuüben und die Symptome des Patienten zu reproduzieren, sollte der Zeit entsprechen, die der Patient auf der schmerzhaften Hüfte liegen kann, bevor er die Symptome spürt (➤ Abb. 7.50A).
- Während der Druck aufrechterhalten wird, dreht der Therapeut seinen Körper und seine rechte Hand um die rechte Hüfte des Patienten und erzeugt so Extension (➤ Abb. 7.50B) und Flexion (➤ Abb. 7.50C).
- Der Therapeut neigt seinen Rumpf zur Seite, um eine Abduktion in der Hüfte des Patienten zu erzeugen (➤ Abb. 7.50D).
- Für die Außenrotation beugt der Therapeut seinen Körper von vorn über die rechte Hüfte des Patienten. Dadurch wird der linke Fuß des Patienten zum Boden abgesenkt, während das Knie in leichter Flexion und Extension, Abduktion und Adduktion gehalten wird (➤ Abb. 7.50E).
- Für die Innenrotation wird die umgekehrte Handlung des Körpers des Therapeuten die Innenrotation hervorrufen (➤ Abb. 7.50F).

Anwendungen

- Bei chronischen Hüftsymptomen, bei denen es dem Patienten schwerfällt, auf der schmerzenden Hüfte zu liegen
- Bei Schmerzhaftigkeit einer OA-Hüfte, wenn der Patient auf der betroffenen Seite liegt
- Bei Verlust der Fähigkeit, im Lotussitz oder im Schneidersitz oder mit dem Fuß auf dem gegenüberliegenden Knie zu sitzen

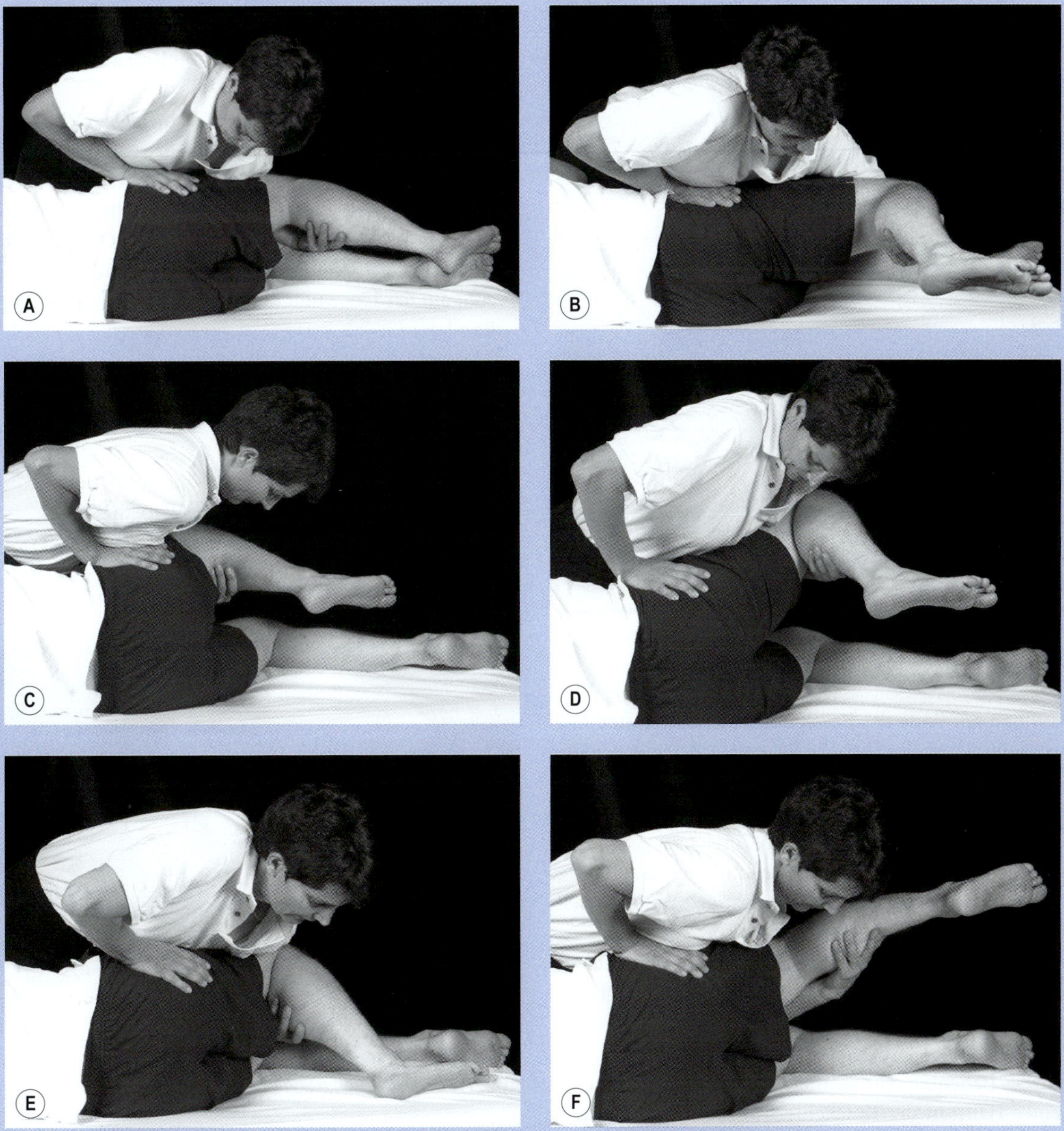

Abb. 7.50 Kompression nach medial: **A** in Neutralstellung; **B** extendierend; **C** flektierend; **D** abduzierend; **E** außenrotierend; **F** innenrotierend

7.6.2 F/Ad als Behandlungstechnik

F/Ad als Behandlungstechnik kann mit Grad II, III und IV ausgeführt werden (➤ Abb. 7.51).

F/Ad als Behandlungstechnik

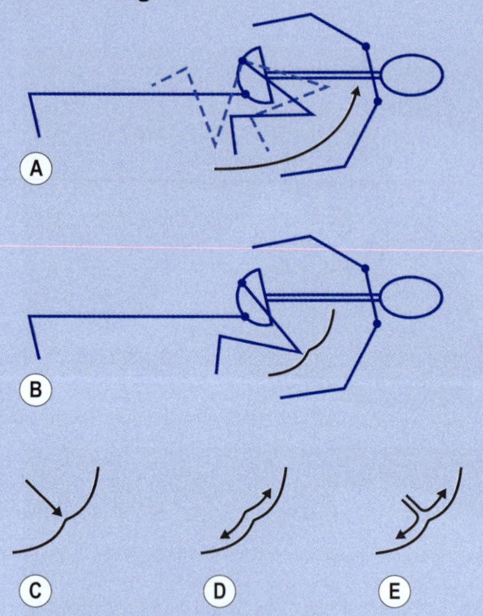

Abb. 7.51 Grafische Darstellung verschiedener Flexions-/Adduktionsbewegungen im Hüftgelenk

Grad IV

Kleine Oszillationen am Ende des Bewegungsausmaßes (Grad IV) können als Behandlung auf eine der drei folgenden Arten gegen die schmerzhafte Beweglichkeitsgrenze eingesetzt werden:

1. Mit einer F/Ad-Bewegung, die gegen die Beweglichkeitsgrenze gerichtet ist (Pfeil mit einer Spitze; ➤ Abb. 7.51C)
2. Durch Bewegung entlang eines F/Ad-Bewegungsbogens, vorwärts und rückwärts über die Beweglichkeitsgrenze hinaus (Pfeil mit zwei Spitzen; „Überrollen"; ➤ Abb. 7.51D)
3. Ausführung von kleinen oszillierenden Bewegungen in einem Bogen vorwärts und rückwärts auf beiden Seiten der Beweglichkeitsgrenze (zwei Pfeile mit zwei Spitzen; „Schöpfen"; ➤ Abb. 7.51E)

Wenn das Knie des Patienten sehr schmerzhaft ist, kann der Therapeut es mit einer Hand in der Kniekehle stützen, um es aus der schmerzhaften Flexionsstellung zu bringen.

Anwendungen

- Wahrscheinlich die nützlichste Technik sowohl für die Untersuchung als auch für die Behandlung der Hüfte. Für die Hüfte so wichtig wie der Quadrant für die Schulter.
- Wenn alle anderen Bewegungen schmerzfrei sind, kann diese Bewegung schmerzhaft und eingeschränkt sein, wenn die Hüfte eine Quelle geringfügiger Symptome ist.
- Flexion und Adduktion der Hüfte sind nicht gesondert beschrieben, da die Beschreibung von F/Ad diesen Zweck erfüllt.
- Die Technik kann in den klinischen Gruppen 3b und 2 und der Gruppe 4 in Kombination mit Innenrotation und Kompression angewandt werden.

Grad II und III

(➤ Abb. 7.52, ➤ Abb. 7.53)

Ausgangsstellung Patient Rückenlage, mit entsprechend flektierter Hüfte und etwa 90° flektierten Knien

Ausgangsstellung Therapeut

- *Grad II:* Im Stand auf Höhe des rechten Oberschenkels des Patienten, Blickrichtung zu dessen linker Schulter. Der Körper des Therapeuten dient als Begrenzung für den lateralen Ausschlag der F/Ad-Bewegung (für Grad III wäre der Abstand etwas größer).
- *Grad III:* Im Stand auf Höhe des rechten Oberschenkels des Patienten, Blickrichtung zu dessen linker Schulter. Das rechte Knie ruht auf der Liege und der linke Oberschenkel lehnt gegen den Rand der Liege.

Lokalisation der einwirkenden Kräfte (Handgriffe)

Grad II

- Die linke Hand hält das rechte Knie des Patienten.
- Die rechte Hand hält den Fuß des Patienten.
- Die Körperstellung wird so angepasst, dass sie der gewählten Richtung von F/Ad entspricht.

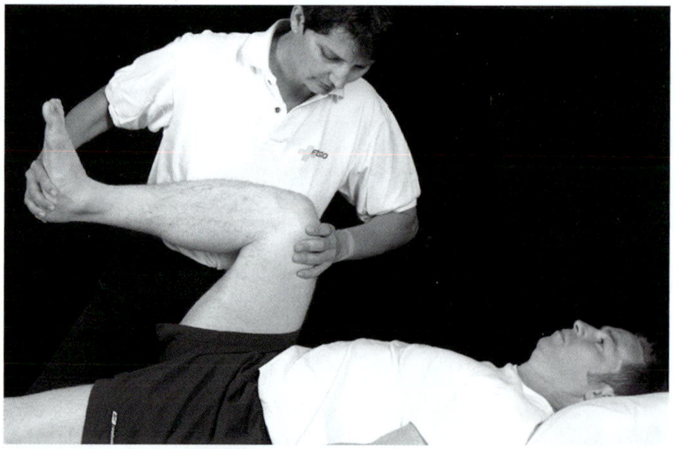

Abb. 7.52 Flexion/Adduktion Grad III

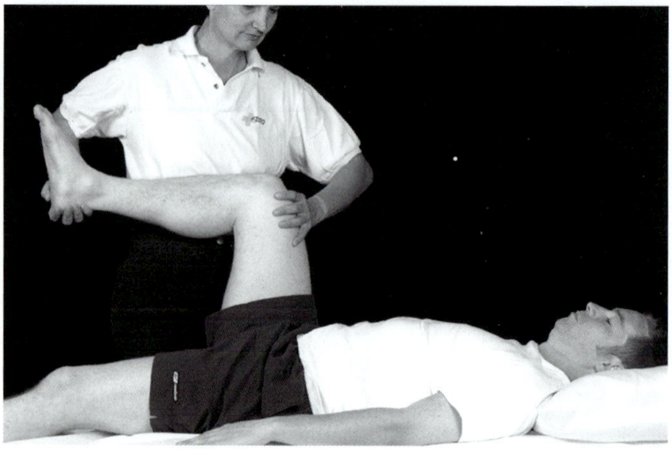

Abb. 7.53 Flexion/Adduktion Grad II

Grad III

- Beide Hände halten zuerst das flektierte Knie des Patienten, um die Hüfte bis zum Ende des Bewegungsausmaßes am gewählten Punkt im Bewegungsbogen zu flektieren und zu adduzieren.
- Der Griff wird dann so verändert, dass:
  - Die linke Hand das Knie des Patienten stützt.
  - Die rechte Hand den Fuß des Patienten stützt, um eine mittlere Rotationsstellung beizubehalten.

Anwendung der Technik

Grad II

- Die oszillierenden Bewegungen mit großer Amplitude sollten nicht das Ende des Bewegungsausmaßes erreichen. Sie werden vor und zurück durch die Arme des Therapeuten ausgeführt.
- Welche Tiefe die Bewegung erreicht, wird vom Einsetzen und der Zunahme von Schmerz bestimmt. Sie wird bis kurz vor Einsetzen eines Widerstands ausgeführt.
- Die Umkehrbewegung und damit der Oszillationsbogen wird durch die Position des Körpers des Therapeuten bestimmt, die Bewegung abbremst.

Grad III

- Die oszillierenden Bewegungen mit großer Amplitude von etwa 30° (bis 90°) werden in gerader Linie an die Bewegungsgrenze geführt. Die Amplitude des Fußes des Patienten muss genauso groß sein wie die des Knies.
- Der Körper des Therapeuten wird so positioniert, dass er am äußeren Ende des Bewegungsausmaßes eine Begrenzung bildet.
- Der Therapeut schwingt das Knie des Patienten an die Grenze von F/Ad, wo das Becken des Patienten sich von der Liege abhebt, und in einen gewissen Grad von Widerstand.
- Die Technik muss gleichmäßig und ohne Hüftrotation ausgeführt werden.

Anwendungen

- Klinische Gruppe 3a (Grad II), 3b (Grad III)
- Zur Linderung von Hüftschmerz oder als Beitrag zu Wiederherstellung des Bewegungsausmaßes nach einer Verletzung
- Als Gegenmaßnahme gegen eine Verschlimmerung der Osteoarthrose
- Als Technik zur Linderung von Nachbehandlungsschmerzen

7.6.3 Weitere passive Behandlungstechniken

Innenrotation

(➤ Abb. 7.54, ➤ Abb. 7.55, ➤ Abb. 7.56, ➤ Abb. 7.57, ➤ Abb. 7.58, ➤ Abb. 7.59)

Innenrotation ist oft eingeschränkt und schmerzhaft und kann in Hüftflexion stärker eingeschränkt sein als in Extension oder umgekehrt. Solchen Varianten sollte während der Untersuchung nachgegangen werden.

Als Behandlungstechnik kann die Innenrotation mit den Graden I, II, III und IV ausgeführt und in verschiedenen Positionen variiert werden.

Richtung Innenrotation des Hüftgelenks in verschiedenen physiologischen Stellungen

Symbol ↻

Ausgangsstellung Patient

- *In Rückenlage (Grad I und II):* Rückenlage nahe am rechten Rand der Liege (➤ Abb. 7.54)
- *In Seitlage (Grad I und II):* Auf der linken Seite liegend; mit einem Kissen zwischen den Beinen, um die Hüfte in der schmerzfreien Neutralstellung zu halten (➤ Abb. 7.55)
- *In Extension und Rückenlage (Grad III und IV):* Rückenlage nahe dem rechten Rand der Liege in einem flachen Winkel, damit der linke Fuß des Patienten nahe am Rand der Liege positioniert ist und das rechte Knie nicht mehr auf der Liege ruht (➤ Abb. 7.56)
- *In Extension und Bauchlage (Grad III und IV):* Bauchlage, die Knie im rechten Winkel flektiert (➤ Abb. 7.57 und ➤ Abb. 7.58)
- *In Flexion (Grad III und IV):* Rückenlage nahe am rechten Rand der Liege, Hüft- und Kniegelenk im rechten Winkel flektiert (➤ Abb. 7.59)

Ausgangsstellung Therapeut

- *In Rückenlage:* Im Stand auf Höhe der Knie des Patienten, Blickrichtung über dessen Körper hinweg. Das rechte Knie wird auf der Liege platziert und der Oberschenkel sorgfältig so positioniert, dass er Oberschenkel und Wade des Patienten bequem abstützt und einige Grade Flexion in Hüft- und Kniegelenk des Patienten ermöglicht, sodass dessen Ferse auf der Liege ruht (➤ Abb. 7.54).
- *In Seitlage:* Von hinten über die Hüfte des Patienten gebeugt (➤ Abb. 7.55)
- *In Extension und Rückenlage:* Im Kniestand neben dem rechten Oberschenkel, Blickrichtung zu dessen linkem Knie (➤ Abb. 7.56)
- *In Extension und Bauchlage:* Im Stand neben dem rechten Knie des Patienten, Blickrichtung zu dessen Hüfte (➤ Abb. 7.57 und ➤ Abb. 7.58)
- *In Flexion:* Im Stand neben der rechten Hüfte des Patienten, Blickrichtung zu dessen linkem Knie (➤ Abb. 7.59)

Lokalisation der einwirkenden Kräfte (Handgriffe)

In Rückenlage

Beide Hände umfassen das rechte Knie des Patienten.

In Seitlage

- Mit der linken Achsel wird die Hüfte des Patienten abgestützt.
- Die linke Hand greift um und unter das Knie des Patienten, um es zu stabilisieren und die Hüftrotation zu erfühlen.
- Die rechte Hand stabilisiert den rechten Knöchel und Fuß des Patienten.

In Extension und Rückenlage

- Der linke Unterarm stützt das Knie des Patienten ab.

Innenrotation

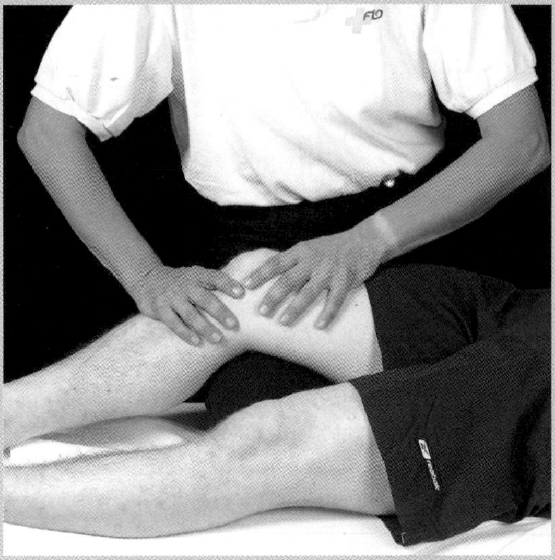

Abb. 7.54 Innenrotation Grad I und II

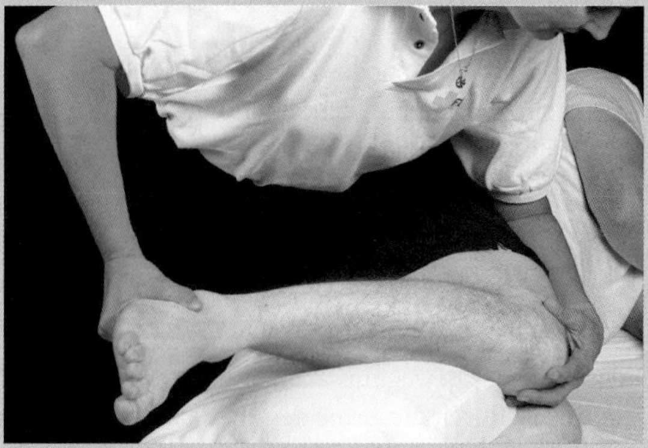

Abb. 7.55 Innenrotation, alternative Methode für Grad I und II

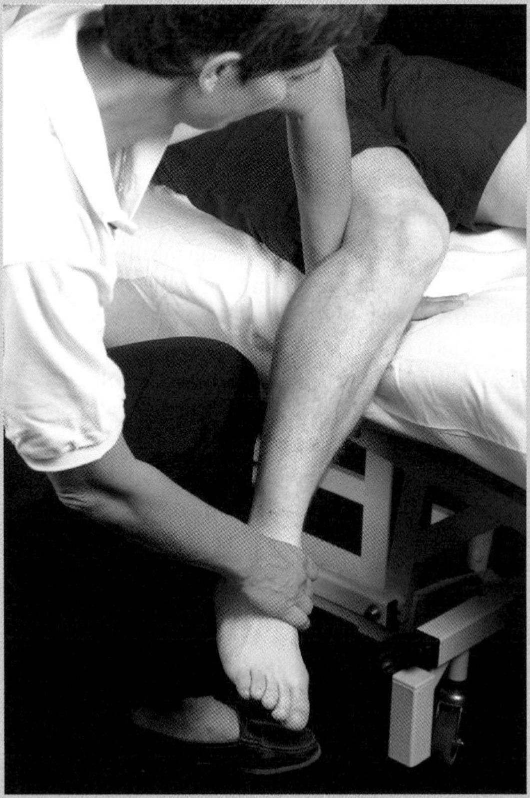

Abb. 7.56 Innenrotation in Extension und Rückenlage für Grad III und IV

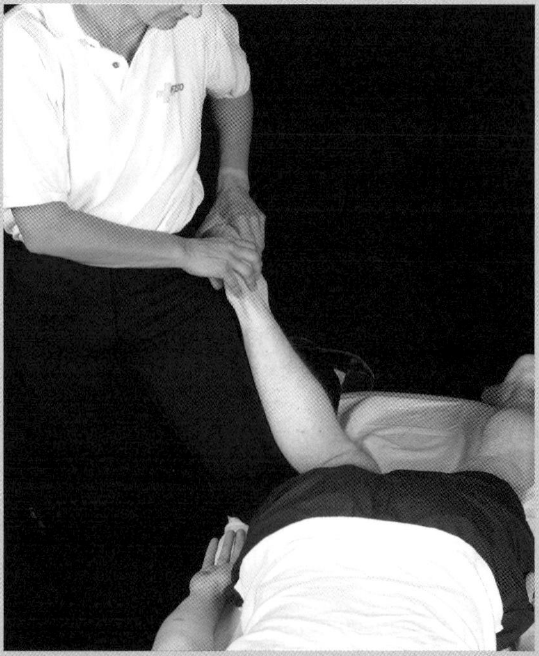

Abb. 7.57 Innenrotation in Extension und Bauchlage für Grad III und IV

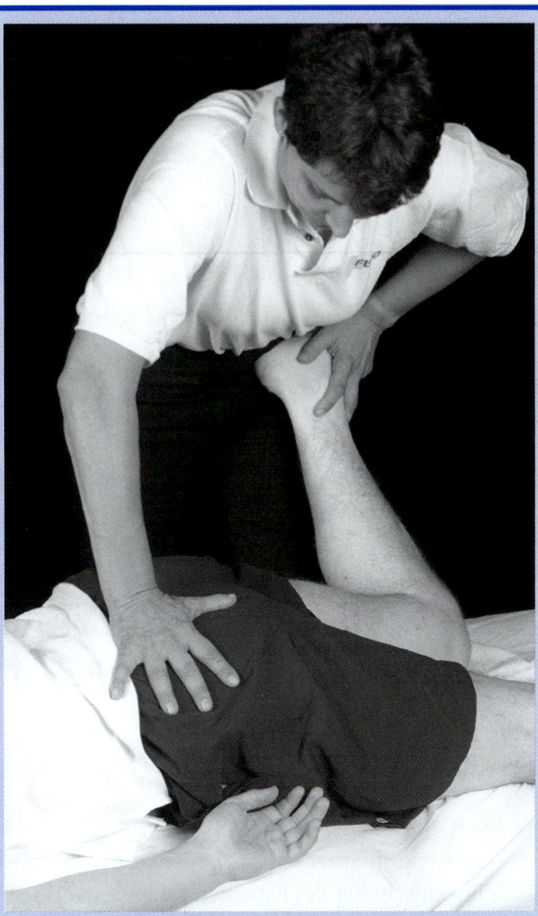

Abb. 7.58 Innenrotation, Grad IV. Das linke Ilium wird gegen die Liege geschoben.

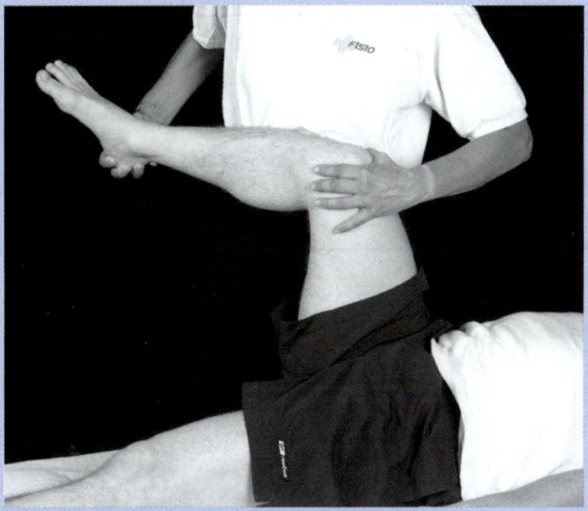

Abb. 7.59 Innenrotation in Flexion, Grad III und IV

- Die rechte Hand hält den rechten Fuß des Patienten.
- Der linke Unterarm stabilisiert das Knie des Patienten.

In Extension und Bauchlage

- Das linke Knie ruht auf der Liege.
- Der linke Oberschenkel bildet eine bequeme Begrenzung für das Bein des Patienten an der Grenze der Hüftinnenrotation.
- Die rechte Hand hält die Ferse des Patienten.
- Die linke Hand hält den Vorfuß des Patienten.
- Das linke Bein wird in der Höhe so eingestellt, dass keine weitere Innenrotation möglich ist.

In Flexion

- Die linke Hand stützt das Knie des Patienten.
- Die rechte Hand stützt die Ferse des Patienten.

Anwendung der Technik

In Rückenlage (Grad I und II)

Kleine oder große oszillierende Bewegungen am Femur des Patienten werden durch leichten Druck gegen die Außenfläche des Knies des Patienten hervorgerufen.

In Seitlage (Grad I und II)

- Der Therapeut umfasst mit der linken Hand das Knie des Patienten.
- Eine konstante Position von Ab und Ad und Flexion/Extension muss aufrechterhalten werden.
- Der Therapeut erzeugt kleine oder große oszillierende Bewegungen, indem er mit seiner rechten Hand den Fuß des Patienten anhebt und absenkt.
- Es sollten keine Schmerzen oder Missempfindungen in der Hüfte gefühlt werden.

In Extension und Rückenlage (Grad III und IV)

- Der Therapeut erzeugt eine Innenrotation im Hüftgelenk des Patienten, indem er dessen Ferse lateral anhebt.
- Bewegungen Grad IV werden erzeugt, indem der Fuß des Patienten lateral bis zur Grenze des Bewegungsausmaßes angehoben wird, während der Therapeut mit seinem linken Unterarm einen gleich starken Gegendruck gegen die Außenseite des Knies des Patienten gibt.
- Oszillierende Innenrotationsbewegungen werden durch die linke Hand des Therapeuten gesteuert; der Druck mit dem linken Arm sollte ziemlich fest sein.
- Bewegungen Grad III mit großer Amplitude werden durch das Absenken des rechten Fußes des Patienten erzeugt, wodurch der

Druck gegen den linken Unterarm des Therapeuten verringert wird. Während des Absenkens des Fußes muss der Therapeut darauf achten, dass der Oberschenkel des Patienten in einer konstanten Position steht, sodass ausschließlich Innenrotation erzeugt wird.

In Extension und Bauchlage (Grad III und IV)
- Innenrotation wird erzeugt, indem der Therapeut den Fuß des Patienten so weit heranzieht, bis er den Oberschenkel des Therapeuten als Anschlag erreicht. Fuß und Bein des Patienten werden dann durch die Arme des Therapeuten vor und zurück oszillierend bewegt.
- Wenn der Therapeut am Fuß des Patienten Inversion ausführt, während er ihn zu sich zieht, intensiviert er die Maßnahme.
- Gegebenenfalls muss der Therapeut während der Innenrotation seine rechte Hand gegen die laterale Seite des Oberschenkels des Patienten legen, um eine Hüftabduktion zu vermeiden.

In Flexion (Grad III und IV)
- Der Therapeut innenrotiert die Hüfte des Patienten und verhindert gleichzeitig die Abduktion der Hüfte, indem er mit seiner linken Hand Druck gegen die Außenseite des Knies des Patienten ausübt.
- Die rechte Hand des Therapeuten bewegt dann den Fuß des Patienten in einem Bogen um dessen Knie.

Varianten bei der Anwendung der Technik

In Extension und Bauchlage
- Wie bei fast allen Behandlungstechniken mit passiven Bewegungen kann die Gelenkbewegung von jedem der gelenkbildenden Knochen aus erzeugt werden.
- Im Fall der Innenrotation im Hüftgelenk (Grad IV) kann die gleiche Ausgangsstellung wie für die Innenrotation in Extension und Bauchlage (➤ Abb. 7.57 und ➤ Abb. 7.58) gewählt werden. Es muss, allerdings so weit innenrotiert werden, dass sich das Os ilium des Patienten einige Zentimeter von der Liege abheben kann.
- Durch das Stabilisieren des Unterschenkels des Patienten kann der Therapeut die Innenrotation des rechten Hüftgelenks des Patienten erzeugen, indem er oszillierenden Druck auf die linke Gesäßhälfte des Patienten gibt und damit das linke Ilium gegen die Liege schiebt (➤ Abb. 7.58).

Anwendungen
- Bei sehr schmerzhaften Störungen der Hüfte (klinische Gruppen 1 und 3a)
- Bei steifen Hüften, die Mobilisation benötigen, um das Bewegungsausmaß zu erweitern (klinische Gruppen 2 und 3b)
- Häufig einsetzbar gegen Bewegungseinschränkung bei vielen Hüftstörungen
- Hilfreich in Verbindung mit einer anteroposterioren Zusatzgleitbewegung bei einer Blockade aufgrund hoher Tritte (Kampfsport und Ballett)
- Bei Osteoarthrose der Hüftgelenke
- Als Schaftrotation, um ein Rollen und Gleiten des Femurkopfes im Acetabulum zu erzielen, einschließlich geringgradiger Ab und Ad aufgrund der Rollbewegung des Beins

Außenrotation

(➤ Abb. 7.60, ➤ Abb. 7.61)

Richtung Außenrotation des Femurkopfes im Acetabulum
Symbol ↻
Ausgangsstellung Patient
- *In Flexion und Rückenlage:* Rückenlage, Hüft- und Kniegelenk in 90° Flexion
- *In Extension und Bauchlage:* Bauchlage, Kniegelenk in 90° Flexion

Ausgangsstellung Therapeut
- *In Flexion und Rückenlage:* Im Stand neben der rechten Hüfte des Patienten, Blickrichtung zu dessen linkem Knie
- *In Extension und Bauchlage:* Im Stand neben dem linken Knie des Patienten, Blickrichtung zu dessen rechter Hüfte. Das rechte Knie des Therapeuten wird auf der Liege platziert, der Oberschenkel ist so positioniert, dass er an der Grenze der Außenrotation im Hüftgelenk des Patienten eine Begrenzung bildet.

Lokalisation der einwirkenden Kräfte (Handgriffe)

In Flexion und Rückenlage
- Die linke Hand hält das flektierte Knie des Patienten und stabilisiert es.
- Die rechte Hand hält den Fuß des Patienten.
- Der Therapeut positioniert seinen Körper so, dass die Blickrichtung zur linken Schulter des Patienten geht, wenn dessen Hüfte die Grenze der Außenrotation erreicht hat.

In Extension und Bauchlage
- Die rechte Hand hält den Vorfuß des Patienten.
- Die linke Hand hält die Ferse des Patienten.

Anwendung der Technik

In Flexion und Rückenlage (Grad III und IV)
- Die oszillierenden Bewegungen werden erzeugt, indem der Therapeut den Fuß des Patienten in einem Bogen um das Knie vor und zurück bewegt.
- Die linke Hand und der Rumpf des Therapeuten sichern die Position des Knies als Zentrum des Bewegungsbogens.
- Wenn die Hüfte während der Innenrotationsphase der Oszillation wenige Grade flektiert und dann während der Außenrotationsphase entsprechend weit wieder extendiert wird, ist die Technik manchmal einfacher auszuführen. Dieses Verfahren verringert den Arbeitsaufwand der rechten Hand.

In Extension und Bauchlage
- Außenrotation im Hüftgelenk wird erzeugt, indem der Therapeut den Fuß zur Begrenzung hin absenkt, bis die Grenze des Bewegungsausmaßes erreicht ist.
- Die oszillierende Außenrotation wird dann durch eine Bewegung nach vorn und zurück durch die Arme des Therapeuten ausgeführt.
- Die Bewegung kann durch das Schnippen des Fußes in Eversion gesteigert werden, während die Hüfte außenrotiert.

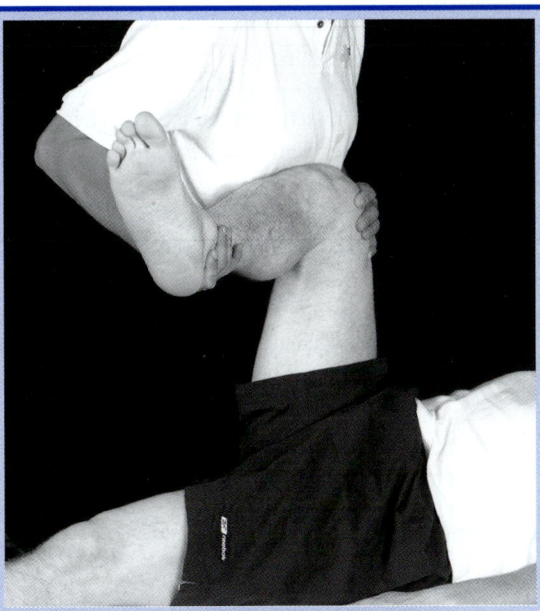

Abb. 7.60 Außenrotation in 90° Flexion, Rückenlage

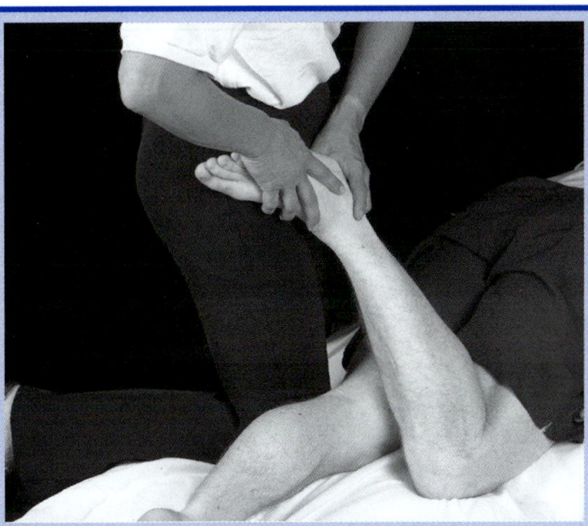

Abb. 7.61 Außenrotation in Extension, Bauchlage

Varianten bei der Anwendung der Technik

In Seitlage: Außenrotation in Seitlage kann auf ähnliche Weise wie bei der Innenrotation (➤ Abb. 7.55) beschrieben durchgeführt werden. Jedoch wird der Fuß des Patienten in das Kissen gedrückt, um eine oszillierende Außenrotation Grad I und II auszuführen.

Anwendungen

- Wird weniger oft als Innenrotation und Flexion/Adduktion angewendet
- Gewöhnlich am besten in Flexion auszuführen
- Kann als schmerzmodulierende Technik nützlich sein, etwa als Innenrotation in Rückenlage und in Seitlage
- Am besten zur Behandlung der Steifheit in Flexion oder Extension in Bauchlage geeignet

Abduktion

(➤ Abb. 7.62)

Richtung Bewegung der Hüfte in die Abduktion (entweder in Flexion oder Extension)
Symbole Ab, Ab/E, Ab/F

Ausgangsstellung Patient

- *In Flexion:* Rückenlage, mit der Hüfte in 20° Flexion bei sehr schmerzhaften Störungen oder mehr (alle Positionen möglich)
- *In Extension:* Rückenlage, Hüft- und Kniegelenk extendiert und die Beine bequem abduziert

Ausgangsstellung Therapeut

- *In Flexion:* Im Stand neben den flektierten Hüft- und Kniegelenken des Patienten, auf gleicher Höhe mit dem Knie und nahe dem Bein des Patienten, um eine Begrenzung zu bilden
- *In Extension:* Im Stand neben dem rechten Unterschenkel des Patienten, Blickrichtung zu dessen Hüfte; das rechte Schienbein ist auf der Liege platziert, er sitzt auf seiner rechten Ferse.

Lokalisation der einwirkenden Kräfte (Handgriffe)

In Flexion

- Die linke Hand wird über das Femur gelegt, um das Knie des Patienten zu stützen.
- Die rechte Hand wird über die Tibia des Patienten gelegt.
- Das Bein des Patienten wird bis zu dem Punkt des Bewegungsausmaßes abduziert, wie für die Behandlung vorgesehen.

In Extension

(➤ Abb. 7.62)

- Die linke Hand liegt stützend unter dem Knie des Patienten.
- Die rechte Hand liegt stützend unter dem Knöchel des Patienten.

Anwendung der Technik

In Flexion

- Oszillierende Bewegungen mit kleiner und großer Amplitude werden durch Bewegungen der Hände am Knie des Patienten erzeugt.
- Es ist darauf zu achten, dass die Bewegung nicht über den Punkt hinausgeführt wird, an dem es zu einer Beckenbewegung des Patienten kommt.

In Extension

- Die oszillierenden Bewegungen überschreiten normalerweise nicht 10–15° und werden von den Armen und Händen des Therapeuten erzeugt, wobei das Bein des Patienten nicht auf der Liege aufliegt.
- Das rechte Bein des Therapeuten dient als Begrenzung am Grenzpunkt des erforderlichen Abduktionsausmaßes.

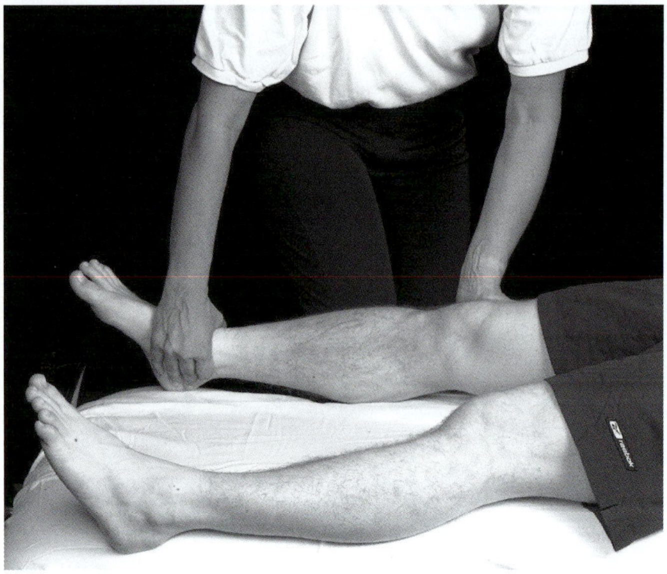

Abb. 7.62 Abduktion in Extension

Varianten bei der Anwendung der Technik
In Extension kann das Bewegungsausmaß erweitert werden, indem ein Handtuch unter das Gesäß des Patienten geschoben wird.

Anwendungen
- Zur Erweiterung des Bewegungsausmaßes der Hüftabduktion, die durch Schmerz oder Steifheit eingeschränkt ist
- Für die OA-Hüfte bei steifer und schmerzhafter Abduktion. Insbesondere bei superior abweichenden OA-Hüften. Hier kann die Abduktion mit einem longitudinalen Zusatzgleiten nach kaudal und medial kombiniert werden.
- Bei Leistenzerrung, wenn Abduktion die schmerzhafte Hüftbewegung darstellt

Extension

Richtung Extension des Hüftgelenks
Symbol E
Ausgangsstellung Patient Rückenlage am Rand der Liege, Hüft- und Kniegelenk in Extension
Ausgangsstellung Therapeut Im Stand neben dem Patienten, hinter dem Knie; Blickrichtung zum linken Knie

Lokalisation der einwirkenden Kräfte (Handgriffe)
- Mit der linken Hand wird von lateral um und unter das Knie des Patienten gegriffen.
- Mit der rechten Hand wird die Ferse des Patienten von unten und innen gehalten.

Anwendung der Technik
- Die linke Hand des Therapeuten hebt das Knie des Patienten 15–20 cm von der Liege.
- Die rechte Hand hält die Ferse des Patienten über der Liege und bewegt sie 7–10 cm in Richtung Gesäß des Patienten.
- Der Therapeut führt dann die Ferse des Patienten vom Gesäß fort und erlaubt dem Knie, bis zum Ende des Extensionsausmaßes abzusinken.
- Falls die Hüftstörung sehr schmerzhaft ist, kann der Oberschenkel des Therapeuten unter dem Knie des Patienten abstützen, um eine Begrenzung zu bieten.

Varianten bei der Anwendung von Kräften
- Ein Handtuch unter dem Gesäß des Patienten kann das Bewegungsausmaß der Extension erhöhen.
- Das linke Hüft- und Kniegelenk des Patienten können flektiert werden, um es dem Patienten bequemer zu machen.

Anwendungen
- Bei Schwierigkeiten des Patienten mit der Hüftextension, z. B. beim Gehen
- Insbesondere bei OA-Hüften eingeschränkt

Extension/Abduktion

Richtung Bewegung der Hüfte in die Extension/Abduktion
Symbol E/Ab
Ausgangsstellung Patient Rückenlage, Hüft- und Kniegelenk in Extension
Ausgangsstellung Therapeut Im Stand neben dem Patienten, hinter dessen Knie; Blickrichtung zur gegenüberliegenden Schulter
Lokalisation der einwirkenden Kräfte (Handgriffe)
- Die linke Hand stützt das Knie des Patienten von unten.
- Die rechte Hand stützt den Knöchel des Patienten von unten.

Anwendung der Technik
- Der Therapeut verlagert sein Gewicht nach hinten, um das Bein des Patienten in E/Ab abzusenken.
- Es wird ein Grad II mit der Amplitude von 20–40° erreicht, indem der Therapeut Arme und Körper einsetzt, wobei die Hüfte in Rotationsmittelstellung positioniert ist.

Anwendungen Wenn Hüftextension und -abduktion durch Schmerz oder Steifheit eingeschränkt sind

7.7 Aktive Techniken

7.7.1 Aktive Korrektur von Haltung und Bewegungsmustern

Dies ist besonders wichtig für Patienten mit geringfügigen Instabilitäten oder Hypermobilitäten. Allerdings profitieren auch Patienten mit einem steifen oder blockierten Gelenk, die mit exzessiver LWS- und/oder Kniebeteiligung kompensieren, von einer aktiven Korrektur (einschließlich vermehrter Hüftbewegung), sobald das Bewegungsausmaß des Hüftgelenks wiederhergestellt ist (siehe die klinischen Tipps in ➤ Box 7.5).

Box 7.5

Aktive Korrektur von Haltung und Bewegungsmustern

A. Hypermobile Störungen

Korrektur der symptomatischen Position

- Die Ausrichtung sollte, wenn möglich, in einer schmerzfreien Position korrigiert werden. Anfangs kann eine externe Stütze (Beckengurt) ein gesetzt oder die Position angepasst werden, um den Schmerz zu verringern (hoch und nicht tief sitzen; in Seitlage leicht nach vorn gerollt und nicht gerade liegen).
- Die Ausrichtung sollte tonisch korrigiert werden, indem:
  - Minimaler Aufwand genutzt wird
  - Sie als einfach und entspannend empfunden wird
  - Sie für 10 Sekunden mit 10 Wiederholungen aufrechterhalten wird
  - Sie ohne Ermüdung, Zittern oder Krampfen durchgeführt wird
- Visuelles Feedback kann anfangs dazu genutzt werden, die Ausrichtung zu prüfen (Benutzung eines Spiegels, Referenzpunkten am Körper).
- Erleichternde Techniken einschließlich taktilem und propriozeptivem Input können zu Beginn eingebunden werden: Tapes (z. B. das McConnel Hüfttape), Nutzung von Klammern (wie der SERF-Gürtel), um exzessive Innenrotation zu kontrollieren, oder ein Beckengurt, um Kompression zu geben, manuelle Stimulation, leichte Dehnung und der Einsatz von Gleichgewichtsreaktionen.
- Der Therapeut sollte anfangs auf einzelne Komponenten fokussieren. Später können mehrere Komponenten gleichzeitig korrigiert werden.
- Häufige Wiederholungen über den Tag verteilt.
- Ermutigung und positives Feedback sind hilfreich.
- Das Übungsniveau sollte die Fähigkeiten des Patienten nicht übersteigen.

Korrektur der symptomatischen Handlung

- Bewegungen sollten ohne Schmerzen ausgeführt werden, indem tonische Rekrutierung, Feedback und erleichternde Techniken wie oben beschrieben eingesetzt werden.
- Bewegungen sollten zu Beginn extrem langsam mit 15–20 Wiederholungen ausgeführt werden, wobei die Geschwindigkeit stufenweise zunimmt.
- Dissoziationsübungen (Sahrmann 2002) können anfangs eingebaut werden: Die hypermobile Hüfte wird in Neutralstellung gehalten, während die eingeschränkten proximalen (LWS) oder distalen Gelenke (Knie) aktiv bewegt werden. Zum Beispiel kann bei einem Golfschwung nach links die Außenrotation der rechten Hüfte exzessiv und schmerzhaft sein, während die LWS und das Knie eine eingeschränkte Rotation aufweisen. Dem Patienten können zwei verschiedene Dissoziationsübungen an die Hand gegeben werden:
  1. Während die Hüfte und die untere Gliedmaße in neutraler Rotation gehalten werden (keine Bewegung von der Hüfte bis zum Fuß), rotiert der Patient die LWS und den Rumpf nach links.
  2. Während Hüfte und Rumpf in neutraler Rotation gehalten werden, wird das Knie durch Rotation von Oberschenkel, Becken und Rumpf als feste Einheit in Bezug auf die Tibia außenrotiert.
- Eine Ganzkörperbewegung kann nun eingebaut werden. Für das obrige Beispiel kann dies erreicht werden, indem zuerst der Rumpf rotiert, dann das Knie ohne jede Beteiligung der Hüfte; schließlich wird die begrenzte Hüftrotation hinzugefügt.
- Die symptomatische Aktivität kann dann ohne exzessive Hüftrotation simuliert und schließlich der Golfschwund mit Golfschläger und Ball geübt werden

B. Geringfügige Instabilitätsstörungen

Korrektur der symptomatischen Position In korrekter globaler Ausrichtung, wie oben beschrieben, werden tonische Kontraktion der segmentale Stabilisatoren hinzugefügt, um zusätzlich exzessive Gleitbewegung zu korrigieren.

Korrektur der symptomatischen Aktivität Sobald der segmentale Stabilisator kognitiv kontrahiert werden kann, folgen die oben beschriebenen Schritte für Hypermobilität, während die Kontraktion aufrechterhalten wird.

7.7.2 Die lokalen Stabilisatoren (adaptiert von Comerford und Mottram 2001, Gibbons 2001)

M. psoas

(➤ Abb. 7.63)

Ausgangsstellung Patient Für die rechte Hüfte, Rückenlage, nahe am Rand der Liege

Ausgangsstellung Therapeut Im Stand dem Patienten zugewandt

- Die rechte Hand des Therapeuten greift um die posteriore Fläche des Knies, wobei die medialen und lateralen Femurkondylen mit Daumen und Fingern gehalten werden.
- Die linke Hand fixiert das Os ilium.

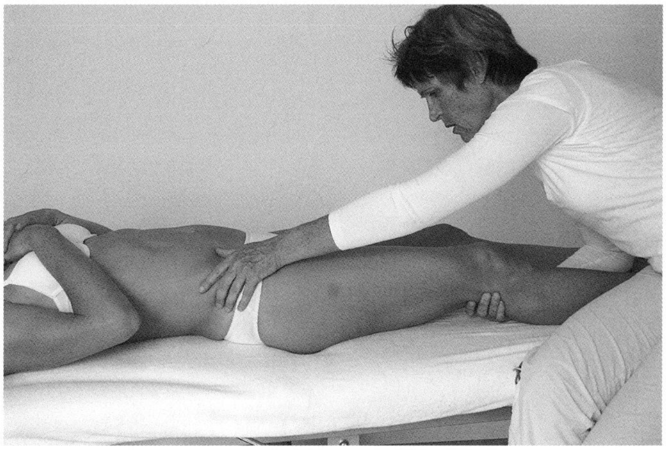

Abb. 7.63 Rekrutierung des M. psoas

Vorgehensweise Der Therapeut führt sehr behutsam passiv Distraktion und Kompression der Hüfte aus. Der Patient wird dann angewiesen, zu helfen, indem er den Hüftkopf mit sowenig Anstrengung wie möglich langsam und leicht in die Gelenkpfanne zieht. Gleichzeitig übt der Therapeut eine sanfte Distraktionskraft aus. Der Patient sollte die Kontraktion für 30 Sekunden ohne Schmerz, Ermüdung, Zittern oder Verkrampfung halten. Während dieser Zeit testet der Therapeut die passive Rotation der Hüfte, um sicherzustellen, dass sie relativ frei ist und die einziehende Bewegung nicht von größeren globalen Muskeln ausgeführt wird. Es sollte keine sichtbare oberflächliche Muskeltätigkeit vorhanden sein. Um sicherzustellen dass die Kontraktion nicht während des 30-sekündigen Haltens langsam verloren gegangen ist, vergleicht der Therapeut das Maß an Distraktion während und nach der Entspannung der Kontraktion.

Training
- Der Patient wiederholt das 10-sekündige Halten 10-mal. Die Übung sollte mindestens 2-mal täglich durchgeführt werden. Sie kann allerdings so oft wie möglich ausgeführt werden.
- Das Üben in verschiedenen Stellungen (sitzend, stehend, in Seitlage etc.) hilft bei der Integration von Kontrolle in die Alltagsaktivitäten.

Mm. gemelli und obturatorii

(➤ Abb. 7.64)

Ausgangsstellung Patient Bauchlage, die Knie auseinander und in 90° Flexion, die Fersen zusammen

7

Ausgangsstellung Therapeut Im Stand neben der betroffenen Hüfte, ein Finger zwischen den Fersen des Patienten platziert; die andere Hand palpiert die Mm. gemelli und obturatorii direkt unter dem M. piriformis und über dem M. quadratus femoris.

Vorgehensweise
- Dem Patienten wird eine der folgenden Anweisungen gegeben: „Ziehen Sie beide Hüften sanft in ihre Gelenkpfannen", „Verkleinern Sie die Weite der Hüftgelenke" oder „Wenden Sie sanften, langsamen Druck der Fersen auf den Finger an".
- Der Therapeut fühlt nach leichtem tonischem Druck zwischen den Fersen und nach der Kontraktion der Mm. gemelli und obturatorii. Die anderen Gesäßmuskeln sollten palpiert werden, um zu überprüfen, dass sie relativ inaktiv sind.

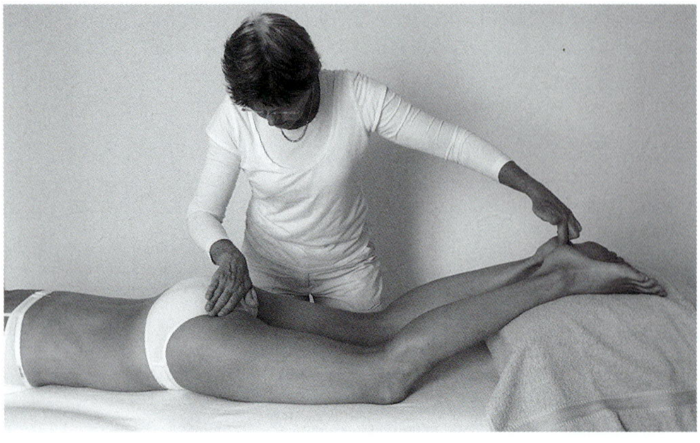

Abb. 7.64 Rekrutierung der Mm. gemelli und obturatorii

Training
- Der Patient übt 10 Wiederholungen des 10-sekündigen Haltens. Ein Minimum von zwei Übungseinheiten täglich ist empfohlen. Allerdings kann die Übung so oft wie möglich ausgeführt werden.
- Das Üben in verschiedenen Stellungen (sitzend, stehend, in Seitlage etc.) hilft bei der Integration von Kontrolle in die Alltagsaktivitäten.

7.7.3 Die globalen Stabilisatoren

- Tonische Rekrutierung und Verkürzung der globalen Stabilisatoren in einer bestimmten Position bedeutet nicht notwendigerweise, dass diese Rekrutierung automatisch während der symptomatischen Handlung stattfindet. Das Gehirn ist mit zielorientierten Aktivitäten und der Rekrutierung von Bewegungsmustern beschäftigt. Deshalb sind diese isolierten Muskelübungen kein Ersatz für Training, um die symptomatische Position und die symptomatische Handlung zu korrigieren. Nichtsdestotrotz sind sie hilfreich.
- Das Ziel für eine ideale tonische Funktion ist, das perfekte Testergebnis zu erreichen, das für jeden globalen Stabilisator in der Beurteilung beschrieben ist. Die Testpositionen sind nicht belastende Stellungen, in denen tonische Rekrutierung aufgrund des reduzierten propriozeptiven Inputs schwieriger zu erreichen ist als in belastenden Stellungen. Deshalb kann es für einen Patienten schwieriger sein, im Liegen gut zu stabilisieren, als im Stehen. Ebenso kann es bei Stabilitätsstörungen schmerzvoller sein, auf der Seite zu liegen oder sich im Bett umzudrehen, als zu stehen oder zu gehen. Patienten mit Bursitis trochanterica oder iliotibialem Bandsyndrom haben z. B. häufig Schwierigkeiten, auf ihrer guten Seite zu liegen, während die betroffene Seite in Adduktion hängt. Falls der posteriore M. gluteus medius rekrutiert und verkürzt werden könnte, würde der Patient automatisch eine mehr nach vorn gerollte Position als Ruheposition wählen und dadurch die komprimierenden oder dehnenden Kräfte am betroffenen Gewebe abbauen.
- Wenn das Training in der Testposition zu schwierig ist, kann die Muskelkontraktion zuerst durch Belastung erleichtert werden. Falls der Patient den Test unter Belastung nicht ausführen kann, erhöht Kontakt durch die Fußsohle ebenfalls den Input: Eine Übung, um den M. gluteus maximus in Rückenlage zu kontrahieren, kann durch leichtes Pressen des Fußes gegen die Wand oder durch Bodenkontakt über die Seite des Bettes erleichtert werden.
- Ist das Training in der Testposition zu schwierig, kann die Testposition durch das Verkürzen des Hebels, z. B. durch das Beugen des Knies in der Testposition, angepasst werden. (Der tiefe M. gluteus maximus ist hier eine Ausnahme, da das Beugen des Knies einen schon verkürzten M. rectus femoris oder M. tensor fasciae latae straffen könnte, was die Kontraktion noch schwieriger machen würde.)
- Training in einer belastenden Stellung (im Sitz oder Stand) ist häufig „benutzerfreundlicher" und stellt sicher, dass der Patient

öfter übt, z. B. während des Wartens in einer Warteschlange. Die Rekrutierung der Glutealmuskulatur kann einfach durch das Stehen auf einem Bein mit geradem Becken und der Hüfte in neutraler Flexion/Extension und neutraler Abduktion/Adduktion erreicht werden. Als Progression kann die Übung in ansteigender Außenrotation durchgeführt werden, was eine stärkere Verkürzung des Muskels erfordert.

- Das Training sollte so schmerzfrei wie möglich sein: Dies kann vom Patienten erfordern, auf einem niedrigeren Aktivitätsniveau zu arbeiten, als es dem Muskel möglich ist. Zum Beispiel, kann eine Bursitis trochanterica, die aus einer exzessiven Reibung des Tractus iliotibialis über den Trochanter major entstanden ist (aufgrund eines inhibierten/verlängerten posterioren M. gluteus medius und eines überaktiven M. tensor fasciae latae), durch starke Kontraktionen des posterioren M. gluteus medius in Seitlage verschlimmert werden, was den Patienten überzeugt dass die Übung nutzlos ist. Andererseits können sanfte tonische Kontraktionen im Sitzen oder Stehen weiche Gewebe im Laufe der Zeit in den Zustand versetzen, größere Kräfte zu akzeptieren.
- Die tonische Kontraktion des Muskels sollte idealerweise in der verkürzten Position für 10 Sekunden aufrechterhalten werden. Bei der Rückkehr in die Ausgangsstellung sollte der Muskel entspannt sein und die Übung sofort wiederholt werden. Insgesamt 10 Wiederholungen sind ideal. Wenn der Patient allerdings nicht in der Lage ist, die Kontraktion ohne Ermüdung oder phasische Aktivität (Zittern, Krämpfe) aufrechtzuerhalten, sollte die Übung in kürzeren Intervallen mit weniger Wiederholungen, aber über den Tag verteilt häufiger ausgeführt werden. Eine minimale Leistung von 10-sekündigem Halten mit 10 Wiederholungen 2-mal täglich ist das Ziel.
- Die Compliance des Patienten ist essenziell: Wenn das Übungsniveau zu schwer ist oder der Patient glaubt, dass er niemals die Übung korrekt ausführen wird, kann es gut sein, dass er sie vergisst oder findet, er sei zu beschäftigt zum Üben. Das Bestehen auf Perfektion ist deshalb häufig nachteilig und es sollte dem Patienten viel positives Feedback gegeben werden, damit er in einem entspannten und positiven Gemütszustand an die Übung herangeht.

7.7.4 Die globalen Mobilisatoren

Durch das aktive Ausführen von Dehnungsübungen kann ein antagonistischer oder weiter proximal gelegener globaler Stabilisator genutzt werden, um gleichzeitig die Dehnung des globalen Mobilisators zu verhindern. Die unten beschriebenen Haltepositionen sollten für 30 Sekunden, mit drei Wiederholungen, beibehalten werden.

Ischiokrurale Muskulatur

Ausgangsstellung Die Endstellung der Testposition wird bei den Muskeltests der ischiokruralen Muskulatur beschrieben.

Vorgehensweise Der Patient wird z. B. gebeten, das Knie passiv im maximal erreichbaren Grad der Extension zu halten, an dem die LWS beginnt, ihre Neutralstellung zu verlieren. Dann soll der Patient die LWS aktiv neu ausrichten, wobei die oberflächlichen Mm. multifidus und iliacus eingesetzt werden, um die ischiokrurale Muskulatur zu blockieren.

M. gluteus maximus (oberflächliche Fasern)

Ausgangsstellung Im Sitzen mit abgestützten Oberschenkeln, die LWS in Neutralstellung und die Hüften in maximaler Adduktion an dem Punkt, an dem die LWS beginnt, ihre Neutralstellung zu verlieren.

Vorgehensweise Die LWS wird aktiv in die Neutralstellung repositioniert und gehalten. (Aktivität in den oberflächlichen Mm. multifidus und iliacus sollte den M. gluteus maximus blockieren.)

M. tensor fasciae latae

Der M. tensor fasciae latae kann mit einer Anpassung des Thomas-Tests gedehnt werden. Allerdings wird dies nicht empfohlen, da die Übung nicht „nutzerfreundlich" ist und das Gelenk einer exzessiven anterioren Gleitbelastung aussetzen kann, wodurch es auf Dauer instabil wird. Dies kann eine Sorge sein, wenn eine intraartikuläre Pathologie zur Inhibition des lokalen Stabilisators (M. psoas) führt und daraus eher ein Gleiten als die gewollte Dehnung der Mobilisatoren (Mm. tensor fasciae latae und rectus femoris) resultiert.

Stehen an der Wand Diese Testposition birgt ebenfalls das Risiko, im Laufe der Zeit exzessives anteriores Gleiten hervorzurufen. Allerdings ist sie „nutzerfreundlich" und kann deshalb in Abwesenheit einer intraartikulären Pathologie verwendet werden (z. B. für den Tractus iliotibialis oder bei einer glutealen Bursitis).

- *Ausgangsstellung:* Im Stand mit dem Rücken an der Wand, die Knie gestreckt; die Füße hüftweit auseinander und 5–7 cm von der Wand entfernt. Der Patient abduziert vorsichtig die Hüftgelenke, um den Punkt zu finden, an dem die LWS Schwierigkeiten hat, den Kontakt mit der Wand aufrechtzuerhalten.
- *Vorgehensweise:* Der Patient flektiert die LWS aktiv weiter und nutzt dabei den M. obliquus abdominis und den tiefen M. gluteus maximus, um den M. tensor zu inhibieren.

Modifizierte Ober-Testposition Diese Testposition ist sicher, aber nicht „nutzerfreundlich".

- *Ausgangsstellung:* In Seitlage mit der Testseite oben. Die Taille des Patienten wird gegen die Liege gepresst gehalten (in lumbaler Lateralflexion). Der rechte und der linke Trochanter liegen vertikal auf einer Ebene; das untere Bein gebeugt; die Testhüfte ist in neutraler Flexion/Extension und vollständiger Außenrotation, sie wird mit Handtüchern an dem Punkt gestützt, an dem die Lateralflexionsstellung des Rumpfes oder die Hüftrotationsstellung schwer aufrechtzuerhalten wären, wenn die Hüfte weiter adduziert würde.
- *Vorgehensweise:* Der Patient hält die Taille gegen die Liege gedrückt, um die Lateralflexion des Rumpfes aufrechtzuerhalten; dabei nutzt er die Mm. obliquus abdominalis/multifidus superficialis oder au-

ßenrotiert die Hüfte, um mithilfe der posterioren Mm. gluteus medius/quadratus femoris den M. tensor zu inhibieren.

M. rectus femoris

Ausgangsstellung Einbeinstand auf der nicht getesteten Seite; LWS und Testhüfte in Neutralstellung. Das Knie ist bis zum Widerstand flektiert, während die Position der LWS und des Hüftgelenks aufrechterhalten wird.
Vorgehensweise Der Patient wird z. B. gebeten, passiv das Knie (z. B. mit einem Gürtel) im maximal erreichten Grad der Flexion zu halten, ohne die Hüftstellung zu verlieren, und dann aktiv die Mm. glutei zu kontrahieren, um den M. rectus femoris zu inhibieren.

M. piriformis

Ausgangsstellung Rückenlage, mit der Hüfte in etwa 85° Flexion, das Knie in 90° Flexion, die Hüfte bis zum Widerstand adduziert und dann bis zum Punkt des Widerstands außenrotiert. (Der Patient benötigt die Unterstützung eines Familienmitglieds, um diese Position zu halten.)
Vorgehensweise Der Patient wird gebeten, aktiv die Hüften und Oberschenkel abwechselnd auf und ab zu bewegen, ohne die Hüftstellung zu verlieren. Nach der Entspannung versucht der Therapeut, die Hüfte in eine neue Ausgangsstellung nach außen zu rotieren.

Lange Adduktoren

Ausgangsstellung Rückenlage, die LWS in Neutralstellung, das nicht getestete Bein auf der Liege ausgestreckt. Auf der Testseite ist die Hüfte in etwa 45° Flexion, das Knie in 90° Flexion; der Fuß ruht auf der Liege neben dem gegenüberliegenden Knie. Der Patient erlaubt dem Knie, so weit wie ohne Bewegung der SIAS oder der Fußstellung möglich, nach außen zu fallen.
Vorgehensweise An dem Punkt, an dem das Becken anfängt, sich zu drehen, wird der Patient gebeten, das Becken neu auszurichten und zu halten.
Klinische Profile für die folgenden häufigen Störungen im Zusammenhang mit Bewegungsdysfunktionen der Hüfte werden vorgestellt:

- Osteoarthrose (➤ Tab. 7.9)
- Leistenschmerz bei Sportlern (➤ Tab. 7.10)
- Einriss im Labrum acetabuli (➤ Tab. 7.11)
- Bursitis trochanterica (➤ Tab. 7.12)
- Meralgia paraesthetica (➤ Tab. 7.13)

7

Tab. 7.9 Klinisches Profil: Osteoarthrose

Untersuchung	Klinischer Beweis und „Backsteinmauer"-Denkmodell
Art der Störung	Schmerz und eingeschränkte Beweglichkeit bei verschiedenen Aktivitäten im Alltag
Merkmale in der Körpertabelle	Symptome in der Leistengegend, die zur Innenseite des Oberschenkels bis zum Knie ausstrahlen. Auch Symptome im rechten M. gluteus und in der Rückengegend, die nicht mit den Symptomen des Oberschenkelbereichs in Verbindung zu stehen scheinen. Symptome in der Leistengegend sind „stechend", mit einem ziehenden Gefühl im Bein.
Aktivitätseinschränkungen/ 24-Stunden-Verhalten	Unter anderem Aktivitäten wie Autofahren, Gartenarbeit und Gehen. Steifheit, insbesondere am Morgen, beim Aufstehen aus dem Bett und beim Aufstehen nach langem Sitzen oder Hocken. Erleichternde Faktoren: Rotationsbewegungen der Beine. Patienten geben häufig an, ein Gleichgewicht zwischen Ruhe und Aktivität (jedoch beides in Maßen) sei für ihre Störung am besten.
Aktuelle/frühere Geschichte	Allmählicher Symptombeginn in einer langfristigen Problemgeschichte: Der Patient ist sich ständig irgendwelcher Missempfindungen mit eingestreuten Exazerbationen bewusst. Einige Patienten zeigen vielleicht an, dass Schmerz und Behinderung mit der Zeit zugenommen hätten und sie eigentlich nie mehr symptomfrei seien. Bei diesen Patienten haben sich die Symptome möglicherweise verschärft: vom Auftreten während belastender Aktivitäten bis hin zu Symptomen in Ruhe (vor allem nachts). Andere Patienten dagegen sagen, dass sie sich über die Jahre gebessert hätten, z. B. seit sie wegen ihrer Pensionierung keiner sitzenden Arbeit mehr nachgehen und aktiver geworden wären (z. B. Gehen).
Spezielle Fragen	
Quelle/Mechanismen der Symptomproduktion	Schmerz stammt aus dem subchondralen Knochen, der aufgrund eines Knorpeldefekts in gesamter Dicke ungeschützt ist. Zudem können Kapsel- und Bandstrukturen nozizeptive Aktivitäten auslösen. Neurogene Strukturen und intraossäre Gefäßmechanismen können eine Rolle in der Symptomproduktion spielen.
Ursache der Quelle	
Beitragende Faktoren	Gewohnte Gangmuster, Fehlen der muskulären Kontrolle, Verlust der Gelenkbeweglichkeit und verminderte aerobe Ausdauer wirken als neuromuskuloskeletale beitragende Faktoren.
Inspektion	Keine lokalen Veränderungen (z. B. knöcherne oder synoviale Verdickung) sichtbar. Haltungsänderungen, insbesondere die Beckenstellung, führen zu Hüftflexion. Muskelabbau möglich: Mm. glutei, quadriceps femoris. Herabgesetzte Aktivität der abdominalen Muskeln.

Tab. 7.9 Klinisches Profil: Osteoarthrose *(Forts.)*

Untersuchung	Klinischer Beweis und „Backsteinmauer"-Denkmodell
Funktionelle Demonstration aktiver Bewegungen	Schmerzhafte Beinbewegungen (z. B. Socken anziehen, hocken, im Sitzen die Beine aktiv übereinanderschlagen). Viele Bewegungen, insbesondere F, Ad, IR und E, können eingeschränkt sein und Schmerz verursachen. Krepitationen sind selten. Ganganalyse ist essenziell. Wenn Symptome schwer reproduziert werden können, könnte das Überkreuzen der Beine besonders aufschlussreich sein. Test unter Belastung, insbesondere Ad, IR und E, könnte Symptome „im gesamten Bewegungsausmaß" („Through-Range") provozieren.
„Wenn-notwendig-Tests"	Symptomzunahme ist möglich, wenn die Testbewegungen unter Kompression durchgeführt werden.
Andere Strukturen im Plan	Essenziell: Screening der LWS und des Iliosakralgelenks. Weitere Tests: Rekrutierung der Muskeln und Muskellänge
Isometrische/Muskellängentests	Im Hinblick auf die Symptomreproduktion meist nicht aufschlussreich
Neurologische Untersuchung	
Neurodynamische Tests	Neurodynamische Tests müssen routinemäßig ausgeführt werden. Sie sind allerdings für die Bewegungsstörung nicht immer aussagekräftig.
Palpationsbefunde	
Passive Bewegungen, kombinierte Zusatz-/physiologische Bewegungen	Schmerz und Steifheit im gesamten Bewegungsausmaß. Insbesondere F/Ad, IR und E können physiologisch kombiniert eingeschränkt und schmerzhaft sein. Zusatzbewegungen reagieren auf entsprechende Bewegungen mit Veränderungen von Widerstand und Schmerz im gesamten Bewegungsausmaß. Das reibungsfreie Gefühl bei passiven Bewegungen kann verloren gehen, wenn die Gelenkflächen komprimiert werden.
Mobilisation/Manipulation	Zusatzbewegungen am Ende und in verschiedenen Stellungen des Bewegungsausmaßes, wenn genügend Bewegungsspielraum vorhanden ist: F/Ad. Es sollten Bewegungsformen mit großer Amplitude abwechselnd mit kleinen Amplituden bis zum Ende des Bewegungsausmaßes eingesetzt werden. Geringfügige Symptome können auch auf passive Mobilisation mit zusätzlicher intermittierender Gelenkkompression reagieren.
Andere Managementstrategien	NSAID und schmerzlindernde Medikation können erforderlich sein. In schweren Fällen sollte ein Gelenkersatz in Betracht gezogen werden. Wiederherstellung der muskulären Kontrolle durch Koordinationsübungen, Verbesserung der aeroben Ausdauer, Eigenmobilisation der Gelenke und Muskeldehnung, Schmerzbewältigungsstrategien. Empfehlung, sich regelmäßig moderat zu bewegen (z. B. gehen, Fahrrad fahren, schwimmen)
Prognose/natürliche Geschichte	Osteoarthrose kann als mechanisch bedingte, degenerative, traumatische oder systemische Störung klassifiziert werden. Beim mechanischen Typ, wenn Schmerz und Dysfunktion auf eine mechanische Störung innerhalb des Gelenks zurückgehen und passive Mobilisation und Übungen die mechanischen Faktoren abschwächen können, sollten die Symptome des Patienten entsprechend rückläufig sein. Bei traumatisch und degenerativ bedingten Typen können Funktionsstörungen in Form von eingeschränkter Beweglichkeit zurückbleiben. Bei angemessener Anleitung und Beratung können die Patienten aber für lange Zeit symptomfrei bleiben. Der Erkrankungstyp hängt vom systemischen Typ der Osteoarthrose ab, der generell einer progressiven natürlichen Geschichte folgt. In diesen Fällen kann Mobilisation ein Mittel zur Symptomlinderung sein, jedoch ist ein totales rheumatologisches Management bei diesem Osteoarthrosetyp essenziell.
Evidenz	Siehe ➤ Kap. 8 zur Evidenz passiver Bewegung und der Wiederherstellung von Gelenkknorpel; van Baar et al. (1998), Hoeksma (2004)

Tab. 7.10 Klinisches Profil: Leistenschmerz bei Sportlern (Schwerpunkt Tendinitis)

Untersuchung	Klinischer Beweis und „Backsteinmauer"-Denkmodell
Art der Störung	Symptome in der Leiste und der Regio pubica in Verbindung mit bestimmten sportlichen Aktivitäten
Körpertabelle: Merkmale	Lokale Symptome in der Leiste und der Regio pubica
Aktivitätseinschränkungen/ 24-Stunden-Verhalten	Alle Sportarten, die plötzliche Rotationsbewegungen und Beschleunigung verlangen (z. B. Rugby, Fußball). Die Symptome können bei Aktivitäten auftreten, wie z. B. Treten eines Balls oder Drehbewegungen des Beines. Sie treten auch bei Langstreckenläufern auf, gewöhnlich wenn gespurtet oder bergauf gelaufen wird. Bei muskulärem Ursprung können die Symptome bei Kontraktion oder Dehnung der Muskeln auftreten (z. B. Adduktorentendinitis: Knie zusammenpressen; Iliopsoastendinitis: im Sitzen ein Bein anheben).
Aktuelle/frühere Geschichte	*Akut:* in Verbindung mit bestimmten sportlichen Aktivitäten und häufiger Kontraktion oder Dehnung der betroffenen Muskelgruppen (z. B. Adduktorentendinitis: z. B. im selben Moment wie der Gegenspieler einen Ball treten/bei einem Blockangriff)
Spezielle Fragen	

Tab. 7.10 Klinisches Profil: Leistenschmerz bei Sportlern (Schwerpunkt Tendinitis) *(Forts.)*

Untersuchung	Klinischer Beweis und „Backsteinmauer"-Denkmodell
Quelle/Mechanismen der Symptomproduktion	Folgende Strukturen/pathologische Prozesse sollten als Symptomquelle in Betracht gezogen werden: *Fortgeleitete Symptome:* LWS, BWS, Iliosakralgelenk; neurodynamisches System *Lokal, andere als das Hüftgelenk:* • Adduktorentendinopathie, M. adductor longus • Tendopathie des M. iliopsoas • Tendopathie des M. rectus femoris • Tendopathie des M. rectus abdominis • Osteitis pubica • Stressfrakturen des Beckens • Instabilität der Regio pubica (insbesondere bei einer Verbindung zwischen einer Adduktorentendinitis und einer Tendinitis des M rectus abdominis) • Nerveneinklemmung: N. ilioguinalis, N. obturatorius • Hernia inguinalis • Urogenitale Pathologie (z. B. Prostatitis)
Ursache der Quelle	
Beitragende Faktoren	Wiederholte Überbeanspruchung
Inspektion	Schwellung oder Prominenz an der Insertion
Funktionelle Demonstration aktiver Bewegungen	Drehbewegungen, Balltreten. In Fällen von Tendinitis: geringfügige Einschränkungen der Hüftbewegungen
„Wenn-notwendig-Tests"	
Andere Strukturen im Plan	Screening von LWS, Iliosakralgelenk, BWS
Isometrische/Muskellängentests	Isometrische Tests können die Symptome provozieren. Eine genaue Lokalisation der Quelle kann möglich sein, wenn während der isometrischen Tests sorgfältig palpiert wird.
Neurologische Untersuchung	
Neurodynamische Tests	Im Falle einer Einklemmungsneuropathie können modifizierte Tests für den N. femoralis eventuell die Symptome reproduzieren.
Palpationsbefunde	Im Falle einer Tendinitis: Druckempfindlichkeit über Insertionen und Muskel
Passive Bewegungen, kombinierte Zusatz-/physiologische Bewegungen	Im Falle einer Tendinitis oft nicht aussagekräftig
Bevorzugte Mobilisation/ Manipulation	Weichteiltechniken, Modalitäten
Andere Managementstrategien	In akuten Phasen: Ruhe, Eis, Kompression für etwa 48 Stunden. Sanfte Erhöhung der Dehnung und Kontraktion im schmerzfreien Bereich. Muskelrekrutierung, Anleitung bezogen auf Aufwärmen/Abkühlen und Selbstbehandlung (Schmerzbewältigungsstrategien, z. B. sanftes Dehnen, Weichteilbehandlung) essenziell.
Prognose/natürliche Geschichte	Abhängig davon, ob der Zusammenhang zwischen den eigentlichen Komponenten und Mechanismen identifiziert wurde. In Fällen von lokalisierter Sehnenentzündung mit kurzer und eindeutiger Geschichte – günstige Prognose.
Evidenz	„Es gibt keinen Konsens in der Diagnose, Pathologie oder dem Management" (Orchard et al. 2000)

Tab. 7.11 Klinisches Profil: Einriss im Labrum acetabuli

Untersuchung	Klinischer Beweis und „Backsteinmauer"-Denkmodell
Art der Störung	Schmerz in der Leistengegend bei Drehbewegungen unter Belastung
Körpertabelle: Merkmale	Scharfer, „einschießender" Schmerz in der Leiste, der in den Oberschenkel ausstrahlen kann. Normalerweise an der Vorderseite des Gelenks. Mit der Zeit kann der Schmerz diffus werden und schwer zu lokalisieren sein.
Aktivitätseinschränkungen/ 24-Stunden-Verhalten	Oft durch Drehbewegungen. Dauert anfangs nur wenige Minuten; kann dann häufiger und länger anhalten. Damit verbundener Klick kann vorhanden sein. Häufig beim Fußball oder anderen sportlichen Aktivitäten
Aktuelle/frühere Geschichte	Symptome können akut auftreten, entwickeln sich jedoch meist über mehrere Monate. Zusammenhang mit sportlichen Aktivitäten wie Fußball; kann auch bei Überbeanspruchung oder akutem Trauma durch einen heftigen Schlag auf die Hüfte auftreten.

Tab. 7.11 Klinisches Profil: Einriss im Labrum acetabuli *(Forts.)*

Untersuchung	Klinischer Beweis und „Backsteinmauer"-Denkmodell
Spezielle Fragen	
Quelle/Mechanismen der Symptomproduktion	Labrum acetabuli
Ursache der Quelle	
Beitragende Faktoren	Überbeanspruchung mit wiederholten Drehbewegungen
Inspektion	
Funktionelle Demonstration aktiver Bewegungen	Drehbewegungen unter Belastung können den Schmerz der aktiven Bewegungen und/oder Klick provozieren. Symptome können bei axialer Kompression hervorgerufen werden. Stechendes Gefühl im Hüftgelenk bei Flexion, Adduktion, Innenrotation und Kombinationsbewegungen.
„Wenn-notwendig-Tests"	
Andere Strukturen im Plan	Differenzierung anderer Bewegungskomponenten, die Symptome in denselben Bereich fortleiten könnten
Isometrische/Muskellängentests	Häufig nicht aussagekräftig
Neurologische Untersuchung	
Neurodynamische Tests	
Palpationsbefunde	
Passive Bewegungen, kombinierte Zusatz-/physiologische Bewegungen	Schmerz und Schutzspannung bei Impingement-Provokationstests mit Flexion, Adduktion und Innenrotation (anterosuperior gelegene Einrisse); Hyperextension, kombinierte Bewegungen mit Abduktion und Außenrotation (posteroinferior gelegene Einrisse). Hüftbewegungen von vollständiger Flexion mit Außenrotation und Abduktion nach Extension mit Innenrotation und Adduktion – Schmerzreproduktion und/oder Klicken können ein Hinweis auf einen Einriss des Labrum sein.
Mobilisation/Manipulation	Abhängig vom Schmerz können leichte passive Bewegungen mit Zusatzbewegungen kurz vor der schmerzhaften Stellung den Schmerz günstig beeinflussen.
Andere Managementstrategien	Abhängig von anderen Funktionsstörungen und gewohnten Bewegungsmustern, die bei der funktionellen Untersuchung festgestellt wurden
Prognose/natürliche Geschichte	In weniger schwerwiegenden Fällen kann von einer Wiederherstellung der Funktion ausgegangen werden. Allerdings sollte in einigen hartnäckigen Fällen eine Arthroskopie in Betracht gezogen werden. Postoperatives Management: Wiederherstellung des vollständigen Bewegungsausmaßes und der muskulären Kontrolle sowie Anleitung für ein normales Niveau bei Aktivitäten und sportlicher Betätigung.
Evidenz	Fitzgerald (1995)

Tab. 7.12 Klinisches Profil: Bursitis trochanterica

Untersuchung	Klinischer Beweis und „Backsteinmauer"-Denkmodell
Art der Störung	Schmerz lokalisiert über dem Trochanter major
Körpertabelle: Merkmale	Normalerweise lokaler Schmerz, kann bis zur lateralen oder posterolateralen Seite des Oberschenkels ausstrahlen
Aktivitätseinschränkungen/ 24-Stunden-Verhalten	Symptome beim Treppensteigen, Schlafen auf der betroffenen Seite, Beine übereinanderschlagen. Schmerzverhalten der Symptome insbesondere in Seitlage und bei längerem Gehen
Aktuelle/frühere Geschichte	Allmählicher Symptombeginn; tendenziell ein längerfristiger Verlauf mit gelegentlichen Verschlimmerungen und Rückfällen, oft im Zusammenhang mit Aktivitäten
Spezielle Fragen	
Quelle/Mechanismen der Symptomproduktion	Möglicherweise eine lokale Struktur oder auch fortgeleitete Symptome von der unteren LWS, dem Iliosakralgelenk oder der Hüfte
Ursache der Quelle	
Beitragende Faktoren	Diese Fehlgebrauchsdysfunktion tritt typischerweise bei zwei Gruppen von Patienten auf: bei aktiven Personen (z. B. Langstreckenläufer) oder bei Personen mittleren Alters (normalerweise Frauen), die oft übergewichtig sind und degenerative Veränderungen der unteren LWS aufweisen.
Inspektion	Muskelabbau; straffes Lig. iliotibiale
Funktionelle Demonstration aktiver Bewegungen	Kreuzen der Beine, Liegen auf der betroffenen Seite kann Symptome reproduzieren, Adduktion und aktive Bewegungsextension ebenfalls. Lokale Symptome bei aktiven Tests der LWS
„Wenn-notwendig-Tests"	

Tab. 7.12 Klinisches Profil: Bursitis trochanterica *(Forts.)*

Untersuchung	Klinischer Beweis und „Backsteinmauer"-Denkmodell
Andere Strukturen im Plan	Screening von LWS, Iliosakralgelenk und neurodyamischen Strukturen essenziell
Isometrische/Muskellängentests	Hüftabduktoren können Symptome teilweise reproduzieren.
Neurologische Untersuchung	
Neurodynamische Tests	Können symptomatisch sein, falls die LWS involviert ist
Palpationsbefunde	Lokale Temperaturerhöhung möglich
Passive Bewegungen, kombinierte Zusatz-/physiologische Bewegungen	Häufig schmerzhafte gleichzeitige Hüftbewegungen, z. B. F/Ad; insbesondere Zusatzbewegungen bei L4–L5 können teilweise Symptome provozieren.
Mobilisation/Manipulation	Gleichzeitige Behandlung der LWL- und Hüftgelenkzeichen ist essenziell.
Andere Managementstrategien	Weichteiltechniken und -anwendung; Muskelungleichgewicht behandeln, insbesondere die Mm. glutei, quadriceps femoris und abdominis, Dehnung des M. tensor fasciae latae und des Tractus iliotibialis. Den Patient in Selbstbehandlungsstrategien unterrichten. Für Sportler: Anleitung zum Aufwärmen/Abkühlen.
Prognose/natürliche Geschichte	Abhängig von den Wechselwirkungen der beitragenden Komponenten der Bewegungsstörung

Tab. 7.13 Klinisches Profil: Meralgia paraesthetica (Einklemmung des N. cutaneus femoris lateralis)

Untersuchung	Klinischer Beweis/Backsteinmauer-Denkmodell
Art der Störung	Brennender Schmerz an der Außenseite des Oberschenkels
Körpertabelle: Merkmale	Qualität der Symptome: Brennen, Stechen, Taubheitsgefühl, Parästhesie entlang der proximalen Außenfläche des Oberschenkels. Weitere Symptome können im Kniebereich, Gesäß und unteren Rücken auftreten.
Aktivitätseinschränkungen/ 24-Stunden-Verhalten	Symptome bei längerem Sitzen auf dem betroffenen Bein, anhaltendes Auftreten der Symptome beim Sitzen, Hocken, intensiverem Gehen, Stehen
Aktuelle/frühere Geschichte	Allmählicher, spontaner Symptombeginn in Verbindung mit z. B. Übergewicht, breiten Gürteln, engen Jeans, Schwangerschaft, Diabetes mellitus und früheren chirurgischen Eingriffen im Inguinalbereich. Gelegentlich Folge eines Traumas
Spezielle Fragen	
Quelle/Mechanismen der Symptomproduktion	Symptome typisch für periphere neurogene Mechanismen. Können in Verbindung mit symptomproduzierenden Bewegungsstörungen der LWS und Hüfte stehen.
Ursache der Quelle	
Beitragende Faktoren	Übergewicht, Bekleidung
Inspektion	
Funktionelle Demonstration aktiver Bewegungen	Oft nicht aufschlussreich, da Symptome auftreten können, nachdem der Patient längere Zeit eine bestimmte Stellung eingenommen hatte. LWS und Hüftbewegungen müssen routinemäßig untersucht werden.
„Wenn-notwendig-Tests"	
Andere Strukturen im Plan	
Isometrische/Muskellängentests	
Neurologische Untersuchung	Motorische Funktion vollkommen intakt. Hyperästhesie über dem lateralen Oberschenkel, erhöhte Empfindlichkeit gegen leichte Berührung, vermehrtes Gefühl von Nadelstichen
Neurodynamische Tests	Slump-Test in Seitlage (inkl. Extension und Adduktion in der Hüfte) kann Symptome provozieren. Variation des Tests: Patient liegt auf der betroffenen Seite (Butler 2000).
Palpationsbefunde	Tiefe Palpation knapp unterhalb der Crista iliaca anterior superior kann die Symptome reproduzieren.
Passive Bewegungen, kombinierte Zusatz-/physiologische Bewegungen	Hüftbewegungen oft gleichzeitig schmerzhaft oder eingeschränkt (z. B. F/Ad)
Mobilisation/Manipulation	Gleichzeitige Behandlung von LWS- und Hüftgelenkzeichen sind essenziell. Neurodynamische Techniken bevorzugt unter Beachtung der Symptome
Andere Managementstrategien	Infiltration des Nervs bei dessen Durchtritt am Lig. inguinale. Empfehlungen zu Bekleidung, Gewichtsreduktion. Operation kommt selten infrage.
Prognose/natürliche Geschichte	Einige Autoren vertreten die Ansicht, die Störung könne in vielen Fällen innerhalb von zwei Jahren spontan rückläufig sein. Allerdings dürften diese Ergebnisse von den Wechselwirkungen zwischen allen beitragenden Komponenten der Störung abhängen.
Evidenz	Siehe z. B. Butler (2000)

FALLSTUDIE 7.1

Bewegungsdysfunktion in Zusammenhang mit einer degenerativen Osteoarthrose in Kombination mit einer geringfügigen lumbalen Bewegungsstörung

Herr B. ist ein 67 Jahre alter pensionierter Bauarbeiter. Seine Hobbys sind Gartenarbeit, Radfahren (2–3× wöchentlich für 2–3 Stunden), Bergwandern (mindestens 1×/Woche) und Skifahren im Winter.

Art der Störung

Symptome im Bein, insbesondere beim Gehen, beim Aufstehen aus dem Sitzen, bei Gartenarbeit. Alltagsaktivitäten: „störend", werden aber wie gewohnt fortgeführt

Körpertabelle

Wie in ➢ Abb. 7.65 gezeigt, scheinen die Symptome im Gesäß und in der Leistengegend keinen Zusammenhang zu haben.

Aktivitätseinschränkungen/24-Stunden-Verhalten der Symptome

- *① ↑ Gartenarbeit (vor allem Unkraut jäten), nach ca. 2 Stunden
  ↓ steht auf und „schüttelt" ein wenig das Bein; nach ca. 15 min ✓ 100 %
- *① ↑ Hocken (z. B. beim Spielen auf dem Boden mit dem Enkelkind), nach 5 min ① „störend"
  ↓ ändert die Position am Boden ① ↓ schnell
- *① Socken anziehen (im Sitzen) – schlägt re. Bein über li. Bein, „schwierig", ① ein bisschen
  ↓ ① ↓ sofort, sobald das Bein wieder gerade ist
- *②③ ↑ derzeit nur nach einer Autofahrt von 2–3 Stunden; nach 2–3 Stunden Kinobesuch
  ↓ steht auf und geht herum: beruhigt sich schnell

Nachts: ✓. Morgens beim Aufstehen steif* ①, vor allem beim Gehen – beruhigt sich nach 30 min, danach ✓

Tags: wie oben; Nachmittags/Vormittags: kein Unterschied; im Allgemeinen: braucht die Bewegung mehr als Ruhe

Aktuelle und frühere Geschichte

Die kurzfristige (aktuelle) Geschichte ist in ➢ Abb. 7.66 dargestellt.

Frühere Geschichte

- Hatte nie zuvor ① ①[a] oder Bewegungseinschränkungen
- ② ③ seit ca. 20 Jahren. Vor 5 Jahren: ② ③++, ging erstmalig zum Arzt und zum Physiotherapeuten; passive Mobilisierungen und Selbstbehandlung. Gute Ergebnisse; setzte Übungen nicht fort
- Jetzt besser als vor 4–5 Jahren: führt dies auf größere Aktivität zurück (pensioniert): regelmäßig Radfahren, Wandern und Skifahren

Spezielle Fragen

Allgemeiner Gesundheitszustand: ✓; keine Medikamente; keine Unfälle oder Krankheiten in der Vorgeschichte; Röntgen li. und re. Hüfte: degenerative Veränderungen beidseitig (kein Unterschied rechts/links)

Planung der funktionellen Untersuchung

Hypothesen

- Symptommechanismen: nozizeptive Mechanismen (Symptome sind Stimulus-Reaktions-bezogen). Gewebemechanismen: degenerative Veränderungen mit OA; allerdings entwickelten sich die Symptome erst nach einem Sturz auf die rechte Hüfte.
- Hauptquelle der Symptome: Hüfte ①; Lx ② ③, neurales System ① ② ③. (Später: Screening des ISQ [Iliosakralgelenk])

Untersuchungsverfahren

- Keine spezifischen KI/Vorsichtsmaßnahmen (nicht stark/irritierbar; keine spezifischen Faktoren aus der „Natur des Problems") → routinemäßiges Testen möglich: bis L (resp. P)
- Hüft- und Lx-Bewegungen testen; Entscheidung nach aktivem Testen: Weiterführung P/E Hüfte **ODER** Weiterführung P/E Lx

Funktionelle Untersuchung (Tag 1)

- PP ✓
- Inspektion: nichts Besonderes; Beckenkippung nach anterior: Korrektur ✓
- Funktionelle Demonstration und Differenzierung
  - *Socken anziehen (im Sitzen; re. Bein über li. Bein gekreuzt) ①
  - Diff: Lx, SI-Stress: ISQ
  - NS (Nackenflexion): zieht in Gesäß ②
  - *Hüfte (re. Bein) ① ↑
  - Hocke: ✓, Auslenkung in Ab/Lat Rot,* ① bei EOR Abweichung korr.: ✓, ① ①[a] [+][+]
- Gang: vorwärts, rückwärts, kleine Schritte, große Schritte: Überkreuzen li. Bein über re. Bein: ↓ ↓, ①
- Aktive Tests
  - Aktive Tests Einbeinstand: F, E, Ab, Ad, IR, AR, alle ✓, ✓
  - Lx: *F 10 cm, ② akt. 1 NF ② ↑
    E 20°, L1–5 steif, lok. P Lx-Bereich
    LF li: ✓, ② akt. EOR; re: ✓, ✓
    Rot li 5 re ↓, ✓
    Lx Q li ↓, ↓ (lok. P); re ✓, ✓ (lok. P)

Hüfte in Rückenlage F 120°, ① IV– in 90° F: IR, ① IV– in 90° F: AR ✓ Ab 40°, ✓ Ad 25°, ✓	*Hüfte in Bauchlage* E 10° (re. 20°), ✓ IV[11] IR ↓, ✓; AR ✓, ✓

Entscheidung: Screening der Neurodynamik; danach mit P/E Hüfte fortfahren

Neurodynamische Tests

SLR re 80°, +DF, +NF SLR li 60°, +DF PKB Seitlage: li = re *(Entscheidung: unverzüglich wiederbefunden, da sich re anscheinend während der Tests ändert)*	C/O: ISQ P/E: • Fkt. Demo (Socken): ISQ • Hocke: ISQ • Gang (li Bein kreuzt): ISQ • Hüfte F in 90° F, IR ausführen LX: F *5 cm*, ② akt + NF ② ↑ ☺ LF li ISQ

Passive Tests Hüfte F/Ad

Re. Hüfte: alle Richtungen ✓, ✓ (➢ Abb. 7.67) Li. Hüfte: eingeschränkt, ① (➢ Abb. 7.68) Li. Hüfte: in F/Ad (pos. c) – vorher P_1 (➢ Abb. 7.69): Ausführung P/E Zusatzbewegungen: * ↑ Femur, → lat, → lat/kaud, ↓ Femur, ↓ Troch, ↑ Troch, ↔ kaud: ✓, ✓	C/O: „leichter", „angenehmer zu bewegen" P/E: • F 125°, ① IV+ ☺ • in 90° F: IR Bewegungsausmaß ↑, ① IV– ☺ • Hocke: Abweichung ↓ Lx: F, LF li: ISQ *Warnung an Patienten: P könnte stärker lokalisiert und intensiver sein – ① zu erwarten. Sollte beobachten UND vergleichen: *Steifheit vormittags; *Hocke; *auf dem Boden sitzen; *Gartenarbeit.*

Plan (Tag 4, Rx2)

- Berücksichtigung der Hypothesen: Bewegungsdysfunktion der Hüfte ①, mit eingeschränkter Beweglichkeit

- Plan für Sitzung 2: Screening Lx – Wirkung PAIVM auf Hüftfunktion und Lx-Funktion
- Entscheidung: Weiterführung von Rx Lx? **ODER** Weiterführung von Rx Hüfte? (F/Ad; in EOR F/Ad: Zusatzbewegung; Eigenmobilität F/Ad)
- (Prüfung ISQ: Rx3)

Tag 4, Rx2

- C/O:
  - Fühlte sich leichter an im Bereich ① für ca. 4 Stunden, danach ISQ
  - Gartenarbeit, Hocke: ISQ
  - Socken anziehen: scheint weniger steif ①
  - Lx: unverändert (störte überhaupt nicht; nicht längere Zeit gesessen)
- P/E:
  - *Lx F 5 cm
  - *Lx LF links
  - *Socken anziehen ① wenig (Überdruck: ① ↑)
  - *Hocke: wenig Abweichung in Ab/AR, ① wenig
  - *Seitwärtsgang: ISQ wie nach Rx1
  - *Rückenlage: Hüfte F 125°, ① IV–
  - *Rückenlage, in 90 ° F: IR ca. 20° ausführen, ① IV–
- Palpation und P/E PAIVM Th10–L5/S5 (➤ Abb. 7.70):

Temp., Schwitzen, Hauttonus, knöcherne Ausrichtung, Muskeltonus: ✓ ISR L2–L5 Laminae li. und re. L2–L5: „dick“, „voll“ ↓ Th10–L2; ↓ Th10–L5; ↓ Th10–L2 ✓, ✓; ↓ L3–L5; ↓ L3–L5	C/O: ISQ P/E: • Lx: F, LF: Bewegungsausmaß ↑, ② ISQ • Hüfte: Hocke, Socken anziehen Gang, F • IR: ISQ

Zusammenfassung der verbleibenden Behandlungssitzungen

- Die Hüfte wurde mit F/Ad-Techniken (Grad IV, IV+, kurz vor Einsetzen des Schmerzes) behandelt und abgeklärt; ebenso mit Zusatzbewegungen in EOR-Stellungen von F/Ad. Zusatzbewegungen, die sich in Rx1 eingeschränkt erwiesen hatten, wurden als Behandlungsintervention ausgewählt.
- Instruktionen für Eigenmobilisation für F/Ad:
  - F/Ad im Sitzen
  - F/Ad im Stand, mit dem Fuß auf dem Sitz eines Stuhls; Rumpfflexion und Eigenmobilisation mit AP-Druck gegen das Femur

Diese Übungen wurden 2–3×/Tag und bei Zunahme der Symptome ① ausgeführt.

- Screening des iliosakralgelenks mit Provokationstests und passiven Bewegungen: ohne Befund
- Obwohl die LWS nicht völlig frei von Funktionsstörungen war, wurde beschlossen, einige der Selbstbehandlungsstategien wieder aufzugreifen, die der Patient etwa 5 Jahre zuvor erlernt hatte. Sie zeigten nach längerem Sitzen günstige Wirkung, wie der Patient berichtete. Bei einer retrospektiven Beurteilung in der 8. Sitzung war die Lateralflexion links weiterhin leicht eingeschränkt, mit Überdruck allerdings symptomfrei. Die Lumbarflexion war mit Bezug auf die Symptome abgeklärt.
- Der Patient wurde ermutigt, die Selbstbehandlungsmaßnahmen für LWS und Hüfte (hauptsächlich Eigenmobilisation) nach Abschluss der Behandlung als „Gelenkpflege“ fortzuführen. Um eine langfristige Compliance zu fördern, wurde gemeinsam mit dem Patienten ermittelt, wo möglicherweise Schwierigkeiten bei der Ausführung der Übungen auftreten können. Die Übungen wurden entsprechend angepasst (➤ Anhang 1).

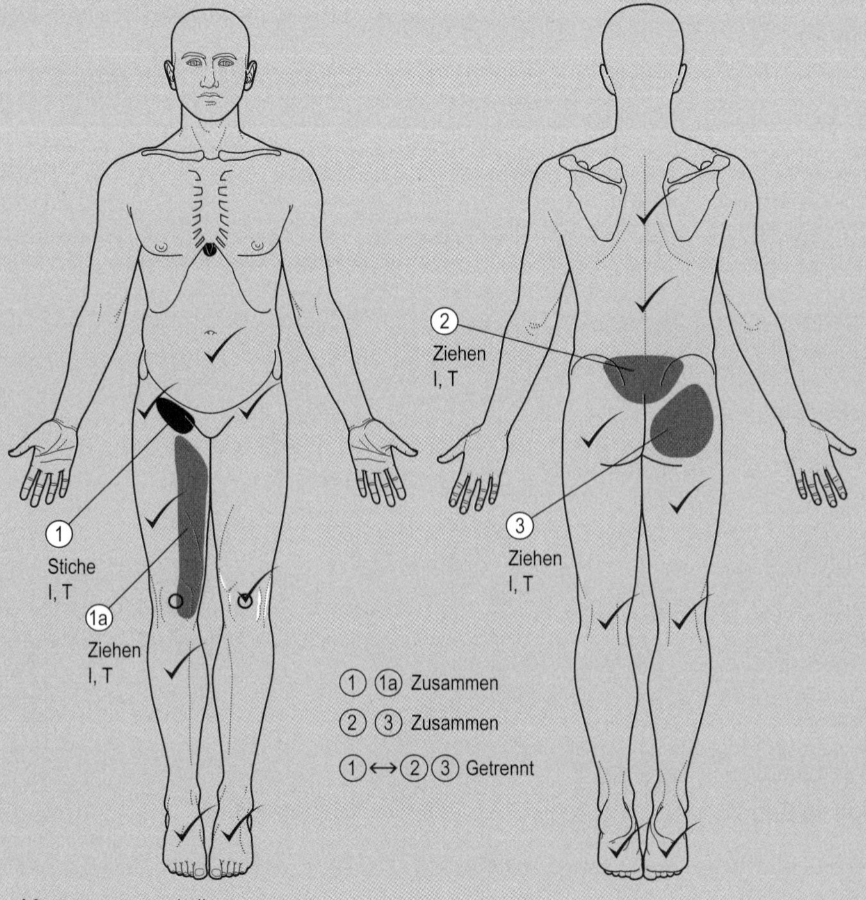

Abb. 7.65 Körpertabelle von Herrn B.

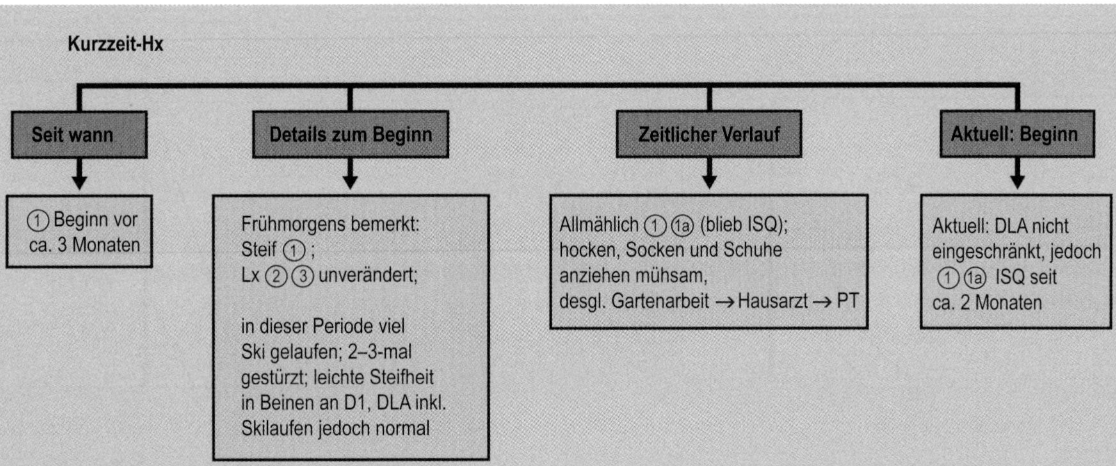

Abb. 7.66 Aktuelle Geschichte

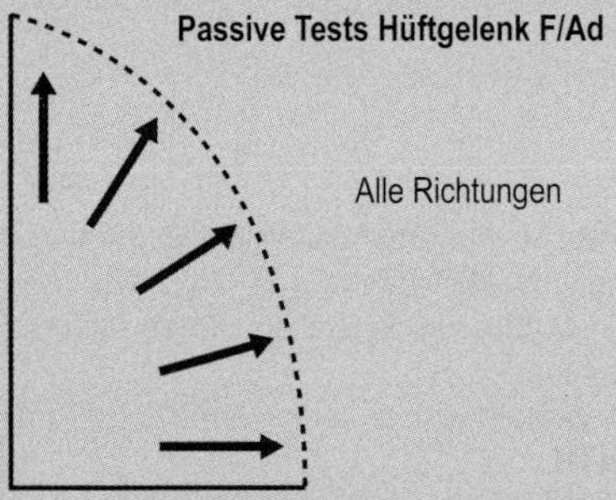

Abb. 7.67 Passive Tests: Flexion/Adduktion im Hüftgelenk

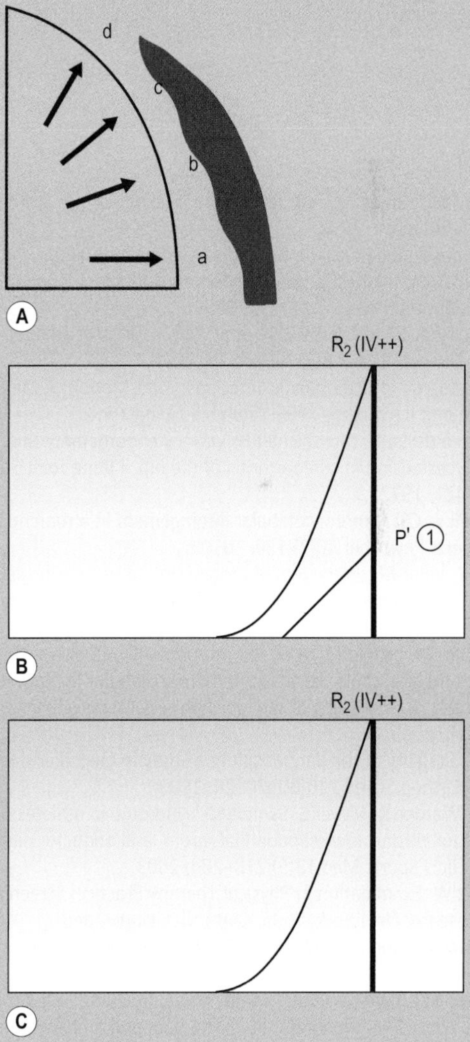

Abb. 7.68 Linke Hüfte: eingeschränkt

7

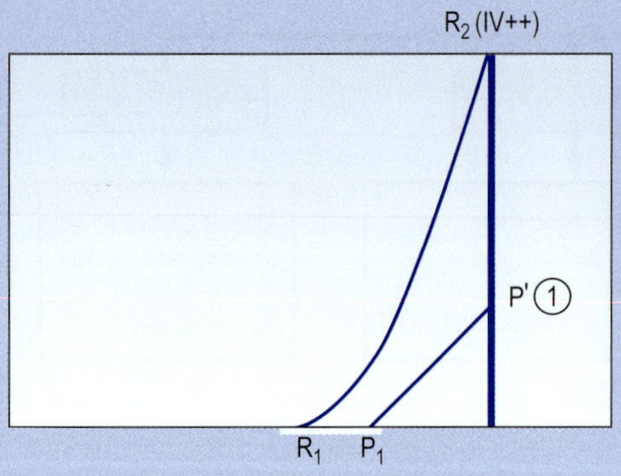

Abb. 7.69 Linke Hüfte: in Flexion/Adduktion

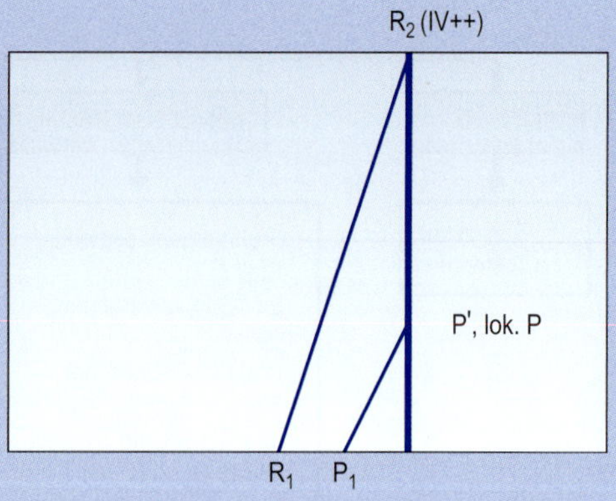

Abb. 7.70 Palpation und Funktionsuntersuchung PA-IVM, T10–L5/S1

LITERATUR

Addison D: Muscle Balance: Fine Tuning the Neuromuscular System: Kurs Handbuch, Rifferswil, 2002.

Addison D: Muscle Balance: The Hip: Kurs Handbuch, Rifferwil, 2004.

Agre JC: Hamstring injuries: proposed aetiological factors, prevention, and treatment, Sports Med 2(1):21–33, 1985.

Albers SL, Spritzer CE, Garrett WE Jr, et al: MR findings in athletes with pubalgia, Skeletal Radiol 30(5):270–277, 2001.

American Academy of Orthopaedic Surgeons: Joint Motion: A Method of Measuring and Recording. 1966, Churchill Livingstone.

Arnold C, Linderholm H, Mussbichler H: Venous engorgement and intra-osseous hypertension in osteoarthritis of the hip, J Bone Joint Surg 54B:409–421, 1972.

Ames PS, Heikes CS: Femoroacetabular impingement in a running athlete, J Orthop Sports Phys Ther 40(2):120, 2010.

Bardakos NV, Villar RN: Predictors of progression of osteoarthritis in femoroacetabular impingement: a radiological study with a minimum of ten years follow-up, J Bone Joint Surg Br 91(2):162–169, 2009.

Beck M, Kahlor M, Leunig M, et al: Hip morphology influences the pattern of damage to the acetabular cartilage: femoroacetabular impingement as a cause of early osteoarthritis of the hip, J Bone Joint Surg Br 87: 1 012–1 018, 2005.

Bergmark A: Stability of the lumbar spine: a study in mechanical engineering, Acta Orthop Scand 230(60):20–24, 1989.

Biedert RM, Warnke K, Meyer S: Symphysis syndrome in athletes: surgical treatment for chronic lower abdominal, groin, and adductor pain in athletes, Clin J Sports Med 13(5):278–284, 2003.

Boissonnault W: Examination in Physical Therapy Practice: Screening for Medical Disease, New York, 1995, Churchill Livingstone.

Butler DS: Mobilisation of the Nervous System, ed 1, Melbourne, 1991, Churchill Livingstone, pp 222.

Butler DS: The Sensitive Nervous System, Adelaide, 2000, NOI-Group.

Cibulka MT, White DM, Woehrle J, et al: Hip pain and mobility deficits – hip osteoarthritis: clinical practice guidelines linked to the International Classification of Functioning, Disability, and Health from the Orthopaedic Section of the American Physical Therapy Association, J Orthop Sports Phys Ther 39(4):A1–A25, 2009.

Cochrane T, Davey RC, Matthes Edwards SM: Randomised controlled trial of the cost-effectiveness of water-based therapy for lower limb osteoarthritis, Health Technol Assess 9(31):1–114, 2005.

Comerford MJ, Mottram SL: Movement and stability dysfunction: contemporary developments, Man Ther 6(1):15–26, 2001.

Corrigan B, Maitland GD: Musculoskeletal and Sports Injuries. Oxford, 1983, Butterworth-Heinemann.

Croisier JL: Factors associated with recurrent hamstring injuries, Sports Med 34(10):681–695, 2004.

Ekberg O, Persson NH, Abrahamsson P, et al: Longstanding groin pain in athletes, Sports Med 6:56–61, 1988.

Ekstrand J, Ringborg S: Surgery versus conservative treatment in soccer players with chronic groin pain: A prospective randomised study in soccer players, Eur J Sports Traumatol Rel Res 23:141–145, 2001.

Enseki KR, Martin R, Kelly BT: Rehabilitation after arthroscopic decompression for femoroacetabular impingement, Clin Sports Med 29(2):247–255, 2010.

Ferber R, Kendall KD, McElroy L: Normative and critical criteria for iliotibial band and iliopsoas muscle flexibility, J Athl Train 45(4):344–348, 2010.

Fitzgerald R: Acetabular labral tears, Clin Orthop Relat Res 311:60–68, 1995.

Fraitzl C, Käfer W, Nelitz M, et al: Radiological evidence of femoroacetabular impingement in mild slipped capital femoral epiphysis: a mean follow-up of 14.4 years after pinning in situ, J Bone Joint Surg Br 89B(12): 1 592–1 596, 2007.

Fransen M, Nairn L, Winstanley J, et al: Physical activity for osteoarthritis management: a randomized controlled clinical trial evaluating hydrotherapy or Tai Chi classes, Arthritis Rheum 57(3):407–414, 2007.

Friend L, Kelly BT: Femoroacetabular impingement and labral tears in the adolescent hip: diagnosis and surgical advances, Curr Opin Pediatr 21(1):71–76, 2009.

Ganz R, Parvizi J, Beck M, et al: Femoroacetabular impingement, Clin Orthop Relat Res 417:112–120, 2003.

Gibbons SG: Biomechanics and stability mechanisms of psoas major. In Vleeming A, Mooney V, Dorman T, et al, editors: Proceedings of the 4th Interdisciplinary World Congress on Low Back & Pelvic Pain Montreal, Canada, 2001, ISBN 90-802551-1-4.

Goodman CC, Snyder TEK: Differential Diagnosis in Physical Therapy, Philadelphia, 2000, WB Saunders.

Grimaldi A, Richardson C, Stanton W, et al: The association between degenerative hip joint pathology and size of the gluteus medius, gluteus minimus and piriformis muscles, Man Ther 14(2009):605–610, 2009.

Gunn CC: Prespondylosis and some pain syndromes following denervation supersensitivity, Spine 5:185–192, 1980.

Hengeveld E, Banks K: Maitland's Vertebral Manipulation, ed 8, Edinburgh, 2014, Elsevier Butterworth-Heinemann.

Hernández-Molina Reichenbach S, Zhang B, et al: Effect of Therapeutic exercise for hip osteoarthritis pain: results of a meta analysis, Arthritis Rheum 59: 1 221–1 228, 2008.

Hinman RS, Heywood SE, Day AR: Aquatic physical therapy for hip and knee osteoarthritis: Results of a single-blind randomized controlled trial, Phys Ther 87(1):32–43, 2007.

Hoeksma H: Manual Therapy in Osteoarthritis of the Hip, Amsterdam, 2004, Vrije Universiteit.

Hoeksma H, Dekker J, Ronday HK, et al: Comparison of manual therapy and exercise therapy in osteoarthritis of the hip: a randomized clinical trial, Arthritis Rheum 51(5):722–729, 2004.

Hölmich P, Uhrskou P, Ulnits L, et al: Effectiveness of active physical training as treatment for long-standing adductor-related groin pain in athletes: randomised trial, Lancet 353:439–443, 1999.

Hoppenfeld S: Physical Examination of the Spine and Extremities, 1976, Appleton-Century-Crofts.

Hungerford B, Gilleard W, Lee D: Altered patterns of pelvic bone motion determined in subjects with posterior pelvic pain using skin markers, Clin Biomech 19(5):456–464, 2004.

Jansen JA, Mens JM, Backx FJ, et al: Treatment of longstanding groin pain in athletes. A systematic review, Scand J Med Sci Sports 18:263–274, 2008.

Kapandji IA: The Physiology of the Joints: volume 2 – Lower Limb, Edinburgh, 1988, Churchill Livingstone.

Kelly MP, Kitamura N, Leung SB, et al: The natural history of osteoarthritic bone cysts after uncemented total hip arthroplasty, J Arthroplasty 22(8):1 137–1 142, 2007.

Kendall FP, McCreary EK: Muscles, Testing and Function, Baltimore, 1993, Williams and Wilkins.

Klein-Vogelbach S: Funktionelle Bewegungslehre, Berlin, 1983, Springer-Verlag.

Leunig R, Ganz R: Femoroacetabuläres Impingement, Unfallchirurgie 108(1):9–10, 2005.

Li PL, Ganz R: Morphologic features of congenital acetabular dysplasia: one in six is retroverted, Clin Orthop Relat Res 416:245–253, 2003.

Liebold MR, Huijbregts PA, Jensen R: Concurrent criterion-related validity of physical examination tests for hip labral lesions: a systematic review, J Man Manip Ther 16(2):24–41, 2010.

MacDonald CW, Whitman JM, Smith M, et al: Clinical outcomes following manual physical therapy and exercise for hip osteoarthritis: a case series, J Orthop Sports Phys Ther 36:588–599, 2006.

Macfarlane RJ, Haddad FS: The diagnosis and management of femoro-acetabular impingement, Ann R Coll Surg Engl 92(5):363–367, 2010.

Magee D: Orthopaedic Manual Assessment, ed 5, 2008, Saunders Elsevier.

Maitland GD: Peripheral Manipulation, ed 3, London, 1991, Butterworth-Heinemann.

Maitland GD, Hengeveld E, Banks K, et al, editors: Maitland's Vertebral Manipulation, ed 6, Oxford, 2001, Butterworth-Heinemann.

Martin RL, Enseki KR, Draovitch P, et al: Acetabular labral tears on the hip: examination and diagnostic challenge, J Orthop Sports Phys Ther 36: 503–515, 2006.

McGill SM: Kinetic potential of the lumbar trunk musculature about three orthogonal orthopaedic axes in extreme postures, Spine 16:809–815, 1991.

McGill SM, Norman RW: Low back biomechanics in industry: the prevention of injury through safer lifting. In Grabiner MD, editor: Current Issues in Biomechanics, Champaign, IL, 1993, Human Kinetics, 69–120.

McKim KR, Taunton JE: The effectiveness of compression shorts in the treatment of osteitis pubis, N Z J Sports Med 29:70–73, 2001.

Mens J, Inklaar H, Koes BW, et al: A new view on adduction-related groin pain, Clin J Sports Med 16(1):15–19, 2006.

Milner CE, Hamill J, Davis IS: Distinct hip and rearfoot kinematics in female runners with a history of tibial stress fracture, J Orthop Sports Phys Ther 40(2):59–66, 2010.

Neumann DA: Biomechanical analysis of selected principles of hip joint protection, Arthritis Care Res 2:146–148, 1989.

Orchard J, Read J, Verall G, et al: Pathophysiology of chronic groin pain in athletes, Int Sports Med J 1(1):(abstract), 2000.

Panjabi M: The stabilising system of the spine. Part 11. Neutral zone and instability hypothesis, J Spinal Disord 5(4):390–397, 1992.

Pisters MF, Veenhof C, van Meeteren NL, et al: Long-term effectiveness of exercise therapy in patients with osteoarthritis of the hip or knee: a systematic review, Arthritis Rheum 57:1 245–1 253, 2007.

Philippon MJ, Schenker ML: Athletic hip injuries and capsular laxity, Oper Tech Orthop 15(3):261–266, 2005.

Poppert E, Kullig K: Hip degenerative joint disease in a patient with medial knee pain, J Orthop Sports Phys Ther 41(1), 2011.

Rab GT: The geometry of slipped capital femoral epiphysis: implications for movement, impingement and corrective osteotomy, J Pediatr Orthop 19:419–424, 1999.

Richardson CA, Jull GA, Richardson BA: A dysfunction of the deep abdominal muscle exists in low back pain patients. In: Proceedings of the World Confederation of Physical Therapists, Washington, DC. 1995, p 932.

Rodriguez C, Miguel A, Lima H, et al: Osteitis pubis syndrome in the professional soccer athlete: a case report, J Athl Train 36(4):437–444, 2001.

Rose J, Gamble J: Human Walking, Baltimore, 1994, Williams and Wilkins.

Royal Australian College of General Practitioners: Guideline for the non-surgical management of hip and knee osteoarthritis, South Melbourne, 2009, RACGP.

Ruby L, Mital MA, OConnor J, et al: Anteversion of the femoral neck, J Bone Joint Surg Am 61:46–51, 1979.

Sahrmann S: Diagnosis and Treatment of Movement Impairment Syndromes, St Louis, 2002, Mosby.

Schenker ML, Martin RL, Weiland DE, et al: Current trends in hip arthroscopy: a review of injury diagnosis, techniques and outcome scoring, Curr Opin Orthop 16:89–94, 2005.

Sherry MA, Best TM: A comparison of 2 rehabilitation programs in the treatment of acute hamstring strains, J Orthop Sports Phys Ther 34(3):116–125, 2004.

Sims K: Assessment and treatment of hip osteoarthritis, Man Ther 4:136–144, 1999.

Sims K: Assessment and treatment of hip osteoarthritis: implications for conservative management. In Beeton KS, editor: Manual Therapy Masterclasses. The Peripheral Joints, 2003, Edinburgh. Churchill Livingstone, pp 35–47.

Soames R: Joint Motion. Clinical Measurement and Evaluation, Edinburgh, 2003, Churchill Livingstone.

Souza RB, Powers CM: Concurrent criterion-related validity and reliability of a clinical test to measure femoral anteversion, J Orthop Sports Phys Ther 39(8):586–592, 2009.

Stokes M, Young A: Investi gations of quadriceps inhibition: implications for clinical practice, Physiotherapy 70(11):425–428, 1984.

Tak E, Staats P, Van Hespen A, et al: The effects of an exercise program for older adults with osteoarthritis of the hip, J Rheumatol 32(6):1106–1113, 2005.

Tonley J, Yun S, Kochevar R, et al: Treatment of an individual with piriformis syndrome focusing on hip muscle strengthening and movement reeducation: a case report, J Orthop Sports Phys Ther 40(2):103–111, 2010.

van Baar M, Dekker J, Oostendorp RA, et al: The effectiveness of exercise therapy in patients with osteoarthritis of the hip or knee: a randomized clinical trial, J Rheumatol 25:2432–2439, 1998.

van den Berg F: Angewandte Physiologie: 1. Das Bindegewebe des Bewegungsapparates verstehen und beeinflussen, Stuttgart, 1999, Georg Thieme Verlag.

Verrall GM, Slavotinek JP, Fon GT: Incidence of pubic bone marrow oedema in Australian Rules football players: relation to groin pain, Br J Sports Med 35:28–33, 2001.

Verrall GM, Slavotinek JP, Barnes PG, et al: Description of pain provocation tests used for the diagnosis of sports-related chronic groin pain: relationship of tests to defined clinical (pain and tenderness) and MRI (pubic bone marrow oedema) criteria, Scand J Med Sci Sports 15:36–42, 2005.

Verrall GM, Slavotinek JP, Fon GT: Outcome of conservative management of athletic chronic groin injury diagnosed as pubic bone stress injury, Am J Sports Med 35:467–474, 2007.
Wagner T, Behnia N, Ancheta W-KL, et al: Strengthening and neuromuscular reeducation of the gluteus maximus in a tri-athlete with exercise-associated cramping or the hamstrings, J Orthop Sports Phys Ther 40(2): 112–119, 2010.
Weinstein J: The role of neurogenic and non-neurogenic mediators as they relate to pain and the development of osteoarthritis, Spine 17(10S): S356–S361, 1992.
Whittle M: Gait Analysis: An introduction, Oxford, 1991, Butterworth-Heinemann.
Wroblewski B: Pain in osteoarthrosis of the hip, The Practitioner 1315: 140–141, 1978.
Zhang W, Moskowitz RW, Nuki G, et al: OARSI recommendations for the management of hip and knee osteoarthritis, Osteoarthritis Cartilage 16:e137–e162, 2008.

KAPITEL

8

Gerti Bucher-Dollenz und Elly Hengeveld

Management bei Kniebeschwerden

Veränderungen im Lebensstil, Osteoarthrose, patellofemoraler Schmerz, tibiofemoraler Schmerz, proximales Tibiofibulargelenk, Patellafemoralgelenk

8.1 Einführung

Knieschmerz ist eine der am häufigsten von Manualtherapeuten behandelten Störungen. Er wird als eine der häufigsten Beschwerden der nicht ansteckenden Krankheiten genannt. Die erhöhte Lebenserwartung in den letzten Jahrzehnten hat in Verbindung mit Änderungen des Lebensstils und der Ernährung zu einem Anstieg der Inzidenz nicht übertragbarer Krankheiten geführt. Es wurde erkannt, dass muskuloskeletale oder rheumatische Dysfunktionen die Hauptgründe für die weltweite Morbidität sind. Sie haben einen substanziellen Einfluss auf Gesundheit und Lebensqualität und stellen eine enorme Kostenbelastung für das Sozialsystem dar. Innerhalb dieser Gruppe leiden 40 % der über 70-Jährigen an Osteoarthrose des Knies. Von diesen klagt eine bedeutende Anzahl über Bewegungseinschränkungen und Beeinträchtigungen im Alltag (WHO 2003).

Zusätzlich hat sich der Lebensstil in den Industrienationen mehr zu einem sitzenden entwickelt und die Ernährung hat sich seit dem Zweiten Weltkrieg über Jahrzehnte verändert. Der Einfluss von Inaktivität und Ernährung auf Gesundheitsaspekte wird zunehmend anerkannt und es wurde bestätigt, dass eine regelmäßige körperliche Aktivität in der Primär- und Sekundärprävention mehrerer Erkrankungen effektiv ist. Dazu gehören z. B. kardiovaskuläre Erkrankungen, Diabetes, einige Krebsformen, Bluthochdruck, Adipositas, Depression, Osteoarthrose und Osteoporose. Außerdem gibt es Hinweise, dass muskuloskeletale Fitness für ältere Menschen von besonderer Bedeutung ist, um ihre Unabhängigkeit zu erhalten (Warburton et al. 2006).

Diese Gesundheitseffekte aufgrund der Wahl des Lebensstils wurden nicht nur bei Erwachsenen festgestellt, sondern auch bei Kindern. Es wurde beobachtet, dass ernste Gesundheitsprobleme durch die steigende Abnahme der körperlichen Aktivität, moderat oder stark, von früher Kindheit an entstehen. Schlechte Angewohnheiten im Rahmen regelmäßiger Bewegung und der Ernährung werden in der Jugend etabliert und in das Erwachsensein übertragen. Die Wahl des Lebensstils in der Kindheit kann einen Einfluss auf die individuelle Gesundheit über viele Jahre hinweg haben (Thein-Brody und Thein-Nissenbaum 2007).

Es wird davon ausgegangen, dass in den kommenden Jahren die Anzahl an Individuen mit muskuloskeletalen Dysfunktionen ansteigt. Die globale Gemeinschaft der „Bone and Joint Decade 2000–2010" definierte ihre Ziele, um die gesundheitsbezogene Lebensqualität von Personen mit muskuloskeletalen Störungen in der Welt zu verbessern. Diese wollen sie erreichen, indem sie

- das Bewusstsein für die Leiden und die Kosten für die Gesellschaft, die damit verbunden sind, fördern,
- die Patienten stärken, sich an Entscheidungen hinsichtlich ihrer Behandlung zu beteiligen (Empowerment),
- kosteneffektive Prävention und Behandlung unterstützen sowie
- das Verständnis muskuloskeletaler Störungen und ihrer Prävention und Behandlung durch die Wissenschaft zu unterstützen (WHO 2003, S. 3).

Die „Bone and Joint Decade" verlängerte ihr Mandat bis 2020 unter dem Motto „Halte die Leute in Bewegung" (WHO 2010).

In diesem Prozess spielen Physiotherapeuten eine entscheidende Rolle in der Behandlung von Schmerz, Einschränkung und Dysfunktion, aber auch in der Prävention von Langzeitstörungen und der Anleitung von Individuen hin zu einem gesunden und aktiven Lebensstil. Allerdings scheint die Physiotherapie noch immer eine wenig genutzte Behandlungsform bei Knieproblemen zu sein, ungeachtet ihrer Empfehlung als Erste-Wahl-Behandlung in vielen Leitlinien (Jordan et al. 2004).

Im Hinblick auf die funktionelle Kapazität des Kniekomplexes können Physiotherapeuten mit Bewegungsdysfunktionen des Knies aufgrund von Nichtgebrauch, Fehlbelastung und/oder einem Aktivitätsmangel der Strukturen auf der einen Seite sowie Schmerz und Behinderungen aufgrund eines traumatischen Ereignisses auf der anderen Seite konfrontiert werden. In beiden Fällen sollte der Rehabilitationsprozess schlussendlich zu einer Optimierung der körperlichen Fitness und des Wohlbefindens führen.

Wohlbefinden umfasst soziale, berufliche, physische, spirituelle, intellektuelle und emotionale Komponenten. Der körperliche Aspekt des Wohlbefindens steht in Verbindung mit dem Bewusstsein, dass regelmäßige körperliche Aktivität, gesunde und ausgewogene Ernährung und die Vermeidung von Angewohnheiten, die schädlich für das Wohlbefinden sind, erforderlich sind (Moffat 2007).

Fitness umfasst die folgenden Komponenten (Moffat 2007):

- Aerobe Ausdauerfähigkeit (die Fähigkeit, eine Zeit lang an Aktivitäten teilzunehmen, indem die körpereigenen Mechanismen zur Sauerstoffaufnahme und -bereitstellung sowie der Energiebereitstellung genutzt werden)
- Muskelkraft (die Fähigkeit der Muskulatur, Kraft auszuüben oder ihr standzuhalten)
- Muskelausdauer (die Fähigkeit der Muskulatur, eine Arbeit kontinuierlich auszuführen)
- Kraft (die Fähigkeit der Muskulatur, eine große Kraft mit hoher Geschwindigkeit auszuüben)
- Balance (die Fähigkeit, das Gleichgewicht des Körpers in Ruhe und in Bewegung aufrechtzuhalten)
- Agilität (die Fähigkeit, kraftvolle Bewegungen in entgegengesetzte Richtungen auszuführen)
- Flexibilität (die Fähigkeit, gedehnt, leicht gebeugt oder gebogen zu werden)

8.2 Angewandte Theorie und evidenzbasierte Praxis

Viele Bewegungsstörungen des Knies kann man den nozizeptiven Prozessen und den begleitenden Veränderungen der Mobilität, motorischen Kontrolle und der aeroben Kondition zuordnen. Deswegen wird in dieser Sektion ein kleiner Überblick einiger der anatomischen und mechanischen Eigenschaften des Kniekomplexes gegeben, zusammen mit einem kleinen Umriss einiger häufiger Beschwerden, die von Physiotherapeuten in der Praxis gesehen werden.

Das Kniegelenk, das größte Synovialgelenk des Körpers, vereint beträchtliche Beweglichkeit und Kraft mit der erforderlichen Stabilität, um das Knie in aufrechter Körperhaltung zu verriegeln. Als bikondylares Gelenk besteht das Knie aus drei funktionellen Komponenten: dem medialen und lateralen Kompartment des Femorotibialgelenks und dem Patellofemoralgelenk.

Das proximale Tibiofibulargelenk gehört ebenfalls zum Kniekomplex. Es wird häufig als Quelle für nozizeptiven lateralen Bein- und Knieschmerz übersehen. Es muss routinemäßig bei Bewegungsstörungen von Fuß und Knie untersucht werden (Corrigan und Maitland 1994).

8.2.1 Anatomie

Die Femurkondylen liegen auf der Tibia auf und die Fossa intercondylaris ist leicht nach lateral erweitert. Die Femurkondylen sind von posterior nach anterior und von Seite zu Seite konvex. Der Condylus medialis ist bauchiger als der Condylus lateralis. Die Kondylen der Tibia sind relativ flach und in posterior-inferiorer Richtung leicht abgeflacht. Der Condylus lateralis ist kleiner und runder, von Seite zu Seite konkav, aber konkav-konvex von vorn nach hinten. Die Gelenkflächen der Tibia werden durch die lateralen und medialen Menisken vertieft (Palstanga et al. 1994).

Die anatomischen Formen erlauben intraartikuläre Gleit- und Rollbewegungen in großem Umfang. Der Drehpunkt der Rotation des Gelenks reicht von ca. 30° bis 60° Flexion in einem normalen Gelenk und deutet auf eine große Gleitbewegungsfähigkeit hin. Rotationsbewegungen spielen jedoch auch im intraartikulären Bewegungsspektrum eine erhebliche Rolle, insbesondere da sie eine optimale Stabilität bei Extensionsbewegungen unter Belastung erlauben (Kapandji 1987, Nordin und Frankel 2001).

Die Gelenkfläche der Patella ist oval. Eine vertikale Erhöhung unterteilt die Gelenkfläche in eine kleinere mediale und eine größere laterale Facette. In Flexion hat die mediale Seite mehr Kontakt mit dem Condylus medialis femoris. Der Gelenkknorpel, der starke Kräfte übertragen muss, bildet wahrscheinlich die dickste Knorpelschicht des Körpers (Palastanga et al. 1994).

8.2.2 Stabilität und Mobilität

Stabilität (insbesondere in Extension) und Mobilität sind essenziell für das Kniegelenk, um seine Aufgabe als die Körperlast tragendes Gelenk zu bewältigen. Beide Funktionen sind durch das Zusammenspiel von Bändern, Menisken, Muskeln und den komplexen Gleit- und Rollbewegungen der Gelenkflächen gewährleistet (Palastanga et al. 1994, Nordin und Frankel 2001).

Nichtsdestotrotz ist das Gelenk recht anfällig für Dislokationen und Überdehnungen der Bänder, Muskeln und intraartikulären Strukturen einschließlich der Menisken, weil die Gelenkflächen einen relativ schlechten Gelenkschluss aufweisen (Palastanga et al. 1994).

Bei der Fortbewegung spielt das Kniegelenk eine bedeutende Rolle: Es verkürzt und verlängert das Bein, befördert in Zusammenarbeit mit dem Fußgelenk den Körper vorwärts und überträgt starke Kräfte, einschließlich lateraler und Rotationsbewegungen des Gelenks (Palastanga et al. 1994).

Die Bewegung erfolgt simultan entlang dreier Achsen, wobei Flexion und Extension überwiegen (Nordin und Frankel 2001). Viele funktionelle Bewegungen und symptomprovozierende Aktivitäten des Kniegelenks müssen jedoch als Bewegungskombination gesehen werden, z. B. Kombinationen aus Extension und Adduktion oder Abduktion, Flexion und Rotation usw. Diese spezifischen Kombinationen spielen häufig eine essenzielle Rolle für eine erfolgreiche Behandlung mit passiven Bewegungen.

8.2.3 Bewegungsmuster, motorische Kontrollmuster

Bei Flexions-/Extensionsbewegungen des Knies folgt die Patella einem komplexen dreidimensionalen Bewegungsmuster. Sie vollzieht eine weite Gleitbewegung über die Femurkondyle in Kombination mit Rotationsbewegungen sowie nach lateral und medial gerichteten Bewegungen (Kanpandji 1987, Van Eijden 1990). Die Patella kann ca. 7 cm in Relation zu den Femurkondylen gleiten, wenn das Knie aus vollständiger Extension bis 140° flektiert. Dabei erfolgt eine laterale Rotation, sobald mehr als 90° Flexion erreicht sind (Nordin und Frankel 2001).

Stabilisierungstraining sollte zur Heilung des Stützgewebes, wie Bänder, beitragen, um die umliegende Muskulatur zu stärken sowie die motorische Kontrolle und angemessene Bewegungsmuster dieses Gelenks wiederherzustellen (Magee und Zachazewski 2007). Es wurde angeführt, insbesondere während der letzten Grade der Extension bzw. der ersten 20° der Flexion sei ein ausgewogenes Rekrutierungsmuster der Mm. vastus medialis und lateralis essenziell, damit die Patella optimal in der Fossa femoris gleiten kann (McConnell 1996). Hier soll der M. vastus medialis bei dieser Bewegung schneller und früher reagieren als der M. vastus lateralis (Witvrouw et al. 2004). Größere Muskelgruppen, wie die ischiokrurale Muskulatur, Adduktoren, der M. gastrocnemius und vor allem der M. tensor fasciae latae mit dem iliotibialen Band tragen zu den motorischen Kontrollmustern des Knies bei.

Motorische Muster des Knies werden von der Anordnung des Fußes und dem Bereich von Rumpf-Becken-Hüfte und somit von den Mustern der Abduktoren und Außenrotatoren der Hüfte beeinflusst, außerdem von der Muskulatur, die Becken und Rumpf stabilisiert, sowie den intrinsischen Fußmuskeln und den Muskeln, welche die Pronation des Fußes kontrollieren. Sie alle müssen häufig bei der Funktionsuntersuchung des Knies mit einbezogen werden (Sahrmann et al. 2011).

Der M. popliteus wirkt aktiv bei der Kontrolle leichter Kniebewegungen in der Transversal- und Frontalebene mit und kontrolliert die anteroposteriore Bewegung des lateralen Meniskus, das Entriegeln und die interne Rotation des Kniegelenks während der Flexion. Im Stand unterstützt der M. popliteus die dreidimensionale dynamische Haltungsstabilität des Beines und fördert die Gleichgewichtsanpassung der Haltung. Der M. popliteus agiert synergistisch mit der dynamischen Hüftkontrolle der femoralen Innenrotation und Adduktion sowie mit der subtalaren dynamischen Kontrolle der tibialen Adduktion-Außenrotation bzw. der tibialen Adduktion-Innenrotation. Der M. popliteus unterstützt den M. quadriceps femoris, die ischiokrurale Muskulatur und den M. gastrocnemius bei der Kniegelenkstabilisation in der Sagittalebene (Nyland et al. 2005).

8.2.4 Bewegungsausmaß

Die folgenden Bewegungsausmaße wurden beschrieben (Soames 2003):

- Aktives Bewegungsausmaß von Flexion zu Extension: 140° mit flektierter und 120° mit extendierter Hüfte. Passiv kann das Bewegungsausmaß auf 160° erhöht werden, wobei die Ferse dann das Gesäß berührt.
- Innen- und Außenrotation werden vom Grad der Flexion des Gelenks beeinflusst. In Extension ist die Rotation minimal. In 90° Flexion beträgt die aktive Innenrotation 30° und die Außenrotation 45°. Bei mehr als 90° Flexion verringert sich das Rotationsausmaß wieder.

8.2.5 Nervenversorgung

Das Kniegelenk wird von Fasern des Plexus lumbosacralis versorgt, die von den Segmenten L2–L3 (Vorderseite Knie) bis S3 (Kniekehle) entspringen. Der N. femoralis und N. saphenus sowie die Äste der Nn. obturatorius posterior, tibialis und fibularis communis senden Äste in das Gelenk (Palastanga et al. 1994).

Neurodynamische Dysfunktionen können zu den Bewegungsstörungen des Knies beitragen, z. B. Dysfunktionen des infrapatellaren

Astes des N. saphenus, des N. saphenus im Adduktorenkanal des Oberschenkels, des N. peroneus communicans am Fibulakopf und in der Fossa poplitea (McCrory et al. 2002).

8.2.6 Pathobiologische Prozesse

Die meisten Bewegungsstörungen, die von Physiotherapeuten behandelt werden, beinhalten eine Überbeanspruchung oder Fehlbeanspruchung des Tibiofemoralgelenks und/oder des Patellofemoralgelenks einschließlich ihrer intra- und extraartikulären Strukturen, posttraumatische Beschwerden mit oder ohne chirurgische Intervention, degenerative Zustände wie Osteoarthrose des Knies und Patienten mit einer totalen Kniearthroplastik.

Osteoarthrose des Knies

Die Osteoarthrose wird als degenerative Gelenkerkrankung beschrieben, die den Knorpel, den zugehörigen Knochen, das Weichteilgewebe und die Synovialflüssigkeit des Gelenks betrifft (Flores und Hochberg 1998). Diese Veränderungen führen zu einem Wandel der biomechanischen Eigenschaften (Sims 1999, Pearle et al. 2005) mit Veränderungen der dehnenden, komprimierbaren und scherenden Eigenschaften sowie der hydraulischen Permeabilität des Knorpels und einer erhöhten Steifheit des subchondralen Knochens (Flores und Hochberg 1998).

Die grundlegende Annahme, dass die Osteoarthrose Resultat eines mechanischen „Verschleiß"prozesses sei, wurde schon vor Jahrzehnten infrage gestellt (Bullough 1984, Dieppe 1994). Es wurde festgestellt, dass neben mechanischen Faktoren auch chemische, immunologische, hormonelle und genetische Faktoren zu diesem Zustand beitragen können (Martin 1994).

Das American College of Rheumatology definierte die folgenden Kriterien für die Diagnosestellung einer Osteoarthrose des Knies (Hochberg et al. 1995):

- Knieschmerzen und röntgenologische Osteophyten und mindestens eines der drei folgenden Kriterien:
  - Alter > 50 Jahre
  - Morgensteifheit< 30 Minuten Dauer oder
  - Krepitus bei Bewegung
- Innerhalb eines Klassifikationsbaums, in dem Knieschmerz und röntgenologische Osteophyten oder Knieschmerz, Alter (> 40 Jahre), morgendliche Steifheit und Krepitus bei Bewegung gemeinsam auftreten

Dennoch hat sich die Prävalenz von Knieschmerzen und der symptomatischen Osteoarthrose im Knie über eine Periode von 20 Jahren signifikant erhöht, während ein solcher Trend bei der röntgenologischen Knieosteoarthrose nicht beobachtet werden konnte (Nguyen et al. 2011). Es wurde akzeptiert, dass es keine direkte Korrelation zwischen den röntgenologischen Veränderungen und Schmerz oder Behinderung gibt, auch wenn eine kleine Progression der röntgenologischen Evidenz und eine stufenweise Steigerung von Schmerz und Behinderung Anzeichen für eine vorschreitende Osteoarthrose sein können (WHO 2003). Daher wird empfohlen, dass eine Osteoarthrose eher anhand ihrer Symptome als alleine anhand eines radiografischen Befunds diagnostiziert werden sollte (WHO 2003). Die folgende Definition wurde vorgeschlagen: *„Osteoarthrose ist ein Zustand, der durch nutzungsbezogene Gelenkschmerz-Erfahrung an den meisten Tagen eines beliebigen Monats charakterisiert ist, für die es keinen anderen Grund gibt"* (WHO 2003, S. 55).

Zusätzlich zu dem Schmerz können Patienten über Limitierungen des Bewegungsausmaßes, Krepitus, gelegentliche Schwellung, lokale Entzündung (Flores und Hochberg 1998), Limitierung des Aktivitätsniveaus und eine reduzierte Partizipation klagen (WHO 2003). Die Veränderungen der Lebensqualität als Konsequenz des Schmerzes und der potenzielle Verlust der Unabhängigkeit im Alter sind eine große Sorge (WHO 2003). Einige Domänen werden als wichtig bei Gelenkstörungen wie der Osteoarthrose angesehen:

- Physische Gesundheit: körperliche Funktion, Anstellung, Schmerz und Müdigkeit
- Soziale Gesundheit: soziale Funktion
- Mentale Gesundheit: emotionale Gesundheit, Selbstbild, Sexualität
- Partizipation

Die Hauptindikatoren der Gesundheit sind:

- Schmerz oder Unbehagen
- Mobilität
- Körperliche Aktivität oder Funktion
- Fortbewegung
- Eingeschränkte Partizipation
- Soziale Aktivität oder Stellung (WHO 2003).

Einige Risikofaktoren oder damit verbundene Faktoren, die zu Schmerz und Behinderung beitragen, sind:

- Langes oder wiederholendes Kniebeugen, insbesondere bei Berufen mit Kniebeugung unter Belastung (Cooper et al. 1994). Dies wurde in einer Studie in Großbritannien beschrieben; aber auch in einer Beobachtungsstudie in Tibet wurde postuliert, dass die Prävalenz von Knieschmerzen hoch ist und in Zusammenhang stehen kann mit Knien über einen längeren Zeitraum, Tragen von schweren Lasten über eine lange Distanz, Tragen von Schuhwerk schlechter Qualität und möglicherweise schlechter Ernährung (Hoy et al. 2010).
- Adipositas, Hilflosigkeit und Stärke des Schmerzes (Creamer et al. 2000).
- Körperliche Inaktivität, Adipositas, Stress, Rauchen, Familiengeschichte, Alter (bedeutet, dass der Zustand häufiger bei älteren Personen vorkommt) und Gelenktrauma. Anscheinend ist es ein größeres Problem bei Personen mit vergleichbar niedrigem sozioökonomischem Status und hängt möglicherweise mit Faktoren wie Adipositas zusammen (WHO 2003).
- Fehlstellungen der Hüft-Knie-Fußgelenk-Achse während des Ganges können mit einer Progression der Osteoarthrose assoziiert sein (Sharma et al. 2001).
- Es wurde gezeigt, dass die Funktion des M. quadriceps femoris deutlich mit Schmerzen im Knie und Behinderung assoziiert ist. Angst und Depression korrelieren mehr als röntgenologische Veränderungen (O'Reilly et al. 1998). Bei Patienten mit sympto-

matischer Osteoarthrose wurde demonstriert, dass die Qualität des Ganges und die Aktivierung der Quadrizepsmuskulatur geringer waren als in der Kontrollgruppe ohne Symptome (Rudolph et al. 2007).
- Eine sensomotorische muskuläre Dysfunktion (Schwäche, erhöhte Ermüdung, propriozeptives Defizit) kann in die komplexe und multifaktorielle Ätiologie der Osteoarthrose impliziert sein (Hurley 1999, 2002).

Zahlreiche Leitlinien für die Behandlung einer Osteoarthrose im Knie wurden entwickelt, in denen spezifische Bewegungen und Übungen empfohlen werden (Altman et al. 2000, Pendleton et al. 2000, Ottawa Panel 2005). Die Behandlung sollte das Ziel haben, das allgemeine Aktivitätsniveau zu optimieren, an einer Gewichtsabnahme zu arbeiten, Rauchen zu reduzieren und die Ernährung zu optimieren.

Eine Behandlung mit dem Fokus auf einer Bewegungsverbesserung zielt darauf ab, dass:
- Bewegungsfunktionen optimiert werden
- Die allgemeine funktionelle Kapazität und Leistungsfähigkeit wiedererlangt wird
- Rückfällen von Schmerz und Behinderung vorgebeugt wird
- Fitness und Wohlempfinden gestärkt werden
- Unabhängiges und selbstbestimmtes Leben von Älteren erhalten bleibt (WHO 2003, Moffat 2007)

Es wurde bestätigt, dass Gelenkknorpel wenigstens eingeschränkt regenerierbar ist. Daher liegt der Schwerpunkt der Behandlung auf lokaler Ebene auf dem Aufbau von Knorpel, Dehnkraft des Knochens und Weichteilgewebe bei Jugendlichen. Ab dem mittleren Alter sollten sich die Aktivitäten auf den Erhalt und die Optimierung der Qualität der Knochen, Knorpel und Bänder einschließlich ihrer unterstützenden und schützenden muskulären Strukturen konzentrieren. Therapeutische Programme sollten auf eine stufenweise Steigerung der Belastung (Graded Exposure to Activity) abzielen, insbesondere nach Phasen ohne Belastung oder Immobilisierung. Auswirkungen von Nichtbelastung, Verlust von Steifheit und Atrophie können – wenigstens teilweise – mit einem sanften Programm, das die Belastung aller Strukturen gemeinsam stufenweise erhöht, umgekehrt werden (Lundon und Walker 2007).

Es wurde anerkannt, dass leichte Formen der Osteoarthrose so früh wie möglich behandelt werden sollten, mit dem Fokus auf folgenden Aspekten (Moncur 1996, Dieppe 1998):
- Aerobe Ausdauer, kardiovaskuläre Fitness
- Verbesserung und/oder Erhalt der Gelenkmobilität
- Optimierung der motorischen Kontrollmuster, um die Gelenkstrukturen zu schützen
- Normalisierung der motorischen Kontrollmuster; z. B. Gang, Treppe hinauf- und hinuntersteigen
- Information, Aufklärung und Anleitung zu Bewegung, Ernährung, Rauchen, Gewichtsverlust und anderen Lebensstilfaktoren, ebenso wie Selbstmanagement
- Außerdem: propriozeptive Qualitäten, z. B. das Gefühl für die Gelenkposition (Joint Position Sense; Sharma et al. 1997, Felson et al. 2009)

Forschung zur Osteoarthrose

In Übereinstimmung mit van Baar et al. (1998) wirken sich spezifische Übungen direkt fördernd auf Schmerz und Behinderung bei Patienten mit Hüft- oder Kniestörungen aus. Die Übungen können auf Muskelkraft, Rekrutierung oder Koordination und Ausdauer abzielen. Wiederholte Übungen mit einer niedrigen Belastung, z. B. Beinpresse mit einem geringen Gewicht, beeinflussen den intraartikulären Stoffwechsel und unterstützen die Synthese neuer Matrixmakromoleküle bei Verletzungen der chondralen Matrix und/oder Zellen und/oder subchondralem Knochen ohne erkennbare Risse des Gelenkknorpels (Buckwalter 1998). Eine Normalisierung der Ausrichtung und der Bewegungsmuster während belastender Aktivitäten, z. B. Gehen und Fahrradfahren, wird empfohlen, um die gleichmäßige Verteilung der Belastung auf die Gelenkstrukturen zu verbessern (Moncur 1996, Sharma et al. 2001).

Eine neuromuskuläre Kontrolle der Gelenkbelastung einschließlich der propriozeptiven Verbesserung wird ebenfalls empfohlen. Sharma et al. (1997) zeigten in ihrer Vergleichsstudie mit 28 Patienten mit Knieosteoarthrose und 29 Kontrollpersonen, dass die Personen mit Osteoarthrose schlechtere Resultate bei den propriozeptiven Tests erzielten.

Felson et al. (2009) dagegen testeten die Propriozeption anhand der Genauigkeit der Reproduktion des Kniewinkels bei Personen mit einer oder einem hohen Risiko für eine Knieosteoarthrose. Nach einem 30-monatigen Follow-up kamen sie zu dem Schluss, dass die propriozeptive Präzision moderate, aber keine starken Effekte auf den Schmerzverlauf und die physischen Dysfunktionen bei einer Knieosteoarthrose hat. Ungeachtet der nicht sehr eindeutigen Resultate scheint es sinnvoll zu sein, Übungen zu Verbesserung der Balance und der Propriozeption in die Behandlungsprogramme mit einzubeziehen, da diese Übungen das Vertrauen des Patienten und seine funktionelle Selbstwirksamkeit verbessern, wenn er sich unter verschiedenen Umständen und auf verschiedenen Untergründen bewegt (Harrison 2004).

Es gibt Evidenz, dass eine kombinierte Methode aus aktiver Behandlung mit passiver Mobilisierung zu besseren und länger wirkenden Ergebnissen führt.

Deyle et al. (2005) stellten in einer vergleichenden Studie mit Knieosteoarthrose-Patienten fest, dass eine individuelle manuelle Therapie zusammen mit beaufsichtigten Übungen eine größere symptomatische Linderung erzielen kann. Dieses wurde bei einem 12-monatigen Follow-up bestätigt, bei dem die Patienten mit einer Gruppe verglichen wurden, der nur Übungen für zu Hause gegeben worden waren. Obwohl sich beide Gruppen im Sechs-Minuten-Gehtest und der WOMAC-Bewertung signifikant verbesserten, nahmen die Patienten aus der ersten Gruppe weniger Schmerzmedikamente ein und waren zufriedener mit dem allgemeinen Ergebnis der Behandlung. Als Schlussfolgerung daraus wurde vorgeschlagen, dass eine kleine Anzahl zusätzlicher klinischer Sitzungen für die Anwendung der manuellen Therapie und beaufsichtigter Übungen neben einem Heimprogramm in die Behandlung mit einbezogen werden sollte.

Alamri (2011) folgerte, dass die manuelle Therapie Behandlungsergebnisse verbessern kann, insbesondere das Bewegungsausmaß. In einer Vergleichsstudie erhielt eine Gruppe manualtherapeutische Techniken und beaufsichtigte Übungen über einen Zeitraum von vier Wochen, während eine zweite Gruppe nur beaufsichtigte Übungen bekam. Beide Gruppen verbesserten sich signifikant im WOMAC-Score und VAS; die Gruppe mit Behandlung einschließlich passiver Mobilisierung zeigte jedoch signifikant größere Verbesserungen im Bewegungsausmaß.

Hinsichtlich der Schmerzkontrolle gibt es eine unterstützende Evidenz für die Anwendung passiver oszillierender Mobilisierung in der Behandlung einer Knieosteoarthrose. Moss et al. (2007) lieferten experimentelle Evidenz, dass eine zusätzliche Mobilisation eines humanen osteoarthrotischen Kniegelenks sowohl eine unmittelbare lokale als auch eine ausgedehntere verminderte Schmerzempfindung bewirkt. In einer Studie mit 38 Personen mit Knieosteoarthrose und leichtem oder moderatem Knieschmerz wurden passive Zusatzbewegungen mit manuellen Interventionen mit und ohne Kontakt verglichen. Die Druckschmerzschwelle wurde in der Gruppe mit Mobilisation als signifikant erhöht beschrieben – lokal im Knie, aber auch weiter entfernt vom betroffenen Gelenk.

Viele Patienten mit einer Knieosteoarthrose weisen ebenfalls Einschränkungen in der Hüfte, dem Fußgelenk oder der LWS auf. Rocha et al. (2006) beschrieben in einer klinischen Fallstudie die Behandlung der LWS bei starkem Knieschmerz. Die ersten sechs Behandlungseinheiten des Knies führten zu einer Verbesserung des wahrgenommenen Schmerzes und die letzten sechs Behandlungen hatten zum Ziel, die Dysfunktionen der LWS zu behandeln. Daraus resultierte eine komplette Schmerzfreiheit bei einer Wiederbefundung nach 12 Monaten. Als Schlussfolgerung wurde empfohlen, die Symptome und Zeichen der Wirbelsäule zusätzlich zu den peripheren Strukturen zu behandeln.

8

Currier et al. (2007) entwickelten eine klinische Prognoseregel (Clinical Prediction Rule) für die Integration der Hüftmobilisation in Behandlungsprogramme für eine Osteoarthrose des Knies (in jeder Kombination von zwei Variablen):

- Hüft- oder Leistenschmerz oder Parästhesie
- Anteriorer Schmerz im Oberschenkel
- Passive Knieflexion kleiner als 122°
- Passive Innenrotation der Hüfte kleiner als 17°
- Schmerz bei Distraktion der Hüfte

Die Rolle von Anleitung und Information wurde von Homan-Rock und Westhof (2000) untersucht. Sie kamen zu dem Schluss, dass Programme zur Gesundheitserziehung, die Informationen über einen gesunden Lebensstil und ein körperliches Erziehungsprogramm beinhalten, Effekte auf Schmerz, Lebensqualität, Muskelfunktion, Selbstwirksamkeit, BMI, einen körperlich aktiven Lebensstil und die Anzahl der Besuche bei einem Physiotherapeuten aufzeigen. Keine Effekte wurden bezüglich des Bewegungsausmaßes und der funktionellen Anforderungen beobachtet.

Zum Engagement in Sport, Fitnessprogrammen und moderater Aktivität wurde gezeigt, dass:

… ältere Erwachsene, die 20 bis 30 Minuten eine moderate körperliche Betätigung an den meisten Tagen der Woche ausüben, eine bessere physische Funktion haben als ältere Personen, die während des Tages aktiv ihre täglichen Pflichten erfüllen oder inaktiv sind. Jede Form von Aktivität ist besser als keine Aktivität, aber Bewegung verleiht einem einen größeren Gewinn an physischer Kapazität (Brach et al. 2004). Es gibt Hinweise, dass Übungen des Tai Chi vorteilhafte Effekte auf Schmerz und Behinderung einer Osteoarthrose haben können (Hall et al. 2009). Die Durchführung der 12 Formen des Sun-Style Tai Chi für 12 Wochen verringerte die arthritischen Symptome und verbesserte die Balance und die physischen Funktionen bei älteren Frauen (Song et al. 2003). Ein moderates Tai-Chi-Programm zeigte eine erhöhte funktionelle Mobilität und gesteigerte arthritische Selbstwirksamkeit und Lebensqualität bei älteren Erwachsenen mit Osteoarthrose. Die Qualität der Studien ist allerdings hinsichtlich der RCT-Kriterien relativ gering.

Hall et al. (2009), Hartman et al. (2000)

Buckwalter (2003) empfiehlt, das Risiko einer Gelenkverletzung zu minimieren und Personen mit Osteoarthrose zu helfen, an regelmäßigen körperlichen Aktivitäten teilzunehmen, einschließlich leichten oder mittlerem Kontaktsportarten (siehe Weblink in der Referenzliste für eine Liste der Sportarten in jeder Kategorie). Er postuliert, dass die lebenslange Teilnahme an Sportarten, die eine minimale Stoß- und Drehbelastung des Gelenks bei Individuen mit unauffälligen Gelenken und neuromuskulären Funktionen verursachen, das Risiko einer posttraumatischen Osteoarthrose nicht erhöht.

Im Gegensatz dazu erhöht die Teilnahme an Sportarten, welche die Gelenke in einem hohen Maß durch Stöße und Drehungen belasten, das Risiko einer Gelenkverletzung und in der Folge einer Gelenkdegeneration. Buckwalter schlägt vor, die folgenden Maßregeln mit einzubeziehen, um das Risiko einer Gelenkverletzung und -degeneration zu verringern, wenn sich jemand sportlich betätigt:

- Auswahl einer Sportart oder eines Übungsprogramms mit leichter Stoß- und Drehbelastung und geringem Verletzungsrisiko
- Verwendung von Geräten und Unterlagen/Böden zum Spielen oder Laufen, welche die Stoß- und Drehbelastung der Gelenke verringern
- Erhaltung und/oder Verbesserung der Muskelkraft und -ausdauer zur Verringerung der Gelenkbelastung und zum Schutz der Gelenke vor Verletzung
- Erhaltung und/oder Verbesserung der allgemeinen Kondition zur Verringerung des Risikos einer Gelenkverletzung aufgrund von Ermüdung
- Abwechselnde Sport- oder Übungsaktivitäten (Cross-Training), um die Wiederholung gleicher Muster der Gelenkbelastung und -bewegung zu verringern

Zusammengefasst ist es wichtig, die Behandlung von Osteoarthrose den individuellen Symptomen und Zeichen des Patienten anzupassen und einen integrierten Ansatz mit aktiver und passiver Bewegung zu wählen. Die Anleitung des Patienten sollte das Verständnis der Rolle der begleitenden Faktoren und des Lebensstils fördern und zu regelmäßiger Bewegung motivieren. Bewegungsprogramme müssen individualisiert und an die Bedürfnisse, Vorlieben und das Bewegungspotenzial des Patienten angepasst werden. Es ist möglich, dass die kurzfristige Compliance, Übungen und andere Eigenbehandlungsstrategien anzuwenden, in der frühen Phase sehr hoch ist, wenn die Behandlung unter Anleitung stattfindet. Die Compliance kann jedoch nachlassen, sobald die Patienten die Übungen selbstständig durchführen (Campbell et al. 2001).

Bezüglich der Übung und Aktivität ist es erforderlich, dem Patienten zu erlauben, die Vorteile eines Programms selbst zu erleben, wie Hurley (2002) leidenschaftlich darstellt:

Auch wenn man mit voller Überzeugung die Leute darauf aufmerksam macht, Sport zu betreiben, hat dies nur einen begrenzten Effekt, die Teilnahme der Personen an regelmäßiger körperlicher Aktivität zu steigern. Damit die Patienten körperlich aktiver werden, müssen sie an die Vorteile der Bewegung glauben und daran, dass sie die Fähigkeit besitzen, diese effektiv durchführen zu können. Um dieses zu erreichen, müssen sie die Vorteile eines einfachen, praktikablen und unterhaltsamen Rehabilitationssystems erleben, das leicht in den Alltag integriert werden kann und das spezifische Hinweise beinhaltet, wie die Übungen weiterhin zu Hause oder in der Gemeinschaft fortgeführt werden können.

Und zusätzlich:

Das Training muss nicht unbedingt lange und anstrengende Einheiten in einem Fitnessstudio beinhalten. Eine 30-minütige kumulierte körperliche Aktivität ist nutzbringender als ein anstrengender Lauf, sollte aber an den meisten, am besten an allen Tagen der Woche durchgeführt werden. Diese körperliche Aktivität kann sich aus drei 10-minütigen strammen Spaziergängen, 30 Minuten Garten- oder Hausarbeit oder einem unterhaltsamen Work-out zusammensetzen. Für manche Patienten ist so ein Hinweis leichter umzusetzen und akzeptabler, als sich in einem Fitnessstudio auszupowern. Es ist wahrscheinlicher, die Compliance zu verbessern und die psychologischen Vorteile eines Trainings zu fördern – verbessertes Gefühl des Selbsterfolgs, Selbstvertrauens, Selbstwertgefühls und der persönlichen Unabhängigkeit.

Hurley (2002), S. 674

Siehe auch Kap. 8 „Aufrechterhaltung der funktionellen Kapazität und Leistung“ in Hengeveld und Banks (2014).

„Anteriorer Knieschmerz“

Der anteriore Knieschmerz erlangte einige Aufmerksamkeit in Wissenschaft und klinischer Praxis, seit McConnell eine Behandlungsmethode für patellafemorale Schmerzsyndrome für diesen Zustand beschrieben hat (McConnell 1996).

Es wurde vorgeschlagen, das motorische Kontrollmuster der Patella zu verbessern, insbesondere in den letzten 30° der Knieextension und den ersten 30° der Knieflexion. Die Betonung sollte dabei auf dem Verhältnis zwischen M. vastus medialis obliquus (VMO) und M. vastus lateralis (VL) des M. quadriceps liegen, die als primäre stabilisierende Muskulatur in diesem Bewegungsausmaß agieren. Patienten sollen die Ansteuerung der betroffenen Muskelgruppen innerhalb einer geschlossenen oder offenen kinetischen Kette unter Korrektur der Becken-Bein-Fußgelenk-Achse trainieren (Witvrouw et al. 2004, Herrington und Al-Sherhi 2007). Korrigierende Tapes können an der Patella angewendet werden, wenn ein schmerzfreies Trainieren nicht möglich ist (McConnell 1996). Das Training des M. quadriceps mit dem Schwerpunkt auf dem VMO-VL-Verhältnis sollte innerhalb der stabilisierenden Muskelgruppenketten vom Becken bis hinunter zum Knie und den Stabilisatoren des Fußes stattfinden (Cowan et al. 2002). Erhöhte Aufmerksamkeit wird der Rolle des M. popliteus innerhalb der gesamten dynamischen Kette des Becken- und Beinkomplexes entgegengebracht (Nyland et al. 2005).

Zahlreiche Effekte wurden dem Taping der Patella in der Rehabilitation von patellofemoralen Symptomen zugeschrieben. Es scheint allerdings, als läge der hauptsächliche und anhaltende Effekt in der Schmerzreduktion während des Trainings (Crossley et al. 2000).

Der Effekt der physiotherapeutischen Behandlung auf das elektromyografische (EMG) Timing der Aktivität der Mm. vasti in Korrelation mit Schmerzreduktion wurde bei 65 Teilnehmern mit der Diagnose patellofemorales Schmerzsyndrom untersucht. Es wurde festgestellt, dass vor einer Behandlung der EMG-Beginn des VL früher eintrat als der des VMO, und zwar sowohl in der Behandlungsgruppe als auch in der Kontrollgruppe. Nach der Behandlung ging der EMG-Beginn des VMO dem des VL in der exzentrischen Phase voraus und geschah im selben Moment in der konzentrischen Phase, während die Kontrollgruppe keine Veränderungen im EMG zeigte. Diese Verbesserung der EMG-Funktion war mit einer Reduktion der Symptome assoziiert (Cowan et al. 2002). Neben dem Training zur muskulären Ansteuerung scheinen eine passive Mobilisierung sowie Weichgewebetechniken der Patella zu befriedigenden Ergebnissen in der kurzfristigen Schmerzbehandlung zu führen. Van den Dolder und Roberts (2006) untersuchten die Auswirkungen von sechs Sitzungen mit manueller Therapie (Gelenkmobilisation und Techniken des Weichteilgewebes) in einer Gruppe, während die Kontrollgruppe für zwei Wochen auf eine Warteliste gesetzt wurde. Die Testgruppe verbesserte sich signifikant bezüglich Schmerz, aktivem Bewegungsausmaß der Knieflexion sowie Schmerz und Geschwindigkeit während des Treppensteigens.

Trotz des Augenmerks auf die lokale Behandlung und Verbesserung der motorischen Kontrollmuster müssen weitere Quellen und beitragende Faktoren zum Beginn, zur Entwicklung und zum Bestehen des anterioren Knieschmerzes berücksichtigt werden. Schmerz in diesem Bereich kann von nozizeptiven (und peripher neurogenen) Mechanismen von LWS, Becken, Hüfte, neurodynamischen Prozessen und Weichteilgeweben wie z. B. Triggerpunkten ausgelöst werden. Diese Komponenten müssen in die Untersuchung integriert werden, bevor ein ausführliches und multimodales Behandlungsprogramm für diesen Zustand entwickelt werden kann (Collins et al. 2012).

Weitere Informationen zum klinischen Profil sind in ➤ Tab. 8.1 und ➤ Tab. 8.2 sowie im ➤ Fallbeispiel zusammengestellt.

Tab. 8.1 Klinisches Profil: Osteoarthrose

Untersuchung	Klinische Evidenz und „Backsteinmauer"-Denkmodell
Art der Störung	Schmerz und eingeschränkte Mobilität bei verschiedenen Alltagsbeschäftigungen
Merkmale in der Körpertabelle	Der Patient umfasst vielleicht sein Knie und schildert, dass er den Schmerz tief im Gelenk oder dem Knochen spürt. Ein mehr oberflächlicher Schmerz an der Vorderseite des Knies kann darauf deuten, dass auch die Bewegungen der Patella schmerzhaft sind.
Eingeschränkte Aktivitäten/ 24-Stunden-Verhalten der Symptome	Aufstehen aus einem tiefen Sessel, Treppen auf- und absteigen, längere Zeit gehen Der Patient berichtet, dass weder zu viel noch zu wenig Aktivität günstig sei – er muss ein Gleichgewicht zwischen aktiven und Ruhephasen finden. Der Schmerz kann nachts stark sein (vaskuläre Mechanismen?)
Aktuelle/frühere Geschichte	Schleichender Beginn der Symptome mit einer längeren Geschichte von konstantem Unbehagen, mit eingestreuten Verschlimmerungen Einige Patienten geben an, Schmerz und Behinderung hätten sich im Verlauf der Zeit verschlechtert und sie würden erwarten, vielleicht nie wieder symptomfrei zu sein. Bei diesen Patienten haben sich die Symptome möglicherweise verstärkt: Sie traten anfangs nur unter Belastung auf und sind nun auch in Ruhe (besonders nachts) spürbar. Andere Patienten dagegen berichten von einer Besserung über die Jahre, da sie z. B. seit der Pensionierung nach einer sitzenden Berufstätigkeit aktiver geworden seien (z. B. zu Fuß gehen).
Spezielle Fragen	
Quelle/Mechanismen der Symptomproduktion	Der Schmerz geht häufig vom subchondralen Knochen aus, der wegen eines Knorpeldefekts in voller Dicke für die Symptomproduktion freiliegt. Kapsel- und Bandstrukturen können nozizeptive Aktivität verursachen. Neurogene und intraossäre vaskuläre Mechanismen können zum Schmerz beitragen.
Ursache der Quelle	
Beitragende Faktoren	Habituelle Gangmuster, Verlust der Gelenkmobilität (vor allem in Extension), Verlust der Muskelkraft (z. B. aus der Hocke aufrichten, was der Patient über längere Zeit nicht mehr gemacht hat), reduzierte aerobe Kondition
Inspektion	Stellung von Genu varum und valgus sind möglich. Abbau des M. quadriceps und der glutealen Muskeln; verkürzter Tractus iliotibialis
Funktionelle Demonstration der aktiven Bewegungen	Belastende Aktivitäten (z. B. Aufstehen von einem Stuhl) und in die Hocke gehen können die Symptome hervorrufen. Differenzierungtests zwischen dem Tibiofemoral- und dem Patellofemoralgelenk sind häufig möglich. Oft sind jedoch beide Gelenke involviert. Flexion, Extension, Rotation (insbesondere mit Kompression) können Schmerz hervorrufen. Krepitationen im gesamten Bewegungsausmaß sind ein häufiger Befund (sie können tief im Tibiofemoralgelenk oder oberflächlich im Patellofemoralgelenk auftreten).
„Wenn-notwendig-Tests"	Siehe oben: Kompression
Andere Strukturen im Plan	Zusammenhang mit einer lumbalen Bewegungsdysfunktion; Hüfte, neurodynamische Strukturen
Isometrische/Muskellängentests	Meist für die Symptomreproduktion nicht aufschlussreich, da die beitragenden Faktoren normalerweise schwach sind
Neurologische Untersuchung	
Neurodynamische Tests	
Palpationsbefunde	Druckempfindlichkeit des Weichteilgewebes in der Umgebung des Gelenks
Passive Bewegung, kombinierte Zusatz-/physiologische Bewegungen	Zusatz- und physiologische Bewegung des tibiofemoralen (und vielleicht des patellofemoralen) Gelenks sind schmerzhaft und eingeschränkt. Kompression kann Krepitationen hervorrufen und den Schmerz steigern.
Bevorzugte Mobilisations-/ Manipulationstechniken	Zusatzbewegungen am Ende des Bewegungsausmaßes und in allen Stellungen im Bewegungsausmaß. Große Amplituden und eine Steigerung bis zur Kompression können erforderlich sein. Wenn das Problem stabil ist, können physiologische Bewegungen, vor allem in Kombinationen mit Extensionsbewegungen, angewendet werden.
Andere Managementstrategien	NSAIDs und Schmerzmittel, wenn nötig; Verbesserung der aeroben Ausdauer (z. B. auf einem Ergometer ohne Widerstand), Muskelkontrolle, habituelle (Gang-)Muster. Ermutigung, regelmäßig zu trainieren, um Mobilität, Muskelkraft und aerobe Ausdauer zu erhalten; Schmerzbewältigungsstrategien, z. B. mit Automobilisation, wiederholten Bewegungen.
Prognose/natürlicher Verlauf	Die funktionellen Einschränkungen können vorzugsweise mit aktiven und passiven Bewegungstherapien, ungeachtet der degenerativen Veränderungen im Röntgen, beeinflusst werden.
Evidenzlage	Es wurde gezeigt, dass passive oszillierende Techniken, die am Knie angewendet werden, den wahrgenommenen Schmerz beeinflussen können (Moss et al. 2007). Es konnte nachgewiesen werden, dass sich ein aktives Training positiv etwa auf Schmerz, Mobilität und Funktion auswirkt (Moncur 1996, van Baar et al. 1998). Allerdings gibt es Hinweise, dass ein kombiniertee Ansatz sowohl mit aktiven als auch mit passiven Behandlungsmethoden zu besseren langfristigen Ergebnissen führt als die Anwendung entweder nur aktiver oder nur passiver Techniken (Deyle et al. 2005, Alamri 2011).

Tab. 8.2 Anteriorer Knieschmerz (aufgrund einer peri- oder intraartikulären patellofemoralen Bewegungsstörung)

Untersuchung	Klinische Evidenz und „Backsteinmauer"-Denkmodell
Art der Störung	Symptome auf der Vorderseite des Knies können die Alltagsaktivitäten stark einschränken.
Merkmale in der Körpertabelle	Die Symptome werden oberflächig im Bereich der Patella oder tiefer, unterhalb der Patella, gespürt.
Eingeschränkte Aktivitäten/24-Stunden-Verhalten der Symptome	In die Hocke gehen, Treppen auf- und absteigen, Fahrrad fahren, Abfahrtsski, Springen können schmerzbedingt leicht/stark eingeschränkt sein.
Aktuelle/frühere Geschichte	Die Symptome können sich schleichend entwickelt haben, normalerweise in Wachstumsschübe und bei aktiver sportlicher Betätigung (z. B. Laufen). Posttraumatisches Auftreten ist möglich (z. B. nach einem Sturz auf das Knie, etwa beim Volleyball).
Spezielle Fragen	
Quelle/Mechanismen der Symptomproduktion	Patellofemorale Bewegungen (die peri- oder intraartikuläre Strukturen einbeziehen) oder das Weichteilgewebe in der Umgebung des Gelenks können Ursache für nozizeptive Prozesse sein.
Ursache der Quelle	
Beitragende Faktoren	Muskeldysbalance: Ansteuerungsmuster des VMO ist gestört. Der VMO wird verspätet aktiviert. Die Hüftabduktoren und die Pronationsposition des Fußes beeinflussen die Aktivität des VMO. Beitrag des Q-Winkels ist fragwürdig.
Inspektion	Haltungsanalyse ist essenziell – Ausrichtung der Tibia zum Femur; Pronationsstellung des Fußes? Innenrotation des Beckens oder Retraktion des Beckens?
Funktionelle Demonstration der aktiven Bewegungen	In die Hocke gehen, Treppe hinuntersteigen. Die Bewegungsqualität beobachten: Das Bein kann in Adduktion und Innenrotation im Hüftgelenk abweichen. Schmerz kann insbesondere zwischen 0° und 60° Flexion auftreten. Schmerzprovokation bei Extension und Adduktion der Hüfte oder Außenrotationsstellung der Tibia: Hinweis auf einen verkürzten und straffen M. tensor fasciae latae und Tractus iliotibialis.
„Wenn-notwendig-Tests"	
Andere Strukturen im Plan	Zusammenhang mit einer Bewegungsdysfunktion der LWS, Hüfte, Neurodynamik
Isometrische/Muskellängentests	Tests des M quadriceps, insbesondere des VMO können Schmerz provozieren; Veränderungen der Koordination
Neurologische Untersuchung	
Neurodynamische Tests	
Palpationsbefunde	Druckempfindlichkeit der Weichteilgewebe. Patellaposition in 20° Flexion: parallel zur Frontal- und Sagittalebene? Mittig zwischen den Femurkondylen?
Passive Bewegung, kombinierte Zusatz-/physiologische Bewegungen	Zusatzbewegungen des Patellofemoralgelenks können Symptome provozieren, einschließlich Krepitationen, insbesondere unter Kompression.
Bevorzugte Mobilisations-/Manipulationstechniken	Zusatzbewegungen; wenn sehr schmerzhaft (Gruppe 1): sanfte Techniken mit großer Amplitude bis kurz vor P_1. Verstärkung: in anderen Positionen von F und F/Ab des Knies; im späteren Stadium ist Kompression zusätzlich möglich. Das Retinaculum patellae laterale muss eventuell gedehnt werden (z. B. in der Seitenlage und mit Transversalbewegungen nach medial sowie Rotationsbewegungen entlang der Längsachse).
Andere Managementstrategien	Normalisierung der Gleitbewegung der Patella in der Fossa intercondylaris mit Ansteuerungsübungen für den VMO innerhalb der Muskelkette des Fußes und Beckens. Dehnung des verkürzten Tractus iliotibialis und des Tensor fasciae latae. Korrigierendes Taping der Patella (medial; Rotationsstellung; Kippung nach kranial, medial) kann hilfreich sein, wenn Übungen unter Belastung zu schmerzhaft sind. Bedingung: Das korrigierende Tape *muss* den Schmerz reduzieren.
Prognose/natürlicher Verlauf	*„Die Notwendigkeit einer Operation bei patellofemoralem Schmerz ist aufgrund der verbesserten Kenntnisse seiner Ätiologie, des Tapens der Patella zur Reduzierung der Symptome und einem spezifischen Training von VMO und der glutealen Muskulatur fast eliminiert worden. Deswegen muss den Patienten jedoch bewusst sein, dass die Symptome zwar unter Kontrolle sind …, der Schmerz jedoch jederzeit erneut auftreten kann, vor allem, wenn das Aktivitätsniveau gesteigert und das Übungsprogramm nicht konsequent eingehalten wurde."* (McConnell 1996, S. 65)
Evidenzlage	McConnell 1996, Stiene et al. 1996, Witvrouw et al. 2004, Herrington and Payton 1997, Ernst et al. 1999

Totalendoprothese des Kniegelenks

Totaler Kniegelenkersatz ist eine häufige chirurgische Intervention bei vielen degenerativen und entzündlichen Arten der Osteoarthrose und in einigen posttraumatischen Situationen.

Auch wenn viele Protokolle die Beibehaltung oder Verbesserung der Gelenkmobilität als eines der Behandlungsziele beschreiben, beziehen sie sich nicht ausdrücklich auf die Anwendung aktiver, assistiert aktiver (oder assistiert passiver) oder passiver Bewegungen (Moncur 1996, Atkinson et al. 1999, Trudelle-Jackson et al. 2002, Thomas 2003).

Sanfte passive Mobilisation kann die postoperative Behandlung ergänzen. Dennoch benötigt sie einen Ansatz des „klugen Handelns" („Wise Action"; Higgs und Jones 2008; siehe auch Kap. 2

zum Clinical Reasoning in Hengeveld und Banks 2014) mit den folgenden Überlegungen im Hinterkopf:

- Es sollten hauptsächlich Zusatzbewegungen eingesetzt werden.
- Die Hände des Therapeuten sollten so nah wie möglich am Gelenkspalt positioniert werden.
- Die Ausführung der Kräfte sollte möglichst parallel zur Linie durch die Gelenkflächen stattfinden.
- Langer Hebel oder Techniken, die den Knochen um die Prothese bewegen *könnten,* sollten vermieden werden (z. B. Longitudinalbewegungen nach kaudal, die am distalen Teil der Tibia in der Kniebehandlung, am distalen Teils des Femurs bei Hüftbewegungen oder am distalen Teil des Humerus bei Schulterbewegungen ansetzen).
- Eine Progression der Behandlung wie in ➤ Kap. 8.6 beschrieben ist möglich.

Wenn die aktiven Bewegungen die Behandlungsziele erreichen, sind die passiven Bewegungen überflüssig. Nichtsdestotrotz können leichte passive Bewegungen in der frühen Phase nach einer Operation die aktiven Bewegungen des Patienten unterstützen, wenn der Fokus auf der aktiven Bewegung innerhalb des schmerzfreien Bewegungsausmaßes liegt. Zum Beispiel haben viele Patienten mit einem Hüftgelenksersatz Schwierigkeiten bei der aktiven Knie- und Hüftflexion in Rückenlage. Leichte AP-Bewegungen des Gelenks könnten die Hüfte besser „zentrieren", wodurch dem Patienten eine bessere aktive Flexion im Bewegungsausmaß ermöglicht wird. Viele Patienten mit einer Kniearthroplastik können Schwierigkeiten und/oder Schmerz bei der aktiven Flexion und Extension des Knies im Sitzen haben. Eine leichte Zusatzbewegung nahe am Gelenk verbessert die Bewegung. In der späteren Phase, wenn die Gewebeheilung fast abgeschlossen ist und die Gelenkmobilität eingeschränkter zu sein scheint, als in dieser Phase erwartet, sind passive Bewegungen die erste Behandlungswahl zur Verbesserung der Beweglichkeit.

Es scheint, dass sanfte passive Bewegungen als Unterstützung der aktiven Bewegung in der Physiotherapie bei der postoperativen Behandlung einer totalen Kniearthroplastik unzureichend genutzt werden, möglicherweise aufgrund der dominanten biomechanischen Sichtweise der Effekte der passiven Bewegungen. Es wurde allerdings gezeigt, dass diese Theorien keine akzeptable wissenschaftliche Basis haben (Twomey 1992). Insbesondere die neurophysiologischen Effekte erzielten große Aufmerksamkeit in vielen Publikationen (Wright 1995). Im Falle der Kniearthroplastik können passive Bewegungen angesichts der zentralen Lerntheorie und Neuroplastizität berücksichtigt werden:

1. Input durch wiederholte Stimuli (z. B. oszillierende passive Bewegung mit Progression) würde zu einer Desensibilisierung des Nervensystems mit Wiederherstellung der normalen sensorischen Systemverarbeitung führen.
2. Basierend auf der zentralen Lerntheorie und Neuroplastizität, entsteht eine Gewöhnung der sensomotorischen Prozesse, bei der das synaptische Lernen zu verminderten Verhaltensreaktionen auf wiederholte Stimulation führt.
3. Averse Memory – das Löschen protektiver, nicht erwünschter sensomotorischer Muster, indem der Therapeut dem Nervensystem verschiedene normale sensomotorische Stimuli mit passiven und aktiven Bewegungen anbietet (Zusman 2004).

8.3 Clinical Reasoning

Zu den Beschwerden des Knies, die am häufigsten von Physiotherapeuten behandelt werden, gehören Überlastungs- oder Fehlbelastungsprobleme, wie das patellofemorale Schmerzsyndrom (PFSS), traumatische Verletzungen und degenerative Störungen wie eine Osteoarthrose des Knies. Häufig basieren die Probleme auf dominant nozizeptiven Prozessen, die mit passiver Mobilisation behandelt werden sollten, um die Gelenkfunktion zu normalisieren, sowie mit Übungen zur Optimierung der motorischen Kontrolle, der aeroben Ausdauer, Agilität und Propriozeption, um die funktionellen Aktivitäten wiederherzustellen. Der Therapeut muss alle möglichen Bewegungskomponenten, die zum Schmerz und der Störung des Patienten beitragen, sowie Faktoren, welche die Compliance und die Motivation für eine Veränderung beeinflussen, berücksichtigen, um die Behandlung maßgeschneidert an den Patienten anzupassen.

Der Leser sollte ➤ Kap. 1 dieser Ausgabe und Kap. 2 in Hengeveld und Banks (2014) für eine Beschreibung des Clinical Reasoning und der Clinical-Reasoning-Theorie rekapitulieren. Die klinischen Profile in ➤ Tab. 8.1 und ➤ Tab. 8.2 zeigen, wie verschiedene Hypothesenkategorien in den Untersuchungs- und Behandlungsprozess einiger häufiger Bewegungsstörungen des Knies implementiert werden können.

8.4 Subjektive Untersuchung

Die subjektive Untersuchung, wie in allen anderen Bereichen der Bewegungsdysfunktionen, die in diesem Buch beschrieben werden, ist überaus wichtig, um die möglichen Quellen der Symptome, beitragende Faktoren, Warnzeichen und Kontraindikationen gegen Untersuchungs- und Behandlungsverfahren und das Ausmaß der Behinderung zu bestimmen. Daraus leiten sich die Behandlungsziele hinsichtlich des Aktivitätsniveaus und der Teilhabe ab, wie sie in der International Classification of Functioning, Disability and Health (ICF) beschrieben sind (WHO 2001).

Die Hauptkomponenten der Bewegung, die während der subjektiven und Funktionsuntersuchung analysiert werden müssen, sind:

- Tibiofemoralgelenk einschließlich der peri- und intraartikulären Strukturen
- Patellofemoralgelenk einschließlich der peri- und intraartikulären Strukturen
- Weichteilgewebe (sofern es sich nicht um die periartikulären Strukturen der genannten Gelenke handelt) sowie muskulotendinöse Strukturen
- Proximales Tibiofibulargelenk (muss oft auch bei Störungen des Fußes und des Fußgelenks untersucht werden)

Wenn die Symptome jedoch vage und schwierig zu lokalisieren sind oder wenn sich ihre Entwicklung nicht auf eine eindeutige Ursache zurückführen lässt, müssen weitere beitragende Komponenten (z. B. Hüftgelenk, LWS, neurodynamisches System) zur Bewegungsstörung ebenfalls berücksichtigt werden. Dieses kann u. U. auch der Fall sein, wenn eine Verletzung zu den Symptomen geführt hat, die Wiederherstellung der Funktion jedoch länger dauert als zu erwarten.

Zu den wichtigen Punkten der subjektiven Untersuchung gehören (Corrigan und Maitland 1994):

- Allmählich oder plötzlich einsetzender Schmerz
- Zusammenhang zwischen Schmerz und Trauma und dem Mechanismus eines solchen Traumas
- Vorliegen einer Schwellung und wie schnell oder langsam sie sich entwickelte
- Gefühl von Instabilität oder „Einsacken“ während des Gebrauchs
- Blockade im Knie
- Klicken oder Verhaken, insbesondere wenn dadurch der Schmerz reproduziert wird
- Ob das Knieproblem stabil, progredient, wiederkehrend oder intermittierend ist oder durch bestimmte Aktivitäten ausgelöst wird
- Auftreten von Steifigkeit
- Ob andere Gelenke involviert sind
- Effekte vorangegangener Behandlungen

8.4.1 Hauptproblem („Frage 1“)

Neben dem Schmerz nennt der Patient möglicherweise verschiedene andere Beschwerden als Hauptproblem.

Blockade

Eine sorgfältige Evaluation dieses Symptoms ist essenziell. Die Blockade kann durch einen gerissenen Meniskus, ein loses Knochenfragment (z. B. Osteochondrosis dissecans), ein gerissenes Kreuzband oder einen Ausriss am Margo anterior der Tibia, eine Chondromalacia patellae, eine dislozierte Patella oder eine mediale Plica verursacht werden. Der Begriff Blockade ist kein treffender Ausdruck, da er impliziert, dass keine Bewegung mehr möglich ist. Mit Blockade ist gewöhnlich eine plötzliche komplette Blockade der vollen Extension des Knies gemeint, das nicht mehr in der Lage ist, vollständig zu flektieren. Dem Knie fehlen normalerweise 30° Extension und der Mechanismus der Schlussrotation. Das Endgefühl der Extension in einem blockierten Knie ist charakteristischerweise gummiartig und wird von motorischen Reaktionen (Spasmen) begleitet.

Verhaken

Verhaken ist ein Gefühl, das anzeigt, dass etwas der Gelenkbewegung im Wege steht. Diese Empfindung kann schmerzhaft sein. Der Entstehungsmechanismus ist ähnlich wie bei der Blockade.

Instabilität – „Nachgeben“

Stabilität wird durch den Bandapparat (passive Stabilität) und die umgebenden Muskeln (aktive Stabilität) gewährleistet. Ein Gefühl von Instabilität, Einsacken oder „Einknicken“ des Knies bei Gebrauch ist ein häufiges Symptom. Es kann durch eine Chondromalacia patellae, einen gerissenen Meniskus, ein loses Knochenstück oder Arthritis ausgelöst werden. Ein Gefühl von Instabilität kann auch nach einem Kreuzbandriss mit echter Rotationsinstabilität auftreten.

Gewöhnlich sackt das Knie plötzlich und ohne Vorwarnung oder Schmerz ein, jedoch häufig mit dem Gefühl, dass ein Knochen sich über den anderen bewegt oder abrutscht. Dies passiert tendenziell beim Treppenhinabsteigen oder beim Gehen auf unebenem Untergrund, wenn das Körpergewicht auf einem Bein lastet. Besonders häufig passiert es, wenn ein Läufer die Richtung wechselt oder sich mit dem betroffenen Bein abstößt.

Schwellung

Eine Schwellung deutet auf eine intraartikuläre Verletzung hin. Eine Hämarthrose entwickelt sich nach einer Verletzung schneller als eine Synovitis, sodass ihr Beginn eher in Minuten als in Stunden gemessen werden kann. Das Knie ist normalerweise extrem schmerzhaft, warm, druckempfindlich und wird in einigen Grad Flexion gehalten. Der häufigste Grund einer Hämarthrose ist eine Ruptur des vorderen Kreuzbandes. Weniger häufig sind Einrisse in einem Kapselband oder eine osteochondrale Fraktur. Nichttraumatische Ursachen sind selten und beinhalten Störungen der Blutzusammensetzung, Antikoagulationstherapie, pigmentierte villonoduläre Synovitis oder Neoplasmen. Gegebenenfalls muss die Hämarthrose von Erkrankungen abgegrenzt werden, bei denen es zu Kristallablagerungen kommt, sowie von entzündlicher und septischer Arthritis. Die Diagnose wird dann nach Entnahme von Synovialflüssigkeit gestellt.

8.4.2 Symptombereiche (Körpertabelle)

Die Lokalisation der Symptome kann Aufschluss über die symptomverursachende Bewegungskomponente geben.

- Störungen des Patellofemoralgelenks führen gewöhnlich zu Schmerzen im Knie selbst. Der Patient umfasst wahrscheinlich sein Knie und zeigt, dass „er“ tief mittendrin ist. Der Schmerz kann mit einer Steifheit einhergehen, insbesondere nachdem der Patient eine Zeit lang gesessen hat.
- Bei Störungen des Patellofemoralgelenks treten üblicherweise Schmerzen in der retropatellaren Region oder auf der Vorderseite des Knies auf. Sie werden oberflächlicher als Beschwerden des Tibiofemoralgelenks angegeben. Manchmal werden Symptome tief in der Kniekehle auf der posterioren Seite verspürt.
- Läsionen des Weichteilgewebes (z. B. vom Bandapparat oder Sehnen an ihren Insertionen) werden oft lokal gespürt. Der Patient ist u. U. in der Lage, die schmerzhafte Stelle durch Berührung anzeigen.

Schmerzen im Kniebereich können auch aufgrund von Dysfunktionen in weiter proximal liegenden Strukturen ausgelöst werden. Häufig ist diese Art von Schmerz eher vage, dumpf und schwieriger zu lokalisieren. Insbesondere das Hüftgelenk kann Schmerz in den ventromedialen Bereich des Knies weiterleiten, während die LWS zur dorsalen Seite ausstrahlen kann. Unter bestimmten Umständen können Dysfunktionen der neurodynamischen Strukturen zu den Symptomen beitragen.

8.4.3 Symptomverhalten – Aktivitätseinschränkungen

Während Hypothesen zu den Quellen der Symptome vielleicht schon in der ersten Phase der subjektiven Untersuchung aufgestellt wurden, können das Symptomverhalten und eine damit verbundene Aktivitätseinschränkung dazu dienen, einige dieser Hypothesen abzuwandeln oder zu bestätigen (Prinzip: „Merkmale in Übereinstimmung bringen" – „Make Features Fit").

- Symptome, deren Ursprung im Tibiofemoralgelenk liegt, sind oft schlimmer, wenn der Patient aufsteht und gehen will (Anlaufschmerzen) oder nachdem er eine längere Strecke gegangen ist, unter Belastung des betroffenen Beins und wenn der Patient Treppen hinauf- oder hinabsteigt. Der Schmerz kann auch mit Steifheit assoziiert sein, vor allem, nachdem der Patient für eine Weile gesessen hat.
- Störungen des Patellofemoralgelenks verschlimmern sich normalerweise bei Aktivitäten wie Gehen, Laufen, Fahrradfahren, Treppensteigen oder eine Weile hügelabwärts gehen. Die Symptome treten möglicherweise auch nach langem Sitzen auf, z. B. im Auto oder Theater.
- Lokale Läsionen der Bänder können durch Aktivitäten provoziert werden, die zu einer Überdehnung des betroffenen Bandes führen. Weiterhin können Läsionen der Sehnen durch Tätigkeiten, die eine Kontraktion der Muskulatur oder Dehnung oder Kompression der Sehne bedingen, verursacht werden.

Es ist wichtig, das aktuelle und das gewünschte Aktivitätsniveau zu bestimmen. Insbesondere bei der Osteoarthrose des Knies müssen Aktivitäten wie Laufen, Treppensteigen, Selbstpflege, Taschentragen, Beugen, Knien usw. ausreichend detailliert festgehalten werden, um ein individuelles Behandlungsprogramm auf Basis der Beschwerden, funktionellen Limitierungen und Bewegungspräferenzen des Patienten zu entwickeln.

8

8.4.4 Geschichte

Wenn die Symptome aufgrund eines *traumatischen Ereignisses* bestehen, sind Informationen über die verletzende Bewegung essenziell. In der akuten Phase können diese einen Hinweis auf die betroffenen Strukturen geben. Wenn komplette Bandrupturen, gerissene Menisci oder Frakturen vermutet werden, sollte der Physiotherapeut einen Arzt konsultieren, bevor er mit der weiteren Physiotherapie fortfährt. Bei geringfügigen Symptomen oder wenn die Störung bereits rückläufig ist und die meisten Alltagstätigkeiten nicht mehr begrenzt, kann die verletzende Bewegung zum entscheidenden Element der Funktionsuntersuchung werden und möglicherweise im Rahmen der Behandlung mit passiver Mobilisation eingesetzt werden (Maitland 1991).

Wenn Symptome einen *spontanen Beginn* haben, muss nachgeforscht werden, ob eine Überlastung oder Fehlbelastung der Strukturen vorliegt oder sie vermindert belastbar sind (z. B. aufgrund eines muskulären Ungleichgewichts oder mangelnder aerober Kondition) und ob dies zur Entwicklung der nozizeptiven Prozesse beigetragen hat.

Im Fall von Schmerz in der inferioren Patellaregion können die symptomerzeugenden Aktivitäten einen Hinweis auf die möglicherweise betroffenen Strukturen geben:

- Exzentrische Belastung (z. B. Springen bei Ballsportarten oder vermehrtes Lauftraining am Hang) provoziert hauptsächlich die Patellasehne.
- Symptome, die durch eine Purzelbaumdrehung oder kraftvolle Beinschläge beim Schwimmen aufgelöst werden, können auf ein irritiertes Corpus adiposum hindeuten (McConnell 1996).

8.4.5 Spezielle Fragen und Fragen nach Funktionssystemen

Neben den üblichen Fragen zum Gesundheitszustand, nach Gewichtsverlust, röntgenologischen Befunden, Medikamenteneinnahme usw. des Patienten sollten auch Screeningfragen zu vaskulären und neurogenen Störungen, wie Varikose, tiefe Venenthrombose oder Polyneuropathie, gefragt werden (siehe auch Kapitel 2 zu klinischen Denkprozessen in Hengeveld und Banks 2014).

8.5 Funktionsuntersuchung

Je nach Plan, den der Physiotherapeut nach der subjektiven Untersuchung aufgestellt hat, entscheidet er sich vielleicht dafür, sich in der Untersuchung auf eine der Hauptkomponenten zu konzentrieren, wie die tibiofemoralen, patellofemoralen oder proximalen Tibiofibularbewegungen. Zuerst liefern die aktiven Bewegungen dem Physiotherapeuten und dem Patienten Parameter für die Wiederbefundung. Die Komponenten können passiv untersucht werden, gefolgt von einer Wiederbefund der aktiven Parameter, um die mögliche Beteiligung einer oder mehrerer Komponenten an der Bewegungsstörung zu bestätigen.

Wenn eine Läsion des Weichteilgewebes vermutet wird, ist es oft ratsam, die Gelenkkomponenten zuerst zu untersuchen, da sie häufig Teil der periartikulären Strukturen sind, die von einer Mobilisation mit Zusatz- und physiologischen Bewegungen beeinflusst werden können.

In vielen Fällen ist das Screening der Bewegungsfunktionen von Hüfte, LWS und neurodynamischen Strukturen erforderlich.

➤ Box 8.1 gibt einen Überblick über die Untersuchungsverfahren des Kniekomplexes und damit verbundener Strukturen. Detaillierte Informationen zu einigen Testverfahren folgen nachstehend.

8.5.1 Aktueller Schmerz (Present Pain, PP)

Bevor funktionelle Tests durchgeführt werden, muss der Therapeut zunächst feststellen, ob der Patient Schmerzen in Ruhe aufweist.

Box 8.1

Funktionsuntersuchung des Kniekomplexes

Inspektion

- Erstpalpation von Temperatur, Schwellung oder Erguss
- Aktueller Schmerz (Present Pain, PP)

***Funktionelle Demonstration/Tests**

(einschließlich der Differenzierungstests der Bewegungskomponente)

Kurze Bewertung

- Aktive Bewegungen
  - Ganganalyse: vorwärts, rückwärts, auf den Fersen (insbesondere rückwärts), auf den Zehen; eventuell Beobachtung von: Sprint, schnellem Laufen, schnelle Richtungswechsel
  - In die Hocke gehen: auf den Zehen, auf den Fersen, federn
  - Schritthöhe
  - Vierfüßlerstand: auf die Fersen setzen
  - Stufen hinauf- und hinuntersteigen (vorwärts, rückwärts, seitlich)
  - Hüpfen, Springen
  - Kniegelenksextension im Stehen
  - In Rückenlage, einschließlich Überdruck:
    - F, E, in 90° F, IR und AR
    - „Wenn-notwendig-Tests“:
      FAb, F/Ad, einschließlich Kombinationen in Rotation;
      F+Ab, F+Ad
      E/Ad, E/Ab (= E mit ↑ auf der Tibia)
  - In verschiedenen Stellungen von F oder E: IR, AR
    Ab/Ad (in E und 20° F)
    „verletzende Bewegung“
- Muskeltests
  - Isometrische Tests: Symptomreproduktion. Mm. quadriceps, biceps femoris, semitendinosus, semimembranosus, adductores
  - Ansteuerungsmuster: VMO, VL im Stand in verschiedenen Stellungen der Flexion
  - Muskellängentests (meistens zum Abschluss der passiven Tests – nach den neurodynamischen Tests)
  - Motorische Kontrolle und Ansteuerungsmuster: VMO, VL usw.
- Screening anderer Strukturen im Plan
  - Hüfte, LWS, Sakroiliakalgelenk, neurodynamische Strukturen
- Palpation
  - Temperatur, Schwellung, Erguss
  - Druckempfindlichkeit
- Passive Bewegungen
  - Neurodynamische Tests
  - Bewegungsdiagramm für relevante aktive Tests: F, E, in 90° F, IR oder AR
  - Meniskustests, Tests des Bandapparats (Stabilitätstests)
  - Tibiofemoralgelenk:
    - Physiologische Bewegungen: F in Kombinationen; E/Ab, E/Ad als Behandlungstechnik
    - Zusatzbewegungen: Ab, Ad (in E und 20° F), ↓, ↑, —•→, ←•—, ←•→ kaudal und kranial, ↻, ↺
    - Testverfahren mit Kompression
  - Patellofemoralgelenk:
    - Zusatzbewegungen: ←•→ kaudal und kranial
    - —•→, ←•—, >—•—<, Distraktion, ↻, (P1), longitudinal und sagittal
    - In unterschiedlichen Stellungen des Kniegelenks
    - Testverfahren mit Kompression
  - Proximales Tibiofibulargelenk:
    - Zusatzbewegungen: ↓, ↑, ←•→ kaudal und kranial, ↻, ↺, >—•—<
    - In verschiedenen Stellungen, einschließlich SLR und Inversion des Fußes (N. peroneus communis)
    - Testverfahren mit Kompression

Lesen der Krankenakte usw.

Die wichtigsten Befunde mit Asterisken markieren

Instruktionen für den Patienten:

- Warnung: mögliche Verschlimmerung
- Instruktionen: Symptome und Aktivitäten beobachten und vergleichen
- Weitere Empfehlungen: Selbstbehandlungsstrategien usw.

8.5.2 Inspektion

Der Patient sollte angemessen entkleidet sein. Wenn möglich, wird die Inspektion zunächst unter Belastung durchgeführt. Sie umfasst die folgenden Beobachtungen:

- Jede Form von strukturellen Veränderungen, Schwellung, Temperatur.
- Ist die Belastung symmetrisch? Wird irgendeine Hilfe bei der Belastung gebraucht?
- Ausrichtung der Beine, des Beckens und der Wirbelsäule.
- Bereitschaft, sich zu bewegen.

Ausrichtung

Wenn sich ein Patient mit Knieproblemen vorstellt, ist die Untersuchung der Ausrichtung ein wichtiger Punkt in der Beobachtung beitragender Faktoren. Die Beobachtung der Ausrichtung sollte verschiedene Anordnungscharakteristika beinhalten, die mit knöchernen und Weichteilgewebe-Segmenten interagieren oder Kompensationen an ihnen verursachen können (Nguyen und Shultz 2009, Daneshmandi und Saki 2009).

Die Ausrichtung der unteren Extremität ist erwiesenermaßen ein Risikofaktor für Knieverletzungen, insbesondere bei Frauen (Loudon et al. 1996) sowie bei der strukturellen Progression der Knieosteoarthrose (Bouwer et al. 2007, Sharma et al. 2001) und patellofemoralen Problemen (Powers et al. 2012). Die Beobachtung der Ausrichtung beinhaltet nicht nur die knöchernen Orientierungspunkte, sondern ebenfalls die Konturen der Muskeln und Faszien.

In der klinischen Praxis werden gewöhnlich sechs Ausrichtungsmessungen genutzt.

- Der *Quadrizeps-Winkel (Q-Winkel)* wird von einer kaudal ausgerichteten Linie von der Spina iliaca anterior superior (SIAS) bis zur Patellamitte und einer Linie von der Patellamitte zur Tuberositas tibiae gebildet. Er kann im Liegen, im Stand sowie im Einbeinstand gemessen werden. Die normalen Werte für den Q-Winkel liegen bei Frauen < 20° und bei Männern < 15° (Horton und Hall 1989, McKeon und Hertel 2009).
  Veränderungen des Q-Winkels beeinflussen die tibiofemorale und die patellofemorale Kinematik (Mizuno et al. 2001). Der Q-Winkel wird von der Stellung des Beckens, der Hüfte, des Knies und des Fußes und ihrer muskulären Kontrolle beeinflusst. Shultz et al. (2006) bestimmten einen Intraklassen-Korrelationskoeffizienten (ICC) von 0,89 bis 0,98 Intratester-Reliabilität. Der Q-Winkel beschreibt den lateralen Zug des M. quadriceps femoris an der Patella. Klinisch relevant ist der dynamische Q-Winkel im Einbeinstand oder beim Hocken (Maßada et al. 2011). Zusätzlich muss die Ausrichtung der Patella in Relation zum Gleiten, zur Neigungsrotation und der anteroposterioren Neigung untersucht werden. Dies wird im Stand und später auch in Rückenlage mit dem Knie in einer leichten Flexionsstellung durchgeführt. Kalichman et al. (2007) zeigten, dass eine Fehlausrichtung der Patella Stress auf die Gelenkflächen des Patellofemoralgelenks ausüben kann und einen Grund für degenerative Veränderungen im Knie darstellt.
- *Der tibiofemorale Winkel* wird vom Schnittpunkt der Femurachse und der Tibiaachse gebildet. Eine Abweichung in die Varusstellung (O-Bein) hat einen tibiofemoralen Winkel von weniger als 5° Valgus. Eine normale Ausrichtung beträgt 5° bis 7° Valgus. Eine Abweichung in die Valgusstellung (X-Bein) hat einen tibiofemoralen Winkel > 7° Valgus (Karachalios et al. 1994). Sharma et al. 2001 zeigten, dass Individuen mit einer Varusstellung im Knie ein erhöhtes Risiko einer Progression der Osteoarthrose im medialen Kompartiment und Individuen mit einer Valgusstellung ein erhöhtes Risiko einer Progression der Osteoarthrose im lateralen Kompartiment aufweisen.
- *Navicular Drop Test* (Brody 1982): In sitzender Position mit Knien und Hüfte in einem 90°-Winkel wird die Neutralstellung des Subtalargelenks gefunden. Die Distanz zwischen dem Mittelpunkt der Tuberositas ossis navicularis pedis und dem Boden wird gemessen. Die Person steht dann auf und die stehende Os-naviculare-Stellung wird gemessen. Der navikulare Höhenunterschied („Drop“) wird als Differenz zwischen der sitzenden und stehenden Position berechnet. Die Intrarester-Reliabilität dieser Methode wurde mit ICC-Werten von 0,91 bis 0,97 angegeben (Shultz et al. 2006). Die minimalen (Trimble et al. 2002) und maximalen (Moul 1986) berichteten Werte für den navikularen Drop betrugen 7 bzw. 9 mm.
- Ein *Genu recurvatum* wird, wenn möglich, im Stehen gemessen; der Patient wird gebeten, das Knie voll zu strecken. Die Messung erfolgt vom zentralen Punkt des Trochanter major zum zentralen Punkt des Epicondylus lateralis femoris sowie vom lateralsten Punkt der proximalen Gelenklinie des Knies durch den lateralen Malleolus (McKeon und Hertel 2009). Bei dieser Methode wurden ICC-Werte von 0,88 bis 0,97 für die Intratester-Reliabilität berichtet. Die durchschnittlichen Werte des tibialen Varum bei gesunden Beinen betragen 4° bis 8,7°. Mehr als 10° Hyperextension im Knie sind ein potenzieller Risikofaktor bei Verletzungen durch Überlastung in der unteren Extremität (Devan et al. 2004).
- Die *anteriore Beckenkippung* wird anhand einer imaginären Linie von der Spina iliaca anterior superior zur Spina iliaca posterior superior gemessen, die horizontal divergiert. Die Beckenkippung wird als Grad der anterioren Kippung des Beckens in der Sagittalebene bestimmt. Es wurden ICC-Werte von 0,77 bis 0,99 für die Intratester-Reliabilität bei dieser Methode angegeben (Shultz et al. 2006, Krawiec et al. 2003). Der durchschnittliche Winkel der anterioren Beckenkippung beträgt 10° bis 15° (Shultz et al. 2006).
- Die Messung der *femoralen Anteversion* erfolgt am Patienten in Bauchlage und dem Knie in 90° Flexion. Der Trochanter major wird an seiner lateralsten Stellung palpiert (die passive Innenrotation des Femur wird genutzt, um diese Position zu finden). Die femorale Anteversion wird als spitzer Winkel beschrieben, der von der Tibia und einer imaginären vertikalen Linie gebildet wird. Shultz et al. (2006) berichten von ICC-Werten zwischen 0,77 und 0,97 für die Intratester-Reliabilität beim femoralen Anteversionstest. Die normalen Werte der Anteversion variieren zwischen 8° und 15° (Magee 1987).

Frauen weisen höhere Werte für den Q-Winkel, das Genu recurvatum, die anteriore Beckenkippung und die femorale Anteversion im Vergleich zu Männern auf (McKeon und Hertel 2009).

Andere Aspekte, die während der Inspektion berücksichtigt werden sollten, sind:

- Alle Anzeichen einer Schwellung oder eines entzündlichen Prozesses (In einigen Fällen kann es wichtig sein, die Inspektion mit einer raschen Palpation auf Temperatur und Schwellung zu beginnen. Bei einem positiven Befund sollte der Test zur Vorsicht während der einzelnen Untersuchungsschritte regelmäßig wiederholt werden, um sicherzustellen, dass Temperatur und Schwellung nicht aufgrund der Testverfahren zunehmen; ➤ Kap. 8.5.7).
- Alle Anzeichen einer muskulären Dysbalance und Schwäche (z. B. Schwäche des M. vastus medialis und der Hüftabduktoren, verkürztes iliotibiales Band). Der Therapeut muss sicherstellen, dass er sowohl den Rumpf als auch den Unterschenkel untersucht. Die aktuelle Evidenz erlaubt den Schluss, dass eine verringerte Rumpfstabilität für eine Verletzung der unteren Extremität prädisponierend sein kann (Willson 2005).

8.5.3 Funktionelle Demonstrationstests

Der Patient wird gebeten, eine *funktionelle Aktivität zu demonstrieren,* die den in der subjektiven Untersuchung beschriebenen Schmerz provoziert. Diese Aktivität kann als funktioneller Parameter für die Wiederbefundung genutzt werden („funktioneller Asterisk“).

Differenzierungsverfahren können ebenfalls durchgeführt werden, mit denen die in die Aktivität involvierten Bewegungskomponenten mehr oder weniger unter Stress gesetzt werden. Zum Beispiel beschreibt der Patient Symptome auf der medialen Seite des Knies, während er eine Tennisbewegung (Vorhand) demonstriert. Das Patellofemoralgelenk kann untersucht werden, wenn mediale oder laterale Gleitbewegungen einschließlich Kompression die Aktivität ergänzen. Das Tibiofemoralgelenk kann zusätzlich gestresst werden, indem der Therapeut z. B. die mediale Rotation des Femurs über die Tibia verstärkt. Das Hüftgelenk wird verstärktem Stress ausgesetzt (während der Therapeut gleichzeitig das Kniegelenk in seiner Position kontrolliert), wenn Rotationsbewegungen des Beckens über dem Femur ausgeführt werden. Veränderungen der Symptome während der Manöver zeigen die Bewegungskomponente(n) an, die für die Symptome verantwortlich sind.

Kurze Bewertung

Nach den Differenzierungstests ist eine *kurze Bewertung* oder Reflexion notwendig. Dabei entscheidet der Physiotherapeut, ob die Testverfahren wie geplant fortgesetzt werden oder ob eine Anpassung der Untersuchungssequenzen angeraten ist.

8.5.4 Aktive Bewegungen

Belastung

Es wird empfohlen, zunächst aktive Bewegungen unter Belastung durchzuführen (soweit keine Kontraindikationen bestehen), bevor aktive Tests in Rücken- oder Bauchlage angewendet werden.

Ganganalyse Einige Aspekte der Ganganalyse wurden bereits in ➤ Kap. 7 beschrieben. Bei der Untersuchung von Bewegungsstörungen des Knies sollte besonders auf das Vorwärts- und Rückwärtsgehen, das Gehen auf den Fersen (insbesondere rückwärts) und das Gehen auf Zehenspitzen geachtet werden. Wenn erforderlich, wird die Ganganalyse mit verschiedenen Geschwindigkeiten durchgeführt. Bei Sportlern sollten zusätzlich Laufen (Rennen) und plötzliche Richtungswechsel beobachtet werden.
Einbeinstand Besondere Aufmerksamkeit sollte auf die Ausrichtung von Becken, Hüfte, Knie (Q-Winkel) und Fuß gelegt werden. Die muskuläre Aktivität (gesteigert oder verringert) und mögliche Fehler der Ansteuerung sollten beobachtet werden.
Einbeinstand und Test der halben oder vollen Flexion Der Test der vollen Flexion wird nur durchgeführt, wenn die Symptome noch nicht reproduziert werden konnten und die Probleme sich als stabil erweisen. Am häufigsten wird er bei Sportlern angewendet.
Einbeinstand und Rotationstest Dieser Test kann genutzt werden, um den Rotationsstress auf das Kniegelenk zu erhöhen, wenn die Symptome noch nicht reproduziert werden konnten.
Hinauf- und Herabsteigen, vorwärts, rückwärts und seitlich Wie bei dem Test im Einbeinstand sollte der Fokus auf der Ausrichtung (funktioneller Q-Winkel; Ausrichtung von Becken, Knie und Fuß) und der muskulären Aktivierung liegen.
Tiefe Hocke auf den Zehen (Kniehocke), auf den Fersen (Hüfthocke) Qualität und Ausmaß der Bewegung sowie die Symptome werden beobachtet. Wenn notwendig, kann die Bewegung durch Federn und Seitwärtsfedern (mit dem Becken lateral und medial vom betroffenen Knie) verstärkt werden.
Auf den Fersen sitzen Der Patient bewegt sich aus einer Vierfüßlerposition gerade mit dem Gesäß in Richtung Fersen. Derselbe Test kann auch in der knienden Position als Ausgangsposition durchgeführt werden.
Aktive Kniegelenksextension im Stand Der Patient stellt beide Füße nebeneinander in einer Linie mit dem Zentrum der Hüftgelenke und bringt beide Knie in aktive Extension oder Hyperextension. Wenn erforderlich, kann er leicht hüpfen.
Hüpfen, Springen mit beiden oder einem Bein Wenn notwendig, kann der Stress auf den Gelenkspalt erhöht werden, indem der Patient auf beiden oder einem Bein hüpft und springt oder eine beliebige andere sportliche Aktivität vorführt, die für die Beobachtung relevant sein könnte.

Aktive Tests des Kniegelenks (ohne Belastung)

Die aktiven Bewegungstests des Kniegelenks ohne Belastung werden durchgeführt, wenn die aktiven Tests unter Belastung nicht indiziert sind oder wenn das Bewegungsausmaß noch bestimmt werden muss. Die Standardtests bestehen aus Extension, Flexion und sowie Innen- und Außenrotation in 90° Flexion. Überdruck kann am Ende des aktiven Bewegungsausmaßes hinzugefügt werden, wenn die Symptome nicht reproduziert worden sind.

Extension (Rückenlage)

- Der Patient extendiert aktiv das Knie. Der Therapeut beobachtet Bewegungsausmaß, Qualität (einschließlich der Muskelansteuerungsmuster) und Symptomreaktion.
- Überdruck sollte in drei Varianten gegeben werden:
  a. Gegen die proximale Fläche der Tibia (➤ Abb. 8.1A)
  b. Gegen die distale Fläche des Femurs (➤ Abb. 8.1B)
  c. Über dem Gelenkspalt (➤ Abb. 8.1C)
- Das *Endgefühl* wird auf andere Weise bewertet, d. h. am vollständig extendierten, entspannten Knie. Das Knie wird passiv ungefähr 20° flektiert und darf dann in vollständige Extension zurückfallen. Ein unauffälliges Knie erreicht vollständige Extension und vermittelt dabei ein typisches schmerzfreies und hartes Endgefühl. Bei Patienten mit Osteoarthrose kann ein ähnliches Endgefühl gefunden werden, die vollständige Extension ist allerdings eingeschränkt. Eine Läsion des Meniskus kann ein weicheres Endgefühl hervorrufen und das Bein kann etwas mehr federn, wenn es aus Flexion in Extension fällt.

Flexion

(➤ Abb. 8.2)
- Der Patient wird gebeten, das Knie in Richtung Gesäß zu ziehen. Bewegungsausmaß, Qualität und Symptomreaktion werden beobachtet.
- Die Mobilität kann mit einem Goniometer gemessen werden. Alternativ kann auch die Distanz zwischen Ferse und Tuberositas ischii in Zentimetern gemessen werden.

In 90° Flexion: Innenrotation, Außenrotation

Der Test kann in Rückenlage (➤ Abb. 8.3) oder im Sitzen ausgeführt werden.

„Wenn-notwendig-Tests"

Diese sollten durchgeführt werden, wenn die „Standard"-Tests die Symptome nur unzureichend hervorrufen. Normalerweise werden Kombinationen aus physiologischen Bewegungen durchgeführt, entweder passiv oder aktiv unterstützt, wie:

- Innen- und/oder Außenrotation in verschiedenen Stellungen von Flexion oder Extension
- (Passive) Abduktion, Adduktion (➤ Kap. 8.7)
- Extension/Adduktion, Extension/Abduktion (einschließlich der anteroposterioren Bewegung auf der Tibia; ➤ Abb. 8.4)
- Flexion/Abduktion, Flexion/Adduktion einschließlich Kombinationen in Rotation (➤ Kap. 8.5.8; ➤ Abb. 8.5)
- Die Testbewegungen können unter Kompression ausgeführt werden (➤ Kap. 8.5.8).

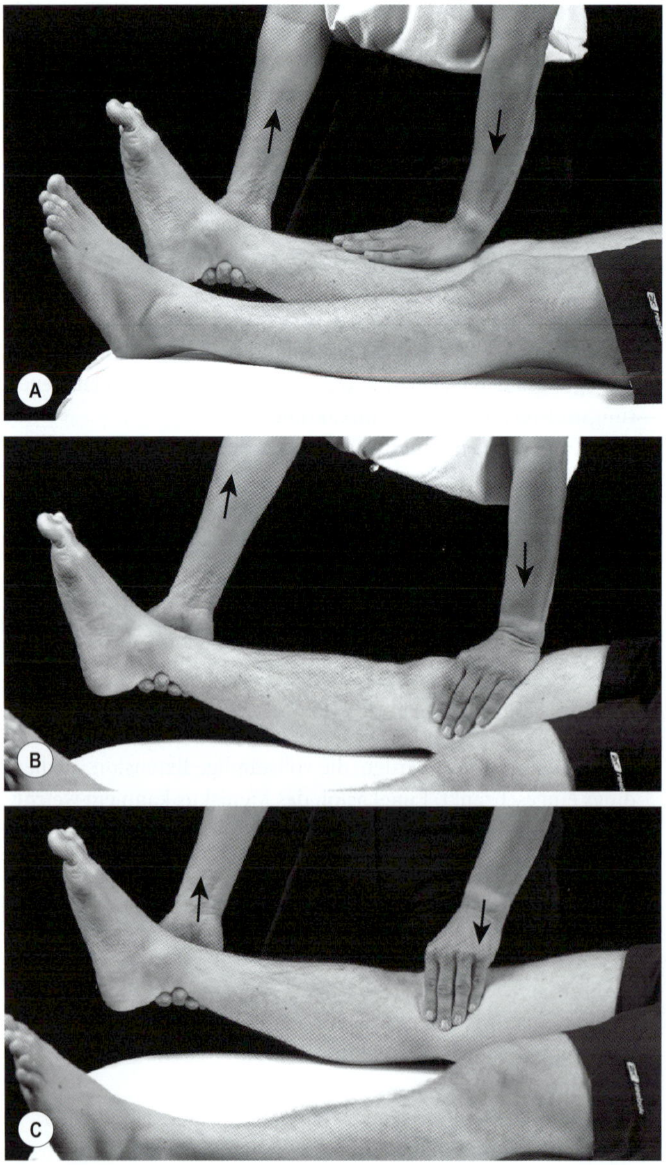

Abb. 8.1 Extension mit Überdruck: **A** gegen die Tibia; **B** gegen das Femur; **C** über dem Gelenkspalt

8.5.5 Muskeltests

Muskeltests können mit verschiedenen Zielen durchgeführt werden:

- Symptomreproduktion
- Muskelstärke, Ausdauer, Koordination, Ansteuerungsmuster
- Muskellänge

Isometrische Tests – zur Symptomreproduktion

Isometrische Tests werden bei Verdacht auf Muskel- oder Sehnenläsionen ausgeführt. Die Tests müssen häufig mit einer Palpation der empfindlichen Stelle(n) kombiniert werden, um die geschädigte Struktur zu bestätigen. Die folgenden Strukturen rufen häufig Symptome hervor und erfordern eine Behandlung des Weichteilgewebes:

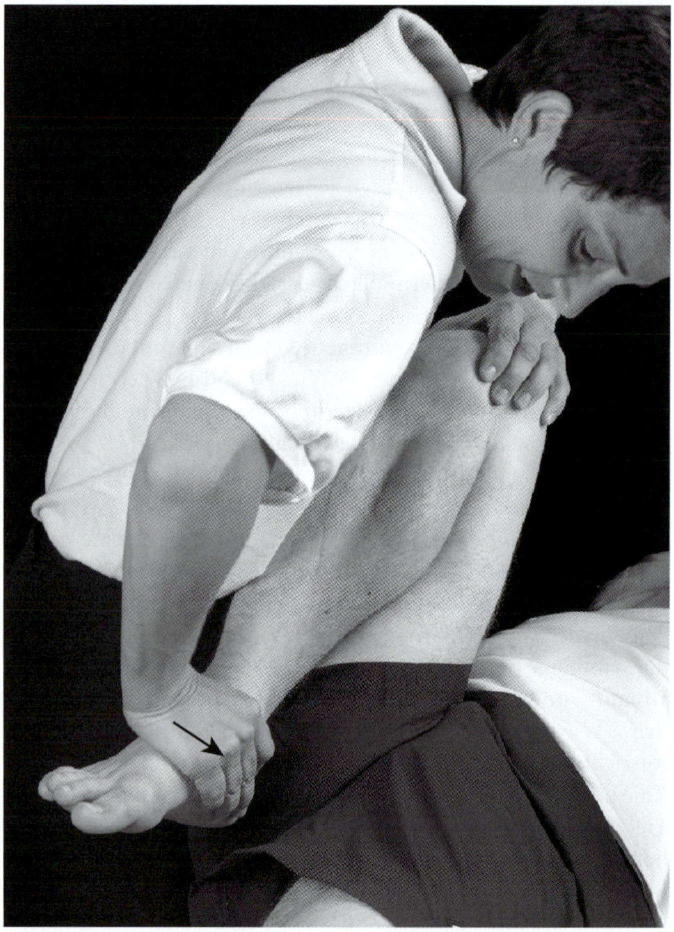

Abb. 8.2 Flexion mit Überdruck

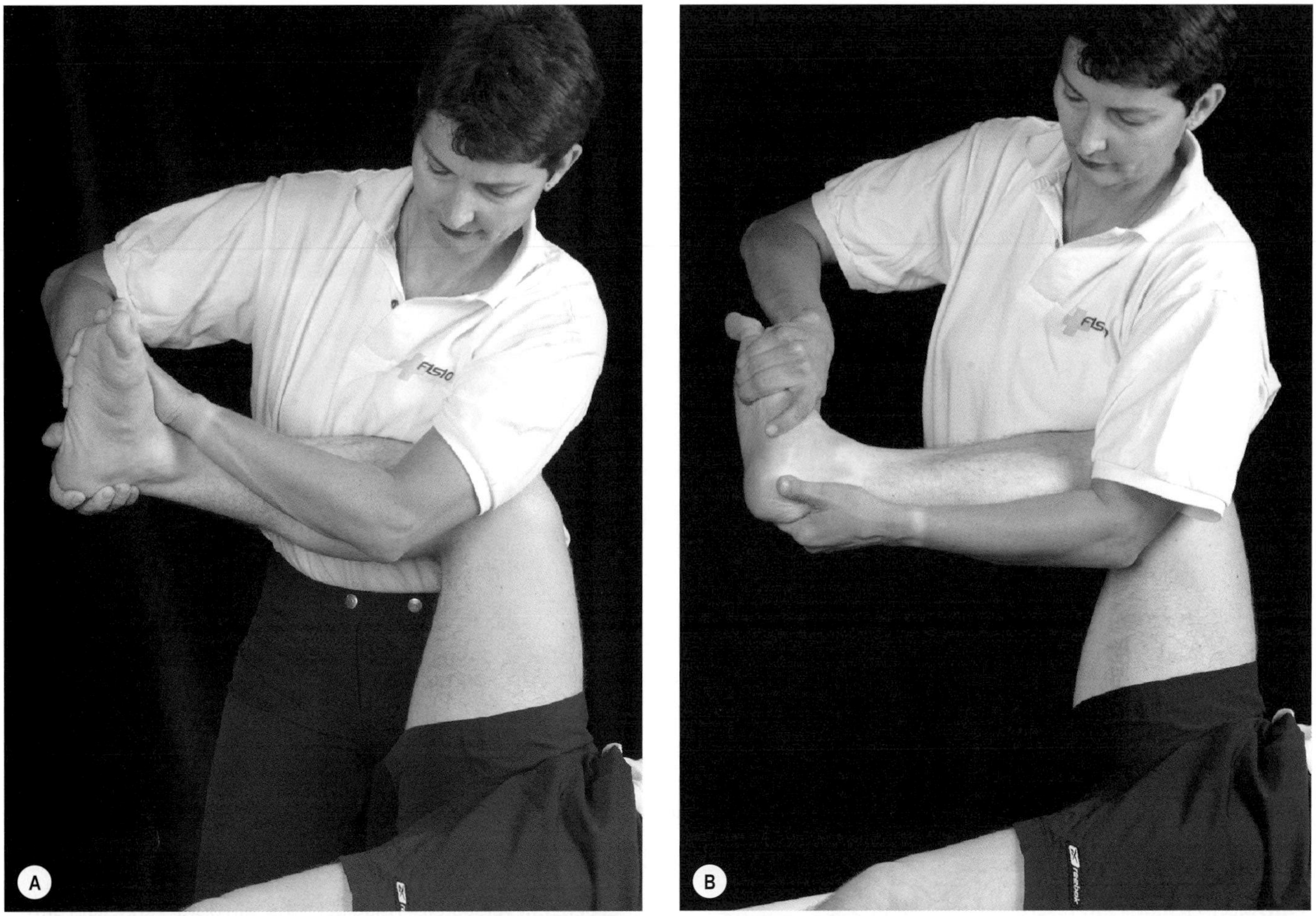

Abb. 8.3 Aktive Rotation, einschließlich Überdruck: **A** nach medial; **B** nach lateral

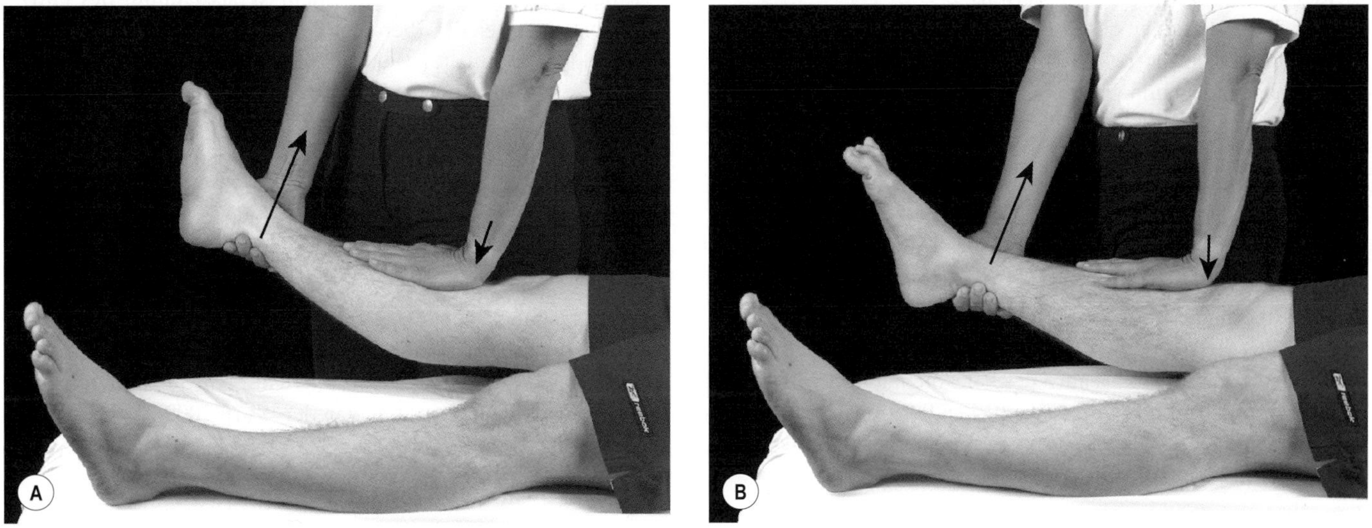

Abb. 8.4 „Wenn-notwendig-Tests": **A** Extension/Adduktion; **B** Extension/Abduktion

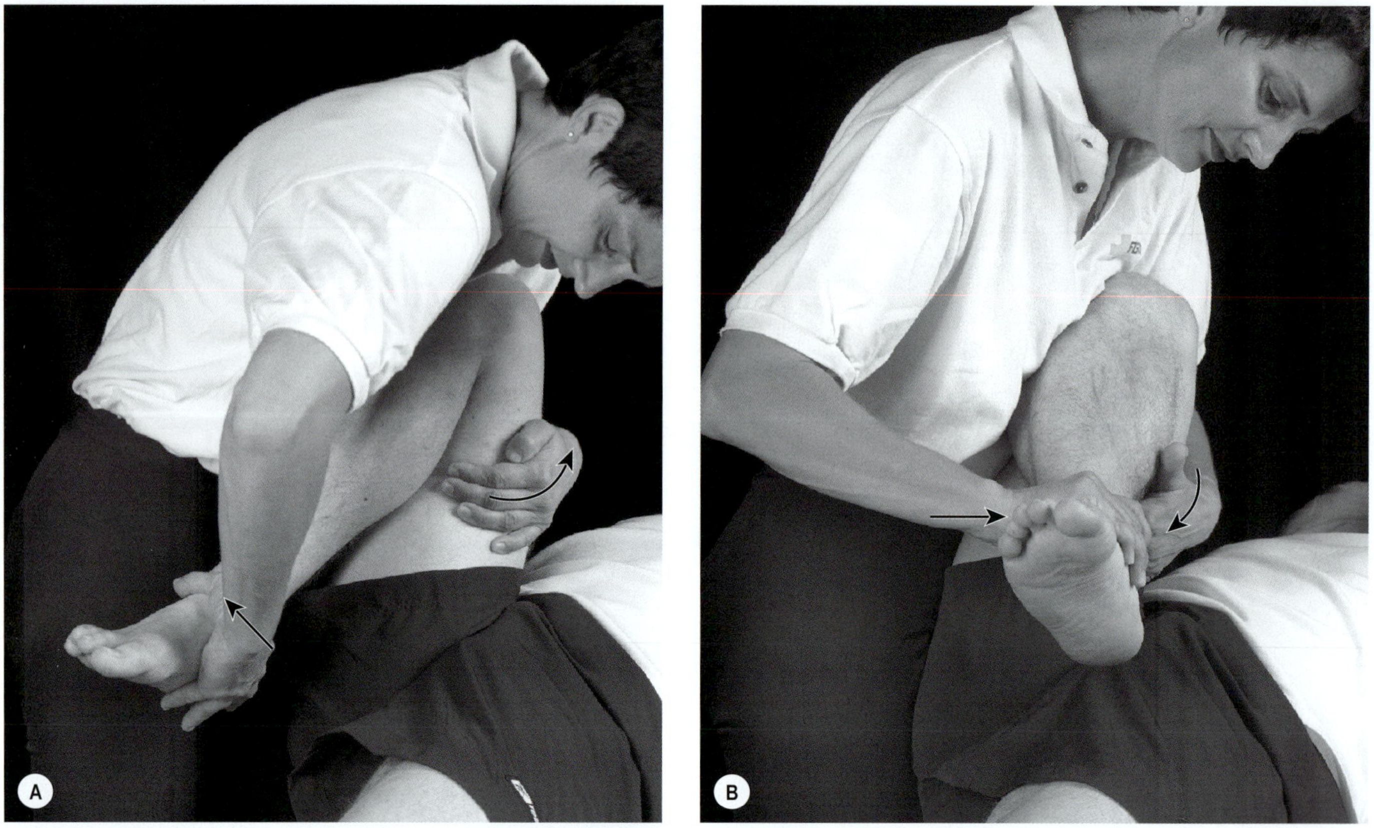

Abb. 8.5 Tibiofemoralbewegungen in Flexion: **A** Flexion/Abduktion; **B** Flexion/Adduktion

- M. biceps femoris mit Insertion am Caput fibulae
- M quadriceps femoris mit Lig. patellae
- Adduktoren als Teil des Pes anserinus

Beachte: Wenn Läsionen des Weichteilgewebes gleichzeitig mit Gelenkdysfunktionen auftreten, wird empfohlen, die Gelenkzeichen zuerst zu behandeln und die schmerzprovozierenden isometrischen Tests als Parameter für die Wiederbefundung zu nutzen.

Rekrutierungsmuster, Stellung der Patella und Symptomreproduktion

Die Rekrutierung des M. vastus medialis obliquus (VMO) in Stellungen unter Belastung verdient bei Bewegungsstörungen sowohl des Tibiofemoralgelenks als auch des Patellofemoralgelenks besondere Aufmerksamkeit. In unterschiedlichen Positionen im aufrechten Sitz (z. B. 0°, 20–30°, 60°, 90°) können die folgenden Faktoren beobachtet werden (Hilyard 1990):

- Symptomreproduktion
- Bewegung der Patella: Führt eine Korrektur der Patella (manuell oder mit Tape) zu einer Reduktion der Symptome?
- Aktivität des M. quadriceps innerhalb der gesamten Muskelkette: Timing und Aktivitätsausmaß des M. vastus lateralis (VL) im Vergleich zum VMO. Gibt es eine frühere und ein größeres Ausmaß der VL-Aktivität? McConnell (1996) meinte, es müsse ein gleiches Ausmaß und ähnliches Timing des VL und des VMO geben. Ein verspätetes Ansteuern des VMO im Vergleich zum VL wurde bei Personen mit PFSS beobachtet (Cowan et al. 2002, Tang et al. 2001). Beim Management ist das Training des VMO ein wichtiger Teil der Therapie, wenn ein Unterschied zwischen VL und VMO auftritt (➤ Abb. 8.6).

Muskelfunktions- und -krafttests

Nicht nur die Muskelfunktion und -kraft des Knies muss untersucht werden, sondern auch die Muskeln der angrenzenden Gelenke, z. B. der Hüfte und des Fußes. Eine Schwäche der Hüftmuskulatur (z. B. M. gluteus medius, Außenrotatoren, M. gluteus maximus) und eine schlechte Stabilität des Fußes werden häufig mit Problemen des Knies assoziiert (insbesondere mit patellofemoralen Problemen; Powers 2010, Prins und van der Wurff 2009).

Test der Muskellänge

Die Tests der Mm. rectus femoris, tensor fasciae latae (einschließlich Tractus iliotibialis), gastrocnemius, soleus, ischiocrurales und adductores können in dieser Phase der Untersuchung durchgeführt werden. Allerdings wird empfohlen, sich zunächst einen Eindruck der Mechanosensibilität des neurodynamischen Systems zu verschaffen (Edgar et al. 1994) und die Muskellängetests während der Phase der passiven Bewegungstests durchzuführen.

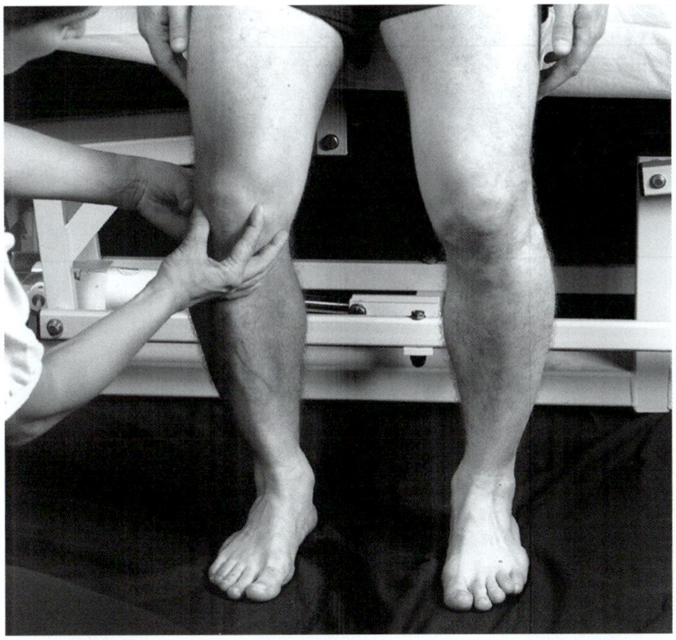

Abb. 8.6 Untersuchung der Ansteuerungsmuster des M. vastus medialis obliquus

8.5.6 Screening der anderen Strukturen „im Plan"

Mit den Screeningtests soll festgestellt werden, ob andere Bewegungskomponenten zur Bewegungsstörung des Knies beitragen. Außerdem muss entschieden werden, ob diese Komponenten in die Behandlung mit *einbezogen* werden sollen. Die nachstehend aufgeführten Testverfahren entsprechen den minimalen Anforderungen. Sollten einige der Tests *nicht* ohne Einschränkung sein, muss die betreffende Bewegungskomponente näher untersucht werden.

Hüftgelenk Bewegungstests sollten routinemäßig bei den meisten Bewegungsstörungen mit spontanem Beginn durchgeführt werden. Die aktiven Bewegungen umfassen: Flexion/Adduktion, einschließlich Kombinationen und nachfolgender Wiederbefundung.
LWS Extension, Rotation, Quadrant (wenn möglich), PAIVM, einschließlich nachfolgender Wiederbefundung
Sakroiliakalgelenk Sakroiliakale Provokationstests wie F/Ad mit Kompression, Patrick-Test (FABER-Test), Kippen des Ileums nach anterior und posterior, passive Zusatzbewegungen, einschließlich nachfolgender Wiederbefundung (*Beachte:* Da F/Ad mit Kompression ebenfalls für die Untersuchung von Bewegungsstörungen der Hüfte aussagekräftig ist, bietet es sich an, die Hüftuntersuchung mit den relevanten passiven Tests zu vervollständigen, bevor mit dem Screening der Sakroilliakalgelenke begonnen wird.)
Neurodynamisches System SLR und Modifikationen (Nn. tibialis und peroneus communicans); PKB und Slump-Test in Seitenlage einschließlich Modifikationen (Nn. femoralis, saphenus, obturatorius; siehe Butler 2000). ➤ Box 8.2 beschreibt Tests des Nervensystems.

Box 8.2

Test des Nervensystems

Klinisch kann das Nervensystem auf drei Weisen beurteilt werden: neurologische Untersuchung, neurodynamische Tests und Nervenpalpation (Butler 2000).

- Eine **neurologische Untersuchung** mit Testung der Sensibilität, Motorik und Reflexe ist nur dann notwendig, wenn ein Problem im Leitungssystem des peripheren oder zentralen Nervensystems vermutet wird. Bei orthopädischen Patienten mit Knieschmerz ist eine neurologische Untersuchung gewöhnlich nicht indiziert.
- **Neurodynamische Tests** sind darauf ausgerichtet, die Mechanosensitivität der peripheren Nerven und ihre Mobilität zu testen. Bei einem anterioren und medialen Knieschmerz werden neurodynamische Tests für den N. femoralis und N. saphenus genutzt. Bei posteriorem Knieschmerz werden neurodynamische Tests für den N. ischiadicus und den N. tibialis durchgeführt. Ein lateraler Knieschmerz ist eine Indikation für einen Test des N. peroneus communicans.

Test des N. femoralis

(➤ Abb. 8.7)
Ausgangsstellung Patient Bauchlage, Arme neben dem Körper
Anwendung der Technik Der Therapeut beugt passiv das Knie.
Anmerkung Die Differenzierung zwischen dem N. femoralis und dem M. quadriceps ist in dieser Position schwierig. Deswegen wird dieser Test am häufigsten in der Slump-Seitenlage gemacht (Rumpfflexion und Nackenflexion).

Slump-Test in Seitenlage

(➤ Abb. 8.8)
Der Patient wird in Seitenlage positioniert. Der Therapeut bringt das oben liegende Bein in Hüftgelenksextension und flektiert das Knie passiv. Wenn die Symptome reproduziert, kann eine strukturelle Differenzierung durchgeführt werden, indem der Therapeut die Nackenflexion löst (und damit die neuralen Spannung reduziert) und den Patienten bittet, alle Veränderungen der Symptome zu berichten.

Test des N. saphenus

(➤ Abb. 8.9)
Ausgangsstellung Patient und Therapeut Wie beim Slump-Test in Seitenlage
Anwendung der Technik Der Therapeut extendiert und abduziert das Hüftgelenk auf der Oberseite, extendiert das Knie, rotiert die Hüfte nach außen und stellt den Fuß in Eversion und Plantarflexion oder Eversion und Dorsalextension (der N. saphenus kann vor oder hinter der Flexions-/Extensionsachse des Fußes verlaufen).

N. ischiadicus mit Betonung auf dem N. tibialis

(➤ Abb. 8.10)
Ausgangsstellung Patient Bauchlage, Beine gestreckt

Ausgangsstellung Therapeut Der Therapeut steht auf der Seite des zu testenden Beins mit Blickrichtung zu den Füßen des Patienten.
Lokalisation der einwirkenden Kräfte (Handgriffe) Die Hände des Therapeuten liegen unter den Zehen und an der Ferse des Patientenfußes.
Anwendung der Technik Der Therapeut beginnt mit Dorsalextension und Eversion des Fußes, gefolgt von Extension im Knie und Flexion des Hüftgelenks. Knie- und/oder Unterschenkelsymptome können durch Nackenflexion, Rumpf- oder Hüftbewegungen differenziert werden.
Variation Der Therapeut positioniert das Bein zunächst in SLR, dann bewegt er den Fuß in Dorsalextension und Eversion.

N. ischiadicus mit Betonung auf dem N. peroneus communicans (➤ Abb. 8.11)
Ausgangsstellung Patient Bauchlage, Beine gestreckt
Ausgangsstellung Therapeut Der Therapeut steht auf der Seite des zu testenden Beins mit Blickrichtung auf die Füße des Patienten.
Lokalisation der einwirkenden Kräfte (Handgriffe) Eine Hand liegt auf dem Fußrücken, die andere Hand auf der Ferse des Patientenfußes.
Anwendung der Technik Der Therapeut beginnt mit Plantarflexion und Inversion des Fußes, gefolgt von Knieextension und Hüftflexion. Knie- und/oder Unterschenkelsymptome können durch Nackenflexion, Rumpf- oder Hüftbewegungen differenziert werden.
Variation Der Therapeut positioniert das Bein zunächst in SLR, dann bewegt er den Fuß in Plantarflexion und Inversion.
Ein neurodynamischer Test ist dann positiv, wenn die Symptome des Patienten reproduziert werden und sich durch die vorgenommene strukturelle Differenzierung verändern (verstärken oder vermindern).

- *Nervenpalpation:* Die Qualität der Gewebepalpation der peripheren Nerven und des umgebenden Gewebes, transversales Gleiten und die Mechanosensitivität werden mit der Nervenpalpation beurteilt. Eine Voraussetzung für die Nervenpalpationstests ist die Kenntnis des anatomischen Verlaufs der peripheren Nerven und dessen mögliche Variationen. Die Nervenpalpation ist positiv, wenn die Symptome des Patienten reproduziert werden können und/oder wenn sich die Qualität des Gewebes während der Palpation der peripheren Nerven verändert. Eine Beteiligung der peripheren Nerven kann angenommen werden. Bei einem Trauma oder einer Operation in der Geschichte indiziert die klinische Präsentation der Qualität der Symptome eine neurogene Beteiligung (siehe subjektive Untersuchung). Die Nervenpalpation kann in Neutral- oder in jeder physiologischen Stellung, z. B. in Positionen der funktionellen Demonstration, angewendet werden. Des Weiteren kann die Nervenpalpation mit neurodynamischen Tests kombiniert werden.
- Die folgenden Stellen werden häufig palpiert:
  - *N. femoralis:* in der Leiste und im Verlauf des M. quadriceps (➤ Abb. 8.12)
  - *N. saphenus:* in der Nähe des Kniegelenkspalts zwischen den Sehnen des M. gracillis und des M. sartorius (➤ Abb. 8.13)
  - *Infrapatellare Äste des N. saphenus:* vor dem Tibiaplateau (➤ Abb. 8.14)
  - *N. tibialis:* posterior mittig in der Kniekehle. Die Palpation ist einfacher, wenn das Nervensystem über die Hüfte (Flexion) und den Fuß (Dorsalextension und Eversion) leicht unter Spannung steht (➤ Abb. 8.15).
  - *N. peroneus communicans:* gleich hinter der Sehne des M. biceps femoris (der Fuß ist in Plantarflexion und Inversion) und um das Collum oder Caput fibulae (➤ Abb. 8.16)

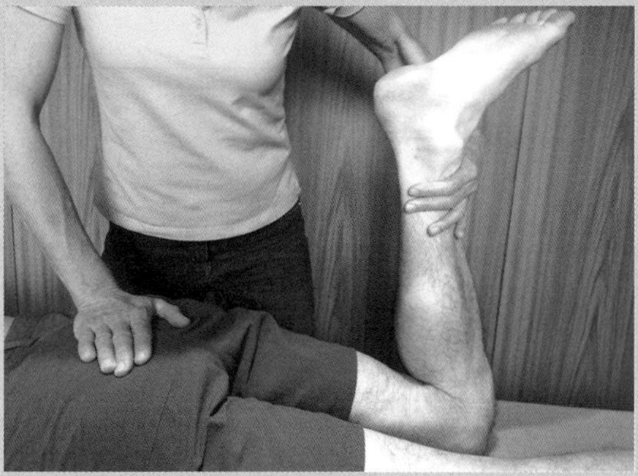

Abb. 8.7 Test des N. femoralis

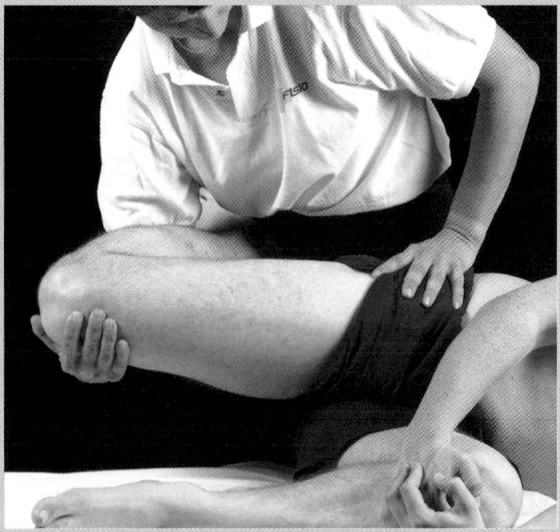

Abb. 8.8 Slump-Test in Seitenlage

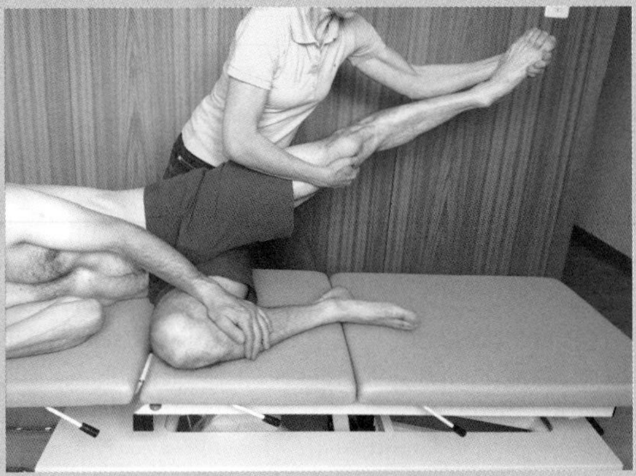

Abb. 8.9 Test des N. saphenus

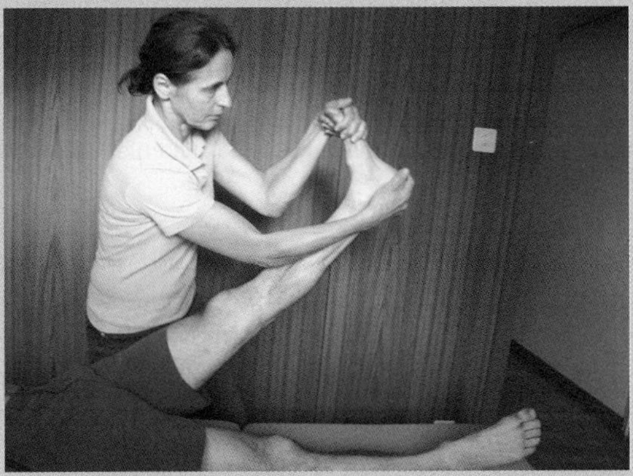

Abb. 8.10 Test des N. ischiadicus mit Betonung auf dem N. tibialis

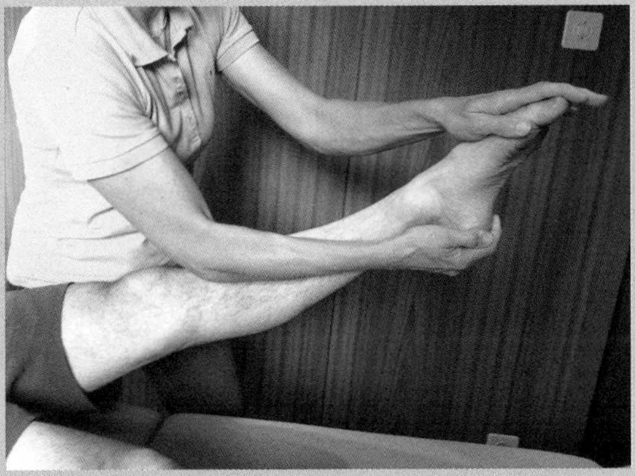

Abb. 8.11 Test des N. ischiadicus mit Betonung auf dem N. peroneus communicans

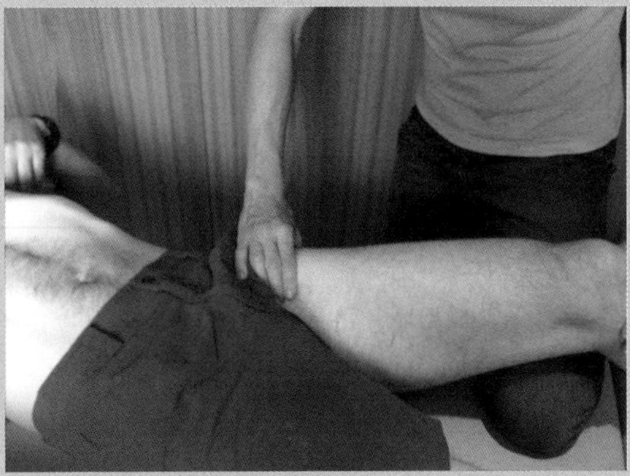

Abb. 8.12 Palpation des N. femoralis: in der Leiste und entlang des Verlaufs des M. quadriceps

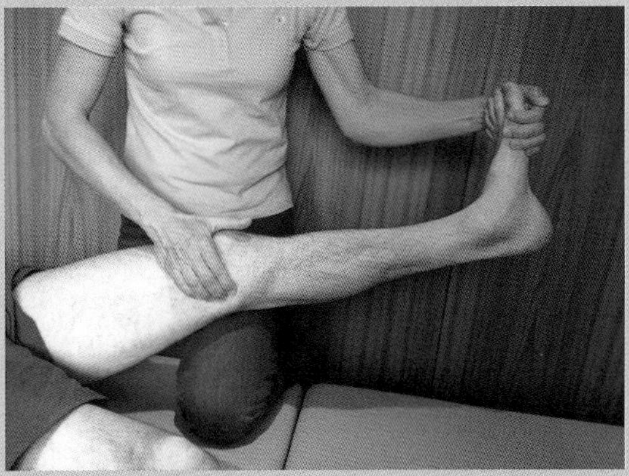

Abb. 8.13 Palpation des N. saphenus

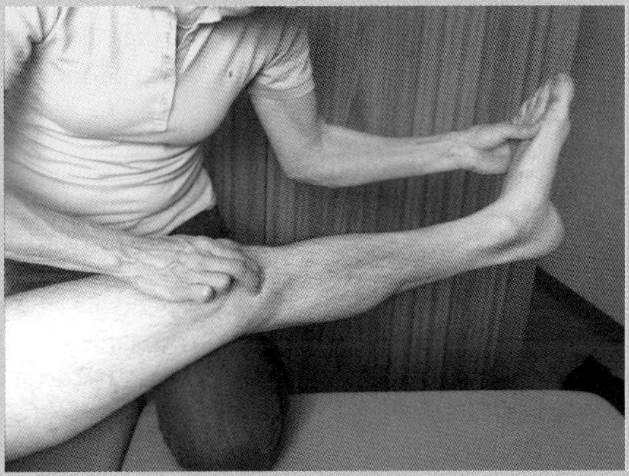

Abb. 8.14 Palpation des infrapatellaren Astes des N. saphenus

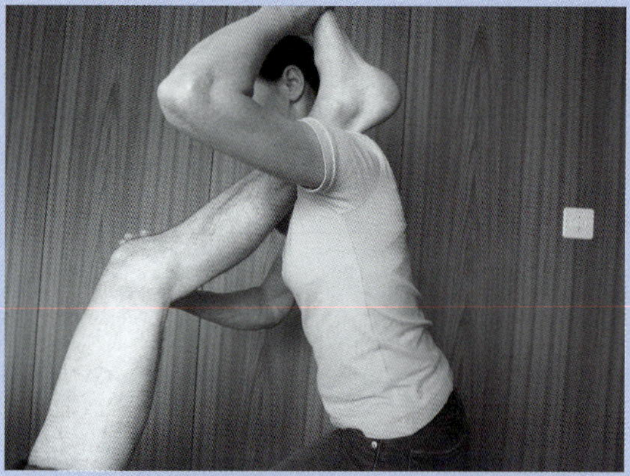

Abb. 8.15 Palpation des N. tibialis in der Kniekehle

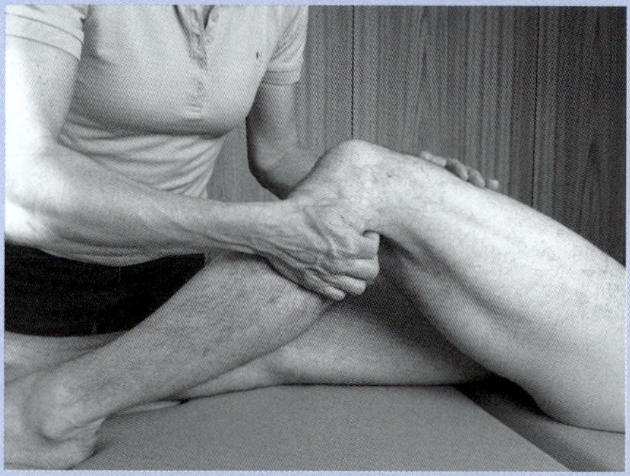

Abb. 8.16 Palpation des N. peroneus communicans

8

8.5.7 Palpation

Temperatur Die Temperatur an verschiedenen Stellen in der Umgebung des Knies ist mit dem nicht betroffenen Knie zu vergleichen. Eine gesunkene Temperatur ist ein Zeichen für eine autonome Output-Dysfunktion.

Erguss

- Der Therapeut legt Daumen und Zeigefinger einer Hand beidseitig an der Patella an. Das Daumenfach der anderen Hand wird über die Bursa suprapatellaris gelegt und die Flüssigkeit nach distal gedrückt. Ein großer Erguss liegt vor, wenn Finger und Daumen am Rand der Patella auseinandergeschoben werden und ein Strömungsgefühl entsteht.
- Ein kleiner Erguss kann mit dem *Vorwölbungszeichen* (Bulge Sign) erkannt werden:
  a. Die Flüssigkeit wird aus dem medialen Recessus der Patella gestrichen.
  b. Die Bursa subpatellaris wird komprimiert, wie unter a) beschrieben.
  c. Die Flüssigkeit quillt als Folge von b) in den medialen Recessus.
  d. Alternative: Schritt a), danach wird der laterale Recessus der Patella komprimiert.

Schwellung Die meisten Schwellungen werden am besten durch Inspektion aufgefunden. Die Palpation ist jedoch zur Bestätigung notwendig, z. B.:

- Eine leichte Schwellung der Tuberositas tibiae kann bei einem Osgood-Schlatter-Syndrom vorkommen.
- Bei einer Meniskenzyste des lateralen Meniskus ist eine druckempfindliche Schwellung über dem Gelenkspalt tastbar.
- Bei einer präpatellaren Bursitis tritt eine Schwellung des Weichteilgewebes vor der Patella auf.
- Chronische Verdickung der Synovia: Manifestation entlang der Bursa suprapatellaris mit einem charakteristischen teigigen Gefühl beim Rollen unter den Fingern; tritt oberhalb des medialen Kompartiments im Recessus am medialen Rand der Patella auf, knapp oberhalb des Gelenkspalts.

Druckempfindlichkeit

- Eine Druckempfindlichkeit kann gelegentlich in Kombination mit lokaler Schwellung der Ligamente, Insertionen und Muskeln auftreten (➤ Abb. 8.17). Positive Befunde dienen als vergleichbare Zeichen bei der Wiederbefundung und können die Notwendigkeit einer Weichteilbehandlung anzeigen. Die Druckempfindlichkeit wird am besten in der Rückenlage mit dem Knie in Flexion palpiert.
- Verletzungen der Menisken können zu einer Druckempfindlichkeit über dem anterioren, mittleren oder posterioren Drittel des Gelenkspalts führen. Die Druckschmerzpunkte verschieben sich meist, wenn das Knie in Extension bewegt wird.
- Bänderzerrungen sind häufig an den unteren und oberen Ansätzen empfindlich. Wenn sich die Druckempfindlichkeit auf den Gelenkspalt ausdehnt, kann dies schwer von einer Druckempfindlichkeit aufgrund einer Läsion der Menisken differenziert werden.
- Druckempfindlichkeit oder Symptomprovokation der Nerven (z. B. infrapatellare Äste des N. saphenus, der Nn. tibialis, peroneus communicans).

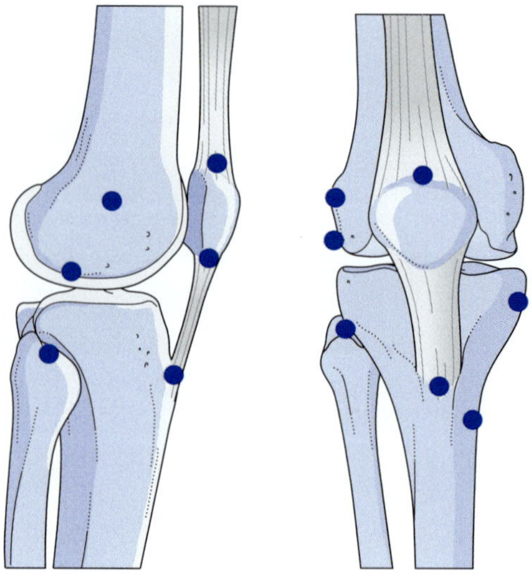

Abb. 8.17 Bereiche von Weichteilläsionen am Knie

8.5.8 Passive Testverfahren

Die passiven Tests beinhalten physiologische und Zusatzbewegungen. Viele der passiven Testverfahren können als therapeutische Techniken genutzt werden. Deshalb muss bei diesen Testverfahren regelmäßig eine Wiederbefundung der bisher identifizierten Funktionsparameter („Asteriske") erfolgen.

Die passiven Tests können jedoch auch selbst als funktionelle Asteriske in der Wiederbefundung genutzt werden, wenn es vergleichbare Zeichen oder eine Symptomreproduktion gibt.

Bewegungsdiagramm

Das Erstellen eines Bewegungsdiagramms der am besten vergleichbaren aktiven Bewegungen liefert eine genauere Information zu Verhalten und Wechselbeziehungen zwischen Schmerz, Widerstand und möglichen motorischen Reaktionen („Spasmus"). Solche Informationen können den Therapeuten bei der Entscheidung für bestimmte Behandlungstechniken mit passiven Bewegungen leiten; zusätzlich können die Tests als funktionelle Asteriske bei der Wiederbefundung genutzt werden.

Stabilität, Integrität und Test der Menisken

Bei einer akuten Läsion mit einem traumatischen Beginn sollten die Stabilität und die Menisken getestet werden. Allerdings sei betont, dass viele aktive und passive Tests wahrscheinlich schon Hinweise gegeben haben, ob Läsionen der oben genannten Strukturen vorliegen. Eine Beschreibung dieser orthopädischen Tests ist in ➤ Box 8.3 zusammengestellt.

Box 8.3

Orthopädische Tests der Stabilität und Integrität der Ligamente und Menisci

Wenn angezeigt, werden Stabilitäts- und Integritätstests für das vordere und hintere Kreuzband, das mediale und laterale Kollateralband, Innen- und Außenmeniskus sowie anteriormediale, anteriorlaterale und posteriorlaterale Instabilität durchgeführt.

Vorderer Schubladentest (Anterior Drawer Test)

Integritätstest Vorderes Kreuzband, Lig. popliteum arcuatum, Lig. popliteum obliquum, posteromediale und posterolaterale Kapsel, Lig. collaterale mediale, Tractus iliotibialis
Ausgangsstellung Patient Rückenlage mit 90° Knieflexion
Ausgangsstellung Therapeut Im Sitz auf dem Rand der Behandlungsliege und leicht auf dem Fuß des Patienten zur Stabilisierung
Lokalisation der einwirkenden Kräfte (Handgriffe) Der Therapeut legt beide Daumen in den Gelenkspalt auf beiden Seiten der Patellasehne.
Anwendung der Technik Der Therapeut zieht die Tibia nach vorne. Die Bewegung wird entweder als ein langsames anteriores Gleiten der Tibia auf dem Femur oder als schnelle, ruckhafte Bewegung ausgeführt.
Positives Testergebnis Exzessive anteriore Translation (mehr als 6 mm) oder ein weiches Endgefühl im Vergleich zum nicht betroffenen Knie
Benjaminse et al. (2006) zeigten in einer Metaanalyse von 28 Studien, dass die Sensitivität dieses Tests 92 % (gepoolte Werte) und die Spezifität 91 % (gepoolte Werte) beträgt.

Lachmann-Test

Integritätstest Vorderes Kreuzband
Ausgangsstellung Patient Im Langsitz oder in Rückenlage auf der Behandlungsliege, das Knie in 15° Flexion, der Fuß ruht auf einem Sockel
Ausgangsstellung Therapeut Im Stand neben dem Bein des Patienten, Blickrichtung zu dessen Kopf
Lokalisation der einwirkenden Kräfte (Handgriffe) Der Therapeut stabilisiert mit der einen Hand den Femur, die andere Hand greift die Wade unterhalb des Gelenkspalts. Der Patient muss die Mm. ischiocrurale und quadriceps entspannen, da es sonst zu einem falsch positiven Resultat kommen könnte.
Anwendung der Technik Der Therapeut macht eine „ruckartige" Bewegung mit der Hand an der Wade, um die Tibia schnell nach vorne zu ziehen.
Positives Testergebnis Exzessive anteriore Translation oder ein weiches Endgefühl der anterioren Translation im Vergleich zum nicht betroffenen Bein
Die Sensitivität dieses Tests liegt bei 85 % (gepoolt von 28 Studien) und die Spezifität bei 94 % (Benjaminse et al. 2006).

Pivot-Shift-Test

Integrationstest Vorderes Kreuzband
Ausgangsstellung Patient Rückenlage oder Langsitz auf der Behandlungsliege. Das Knie ist 45° flektiert. Das Bein wird vom Physiotherapeuten gestützt.
Anwendung der Technik Der Therapeut übt einen Druck an der äußeren Oberfläche des Beines, kurz unterhalb des Gelenkspalts auf dem Caput fibulae aus. Die andere Hand stabilisiert den Fuß, während er eine Valgusbewegung erzeugt, indem er einen nach innen gerichteten Druck mit der oberen Hand ausübt. Gleichzeitig wird eine Innenrotation am Unterschenkel durchgeführt, während der Therapeut das Knie langsam streckt.
Positives Testergebnis Ein deutlicher „Rutsch" oder ein palpierbares „Knacken" bei ungefähr 10–20° Knieflexion.
Die Sensitivität beträgt 24 % und die Spezifität 98 % (gepoolt; Benjaminse et al. 2006).

Dorsales Durchhang-Zeichen (Posterior-Sag-Test)

Integrationstest Hinteres Kreuzband, Lig. popliteum arcuatum, Lig. popliteum obliquum, vorderes Kreuzband
Ausgangsstellung Patient Rückenlage, das Knie in 90° Flexion, der Fuß ruht auf einem Sockel, die Mm. ischiocrurale und quadriceps sind entspannt.

Ausgangsstellung Therapeut Der Therapeut kontrolliert das Knie von der Seite auf eine Stufe am Gelenkspalt.
Positives Testergebnis Ein sichtbares „Durchhängen" der Tibia gegenüber dem Femur
Die Sensitivität bei diesem Test beträgt 79 % und die Spezifität 100 % (Malanga et al. 2003).

Hinterer Schubladentest (Posterior Drawer Test)

Integrationstest Hinteres Kreuzband, Lig. popliteum arcuatum, Lig. popliteum obliquum, vorderes Kreuzband
Ausgangsstellung Patient und Therapeut Gleiche Ausgangsstellung wie beim vorderen Schubladentest (Anterior Drawer Test)
Anwendung der Technik Eine Hand des Therapeuten stabilisiert die Tibia, die andere Hand erzeugt ein Gleiten von anterior nach posterior der Tibia kurz unterhalb des Gelenkspalts.
Positives Testergebnis Ein verstärktes Gleiten der Tibia nach posterior im Vergleich zum nicht betroffenen Knie
Die Sensitivität dieses Tests beträgt 51–100 % und die Spezifität 99 % (Malanga et al. 2003).

Quadriceps Active Test

Integrationstest Hinteres Kreuzband und posteriorer Gelenkkomplex
Ausgangsstellung Patient Rückenlage mit dem Knie in 80–90° Flexion, der Fuß ruht flach auf einem Sockel.
Ausgangsstellung Therapeut Der Therapeut beobachtet das betroffene Knie auf eine anteriore Translation der Tibia von der Seite, während der Patient die Oberschenkelmuskulatur anspannt.
Positives Testergebnis Translation der Tibia um mehr als 2 mm
Die Sensitivität dieses Tests beträgt 54–98 % und die Spezifität 97–100 % (Malanga et al. 2003).

Valgusstresstest (Abduktion)

Integritätstest Lig. collaterale mediale
Ausgangsstellung Patient Rückenlage auf der Behandlungsliege
Ausgangsstellung Therapeut Im Stand neben dem Bein des Patienten, Blickrichtung zu dessen Kopf
Anwendung der Technik Der Therapeut übt einen Valgusstress auf das Kniegelenk in 20–30° Flexion und in Nullstellung aus.
Positives Testergebnis
- Bei 20° Schmerz im medialen Gelenkspalt – leichter Verletzung des Lig. collaterale mediale
- Bei 20° Schmerz im medialen Gelenkspalt und leichter Schwäche – teilweise intaktes Lig. collaterale mediale
- Bei 20° Schmerz und starke Instabilität – komplette Ruptur des Lig. collaterale mediale und Beteiligung des Lig. popliteum obliquum, des hinteren Kreuzbandes und der posteromedialen Kapsel
- 0° – Jede Instabilität in dieser Position deutet auf einen Riss des Lig. collaterale mediale, des vorderen Kreuzbandes, des medialen M. quadriceps, des M. semimembranosus, des Lig. popliteum obliquum, des hinteren Kreuzbandes, der posteromedialen Kapsel hin.

Die Sensitivität dieses Tests beträgt 86–96 %, die Spezifität wurde nicht berichtet (Malanga et al. 2003).

Varusstresstest (Adduktion)

Wird wie der Stresstest für das Lig. collaterale mediale durchgeführt, nur dass der Therapeut einen Varusstress auf das Kniegelenk bei 20–30° Flexion und in Nullstellung ausübt.
Positives Testergebnis
- Schmerz bei 20° auf dem lateralen Gelenkspalt ohne Schwäche – leichte Verletzung des Lig. collaterale laterale
- Schmerz bei 20° auf dem lateralen Gelenkspalt und leichte Schwäche – leichte Verletzung mit einem teilweise intakten Lig. collaterale laterale
- Schmerz bei 20° auf dem lateralen Gelenkspalt mit großer Instabilität – Kann eine komplette Ruptur des Lig. collaterale laterale, des Lig. popliteum arcuatum, der posterolateralen Kapsel, des Tractus iliotibialis und der Sehne des M. biceps femoris anzeigen.
- 0° – Jede Instabilität in dieser Position deutet darauf hin, dass ein Riss des Lig. collaterale laterale vorliegt und dass das Kreuzband, der laterale M. gastrocnemius, der Tractus iliotibialis oder die Sehnen des M. biceps femoris beteiligt sind.

Die Sensitivität dieses Tests beträgt 25 %, die Spezifität wurde nicht genannt (Malanga et al. 2003).

McMurray-Test

Integritätstest Menisci
Ausgangsstellung Patient Der Patient liegt in Rückenlage auf der Behandlungsliege, das Knie ist vollständig flektiert. Der Therapeut rotiert die Tibia nach außen und streckt das Knie passiv bis 90°, während er den Gelenkspalt palpiert.
Positives Testergebnis Ein hörbares „Klicken" oder „Schnappen" mit angegebenem Schmerz auf der medialen Seite kann auf einen Riss des medialen Meniskus hinweisen.
Die Sensitivität dieses Tests wurde mit 10–66 % angegeben (Scholten et al. 2003), die Spezifität mit 57–98 % (Malanga et al. 2003, Scholten et al. 2003).

Appley-Grind-Test

Integritätstest Menisci
Ausgangsstellung Patient Der Patient liegt in der Bauchlage mit dem Knie in 90° Flexion. Der Therapeut rotiert den Unterschenkel nach innen und außen, zuerst unter Traktion am Kniegelenk, anschließend mit zusätzlicher Kompression.
Positives Testergebnis Schmerz während der Kompression in Kombination mit Rotation kann auf eine Verletzung des Meniskus hinweisen; Schmerz bei der Distraktion deutet auf eine ligamentäre Dehnung hin.
Die Sensitivität dieses Tests beträgt 13–58 % und die Spezifität 80–90 % (Malanga et al. 2003, Scholten et al. 2003).

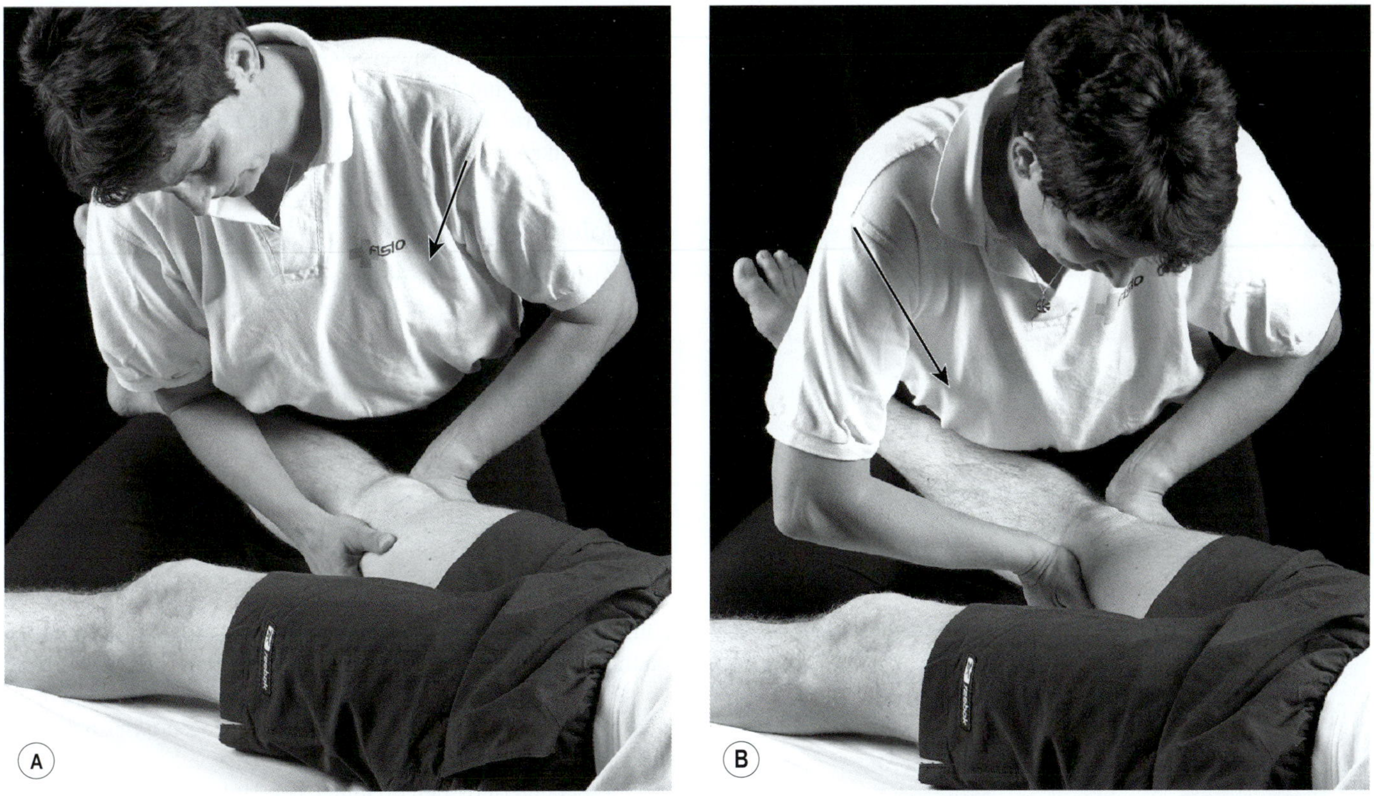

Abb. 8.18 Tibiofemorale Bewegungen in Extension: **A** Extension/Abduktion; **B** Extension/Adduktion

Passive Bewegungen der verschiedenen Kniekomponenten

Wie zuvor erläutert, müssen in einigen Fällen die Tests unter *Kompression* durchgeführt werden.

Viele passive Testverfahren können auch als therapeutische Techniken genutzt werden. Daher muss nach diesen Tests regelmäßig eine Wiederbefundung der bis dahin ermittelten funktionellen Hauptparameter („Asteriske") stattfinden.

Tibiofemoralgelenk

Folgende physiologische Bewegungen sind möglich:
- Varianten der Extension:
  - Extension (➤ Abb. 8.1A)
  - Extension/Adduktion (➤ Abb. 8.18A)
  - Extension/Abduktion (➤ Abb. 8.18B)
  - Extension/Adduktion einschließlich anteroposteriorer Bewegung (➤ Abb. 8.1B)
  - Extension/Abduktion einschließlich anteroposteriorer Bewegung (➤ Abb. 8.4B)

Das *Endgefühl* kann auf zwei Arten festgestellt werden, d. h., mit dem Knie in vollständiger Extension und entspannt oder in passiver Flexion von ungefähr 20° wird das Knie zurück in die volle Extension fallen gelassen. Ein normales Knie fällt in die vollständige Extension mit einem typischen schmerzfreien, harten Endgefühl. Bei Patienten mit Osteoarthrose kann ein ähnliches Endgefühl gefunden werden, die vollständige Extension ist allerdings eingeschränkt. Eine Läsion des Meniskus kann ein weicheres Endgefühl hervorrufen und das Bein kann etwas mehr federn, wenn es aus Flexion in Extension fällt.

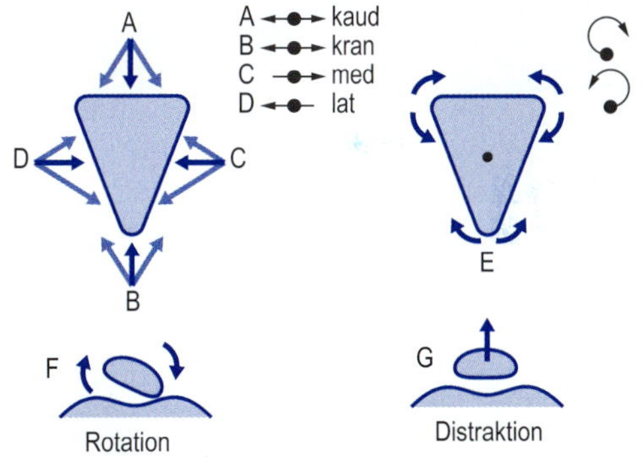

Abb. 8.19 Zusatzbewegungen der Patella

- Varianten der Flexion:
  - Flexion (➤ Abb. 8.2)
  - Flexion/Adduktion einschließlich Rotationen (➤ Abb. 8.5B)
  - Flexion/Abduktion einschließlich Rotationen (➤ Abb. 8.5A)
  - Innenrotation, Außenrotation (➤ Abb. 8.3, ➤ Abb. 8.32) (kann auch als Zusatzbewegung ausgeführt werden)
- Als Zusatzbewegungen sind möglich:
  - Abduktion, Adduktion
  - Posteroanteriore Bewegung, anteroposteriore Bewegung
  - Longitudinalbewegung nach kaudal, kranial
  - Transversalbewegung nach medial, lateral

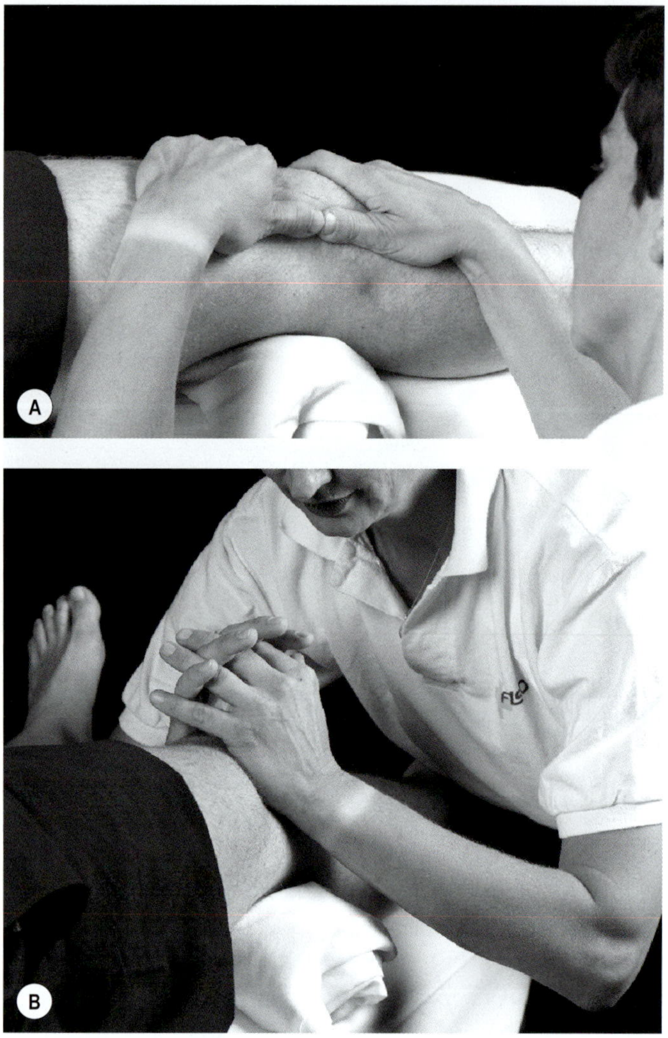

Abb. 8.20 Patellofemorale Bewegungen: **A** Distraktion; **B** Distraktion – alternative Ausführung

– Innenrotation, Außenrotation

- Die Zusatzbewegungen werden meist an der Tibia ausgeführt; es ist aber auch eine Ausführung am Femur möglich.

Eine detaillierte Beschreibung der Untersuchung und Behandlungstechniken findet sich in ➤ Kap. 8.7.2.

Patellofemoralgelenk

Das Patellofemoralgelenk muss mit Zusatzbewegungen untersucht werden; dazu gehören (➤ Abb. 8.19):

- Longitudinalbewegung nach kaudal und kranial, einschließlich Inklination (➤ Abb. 8.40)
- Transversalbewegung nach medial und lateral, einschließlich Inklination (➤ Abb. 8.39)
- Distraktion (➤ Abb. 8.20)
- Kompression (➤ Abb. 8.21)
- Rotation um die Sagittalachse (➤ Abb. 8.22) und um die Longitudinalachse

Die Verfahren zur Untersuchung (und Behandlung) müssen häufig in *verschiedenen Stellungen* von Flexion oder Flexion/Abduktion ausgeführt werden. Außerdem kann ein bestimmter Grad von Kompression bei den Bewegungen erforderlich sein und in einigen Fällen sollten die Bewegungen in Stellungen *unter Belastung* ausgeführt werden (➤ Abb. 8.41).

Eine detailliertere Beschreibung der Untersuchungs- und Behandlungstechniken findet sich in ➤ Kap. 8.7.3.

Krepitationen lassen sich am besten feststellen, wenn der Therapeut das Patellofemoralgelenk palpiert, während der Patient das Knie flektiert und extendiert. Ein leichter Krepitus kann bei einer Chondromalacia patellae auftreten (Gefühl von feinem Sand oder Glas), während ein rauer Krepitus (Gefühl von „trockenem Holz") auf eine Osteoarthrose hinweisen kann. Wenn die Krepitationen von Schmerzen begleitet sind, ist dieses ein wichtiges vergleichbares Zeichen, das während der Behandlung und der Wiederbefundung beobachtet werden muss.

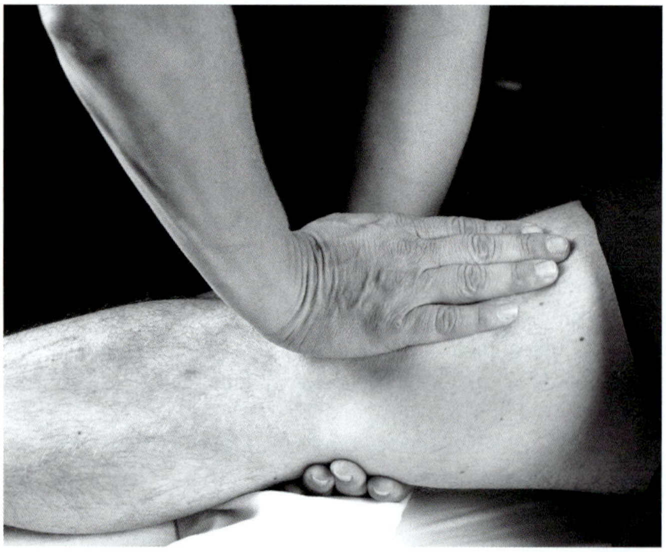

Abb. 8.21 Patellofemorale Kompression

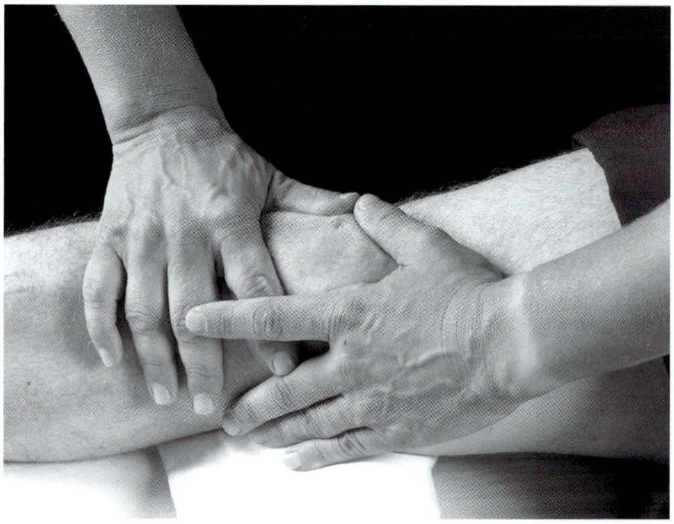

Abb. 8.22 Patellofemorale Rotation (Sagittalachse)

> Wenn sich der Krepitus während der Behandlung mit passiven Bewegungen zu verringern scheint, kann eine direkte Wiederbefundung der wichtigsten Tests günstige Veränderungen anzeigen.

In bestimmten Fällen einer rezidivierenden Subluxation der Patella können Lateralbewegungen einen Schmerz provozieren. Dem Patient kann dann plötzlich bewusst werden, dass die Patella kurz vor einer Dislokation steht. Alle weiteren Versuche, die Patella zu bewegen, werden dann durch Kontraktionen des M. quadriceps aktiv verhindert (*Apprehension*).

Proximales Tibiofibulargelenk

Das proximale Tibiofibulargelenk wird bei der Suche nach der Quelle des lateralen Bein- und Knieschmerzes häufig vergessen. Auch wenn es weniger häufig als das Tibiofemoral- oder das Patellofemoralgelenk eine Schmerzursache ist, sollte es trotzdem bei der routinemäßigen Untersuchung berücksichtigt werden. Eine detaillierte Beschreibung der Untersuchungs- und Behandlungstechniken findet sich in ➤ Kap. 8.7.4.

- Das Gelenk muss mit Zusatzbewegungen untersucht werden.

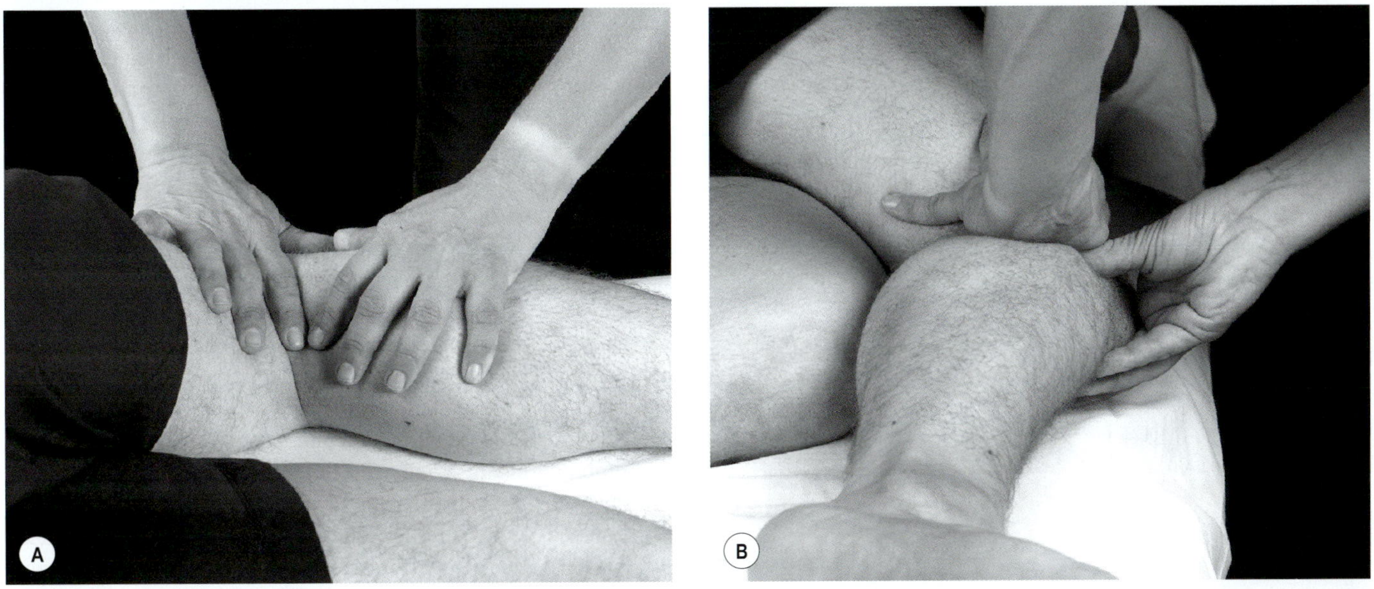

Abb. 8.23 Proximales Tibiofibulargelenk: **A** anteroposteriore Bewegung; **B** anteroposteriore Bewegung mit Kompression

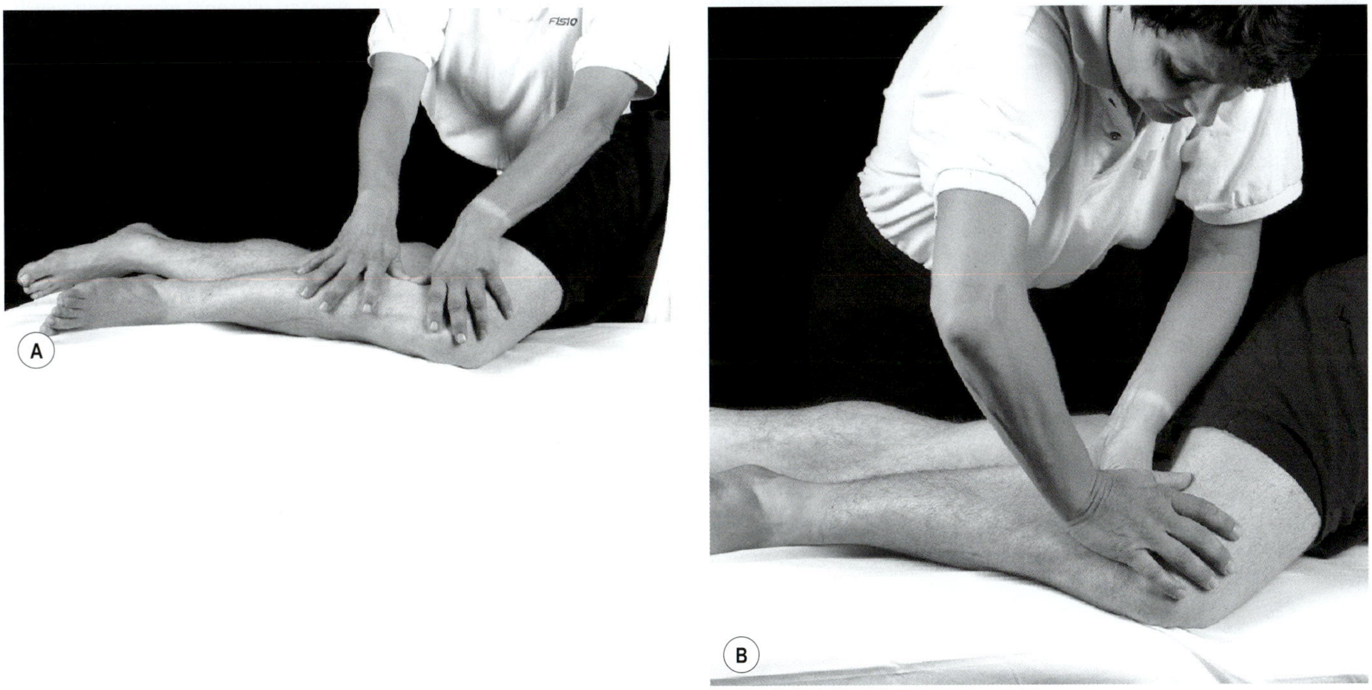

Abb. 8.24 Proximales Tibiofibulargelenk: **A** posteroanteriore Bewegung; **B** posteroanteriore Bewegung mit Kompression

- Die Test- (und Behandlungs-)Verfahren müssen eventuell in verschiedenen Fußstellungen und in unterschiedlichen Positionen der Knieflexion durchgeführt werden. Zusätzlich kann es erforderlich sein, zusätzlich Kompression bei den Tests und Behandlungen auszuüben.
- Häufig sind diese Techniken mit ihren unterschiedlichen Stellungen am einfachsten in Seitenlage auszuführen. Das betroffene Bein liegt dabei oben und die Tibia liegt, gut abgestützt mit einem Kissen, vor dem nicht betroffenen Bein.

Untersuchung und Behandlung des proximalen Tibiofibulargelenks können beinhalten:

- Anteroposteriore Bewegung (➤ Abb. 8.23)
- Posteroanteriore Bewegung (➤ Abb. 8.24)
- Longitudinalbewegung nach kaudal (➤ Abb. 8.25)
- Longitudinalbewegung nach kranial (Ausführung eventuell mit dem Fuß als Hebel oder direkt am Caput fibulae)
- Kompression
- Rotationsbewegungen (mit dem Fuß als Hebel)

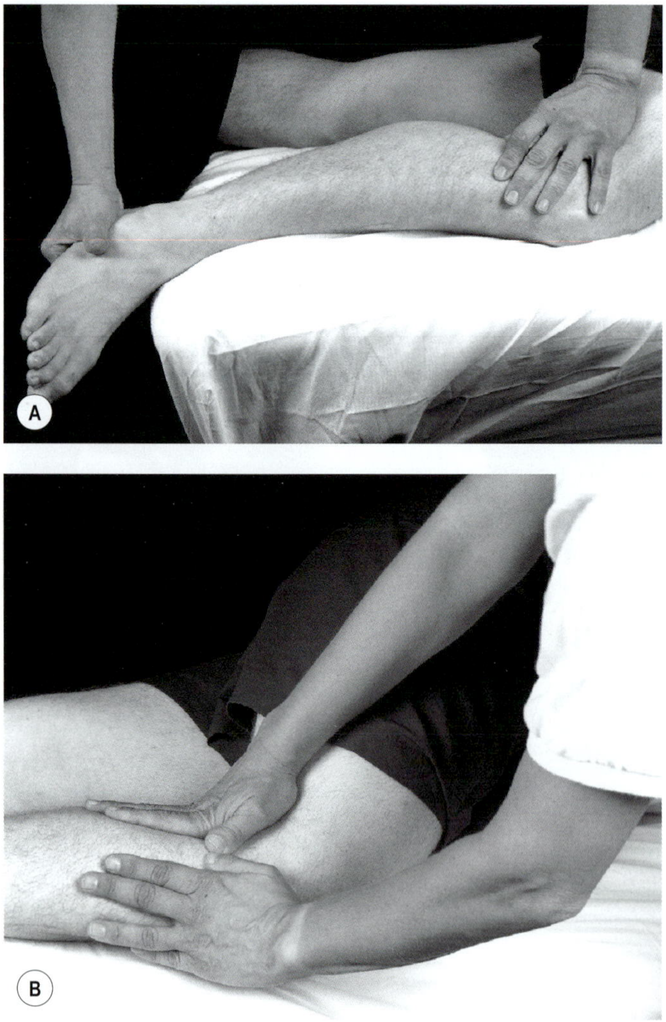

Abb. 8.25 Proximales Tibiofibulargelenk: **A** Longitudinalbewegung mit dem Fuß als Hebel; **B** Longitudinalbewegung lokal am Caput fibulae

8.6 Behandlung

In der klinischen Praxis haben die Manualtherapeuten Kompetenzen und Fähigkeiten etabliert, um Einschränkungen der segmentalen Mobilität (arthrogen), der motorischen Kontrolle, der Haltungsstabilität (myogen) und der Mechanosensibilität des neuralen Systems zu bewältigen. Physiotherapeuten sollten gemeinsam mit dem Patienten auf Grundlage der aktuellen Möglichkeiten individualisierte Behandlungsprogramme zusammenstellen. Dies schließt die Kenntnis der zugehörigen Mediatoren der Schmerzen und der Behinderung sowie das Verständnis dafür ein, ob diese modifizierbar sind oder nicht. Alle Behandlungen, die sich an den Störungen orientieren, sollten mit dem Fokus auf der Wiederherstellung der funktionellen Kapazität weiterverfolgt werden und die Patienten beim Übergang von einer Gesundheitsversorgung zu einem gesunden Lebensstil und gesundem Leben anleiten.

Die passive Mobilisation kann eine zentrale Rolle in der Behandlung von Bewegungsstörungen des Knies spielen. Die Behandlung muss jedoch häufig ergänzt werden durch Eigenmobilisation, Übungen zur Wiederherstellung der motorischen Kontrolle über Bewegungsmuster und des propriozeptiven Feedbacks, zur Normalisierung des Gangbildes sowie Anleitungen, um ein uneingeschränktes Aktivitätsniveau im Alltag sowie eine Zuwendung zu einem aktiven Lebensstil wiederzuerlangen, um ein gesundes Bewegungsverhalten herzustellen. Integrierte Methoden können die passive Mobilisation des Patellofemoral- oder Tibiofemoralgelenks in Kombination mit Weichteiltechniken oder neurodynamischen Techniken beinhalten. Umfangreiche Strategien der motorischen Kontrolle des Knies und der unteren Extremität können in vielen Fachbüchern und weiterführender Literatur gefunden werden (Sahrman et al. 2011).

Für Maitland war die Auswahl und Anwendung der Behandlung eine Kunst, bei der es essenziell war, zu wissen, *„wann man welche Technik in welcher Form anwendet"* (Maitland 1986). Diese Sichtweise war als Kontrapunkt zu der fast automatischen Auswahl der Behandlungstechniken basierend auf den Regeln der biomechanischen Theorie gemeint. Die Behandlungstechniken sollten innerhalb des gesamten Kontextes der Behinderungen des Patienten und den lokalen Einschränkungen wie dem Verhalten, motorischen Reaktionen („Spasmus") und dem wahrgenommenen Widerstand der Bewegung erwogen werden. Techniken müssen jederzeit an die Symptome und Zeichen der relevanten Bewegungseinschränkungen angepasst werden.

Der folgende Abschnitt beschreibt die Auswahl und Progression der Behandlung mit passiver Mobilisation, basierend auf den Informationen, die während der subjektiven Untersuchung sowie aktiven und passiven Bewegungstests gesammelt wurden.

8.6.1 Selektion

Die passiven Bewegungstechniken, aus denen eine Auswahl für die Behandlung von Bewegungsstörungen der peripheren Gelenke getroffen werden kann, sind:

1. Physiologische Bewegungen:

- Flexion und Extension
- Rotation

2. Lokale Zusatzbewegungen, die durch direkten Druck erzeugt werden können, der gegen die Tibia oder das Femur als Teil des Tibiofemoralgelenks oder gegen die Patella und die Fibula als Teil des proximalen Tibiofibulargelenks ausgeübt wird. Die Richtungen des Drucks, der diese Zusatzbewegungen erzeugt, sind:
   - Tibia und/oder Femur: posteroanterior, anteroposterior, transversal lateral, transversal medial, Innenrotation des Schafts, Außenrotation des Schafts, Longitudinalbewegungen nach kaudal und kranial
   - Patella: longitudinal kaudal und kranial, transversal lateral, transversal medial, Innenrotations- und Außenrotationsbewegungen sowie Distraktion und mediales und laterales „Shelling“
   - Fibula: hauptsächlich posteroanterior und anteroposterior, Longitudinalbewegungen nach kaudal und kranial
   Die Richtungen der genannten Drücke können abgewandelt werden, indem sie nach medial, lateral, kranial und kaudal abgewinkelt werden. Die Druckpunkte können ebenfalls minimal variiert werden.
3. Passive Mobilisation in Kombination mit aktiven Bewegungen (➤ Kap. 5). Alle oben genannten Bewegungen können in verschiedenen Graden und Rhythmen angewandt werden. Sie können in vielen verschiedenen Sequenzen kombiniert werden, meist in Abhängigkeit von der funktionellen Demonstration oder der Verletzungsbewegung des Patienten. Die Bewegungen können in der Behandlung von vier Gruppen mit den folgenden Präsentationen angewendet werden:
   - Schmerz
   - Steifheit
   - Schmerz in Verbindung mit Steifheit
   - Seltene, einschränkende Schmerzen („Momentary Pain“)

Die Gruppen entsprechen denen von Maitland (1986).

Da die Stärke der ausstrahlenden Symptome stark variieren kann, ist es sinnvoll, bei der Auswahl der Techniken diese zunächst auf die beiden Extreme der Stärke zu beziehen. Das erste zu beschreibende Extrem ist die schmerzlimitierende Bewegung zu Beginn des Bewegungsausmaßes im Rahmen der Bewegungseinschränkung (Gruppe 1). Hier ist der Schmerz stark und beeinträchtigt die Bewegungen des Patienten; es gibt weder Steifheit noch Muskelspasmen, welche die Bewegung limitieren. Bei dem anderen Extrem klagt der Patient über Steifheit, nicht Schmerz, auch wenn der Schmerz provoziert wird, wenn die steife Bewegung gedehnt wird (Gruppe 2). Dieses ist die Situation am Ende des Bewegungsausmaßes (End of Range, EOR), wo der Schmerz minimal ist.

8.6.2 Gruppe 1 – Schmerz

Bei Patienten der Gruppe 1 wird die Bewegung eher durch starken Schmerz limitiert als durch andere Faktoren. Die Techniken, die eingesetzt werden können, werden im Folgenden beschrieben.

Zusatzbewegungen in dem Teil des Bewegungsausmaßes, der völlig frei von Schmerz und Unbehagen ist

Das zu behandelnde Gelenk muss in einer komplett symptomfreien Stellung gelagert werden. Die Amplitude der Bewegung sollte die größtmögliche sein, die schmerzfrei angewendet werden kann. Um eine große Amplitude zu erzeugen, kann es erforderlich sein, an einem Punkt weit zurück im Bewegungsausmaß zu beginnen. Der Rhythmus der Bewegung sollte sanft und langsam sein.

Wenn sich die Symptome des Patienten bessern, kann die Behandlungsbewegung weiter in das Bewegungsausmaß hinein erweitert und die Position des Patientenknies kann vorsichtig in Richtung der schmerzhaften Einschränkung geändert werden. Die Technik kann außerdem bis zu einem Stadium gesteigert werden, in dem die große Bewegungsamplitude ein gewisses Missempfinden hervorruft.

Physiologische Bewegungen

Wenn physiologischen Bewegungen genutzt werden, um Schmerz zu behandeln, müssen sie ohne eine Provokation von Schmerz oder Missempfinden ausgeführt werden. Wie bei den Zusatzbewegungen muss das zu behandelnde Gelenk schmerzfrei in einer mittleren Stellung der Hauptbewegungsrichtungen gelagert werden; beim Knie wäre das z. B. eine mittlere Position zwischen Extension und Flexion. Die Behandlung mit einer physiologischen Bewegung sollte in der am wenigsten schmerzhaften Richtung erfolgen und die große, langsame und sanfte Amplitude muss vor dem Einsetzen eines Missempfindens enden.

Wenn sich die Symptome und Zeichen des Patienten bessern, kann die Behandlungsbewegung weiter in das Bewegungsausmaß gehen und die Amplitude der Bewegung vergrößert werden. Eine spätere Progression, wie oben angesprochen, kann dann eine Bewegung enthalten, die ein kontrolliertes Maß an Missempfinden auslöst.

Die Dauer der Anwendung der Behandlungstechnik hängt hauptsächlich von der „Beurteilung während der Durchführung der Technik“ ab. Während der Anwendung der Technik sollte der Physiotherapeut alle Änderungen von Schmerz, Unbehagen, Widerstand und motorischen Reaktionen überwachen. Wenn die Veränderungen erwünscht sind, kann er mit der Technik fortfahren. Wenn unerwünschte Effekte (z. B. ein Unbehagen) auftreten, sollte die Technik abgebrochen werden. Die Effekte der Behandlung sollten wiederbefundet werden. In der nächsten Sitzung ist dann häufig das erste Anzeichen einer Progression, dass die eingesetzte Technik über eine längere Zeit ausgeführt wird, ohne dass unerwünschte Effekte auftreten.

8.6.3 Gruppe 2 – Steifheit

Gruppe 2 umfasst Patienten, die eine Behandlung benötigen, weil Steifheit die normale Funktion einschränkt oder weil ein steifes Gelenk geringfügig schmerzt, wenn es stark gedehnt wird. Sie suchen keine Behandlung aufgrund starker Schmerzen, sondern weil sie Schwierigkeiten haben, in die Hocke zu gehen oder das Knie voll zu strecken. Es gibt viele weitere ähnliche Umstände. Wenn der Therapeut die Bewegungen des Patienten untersucht, sind alle eingeschränkt. Werden diese Bewegungen an ihre Dehnungsgrenze gebracht, sind sie entweder schmerzfrei oder nur geringfügig schmerzhaft.

Wenn der Therapeut die Techniken für eine Behandlung des genannten Problems auswählt, sollte er zwei Arten von Dehnungsbewegungen anwenden und diese abwechseln. Nach Auswahl der primären Bewegung, die gedehnt werden soll (z. B. Extension des Knies), ist die erste Art der Bewegung die physiologische Extension, Extension-Abduktion oder Extension-Abduktion als oszillierende Dehnungsbewegung am Ende des Bewegungsausmaßes. Diese sollte etwa eine Minute lang ausgeführt werden und zwischen leichten und starken Dehnungen variieren. Gleichzeitig werden die möglichen Veränderungen des Schmerzes, leichtes Unbehagen und schützende motorische Reaktionen überwacht. Die zweite Art der Bewegung umfasst die Zusatzbewegungen (nochmaliges Dehnen und oszillierende Bewegungen mit unterschiedlicher Stärke), während das Kniegelenk in einer Extensionsstellung am Ende des Bewegungsausmaßes gehalten wird. Alle Richtungen der Zusatzbewegungen können angewendet werden. Nach den Zusatzbewegungen werden die physiologischen Extensionstechniken wiederholt. Und so wird weiter fortgefahren mit einem Wechsel zwischen Zusatzbewegungen am Ende des physiologischen Bewegungsausmaßes und der primären physiologischen Bewegung. Dieselben Prinzipien können in Verbindung mit jeder primären physiologischen Bewegung eingesetzt werden.

Manchmal hat ein Patient ein eingeschränktes Bewegungsausmaß, wobei die Einschränkung eher aufgrund einer bestimmten Zusatzbewegung besteht als aufgrund einer physiologischen Bewegung. Dieses wird während der Untersuchung festgestellt, wenn das Ausmaß der Zusatzbewegungen am Ende der steifen Bewegung untersucht wird. Bei einer solchen Untersuchung wird die bestimmte Zusatzbewegung als steifer empfunden als die übrigen. Werden alle gleichermaßen gedehnt, ist die primäre Zusatzbewegung nicht nur weniger flexibel, sondern löst auch ein größeres Unbehagen aus.

8.6.4 Gruppe 3 – Schmerz mit Steifheit

Nachdem die zwei Extreme der Präsentation diskutiert worden sind – nur Schmerz und keine Steifheit oder nur Steifheit und kein Schmerz –, kommen wir nun zu der dritten Gruppe der Patienten, bei denen Schmerz und Steifheit zusammen auftreten. Dies ist die größte Patientengruppe und stellt die größte Herausforderung in der Behandlung dar. Diese Patienten haben Schmerzen, entweder als ein konstantes Symptom oder als Schmerz bei Bewegung. Bei beiden Beispielen weisen die Bewegungen ein Element der Steifheit auf. Bei der Untersuchung der Bewegungen besteht eine Beziehung zwischen dem Beginn des Schmerzes im Bewegungsausmaß und dem Limit des zur Verfügung stehenden Bewegungsausmaßes. Es sollte einen „passenden" Vergleich zwischen den Symptomen, über die der Patient klagt, und den Befunden aus der Untersuchung seiner Kniebewegungen geben. Patienten mit konstanten Symptomen geben Schmerz früh zu Beginn des Bewegungsausmaßes an; dieser Schmerz setzt sich fort und steigert sich bis zum Limit des Bewegungsausmaßes (d. h. eine „Schmerz im Verlauf des Bewegungsausmaßes"-Situation). Bei der Mehrheit der Störungen, die einen Schmerz nur bei Bewegung hervorrufen, wird der Schmerz am Ende des verfügbaren Ausmaßes einer betroffenen Bewegung erzeugt (d. h. eine „Ende des Bewegungsausmaßes"-Situation).

Zusätzlich zu dem Patienten mit Schmerzen im Verlauf oder am Ende des Bewegungsausmaßes gibt es ein weiteres Merkmal, das geklärt werden muss. Bei Patienten mit Schmerzen, die sich am Ende des Bewegungsausmaßes verstärken, muss bestimmt werden, ob die Bewegungseinschränkung der dominante Faktor ist oder ob der Schmerz überwiegt.

Die Anwendung des Bewegungsdiagramms (Anhang 1 in Hengeveld und Banks 2014) erklärt dies genauer.

Wenn Schmerz den dominanten Faktor darstellt, wird P_1 vor R_1 beginnen, und auch wenn R_2 die Bewegung limitiert, wird P' („P Primzahl"; Primzahl ist ein Begriff aus der Technik und Mathematik) sehr hoch auf der vertikalen R_2L-Linie über L sein.

Wenn Steifheit das dominante Element ist, kann P_1 vor R_1, nach R_1 oder an demselben Punkt wie R_1 im Bewegungsausmaß beginnen; R_2 ist jedoch der limitierende Faktor der verfügbaren Bewegung, während P' auf irgendeinem Niveau der vertikalen R_2L-Linie über L liegt, weit unter R_2. Je dominanter allerdings der Steifheitsfaktor ist, desto tiefer wird P' auf der vertikalen R_2L-Linie liegen.

Wenn der Schmerz das mit Abstand dominanteste Element ist, entspricht die Wahl der Techniken der bereits beschriebenen für „Schmerz" (Gruppe 1).

Wenn die Steifheit und Schmerz gleich dominant sind, sollte der weniger erfahrene Therapeut die anfänglichen Techniken unbedingt auf die bereits bei der Behandlung von „Schmerz" beschriebenen beschränken. Nur wenn die Symptome des Patienten oder seine Testbewegungen sich nicht verbessern, sollte er die Techniken zur Behandlung von Steifheit berücksichtigen. Wenn die Steifheit das dominanteste Element ist, entspricht die Technik derjenigen, die bei „Steifheit" beschrieben wurde. Die einzigen Unterschiede sind:

1. Zu Beginn werden *nur* die Zusatz- oder die physiologischen Bewegungen angewendet (nicht beide), entweder weil der Behandlungsumfang am Anfang begrenzt werden sollte oder um den Wert einer bestimmten Technik im Rahmen der Behandlung effektiver zu untersuchen.
2. Der Therapeut muss entscheiden, ob die schmerzhafteste und eingeschränkteste (d. h. primäre) Zusatzbewegung in der Nähe des (nicht am) Limits der primären physiologischen Bewegung oder die schmerzhafteste und eingeschränkteste (d. h. primäre) physiologische Bewegung ausgewählt werden soll.
3. Stabilität und Rhythmus der Techniken können als Reaktion auf das Missempfinden, das während der Anwendung der Technik auftritt, modifiziert werden. Das Missempfinden, das bei der Anwendung der Technik mit konstantem Rhythmus und einer Stellung im Bewegungsausmaß auftritt, sollte sich verringern

oder zumindest gleich bleiben; es sollte sich aber nicht weiter verschlechtern.
4. Anfangs sollte eine Dehnungstechnik den ausstrahlenden Schmerz des Patienten nicht reproduzieren.

Klinische Erfahrungen zeigen, dass einige Strukturen nach einer Überdehnung oder Distorsion in einer bestimmten Phase mit etwas Schmerzprovokation bewegt werden sollten, um den Heilungsprozess in Gang zu setzen. Vielleicht steht diese Tatsache in Verbindung mit den mechanischen Maßnahmen, die eingesetzt werden, um die Verbindung nicht heilender Frakturen zu stimulieren. Wenn eine solche Technik angewendet wird, wird der Patient oft spontan sagen: „Es schmerzt, aber es ist ein angenehmer Schmerz." Ein solcher Kommentar deutet fast immer darauf hin, dass die richtige Technik ausgewählt wurde; der Beweis hierfür liegt allerdings in der Wiederbefundung. Andere schmerzhafte Störungen „lehnen" es entschieden ab, dass ihnen Schmerz zugefügt wird. Wenn der erste Schritt der Behandlung von „Schmerz" dem bereits in Gruppe 1 beschriebenen entspricht, und die Progression der Behandlung vorsichtig mit der oben genannten Schmerzprovokation fortgesetzt wird, können keine falschen Schritte unternommen werden. Es gibt keine Methode, zu bestimmen, ob die Beschwerde des Patienten eine schmerzprovozierende Mobilisation benötigt, außer eine Technik anzuwenden, die für kurze Zeit ein Missempfinden provoziert, und ihre Auswirkung über 24 Stunden zu beobachten. Dies bedeutet daher Folgendes, wenn zu Beginn eine Technik angewendet wird, die lokalen Schmerz auslöst:

1. Das Missempfinden muss auf ein Minimum reduziert werden.
2. Die Technik muss langsam und sanft bei einem völlig entspannten Patienten durchgeführt werden.
3. Während der ersten Oszillationen der Technik mit konstantem Rhythmus und einer Stellung im Bewegungsausmaß sollte der Manualtherapeut wissen:
   a. Wenn die Verletzung nur leicht und im Rhythmus der Technik ist, wird mit der Technik für weitere 10 Sekunden fortgefahren; wird der Schmerz mit dem Rhythmus stärker, STOP.
   b. Wenn die Technik einen Schmerz anstatt Unbehagen auslöst, ungeachtet ob sie auch einen Schmerz im Rhythmus erzeugt, STOPP.
   c. Mit der Technik wird nur fortgefahren, wenn der Schmerz nachlässt oder unverändert bleibt.
4. Die Technik wird höchstens für eine halbe Minute angewendet, bevor die Symptome und Zeichen des Patienten wiederbefundet werden.
5. Der Therapeut sollte unbedingt daran denken, dass es besser ist, eine kurze Behandlung durchzuführen, diese nach 24 Stunden zu beurteilen und festzustellen, dass sich nichts verändert hat, als ein wenig zu viel gemacht zu haben und dann später herauszufinden, dass der Patient sich eine halbe Stunde nach der Behandlung viel schlechter gefühlt hat. Die 24-Stunden-Periode ist die informativste und nützlichste Art der Beurteilung.

8.6.5 Gruppe 4 – kurzzeitiger Schmerz („Momentary Pain")

Dieser Patient erlebt den Schmerz als einen plötzlichen kurzzeitigen Stich, der unerwartet auftritt. Er ist immer mit Bewegung assoziiert, auch wenn diese so minimal ist, dass der Patient sie nicht bewusst als Bewegung wahrnimmt.

Unter diesen Umständen hängt die Auswahl der Technik völlig von der Untersuchung ab, welche die Bewegungen, die den Schmerz provozieren, definiert. Die Bewegung ist gewöhnlich eine physiologische Bewegung und eine Stellung, die Zusatzbewegungen umfasst.

Die ausgewählte Behandlungstechnik ist die Zusatzbewegung in Kombination mit einer Stellung, die den „kurzzeitigen Schmerz" reproduziert. Die Technik ist fast immer ein recht starker Grad IV, auf den ein leichter Grad III folgt, um die Schmerzen der Behandlung zu lindern.

Tibiofemoralgelenk

Wenn das Knie sehr schmerzhaft ist und der Schmerz sich beim Gehen oder bei den ersten Schritten nach einer Ruhephase steigert, zielen die Behandlungstechniken auf die Schmerzbehandlung ab (Gruppe 1). Auch wenn alle Zusatzbewegungen in Betracht kommen, sind häufig Rotationsbewegungen in der Erstbehandlung am erfolgreichsten.

- Das Knie wird auf einem weichen Kissen bequem in einer neutralen, schmerzfreien Position gelagert. Der Therapeut palpiert den Gelenkspalt mit einer Hand, mit der anderen Hand umgreift er die Malleoli und führt Rotationsbewegungen des Tibiofemoralgelenks aus.
- Bei geringfügigen Symptomen können Extension/Abduktion, Extension/Adduktion, Flexion/Adduktion und Flexion/Abduktion therapeutisch genutzt werden.
- Sind die Bewegungen sehr eingeschränkt, rufen aber nur leichte Symptome hervor, sollten auch physiologische Bewegungen (z. B. Extension oder Flexion in Kombination mit Abduktion und Adduktion) in Erwägung gezogen werden.
- Wenn z. B. die Flexion eingeschränkt ist, müssen sowohl das Tibiofemoralgelenk als auch das Patellofemoralgelenk behandelt werden, während das Bein am Ende des eingeschränkten Bewegungsausmaßes gehalten wird.

Patellofemoralgelenk

Die Behandlung von Störungen des Patellofemoralgelenks erfordert einen hohen Grad an Geschick und erhebliches Feingefühl. Wenn die patellofemorale Bewegung schmerzhaft ist, muss in den ersten Sitzungen sehr behutsam verfahren werden. Es ist weitaus besser, die Bewegungen zu sanft und über eine zu kurze Zeit auszuführen, als in der folgenden Sitzung festzustellen, dass sie zu heftig gewesen waren – sogar mit dem kleinsten Grad.

- Eine oszillierende Distraktion kann die erste Wahl der Behandlung sein, wenn alle anderen Bewegungen der Patella in Anbe-

tracht des momentanen Zustands als zu heftig erscheinen. Eine langsame Steigerung der Behandlung ist möglich, wenn feststeht, wie der Patient auf diese sanfte Behandlung reagiert.
- Andererseits gibt es Zeiten, in denen Bewegungen mit maximaler Amplitude in die eine oder andere Richtung durchgeführt werden müssen, bei gleichzeitiger starker Kompression gegen die Patella. (➤ Box 8.4 beschreibt die Anwendung passiver Bewegung mit Kompression.)
- Wenn z. B. festgestellt wird, dass der Patient schmerzfrei in die tiefe Hocke gehen kann und alle Untersuchungstests nur minimale Zeichen ergeben, kann es erforderlich sein die Patella mit einiger Kraft zu bewegen, während das Tibiofemoralgelenk ungefähr 40° flektiert ist und durch die Hand des Physiotherapeuten Kompression gegeben wird.
- Neben der passiven Mobilisation der Patella sollte die Wiederherstellung der muskulären Kontrolle so früh wie möglich angestrebt werden, um eine optimale Kontrolle der Patella in der Fossa intercondylaris während der ersten 20–30° Flexion zu erreichen. Insbesondere die Ansteuerung des Vastus medialis obliquus in Relation zum Vastus lateralis innerhalb der gesamten Muskelkette des Fußes und Beckens verdient besondere Aufmerksamkeit. Ein korrigierendes Tape kann auf der Patella angelegt werden, wenn die Bewegungen zu schmerzhaft sind, um in einer frühen Phase zu beginnen (Hilyard 1990, McConnell 1996).

Box 8.4

Anwendung passiver Bewegung mit Kompression in Untersuchung und Behandlung

Einer der Originalbeiträge von Maitland in der Welt der manuellen Physiotherapie betrifft die Behandlung von Gelenkflächen mit passiver Mobilisation, während gegen die Gelenkflächen ein gewisser Kompressionsdruck ausgeübt wird (Maitland 1980, 1985).

Zu den Indikationen für die Untersuchung der Bewegungen eines Synovialgelenks unter Kompression der Gelenkflächen gehören:
- Wenn die Informationen aus der subjektiven Untersuchung eine Störung der Gelenkflächen vermuten lassen (z. B. im Knie: insbesondere Probleme mit dem Patellofemoralgelenk beim Hinhocken oder Treppensteigen in der Belastungsphase bei Störungen der tibiofemoralen Bewegung).
- Wenn die Geschichte der Störung einen Hinweis darauf gibt, dass an der verletzenden Aktivität eine Gelenkbelastung mitwirkt.
- Um die Symptome des Patienten zu reproduzieren, wenn andere Testbewegungen dazu nicht in der Lage waren.
- Wenn Schmerzen im Verlauf des Bewegungsausmaßes auftreten und die Schmerzreaktion bei Kompression stärker ist. Damit werden bestehende Probleme der Gelenkflächen bestätigt.
- Beurteilung aller Veränderungen im reibungsfreien Gefühl bei einer Gelenkbewegung, wenn zusätzlich Kompression ausgeübt wird.
- Zur Bestimmung der geeignetsten Technik, um die Behandlung einer Gelenkflächenstörung zu steigern.
- Um die für den Patienten angenehmste Behandlungsform für die Behandlung einer sehr schmerzhaften periartikulären Störung zu finden (Maitland 1991).

Eine Kompression kann an jedem Synovial- oder Nichtsynovialgelenk eingesetzt werden. Im Kniekomplex können die Techniken am Tibiofemoral- und am Patellofemoralgelenk angewendet werden.

Beispiele für eine Kompression am Patellofemoralgelenk (➤ Abb. 8.26, ➤ Abb. 8.27, ➤ Abb. 8.28, ➤ Abb. 8.29):

Ausgangsstellung Patient Das Tibiofemoralgelenk wird in Extension und in verschiedenen Graden der Flexion gelagert. Der Grund dafür ist, dass in den unterschiedlichen Stellungen der tibiofemoralen Flexion die Rückfläche der Patella verschiedene Kontaktpunkte mit den femoralen Kondylen hat.

Ausgangsstellung Therapeut Im Stand neben der Behandlungsliege, Blickrichtung zum Körper des Patienten.

Lokalisation der einwirkenden Kräfte (Handgriffe) Eine Hand wölbt sich über die Patella, um die Bewegungen zu lenken. Die andere Hand wird so platziert, dass der Handballen Kontakt mit dem Patellarand hat, und zwar an einem für die entsprechende Richtung der Bewegung geeigneten Punkt. Wenn Kompression erforderlich ist, wird diese durch die um die Patella gewölbte Hand dazu genutzt. Der Druck erfolgt über die vordere Fläche der Patella, während die andere Hand die Patella bewegt. Die Ellenbogen des Therapeuten sollten auf einer Linie mit der beabsichtigten Bewegungsrichtung liegen.

Anwendung der Technik Die Patella sollte nach kranial, kaudal, medial, lateral und in axialer Rotation bewegt werden (insbesondere sollte dabei der mediale Rand der Patella nach anteroposterior in den Interkondylarbereich des Femur bewegt werden). Die Befunde zu Glätte der Bewegung und der Schmerzreaktion sollten mit den Beschwerden des Patienten und mit seinem unauffälligen Knie verglichen werden.

Therapeutische Anwendung Patellofemorale Störungen, die ursprünglich mechanisch oder degenerativ verursacht sind, reagieren gut auf eine Behandlung mit passiver Bewegung und einem Grad an Kompression, der eine Behandlung ohne oder mit nur geringfügigem Schmerz erlaubt. Die Technik wird wie oben beschrieben ausgeführt und es werden für ein bis zwei Minuten oszillierende Bewegungen ausgeführt. Währenddessen werden die Veränderungen der Symptome, das Verhalten von Krepitus und ein Reibungsgefühl der Synovialflüssigkeit im Bewegungsausmaß beobachtet (siehe Untersuchung des Patellofemoralgelenks ➤ Kap. 8.5.2). Anschließend werden die festgestellten Veränderungen beurteilt und der Grad der Kompression, der in der Behandlung eingesetzt wird, nach der beurteilten Reaktion ausgerichtet. Es kann ein Stadium erreicht werden, in dem eine starke Kompression zum Einsatz kommt, ohne dass sich das Missempfinden des Patienten verstärkt. Der Patient sollte zu diesem Zeitpunkt Verbesserungen bei Symptomen und Funktion bemerken. Hin und wieder kann es erforderlich sein, funktionelle belastende Stellungen zu nutzen, in denen die Techniken unter Kompression angewendet werden (➤ Abb. 8.30, siehe auch ➤ Abb. 8.41C).

Zahlreiche Veröffentlichungen beschreiben, wie sich statische und dynamische Belastung günstig auf die Gelenkflächen auswirken können. Die mechanische Belastung des Gelenkknorpels stimuliert den Metabolismus der dort ansässigen Chondrozyten und induziert die Synthese von Molekülen, um die Integrität des Knorpels zu erhalten. Mechanische Signale modulieren die biochemische Aktivität und verändern das Verhalten der Zellen mittels Mechanotransduktion. Eine Kompression des Knorpels führt zu komplexen Veränderungen im Gewebe einschließlich Matrix, Zelldeformation, Hydrostatik, osmotischem Druck, Flüssigkeitsfluss, verändertem Wassergehalt der Matrix, Ionenkonzentration und fester Ladungsdichte. Diese Veränderungen werden von den Mechanorezeptoren auf der Zelloberfläche registriert. Zu diesen gehören mechanosensitive Ionenkanäle und Integrine, die bei ihrer Aktivierung intrazelluläre Signalkaskaden auslösen, die zu einem Gewebeumbau führen. Eine übermäßige mechanische Belastung beeinflusst ebenfalls den Metabolismus der Chondrozyten, führt aber im Gegensatz zu einer physiologischen Stimulation zu einem quantitativen Ungleichgewicht zwischen anabolischer und katabolischer Aktivität und resultiert in einen Abbau der Matrixkomponenten (Ramage et al. 2009).

Dennoch wurden bisher nur wenige Studien ausgeführt, um die klinische Vorstellung, dass eine „Belastung" der Strukturen (d. h. das passive Bewegen der Gelenke unter Kompression der Gelenkflächen) zu besseren klinischen Ergebnissen führt als nur wiederholt durchgeführte Belastungs- und Distraktionsbewegungen, zu untermauern.

In der Rehabilitation nach einer Knorpelwiederherstellung sollte eine kontrollierte Belastung durch das Bewegungsausmaß erfolgen. Dazwischen sollte auf ausreichende Ruheperioden zwischen den belastenden Sitzungen in den frühen Rehabilitationsphasen geachtet werden. Es wurde berichtet, dass eine sanfte stufenweise Belastung in die Therapie aufgenommen werden sollte. Es scheint, dass eine dynamische Belastung wirkungsvoller ist als eine statische und lange Übungen mit geringer Stärke besser sind als kurze, intensive Übungen (Lundon und Walker 2007). Untersuchungen zeigten, dass eine statische und oszillierende mechanische Kompression und ein oszillierender Gewebeschub die Synthese der extrazellulären Matrix und die Genexpression in Chondrozyten verbessern oder hemmen können (Leipzig und Athanasiou 2005). Die Anwendung von oszillierender Spannung in einem Kultursystem mit fibrinen Strukturen beeinflusst die Profileration und Matrixproduktion sowohl der Chondrozyten- als auch der Fibrochondrozytensynthese (Vanderploeg et al. 2004).

Sanfte passive Bewegungen der Gelenkflächen unter Kompression, während die Symptomreaktion des Patienten beobachtet wird, können innerhalb dieses Kontextes berücksichtigt werden, z. B. eine stufenweise Steigerung der Belastung von Gelenkstrukturen. Allerdings sind weitere Forschungen erforderlich, um diese klinische Beobachtung zu untermauern.

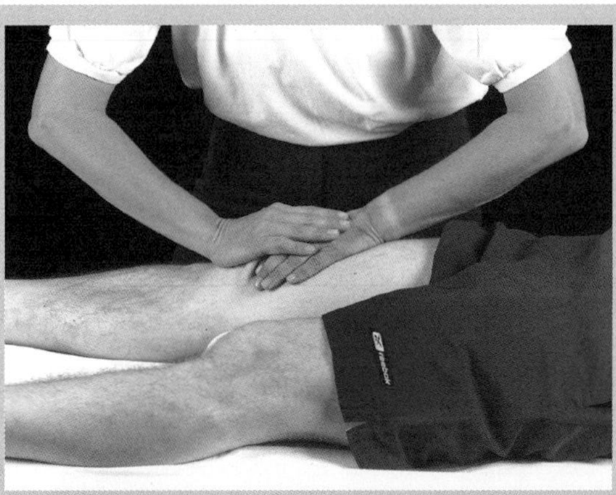

Abb. 8.26 Kraniale Bewegung mit Kompression in der Knieextension

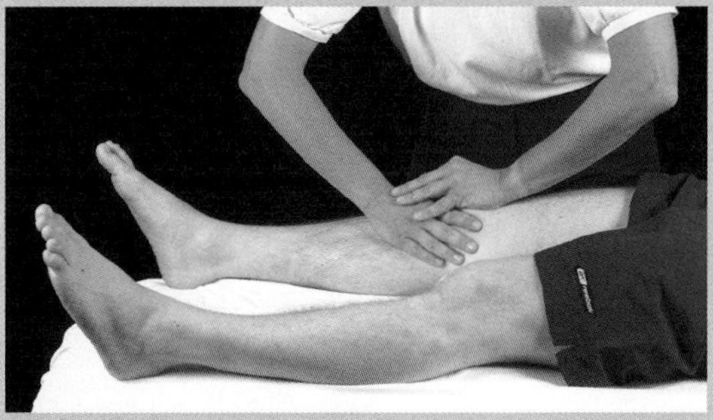

Abb. 8.27 Kaudale Bewegung mit Kompression in der Knieextension

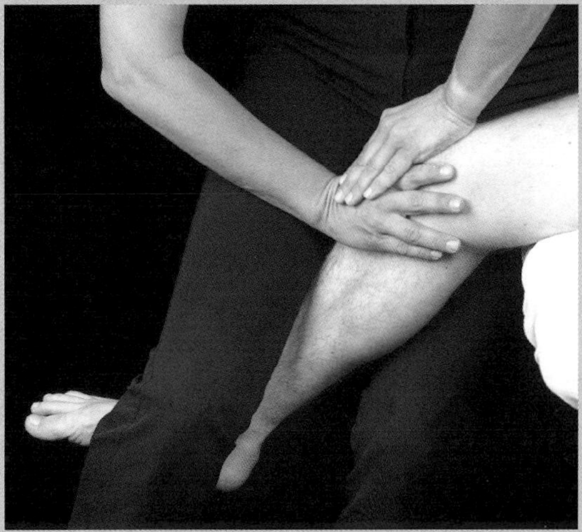

Abb. 8.28 Kaudale Bewegung mit Kompression in der Knieflexion

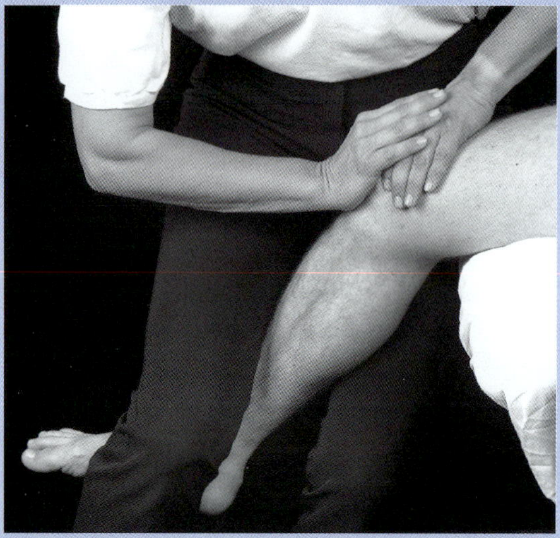

Abb. 8.29 Kraniale Bewegung mit Kompression in der Knieflexion

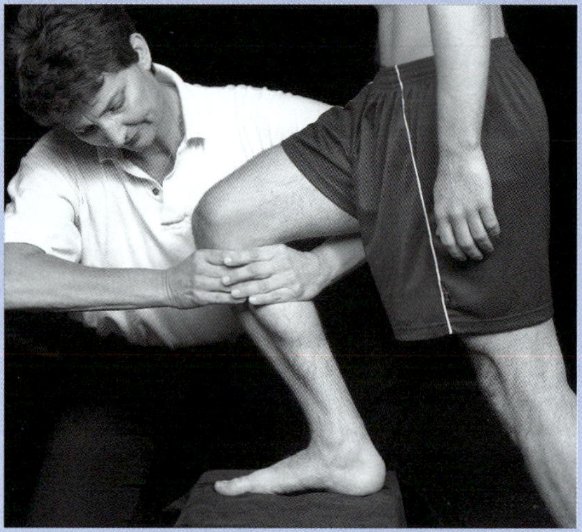

Abb. 8.30 Mobilisation des Tibiofemoralgelenks unter Belastung

Proximales Tibiofibulargelenk

Oft ist es nicht leicht zu bestimmen, ob das proximale Tibiofibulargelenk für die Symptome des Patienten verantwortlich ist. Für die Abklärung sind häufig kraftvollere Techniken mit Kompression erforderlich, deren Befunde mit dem nicht betroffenen Bein verglichen werden müssen.

- Wenn ein vergleichbares Zeichen gefunden wird, sollte die betreffende Bewegung in der Behandlung eingesetzt werden.
- Anfangs sollte diese Bewegung zwar kräftig, aber nicht schmerzprovozierend ausgeführt werden.
- Posteroanteriore und anteroposteriore Bewegungen können angewendet werden. Zur Steigerung der Behandlung können sie mit fester Kompression durchgeführt werden. Dennoch muss betont werden: Wenn Symptome während der Behandlungstechnik auftreten, sollte dies im Rhythmus der Bewegung geschehen. Sie sollten auch sehr bald nach Beendigung der Behandlung nachlassen.

Im folgenden Abschnitt werden die passiven physiologischen und Zusatzbewegungen des tibiofemoralen, patellofemoralen und proximalen tibiofibularen Gelenks beschrieben.

8.7 Beschreibung der Techniken

8.7.1 Physiologische Bewegungen des Tibiofemoralgelenks: Untersuchungs- und Behandlungstechniken

Extension

(➤ Abb. 8.31)

Richtung Extension der Tibia am Femur
Symbol E
Ausgangsstellung Patient Rückenlage in der Mitte der Behandlungsliege
Ausgangsstellung Therapeut Im Stand auf Höhe des rechten Oberschenkels mit Blick in Richtung des Knies, auf dem eigenen linken Schienbein kniend, um das untere Ende des Femurs des Patienten mit dem linken Oberschenkel zu unterstützen. Wenn das Knie des Patienten gebeugt wird, bewegt sich auch der linke Oberschenkel des Therapeuten in Richtung Wade des Patienten.
Lokalisation der einwirkenden Kräfte (Handgriffe)

- Beide Hände halten den Unterschenkel des Patienten von hinten und distal.
- Der linke Ellenbogen ist auf der Seite des Patientenknies platziert, sodass die Achse des linken Therapeutenarms der Achse der Kniebewegung entspricht.

Anwendung der Technik Der Unterschenkel wird durch ein Ausmaß von 25–30° bewegt, indem der Therapeut das Bein des Patienten durch einen Bewegungsbogen hebt und senkt. Die Arme des Therapeuten werden genutzt, um dieses zu erreichen.

Variationen in der Ausführung

- Adduktion und Abduktion können bei Bedarf zusätzlich zu der Bewegung durchgeführt werden. Dafür ist eine feste, aber nicht

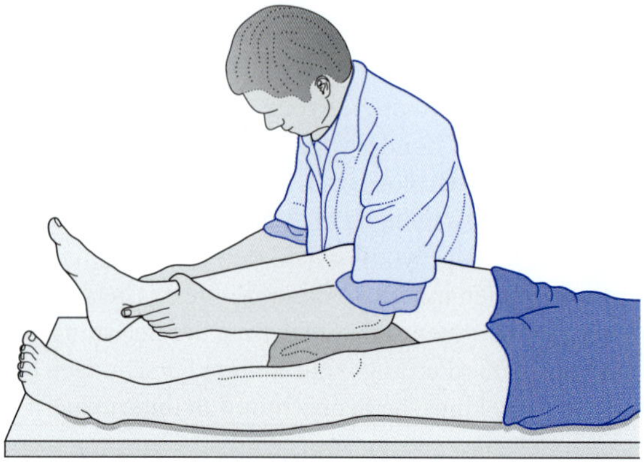

Abb. 8.31 Extension der Tibia am Femur

unangenehme Kontrolle der Femurrotation erforderlich, die der Therapeut mit den Innenseiten beider Ellenbogen und dem distalen Abschnitt seiner Oberarme vornimmt.
- Alternativ können Extension/Abduktion und Extension/Adduktion wie nachfolgend beschrieben durchgeführt werden.

Anwendung
- Sehr nützlich als Bewegung Grad II und III
- Bei Schmerz im gesamten Bewegungsausmaß und Steifheit, insbesondere bei OA
- Als unterstützende Maßnahme zur Wiederherstellung des Bewegungsausmaßes nach Verletzung, Immobilisation oder Fehlbelastung

Extension/Abduktion, Extension/Adduktion (Extension)

(➤ Abb. 8.18)

Ein Beispiel für die Herangehensweise in diesem Konzept

Einige Manualtherapeuten vertreten die Ansicht, dass alle passiven Bewegungen zur Untersuchung und Behandlung in diejenigen Richtungen (Rollen, Drehen, Gleiten) ausgeführt werden müssen, in der sie auch aktiv erfolgen. Diese Auffassung steht im Gegensatz zu dem in diesem Buch vorgestellten Konzept: Tatsächlich sagt das Maitland-Konzept das Gegenteil und gründet sich auf das Prinzip „*Schmerz* durch Bewegung provozieren", mit sehr positiver Bedeutung. Die „vergleichbare" und „angebrachte" Schmerzreaktion wird fast immer eher bei der nichtphysiologischen als bei der physiologischen Bewegung gefunden.

Richtung Extension/Abduktion, Extension/Adduktion (und Extension) des Tibiofemoralgelenks
Symbole E/Ab, E/Ad (E)
Ausgangsstellung Patient Bauchlage in der Mitte der Behandlungsliege
Ausgangsstellung Therapeut

- *Für Grad III und IV* (➤ Abb. 8.18): Im Stand neben dem rechten Fußgelenk des Patienten, Blickrichtung zu dessen linker Hüfte; das rechte Therapeutenknie und sein Unterschenkel liegen auf der Behandlungsliege im rechten Winkel zu dem Bein des Patienten; die Ferse des Patienten wird vom Oberschenkel und der angrenzenden SIAS gegenüber gestützt.
- *Für Grad IV und IV+* (➤ Abb. 8.1, ➤ Abb. 8.4): Im Stand neben dem rechten Knie des Patienten

Lokalisation der einwirkenden Kräfte (Handgriffe)

Grad III und IV – E/Ab
- Die rechte Hand stützt das Knie des Patienten medial und um die mediale Fläche des Gelenks herum.
- Die Finger greifen zu der medialen Kondyle der Tibia von posteromedial.
- Der linke Handballen wird platziert: 1. über dem Epicondylus lateralis femoris; 2. auf dem Condylus lateralis tibiae; 3. lateral auf dem Gelenkspalt.
- Die Finger der linken Hand sind nach posterior gespreizt.
- Der Daumenballen der linken Hand ist leicht anterior angelegt.
- Der linke Unterarm steht im rechten Winkel zum Schaft des Femurs und der Tibia, sodass die Abduktion erzeugt werden kann.

Grad III und IV – E/Ad
- Die linke Hand unterstützt das Knie des Patienten von lateral um die laterale Gelenkfläche.
- Die Finger der linken Hand reichen von posterolateral an den Condylus lateralis tibiae.
- Der Daumenballen liegt anterolateral an.
- Der rechte Handballen ist folgendermaßen platziert: 1. auf dem Epicondylus medialis femoris; 2. am Condylus medialis tibiae; 3. medial auf dem Gelenkspalt.
- Die Finger der rechten Hand spreizen sich nach posterior.
- Der Daumenballen der rechten Hand liegt leicht anterior an.
- Der rechte Unterarm steht im rechten Winkel zum Schaft des Femurs und der Tibia, sodass die Adduktion erzeugt werden kann.

Grad IV und IV+ – E/Ab
(➤ Abb. 8.1, ➤ Abb. 8.2)
- Das Bein des Patienten ist innenrotiert.
- Die rechte Hand fasst von lateral unter die Ferse.
- Die linke Hand ist anterolateral angelegt: 1. am Femur; 2. an der Tibia; 3. am Gelenkspalt.

Grad IV und IV+ – E/Ad
(➤ Abb. 8.1, ➤ Abb. 8.4)
- Das Bein des Patienten ist außenrotiert.
- Die rechte Hand fasst von medial unter die Ferse.
- Die linke Hand ist anterolateral angelegt: 1. am Femur; 2. an der Tibia; 3. am Gelenkspalt.

Anwendung der Technik

Grad III und IV – E/Ab
- Der Therapeut hebt und senkt mit seinen Händen das Bein des Patienten über eine Distanz von ungefähr 13 bis 15 cm.
- Ein konstanter Druck wird gegen die laterale Fläche des Patientenknies mit dem linken Handballen gehalten, und zwar in einer der drei oben beschriebenen Positionen.
- Jede der drei Positionen erzeugt eine andere Bewegung des Tibiofemoralgelenks:
  - Wenn der Handballen am Femur eine starke Abduktionskraft ausübt (Abduktion des Tibiaschafts), tendiert das Femur während der Extension/Abduktion zu einer leichten Medialbewegung auf der Tibia.
  - Wenn der linke Handballen an der Tibia anliegt, tendiert die Tibia während der Extensions-/Abduktionsbewegung zu einer Medialbewegung auf dem Femur.

  - Wenn der linke Handballen auf dem Gelenkspalt liegt, erfolgt lediglich eine Extension/Abduktion.
- Beachten Sie: Je stärker der Abduktionsdruck sein muss, desto weiter muss sich der Therapeut vorbeugen, um seine linke Schulter dem Knie des Patienten anzunähern.

Grad III und IV – E/Ad

Dieselbe Durchführung der Bewegung wie bei der Extension/Abduktion gilt für die Extension/Adduktion, nur dass statt der linken die rechte Hand eingesetzt wird und aus der medialen Bewegung der Tibia und des Femurs eine laterale Bewegung wird. Entsprechende werden Extension/Abduktion zu Extension/Adduktion, Abduktion zu Adduktion und statt der linken wird die rechte Schulter eingesetzt.

Grad IV+ – E/Ab

Mit dem Bein des Patienten in Innenrotation stützt der Therapeut die Ferse des Patienten ab und stellt einen Kontakt an der anterolateralen Fläche des Knies (der linke Ellenbogen ist leicht gebeugt) her, rotiert seinen Oberkörper nach links und wieder zurück, um kleine oszillierende Bewegungen in die Extension/Abduktion zu erzeugen.

Grad IV und IV+ – E/Ad

Mit dem Bein des Patienten in Außenrotation stützt der Therapeut die Ferse des Patienten ab und stellt einen Kontakt an der anteromedialen Fläche des Knies (der linke Ellenbogen ist gestreckt) her. Er beugt seinen Oberkörper nach links und richtet ihn wieder auf, um kleine oszillierende Bewegungen in die Extension/Adduktion zu erzeugen.

Variationen in der Ausführung: Extension (E)

- Die oben genannten Methoden können so angepasst werden, dass nur eine Bewegung des Tibiofemoralgelenks in Extension möglich ist.
- Für Grad III z. B. legt der Therapeut die linke Hand lateral und die rechte Hand medial um das Gelenk, während das Knie angehoben und abgesenkt wird. Auf diese Weise erfolgt lediglich eine tibiofemorale Extension.
- Für Grad IV wird das Bein des Patienten aus praktischen Gründen nicht rotiert. Die rechte Hand stützt die Ferse und die linke Hand wird entweder direkt anterior auf dem Femur, anterior auf dem Gelenkspalt (um die Patella) oder anterior auf der Tuberositas tibiae angelegt. Auf diese Weise und mit der Hand auf dem oberen Bein wird das Femur sich in Relation zur Tibia nach anteroposterior bewegen. Mit der Hand auf dem Gelenkspalt erfolgt nur Extension als Bewegung des Tibiofemoralgelenks und mit der Hand auf der Tibia bewegt sich die Tibia während der Extension nach anteroposterior in Relation zum Femur.

Anwendung

- Als spezieller Untersuchungstest bei minimalen Kniesymptomen und einem vollständigen, schmerzfreien Bewegungsausmaß von Flexion und Extension
- Als funktionelle Ecke, die untersucht und behandelt werden muss, damit das Gelenk nach Verletzung oder Fehlbelastung seine ideale Bewegungskapazität wiedererlangt
- Als ausschließender oder Screeningtest für das Knie
- Zur Bestätigung einer ligamentären Verletzung oder einer internen mechanischen Störung

Flexion/Abduktion, Flexion/Adduktion

(➤ Abb. 8.5)

Richtung Abduktion oder Adduktion der Tibia auf dem Femur am Ende der vollständigen Flexion des Knies

Symbole F/Ab, F/Ad

Ausgangsstellung Patient Rückenlage am Rand der Behandlungsliege mit der Hüfte in 90° Flexion oder mehr und dem Knie vollständig flektiert (➤ Abb. 8.2)

Ausgangsstellung Therapeut Im Stand neben dem rechten Knie des Patienten, Blickrichtung zu dessen Kopf

Lokalisation der einwirkenden Kräfte (Handgriffe)

- Die linke Hand stützt den Oberschenkel des Patienten.
- Die rechte Hand greift von anterior um das Fußgelenk des Patienten.

Für F/Ab

- Die Finger der rechten Hand drücken von posterior nach lateral gegen die mediale Fläche des Calcaneus des Patienten.
- Der rechte Daumen hakt sich um den Malleolus lateralis des Patienten.

Für F/Ad

- Die Finger der rechten Hand sind um den Malleolus medialis des Patienten gehakt.
- Der Daumen und das Metakarpophalangealgelenk des rechten Zeigefingers üben Druck auf die anteriore Fläche der Tibia in posteriore Richtung aus.

Anwendung der Technik

- Es können oszillierende Bewegungen mit kleiner oder großer Amplitude als Diagonalbewegungen in F/Ab und F/Ad ausgeführt werden, während die Innenrotation (*für F/Ab*) oder Außenrotation der Tibia (*F/Ad*) beibehalten wird.
- Die Ferse des Patienten sollte dann lateral zur Tuberositas ischii (*für F/Ab*) und medial zur Tuberositas ischii (*für F/Ad*) bewegt werden.
- Der Therapeut muss Gegendruck gegen den Oberschenkel geben, um eine Rotation der Hüfte zu verhindern (entweder über die Weichteilgewebe des Oberschenkels oder indem der Trochanter major durch das Bein des Therapeuten blockiert wird).
- Der Therapeut muss nahe am Unterschenkel des Patienten bleiben, um den Druck durch das Fußgelenk des Patienten besser kontrollieren zu können.

Anwendung

- Untersuchungstechnik der „Wenn-notwendig-Tests“
- Zur Wiederherstellung des Bewegungsausmaßes in F/Ab und F/Ad bei geringfügigen intermittierenden Symptomen

- Nützlich für ein gründliches Screening des Knies
- Zur Remobilisation des Knies nach Unfall, Immobilisation oder Fehlbelastung

Innenrotation, Außenrotation

(➤ Abb. 8.32, siehe auch ➤ Abb. 8.3)

Richtung Innen- und Außenrotation der Tibia in Relation zu den Femurkondylen
Symbole ↺, ↻
Ausgangsstellung Patient

- *In Flexion und Rückenlage:* Rückenlage, Hüfte und Knie in 90° Flexion, Fuß in der Luft (➤ Abb. 8.3)
- *In Flexion und Bauchlage:* Bauchlage mit dem Knie in 90° Flexion (➤ Abb. 8.32)

Ausgangsstellung Therapeut

- *In Flexion und Rückenlage:* Im Stand neben der Hüfte des Patienten, Blickrichtung zu dessen Fuß (➤ Abb. 8.3)
- *In Flexion und Bauchlage:* Im Stande neben dem rechten Oberschenkel des Patienten, Blickrichtung zu dessen Fuß (➤ Abb. 8.32)

Lokalisation der einwirkenden Kräfte (Handgriffe)

In Flexion und Rückenlage

- Der linke Arm und die Seite klemmen das Knie des Patienten ein.
- Die linke Hand in Pronation hält den Vorfuß von lateral.
- Die rechte Hand hält die Ferse des Patienten von posterior und medial.

In Flexion und Bauchlage

- Der rechte Handballen hält die mediale Fläche der Ferse des Patienten.
- Die Finger sind über die Sohle der Ferse gespreizt, die Fingerspitzen reichen bis zu deren Lateralfläche.
- Die linke Hand greift den Fußrücken des Patienten.
- Der linke Handballen ist gegen die laterale Seite des Fußes gelegt.
- Der Daumen liegt auf der Fußsohle.
- Die Unterarme sind einander gegenübergestellt.

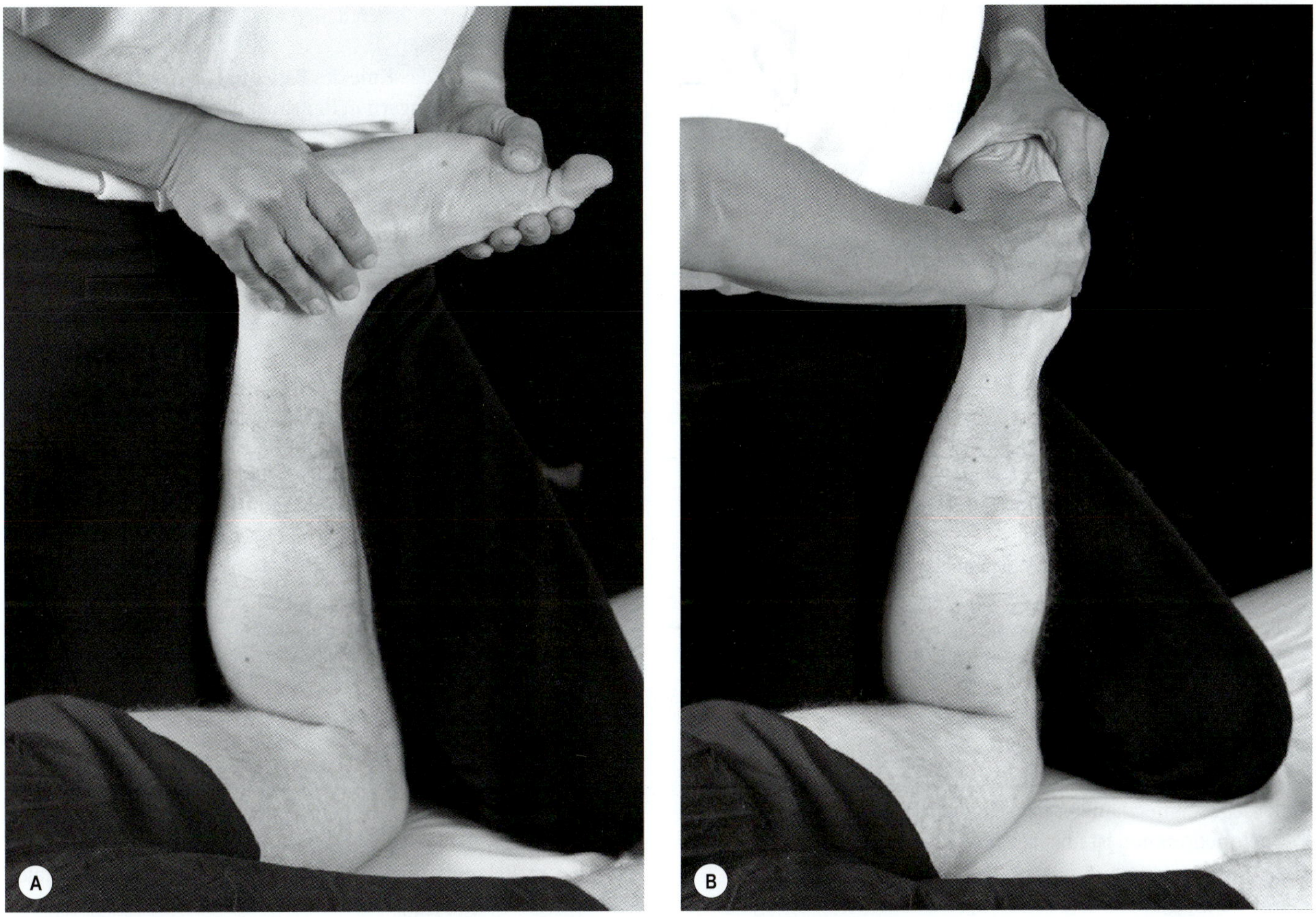

Abb. 8.32 Tibiofemorale Rotation in Bauchlage: **A** Innenrotation; **B** Außenrotation

Anwendung der Technik

In Flexion und Rückenlage

- Die Rotation (Innen- oder Außenrotation) wird erzeugt, indem der Therapeut mit beiden Händen Zug ausübt, während sein Körper das Knie des Patienten stabilisiert.
- Eine Bewegung mit großer Amplitude über 30° kann leicht durchgeführt werden.
- Eine kleine Amplitude mit Grad IV kann in dieser Position ebenfalls leicht ausgeführt werden.
- Ebenso tritt eine Bewegung des Fußes und des Fußgelenks während der Knierotation auf.

In Flexion und Bauchlage

- Bewegungen mit kleiner und großer Amplitude können durch Ziehen oder Schieben beider Hände in die entgegengesetzte Richtung ausgeführt werden.
- Es ist essenziell, eine Inversion (*bei Innenrotation)* oder Eversion (*bei Außenrotation)* des Vorfußes zu vermeiden, wenn der Therapeut mit der linken Hand (*IR)* gegen die Außenfläche oder mit der linken Hand gegen die Innenfläche (*AR)* Druck ausübt.
- Die Bewegung findet sowohl am Fuß und Fußgelenk als auch im Knie statt. Dadurch wird die Technik nicht weniger effektiv in der Erzeugung einer Knierotation.

Variationen der Handgriffe

- Wenn Fuß und Fußgelenk sehr schmerzhaft sind, muss der Therapeut die Rotation des Knies erzeugen, indem er die Malleoli umfasst.
- Die Techniken für AP und PA in leichter Flexion können so adaptiert werden, dass eine Rotation mit Grad I und II erzeugt wird (➤ Abb. 8.34, ➤ Abb. 8.35).
- Für die Innenrotation Grad I und II der Tibia in dieser Position kann ein AP-gerichteter Druck durch die Daumen des Therapeuten gegen den Condylus medialis tibiae nahe dem Gelenk gegeben werden. Gleichzeitig üben die Fingerspitzen des Therapeuten einen PA-gerichteten Druck gegen den Condylus lateralis tibiae von posterior und nahe dem Gelenkspalt aus. Die Außenrotation wird durch den Druck der Daumen gegen den Condylus lateralis tibiae von anterior erzeugt, während die Fingerspitzen einen Druck gegen den Condylus medialis tibiae von posterior ausüben.
- Grad I und II: Rückenlage, Knie auf einem weichen Kissen. Mit einer Hand palpiert der Therapeut den Gelenkspalt, mit der anderen umfasst er den distalen Teil der Tibia um die Malleoli herum. Die Rotation wird durch ein leichtes Rotieren der Malleoli durchgeführt, während Knie und Femur fixiert werden.

Anwendung

- Am wirksamsten als Dehnungsbewegung Grad IV in Flexion
- Bei sehr schmerzhaften Gelenken (Variation, Grad I und II)
- Die Innenrotation ist normalerweise therapeutisch nützlicher als die Außenrotation.
- Die Innenrotation der Tibia entspricht einer Hemmung des vorderen Kreuzbandes; die Außenrotation der Tibia entspricht einer Hemmung des Lig. mediale und des hinteren Kreuzbandes.
- Bei einer funktionellen Demonstration, die auf eine schmerzhafte und steife Rotation des Knies deutet
- Als Teil der Rehabilitation nach einer Meniskektomie
- Als Teil der Rehabilitation nach einer Fraktur des Tibiaplateaus
- Zur verbesserten Wiederherstellung der propriozeptiven Funktion

8.7.2 Zusatzbewegungen des Tibiofemoralgelenks: Untersuchungs- und Behandlungstechniken

Abduktion und Adduktion

(➤ Abb. 8.18)

Richtung Abduktion und Adduktion der Tibia in Relation zum Femur; wird am besten erreicht, wenn das Knie ungefähr 10° vor der vollständigen Extension gehalten wird
Symbole Ab, Ad
Ausgangsstellung Patient, Ausgangsstellung Therapeut, Lokalisation der einwirkenden Kräfte (Handgriffe)

- Die Positionen entsprechen denen wie für Extension/Abduktion beschrieben.
- Der Therapeut hält das Knie des Patienten in 10–20° Flexion, indem er es mit den Fingern in der Kniekehle abstützt.

Anwendung der Technik

- Die Abduktionsbewegung wird durch einen Druck der linken Hand des Therapeuten gegen die Außenfläche des Knies des Patienten erzeugt.
- Die Adduktion wird durch einen Druck seiner rechten Hand gegen die Innenfläche des Knies des Patienten erzeugt.

Anwendung

- Zur Untersuchung des Endgefühls von Adduktion und Abduktion: In Extension sollte nur ein minimales Bewegungsausmaß mit einem typischen Endgefühl möglich sein. Wenn ein Kollateralband gerissen ist, kann das Bewegungsausmaß übermäßig sein und das Endgefühl „schwammig" werden (Corrigan und Maitland 1994).
- Zur Wiederherstellung des verlorenen Bewegungsausmaßes von Abduktion und Adduktion in 10° Flexion.

Longitudinalbewegung nach kaudal und kranial

(➤ Abb. 8.33)

Richtung Bewegung des Tibiaplateaus in longitudinal kaudale Richtung in Relation zu den Femurkondylen und den femoralen Gelenkflächen
Symbol ↔

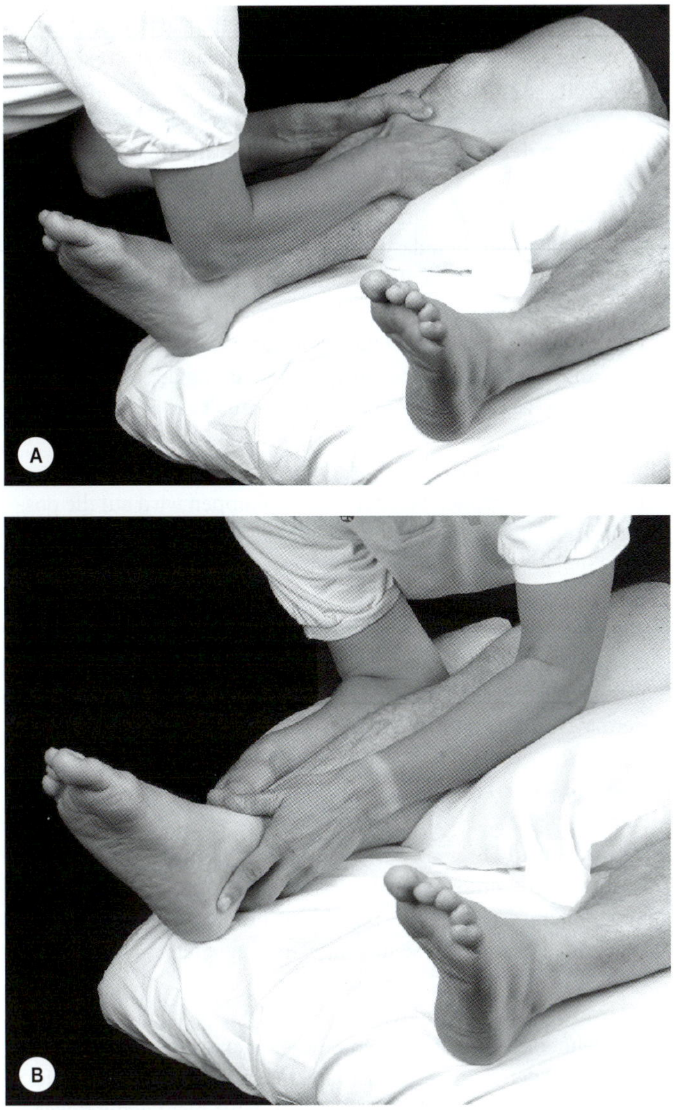

Abb. 8.33 Tibiofemorale Longitudinalbewegung: **A** nach kaudal; **B** nach kaudal – Alternative

Ausgangsstellung Patient Rückenlage am rechten Rand der Behandlungsliege mit dem Knie in wenigen Grad Flexion, unterstützt mit einem Kissen

Ausgangsstellung Therapeut Im Stand am rechten Fuß des Patienten, Blickrichtung zu dessen Knie (➤ Abb. 8.33A)

Lokalisation der einwirkenden Kräfte (Handgriffe)

- Beide Hände greifen um die Tibia, möglichst nahe am Gelenkspalt.
- Die Daumen überlappen einander, um die gegenüberliegende Seite der Tuberositas tibiae zu erreichen.
- Die Finger reichen um den medialen und lateralen Rand der Tibia und erreichen die posteriore Fläche.

Anwendung der Technik Es werden oszillierende Bewegungen mit einer kleinen oder großen Amplitude erzeugt, indem der Therapeut leicht oder kräftig an der Tibia nahe dem Gelenkspalt und entlang der Verlaufslinie des Femurschafts zieht.

Variationen in der Ausführung Der Therapeut steht neben dem rechten Knie des Patienten mit Blickrichtung zu dessen Fuß; beide Hände umfassen die Malleoli und die Unterarme des Therapeuten stützen die Tibia. Die oszillierenden Bewegungen werden durch die Arme und den Oberkörper des Therapeuten erzeugt (➤ Abb. 8.33B).

Longitudinalbewegungen nach kranial

- Gelegentlich ist eine Kompression (Longitudinalbewegung nach kranial) der Gelenkflächen wichtig, wenn sie mit anderen Zusatz- oder physiologischen Bewegungen bei der Behandlung von Schmerz der Gelenkflächen kombiniert wird (➤ Box 8.4).
- Diese Kompression kann wie oben beschrieben erzeugt werden, nur dass die Tibia in Richtung der Femurkondylen in der Verlaufslinie des Femurschafts bewegt wird.
- Während die Gelenkflächen komprimiert gehalten werden (z. B. um den von ihnen ausgehenden Schmerz zu reproduzieren), können auch andere Bewegungen ausgeführt werden, wie AP, PA oder Flexion/Extension mit Abduktion/Adduktion.

Anwendung

- Bei sehr schmerzhaften Gelenken (*longitudinal kaudal*)
- Bei geringfügigen Schmerzen mit Belastung der Gelenkflächen (*longitudinal kranial*)
- In Verbindung mit anderen Zusatz- oder physiologischen Bewegungen
- Zur Dehnung steifer Kollateralbänder oder zur Reduktion der Belastung bei sehr schmerzhaften Störungen der Gelenkflächen (*longitudinal kaudal*)
- Zusätzlich zu (z. B.) Extension/Abduktion zur Reproduktion eines kurzzeitigen Schmerzes – klinische Gruppe 4 (*longitudinal kranial*)

Posteroanteriore Bewegung

(➤ Abb. 8.34)

Richtung Bewegung des Tibiaplateaus in Relation zu den Femurkondylen in eine Richtung von posterior nach anterior

Symbol ⇣

Ausgangsstellung Patient

- *Für Grad I und II:* Rückenlage, das Knie mit einem weichen Kissen in einigen Grad Flexion sorgfältig abgestützt (➤ Abb. 8.34A)
- *Für Grad III und IV:* Bauchlage, mit dem Knie in ungefähr 70° Flexion oder am Ende des möglichen Bewegungsausmaßes (➤ Abb. 8.34B, C)

Ausgangsstellung Therapeut

- *Für Grad I und II:* Im Stand neben dem Patienten, Blickrichtung zu dessen Kopf (➤ Abb. 8.34A)
- *Für Grad III und IV:* Im Stand neben dem Patienten und hinter dem flektierten Knie mit Blickrichtung zu dessen Kopf. Der Therapeut setzt seine linke Tibia auf der Behandlungsliege auf, sein

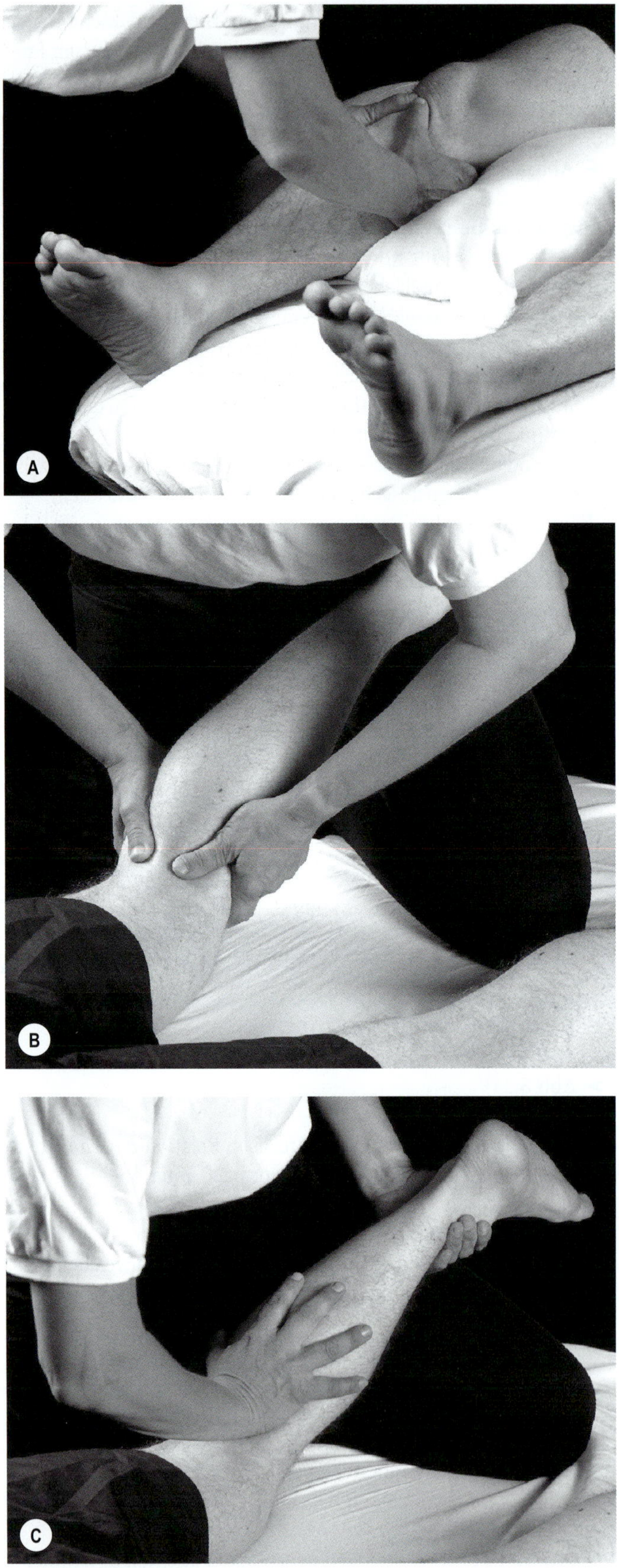

Abb. 8.34 Tibiofemorale posteroanteriore Bewegung

Knie ist in vollständiger Flexion, sodass sein proximaler Oberschenkel das distale Schienbein des Patienten stützt (➤ Abb. 8.34B, C).

Lokalisation der einwirkenden Kräfte (Handgriffe)

Für Grad I und II

- Die Hände umgreifen das Knie des Patienten von beiden Seiten.
- Daumen und Ballen beider Hände werden medial und lateral am Gelenk angelegt.
- Die Daumen strecken sich nach vorn über den Gelenkspalt.
- Die Fingerspitzen beider Hände liegen entlang der posterioren Fläche der Tibia und neben dem Gelenkspalt an.

Für Grad III und IV

- Ein möglichst großer Teil der Daumenkuppen wird auf die posteriore Fläche des medialen und lateralen Tibiakondylus gelegt. Die Finger spreizen sich entlang der Tibia nach lateral, medial und anterior.
- Die linke Hand stützt das rechte Schienbein und der rechte Handballen liegt auf der posterioren Fläche der Tibia so weit proximal wie möglich. Die Finger der rechten Hand liegen auf dem M. gastrocnemius.

Anwendung der Technik

Für Grad I und II

Die sanft oszillierende posteroanteriore Bewegung wird erzeugt, indem der Therapeut gegen die posteriore, proximale Fläche der Tibia Druck gibt, den er durch seine Fingerspitzen leitet.

Für Grad III und IV

- Die dehnenden oszillierenden Bewegungen werden durch die Arme und den Körper des Therapeuten erzeugt und durch die Daumen (die Daumenflexoren sollten dafür nicht genutzt werden, denn das könnte für den Patienten unangenehm sein und hindert den Therapeuten, Ausmaß und Gefühl der Bewegung abzuschätzen) oder die Handballen übertragen.
- Wird der Handballen genutzt, um die Bewegung zu erzeugen, sollte der Druck gegen die Tibia von den Armen und dem Oberkörper des Therapeuten ausgehen.
- Drei getrennte Bewegungen sind in diesem Fall möglich:
  - Wenn die Tibia in Richtung nach vorn bewegt wird, kann der Therapeut mit der rechten Hand ihr distales Ende eine gleiche Strecke weit führen, sodass sich der ganze Unterschenkel auf einer parallelen Linie bewegt.
  - Während die linke Hand des Therapeuten von posterior einen Druck ausübt, kann der Therapeut die distale Tibia leicht anheben, sodass es in Kombination mit einer PA-Bewegung zu einer leichten Flexion im Knie kommt.
  - Wenn die PA-Bewegung der Tibia stattfindet, kann die rechte Hand des Therapeuten das distale Ende der Tibia absenken, sodass es gleichzeitig zu einer leichten Extension des Tibiofemoralgelenks kommt.

Anwendung

Grad I und II

- Bei schmerzhaften Gelenkbewegungen
- Für die klinischen Gruppen 1 und 3a
- Bei akuten Verletzung oder einem OA-Schub
- Zur Einleitung der Mobilisation nach einer Operation oder Immobilisation

Grad III und IV

- Zur Wiederherstellung des Bewegungsausmaßes bei einem steifen Gelenk am Ende der Flexion oder anderen Bewegungen
- Für die klinischen Gruppen 2 und 3b
- Bei Steifigkeit nach chirurgischer Intervention oder Immobilisation

Anteroposteriore Bewegung

(➤ Abb. 8.35)

Richtung Bewegung des Tibiaplateaus in Relation zu den Femurkondylen von anterior nach posterior. Das größte Bewegungsausmaß wird bei 10–70° Kniegelenkflexion erreicht.

Symbol ↟

Ausgangsstellung Patient

- *Für Grad I und II:* Rückenlage, mit einem weichen Kissen vorsichtig unter dem Knie des Patienten platziert, das mehr das Femur als die Tibia abstützt und nicht mehr als 10° Kniegelenkflexion bewirkt
- *Für Grad III und IV:* Rückenlage, mit dem Fuß auf der Behandlungsliege ruhend, sodass das Knie ungefähr 70° oder im verfügbaren Winkel flektiert ist

Ausgangsstellung Therapeut

- *Für Grad I und II:* Im Stand neben dem rechten Unterschenkel des Patienten, Blickrichtung zu dessen Knie
- *Für Grad III und IV:* Im Stand neben dem rechten Fußgelenk des Patienten; der rechte Unterschenkel ist über den Patientenfuß gelegt, um die Position zu stabilisieren

Lokalisation der einwirkenden Kräfte (Handgriffe)

Für Grad I und II

- Die Daumenkuppen sind beidseitig der Tuberositas tibiae auf die anteriore Fläche der Tibia gelegt.
- Die Finger ruhen auf den angrenzenden Flächen von Tibia und Fibula.
- Die Metakarpophalangealgelenke der Daumen sind annähernd vertikal über den Daumenkuppen positioniert, sodass der Druck durch diese Gelenke geleitet wird.

Für Grad III und IV

- Der rechte Handballen liegt auf der anterioren Fläche der Tibia gleich neben dem Gelenkspalt.

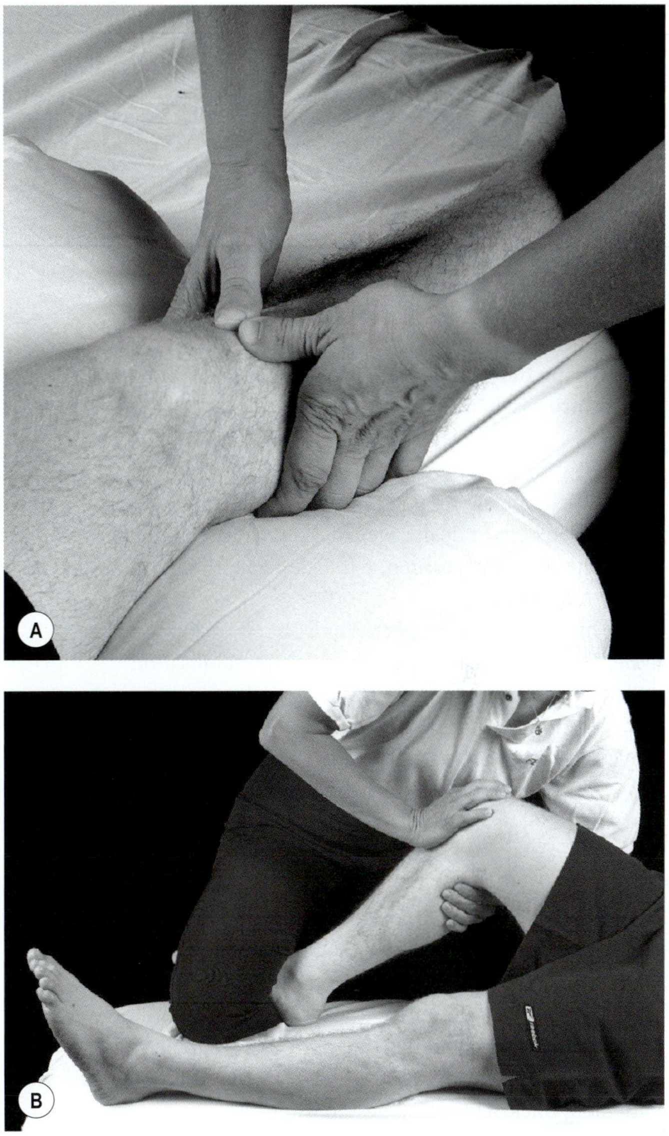

Abb. 8.35 Tibiofemorale anteroposteriore Bewegung: **A** Grad I; **B** Grad II

- Die Finger spreizen sich über die Vorderseite des Patientenknies.
- Die linke Hand liegt unter dem Knie des Patienten und der Handballen posterior auf der oberen Wade.

Anwendung der Technik

Für Grad I und II

- Kleine und große, aber immer sanfte oszillierende Bewegungen werden von dem Arm des Therapeuten erzeugt und wirken durch seine Daumen.
- Diese fein kontrollierten Bewegungen sollten keinesfalls durch die Flexoren des Daumen ausgeführt werden.

Für Grad III und IV

- Die AP-Bewegung mit großer oder kleiner Amplitude wird durch Druck gegen das proximale Ende der Tibia erzeugt.

- Die posterior angelegte Hand des Patienten dient als eine Unterstützung und führt die Rückbewegung aus, wenn eine große Amplitude benötigt wird.

Anwendung

Grad I und II
- Bei extrem schmerzhaften Knien
- Für die klinischen Gruppen 1 und 3a
- Bei akuter Verletzung
- Bei einem akuten OA-Schub
- Zu Beginn der Mobilisation nach einer Arthroplastik oder anderen chirurgischen Interventionen

Grad III und IV
- Zur Wiederherstellung des Bewegungsausmaßes bei einem steifen Gelenk am Ende der Flexion (kann auch in anderen Positionen durchgeführt werden, z. B. Extension, Rotation, Abduktion und Adduktion)
- Für die klinischen Gruppen 2 und 3b
- Bei Steifigkeit nach Verletzung oder Immobilisation

Bewegung nach lateral und medial

(➤ Abb. 8.36)

Richtung Bewegung des Tibiaplateaus nach lateral oder medial in Relation zu den Femurkondylen, in jeder Flexions- oder Extensionsstellung möglich (in diesem Fall 90° Flexion)
Symbole →•→, ←•←
Ausgangsstellung Patient Rückenlage, Hüfte und Knie in geeigneter Weise flektiert, der Fuß auf der Liege aufgesetzt
Ausgangsstellung Therapeut Im Stand in Höhe des Fußes des Patienten, Blickrichtung zu dessen Kopf

Lokalisation der einwirkenden Kräfte (Handgriffe)

Laterale Bewegung
(➤ Abb. 8.36A)
- Der Handballen der rechten Hand liegt auf dem Condylus medialis tibiae.
- Der Handballen der linken Hand ist an den Epicondylus lateralis femoris angelegt.
- Der Therapeut beugt sich vor und streckt beide Handgelenke, sodass seine Unterarme parallel zueinander stehen.
- Der rechte Unterarm ist ein wenig tiefer gestellt als die linke Hand.

Mediale Bewegungen
(➤ Abb. 8.36B)
- Der Handballen der rechten Hand wird im Bereich des Epicondylus lateralis femoris angelegt.
- Der Handballen der linken Hand liegt auf dem Condylus lateralis tibiae.
- Der linke Unterarm steht ein wenig tiefer als der rechte.

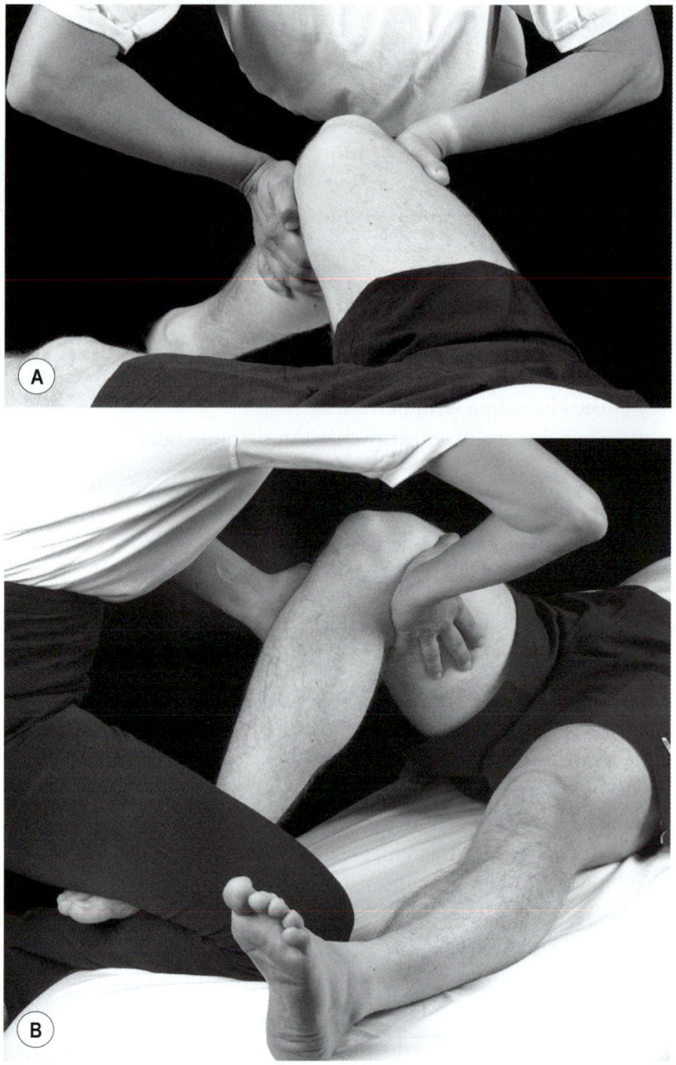

Abb. 8.36 Tibiofemorale Bewegungen: A nach lateral; B nach medial

Anwendung der Technik
- Die Technik besteht darin, dass der Therapeut seine Arme aufeinander zu bewegt.
- *Für die laterale Bewegung* muss der Druck unbedingt entlang der Verlaufslinie beider Unterarme in der korrekten Ebene erfolgen, sodass der rechte Arm des Therapeuten parallel, aber unter dem linken Arm hindurchgeführt würde, wenn das Knie des Patienten nicht da wäre.
- *Für die mediale Bewegung* würde der linke Arm parallel und unterhalb des rechten Arms hindurchgeführt.

Anwendung
- Bei Schmerz und Steifheit des Knies in lateraler und medialer Richtung
- Zur Vervollständigung der Wiederherstellung von Ab oder Ad oder E/Ad; E/Ab, F/Ab, F/Ad
- Nach einem Débridement des Knies, um die natürlichen Scherkräfte auf den Gelenkflächen wiederherzustellen
- Zur Ergänzung der Wiederherstellung nach einer Verletzung der Kollateralbänder

Tibiofemorale Behandlungstechniken unter Kompression

➤ Abb. 8.37 und ➤ Abb. 8.38 zeigen Beispiele, wie Behandlungstechniken unter Kompression abgewandelt werden können.

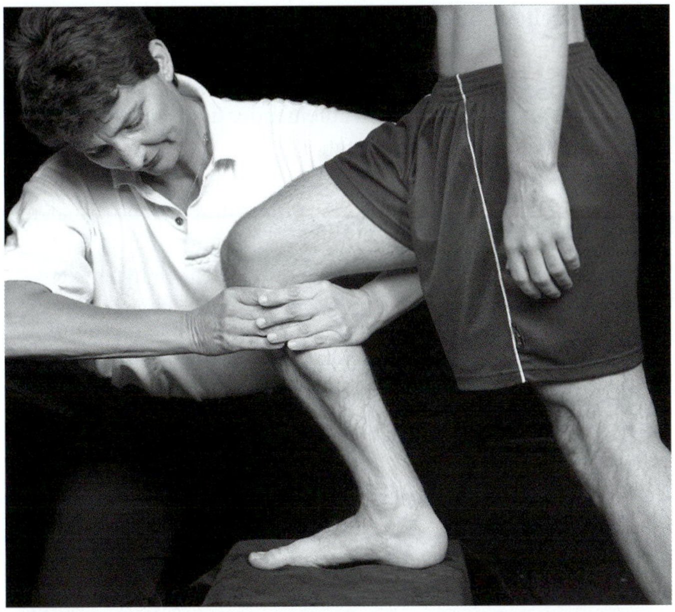

Abb. 8.38 Beispiel für eine Behandlung unter Belastung: Flexion oder PA/AP-Bewegungen

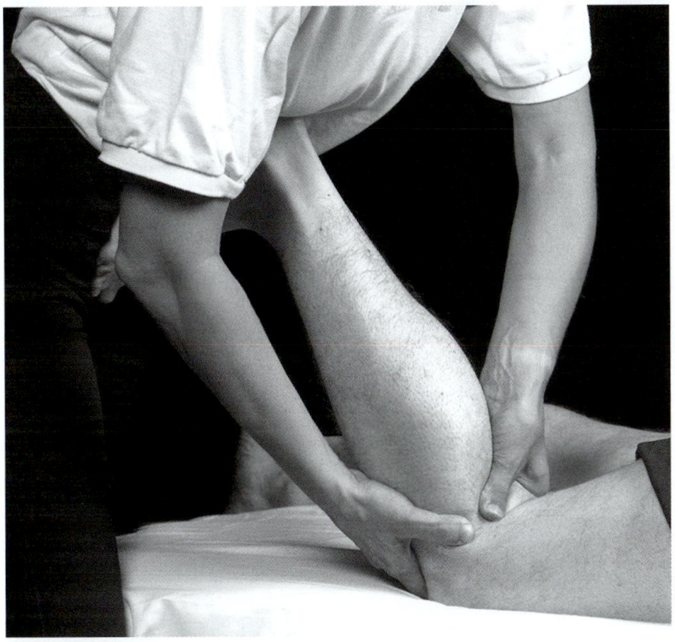

Abb. 8.37 Beispiel für eine Behandlung unter Kompression: Flexion oder Zusatzbewegung in Flexionsstellung

8.7.3 Zusatzbewegungen des Patellofemoralgelenks: Untersuchung und Behandlungstechniken

Kompression

(➤ Abb. 8.21)

Richtung Kompression der Facies articularis patellae gegen die Facies patellaris femoris
Symbol ≻•≺
Ausgangsstellung Patient Rückenlage, mit einem Kissen unter dem Knie und das Knie in einigen Graden Flexion
Ausgangsstellung Therapeut Im Stand neben dem rechten Knie des Patienten, Blickrichtung zu dessen Kopf

Lokalisation der einwirkenden Kräfte (Handgriffe)
- Die linke Hand liegt unter der posterioren Fläche des distalen Femurs des Patienten.
- Der rechte Handballen ist über der Patella angelegt.
- Das Zentrum der Patella passt zwischen den Daumen- und Kleinfingerballen des Therapeuten.
- Der rechte Unterarm sollte vertikal über dem Knie des Patienten stehen.

Anwendung der Technik
- Die Technik wird durch ein leichtes Pressen der Patella gegen das Femur ausgeführt.
- Der Druck sollte sanft und langsam gegen die Patella ausgeübt werden.
- Der Patient sollte Missempfindungen oder Schmerz während der Druckausübung sofort äußern.
- Treten keine Missempfindungen auf, kann maximaler Druck gegen die Patella gegeben und eine kräftige Bewegung Grad IV+ mit kleiner Amplitude erzeugt werden.

Variationen in der Ausführung
- Wenn diese Technik schmerzfrei ist oder nur geringfügige Beschwerden hervorruft, kann eine Technik genutzt werden, bei der die Patella mit der Therapeutenhand fest angestoßen wird, sodass sie hart gegen das Femur stößt.
- Die Behandlung in der ersten Sitzung sollte sehr kurz sein (nicht länger als 20 Sekunden). Am folgenden Tag sollte beurteilt werden, ob stärkere Techniken eingesetzt werden können oder aufgrund einer Verstärkung eher leichtere Techniken angebracht sind.
- Mithilfe dieser Technik kann patellofemoraler Schmerz identifiziert werden, indem der Therapeut eine Kompression der Patella zusätzlich zu funktionellen Aktivitäten, z. B. in die Hocke gehen, einsetzt. Dieses kann dann ebenfalls als eine Progression der Behandlung dienen.

Anwendung
- Bei minimalen Schmerzen, die im Patellofemoralgelenk entstehen und bei belastenden Aktivitäten wie in die Hocke gehen, Treppe absteigen oder Aufstehen aus dem Sitzen auftreten

- Zur Reproduktion von Schmerz ausgehend von den patellofemoralen Gelenkflächen
- In Kombination mit anderen Patellabewegungen wie Longitudinalbewegungen
- Bei patellofemoraler OA

Distraktion

(➤ Abb. 8.20)

Richtung Entfernung der Patella von den Gelenkflächen des Femurs
Symbol Distr
Ausgangsstellung Patient Rückenlage, Knie in Extension (oder schmerzfreie Position)
Ausgangsstellung Therapeut Im Stand auf Höhe des Patientenknies, Blickrichtung über dessen Körper hinweg
Lokalisation der einwirkenden Kräfte (Handgriffe) (➤ Abb. 8.20A)

- Beide Daumen werden medial (oder lateral) in den Zwischenraum zwischen Patella und Femur gelegt.
- Beide Zeigefinger werden dann in den Zwischenraum auf der gegenüberliegenden Seite gelegt.
- Die Finger und die Daumen werden sanft zusammengedrückt, sodass sie sich unter der Patella treffen.
- Gleichzeitig werden die Handgelenke gestreckt und nach radial bewegt, sodass Finger und Daumen gegen die Rückfläche der Patella angehoben werden.

Anwendung der Technik

- Die Technik besteht in einer sehr sanften und langsamen oszillierenden Bewegung, bei der die Patella angehoben und abgesenkt wird.
- Die Patella sollte nicht so weit abgesenkt werden, dass sie in vollen Kontakt mit dem Femur kommt.
- Es sollte sorgfältig darauf geachtet werden, dass keine Missempfindungen unter der Patella auftreten.

Variationen in der Ausführung

- Der Therapeut legt die Basis beider Hände lateral und medial an die Patella und führt eine Distraktionsbewegung aus, indem beide Ellenbogen sanft aufeinander zu bewegt werden (➤ Abb. 8.20B).
- Die Distraktion der Patella ist eine eigenständige Technik, kann aber auch mit anderen Bewegungen kombiniert werden (z. B. nach medial, lateral, als Longitudinal- oder Rotationsbewegung und diagonal).

Anwendung

- Bei sehr schmerzhaften Störungen des Patellofemoralgelenks (klinische Gruppe 1 und 3a)
- Schmerzreduzierung bei Chondromalacia patellae
- Zur Steigerung schmerzfreier Bewegungen der Patella in andere Richtungen
- Zur Dehnung des Retinaculums und der Ansatzstellen des Weichteilgewebes der Patella (klinische Gruppe 2 und 3b)

Transversalbewegung nach medial und lateral

(➤ Abb. 8.39)

Richtung Transversalbewegung der Patella in mediale Richtung in Relation zur Facies intercondylaris femoris
Symbole →, ↔
Ausgangsstellung Patient Rückenlage, mit dem Knie in Extension
Ausgangsstellung Therapeut Im Stand neben dem rechten Knie des Patienten, Blickrichtung über dessen Körper hinweg
Lokalisation der einwirkenden Kräfte (Handgriffe)

- Beide Daumenkuppen zeigen aufeinander und sind gegen den lateralen Rand der Patella gelegt.
- Die Finger der linken und rechten Hand zeigen nach medial und ruhen auf dem distalen Ende des Femurs und dem proximalen Ende der Tibia des Patienten.
- Die Daumen sind in den Interphalangealgelenken hyperextendiert, um die Daumenkuppen möglichst breitflächig in Kontakt mit dem lateralen Rand der Patella zu bringen.

Anwendung der Technik

- Oszillierende Bewegungen der Patella werden von den Armen des Therapeuten erzeugt, die durch die Daumen wirken.
- Für Grad I sollte die Patella 5 mm aus ihrer Ruheposition bewegt werden.

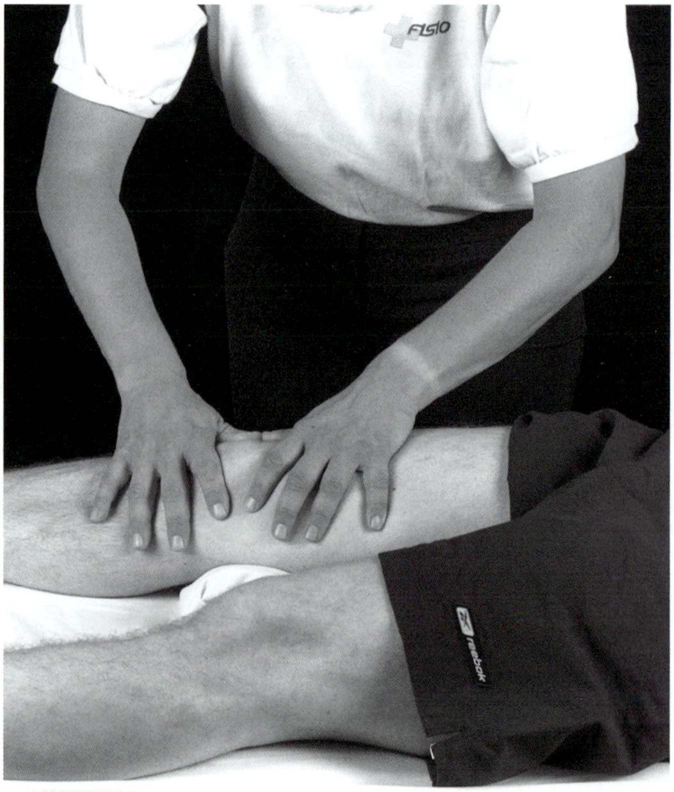

Abb. 8.39 Patellofemorale Transversalbewegung nach medial

- Für andere Bewegungsgrade wird die Patella weiter nach medial verschoben. Für Grad III und IV erreicht sie das Ende der möglichen Exkursion.

Variationen in der Ausführung

- Die *Transversalbewegung nach lateral* ist lediglich die Umkehrbewegung der Transversalbewegung nach medial.
- Die Patella kann auch in Transversalrichtung mobilisiert werden, während der Patient eine Kniestellung einnimmt, die der schmerzhaften oder steifen Aktivität entspricht (z. B. in die Hocke gehen).
- Alternativ kann die Patella des Patienten durch transversalen Druck während einer schmerzhaften Aktivität (z. B. Treppe hinaufsteigen) wieder korrekt positioniert werden.
- Wenn sich der Schmerz durch die Ausrichtungskorrektur mit transversalem Druck verringert, kann der Therapeut dies für die Behandlung und Rehabilitation anwenden.

Anwendung

- Bei schmerzhafter oder eingeschränkter Transversalbewegung der Patella
- In Kombination mit schmerzreduzierender Distraktion oder Missempfinden provozierender Kompression

Longitudinalbewegung nach kaudal und kranial

(➤ Abb. 8.40)

Richtung Longitudinalbewegung der Patella nach kaudal in Relation zu den interkondylären Gelenkflächen des Femur
Symbol ↔
Ausgangsstellung Patient Rückenlage, mit dem Knie in Extension
Ausgangsstellung Therapeut Im Stand neben dem rechten Knie des Patienten, Blickrichtung über dessen Körper hinweg. Für stärkere Bewegungsgrade Blickrichtung zu den Füßen des Patienten
Lokalisation der einwirkenden Kräfte (Handgriffe)

- Der linke Handballen wird nahe dem Os pisiforme gegen den superioren Rand der Patella gelegt.
- Das linke Handgelenk ist gestreckt.
- Der linke Unterarm zeigt nach distal.
- Die rechte Hand zeigt nach proximal und wird über die Patella gelegt.
- Die Finger und der Daumen der rechten Hand sind beidseitig um den linken Handballen gespreizt.
- Die rechte Hand hat drei Aufgaben:
  - Stabilisiert die linke Hand
  - Führt die Patella während der Bewegung
  - Komprimiert die Patella, wenn gewünscht

Anwendung der Technik

- Die kaudale Bewegung der Patella wird durch den linken Handballen des Therapeuten erzeugt, während die Bewegungsrichtung von der rechten Hand gelenkt wird.
- Die beiden Hände des Therapeuten und die Patella des Patienten sollten sich als Einheit bewegen.

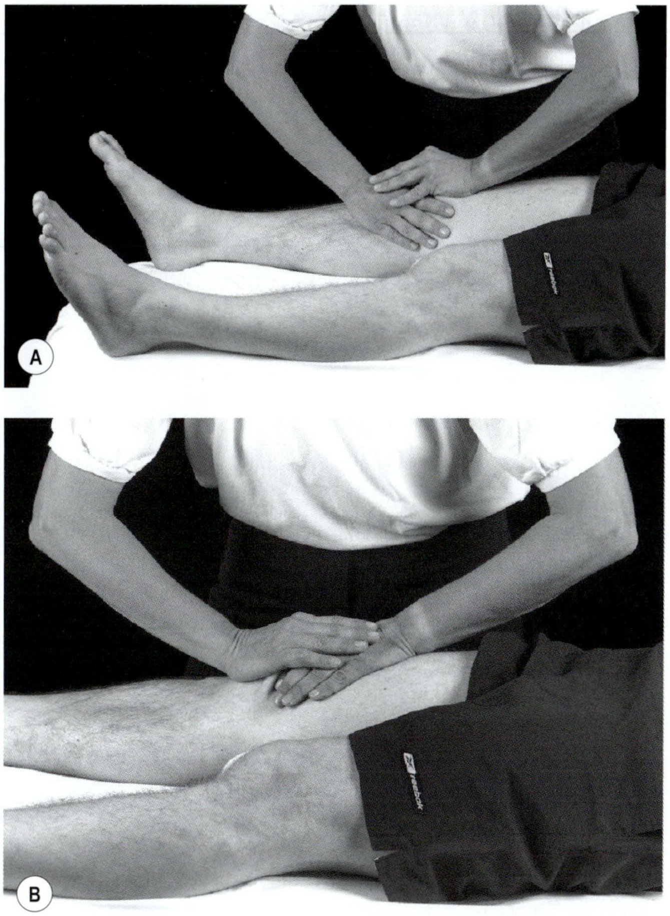

Abb. 8.40 Patellofemorale Longitudinalbewegungen: **A** nach kaudal; **B** nach kranial

Variationen in der Ausführung

- *Longitudinalbewegung nach kranial:* Es wird dieselbe Handposition auf der Patella genutzt wie für die kaudale Technik. Die Bewegung wird jedoch durch die ulnare Kante der rechten Therapeutenhand erzeugt. Um die Bewegungsrichtung zu lenken, nutzt der Therapeut den Handballen der rechten Hand (über der Patella gewölbt) und die gewölbte Basis des linken Handballens.
- Wenn eine Kompression während der Bewegung erforderlich ist, kann der Therapeut mit seiner rechten Hand die Patella gegen das Femur drücken.
- Wenn die Bewegungszeichen es anzeigen, kann die oben beschriebene Bewegung mit Inklination nach medial kombiniert werden, wobei der Kontaktpunkt gegen den superioren Rand der Patella leicht nach lateral verschoben wird. Die Richtung beider Arme des Therapeuten wird so verändert, dass eine diagonale Bewegungsrichtung möglich ist. Ebenso lässt sich eine Inklination nach lateral durchführen.

Anwendung

- Bei patellofemoraler OA (klinische Gruppe 3b)
- Bei Schmerz hierbei oder bei Longitudinalbewegungen mit Inklination

8

- In Kombination mit Kompression oder Distraktion als Steigerung der Behandlung
- Rotation um die longitudinale oder sagittale Achse

Spezielle Testverfahren

Das Ziel der speziellen Tests ist, die Patella durch eine Bewegung mit vollständiger Amplitude zu führen. Dazu wird sie in einem Kreis mit beliebigem Radius bewegt, während ein Kompressionsdruck gegen die anteriore Fläche der Patella ausgeübt wird, wodurch die posteriore Fläche der Patella am Femur reibt.

Zwei Rotationsbewegungen

Die Richtungen der Rotationsbewegung sind in ➤ Abb. 8.19 dargestellt.

- Rotation der Patella um die anatomische Längsachse, wodurch Kontakt zwischen der medialen Gelenkfacette der Patella und dem medialen Kondylus des Femurs hergestellt wird
- Rotation in der Koronarebene um die Sagittalachse (➤ Abb. 8.22)

Patellofemorale Bewegungen in Kniegelenkflexion (Behandlungsbeispiele)

(➤ Abb. 8.41)

Richtung Jede Bewegungsrichtung der Patella in Relation zum Femur mit dem Knie des Patienten in Flexion
Symbole In P/F F 60° Ausführung: ↔ kaud und kran, → med
Ausgangsstellung Patient Im Sitzen mit dem Knie über dem Rand der Behandlungsliege; Alternative: unter Belastung
Ausgangsstellung Therapeut Im Stand neben dem Knie des Patienten
Lokalisation der einwirkenden Kräfte (Handgriffe)

- Die rechte Handfläche liegt gewölbt über der Patella.
- Ballen und ulnare Kante der linken Hand liegen der Margo superior patellae an.
- Die Unterschenkel stabilisieren den Unterschenkel des Patienten im erforderlichen Flexionsgrad.

Anwendung der Technik

- Aus dieser Ausgangsposition kann der Therapeut verschiedene oszillierende Bewegungsrichtungen ausführen (kranial, kaudal, abgewinkelt, rotierend, nach medial, lateral, mit zusätzlicher Kompression).
- Die Bewegung wird durch Armbewegungen des Therapeuten erzeugt, die durch die Hände wirken.

Anwendung

- Bei steifer Knieflexion nach Verletzung oder längerer Immobilisation (➤ Abb. 8.41A, B)
- Bei geringfügigen Symptomen (Gruppe IV; ➤ Abb. 8.41A–C)

8.7.4 Zusatzbewegungen des proximalen Tibiofibulargelenks: Untersuchungs- und Behandlungstechniken

Die Untersuchungs- und Behandlungstechniken können in jeder beliebigen Position ausgeführt werden: Rückenlage, Bauchlage oder Seitenlage. Die Seitenlage erlaubt zahlreiche Adaptionen der Techniken an die Knie- und Fußstellungen.

Anteroposteriore Bewegung

(➤ Abb. 8.23)

Richtung Bewegung des Caput fibulae aus der anterioren in die posteriore Richtung in Relation zur Gelenkfacette der Fibula auf der Tibia
Symbol ↕

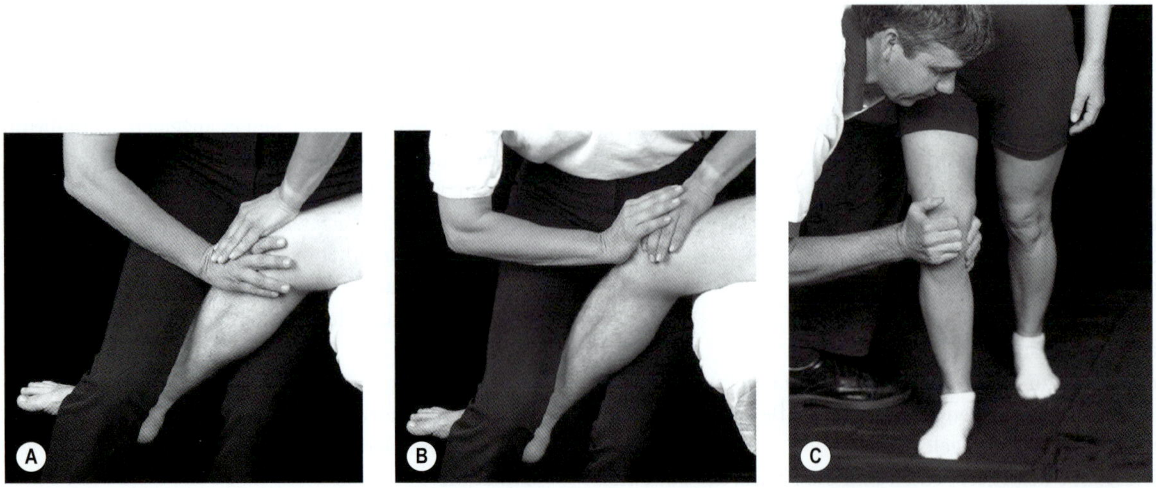

Abb. 8.41 Behandlungsbeispiel: Ausführung von Longitudinalbewegungen des Patellofemoralgelenks in 60° Flexion: **A** kaudal; **B** kranial; **C** transversal nach medial

Ausgangsstellung Patient Seitenlage mit der rechten Hüfte und dem Knie in Flexion, der Unterschenkel liegt auf der Behandlungsliege auf.

Ausgangsstellung Therapeut Im Stand vor dem Knie des Patienten (bei Ausführung in Rückenlage mit Knieflexion: auf dem Fuß des Patienten sitzend, um diesen zu stabilisieren; Blickrichtung zum Knie des Patienten)

Lokalisation der einwirkenden Kräfte (Handgriffe)

- Beide Daumenballen werden am anterioren Rand des Caput fibulae angelegt.
- Beide Daumen zeigen nach posterior.
- Die Finger beider Hände spreizen sich um das Knie des Patienten und stabilisieren die Daumen.

Anwendung der Technik

- Durch die stabilen Daumen werden anteroposteriore Bewegungen gegen das Caput fibulae ausgeführt.
- Es ist außerordentlich schwierig, zwischen verschiedenen Bewegungsgraden zu differenzieren; sie können aber durch eine veränderte Druckstärke variiert werden.

Variationen in der Ausführung

- Wenn eine zusätzliche *Kompression* notwendig ist, wird der linke Handballen lateral auf das Caput fibulae platziert, während die Finger auf dem Knie liegen. Der rechte Daumen behält Kontakt mit dem vorderen Rand der Fibula. Der linke Unterarm ist so ausgerichtet, dass er einen medial gerichteten Druck gegen das Caput fibulae ausüben kann und gleichzeitig den rechten Daumen beim anteroposterior ausgerichteten Druck unterstützt (➤ Abb. 8.23B).
- Eine anteroposteriore Bewegung mit oder ohne Kompression kann auch ausgeführt werden, wenn der Patient in Seitenlage ruht. Der mittlere Bereich des Unterschenkels muss vollständig durch die Liege unterstützt sein und das Fußgelenk des Patienten sich in einer freien neutralen Mittelstellung befinden. Die Bewegung wird dann durch die Daumen des Therapeuten oder durch seine gewölbten Hände ungefähr so ausgeführt, wie für das distale Tibiofibulargelenk beschrieben.

Anwendung

- Schmerzhaftes oder steifes proximales Tibiofibulargelenk
- Als Unterstützung der Wiederherstellung nach einer Einklemmung des N. peroneus communis am Caput fibulae
- Zur Vervollständigung der Mobilität des distalen Tibiofibulargelenks und damit von Fuß und Fußgelenk

Posteroanteriore Bewegung

(➤ Abb. 8.24)

Richtung Bewegung des Caput fibulae aus der posterioren in die anteriore Richtung in Relation zur Gelenkfacette der Fibula auf der Tibia

Symbol ↧

Ausgangsstellung Patient Seitenlage, das rechte Bein in Hüft- und Kniegelenk flektiert, der Unterschenkel ruht auf der Behandlungsliege (bei Ausführung in Bauchlage: Lagerung nahe am rechten Rand der Behandlungsliege und mit den Knien in etwa 30° Flexion für eine angenehme Stellung).

Ausgangsstellung Therapeut Im Stand hinter dem Patienten

Lokalisation der einwirkenden Kräfte (Handgriffe)

- Beide Daumenkuppen liegen am posterioren Rand des Caput fibulae.
- Die Finger der linken Hand spreizen sich medial über die obere Wade des Patienten.
- Die Finger der rechten Hand reichen anterior um die Fibula herum.

Anwendung der Technik

- Eine posteroanteriore Mobilisation wird ausgeführt, indem der Therapeut mit seinen Armen durch die Daumen am Caput fibulae Druck ausübt.
- Die Bewegung darf nicht durch die Daumenmuskeln erzeugt werden, da dies für den Patienten sofort unangenehm wird.

Variationen in der Ausführung

- Die Bewegung kann mit *Kompression* durchgeführt werden, indem der Therapeut die Position seiner Hände so verändert, dass der Handballen der einen Hand gegen die laterale Fläche des Caput fibulae angelegt wird, während der Daumen der anderen Hand eine PA-Bewegung erzeugt (➤ Abb. 8.24B).
- Die posteroanteriore Bewegung kann mit oder ohne Kompression auch mit dem Patienten in Seitenlage durchgeführt werden. Das Verfahren ist dasselbe wie für die anteroposteriore Bewegung beschrieben, nur dass die Daumen oder der Handballen an die anteriore Seite des Caput fibulae angelegt werden.
- Für Untersuchungszwecke kann die posteroanteriore Bewegung überprüft werden, wenn der Patient in Rückenlage und mit flektierten Knie- und Hüftgelenken liegt. Der Therapeut übt dann einen Zug mit den Fingern der linken Hand hinter dem Caput fibulae aus.
- Bei einer Nerveneinklemmung kann die PA-Mobilisation auch mithilfe des linken Daumens ausgeführt werden. Der Patient ist in Rückenlage und das Bein leicht im SLR gelagert. 8

Anwendung

- Schmerz und Steifheit des proximalen Tibiofibulargelenks in diese Richtung
- Zur Unterstützung der Wiederherstellung bei einer Einklemmung des N. peroneus communis am Caput fibulae
- Zur Vervollständigung der Mobilität des distalen Tibiofibulargelenks und somit von Fuß und Fußgelenk

Longitudinalbewegung nach kaudal und kranial

(➤ Abb. 8.25)

Richtung Longitudinalbewegung der Fibula nach kranial und kaudal in Relation zur Tibia

Symbol ↔

Ausgangsstellung Patient Bauchlage, Knie im rechten Winkel flektiert

Ausgangsstellung Therapeut Im Stand neben dem Fuß des Patienten, Blickrichtung über dessen Körper hinweg

Lokalisation der einwirkenden Kräfte (Handgriffe) Eine Hand hält den Fuß des Patienten, die andere palpiert die Bewegung der Fibula.

Anwendung der Technik

- Eine kaudale Bewegung wird erzeugt, indem der Therapeut die Ferse des Patienten kräftig invertiert (➤ Abb. 8.25A).
- Eine kraniale Bewegung wird erzeugt, indem der Therapeut die Ferse des Patienten evertiert und gleichzeitig den distalen Winkel der Fibula mit beiden Daumenkuppen nach kranial schiebt.
- Diese Bewegung lässt sich normalerweise leicht erfühlen, indem der Therapeut das Caput fibulae mit einer Hand palpiert, während er mit der anderen Hand die Ferse des Patienten abwechselnd invertiert und evertiert.

Variationen in der Ausführung

- Die Longitudinalbewegungen der Fibula können mit zusätzlicher Kompression ausgeführt werden. Dazu übt der Therapeut mit einer Hand von lateral Druck auf das Caput fibulae aus, während er mit der anderen Hand die Ferse des Patienten invertiert und evertiert.
- Die Longitudinalbewegungen mit oder ohne Kompression können auch mit dem Patienten in Seitenlage ausgeführt werden. Der Fuß ragt dabei frei über den Rand der Behandlungsliege, sodass die Ferse mühelos invertiert und evertiert werden kann.
- Die Longitudinalbewegung nach kaudal kann *lokal* am Caput fibulae angewendet werden (➤ Abb. 8.25B)

Anwendung Steifheit der Fibula in den Longitudinalrichtungen, vornehmlich im Zusammenhang mit Inversions- und Eversionsverletzungen oder bei Störungen des Fußes und Fußgelenks

FALLSTUDIE 8.1

Anteriorer Knieschmerz

John D. ist ein 24 Jahre alter Student. Zu seinen Hobbys zählen Volleyball, Mountainbiking, Joggen und Skiwandern.

Art der Störung

Symptome im Kniebereich: stechender Schmerz. Arthroskopie ohne auffälligen Befund. Nach einer Serie von Behandlungen in der offenen Kette auf der Quadrizepsbank verstärkten sich die Symptome. Hat Schwierigkeiten beim Gehen und Laufen. Zurzeit kein Sport möglich.

Körpertabelle

➤ Abb. 8.42

Aktivitätseinschränkungen und 24-Stunden-Verhalten der Symptome

- ① ① ↑ normales Gehen, nach ca. 50 m. Kann fortfahren, hinkt leicht. ↓ 100 % sofort nach dem Hinsetzen.
- *① ①[a] ↑ beim Sitzen mit gebeugten Beinen, wird unruhig nach ca. 10 min und leicht schmerzhaft. Muss sein Bein ständig bewegen.

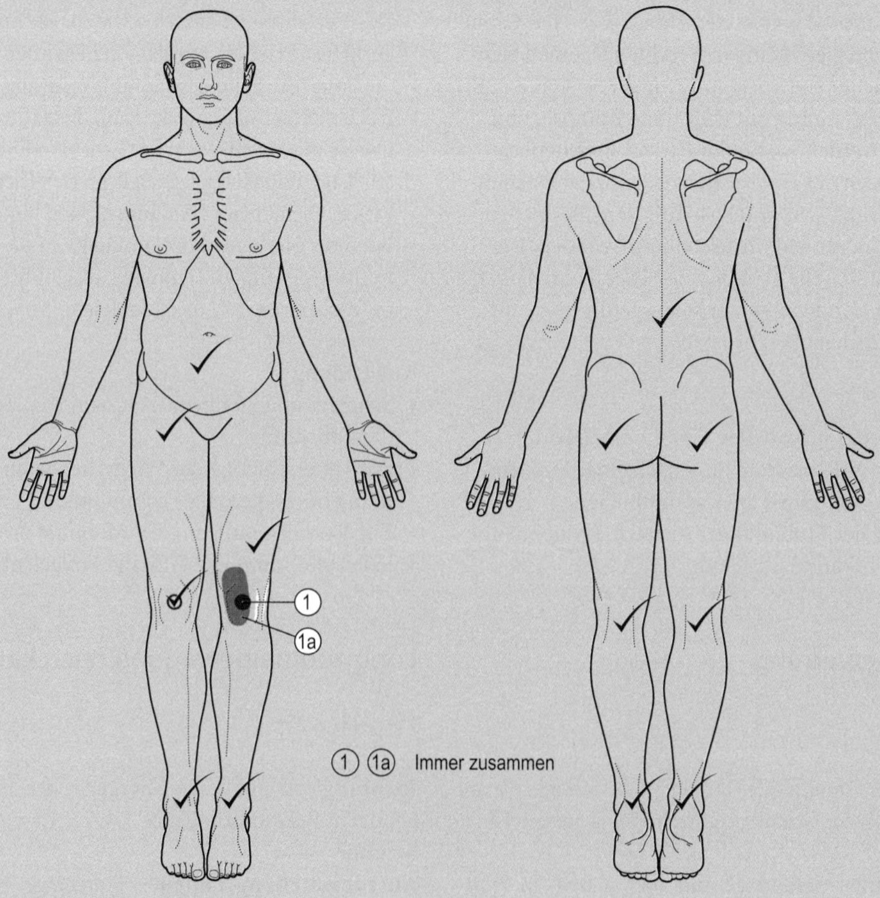

Abb. 8.42 Körpertabelle von John D.

Laufen, Springen, Volleyballtraining nicht möglich, weil der Schmerz zu stark wird. Versuchte Volleyballtraining vor 2 Wochen; verstärkte Symptome für etwa 2 Tage.

Aktuelle und frühere Geschichte der Symptome

Aktuelle Geschichte

War bei einem Volleyballspiel vor ca. 4 Monaten auf das Knie gefallen; leichter Schmerz in ①, der sich über die folgenden Tage steigerte ①①[a]. Arzt empfahl Kräftigung und Dehnung des M. quadriceps. Fitnessstudio (Eigenanleitung): Schmerzzunahme nach intensivem Training in der offenen Kette auf der Quadrizepsbank. Orthopäde: Röntgen, MRT, Arthroskopie – ohne Erkenntnisse, ohne Befund. Hausarzt: Überweisung zur Physiotherapie.

Frühere Geschichte

Hatte zuvor nie Probleme mit Knie, Hüfte oder LWS (leichte Rückenschmerzen in der Mitte der Wirbelsäule nach langem Sitzen, nie jemanden um Hilfe ersucht).

Spezielle Fragen

Allgemeiner Gesundheitszustand: ✓; keine Medikamente; Röntgen, MRT normal; Arthroskopie (vor 6 Wochen: normal. OP-Bericht: Knorpel am Punkt ① leicht eindrückbar)

Planung der Funktionsuntersuchung

- Mäßig starke Symptome → Testverfahren bis zum Beginn von P_1
- Symptommechanismen: nozizeptiv (stimulusreaktionsbezogen).
- Mögliche Quellen der Dysfunktion: PF-Gelenk, TF-Gelenk (*kann* von der Hüfte, LWS, Neurodynamik ausstrahlen)

Funktionsuntersuchung

- Inspektion: Abschwächung des medialen Bereichs des M quadriceps
- PP ✓
- Funktionelle Demonstration: Schritt zum Aufstehen – Gewicht des Körpers auf das Bein übertragen (= ca. 30° Knieflexion) ①①[a] ↑
- Aktive Bewegungen des Knies:
  - F, F/Ad, E, E/Ad ✓, ✓
  - F/Ab, E/Ab: leicht eingeschränkt, ①IV–
- VMO-Ansteuerung unter Belastung in 20° F (Aufstehen von der Behandlungsliege, um beide Beine zu belasten) ①; Korrektur der Patella nach medial: ① leicht ↓
- Zusatzbewegungen des TF-Gelenks in EOR F sowie in EOR E: alle ✓, ✓
- PF-Gelenk: in ca. 15° F (kein Schmerz)

Mache: P/E Zusatzbewegungen ↔ kaud, kran, kaud/med, kran/med (➤ Abb. 8.43) → med, med/kaud (➤ Abb. 8.43) Alle anderen P/F Bewegungen ✓, ✓	PP: ISQ

Entscheidung: P/F-Zeichen behandeln, bis kurz vor P_1

Tag 1, Rx1

In Rückenlage, 15° F (vor P) Mache P/F ↔ kaud, kran, kaud/med, kran/med → med, med/kaud III–, Rhythmus weich, rel. langsame Geschwindigkeit ca. 5 min, abwechselnde Techniken Beurteilung während Behandlung: nach ca. 3–4 min P_1 weiter im Bewegungsausmaß, nach ca. 5 min: ISQ	C/O: „leichter" P/E: fkt. Demo ①+, *aber* kann aufstehen ☺ E/Ab ✓, ✓ ☺ F/Ab ✓, ① ↓ ☺ *Warnung an den Patienten: Verschlechterung möglich; sollte vergleichen: gehen, nachts und sitzen*

Plan (Tag 2, Rx2)

- Hypothesen bezüglich der Quelle: P/F-Dysfunktion bestätigt; T/F-Funktionsstörung scheint sich mit P/F-Behandlung zu verbessern (Hüfte, Lx, NS: wahrscheinlich nicht beteiligt, jedoch in den nächsten Sitzungen ein schnelles Screening erforderlich).
- Vorgehen in der P/E:
  - *Cave:* könnte P/E ** verlieren! Zusätzlich Hocke, Aufstehen von einem Stuhl
  - *Screening:* Hüfte, Lx (beide Komponente, WENN es keine Veränderung bei Wiederbefundung gibt; wenn Veränderungen: Screening von nur einer Komponente, die andere auf Rx3 verschieben)
  - *Rx:* P/F (wahrscheinlich wie in Rx1)
  - *Selbstbehandlung:* Ziel – Kontrolle P:
    - M. rectus femoris „dehnen"?
    - Automobilisation für Patella?
    - Korrekturtape zur Verbesserung der VMO-Ansteuerung unter Belastung erwägen

T2, Rx2

- C/O: Fühlte sich leichter an nach Rx1; *Gehen über eine längere Distanz war möglich – ca. 500 m ohne Schmerz
  Sitzen: Schmerzintensität ↓ (vorher ca. 7/10, jetzt ca. 4/10)
  Treppensteigen war möglich, wurde jedoch sehr schmerzhaft ①①[a] nach ca. 6 Stufen
- P/E: *PP ✓
  Fkt. Demo: auf Stufe steigen – ist möglich; ①①[a] 30–60° F
  *Hocke (halt sich an Liege fest): ca. 50° F, ①①[a]
  *VMO-Test in 20° F, Körperlast auf beiden Beinen: ①
  E/ABD ✓, ✓
  *F/ABD ✓, ① leicht
- Screening Hüfte (➤ Abb. 8.44):

F; in 90° F: IR, in 90° F: AR: alle ✓, ✓ F/Ad: alle ✓, ✓	C/O: PP ✓ (ISQ) P/E: • fkt. Demo (ISQ) • Hocke (ISQ) • VMO-Test (ISQ) • F/Ab

- Screening Lx:

F, E, Quadrant links, rechts: alle ✓, ✓ ↓, ↓, ↓ Th10–L5: alle ✓, ✓	C/O: PP ✓ (ISQ) P/E: • fkt. Demo (ISQ) • Hocke (ISQ) • VMO-Test (ISQ) • F/Ab

Rx2a

wie Rx1 – Grad III ca. 5 min (nach ca. 4 min P_1, R_1 weiter im Bewegungsausmaß)	C/O: PP „leichter" P/E: • fkt. Demo (Treppensteigen) • ① ↓↓ 30–60° F ☺ • Hocke ① ①[a] 50° (Intensität ↓) ☺ • VMO-Test ①, 20° (Intensität ↓) ☺ F/ABD ✓, ✓ ☺

8

Rx2b

Dehnung des M. rectus femoris im Stand Hüfte E 10°, Knie F volles Bewegungsausmaß Zug an Frontalseite 5×, ca. 10 min	C/O: ISQ P/E: • fkt. Demo (Treppensteigen) • 1. Stufe ✓, ✓ ☺ • 2. Stufe P_1 ①①[a] am Oberschenkel • 3. Stufe ①①[a++] • Hocke ①①[a] 70° (Intensität ↓) ☺

Info/Instruktion am Ende der Sitzung: Sollte RF-Übung mindesten 3–4×/Tag ausführen; immer 1 Serie mit 5 Wiederholungen; zusätzlich Übung 3–5× versuchen, wenn ①①[a] ↑.

Plan (Rx3)
- Rx des PF-Gelenks fortsetzen; evtl. passive Bew. steigern auf 30–40° F.
- RF-Übung überprüfen.
- Weitere Automobilisation notwendig?
- VMO-Übung? (evtl. mit Korrekturtape?)

Tag 5, Rx3
- C/O: „besser", „Gehen kaum noch schmerzhaft"
  - *Treppe hinaufsteigen: 1 Treppe (15 Stufen) möglich ohne P; 2. Treppe (15 Stufen) ① verstärkt, aber Fortsetzung möglich
  - *Treppe hinuntersteigen: ①+ nach ca. 10 Stufen
  - *Hocke: offenbar leichter
  - Läuft oder springt noch nicht wieder
- Wirkung der RF-Übung: ca. 3×/Tag ausgeführt; hat sie einmal vergessen, als beim Treppensteigen P ↑

P/E: * Fkt. Demo: • Treppe aufwärts: nach 10× P_1 ① 30–60° F • Treppe abwärts: nach 5× P_1 ① 30–60° F *Hocke: volles Bewegungsausmaß, ①①[a] 70° F – EOR *VMO in 20° F: übernimmt Körperlast ohne Schmerz; nach ca. 3× P_1 ①	PP ✓

Rx3a

Wie Rx2a: keine Symptome Während Rx: Progression: in 30° F: mache Rx ↔ kaud, kaud/med; → med; ↔ lat/kaud III–, bis kurz vor P Ca. 5–6 min Nach ca. 4 min P_1 weiter im Bewegungsausmaß; nach ca. 5 min ISQ	C/O: ↑ P/E: Treppe ↑ 20× ohne Schmerz ☺ Treppe ↑ 10× ohne Schmerz ☺ Hocke: Bewegungsausmaß ISQ, P Intensität ↓↓ (5/10) ☺ Sprung: kleiner Sprung möglich ohne P ☺

Rx3b

Wie Rx3a Progression auf 45° F	C/O: ↑ P/E: Treppe ↑ 30× ohne Schmerz ☺ Treppe ↑ 20× ohne Schmerz ☺ Hocke: Bewegungsausmaß ISQ, P Intensität ↓↓ (2/10) ☺ Sprung: kleiner Sprung möglich ohne P ☺

Rx3c

Wiederholung der RF-Übung; 5×/ca. 10 min ohne Schmerz	Springen fühlt sich leichter an Hocke kaum schmerzhaft

Rx3d

Automob. PF – große Amplitude kaudale Bewegungen Ohne Schmerz ca. 2 min	Springen fällt leichter Hocke: schmerzfrei

Rx3e
VMO-Ansteuerung 5×, dann P; Automobilisation ausgeführt PF: konnte anschließend Übung fortsetzen.
Nach 5× VMO-Übung erneut Schmerz: versuchte RF-Übung → P abnehmend; fand dennoch, dass die PF-Automobilisation besser hilft, den Schmerz zu beeinflussen.

Ende der Sitzung: Info und Instruktion für den Patienten
- Sollte RF-Übung/Automob. fortführen, sobald Symptome auftreten
- VMO-Übung: Serien von 5×; bei Symptomen entweder RF oder PF-Automobilisation; sollte damit, wenn möglich, über 3–4 Serien fortfahren

Planung (Rx4)
- Fortfahren wie in Rx3
- Eventuell Steigerung der Aktivitäten: Springen und Laufen. Wenn P zunimmt: Automob. und/oder RF-Übung

Rx4: Retrospektive Beurteilung
- Patient fühlt sich viel besser: Hocke kaum schmerzhaft; Treppe hinaufsteigen: fast 2 Treppen ohne Schmerzen hinauf und hinunter. Bei schnelleren Bewegungen kann jedoch Schmerz einsetzen.
- Versuch, ca. 1 km zu laufen – Symptome setzten ein; hat Übung vergessen, als sich der Schmerz verstärkte.
- Das allgemeine Aktivitätsniveau hat sich gesteigert, insbesondere das Gehen und Treppensteigen. Hat jedoch das Laufen nicht fortgesetzt; hat nicht mit dem Volleyballtraining und dem Springen begonnen. Würde gerne so schnell wie möglich wieder das Training aufnehmen.
- Patient meinte, dass ihm vor allem die passive Mobilisation am besten geholfen hätte. Weiß, dass die Übungen den Schmerz im Alltag unter Kontrolle halten könnten; dennoch vergisst er die Durchführung zu oft.
- P/E** blieb wie nach Rx3.

Zusammenfassung der verbleibenden Sitzungen

- Die ganze Behandlung dauerte 9 Sitzungen.
- Die passive Mobilisation wurde wie oben beschrieben bis zur 8. Sitzung fortgeführt; Steigerung auf 60° F; nach der 6. Sitzung wurde die Kompression IV- zu den passiven Bewegungsserien hinzugefügt.
- Die Übungen zur Ansteuerung des VMO wurden fortgeführt, wie in Rx3 begonnen.
- Eigenbehandlung zur Schmerzkontrolle beinhaltete RF-Dehnungen und leichte Automobilisation der Patella mit großer Amplitude.
- Wiederaufnahme des Volleyballtrainings nach der 4. Sitzung. Sprünge wie beim Schmetterballtraining waren jedoch noch schmerzhaft und der Patient konnte erst ab der 7. Sitzung wieder richtig springen.
- Nach der 9. Sitzung: DLA 100 % symptomfrei; Patient fühlte sich noch nicht imstande, explosive Sprünge im Volleyball zu machen. Dehnung und PF-Automobilisation beeinflussten den Schmerz direkt und der Patient integrierte diese Strategien in sein Bewegungsverhalten in der Aufwärmphase während des Volleyballtrainings.
- Nach der 9. Sitzung: Unterbrechung der Behandlung; Wiederbefundung nach 2 Wochen: Der Patient spürte eine fortlaufende Verbesserung und fühlte sich zu 95 % wieder im Alltag und im Sport zurück.
- Wiederbefundung nach weiteren 4 Wochen: 100 % Alltags- und Sportaktivitäten. Der Patient setzte die Selbstbehandlungsübungen und das VMO-Training fort, insbesondere während der Aufwärmphase für das Volleyballtraining (3×/Woche).

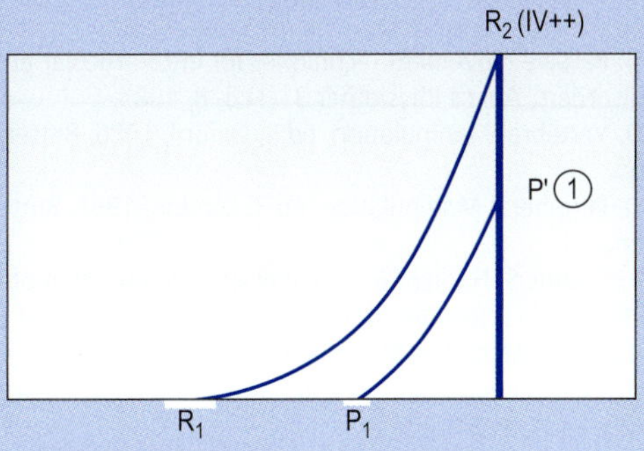

Abb. 8.43 P/E akzessorische Bewegungen

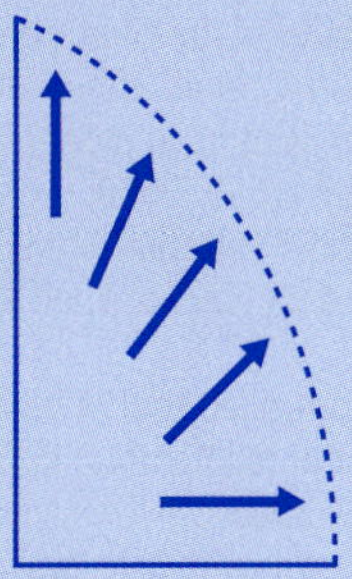
Abb. 8.44 F/Ad der Hüfte

LITERATUR

Alamri SA: Exercises versus manual therapy in elderly patients with knee osteoarthritis. MSc Thesis, Department of Health Rehabilitation, College of Applied Medical Sciences, Riyadh, Saudi Arabia, 2011, King Saud University.

Altman RD, Hochberg MC, Moskowitz RW, et al: Recommendations for the medical management of osteoarthritis of the hip and knee, Arthritis Rheum 43:1905–1915, 2000.

Atkinson K, Coutts F, Hassenkamp A-M: Physiotherapy in Orthopaedics: A Problem Solving Approach, Edinburgh, 1999, Churchill Livingstone.

Benjaminse A, Gokeler A, van der Schans CP: Clinical diagnosis of an anterior cruciate ligament rupture: a meta-analysis, J Orthop Sports Phys Ther (JOSPT) 36(5):267–288, 2006.

Brach JS, Simonsick E, Kritchevsky S, et al: The association between physical function and lifestyle activity and exercise in health, aging and body composition study, J Am Geriatr Soc 52(4):502–509, 2004.

Brody DM: Techniques in the evaluation and treatment of the injured runner, Orthop Clin North Am 13(3):541–558, 1982.

Brouwer GM, vanTol AW, Bergink AP, et al: Association between valgus and varus alignment and the development and progression of radiographic osteoarthritis of the knee, Arthritis Rheum 56:1,044–1,047, 2007.

Buckwalter JA: Articular cartilage: injuries and potential for healing, J Orthop Sports Phys Ther (JOSPT) 28(4):192–202, 1998.

Buckwalter JA: Sports, Joint Injury, and Posttraumatic Osteoarthritis, J Orthop & Sports Phys Ther (JOSPT) 33(10):578–588, 2003. www.jospt.org/members/getfile.asp?id=1772 (accessed 23. April 2013).

Bullough P: Osteoarthritis: pathogenesis and aetiology, Br J Rheumatol 23:166–169, 1984.

Butler D: The Sensitive Nervous System, Adelaide, 2000, NOI Group.

Campbell R, Evans M, Tucker M, et al: Why don't patients do their exercises? Understanding non-compliance with physiotherapy in patients with osteoarthritis of the knee, J Epidemiol Community Health 55:132–138, 2001.

Collins NJ, Bisset LM, Crossley KM, et al: Efficacy of nonsurgical interventions for anterior knee pain: a systematic review and meta-analysis of randomized trials, Sports Med 42(1):31–49, 2012.

Cooper C, McAlindon T, Coggon D, et al: Occupational activity and osteoarthritis of the knee, Ann Rheum Dis 53:90–93, 1994.

Corrigan B, Maitland GD: Musculoskeletal and Sports Injuries, Oxford, 1994, Butterworth-Heinemann.

Cowan SM, Bennell KL, Crossley KM, et al: Physical therapy alters recruitment of the vasti in patellofemoral pain syndrome, Med Sci Sports Exerc (MSSE) 34(12):1,879–1,885, 2002.

Creamer P, Lethbridge-Cejku M, Hochberg MC: Factors associated with functional impairment in symptomatic knee osteoarthritis, Rheumatology 39:490–496, 2000.

Crossley K, Cowan SM, Bennell KL, et al: Patellar taping: is clinical success supported by scientific evidence? Man Ther 5(3):142–150, 2000.

Currier LL, Froehlich PJ, Carow SD, et al: Development of a clinical prediction rule to identify patients with knee pain and clinical evidence of knee osteoarthritis who demonstrate a favorable short-term response to hip mobilization, Phys Ther 87:1,106–1,119, 2007.

Daneshmandi H, Saki F: The study of static lower extremity posture in female athletes with ACL injuries, Harkat Sport Med 1:75–91, 2009.

Devan MR, Pescatello LS, Faghri P, et al: A prospective study of overuse knee injuries among female athletes with muscle imbalances and structural abnormalities, J Athl Train 39(3):263–267, 2004.

Deyle GD, Allison SC, Matekel RL, et al: Physical therapy treatment effectiveness for osteoarthritis of the knee: a randomized comparison of supervised clinical exercise and manual therapy procedures versus a home exercise program, Phys Ther 85:1,301–1,317, 2005.

Dieppe PO: Osteoarthritis: are we asking the wrong questions? Br J Rheumatol 23:161–165, 1994.

Dieppe PO: Osteoarthritis: time to shift the paradigm, BMJ 318:1299–1300, 1998.

Edgar D, Jull G, Sutton S: The relationship between upper trapezius muscle length and upper quadrant neural tissue extensibility, Aust J Physiother 40:99–103, 1994.

8

Ernst GP, Kawaguchi J, Saliba E: Effect of patellar taping on knee kinetic of patients with patellar femoral pain syndrome, J Orthop Sports Phys Ther (JOSPT) 29(11):661–667, 1999.

Felson DT, Gross KD, Nevitt MC, et al: The effects of impaired joint position sense on the development and progression of pain andstructural damage in knee osteoarthritis, Arthritis Rheum (Arthritis Care Res) 61(8): 1070–1,076, 2009.

Flores RH, Hochberg MC: Definition and classification of osteoarthritis. In Brandt KD, Doherty M, Lohmander LS, editors: Osteoarthritis, Oxford, 1998, Oxford Medical Publication, pp 13–22.

Hall A, Maher C, Latimer J, et al: The effectiveness of tai chi for chronic musculoskeletal pain conditions: a systematic review and meta-analysis, Arthritis Rheum (Arthritis Care Res) 61(6):717–724, 2009. DOI 10.1002/art.24515.

Harrison AL: The influence of pathology, pain, balance, and self-efficacy on function in women with osteoarthritis of the knee, Phys Ther 84:822–831, 2004.

Hartman CA, Manos TM, Winter C, et al: Effects of T'ai Chi training on function and quality of life indicators in older adults with osteoarthritis, J Am Geriatr Soc 48(12):1553–1559, 2000.

Hengeveld E, Banks K: Maitland's Vertebral Manipulation: Management of Neuromusculoskeletal Disorders Volume 1, ed 8, Butterworth-Heinemann, Edinburgh, 2014, Elsevier.

Herrington L, Al-Sherhi A: A controlled trial of weight-bearing versus non-weight-bearing exercises for patellofemoral pain, J Orthop Sports Phys Ther (JOSPT) 37(4):155–160, 2007.

Herrington L, Payton CJ: Effects of corrective taping of the patella on patients with patellofemoral pain, Physiotherapy 83(11):566–572, 1997.

Higgs J, Jones MA: Chapter 1 Clinical decision making and multiple problem spaces. In Higgs J, Jones MA, Loftus S, et al, editors: 2008 Clinical Reasoning in the Health Professions, ed 3, Butterworth-Heinemann, Amsterdam, 2008, Elsevier.

Hilyard A: Recent developments in the management of patellofemoral pain: the McConnell Programme, Physiotherapy 76:559–565, 1990.

Hochberg MC, Altman RD, Brandt KD, et al: Guidelines for the medical management of osteoarthritis, Arthritis Rheum 38(11):1541–1546, 1995.

Hopman-Rock M, Westhoff MH: The effects of a health educational and exercise program for older adults with osteoarthritis for the hip and knee, J Rheumatol 27(8):1,947–1,954, 2000.

Horton MG, Hall TL: Quadriceps femoris muscle angle: normal values and relationships with gender and selected skeletal measures, Phys Ther 69:897–901, 1989.

Hoy DG, Fransen M, March L, et al: In rural Tibet, the prevalence of lower limb pain, especially knee pain, is high: an observational study, J Physiother (Aust) 56:49–54, 2010.

Hurley MV: The role of muscle weakness in the pathogenesis of osteoarthritis, Rheum Dis Clin North Am 25:283–298, 1999.

Hurley MV: Muscle, exercise and arthritis, Ann Rheum Dis 61:673–675, 2002.

Jordan KM, Sawyer S, Coakyley P, et al: The use of conventional and complementary treatments for knee osteoarthritis in the community, Rheumatology 43:81–384, 2004.

Kapandji I: The Physiology of Joints – Lower Limb, Edinburgh, 1987, Churchill Livingstone.

Kalichman L, Zhang Y, Niu J, et al: The association between patellar alignment on magnetic resonance imaging and radiographic manifestations of knee osteoarthritis, Arthritis Res Ther 9:R26, 2007. http://arthritis-research.com/content/9/2/R26 (accessed 23. April 2013).

Karachalios T, Sarangi PP, Newman JH: Severe varus and valgus deformities treated by total knee arthroplasty, J Bone Joint Surg British Volume 76-B:983–942, 1994.

Krawiec CJ, Denegar CR, Hertel J, et al: Static innominate asymmetry and leg length discrepancy in asymptomatic collegiate athletes, Man Ther 8(4):207–213, 2003.

Leipzig ND, Athanasiou KA: Unconfined creep compression of chondrocytes, J Biomech 38(1):77–85, 2005.

Loudon JK, Jenkins W, Loudon KL: The relationship between static posture and ACL injuries in female athletes, J Orthop Sports Phys Ther (JOSPT) 24:91–97, 1996.

Lundon K, Walker HM: Cartilage of human joints and related structures. In Magee DJ, Zachazewski JE, Quillen WS, editors: Scientific Foundations and Principles of Practice in Musculoskeletal Rehabilitation, St-Louis, 2007, Saunders-Elsevier.

Magee DJ: Orthopedic Physical Assessment, Philadelphia, PA, 1987, WB Saunders.

Magee DJ, Zachazewski JE: Principles of stabilisation training. In Magee DJ, Zachazewski JE, Quillen WS, editors: Scientific Foundations and Principles of Practice in Musculoskeletal Rehabilitation, St-Louis, 2007, Saunders-Elsevier.

Maitland GD: The hypothesis of adding compression when examining and treating synovial joints, J Orthop Sports Phys Ther (JOSPT) (Summer):7–14, 1980.

Maitland GD: Passive movement techniques for intra-articular and peri-articular disorders, Aust J Physiother 31(1):3–8, 1985.

Maitland GD: Vertebral Manipulation, ed 5, Oxford, 1986, Butterworth-Heinemann.

Maitland GD: Peripheral Manipulation, ed 3, London, 1991, Butterworth-Heinemann.

Malanga GA, Andrus S, Nadler SF, et al: Physical examination of the knee: a review of the original test description and scientific validity of common orhtopaedic tests, Arch Phys Med Rehabil 84:592–603, 2003.

Martin DA: Pathomechanics of knee osteoarthritis, Med Sci Sports Exerc 26(12):1429–1434, 1994.

Massada M, Aido R, Magalhaes C, et al: Volleyball injuries: a survey of the Portuguese female national team, Br J Sports Med 45:546–547, 2011.

McConnell J: Management of patellofemoral problems, Man Ther 1:60–66, 1996.

McCrory P, Bell S, Bradshaw C: Nerve entrapments of the lower leg, ankle, foot in sport, Sports Med 32(6):371–391, 2002.

McKeon JM, Hertel J: Sex differences and representative values for 6 lower extremity alignment measures, J Athl Train 44:249–255, 2009.

Mizuno Y, Kumagai M, Mattessich SM, et al: Q-angle influences tibiofemoral and patellofemoral kinematics, J Orthop Res 19(5):834–840, 2001.

Moffat M: Clinicians' roles in health promotion, wellness and physical fitness. In Magee DJ, Zachazewski JE, Quillen WS, editors: Scientific Foundations and Principles of Practice in Musculoskeletal Rehabilitation, St-Louis, 2007, Saunders-Elsevier.

Moncur C: Physical therapy management of the patient with osteoarthritis. In Walker JM, Helewa A, editors: Physical Therapy in Arthritis, Philadelphia, 1996, WB Saunders.

Moss P, Sluka K, Wright A: The initial effects of knee joint mobilisation on osteoarthritic hyperalgesia, Man Ther 12:109–118, 2007.

Moul JL: Differences in selected predictors of anterior cruciate ligament tears between male and female NCAA division I collegiate basketball players, J Athl Train 33:118–121, 1998.

Nguyen AD, Shultz SJ: Identifying relationship among lower extremity alignment characteristics, J Athl Train 44:511–518, 2009.

Nguyen US, Zhang Y, Zhu Y, et al: Increasing prevalence of knee pain and symptomatic knee osteoarthritis: survey and cohort data, Ann Intern Med 155:725–732, 2011.

Nordin M, Frankel V: Basic Biomechanics of the Musculoskeletal System, Philadelphia, 2001, Lippincott, Williams and Wilkins.

Nyland J, Lachman N, Kocabey Y, et al: Anatomy, function, and rehabilitation of the popliteus musculotendinous complex, J Orthop Sports Phys Ther (JOSPT) 35(3):165–179, 2005.

Ottawa Panel: Evidence-based clinical practice guidelines for therapeutic exercises and manual therapy in the management of osteoarthritis, Phys Ther 85:907–971, 2005.

O'Reilly S, Jones A, Muir KR, et al: Quadriceps weakness in knee osteoarthritis: the effect on pain and disability, Ann Rheum Dis 57:588–594, 1998.

Palastanga N, Field D, Soames R: Anatomy and Human Movement. Structure and Function, Oxford, 1994, Butterworth-Heinemann.

Pearle AD, Warren RF, Rodeo SA: Basic science of articular cartilage and osteoarthritis, Clin Sports Med 4(1):1–12, 2005.
Pendleton A, Arden N, Dougados M, et al: EULAR recommendations for the management of knee osteoarthritis: report of a task force of the Standing Committee for International Clinical Studies Including Therapeutic Trials (ESCISIT), Ann Rheum Dis 59:936–944, 2000.
Powers CM: The influence of abnormal hip mechanics on knee injury: a biomechanical perspective, J Orthop Sports Phys Ther (JOSPT) 40(2):42–51, 2010.
Powers CM, Bolgla L, Callaghan M, et al: Patellofemoral pain: proximal, distal, and local factors. 2nd International Research Retreat, J Orthop Sports Phys Ther (JOSPT) 42(6):A1–A20, 2012.
Prins MR, van der Wurff P: Females with patellofemoral pain syndrome have weak hip muscles: a systematic review, Aust J Physiother 55:9–15, 2009.
Ramage L, Nuki G, Salter DM: Signalling cascades in mechanotransduction: cell-matrix interactions and mechanical loading, Scand J Med Sci Sports 19: 457–469, 2009.
Rocha RCG, Nee R, Hall T, et al: Treatment of persistent knee pain associated with lumbar dysfunction: a case report, N Z J Physiother 34(1):-30–34, 2006.
Rudolph KS, Schmitt LC, Lewek MD: Age-related changes in strength, joint laxity, and walking patterns: are they related to knee osteoarthritis? Phys Ther 87:1,422–1,432, 2007.
Sahrmann S and Associates: Movement System Impairment Syndromes of the Extremities, Cervical and Thoracic Spines, St Louis, 2011, Elsevier Mosby.
Scholten RJ, Opstelten W, van der Plas CG, et al: Accuracy of physical diagnostic tests for assessing ruptures of the anterior cruciate ligament: a meta-analysis, J Fam Pract 52(9):698–6694, 2003.
Sharma L, Pai YC, Holtkamp K, et al: Is knee joint proprioception worse in the arthritic knee versus the unaffected knee in unilateral knee osteoarthritis? Arthritis Rheum 40:1,518–1,525, 1997.
Sharma L, Song J, Felson DT, et al: The role of knee alignment in disease progression and functional decline in knee osteoarthritis, JAMA 286:188–195, 2001.
Shultz S, Nguyen DM, Windley T, et al: Intratester and intertester reliability of clinical measures of lower extremity anatomic characteristics: implications for multicentre studies, Clin J Sport Med 16(2):155–161, 2006.
Sims K: The development of hip-osteoarthritis: implications for management, Man Ther 4(3):127–135, 1999.
Soames R: Joint Motion: Clinical Measurement and Evaluation, Edinburgh, 2003, Churchill Livingstone.
Song R, Lee EO, Lam P, Bae SC: Effects of tai chi exercise on pain, balance, muscle strength, and perceived difficulties in physical functioning in older women with osteoarthritis: a randomized clinical trial, J Rheumatol 30(9):2039–2044, 2003.
Stiene HA, Brosky T, Reinking MF, et al: A comparison of closed kinetic chain and isokinetic joint isolation exercise in patients with patellofemoral dysfunction, J Orthop Sports Phys Ther (JOSPT) 24:136–142, 1996.
Tang SF, Chen CK, Hsu R, et al: Vastus medialis obliquus and vastus lateralis activity in open and closed kinetic chain exercise in patients with patellofemoral pain syndrome: an electromyographic study, Arch Phys Med Rehabil 82:1,441–1,445, 2001.
Thomas K: Clinical pathway for hip and knee arthroplasty, Physiotherapy 89:603–609, 2003.
Thein-Brody L, Thein-Nissenbaum JM: Effects of ageing: growth changes and life span concerns (0–40). In Magee DJ, Zachazewski JE, Quillen WS, editors: Scientific Foundations and Principles of Practice in Musculoskeletal Rehabilitation, St-Louis, 2007, Saunders-Elsevier.
Trimble MH, Bishop MD; Buckley BD, et al: The relationship between clinical measurements of lower extremity posture and tibial translation, Clin Biomech 17:286–290, 2002.
Trudelle-Jackson E, Emerson R, Smith S: Outcomes of total hip arthroplasty: a study of patients one year postsurgery, J Orthop Sports Phys Ther (JOSPT) 32:260–267, 2002.
Twomey L: A rationale for the treatment of back pain and joint pain by manual therapy, Phys Ther 72(12):885–892, 1992.
van Baar M, Dekker J, Oostendorp R: The effectiveness of exercise therapy in patients with osteoarthritis of the hip or knee: a randomised clinical trial, J Rheumatol 25:2,432–2,439, 1998.
van den Dolder PA, Roberts DL: Six sessions of manual therapy increase knee flexion and improve activity in people with anterior knee pain: a randomised controlled trial, Aust J Physiother 261–264, 2006.
Vanderploeg EJ, Imler SM, Brodkin KR, et al: Oscillatory tension differentially modulates matrix metabolism and cytoskeletal organization in chondrocytes and fibrochondrocytes, J Biomech 37(12):1941–1952, 2004.
van Eijden T: Hoe werkt het patellofemorale gewricht, Ned Tijdschr Ther 9:67–72, 1990.
Warburton DER, Nicol CW, Bredin SSD: Health benefits of physical activity: the evidence, Can Med Assoc J (CAMJ) 174(6): 801–809, 2006.
WHO (World Health Organization): ICF-International Classification of Functioning, Disability and Health, Geneva, 2001, World Health Organization.
WHO (World Health Organization): The burden of musculoskeletal conditions at the start of the new millennium, Geneva, 2003, World Health Organization.
WHO (World Health Organization): The bone and joint decade, the next ten years – 2010–2020. "Keep People Moving". WHO Collaborating Center for Evidence Based Health Care in Musculoskeletal disorders, Geneva, 2010.
Willson JD, Dougherty DP, Ireland ML, et al: Core stability and its relationship to lower extremity function and injury, J Am Acad Orthop Surg 13:316–325, 2005.
Witvrouw E, Danneels L, Van Tiggelen D, et al: Open versus closed kinetic chain exercises in patellofemoral pain. A 5-year prospective randomized study, Am J Sports Med 32(5):1,122–1,130, 2004.
Wright A: Hypoalgesia post-manipulative therapy: a review of a potential neurophysiological mechanism, Man Ther (1):11–16, 1995.
Zusman M: Mechanisms of musculoskeletal physiotherapy, Physiother Rev 9(1):39–49, 2004.

KAPITEL

9

Jukka Kangas

Management von Funktionsstörungen des Fußes und Knöchels

Anatomie und Biomechanik, Klassifikation, Rahmenwerk der klinischen Praxis, Untersuchung, Interventionen, Beeinträchtigung der motorischen Kontrolle, Bewegungsverhalten, Bewegungsbeeinträchtigung, therapeutische Übung, passive Bewegung, Chronic Ankle Instability (CAI), Mechanical Ankle Instability (MAI), Functional Ankle Instability (FAI)

9.1 Einführung

Fuß- und Knöchelprobleme haben eine hohe Prävalenz. Bevölkerungsbasierte Studien weisen darauf hin, dass zwischen 18 und 63 % der Personen Schmerz, Ziehen oder Steifheit in ihren Füßen berichten (Hill et al. 2008, Menz et al. 2010). Muskuloskeletale Fuß- und Knöchelprobleme werden häufig in der Erstversorgung angetroffen und umfassen 8 % aller muskuloskeletalen Konsultationen (Menz et al. 2010). Die Rolle der manuellen Therapie in der Behandlung von muskuloskeletalen Fuß- und Knöcheldysfunktionen ist gut etabliert (Bronfort et al. 2010).

In der gegenwärtigen Manualtherapiepraxis sollten muskuloskeletale Fuß- und Knöcheldysfunktionen vor dem Hintergrund eines multifaktoriellen, biopsychosozialen Rahmenwerks erörtert werden (Kangas et al. 2011). Daher reicht die Rolle der manuellen Therapie weit über die manuellen Techniken hinaus. Die Praxis der manuellen Therapie sollte ein Prozess sein, der die Beurteilung der Störung einschließt und eine Intervention auf Basis der Wiederbefundung implementiert. Dieser Prozess sollte die funktionelle und die psychosoziale Dimension der Störung berücksichtigen.

9.1.1 Anatomie und Bereiche von Fuß und Knöchel

Der Fuß besteht aus 28 unregelmäßig geformten Knochen, über 30 Gelenken, 32 Muskeln und über 100 Ligamenten. Alle diese Strukturen müssen synchron arbeiten, um die hohen Erfordernisse von Fuß und Knöchel zu erfüllen. Der Fuß wechselt seine Form und Funktion zwischen einer flexiblen Struktur zur Stoßdämpfung während einer Belastungsreaktion und einem starren Hebel für das Vorwärtstreiben während der Endphase der Belastung („Terminal Stance") des Gangzyklus. Beträchtliche Kräfte wirken auf Fuß und Knöchel während der normalen Tagesaktivitäten ein. Zum Beispiel kann die Kraft eines Gelenkkontakts des oberen Sprunggelenks (OSG) während der Standphase des Gangzyklus das Drei- bis Fünffache des Körpergewichts erreichen (Kleipool und Blankevoort 2010).

Der Fuß kann in verschiedene Bereiche aufgeteilt werden, die auf der Anatomie, den Fußgewölben, den funktionellen Bereichen und Einteilungen zu Untersuchungs- und Behandlungszwecken basieren. Anatomisch besteht der Fuß aus Rückfuß, Mittelfuß und Vorfuß (➤ Abb. 9.1). Der Rückfuß setzt sich aus Talus und Calcaneus, der Mittelfuß aus den Ossa naviculare, cuboideum und cuneiforme und der Vorfuß aus den Ossa metatarsalia (auch als Strahlen bezeichnet) und den Phalangen zusammen (Hamill et al. 1995). Klassisch werden die Fußgewölbe als mediales bzw. laterales Längsgewölbe und als Quergewölbe definiert. Aus einer funktionellen Perspektive werden die Gewölbe in medial, zentral und lateral eingeteilt

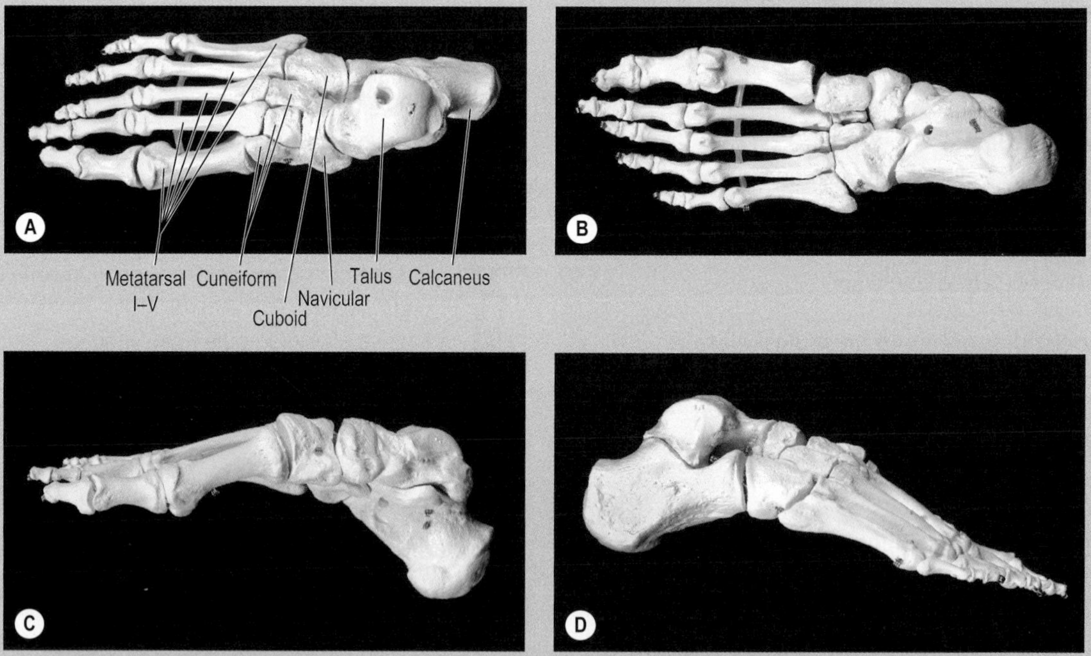

Abb. 9.1 Die Knochen des Fußes: **A** Ansicht vom Fußdorsum; **B** Ansicht von plantar; **C** Ansicht von medial mit dem lateralen Längsgewölbe; **D** Ansicht von lateral mit dem medialen Längsgewölbe

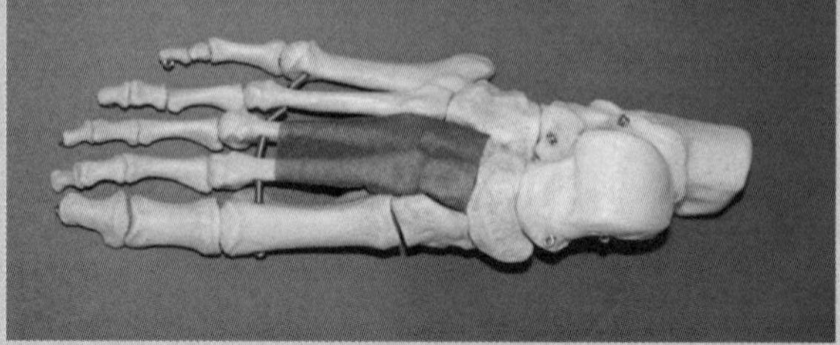

Abb. 9.2 Mediales, zentrales und laterales Gewölbe des Fußes. Der dunklere Bereich zeigt das zentrale Gewölbe des Fußes.

(➤ Abb. 9.2). Das mediale Gewölbe besteht aus Talus, Calcaneus, Os naviculare, medialem Os cuneiforme und dem ersten Os metatarsale. Das erste Os metatarsale, das mediale Os cuneiforme und das Os naviculare bilden den ersten Strahl. Das zentrale Gewölbe besteht aus dem intermedialen und lateralen Os cuneiforme sowie dem zweiten und dritten Os metatarsale. Der laterale Bogen setzt sich aus dem Calcaneus, dem Os cuboideum sowie dem vierten und fünften Os metatarsale zusammen. Das fünfte Os metatarsale und das Os cuboideum bilden den fünften Strahl.

Die medialen und lateralen Gewölbe sind flexibler und stellen aktiv belastbare Gewölbe dar. Demgegenüber ist das zentrale Gewölbe eher unnachgiebig und trägt passiv zur Fuß- und Knöchelkonstruktion bei.

Für die manuelle Untersuchung und Behandlung ist es praktisch, Fuß und Knöchel in Rückfuß und Vorfuß einzuteilen. Der Rückfuß besteht aus dem distalen Tibiofibulargelenk, dem oberen Sprunggelenk (Talokruralgelenk, TCG), dem unteren Sprunggelenk (Subtalargelenk, STG) und den umgebenden Weichgewebestrukturen. Der Vorfuß setzt sich aus dem mittleren Tarsalgelenk (MTG), den Intertarsalgelenken, dem Tarsometatarsalgelenk (TMT), den intermetatarsalen Räumen, den Metatarsophalangealgelenken (MTP), den Interphalangealgelenken (IP) und den umgebenden Weichteilstrukturen zusammen.

9.1.2 Bewegungen von Fuß und Knöchel

Die optimale Funktion von Fuß und Knöchel basiert auf der Synchronisation der Bewegungen der individuellen Gelenke. Einzelgelenkbewegungen geschehen in charakteristischen unterschiedlichen Richtungen (Nester et al. 2001, Arndt et al. 2004, Tweed et al. 2008). Allerdings sind bei den funktionellen Bewegungen des Fußes und Knöchels unabhängige Bewegungen von Einzelgelenken selten, wenn nicht sogar unmöglich. Die Aktionen der Gelenke hängen stark voneinander ab und die Bewegung eines einzelnen Gelenks beeinflusst die anderen Gelenke. Außerdem bestehen Bewegungen häufig aus kombinierten oder gekoppelten Aktionen der Gelenke. Zum Beispiel läuft im Knöchel ein Drittel der Inversion und Eversion im TCG ab und zwei Drittel im STG (Kleipool und Blankevoort 2010).

9.1.3 Achsen und Ebenen der Bewegungen

Im vorliegenden Text werden die Begriffe Eversion und Inversion (bzw. Ev und Inv) verwendet, um Bewegungen um die anteroposteriore Achse des Fußes zu beschreiben. Diese Bewegungen finden in der Frontalebene statt. Plantarflexion und Dorsalextension beschreiben Bewegungen um die transverse Achse des Fußes. Diese Bewegungen finden in der Sagittalebene statt. Abduktion und Adduktion werden zu Beschreibung von Bewegungen um die vertikale Achse des Fußes verwendet. Diese Bewegungen finden in der Transversalebene statt (Arndt et al. 2004). Die Begriffe Pronation und Supination (Pron und Sup) werden verwendet, um die triplanaren Bewegungen des Subtalargelenks (STG) und des mittleren Tarsalgelenks (MTG) zu beschreiben. Diese Bewegungen laufen um eine Achse des STG und MTG ab (Nester et al. 2001, Arndt et al. 2004). Diese Definitionen werden im Folgenden durchgehend verwendet – mit Ausnahme des Abschnitts über Techniken. In diesem Abschnitt über passive Bewegungstechniken werden die Begriffe Pronation und Supination verwendet, um die triplanare Bewegung des gesamten Fußes und Knöchels zu beschreiben. Die Bewegung des Rückfußes um die vertikale Achse herum wird „Rotation" genannt. Dies soll es erleichtern, die Vorfuß- und Rückfußbewegungen voneinander zu unterscheiden. Außerdem sind die Rotationen des Rückfußes so eng mit den Rotationen des Unterschenkels verbunden, dass es sinnvoll ist, dieselbe Terminologie in der klinischen Praxis beizubehalten. Im Abschnitt über Techniken werden die Bewegungsrichtungen in ➤ Abb. 9.4 definiert.

9.1.4 Bewegungen der einzelnen Gelenke

Distales Tibiofibulargelenk (Syndesmose)

Das distale Tibiofibular-(Syndesmose-)Gelenk wird von zwei Knochen und vier Bändern gebildet. Die distale Tibia und Fibula bilden den knöchernen Teil der Syndesmose und sind durch die distalen Ligg. tibiofibulare anterius und posterius, das Lig. transversum und das Lig. tibiofibulare interosseus verbunden (Hermans et al. 2010). Die Hauptfunktion der distalen tibiofibulären Syndesmose ist, den Knöchel zu stabilisieren (Norkus und Floyd 2001, Hermans et al. 2010). Die Stabilität der distalen tibiofibulären Syndesmose ist für die korrekte Funktion des Knöchels und der unteren Extremität notwendig. Eine Knöchelverstauchung kann aufgrund einer Verlängerung des syndesmotischen Bandes zu einer Erweiterung der Knöchelgabel führen (Hermans et al. 2010). Dies kann bei der passiven Mobilitätsuntersuchung des distalen Tibiofibulargelenks gefühlt werden.

Während der Plantarflexion und Dorsalextension des Knöchels laufen normalerweise einige Bewegungen des distalen Tibiofibulargelenks ab. Wenn der Fuß von der Plantarflexion in die Dorsalextension bewegt wird, erlaubt das Gelenk eine etwa 1 bis 2 mm große Erweiterung der Gabel (Norkus und Floyd 2001). Die Bewegung der Fibula geschieht am distalen Tibiofibulargelenk. Während sie in der Rinne der Tibia steckt, rotiert die Fibula um ihre vertikale Achse, wenn der Knöchel in Plantarflexion und Dorsalextension ist. Die laterale Fibularotation beträgt ungefähr 3° bis 5° bei Dorsalextension, die mittlere Rotation bei Plantarflexion beträgt 3° bis 5° (Norkus und Floyd 2001).

Oberes Sprunggelenk (Talokruralgelenk)

Das obere Sprunggelenk (TCG) wird aus der Gelenkverbindung der distalen Teile der Tibia und Fibula mit dem Talus gebildet. Für das TCG wird angenommen, dass es nur eine einzelne Bewegungsachse hat. Wenn das TCG in Neutralstellung ist, durchläuft die Achse des Gelenks den medialen Malleolus direkt unter dem lateralen Malleolus. Da der laterale Malleolus distaler liegt, ist die Achse des TCG in der Frontalebene um 20° bis 30° abgewinkelt. Daher ist die Dorsalextension des TCG mit einer Abduktion gepaart und die Plantarflexion ist mit einer Adduktion kombiniert (Hamill et al. 1995). Das normale Bewegungsausmaß des TCG in Dorsalextension beträgt 20° bis 30° und in Plantarflexion 40° bis 50° (Schuenke et al. 2006). Allerdings gibt es individuelle Abweichungen: Ein professioneller Balletttänzer würde Schwierigkeiten haben, mit einer durchschnittlichen Beweglichkeit auszukommen, während andere Personen mit andersgearteten Erfordernissen eine unterdurchschnittliche Mobilität aufweisen können, ohne irgendwelche Probleme zu haben.

Unteres Sprunggelenk (Subtalargelenk)

Das untere Sprunggelenk (STG) liegt zwischen Talus und Calcaneus und hat drei separate Gelenkverbindungen. Die Rotationsachse des STG verläuft schräg entlang der Achse der plantaren posterolateralen Fläche des Talus zu seiner dorsalen anteromedialen Fläche. Die Bewegungen des STG sind Pronation und Supination (Hamill et al. 1995). Das normale Bewegungsausmaß des STG beträgt in Pronation 10° und in Supination 20° (Schuenke et al. 2006).

Die Bewegungen des oberen und unteren Sprunggelenks sind teilweise kombiniert. Das maximale Bewegungsausmaß für Inversion-Eversion wird zu zwei Drittel auf der Ebene des STG und zu einem Drittel auf der Ebene des TCG erreicht (Kleipool und Blankevoort 2010).

Mittleres Tarsalgelenk

Das mittlere Tarsalgelenk (MTG) ist zu Bewegungen in allen drei Hauptkörperebenen fähig, entweder isoliert oder in Kombination (Nester et al. 2001, Tweed et al. 2008). Die dominante Bewegungsebene des MTG variiert von Person zu Person; bei manchen Personen überwiegt die Bewegung in der Frontalebene, bei anderen dominiert die Bewegung in der Transversalebene (Nester et al. 2001). Beim MTG können Eversions- und Inversionsbewegungen während der Standphase des Gangzyklus auf unterschiedliche Art gekoppelt sein. Zwischen Fersenauftritt und Vorfußbelastung kann das MTG invertieren, adduzieren und dorsalextendieren, aber es evertiert, abduziert und plantarflexiert nach dem Abheben der Ferse. Dies illustriert die komplexen und flexiblen funktionellen Charakteristika des MTG (Nester et al. 2001). Während der Standphase des Gangzyklus laufen die Bewegungen in der Frontalebene des MTG in die entgegengesetzte Richtung des Rückfußes ab (Tweed et al. 2008).

Strahlen

Die Strahlen werden entlang der Längsachse des Fußes gebildet. Die Tarsometatarsalgelenke bilden die Hauptgelenkverbindungen der Strahlen. Diese Gelenke sind planar gleitende Gelenke und werden von eins bis fünf durchnummeriert (Hamill et al. 1995). Das Intertarsalgelenk zwischen dem medialen Os cuneiforme und den Ossa naviculares wird dem ersten Strahl zugerechnet. Die Achsen des ersten und des fünften Strahls verlaufen diagonal. Beim ersten Strahl ist die Dorsalextension mit Inversion und Adduktion und umgekehrt die Plantarflexion mit Eversion und Abduktion gekoppelt. Demgegenüber ist die Dorsalextension beim fünften Strahl mit Eversion und Abduktion und die Plantarflexion mit Inversion und Adduktion gekoppelt (Hamill et al. 1995). Es ist bemerkenswert, dass der erste und fünfte Strahl die einzigen Strahlen sind, die aktiv in Richtung Plantarflexion unterstützt werden können, d. h. auf dem Boden.

Das erste Metatarsophalangealgelenk

Es gibt fünf Metatarsophalangealgelenke (MTP), wobei insbesondere die Bewegungen des ersten MTP eine entscheidende Rolle in den Funktionen von Fuß und Knöchel spielen. Die Bewegungen des ersten MTP-Gelenks sind Dorsalextension und Plantarflexion. Das normale Bewegungsausmaß des ersten MTP-Gelenks beträgt bei Dorsalextension 70° und bei Plantarflexion 45° (Schuenke et al. 2006). Während der Vorschwungphase des Gangzyklus ist das erste MTP-Gelenk in 55° Dorsalextension (Perry 1992). Die Bewegung des ersten MTP-Gelenks ist mit den Bewegungen des ersten Strahls gekoppelt. Die Dorsalextension des ersten MTP-Gelenks wird verringert, wenn der erste Strahl dorsalextendiert (Roukis et al. 1996). Dies bedeutet, dass die Plantarflexion des ersten Strahls eine Vorbedingung für die Dorsalextension des ersten MTP-Gelenks in einer geschlossenen kinetischen Kette ist. Dieses Phänomen ist in einem klinischen Setting leicht nachzuweisen. Normalerweise führt im Stand die Dorsalextension des ersten MTP-Gelenks zu Plantarflexion des ersten Strahls und hebt das Längsgewölbe an. Fehlt dagegen die Plantarflexion des ersten Strahls, wird die Dorsalextension des ersten MTP-Gelenks dadurch begrenzt.

Die Dorsalextension des MTP-Gelenks ist mit einer wichtigen Funktion verbunden, die als „Ankerwinden-Mechanismus" bezeichnet wird. Dieser Mechanismus stabilisiert den Fuß während des Vorwärtstreibens in der Endphase der Gehbelastung („Terminal Stance") und trägt zur effektiven Kraftübertragung während des Schubes bei (Herrmann 1995).

9.2 Muskuloskeletale Fuß- und Knöcheldysfunktionen

9.2.1 Typische medizinische Diagnosen von Fuß und Knöchel

Medizinische Diagnosen zielen darauf ab, strukturelle Pathologien und/oder pathophysiologische Prozesse, die für die Störung verantwortlich sind, zu erkennen. Achillessehnentendinopathie, plantare Fasziitis, Hallux valgus und chronische Knöchelinstabilität sind typische, medizinische Diagnosen muskuloskeletaler Fuß- und Knöcheldysfunktionen. Allerdings erklärt die Erkennung pathologischer Strukturen nicht den Mechanismus, der zu dieser Pathologie führt. Plantarfasziitis wird als Beispiel verwendet, um die Herausforderungen zu beschreiben, eine spezifische, strukturelle Diagnose aufzustellen. Chronische Knöchelinstabilität dient als Beispiel, um die multifaktorielle Natur von Fuß- und Knöcheldysfunktionen zu erklären.

Plantarfasziitis

Plantarer Fersenschmerz ist eine verbreitete Störung, die vermutlich 10 % der allgemeinen Bevölkerung zu irgendeinem Zeitpunkt in ihrem Leben betrifft (Crawford und Thomson 2003). Die genaue Ätiologie der plantaren Fasziitis ist in den meisten Fällen unbekannt. Jedoch wurden zahlreiche Risikofaktoren mit der Plantarfasziitis in Verbindung gebracht, insbesondere Adipositas, andauerndes schweres Tragen und eingeschränkte Knöcheldorsalextension (De Vera Barredo et al. 2007).

Diagnostizieren von plantarem Fersenschmerz

Plantare Fasziitis betrifft den Rückfuß, besonders die Insertion der Plantaraponeurose am medialen Calcaneustuberkel (De Vera Barredo et al. 2007). Gelegentlich wird Schmerz unter der Ferse als Fersensporn-Syndrom oder plantares Fersenschmerz-Syndrom diagnostiziert. Das Fersensporn-Syndrom bezieht sich auf das Vorhandensein eines plantaren Calcaneussporns. Allerdings haben 50–55 % der Patienten mit Fersenschmerzen keinen Calcaneussporn und 15–20 % der nicht schmerzhaften Fersen manifestieren einen Sporn (Irving et al. 2006, De Vera Barredo et al. 2007). Daher muss das Vorhandensein einer strukturellen Pathologie (d. h. Calcaneussporn) nicht unbedingt mit Schmerzen korrelieren.

Das *plantare Fersenschmerz-Syndrom* ist, wie sein Name schon sagt, eine generelle Definition für die Lokalisierung des Schmerzes, spezifiziert aber nicht die Struktur der Schmerzursache. Mehrere verschiedene Strukturen können eine Schmerzquelle unter der Ferse sein. Die plantare Fläche des Calcaneus dient als Ansatzpunkt für mehrere Strukturen. Zu den Strukturen, die direkt mit dem medialen oder lateralen Calcaneustuberkel verbunden sind oder an diese Tuberkel angrenzen, gehören: Lig. calcaneonaviculare plantare, Lig. plantare longum, Plantaraponeurose, M. flexor digitorum brevis (FDB), M. abductor hallucis (AbdH), M. quadratus plantae (QP) und M. abductor digiti minimi (AbdDM; Acland 2010). Daher ist die Diagnose von plantarem Fersenschmerz als Plantarfasziitis jedes Mal eine Vereinfachung und kann die Behandlung häufig in eine falsche Richtung lenken. Die Identifizierung der spezifischen Schmerzursache kann herausfordernd sein und in den Fällen, in denen sie ermittelt wurde, erklärt sie nicht den Mechanismus, der zum Schmerz führt. Angesichts der Strukturen in der Ferse ist es gerechtfertigt zu argumentieren, dass sehr verschiedene Bewegungsmuster des Fußes und des Knöchels Überbelastung und Sensibilisierung einer dieser Strukturen auslösen können, was plantaren Fersenschmerz auslöst. Zum Beispiel kann eine konstante Flexion der Zehen unter Belastung eine Irritation der Muskelinsertionen des FDB, des QP und des AbdH auslösen. Konstante Belastung des lateralen Gewölbes unter Belastung kann potenziell zu Überlastung des kurzen und langen plantaren Bandes und des AbdDM führen. Konstante mediale Belastung des Fußes unter Belastung drückt das Längsgewölbe des Fußes zusammen, was potenziell zur Überdehnung der Plantaraponeurose führt. Alle diese Belastungen des Fußes können sich zu einem Mechanismus entwickeln, der in plantarem Fersenschmerz mündet. Daher ist die Erkennung von Bewegungsmustern des Fußes und des Knöchels, die potenziell zu Überlastung und Sensibilisierung der Strukturen führen können, ungemein wichtig, wenn der Therapeut die Intervention plant und implementiert. Offensichtlich bedürfen alle oben erwähnten Beispiele verschiedener Interventionen. Zusätzlich zu den symptomatischen Strukturen sollten die Interventionen auf die zugrunde liegenden Mechanismen, die zu dem plantaren Fersenschmerz führen und diesen erhalten, abzielen.

Chronische Ferseninstabilität

Verletzungen der Knöchelbänder gehören zu den häufigsten muskuloskeletalen Verletzungen (Pijnenburg et al. 2000, Beynnon et al. 2001, Kerkhoffs et al. 2007). Seit den frühen 1990er-Jahren wurde eine funktionelle Therapie für die Behandlung von Knöchelbänderverletzungen empfohlen (Kannus und Renström 1991, Kaikkonen et al. 1996). Die Elemente der funktionellen Behandlung umfassen RICE (Ruhe, Eis, Kompression, Elevation), Schutz des verletzten Bandes, frühe Belastung und Training (Kaikkonen et al. 1996, Konradsen et al. 2002, van Rijn et al. 2010). Trotz der funktionellen Therapie sind jedoch hartnäckige Symptome und Behinderungen sehr häufig nach einer Inversionsdistorsion (Konradsen et al. 2002, van Rijn et al. 2010). Nach einer akuten Knöchelverstauchung entwickeln 10–20 % der Personen eine chronische Knöchelinstabilität (Chronic Ankle Instability, CAI; de Vries et al. 2006). Zwei primäre Ursachen für CAI sind mechanische Knöchelinstabilität (Mechanical Ankle Instability, MAI) und funktionelle Knöchelinstabilität (Functional Ankle Instability, FAI; Hubbard et al. 2007). MAI wird als Knöchelbewegung außerhalb der physiologischen Grenze des Bewegungsausmaßes des Knöchels definiert, während FAI als subjektives Gefühl einer Knöchelinstabilität („umknicken") und/oder wiederkehrende symptomatische Knöchelverstauchung definiert wird (Tropp 2002). Es ist bemerkenswert, dass MAI eine objektiv messbare Knöchelbewegung bedeutet und FAI subjektive Symptome und Behinderungen einer Person darstellt. MAI und FAI werden oft als dichotome Ursachen einer chronischen Knöchelinstabilität angesehen. Allerdings zeigten aktuelle Studien eine Verbindung zwischen MAI- und FAI-Messungen. Zum Beispiel korrelierte eine vergrößerte anteriore Laxität mit erhöhter Dorsalextensionskraft und erhöhten Druckzentrum-Exkursionen (Hubbard et al. 2007).

Chronische Knöchelinstabilität und Mobilität des Knöchels

Instabilität als Begriff bezieht sich auf erhöhte Mobilität. Per definitionem gilt dies auch für MAI, wenn das physiologische Bewegungsausmaß passiv getestet wird. Die objektive Begutachtung der mechanischen Bänderschwäche wird oft unter Verwendung des anterioren „Drawer-Tests" und des Talar-Neigungs-Tests ausgeführt (Hubbard et al. 2008). Jedoch korreliert erhöhte mechanische Laxität bei passiver Bewegungstestung nicht mit der funktionellen Mobilität des Knöchels. Ähnlich bedeutet bei FAI das subjektive Gefühl der Instabilität, d. h. „umknicken", nicht, dass die funktionelle Mobilität des Knöchels erhöht ist. Auf der Basis klinischer Evidenz haben Patienten mit CAI häufig Bewegungseinschränkungen des Knöchels. Dieses Merkmal einer CAI wird häufig vergessen. Im Gegensatz zur erhöhten Mobilität ist von dem reduzierten Ausmaß der Knöcheldorsalextension bekannt, dass es zukünftige laterale Knöchelverstauchungen vorhersagt (de Noronha et al. 2006), wohingegen eine generalisierte Gelenkhypermobilität das Risiko für eine Verletzung in der Knöchelregion nicht erhöht (Pacey et al. 2010).

Chronische Knöchelinstabilität und Schmerz

Schmerz ist ein häufiges Symptom in Zusammenhang mit Knöchelinstabilität (Kannus und Renström 1991, Konradsen et al. 2002, de Noronha et al. 2007). Die Schmerzbereiche variieren nach der initialen Knöchelverletzung stark und der Schmerzbereich kann sich mit der Zeit verändern. Die verschiedenen Schmerzbereiche sind oft mit zahlreichen Strukturen verbunden, die an Inversionsdistorsionen beteiligt sein können. Dagegen wird angenommen, dass die Veränderung des Schmerzbereichs eine Multigewebebeteiligung anzeigt (Konradsen et al. 2002). Die Veränderung des Schmerzbereichs über einen bestimmten Zeitraum kann ferner in Bezug zum Verhalten der Person stehen, das durch die Verletzung verursacht wurde. Nach der initialen Verletzung nehmen Personen entweder bewusst oder instinktiv Bewegungsmuster an, um Schmerz zu vermeiden. Diese Bewegungsmuster können als protektiv angesehen werden, d. h., sie stellen einen adaptierten Mechanismus zur Unterstützung des Heilungsprozesses dar. Wenn diese Bewegungsmuster jedoch über die Zeit der normalen Gewebeheilung hinaus bestehen bleiben und somit maladaptiv werden, können sie schmerzauslösend werden und zu Dauerschmerzen führen. In Abhängigkeit vom Bewegungsmuster, das die Person sich angeeignet hat, werden verschiedene Bereiche des Fußes und Knöchels einer abnormen Belastung ausgesetzt. Dies kann eine Erklärung für die Veränderung des Schmerzbereichs im Laufe der Zeit nach einer Knöchelverstauchung sein.

9.2.2 Kognitive Prozesse und Verletzungen

Bei einer akuten Verletzung unterstützt die Flucht aus der schädigenden Situation und das damit verbundene Rückzugsverhalten den Heilungsprozess. Das sofortige Rückzugsverhalten einiger Personen führt nicht zu der erwarteten Schmerzreduktion, was als Signal für eine anhaltende Gefahr interpretiert werden kann. Die negative Interpretation mag nicht immer die reale Gefahr widerspiegeln und katastrophisierende Fehlinterpretationen von harmlosen physischen Empfindungen können auftreten. Katastrophisierende Interpretationen führen zu Angstreaktionen. Schmerzverbundene Angst kann leicht eine Kaskade psychologischer und physiologischer Ereignisse auslösen, einschließlich Hypervigilanz muskulärer Reaktivität, Vermeidung und Schutzverhalten sowie funktionellen Nichtgebrauch, was wiederum verantwortlich für die Persistenz des Schmerzproblems ist (Vlaeyen und Linton 2002). Es hat sich gezeigt, dass Angstvermeidungsverhalten zu Behinderungen bei Fuß- oder Knöchelpatienten beiträgt (Lentz et al. 2010).

Der Beitrag physischer Faktoren, Schmerzmechanismen und kognitiver Faktoren bei einer CAI ist individuell und es ist unwahrscheinlich, dass dieselbe funktionelle Behandlung für alle Patienten mit einer CAI erfolgreich ist. Daher ist die Identifizierung der individuellen Gruppe von Faktoren, die eine CAI des Patienten aufrechterhalten, unerlässlich für die Planung und Implementierung einer adäquaten Intervention.

9.2.3 Chronische muskuloskeletale Fuß- und Knöcheldysfunktionen

Viele Fuß- und Knöchelschmerzstörungen passen nicht in medizinische Diagnosekategorien und in vielen Fällen, auch wenn eine pathoanatomische Diagnose erstellt werden kann, erklären sie nicht den Mechanismus, der zu der Störung führt. Die oben beschriebenen Beispiele stellen die Notwendigkeit heraus, die multifaktorielle Natur muskuloskeletaler Fuß- und Knöcheldysfunktionen zu überdenken. Chronische muskuloskeletale Störungen sind besonders herausfordernd, da spezifische Diagnosen nur selten erreicht werden. Die Tendenz von Schmerz und Behinderungen, in Abwesenheit einer offensichtlichen, andauernden primären peripheren Pathologie zu persistieren, ist herausfordernd (Zusman 2002). Daher bedarf es einer weiteren Klassifikation der chronischen Fuß- und Knöcheldysfunktionen. Ein neues Klassifikationssystem für chronische muskuloskeletale Fuß- und Knöchelstörungen wurde bereits vorgeschlagen (Kangas et al. 2011). Dieser neue Ansatz basiert auf der Erkennung der zugrunde liegenden Mechanismen der Störung. Innerhalb eines multifaktoriellen biopsychosozialen Modells sollten alle Faktoren, welche die Störung unterstützen, in Erwägung gezogen werden. Ohne die Identifizierung dieser Mechanismen kann die optimale Intervention für die Störung des Patienten nicht festgelegt werden (Zusman 2002).

Chronische Schmerzstörungen können die motorische Kontrolle der Fuß- und Knöchelregion verändern und scheinen zu monotoner Bewegung und Belastungsmustern zu führen, die bestimmte Teile von Fuß und Knöchel unveränderlich belasten. Typischerweise zeigen sich diese Belastungsmuster direkt und relativ unabhängig von der Bewegungsaufgabe oder -aktivität, die der Patient ausführt (Kangas et al. 2011).

Die Erkennung der Richtung der Beeinträchtigung bildet die Basis für die Erkennung der Mechanismen, die an Bewegungs- und motorischen Kontrollstörungen der Fuß- und Knöchelregion beteiligt sind, und für die Planung und Implementierung einer spezifischen therapeutischen Intervention (Kangas et al. 2011).

Maladaptive motorische Kontroll- und Bewegungsbeeinträchtigungen werden als zugrunde liegende Mechanismen von chronischen Fuß- und Knöcheldysfunktionen angesehen. Innerhalb dieser Beeinträchtigungen führen falsche Bewegungsmuster und Coping-Strategien zu chronischer, abnormer Gewebebelastung,

Schmerz, Behinderung und Stress. Verschiedene zugrunde liegende Schmerzmechanismen der motorischen Kontrolle und Bewegungsbeeinträchtigungen bedürfen einer weiteren Unterklassifizierung. Diese Beeinträchtigungen können sich mit oder ohne pathoanatomische Befunde zeigen (O'Sullivan 2005).

Bei motorischen Kontrollstörungen führt das Fehlen der motorischen Kontrolle zu monotonen Belastungsmustern und Schmerz in Fuß und Knöchel. Bei Bewegungsbeeinträchtigungen geht Bewegung in Richtung der schmerzprovozierenden Bewegung verloren. Bei Patienten mit motorischen Kontroll- und/oder Bewegungsstörungen ist der zugrunde liegende Mechanismus für den Schmerz das maladaptive Bewegungsverhalten des Patienten. Eine Analyse all dieser potenziellen Faktoren, die das Bewegungsverhalten beeinflussen, sollte auf einer umfassenden subjektiven und funktionellen Untersuchung beruhen und darauf abzielen, die zugrunde liegenden Mechanismen zu erkennen, welche die chronischen Fuß- und Knöcheldysfunktionen unterstützen. Die Erkennung dieser ursächlichen Mechanismen erfordert zudem die Integration des vorgeschlagenen Klassifikationsansatzes für Fuß- und Knöcheldysfunktionen in einen Clinical-Reasoning-Prozess (Kangas et al. 2011).

9.3 Psychosoziale Faktoren von Schmerz und Beeinträchtigung

Die Einbindung psychosozialer Faktoren in das konzeptionelle Rahmenwerk der Schmerztheorie hilft dabei, die begrenzte Verbindung zwischen organischer Pathologie und Schmerzintensität zu erklären (Turk und Wilson 2010).

Vermeidungsverhalten wird über kurze Sicht durch die Stressreduktion, die mit schädlicher Stimulation verbunden ist, verstärkt. Wenn dies länger andauert, kann es sich zu einer schlecht adaptierten Reaktion entwickeln, die zu gesteigerter Angst, Aktivitätseinschränkung oder anderen physischen und psychologischen Konsequenzen führt, die zu Beeinträchtigungen und einem Anhalten des Schmerzes beiträgt (Turk und Wilson 2010).

Katastrophisierende Interpretationen sowie die Überzeugung, dass das Vorhandensein oder das Einsetzen von Schmerzen eine Pathologie und damit eine Schädigung anzeigt, stehen im Verdacht, zur Entwicklung schmerzbezogener Angst beizutragen (Turk und Wilson 2010).

Ein theoretischer Ansatz für die Entwicklung von chronischem Schmerz und Beeinträchtigung ist das Angstvermeidungsmodell. Dieses Modell ist ein Versuch, die Wichtigkeit von kognitiven und verhaltensmäßigen Faktoren in einer Kette von Ereignissen, welche die Schmerzerfahrung an die Behinderung bindet, zu beleuchten. Das Modell betont die Rolle des katastrophisierenden Denkens infolge der Schmerzerfahrung und der daraus resultierenden Angst und übermäßigen Wachsamkeit. Insbesondere die Merkmale des Vermeidungsverhaltens verschlimmern, angetrieben durch die Angst, dass Aktivität Schaden anrichtet, das Schmerzproblem (Boersma und Linton 2006).

Angstvermeidungsüberzeugungen, Katastrophisierung und Depression wurden als wichtige psychologische Variablen in der Entwicklung eines Schmerzproblems erkannt (Boersma und Linton 2006).

Das Verhältnis zwischen Schmerz, Katastrophisierung, Depression, Angstvermeidungsüberzeugung und der Funktion auf individueller Ebene ist ein integrierter, interaktiver und komplexer Prozess (Boersma und Linton 2006). Psychologische Variablen können bei verschiedenen Personen unterschiedlich wirken. Um diese Prozesse bei unterschiedlichen Individuen zu verstehen, bestand daher die Notwendigkeit, charakteristische Muster der psychologischen Faktoren zu identifizieren (Boersma und Linton 2006). Eine Studie von Boersma und Linton (2006) zeigte, dass typische Profile der psychologischen Funktion herausgefiltert werden können und diese Profile mit der Entwicklung von Beeinträchtigungen verbunden sind. Furchtvermeidung, Überzeugungen und Katastrophisierung sind eng miteinander verflochten. Diese Faktoren können, müssen aber nicht, von Anzeichen einer Depression begleitet werden. Personen aus den Subgruppen „schmerzbezogene Angst", „schmerzbezogene Angst + depressive Stimmung" sowie „depressive Stimmung" berichteten von erheblich größeren funktionellen Schwierigkeiten, Schmerz und Arbeitsunfähigkeit im Vergleich zu den Subgruppen „mittlere schmerzbezogene Angst" und „geringes Risiko".

9.3.1 Psychosoziale Faktoren und neurophysiologische Schmerzmechanismen

Die Schmerzverarbeitung wird von verschiedenen Mechanismen reguliert, welche die gesundheitsschädliche Information auf spinaler Ebene modulieren. Diese Modulation basiert auf endogenen, absteigenden hemmenden und fördernden Leitungsbahnen, die das dorsale Horn erreichen (Weissman-Fogel et al. 2008). Es wurde nachgewiesen, dass diese hemmenden Bahnen durch Katastrophisierung negativ beeinflusst werden (Weissman-Fogel et al. 2008).

Wachsende Evidenz zeigt, dass psychologische Prozesse biologische Auswirkungen haben. Zum Beispiel wurde nachgewiesen, dass kognitive und affektive Prozesse innerhalb des Konstrukts der Katastrophisierung einen Einfluss auf die neuromuskulären, kardiovaskulären, immunologischen und neuroendokrinen Systeme sowie die Aktivität in der Schmerz-Neuromatrix im Gehirn ausüben (Campbell und Edwards 2009). Studien haben ergeben, dass ein höheres Niveau der Schmerzkatastrophisierung mit einer niedrigeren Schmerzschwelle, einer geringeren Schmerztoleranz, einer höheren Schmerzintensität und größerer temporaler Schmerzsummierung korreliert (Weissman-Fogel et al. 2008).

9.3.2 Psychosoziale Faktoren und muskuloskeletale Fuß- und Knöcheldysfunktionen

Die schmerzbezogene Angst vor Bewegung wurde als ein starker Unterstützer von Störungen der Fuß- und Knöchelfunktion identifiziert (Lentz et al. 2010).

Die Behandlung besteht im Allgemeinen aus begleitender Patientenschulung und Ermutigung, einen Teil einer Aktivität auszuführen, die der Patient fürchtet, oder eine Aktivität, die mit dieser speziellen Angst verbunden ist. Zum Beispiel könnte ein Patient mit Knöchelschmerzen, der aufgrund der Angst vor Schmerzen im Knöchel nicht versuchen würde, über eine Distanz zu hüpfen, dazu ermutigt werden, zunächst auf einem Trampolin zu springen oder aktive Plantarflexion im Einbeinstand auszuführen. Gibt der Patient zu erkennen, dass seine Angst nachgelassen hat, können Komplexität und Schwierigkeit der Aufgabe auf systematische Art gesteigert werden.

Die Risikofaktoren und Konsequenzen traumatischer und nichttraumatischer Schmerzen der unteren Extremität sind nicht dieselben. Traumatische Schmerzen der unteren Extremität sind mit der Ausführung kräftiger Übungen und einem hohen Niveau an physischer Fitness assoziiert, während nichttraumatischer Schmerz eher mit psychosomatischen Symptomen verbunden ist (El-Metwally et al. 2006).

Eine größere Anzahl depressiver Symptome wurde mit einer größeren Funktionsstörung der unteren Extremität in Verbindung gebracht (McDermott et al. 2003).

9.4 Lebensstilfaktoren und muskuloskeletale Fuß- und Knöcheldysfunktionen

Lebensstilfaktoren, wie Adipositas, wurden mit Fuß- und Knöcheldysfunktionen in Verbindung gebracht (Irving et al. 2006, Gaida et al. 2010). Es gibt Evidenz für eine Verbindung zwischen einem erhöhten Body-Mass-Index und chronischem plantarem Fersenschmerz (Irving et al. 2006). Eine Achillessehnenpathologie ist mit der zentralen Fettverteilung bei Männern und peripherer Fettverteilung bei Frauen assoziiert (Gaida et al. 2010).

9.5 Arbeitsbezogene Faktoren und muskuloskeletale Fuß- und Knöcheldysfunktionen

Berufe, die länger andauerndes Stehen oder Gehen erfordern, werden gemeinhin mit Beschwerden von Fuß- und Knöchelschmerzen der Arbeiter in Verbindung gebracht. Der Fuß- und Knöchelbereich wurde als die am meisten betroffene Körperregion unter Verkaufspersonal in Kaufhäusern genannt (Pensri et al. 2010). Länger andauerndes Stehen ist mit Fuß- und Knöchelsymptomen bei Verkaufspersonal assoziiert (Pensri et al. 2010). Ferner wurde länger andauerndes Stehen mit dem Auftreten von chronischem plantarem Fersenschmerz in Verbindung gebracht (Irving et al. 2006). Eine verlängerte Gehzeit ist mit Fuß- und Knöcheldysfunktionen bei Montagewerksarbeitern assoziiert (Werner et al. 2010).

9.6 Subjektive Untersuchung

Bei der Begutachtung von Fuß- und Knöcheldysfunktionen muss der Physiotherapeut die multifaktorielle Natur der muskuloskeletalen Störungen beachten. Die subjektive Untersuchung bildet die Grundlage für den Clinical-Reasoning-Prozess. Daher ist einer genaue subjektive Untersuchung erforderlich, um alle Dimensionen der Störung in Betracht zu ziehen.

Das Ziel der subjektiven Untersuchung ist, Informationen über die Störung des Patienten aus seiner Sicht zusammenzutragen. Daher sollte der Kommunikationsstil Empathie, Respekt und Verständnis widerspiegeln, um eine vertrauensvolle Atmosphäre für den Patienten zu schaffen. Eine therapeutische Beziehung zum Patienten kann durch eine aufmerksame Befragung aufgebaut werden.

Die Geschichte des Patienten kann offenlegen, dass psychosoziale Faktoren zu seiner Fuß- oder Knöcheldysfunktion beitragen. Die Rolle dieser Faktoren ist individuell. Daher ist es sinnvoll, standardisierte Fragebögen zu verwenden, um diese Faktoren zu erheben. Zum Beispiel kann der Örebro muskuloskeletale Schmerzfragebogen (ÖMPQ) für die Suche nach „Yellow Flags" eingesetzt werden. Die Tampa-Skala der Kinesiophobie (TSK) wird verwendet, um den Einfluss schmerzbezogener Bewegungsangst auf Fuß- und Knöcheldysfunktionen festzulegen (Lentz et al. 2010).

Die subjektive Untersuchung kann auf strukturierte Art oder informeller durchgeführt werden. Wenn die subjektive Untersuchung strukturiert ausgeführt wird, hilft dies dem Physiotherapeuten dabei, die wichtigsten Informationen über die Symptome des Patienten zu sammeln. Ein strukturiertes Interview ist für offensichtliche Probleme wie eine akute Knöchelverstauchung geeignet. Überdies mögen es einige Patienten leichter finden, über ihre Störung zu sprechen, wenn die Befragung gut organisiert ist. Allerdings können viele Informationen verloren gehen, wenn das Interview zu streng strukturiert ist.

Daher bietet ein informelleres (semistrukturiertes) Interview einige Vorteile und eignet sich z. B. besser für chronische Fuß- und Knöcheldysfunktionen. Es gibt dem Patienten die Freiheit, sein Problem zu beschreiben und wie er es erlebt. Die Art, wie Patienten ihr Problem beschreiben, ist häufig sehr informativ, weil sie Auskünfte über Faktoren einschließt, die den Schmerz und das Bewegungsverhalten eines Patienten beeinflussen. Zum Beispiel kann ein Patient das Gefühl haben, dass das Symptom selbst nicht problematisch ist, sondern dass die Behinderung, die von dem Symptom herrührt, das störendste Problem ist. Diese Behinderung kann durch maladaptive Gedanken und Überzeugungen unterstützt werden. Die Herausforderung eines informellen Interviews ist es, die relevanten Informationen zu sammeln, die der Patient besitzt, aber nicht spontan preisgibt. Diese Informationen können mit Reflexion und Nachhaken in der Befragung erhalten werden. Die informelle Befragung wird am besten von einem erfahrenen Therapeuten geführt, was jedoch nicht immer möglich ist. Als Autorität müssen wir uns bewusst sein, dass unsere Befragung meistens die Aufmerksamkeit des Patienten lenkt und somit eine Struktur liefert, anhand derer der Patient Beobachtungen seines Problems vornehmen kann. Daher sollten unsere Fragen das Problem nicht verstärken, sondern von Anfang an auf Funktionswiederherstellung abzielen. Das Interview ist der Beginn der Behandlung.

Die folgende Beschreibung der subjektiven Untersuchung des Fuß- und Knöchel-Patienten wird in einem strukturierten Format dargestellt. Klinisch können dieselben Informationen in jeder Reihenfolge zusammengetragen werden. Es ist die Verantwortlichkeit

9

des Physiotherapeuten, den vielversprechendsten Weg zu finden, die Patientenbefragung auszuführen.

9.6.1 Art der Störung

Die erste Frage zielt darauf ab, festzulegen, was das Hauptproblem des Patienten ist. In anderen Worten, was führt den Patienten in die Physiotherapie und was erwartet er von der Physiotherapie? Die Antwort auf die erste Frage wird mit den eigenen Worten des Patienten auf der Körpertabelle notiert.

Informationen aus „Frage 1“ helfen bei der Festlegung der Art der Störung. Viele Patienten mit muskuloskeletalen Fuß- oder Knöcheldysfunktionen geben Schmerzen als Hauptproblem an. Andere typische Symptome sind Steifheit, Knöchelverstauchung und „Umknicken“. Allerdings ist anzumerken, dass einige Patienten die Symptome nicht als Hauptproblem erleben, sondern die Behinderung, d. h. den Funktionsverlust, der zu Aktivitätseinschränkungen führt. Wir sollten nicht annehmen, dass ein Symptom die Störung ist oder dass ein Symptom allein die Störung verursacht.

Die Hypothesenerstellung beginnt mit der Antwort auf „Frage 1“. Zum Beispiel kann der Patient auf die erste Frage antworten: „Ich bin mit meinem Knöchel vor zwei Wochen umgeknickt und er ist noch immer geschwollen und schmerzhaft, wenn ich gehe.“ Diese Information deckt sofort den Symptombereich und die mögliche lokale strukturelle Quelle der Symptome auf. Die Antwort enthält Informationen über die Aktivität, welche die Symptome auslöst. Frühe Hypothesen zu den Schmerzmechanismen können aus dieser Information aufgestellt werden. Ferner ist das Gehen die betroffene Aktivität. Die Antwort liefert ebenfalls erste Informationen über den Verletzungsmechanismus und das Stadium der Gewebeheilung. Der Physiotherapeut kann sogar eine frühzeitige Hypothese für die Behandlung und eine Prognose auf Basis der Antwort auf „Frage 1“ aufstellen.

Vier verschiedene klinische Profile werden in diesem Kapitel vorgestellt. Das erste klinische Profil ist typisch für eine somatische Symptomquelle. Somatische Symptome entstehen aus Knochen, Band, Gelenk oder Muskel. Das zweite klinische Profil bezieht sich eher auf chronische, lokale Symptome, bei denen das maladaptive Verhalten des Patienten die Störung unterstützt. Im dritten klinischen Profil werden typische Merkmale von radikulärem Schmerz und Neuropathie vorgestellt. Das vierte klinische Problem schließlich stellt eine Fuß- und Knöcheldysfunktion mit zentraler Sensibilisierung dar.

9.6.2 Symptombereich(e)

Die Hauptfrage zu den Symptombereichen ist: Wo treten die Symptome auf? Zusätzlich zur Symptomlokalisierung wird jeder Symptombereich weiter anhand von Qualität, Frequenz und Tiefe der/des Symptoms(e) definiert.

Detailliertes topografisches Anatomiewissen ist erforderlich, um die lokalen Symptome mit erkennbaren Strukturen in der Fuß- und Knöchelregion in Einklang zu bringen. Bei lokalen Fuß- und Knöchelsymptomen, bei denen ein Patient den Bereich leicht zeigen und den Schmerztyp beschreiben kann, ist eine spezifische strukturelle Ursache wahrscheinlich. Oberflächlicher Schmerz hängt häufig mit Weichteilgewebe oder Nervenstrukturen zusammen, während tiefer Schmerz oft mit artikulären Strukturen in Verbindung steht. Symptome, die sich durchgehend auf einen mechanischen Reiz beziehen und ein Gefühl hervorrufen, das wahrscheinlich mit der Stimulusintensität zusammenhängt, deuten auf nozizeptiven peripheren Schmerz hin. Diese lokalen Symptome können mit Steifheit assoziiert sein. Die Präsentation von Steifheit wird durchgehend mit Bewegungsrichtung(en) in Verbindung gebracht und kann mit oder ohne Schmerz auftreten.

In einigen Fällen passen lokale Fuß- und Knöchelsymptom(e) nicht zum Verlauf einer einzigen anatomischen Struktur und ein Patient kann Schwierigkeiten dabei haben, den Symptombereich exakt zu definieren. Schmerzen können auch mit anderen Symptomen wie dem Gefühl des Kontrollverlustes oder Steifheit in Verbindung stehen. Ferner kann der Patient die Symptome mit anderen als den funktionellen Qualitäten beschreiben, z. B. Frustration, Furcht und Ängstlichkeit. Symptome sind häufig mit der Belastung von Fuß- und Knöchel verbunden; das Verhältnis zwischen Stimulusintensität und Symptomerfahrung kann jedoch widersprüchlich sein. Steifheit ist mit Schmerz oder der Erwartung von Schmerz verbunden. Diese lokalen Symptome können auf peripher nozizeptive Schmerzprozesse hinweisen, die mit anderen Faktoren als funktionelle Faktoren assoziiert sind (zentrale Schmerzmechanismen).

Fuß- und Knöchelsymptom(e) können von weit entfernten Strukturen stammen. Gute Kenntnisse der Neuroanatomie werden benötigt, um zwischen typischen Innervationsbereichen der Nerven, welche die Fuß- und Knöchelregion sowie die somatischen Strukturen versorgen, zu unterscheiden. Zum Beispiel kann Schmerz um den medialen Vorfuß herum vom ersten MTP-Gelenk, von einer konstanten Reizung dieser Region ohne spezifische strukturelle Befunde oder von der L5-Nervenwurzel ausgelöst werden.

Allerdings variieren die neurogenen Symptome gewaltig, abhängig von den lokalen Strukturen, die beteiligt sind, und der Störung. Die Symptome unterscheiden sich in Abhängigkeit von der Pathophysiologie bezüglich der Nerven. Radikulopathie, Leitungsblockaden von Spinalnerv oder -wurzel, führt zu Taubheit oder Schwäche. Radikulopathie allein löst keine Schmerzen aus. Bei radikulärem Schmerz, der von einer Irritation von Spinalnerv oder -wurzel verursacht wird, ist der Schmerz einschießend und bandartig. Radikulärer Schmerz kann mit oder ohne Radikulopathie auftreten (Bogduk 1997). Bei einer Neuropathie umfassen die Symptome, die mit der sensorischen Innervation in Zusammenhang stehen, sensorischen Verlust, Dysästhesie und/oder Parästhesie. Symptome einer Dysästhesie sind Brennen, Stechen, Kribbeln, Krampfen und Pochen. Ganz typisch für eine Parästhesie ist spontanes Kribbeln, das häufig als Nadelstiche beschrieben wird. Der Therapeut muss sich bewusst sein, dass Taubheit und gesteigerte Sensibilität an derselben Stelle auftreten können. Der neuropathische Prozess, der motorische Nerven umfasst, führt zu Muskelatrophie und -schwäche (Bennett 2006). Fuß- und Knöchelsymptome, die mit radikulärem Schmerz oder einer Neuropathie verbunden sind, treten häufig spontan und/oder variabel, meist aber unabhängig von der Belastung von Fuß und Knöchel auf.

Manchmal weist ein Patient breit gestreute Schmerzen an Fuß und Knöchel auf. Der Patient kann den Hauptsymptombereich als wandernd und die Art des Schmerzes als vage, beunruhigend und schwer beschreiben. Schmerz ist konstant und variabel, aber Belastung verschlimmert ihn und die meisten Aktivitäten verstärken die Symptome. Schmerz kann mit psychosozialen Faktoren, verbunden mit Angst, Katastrophisieren und Depression, assoziiert sein. Diese Symptome können auf einen dominanten zentralen Schmerzmechanismus hinweisen.

9.6.3 Symptomverhalten

Die Frage beim Symptomverhalten ist: Was verbessert oder verschlimmert die Symptome?

Bei lokalen Fuß- und Knöchelsymptom(en) mit nozizeptivem Schmerz werden die Symptome durch Aktivitäten, die Fuß- und Knöchelbelastung und Bewegung mit einbeziehen, ausgelöst. Typische Aktivitäten sind Stehen, Gehen, Rennen und Springen. Häufig ist der Schmerz eng mit bestimmten Aktivitäten verbunden und die Schmerzintensität korreliert mit dem Umfang des mechanischen Stresses und umgekehrt – der Schmerz wird häufig durch die Vermeidung bestimmter Aktivitäten verringert. Unter Sportlern und Tänzern wird der Schmerz möglicherweise nur während anstrengender Fuß- und Knöchelbewegungen oder bei einer großen Anzahl von Wiederholungen, die der Sport oder das Tanzen erfordern, ausgelöst. Jedoch muss sich der Therapeut bewusst sein, dass vergleichbare Bewegungsmuster eventuell während der normalen täglichen Aktivitäten wiederholt werden. In akuten Entzündungsphasen kann der Schmerz leicht ausgelöst werden und noch länger nach der Provokation bestehen bleiben.

Bei lokalen Fuß- und Knöchelsymptomen mit peripher nozizeptiven Schmerzmechanismen und damit verbundenen psychosozialen Faktoren werden die Symptome noch durch Aktivitäten mit Fuß- und Knöchelbelastung und Bewegung ausgelöst. Allerdings muss die Schmerzintensität nicht notwendigerweise mit dem Umfang des mechanischen Stresses korrelieren. Ein Patient kann viele Aktivitäten mit verschiedenartigem mechanischem Stress beschreiben, die denselben Schmerz auslösen. Die Analyse der vom Patienten beschriebenen Aktivitäten kann ergeben, dass alle dieselbe Bewegungsrichtung von Fuß- und Knöchel beinhalten. Zum Beispiel kann der Patient sagen, dass Treppen hinunterzusteigen, die Schlussbelastungsphase des Gehens („Terminal-Rocker"- und „Toe-Off"-Phasen) und Hinhocken denselben Schmerz auslösen. Alle diese Aktivitäten schließen Dorsalextension des Knöchels ein, welche die verbindende Bewegungskomponente sein kann. Ferner kann der Patient feststellen, dass die Vermeidung auslösender Aktivitäten die Störung nicht aufhebt. Dies geschieht häufig aufgrund der Schwierigkeit, den Schmerzauslöser zu erkennen, oder der Unmöglichkeit, die auslösende Bewegungskomponente während der normalen Tagesaktivitäten zu vermeiden.

Bei radikulärem und neuropathischem Fuß- oder Knöchelschmerz sind die Symptome nicht konsistent, was in Zusammenhang mit Fuß- und Knöchelbelastung und Bewegungen mit Ausnahme von Muskelschwäche steht. Stattdessen ist radikulärer Fuß- und Knöchelschmerz häufig mit Beeinträchtigungen und Belastung des Rückens verbunden. Bei Fuß- und Knöchelneuropathien treten die Symptome häufig spontan auf oder die Reaktionen auf Bewegungsreize sind abnorm. Beim 24-Stunden-Symptomverhalten klagen die Patienten häufig über nächtliche Schmerzen. Eine Positionsveränderung oder sanfte Bewegung wie langsames Gehen können die Symptome verringern.

Bei breit gestreuten Fuß- und Knöchelsymptomen und dominierender zentraler Sensibilisierung kann der Schmerz in Beziehung zu Fuß- und Knöchelbelastung und Bewegungen stehen, während das Stimulus-Reaktionsverhältnis verzerrt ist. Die Reaktionen auf verschiedene Reize sind nicht vorhersagbar und inkonsistent. Gleichzeitig kann etwas, das die Symptome heute verringert, sie morgen nicht verbessern.

9.6.4 Verhalten des Patienten gemäß der Störung

Die Hauptfrage in dieser Phase der subjektiven Untersuchung ist: Wie geht der Patient mit seinem Problem um? Das Ziel dieser Frage ist es, die Bewältigungsstrategien des Patienten bezüglich der Störung zu ermitteln. Diese Frage ist offen und leitet die Aufmerksamkeit auf die psychologischen Auswirkungen der Störung, anstatt sich nur auf die Symptome zu konzentrieren.

Der Patient kann die Überzeugung haben, dass Schmerz immer eine Pathologie und daher Schaden anzeigt. Dies führt häufig zur Vermeidung von Aktivitäten, die Schmerzen auslösen oder von denen der Patient erwartet, dass sie die Symptome auslösen. Achten Sie besonders darauf, ob der Patient die Aktivitäten beschreibt, welche die Symptome auslösen, und ob er diese Aktivitäten vermeidet. Dies kann katastrophisierendes Denken und Vermeidungsverhalten widerspiegeln und zu anhaltender Behinderung und beeinträchtigter funktioneller Leistung führen.

9.6.5 Geschichte der Symptome

Die Hauptfragen zu diesem Zeitpunkt sind: Wann und wie begannen die Symptome?

Bei lokalen somatischen Fuß- und Knöchelsymptomen mit nozizeptivem Schmerz ist das Einsetzen der Symptome häufig erkennbar. Das Einsetzen kann mit einem Trauma oder einem Ereignis im Zusammenhang stehen. Im Falle eines Traumas wird der Fortschritt der Symptome mit der zu erwartenden Gewebeheilungszeit verglichen. Multiple Symptombereiche innerhalb desselben Fußes können eine Beteiligung mehr als einer Struktur anzeigen. Zum Beispiel kann nach einer Inversionsverstauchung eine Vielzahl von Strukturen verletzt sein. Die wiedererkennbaren Ereignisse sind häufig mit sogenannten „Gebrauchskategorien" verbunden. Die „Gebrauchskategorien" umfassen: Über-, Fehl-, Mangel-, Miss-, Neu- und Nichtgebrauch. Patienten sind sich dieser Ereignisse und des Beginns der Symptome nicht immer bewusst. Daher ist es manchmal sinnvoll zu fragen: Haben Sie etwas Ungewöhnliches getan, als die Symptome begannen? Bei Sportlern und Tänzern können Veränderungen beim Training, der Choreografie und der Trainingsumgebung eine entscheidende Rolle beim Einsetzen der Symptome spielen.

Bei lokalen Fuß- und Knöchelsymptomen mit peripher vermitteltem Schmerz und damit verbundenen psychosozialen Faktoren bleiben die Symptome über die zu erwartende Gewebeheilungszeit oder ohne erkennbare strukturelle Pathologie bestehen. Typischerweise beginnen die Symptome entweder abgestuft ohne ein erkennbares Ereignis oder nach einem Trauma; aber die Symptome und die Behinderungen korrelieren nicht mit dem Mechanismus der Verletzung. Manchmal kann sich ein Patient an eine alte, kleinere Verletzung erinnern, nach der Fuß und Knöchel nicht mehr symptomfrei waren. Hier ist der Hauptgedanke, dass der Bezug zwischen aktuellen Symptomen und der Behinderung nicht zu irgendeinem einzelnen Faktor in der Vergangenheit hergestellt werden kann.

Das Einsetzen radikulärer Fuß- und Knöchelschmerzen steht häufig im Zusammenhang mit dem Einsetzen von Rückenschmerz und damit verbundener Bewegungsbeeinträchtigung. Ein häufiger Grund für radikulären Schmerz ist ein Bandscheibenvorfall (Bogduk 1997). Daher folgt der Fortschritt radikulärer Fuß- und Knöchelschmerzen häufig dem Verlauf einer Rückenpathologie und den damit verbundenen Symptomen.

Die Geschichte neuropathischer Fuß- und Knöchelschmerzen ist variabel. Neuropathischer Schmerz kann sofort nach einer Verletzung auftreten oder sich um Monate oder Jahre verzögern. Manchmal wird neuropathischer Schmerz durch eine zweite Verletzung im selben Bereich ausgelöst.

Breit gestreute Fuß- und Knöchelsymptome mit dominierender zentraler Sensibilisierung können sich nach Trauma, Operation, Immobilisation oder verlängerter Überbeanspruchung entwickeln.

9.6.6 Geschichte des Verhaltens des Patienten gemäß der Störung

Die Hauptfrage zu diesem Zeitpunkt der subjektiven Untersuchung ist: Wie ist der Patient mit dem Problem zurechtgekommen, seit es begann? Mit dieser Frage zielt der Therapeut darauf ab, die Strategien zu erkennen, die der Patient zur Bewältigung seit Beginn der Störung eingesetzt hat. Diese Phase sollte sich besonders auf den psychologischen Prozess konzentrieren, der an der Schmerzwahrnehmung, dem Schmerzverhalten sowie der Aufmerksamkeit und der Bedeutung, die der Patient den schädlichen Reizen, den Bewältigungsstrategien und dem Verhalten beimisst, beteiligt ist (Linton 2002). Diese Information ist entscheidend für das Verständnis des Verhaltens des Patienten in Bezug zur Dysfunktion und für die Festlegung, ob die Bewältigungsstrategien des Patienten die Heilung und Erholung unterstützen oder die Störung geradezu verstärken würden.

9.6.7 Medizinische Screening-Fragen

Diese Fragen betreffen die Suche nach möglichen Vorsichtsmaßnahmen und Kontraindikationen für die Funktionsuntersuchung und Behandlung. Es sollten routinemäßig Fragen zur allgemeinen Gesundheit des Patienten, zu Medikation, diagnostizierten Störungen und medizinischen Screening-Untersuchungen gestellt werden. Bei der Fuß- und Knöchelregion sollte der Therapeut z. B. bei diabetischen Patienten besondere Vorsicht walten lassen. Sensomotorische Neuropathie und vaskuläre Insuffizienz können für Infektionen im diabetischen Fuß prädisponieren (Powlson und Coll 2010).

9.7 Planung der Funktionsuntersuchung

Die Planung der Funktionsuntersuchung ist ein entscheidender Teil des Clinical-Reasoning-Prozesses. Es ist unerlässlich für neue Physiotherapeuten, die einzelnen Phasen der Funktionsuntersuchung zu planen; doch auch für erfahrene Physiotherapeuten ist es wichtig, insbesondere in Fällen, in denen die Informationen aus der subjektiven Untersuchung auf eine komplexe Fuß- und Knöcheldysfunktion hindeuten. Eine Planungsphase der Funktionsuntersuchung ist das Erfassen von Hypothesen in verschiedenen Kategorien. Informationen innerhalb dieser Kategorien verändern sich durch die Forschung. Daher ist es für alle Physiotherapeuten wichtig, den Planungsprozess von Zeit zu Zeit auf den aktuellen Stand der Forschung zu bringen. Dies ermöglicht die Integration von neuem Wissen in den Clinical-Reasoning-Prozess.

Die Planung der Funktionsuntersuchung umfasst drei Phasen: Reflexion über die subjektive Untersuchung, das Erfassen von Hypothesen und die Planung der funktionellen Untersuchungsverfahren.

9.7.1 Reflexion über die subjektive Untersuchung

Bei der Reflexion über die subjektive Untersuchung verifiziert der Physiotherapeut, dass die subjektive Untersuchung ausreichend Informationen geliefert hat, um die Funktionsuntersuchung und deren Ausmaß zu bestimmen. Überdies müssen die Hauptbefunde für die Wiederbefundung in den folgenden Sitzungen messbar sein.

9.7.2 Erfassen von Hypothesekategorien

Das Erfassen von Hypothesekategorien hilft dem Physiotherapeuten, explizit alle relevanten Faktoren bezüglich der Störung zu benennen. Dies unterstützt ihn darin, die Funktionsuntersuchung auszurichten. Bei der Fuß- und Knöchelregion bedarf es mehrerer Hypothesekategorien, um die Funktionsuntersuchung und die folgenden Interventionen danach auszurichten. Jede Kategorie hat Konsequenzen für den Untersuchungsprozess und die Behandlung. Diese Hypothesekategorien sind:

1. Natur der Störung
2. Quelle der Symptome
3. Neurophysiologische Schmerzmechanismen
4. Richtung der Beeinträchtigung
5. Beitragende Faktoren

6. Intervention
7. Vorsichtsmaßnahmen und Kontraindikationen
8. Prognose

Natur der Störung

Die Natur der muskuloskeletalen Fuß- und Knöcheldysfunktion ist multifaktoriell. Der Begriff Dysfunktion umfasst physische und psychosoziale Faktoren bezüglich der Störung und ihrer Auswirkungen (Elvey und O'Sullivan 2004). Zum Beispiel kann eine Inversionsverstauchung des Knöchels in einem Riss des anterioren talofibulären Bands (ATFL) resultieren. Dies stellt die Pathologie der Störung dar. Die physische Auswirkung davon ist, dass der Patient aufgrund der Schmerzen keine Plantarflexion des Knöchels ausführen kann. Die Verletzung und der daraus entstehende Schmerz werden immer von psychosozialen Faktoren begleitet. Der Schmerz wird psychologisch verarbeitet und beeinflusst das Verhalten des Patienten. Diese Auswirkungen werden als psychologische Effekte angesehen. Bewegungsbeeinträchtigungen sind Konsequenzen der physischen und psychosozialen Faktoren, die mit der Störung einhergehen. Damit eine Bewegungsbeeinträchtigung relevant ist, muss sie im Kontext der Natur der Störung stehen.

Quelle der Symptome

Bei muskuloskeletalen Fuß- und Knöcheldysfunktionen umfassen lokale Quellen der Symptome somatische Strukturen, d. h. einen Knochen, ein Gelenk und einen Muskel. Die peripheren Nerven in der Fuß- und Knöchelregion können ebenfalls in diese Unterkategorie mit eingeschlossen werden. Die Lendenwirbelsäule ist die typischste entfernte Quelle, die radikuläre Symptome in der Fuß- und Knöchelregion auslöst. Allerdings kann in vielen Fällen keine spezifische Quelle der Fuß- und Knöchelsymptome benannt werden. Dann ist die Quelle der Symptome „unspezifisch". Dies bedeutet nicht, dass die Beeinträchtigung oder Störung „unspezifisch" ist.

9

Neurophysiologische Schmerzmechanismen

Schmerzmechanismen können in periphere und zentrale Mechanismen unterteilt werden. Diese Unterscheidung ist etwas künstlich, weil verschiedene Mechanismus sich immer überschneiden. Jedoch ist es in einer klinischen Situation praktisch, über den Mechanismus nachzudenken, der bei der Störung des Patienten dominiert.

Der periphere Schmerzmechanismus kann weiter in den nozizeptiven Schmerzmechanismus und den peripher neurogenen Schmerzmechanismus unterteilt werden. Diese Mechanismen stehen beide in Verbindung mit Schmerzzuständen, bei denen die Quelle des Symptoms und/oder der pathophysiologischen Prozesse benannt werden kann. Der dritte periphere Mechanismus ist ein peripher vermittelter Schmerz, bei dem die spezifische Quelle der Symptome nicht immer erkannt wird. Störungen mit peripher vermitteltem Schmerz sind oft mit psychosozialen Faktoren verbunden.

Der zentrale Schmerzmechanismus kann weiter in zwei zentrale Unterkategorien aufgeteilt werden. In der ersten Unterkategorie spielen psychosoziale Faktoren eine dominante Rolle und eine psychologische Störung kann diagnostiziert werden. In der anderen Unterkategorie spielen psychosoziale Faktoren keine dominante Rolle, sondern das zentrale Nervensystem ist aus pathophysiologischen Gründen sensibilisiert.

Alle Schmerzmechanismen erfordern einen unterschiedlichen Ansatz bei der Untersuchung und Behandlung der Störung. Schmerzmechanismen werden bei Jones (2014) und Blake und Beames (2014) genauer erklärt.

Richtung der Beeinträchtigung

Diese Hypothesenkategorie zielt darauf ab, die Richtung der beeinträchtigten Bewegung bei der Störung klar zu definieren. Damit eine Bewegungsbeeinträchtigung relevant ist, sollte sie sich in Richtung des Schmerzes zeigen. Bewegung kann verloren gehen oder Bewegung oder Belastung steigen in eine spezifische Richtung an. Die Richtung der Beeinträchtigung kann in Zusammenhang mit den physischen oder psychologischen Auswirkungen der Störung stehen. Zum Beispiel korreliert nach einer akuten Inversionsdistorsion die Richtung der Beeinträchtigung mit der strukturellen Pathologie, die mit der Verletzung in Verbindung steht, während bei eher chronischen Störungen die Beeinträchtigung in Zusammenhang mit Belastungsmustern von Fuß- und Knöchel steht. Sowohl motorische Kontroll- als auch Bewegungsbeeinträchtigungen von Fuß und Knöchel zeigen sich auf richtungweisende Art (Kangas et al. 2011).

Beitragende Faktoren

Die beitragenden Faktoren einer Störung umfassen biomechanische Faktoren (z. B. strukturelle Fehlstellungen des Vorfußes), Lebensstilfaktoren (z. B. Adipositas), soziale Faktoren (z. B. Arbeit) und umweltbedingte Faktoren (z. B. Trainingsschuhe und/oder -gelände).

Intervention

Intervention ist ein Begriff, der verwendet wird, um die manuellen Therapieverfahren der Behandlung und die weiteren Managementstrategien zu umschreiben. Die Behandlung wird als eine spezifische Intervention angesehen, die von einem klinisch tätigen Therapeuten ausgeführt wird. Management ist eine Intervention, die vom Patienten unter der Leitung oder durch die Verschreibung eines klinisch tätigen Therapeuten durchgeführt wird (Elvey und O'Sullivan 2004). Innerhalb dieser Hypothesenkategorie werden Hypothesen bezüglich der Notwendigkeit für Behandlungsverfahren und Managementstrategien aufgestellt. Zum Beispiel sind bei motorischen Kontrollstörungen von Fuß und Knöchel Managementstrategien (d. h. Trainingsinterventionen) der primäre Ansatz, wohingegen bei Bewegungsbeeinträchtigungen die Wiederherstellung eines normalen physiologischen Bewegungsausmaßes von Fuß und Knöchel häufig einer spezifischen Behandlung (d. h. Mobilisation oder Manipulation) bedarf, bevor Trainingsinterventionen iniziiert werden.

Vorsichtsmaßnahmen und Kontraindikationen

In dieser Hypothesekategorie werden Hypothesen in zwei Richtungen aufgestellt. Die erste Richtung erörtert die mögliche Notwendigkeit einer vorsichtigen Untersuchung und/oder eine Notwendigkeit für eine sofortige Überweisung in medizinische Versorgung im Falle einer ernsthaften Pathologie, d. h. eine Red Flag. Die zweite Richtung erörtert die Indikation für manuelle Therapieinterventionen und ob eine manuelle Therapieintervention die Möglichkeit hat, eine Störung günstig in Richtung Heilung zu beeinflussen (Elvey und O'Sullivan 2004). Zum Beispiel kann bei tibialer posteriorer Sehneninsuffizienz eine therapeutische Übung hilfreich sein, wenn die Sehne nicht gerissen ist; im Fall eines Sehnenrisses ist allerdings ein chirurgischer Eingriff gerechtfertigt.

Prognose

Die Prognose kann als eine Zusammenfassung der vorherigen Kategorie betrachtet werden. In jeder Hypothesenkategorie werden die für die Funktionswiederherstellung günstigen oder ungünstigen Merkmale verglichen und einander gegenübergestellt. Offensichtlich hat der Patient mit mehreren heilungsbegünstigenden Merkmalen (➤ Kap. 1) eine bessere Prognose. Zum Beispiel sind ein akutes Trauma mit bekannter Pathologie und eine adaptive Reaktion des Patienten ohne beitragende Faktoren Merkmale, die sich günstig auf die Heilung auswirken.

9.7.3 Planung der Funktionsuntersuchung

Nach der Erfassung von Hypothesen wird die Funktionsuntersuchung geplant. Diese muss alle Dimensionen, die in Beziehung zu der Störung stehen, in Erwägung ziehen. Die Funktionsuntersuchung zielt darauf ab, die Arbeitshypothesen zu bestätigen oder zu widerlegen.

9.8 Funktionsuntersuchung

Nach der subjektiven Untersuchung und der Planung der Funktionsuntersuchung hat der Physiotherapeut Hypothesen über die verschiedenen Faktoren aufgestellt, die in Zusammenhang mit der Störung stehen. Die Funktionsuntersuchung von Fuß und Knöchel sollte im Kontext der Störung ausgeführt werden. Während der Funktionsuntersuchung sollte der Physiotherapeut die aufgestellten Hypothesen bestätigen. Weiterhin liefert die Funktionsuntersuchung Informationen über die physischen Faktoren, die in Zusammenhang mit der Störung stehen, über das Verhalten der Symptome während der Untersuchung und über das Schmerz- und Bewegungsverhalten des Patienten.

Die Funktionsuntersuchung von Fuß und Knöchel kann in mehrere Phasen unterteilt werden. Diese Phasen sind in ➤ Tab. 9.1 (Kangas et al. 2011) zusammengestellt. Jede Phase der Untersu-

Tab. 9.1 Klinische Untersuchung von Fuß und Knöchel

Subjektive Untersuchung	Untersuchung bei n-WB	Untersuchung bei WB	Funktionelle Tests	Gangbeobachtung	Aktive Bewegungs- und Muskeltests	Passive Bewegungstestung (Gelenkprovokation)	Provokations- und Screeningtests
Art der Störung	STG in Neutralstellung	Kontaktbereiche am Boden	Stehen auf einem Bein	Zeitverhältnis zwischen Bewegungen	aktive Bewegung des Knöchels	sequenzielle Bewegungsuntersuchung von Fuß und Knöchel	neurales Gewebe
Symptombereich(e)	Ausrichtung des Rückfußes	Ausrichtung des Rückfußes	Hocke Hocken auf einem Bein	Vergleich Gangmuster mit funktionellen Bewegungsmustern	aktive Bewegung des Vorfußes	Bewegungen des gesamten Fußesund Knöchels (physiologisch)	Sehnentests
Verhalten der Symptome Schmerzverhalten	Ausrichtung des Vorfußes	Feiss-Linie	auf den Vorfuß stellen auf den Vorfuß auf einem Bein stellen	Beobachtung der gestörten Phase des Zyklus	aktive Bewegung der Zehen	unabhängige Bewegungen von Rückfuß und Vorfuß	neurologisches Screening
Vorgeschichte der Symptome Vorgeschichte des Schmerzverhaltens	Mobilität des ersten Strahls und des ersten MTP	Kontur des mittleren Längsgewölbes	auf eine Stufe steigen von einer Stufe heruntersteigen Springen und Landen	Beobachtung der Kompensationsbewegungen	spezifische Muskeltests	Zusatzbewegungen der Gelenke von Rück- oder Vorfuß	vaskulares Screening

Tab. 9.1 Klinische Untersuchung von Fuß und Knöchel *(Forts.)*

Subjektive Untersuchung	Untersuchung bei n-WB	Untersuchung bei WB	Funktionelle Tests	Gangbeobachtung	Aktive Bewegungs- und Muskeltests	Passive Bewegungstestung (Gelenkprovokation)	Provokations- und Screeningtests
Screeningfragen für Red und Yellow Flags	Stellung des zweiten und dritten Strahls und Mobilität der zweiten und dritten MTP	Kontur des seitlichen Längsgewölbes	Funktionelle Demonstration (Sport, Tanz)	Beobachtung der Hauptdeterminanten des Gangs			
Fragebogen: Foot and Ankle Ability Measure (FAAM) Kinesiophobie Tampa-Skala	Mobilität des vierten und fünften Strahls und des vierten und fünften MTP	DE des ersten MTP und sein Einfluss auf die Längsgewölbe und die Ausrichtung des Rückfußes	unabhängige Aktivität des Vorfußes Kontrolle des Rückfußes (neutral) dissoziative Vorfuß- und Rückfußkontrolle	Gangbeobachtung auf unebener Oberfläche Laufbeobachtung			
	Callusbildung	Vergleich der n-WB- und WB-Befunde		Vergleich der funktionellen Tests und des Gangs			

n-WB = unbelastet, WB = belastet, STG = Subtalargelenk, MTP = Metatarsophalangealgelenk, DE = Dorsalextension
aus Kangas et al. 2011

chung dient einem Zweck in der Komplettierung eines Profils der Fuß- und Knöcheldysfunktion eines Patienten.

9.8.1 Beobachtung bei Nichtbelastung

Die Funktionsuntersuchung beginnt mit einer generellen Beobachtung von Fuß und Knöchel. Alle Anzeichen von Verletzung, Entzündung, Farbveränderungen der Haut oder Atrophie/Hypertrophie der Muskeln werden notiert. Danach erfolgt die Beobachtung von Fuß und Knöchel in zwei verschiedenen Situationen: bei Nichtbelastung und unter Belastung. Die Beobachtung bei Nichtbelastung wird mit Fuß und Knöchel in Standardhaltung durchgeführt. Die Neutralstellung des STG liefert eine klinisch nützliche Methode für die mittlere Haltung von Fuß und Knöchel (Elveru et al. 1988). Aus dieser Position heraus wird die strukturelle Morphologie von Fuß und Knöchel untersucht. Strukturelle Fehlstellungen des Fußes werden vermessen. Zum Beispiel sind Fehlstellungen des Vorfußes typische Befunde und können wichtige beitragende Faktoren zu der Schmerzstörung sein. Überdies können Veränderungen wie asymmetrische Calcaneus-Fettpolster und verdickte Haut an der Fußsohle die Belastungsmuster von Fuß und Knöchel widerspiegeln. Die Palpation der Fußsohle kann erhöhte Sensibilität aufdecken und die Richtung des Belastungsmusters widerspiegeln.

9.8.2 Beobachtung unter Belastung

Die zweite Phase der Beobachtung wird unter Belastung ausgeführt (➤ Abb. 9.3).

Diese Phase der Untersuchung spiegelt wider, wie Fuß und Knöchel unter Belastung ausgerichtet sind. Dies muss nicht notwendigerweise mit der unbelasteten Position korrelieren. Zum Beispiel zeigt ein Patient mit einem flexiblen, flachen Fuß ein normales Gewölbe unter unbelasteten Bedingungen, aber einen substanziellen Verlust der Gewölbehöhe unter Belastung (Young et al. 2005). Außerdem werden strukturelle Fehlausrichtungen des Fußes unter Belastung kompensiert, aber die kompensatorischen Mechanismen sind variabel. Es ist wichtig, die individuellen Kompensationsmechanismen zu erkennen, um den Beitrag der Fehlausrichtung zur Störung des Patienten zu verstehen. Die belastete Position wird immer mit der unbelasteten Position verglichen. Dadurch wird aufgedeckt, ob die belastete Position des Fußes und des Knöchels durch die Veränderungen in der strukturellen Morphologie beeinflusst wird oder ob sie in Beziehung zu funktionellen Faktoren steht und die Planung und Implementierung der Interventionen direkt beeinflusst. Der Patient mit ungewöhnlichen strukturellen Veränderungen kann Fußorthesen benötigen, wohingegen der Patient mit einer eher funktionellen Störung von therapeutischen Übungen als erster Intervention profitiert. Schließlich liefert der Kontaktbereich des Fußes Informationen über die belasteten Strukturen und zeigt die Richtung von Fuß- und Knöchelbelastung an. Allerdings ist es wichtig zu verstehen, dass die strukturelle Haltung von Fuß und Knöchel nicht direkt mit deren Funktion korreliert (Kaufman et al. 1999)

9.8.3 Funktionstests

Die nächste Phase der Untersuchung bilden die Funktionstests. Diese Tests sind einfache, funktionelle Bewegungen oder Aktivitä-

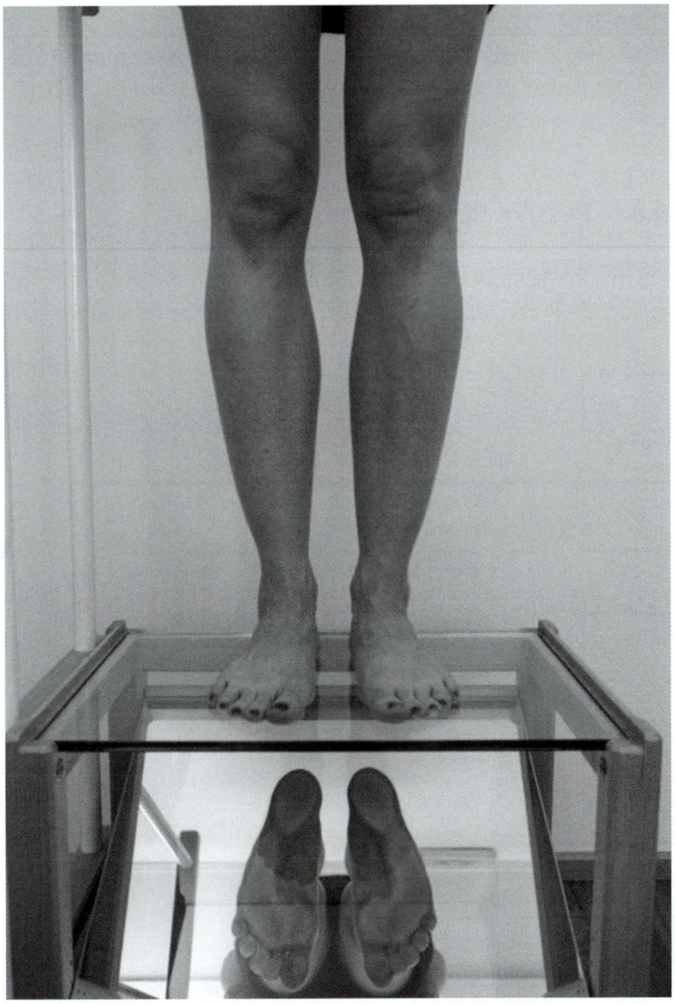

Abb. 9.3 Patient im Stand auf einem Podogramm

ten, welche die Funktion von Fuß und Knöchel während der Bewegung, das Symptomverhalten sowie den Schmerz und das Bewegungsverhalten des Patienten während der getesteten Bewegungen widerspiegeln. Dadurch erhält der Therapeut relevante Informationen bezüglich der physischen und psychologischen Faktoren, die mit der Störung und ihren Auswirkungen verbunden sind

Ein spezieller Funktionstest ist die funktionelle Demonstration. Darunter wird eine Bewegung verstanden, die der Patient als für die Störung relevant erlebt. Dies kann eine Bewegung sein, welche die Symptome des Patienten reproduziert und die der Patient als „abnorm" oder ein wenig schwierig oder herausfordernd empfindet. Die funktionelle Demonstration ist häufig sehr informativ, da sie die individuelle Erfahrung der Bewegungsstörung des Patienten widerspiegelt. Wenn sie die Symptome des Patienten reproduziert, kann der Test zur Differenzierung zwischen muskuloskeletalen Strukturen eingesetzt werden, um die Quelle der Symptome festzulegen. Die funktionelle Demonstration kann verwendet werden, um funktionelle Beeinträchtigungen und die spezifische Richtung der Beeinträchtigung festzulegen. Außerdem leitet die funktionelle Demonstration die Intervention. Die funktionelle Demonstration kann die wichtigste Bewegung oder Aktivität für den Patienten sein, die normalisiert werden soll. Dies bedeutet, dass ein Teil der Intervention unter funktionellen Demonstrationsbedingungen ausgeführt wird.

Die Routine der funktionellen Tests beginnt mit dem Einbeinstand. Während des Stehens auf einem Bein werden Positions- und Belastungsrichtung von Fuß und Knöchel, Kontaktbereiche des Fußes, die Fähigkeit des Patienten, die Balance zu halten, und seine Reaktion auf die Situation beobachtet.

Während der Hocke werden das Bewegungsausmaß des Knöchels, die Qualität der Bewegung und die Symptomreaktionen auf Dorsalextension des Knöchels untersucht. Überdies werden die Kontaktbereiche des Fußes und die Belastungsrichtung von Fuß und Knöchel während der Bewegung beobachtet. Dieselben Parameter werden während des Anhebens auf den Vorfuß untersucht und registriert. Während der Bewegungen werden der Schmerz und das Bewegungsverhalten des Patienten in Augenschein genommen. Vermeidung von Bewegung kann auf Bewegungsstörungen hinweisen. Unbewusste Belastungsmuster können auf motorische Kontrollbeeinträchtigungen hinweisen. Die Wiederholung der Tests auf einem Bein steigert häufig die bestehenden Beeinträchtigungen und Verhaltensweisen.

Wenn ein richtungweisendes Muster der funktionellen Störung hervortritt, können andere Tests angewandt werden, um die Konsistenz des Bewegungsverhaltens zu begutachten. Zum Beispiel können Springen und Landen, die Treppe auf und ab gehen, Rückwärtsgehen sowie sport- oder tanzspezifische Bewegungen als funktionelle Tests eingesetzt werden. Ferner kann die Fähigkeit des Patienten, den Vorfuß unabhängig zu aktivieren, die Neutralstellung des Rückfußes zu kontrollieren sowie Vorfuß- und Rückfußkontrolle voneinander abzukoppeln, verwendet werden, um die Fähigkeit des Patienten zu begutachten, die Bewegungen von Fuß und Knöchel zu kontrollieren.

9.8.4 Gangbeobachtung

Die Beobachtung des Gangs liefert ein spezielles Merkmal für die Funktionsuntersuchung von Fuß und Knöchel. Dieses Merkmal ist das zeitliche Verhältnis der Bewegungen während des Gangzyklus (Perry 1992). Dieses Wissen kann genutzt werden, um das Bewegungsverhalten des Patienten zu beobachten und die Befunde aus den Funktionstests zu bestätigen. Zum Beispiel wird ein Patient mit einem lateralen Belastungsmuster des Fußes die normale Pronation während der Belastungsreaktion und den Kontakt des mittleren Vorfußes während des letzten Standpunkts und des Vorschwungs auslassen. In einem weiteren Beispiel wird ein Patient mit einer Bewegungsbeeinträchtigung des Knöchels bei der Dorsalextension während des späten mittleren Standes und des frühen terminalen Standes Schwierigkeiten haben. Die Kompensationen der fehlenden Dorsalextension werden wahrscheinlich während dieser Phasen des Gangzyklus zu sehen sein.

9.8.5 Aktive Bewegungen

Die nächste Phase der Untersuchung umfasst die aktive Bewegung von Fuß und Knöchel. In dieser Phase werden aktive Bewegungen entweder in Rücken- oder Bauchlage untersucht. In der Rückenlage können die aktiven Bewegungen für isometrische Muskeltests und Sehnentests eingesetzt werden. Diese Tests liefern Informationen bezüglich der Quelle der Symptome und der Auswirkungen der Störungen. Außerdem können aktive Bewegungen dazu verwendet werden, die Fähigkeit des Patienten zu untersuchen, die Bewegungen zwischen Rückfuß und Vorfuß und zwischen Vorfuß und Zehen zu trennen. Dies kann die Hypothesen bezüglich der Richtung der Beeinträchtigung bestätigen. In Bauchlage können aktive Bewegungen eingesetzt werden, um das aktive Bewegungsausmaß, die Qualität der aktiven Bewegung und Symptomreaktionen auf aktive Bewegung zu untersuchen. Der Schmerz und das Bewegungsverhalten des Patienten werden während der aktiven Bewegungen beobachtet. Dies geht der passiven Bewegungstestung voran.

9.8.6 Passive Bewegungen

Passive Bewegungstests von Fuß und Knöchel werden auf eine sequenzielle Weise ausgeführt. Diese Sequenz ist in ➤ Abb. 9.4 dar-

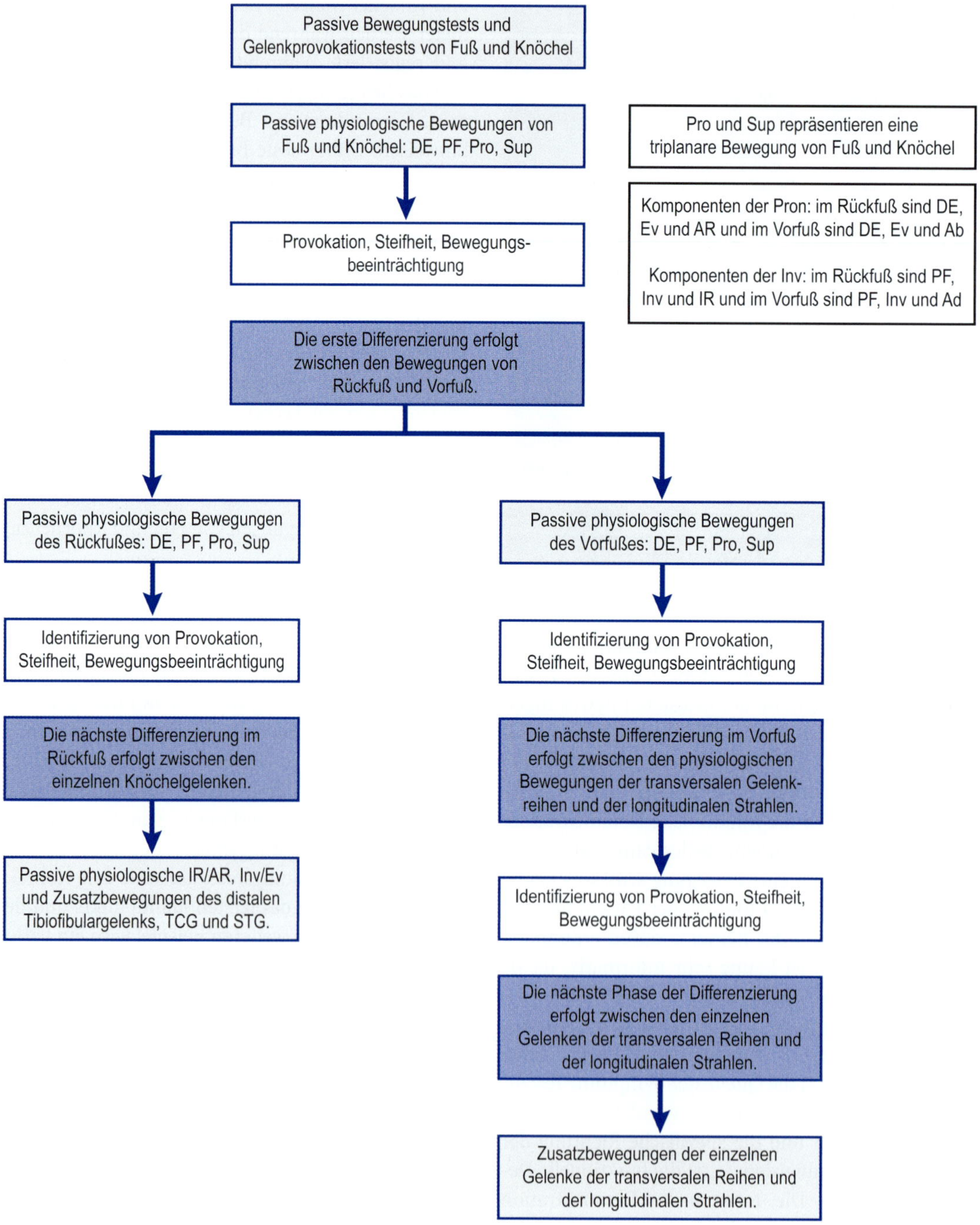

Abb. 9.4 Sequenzielle passive Bewegungstests

gestellt. Die passive Bewegungsuntersuchung kann für die Provokationstests von Fuß- und Knöchelgelenk verwendet werden. Des Weiteren zielt die passive Bewegungstestung darauf ab, Bewegungsstörungen und die Richtung der Beeinträchtigung zu erkennen. Sie kann weitere Informationen zu den Mechanismen, die der Dysfunktion zugrunde liegen, liefern.

9.8.7 Provokationstests

Die letzte Phase der Funktionsuntersuchungen enthält Provokationstests für weitere Strukturen im Fuß- und Knöchelbereich, Screeningtests für andere Körperregionen sowie neurologische und vaskuläre Screeningtests. Andere muskuloskeletale Strukturen sind z. B. Nervengewebe. Die Untersuchung von Nervengewebe wird in anderen Quellen näher erklärt (Butler 2000; ➤ Kap. 8). Screeningtests für andere Körperregionen können das Knie, die Hüfte, die Lendenwirbelsäule und die Brustwirbelsäule betreffen. Ein neurologisches Screening ist gerechtfertigt, wenn der Patient irgendwelche Anzeichen aufweist, die auf Veränderungen der Nervenleitfähigkeit hinweisen. Vaskuläre Screeningtests sollten routinemäßig bei diabetischen Patienten durchgeführt werden.

9.9 Behandlungstechniken

Die Untersuchung passiver Fuß- und Knöchelbewegungen folgt einer Sequenz, die in ➤ Abb. 9.4 dargestellt ist. In der Untersuchungssequenz beginnen die Bewegungen mit den physiologischen Bewegungen des gesamten Fußes und Knöchels. Danach folgen die physiologischen Bewegungen einzeln für Vor- oder Rückfuß. Vor- und Rückfußbewegungen werden weiter unterteilt in Einzelgelenkbewegungen mit Zusatzbewegungen. Diese Sequenz ermöglicht es dem Therapeuten, die Richtung der Bewegungsstörung zu erkennen, die Störung einem spezifischen Gelenk zuzuordnen und die Richtung der relevantesten beeinträchtigten Zusatzbewegungen innerhalb des gestörten physiologischen Bewegungsausmaßes zu spezifizieren. Die durch diesen Prozess erhaltenen Informationen werden benötigt, um die Richtung und Intensität der passiven Behandlungstechnik festzulegen. Alle passiven Bewegungen, die für die Untersuchung eingesetzt wurden, können als Behandlungstechniken angewandt werden – entweder unabhängig oder als kombinierte physiologische und Zusatzbewegungen. Daher sind die möglichen Kombinationen zahlreich. Im Folgenden werden die Behandlungstechniken beschrieben, die der Autor am häufigsten in der täglichen klinischen Praxis verwendet.

9.9.1 Passive physiologische Bewegungen von Fuß und Knöchel

Die erste Phase der passiven Bewegungsuntersuchung umfasst die physiologischen Bewegungen des gesamten Fußes und Knöchels. Die physiologischen Bewegungen sind Plantarflexion (PF), Dorsalextension (DE), Supination (Sup) und Pronation (Pron).

Plantarflexion

(➤ Abb. 9.5)

Richtung Plantarflexion von Fuß und Knöchel
Symbol PF
Ausgangsstellung Patient Bauchlage mit 90° Knieflexion
Ausgangsstellung Therapeut Im Stand neben dem Knie des Patienten; das rechte Knie auf die Behandlungsliege gesetzt, um das linke Schienbein des Patienten zu unterstützen
Lokalisation der einwirkenden Kräfte (Handgriffe)

- Die linke Hand hält die Ferse: Der Daumen liegt an der lateralen Fläche, die Finger an der medialen Fläche.
- Die rechte Hand liegt an der dorsalen Fläche des Metatarsus, der Daumen an der lateralen Fläche und die Finger an der medialen Fläche des Vorfußes.

Anwendung der Technik Die Bewegung wird durch simultane und gleichmäßige Aktion beider Arme erzeugt. Der linke Arm wandert abwärts und der rechte Arm aufwärts.

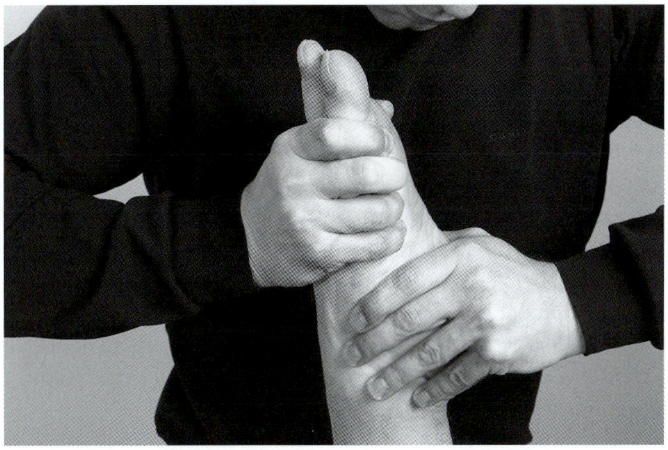

Abb. 9.5 Plantarflexion

Dorsalextension

(➤ Abb. 9.6)

Richtung Dorsalextension von Fuß und Knöchel
Symbol DE
Ausgangsstellung Patient Bauchlage mit 90° Knieflexion
Ausgangsstellung Therapeut Im Stand neben dem Knie des Patienten, das rechte Knie auf die Behandlungsliege gesetzt, um das linke Schienbein des Patienten zu unterstützen
Lokalisation der einwirkenden Kräfte (Handgriffe)

- Die linke Hand hält die Ferse von hinten, mit dem Daumen auf der lateralen Fläche und den Fingern auf der medialen Fläche der Ferse.
- Die rechte Hand liegt an der Fußsohle des Mittelfußes, der Daumen an der lateralen Fläche und die Finger an der medialen Fläche des Vorfußes.

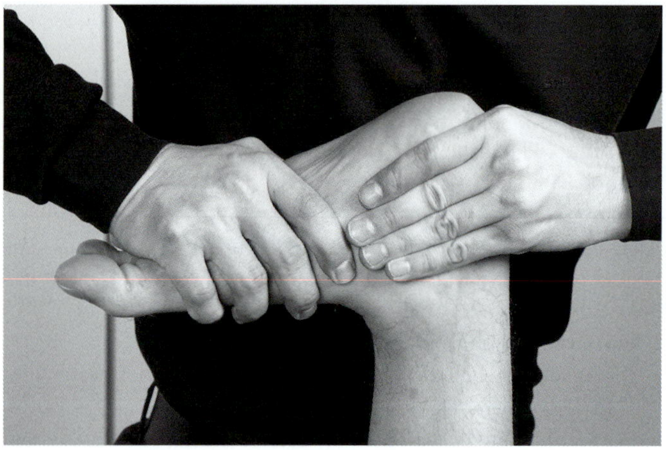

Abb. 9.6 Dorsalextension

Anwendung der Technik Die Bewegung wird durch simultane und gleichmäßige Aktion beider Arme erzeugt. Der linke Arm wandert aufwärts und der rechte Arm wandert abwärts.

Supination

(➤ Abb. 9.7)

Richtung Supination von Fuß und Knöchel
Symbol Sup
Ausgangsstellung Patient Bauchlage mit 90° Knieflexion
Ausgangsstellung Therapeut Im Stand neben dem Knie des Patienten, das rechte Knie auf die Behandlungsliege gesetzt, um das linke Schienbein des Patienten zu unterstützen
Lokalisation der einwirkenden Kräfte (Handgriffe)

- Für die Plantarflexionskomponente hält die linke Hand die Ferse mit dem Daumen an der lateralen Fläche und den Fingern an der medialen Fläche.
- Die rechte Hand ist über der dorsalen Fläche des Mittelfußes platziert, der Daumen über der lateralen Fläche und die Finger über der medialen Fläche des Vorfußes.
- Nach der Plantarflexion wandert die linke Hand hinter die Ferse, wobei sie simultan die Plantarflexionsposition des Rückfußes aufrechterhält. Die Veränderung des Griffs ist eine Voraussetzung für die Einführung von Inversion und medialen Rotationsbewegungen.

Anwendung der Technik Die Supinationsbewegung beginnt mit Plantarflexion (d. h. Bewegung in der Sagittalebene). Beide Arme bewegen sich simultan und gleichmäßig, um die erste Plantarflexionsbewegung zu produzieren. Während die Plantarflexion aufrechterhalten wird, wird der Griff geändert. Danach werden Fuß und Knöchel in die Inversion (d. h. Bewegung in der Frontalebene) bewegt, wobei beide Hände simultan und gleichmäßig arbeiten. Die letzten Komponenten der Supinationsbewegung sind die mediale Rotation des Rückfußes und die Adduktion des Vorfußes (d. h. Bewegung in der Transversalebene). Während der Bewegung in der Transversalebene werden die vorherigen Komponenten gehalten.

Pronation

(➤ Abb. 9.8)

Richtung Pronation von Fuß und Knöchel
Symbol Pron
Ausgangsstellung Patient Bauchlage mit 90° Knieflexion
Ausgangsstellung Therapeut Im Stand neben dem Knie des Patienten, das rechte Knie auf die Behandlungsliege gesetzt, um das linke Schienbein des Patienten zu unterstützen
Lokalisation der einwirkenden Kräfte (Handgriffe)

- Die linke Hand hält die Ferse von hinten mit dem Daumen entlang der lateralen Fläche und den Fingern entlang der medialen Fläche der Ferse.
- Die rechte Hand liegt an der Fußsohle des Mittelfußes, der Daumen an der lateralen Fläche und die Finger an der medialen Fläche des Vorfußes.

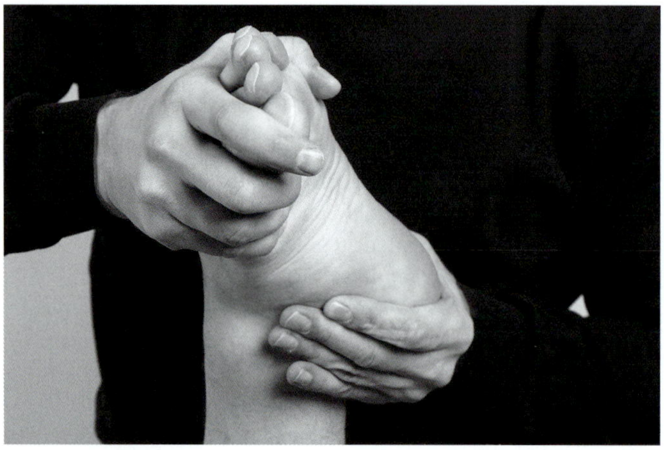

Abb. 9.7 Supination

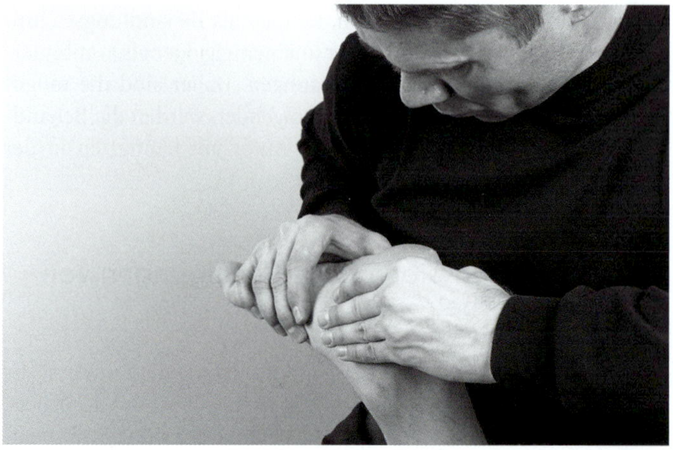

Abb. 9.8 Pronation

Anwendung der Technik

- Die Pronationsbewegung beginnt mit Dorsalextension (d. h. Bewegung in der Sagittalebene). Beide Arme bewegen sich simultan und gleichmäßig, um die Dorsalextensionsbewegung zu erzeugen. Während die Dorsalextension gehalten wird, werden Fuß und Knöchel in die Eversion bewegt (d. h. Bewegung in der Frontalebene). Die letzten Komponenten der Pronation sind die laterale Rotation des Rückfußes und die Abduktion des Vorfußes (d. h. Bewegung in der Transversalebene). Während der Bewegung in der Transversalebene werden die übrigen Komponenten gehalten.
- Im Allgemeinen belasten Supinations- und Pronationsbewegungen Fuß und Knöchel auf allen drei Bewegungsebenen. Die Reihenfolge der Bewegungskomponenten, die oben beschrieben wurde, repräsentiert die Routine-Untersuchungssequenz. Allerdings kann die Reihenfolge der Bewegungen verändert werden, wenn dies für die Störung des Patienten erforderlich ist. Zum Beispiel kann der Patient ein schmerzprovozierendes Bewegungsmuster zeigen, bei dem die dominante Bewegungskomponente des Rückfußes bei der Eversion (d. h. in Frontalebene) und beim Vorfuß in Abduktion (d. h. in Transversalebene) auftritt. In diesem Fall kann es hilfreich sein, diese Bewegungskomponenten bei der passiven Bewegungsuntersuchung simultan zu kombinieren.
- Wenn die physiologischen Bewegungen des gesamten Fußes und Knöchels die Symptome des Patienten reproduzieren oder Bewegungsstörungen aufdecken, wird die Untersuchung fortgesetzt. In der nächsten Untersuchungsphase werden die passiven physiologischen Bewegungen einzeln vom Rück- und vom Vorfuß getestet. Besteht die Hypothese, dass die Bewegungen des Rückfußes relevant für die Störung des Patienten sind, ist es sinnvoll, mit den physiologischen Bewegungen des Rückfußes zu beginnen. Trotzdem ist es genauso wichtig, den Vorfuß zu untersuchen, um nachzuweisen, dass die passiven physiologischen Bewegungen des Vorfußes für die Störung des Patienten nicht relevant sind.

9.9.2 Passive physiologische Bewegungen des Rückfußes

Die Bewegungen des Rückfußes beziehen drei Gelenke mit ein: das distale Tibiofibulargelenk, TCG und STG. Die Bewegungen des Vorfußes schließen das MTG sowie die Intertarsalgelenke, Tarsometatarsalgelenke und Intermetatarsalgelenke mit ein.

Plantarflexion des Rückfußes

(➤ Abb. 9.9)

Die Plantarflexion des Rückfußes ist grundsätzlich dieselbe Bewegung wie die Plantarflexion des ganzen Fußes und Knöchels. Der einzige Unterschied besteht darin, dass die Bewegung am Rückfuß lokalisiert ist. Daher wird die rechte, distale Hand auf die Dorsalseite von Taluskopf und -hals, gleich neben den Knöchel, gelegt. Der Vorfuß wird der Bewegung folgen, aber ohne Belastung der Vorfußstrukturen.

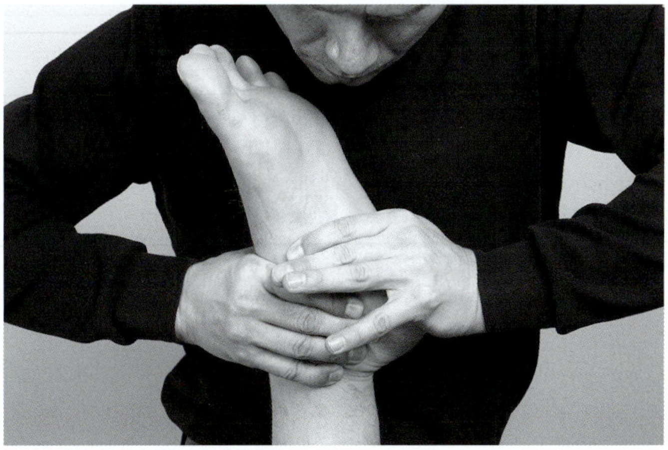

Abb. 9.9 Plantarflexion des Rückfußes

Richtung Plantarflexion des Rückfußes
Symbol Rückfuß PF
Ausgangsstellung Patient Bauchlage mit 90° Knieflexion
Ausgangsstellung Therapeut Im Stand neben dem Knie des Patienten, das rechte Knie auf die Behandlungsliege gesetzt, um das linke Schienbein des Patienten zu unterstützen
Lokalisation der einwirkenden Kräfte (Handgriffe)

- Die linke Hand hält die Ferse: Der Daumen liegt um die laterale Fläche, die Finger liegen um die mediale Fläche.
- Die rechte Hand wird über die dorsale Seite von Kopf und Hals des Talus platziert, der Daumen über die laterale Fläche und der Zeigefinger über die mediale Fläche des Talushalses.

Anwendung der Technik Die Bewegung wird durch simultane und gleichmäßiger Aktion beider Arme erzeugt. Der linke Arm bewegt sich abwärts, der rechte Arm aufwärts.

Dorsalextension des Rückfußes

(➤ Abb. 9.10)

Für die Dorsalextension des Rückfußes umfasst die distale, rechte Hand die plantare Fläche des distalen Calcaneus.

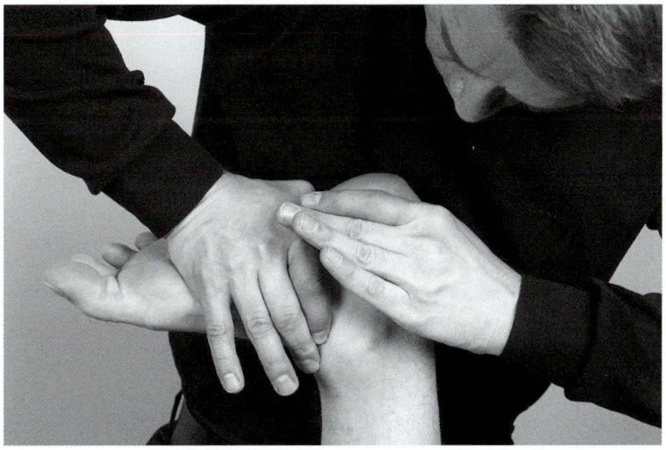

Abb. 9.10 Dorsalextension des Rückfußes

Richtung Dorsalextension des Rückfußes
Symbol Rückfuß DE
Ausgangsstellung Patient Bauchlage mit 90° Knieflexion
Ausgangsstellung Therapeut Im Stand neben dem Knie des Patienten, das rechte Knie auf die Behandlungsliege gesetzt, um das linke Schienbein des Patienten zu unterstützen
Lokalisation der einwirkenden Kräfte (Handgriffe)

- Die linke Hand hält die Ferse von hinten mit dem Daumen entlang der lateralen Fläche und den Fingern entlang der medialen Fläche der Ferse.
- Die rechte Hand wird auf die plantare Fläche des distalen Calcaneus gelegt, der Daumen auf die laterale Fläche und der Zeigefinger auf die mediale Fläche der Ferse und des Talus.

Anwendung der Technik Die Bewegung wird durch simultane und gleichzeitige Aktion beider Arme erzeugt. Der linke Arm bewegt sich aufwärts, der rechte Arm abwärts.

Supination des Rückfußes

(➤ Abb. 9.11)

Für die Supination des Rückfußes wird die rechte, distale Hand auf die Dorsalseite von Kopf und Hals des Talus, gleich neben dem Knöchel, platziert.

Richtung Supination des Rückfußes
Symbol Rückfuß Sup
Ausgangsstellung Patient Bauchlage mit 90° Knieflexion
Ausgangsstellung Therapeut Im Stand neben dem Knie des Patienten, das rechte Knie auf die Behandlungsliege gesetzt, um das linke Schienbein des Patienten zu unterstützen
Lokalisation der einwirkenden Kräfte (Handgriffe)

- Die linke Hand hält die Ferse: Der Daumen ist um die laterale Fläche und die Finger sind um die mediale Fläche gelegt.
- Die distale, rechte Hand wird auf der Dorsalseite von Kopf und Hals des Talus, gleich neben dem Knöchel, platziert.
- Nach der Plantarflexion wandert die linke Hand hinter die Ferse, wobei gleichzeitig die Plantarflexion des Rückfußes aufrechterhalten wird. Die Veränderung des Griffs ist Voraussetzung für die Einführung von Inversion und medialer Rotationsbewegungen. Die rechte Hand wendet sich zur linken Hand. Der Daumen der rechten Hand hält den Talus lateral und der Zeigefinger den Talus medial.

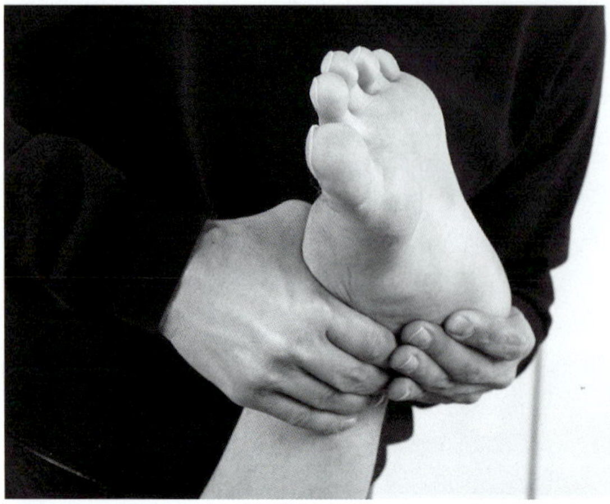

Abb. 9.11 Supination des Rückfußes

Anwendung der Technik Die Supinationsbewegung beginnt mit Plantarflexion (d. h. Bewegung in der Sagittalebene). Beide Arme bewegen sich simultan und gleichmäßig, um die Plantarflexionsbewegung zu erzeugen. Während die Plantarflexion gehalten wird, wird der Griff verändert. Danach wird der Rückfuß in die Inversion (d. h. Bewegung in der Frontalebene) bewegt, mit beiden Händen gleichmäßig und gleichzeitig arbeitend. Die letzte Komponente der Supinationsbewegung ist die mediale Rotation des Rückfußes (d. h. Bewegung in der Transversalebene). Während der Bewegungen in der Transversalebene werden die übrigen Komponenten aufrechterhalten.

Pronation des Rückfußes

(➤ Abb. 9.12)

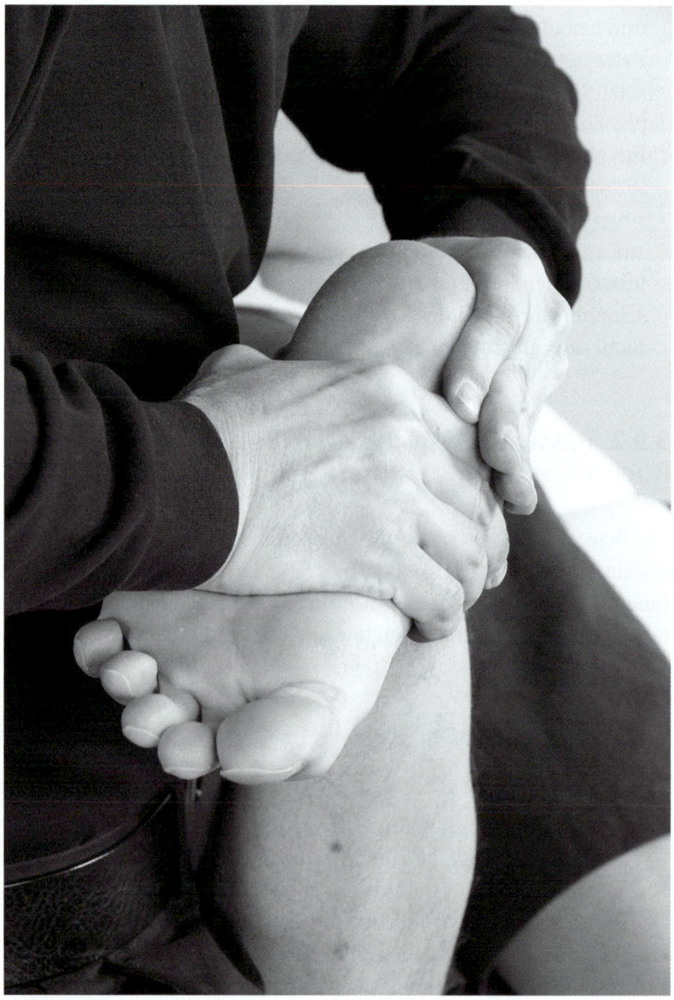

Abb. 9.12 Pronation des Rückfußes

9

Für die Pronation des Rückfußes wird die distale, rechte Hand auf die plantare Fläche des distalen Calcaneus gelegt.

Richtung Pronation des Rückfußes
Symbol Rückfuß Pron
Ausgangsstellung Patient Bauchlage mit 90° Knieflexion
Ausgangsstellung Therapeut Im Stand neben dem Knie des Patienten, das rechte Knie auf die Behandlungsliege gesetzt, um das linke Schienbein des Patienten zu unterstützen
Lokalisation der einwirkenden Kräfte (Handgriffe)

- Die linke Hand hält die Ferse von hinten, mit dem Daumen entlang der lateralen Fläche und den Fingern entlang der medialen Fläche der Ferse.
- Die recht Hand liegt auf der plantaren Fläche des distalen Calcaneus.

Anwendung der Technik Die Pronationsbewegung beginnt mit Dorsalextension (d. h. Bewegung in der Sagittalebene). Beide Arme bewegen sich simultan und gleichzeitig, um die Dorsalextensionsbewegung zu erzeugen. Während die Dorsalextensionsposition gehalten wird, wird der Rückfuß in Eversion (d. h. Bewegung in der Frontalebene) bewegt. Die letzte Komponente der Pronationsbewegung ist die laterale Rotation des Rückfußes (d. h. Bewegung in der Transversalebene). Während der Bewegungen in der Transversalebene werden die übrigen Komponenten gehalten.

9.9.3 Passive physiologische Bewegungen des Vorfußes

Für die Untersuchung der unabhängigen Vorfußbewegungen wird der Rückfuß in Neutralstellung gehalten. Dazu fixiert die proximale Hand den Rückfuß, während die distale Hand die physiologische Bewegung des Vorfußes erzeugt.

Plantarflexion des Vorfußes

(➤ Abb. 9.13)

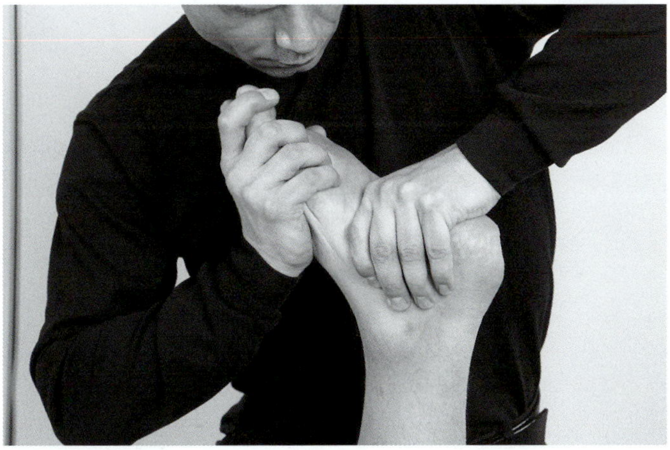

Abb. 9.13 Plantarflexion des Vorfußes

Für die Plantarflexion des Vorfußes wird die proximale Hand über die plantare Fläche des Calcaneus gelegt.

Richtung Plantarflexion des Vorfußes
Symbol Vorfuß PF
Ausgangsstellung Patient Bauchlage mit 90° Knieflexion
Ausgangsstellung Therapeut Im Stand neben dem Knie des Patienten, das rechte Knie auf die Behandlungsliege gesetzt, um das linke Schienbein des Patienten zu unterstützen
Lokalisation der einwirkenden Kräfte (Handgriffe)

- Die linke Hand hält den Rückfuß in Neutralstellung.
- Die distale, rechte Hand wird auf die Fußsohle des Mittelfußes gelegt, mit dem Daumen auf der lateralen Fläche und den Fingern auf der medialen Fläche des Vorfußes.

Anwendung der Technik Die Bewegung wird erzeugt, indem der Therapeut seinen rechten Arm aufwärts bewegt. Der linke Arm erzeugt eine Gegenkraft nach unten, um die Position des Rückfußes zu halten.

Dorsalextension des Vorfußes

(➤ Abb. 9.14)

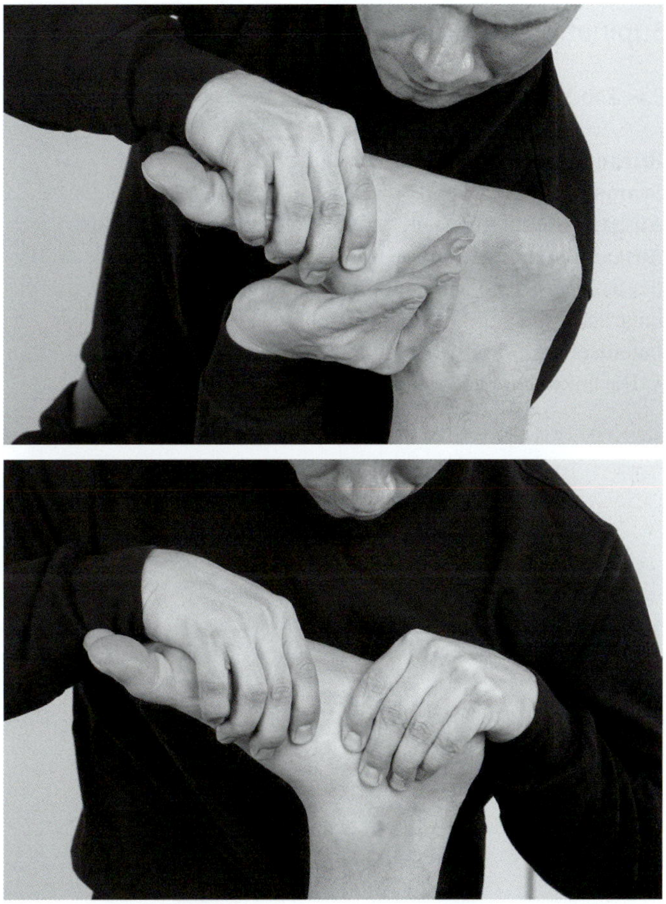

Abb. 9.14 A, B Dorsalextension des Vorfußes

Für die Dorsalextension des Vorfußes kann die proximale, linke Hand entweder auf die dorsale Seite von Kopf und Hals des Talus (➤ Abb. 9.14A) oder auf die plantare Fläche des Calcaneus (➤ Abb. 9.14B) gelegt werden.

Richtung Dorsalextension des Vorfußes
Symbol Vorfuß DE
Ausgangsstellung Patient Bauchlage mit 90° Knieflexion
Ausgangsstellung Therapeut Im Stand neben dem Knie des Patienten, das rechte Knie auf die Behandlungsliege gesetzt, um das linke Schienbein des Patienten zu unterstützen
Lokalisation der einwirkenden Kräfte (Handgriffe)
- Die linke Hand hält den Rückfuß in Neutralstellung.
- Die rechte Hand wird auf die Fußsohle des Mittelfußes gelegt, mit dem Daumen auf der lateralen Fläche und den Fingern auf der medialen Fläche des Vorfußes.

Anwendung der Technik Die Bewegung wird durch eine Abwärtsbewegung der rechte Hand und des Armes erzeugt. Die linke Hand und der Arm erzeugen eine Gegenkraft, um die Position des Rückfußes aufrechtzuhalten. Wenn die linke Hand auf die Dorsalseite des Taluskopfes und -halses gelegt wurde, wird eine Gegenkraft nach oben erzeugt; liegt die linke Hand dagegen auf der plantaren Fläche des Calcaneus, ist die Gegenkraft nach unten gerichtet.

Supination des Vorfußes

(➤ Abb. 9.15)

Richtung Supination des Vorfußes
Symbol Vorfuß Sup
Ausgangsstellung Patient Bauchlage mit 90° Knieflexion
Ausgangsstellung Therapeut Im Stand neben dem Knie des Patienten, das rechte Knie auf die Behandlungsliege gesetzt, um das linke Schienbein des Patienten zu unterstützen
Lokalisation der einwirkenden Kräfte (Handgriffe)
- Die linke Hand hält den Rückfuß in Neutralstellung.

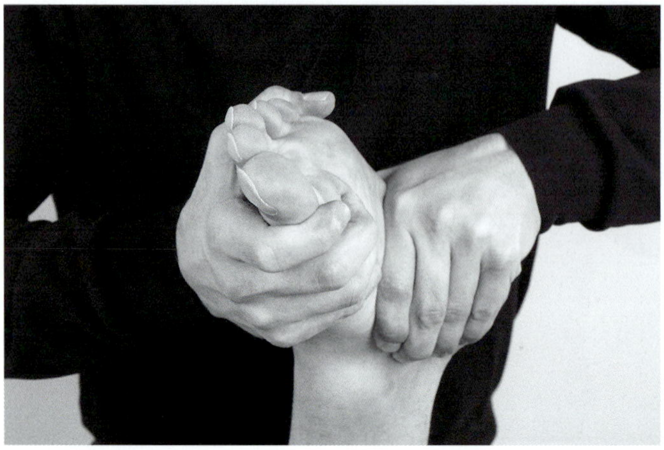

Abb. 9.15 Supination des Vorfußes

- Die distale, rechte Hand wird auf der dorsalen Fläche des Metatarsals, mit dem Daumen auf der lateralen Fläche und den Fingern auf der medialen Fläche des Vorfußes, platziert.

Anwendung der Technik Die Supinationsbewegung beginnt mit Plantarflexion (d. h. Bewegung in der Sagittalebene). Die linke Hand hält den Rückfuß in Neutralstellung und die rechte Hand erzeugt die Plantarflexionsbewegung. Während die Plantarflexion gehalten wird, wird der Vorfuß in die Inversion (d. h. Bewegung in der Frontalebene) bewegt. Die letzte Komponente der Vorfußsupination ist die Adduktion (d. h. Bewegung in der Transversalebene). Während der Bewegung in der Transversalebene werden die übrigen Komponenten gehalten.

Pronation des Vorfußes

(➤ Abb. 9.16)

Richtung Pronation des Vorfußes
Symbol Vorfuß Pro
Ausgangsstellung Patient Bauchlage mit 90° Knieflexion

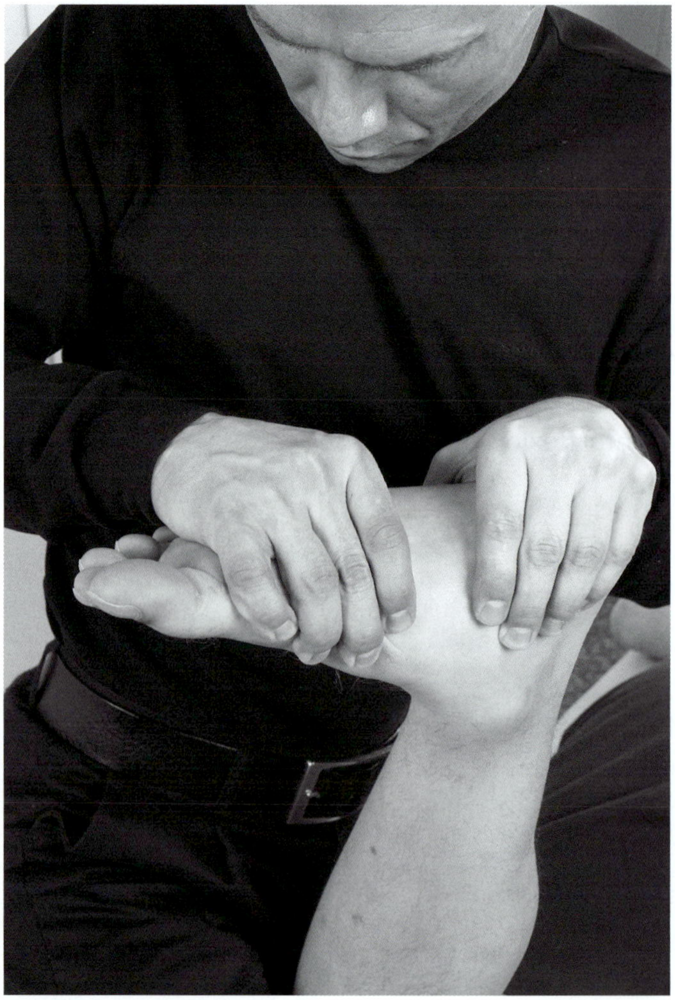

Abb. 9.16 Pronation des Vorfußes.

9

Ausgangsstellung Therapeut Im Stand neben dem Knie des Patienten, das rechte Knie auf die Behandlungsliege gesetzt, um das linke Schienbein des Patienten zu unterstützen

Lokalisation der einwirkenden Kräfte (Handgriffe) Die linke Hand hält den Rückfuß in Neutralstellung. Die distale, rechte Hand wird auf die Fußsohle des Mittelfußes gelegt, mit dem Daumen auf der lateralen Fläche und den Fingern auf der medialen Fläche des Vorfußes.

Anwendung der Technik

- Die Pronationsbewegung beginnt mit Dorsalextension (d. h. Bewegung in der Sagittalebene). Die linke Hand hält den Rückfuß in Neutralstellung und die rechte Hand erzeugt die Dorsalextensionsbewegung. Während die Dorsalextensionsbewegung gehalten wird, wird der Vorfuß in Eversion (d. h. Bewegung in der Frontalebene) bewegt. Die letzte Komponente der Vorfußpronationsbewegung ist die Abduktion (d. h. Bewegung in der Transversalebene).
- Während der Bewegungen in der Transversalebene werden die vorherigen Komponenten gehalten.
- Falls die passiven physiologischen Bewegungen des Rückfußes oder Vorfußes die Symptome des Patienten reproduzieren oder Bewegungsstörungen aufdecken, werden die Differenzierungstests der einzelnen Gelenke fortgeführt. Bei der Rückfußdifferenzierung des distalen Tibiofibulargelenks werden TCG und STG ausgeführt. Beim Vorfuß beginnt die Differenzierung zwischen den transversalen Gelenkreihen. MTG, Intertarsalgelenke und Tarsometatarsalgelenke bilden die drei Transversalreihen im Vorfuß. Die Differenzierung der longitudinalen Strahlen, d. h. der Intermetatarsalräume, sollte ebenfalls ausgeführt werden.

9.9.4 Passive physiologische Rotation und Inversions-/Eversionsbewegungen des Rückfußes

Bei der Rückfußdifferenzierung werden Tests zwischen den Gelenken mit physiologischen IR/AR, Inv/Ev und Zusatzbewegungen ausgeführt. Die physiologischen Bewegungen des Rückfußes sollten in der Transversal- und Frontalebene unabhängig voneinander untersucht werden, um diese Bewegungen in verschiedenen Winkeln der Dorsalextension und Plantarflexion zu testen.

Innenrotation und Außenrotation

(➤ Abb. 9.17)

Richtung Innen-/Außenrotation des Talus und Calcaneus

Symbole IR und AR ↻ und ↺

Ausgangsstellung Patient Bauchlage mit 90° Knieflexion

Ausgangsstellung Therapeut Im Stand neben dem Knie des Patienten, das rechte Knie auf die Behandlungsliege gesetzt, um das linke Schienbein des Patienten zu unterstützen

Lokalisation der einwirkenden Kräfte (Handgriffe)

- Die linke Hand greift posterior um den Calcaneus.
- Der Daumen liegt lateral und die übrigen Finger liegen medial an.
- Die rechte Hand umfasst von anterior den Talus, mit dem Daumen lateral und dem Zeigefinger medial anliegend.

Anwendung der Technik Beide Arme rotieren gleichzeitig und gleichmäßig in dieselbe Richtung, z. B. in Innenrotation (➤ Abb. 9.17A). Auf diese Weise wird die Innenrotation auf das STG und das TCG übertragen und Bandbreite, Qualität und Symptomreaktion der Bewegung werden getestet. Bei einer Symptomre-

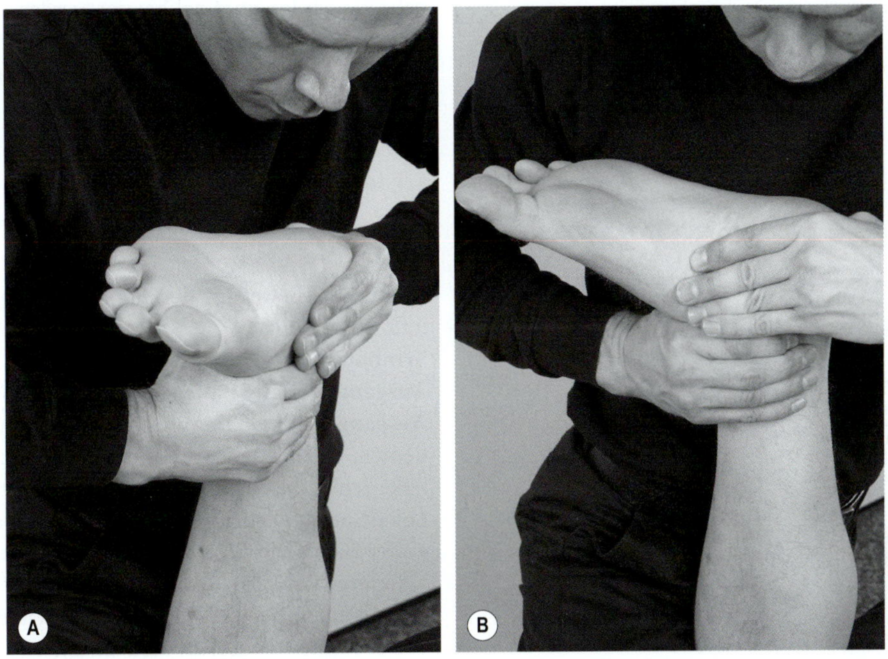

Abb. 9.17 **A** Innenrotation, **B** Außenrotation von Talus und Calcaneus

produktion kann zwischen STG und TCG differenziert werden, indem das Rotations-Derotationsprinzip angewandt wird. Derselbe Test wird in Richtung Außenrotation wiederholt (➤ Abb. 9.17B).

Inversion und Eversion

(➤ Abb. 9.18)

Richtung Inversion/Eversion
Symbole Inv/Ev
Ausgangsstellung Patient Bauchlage mit 90° Knieflexion.

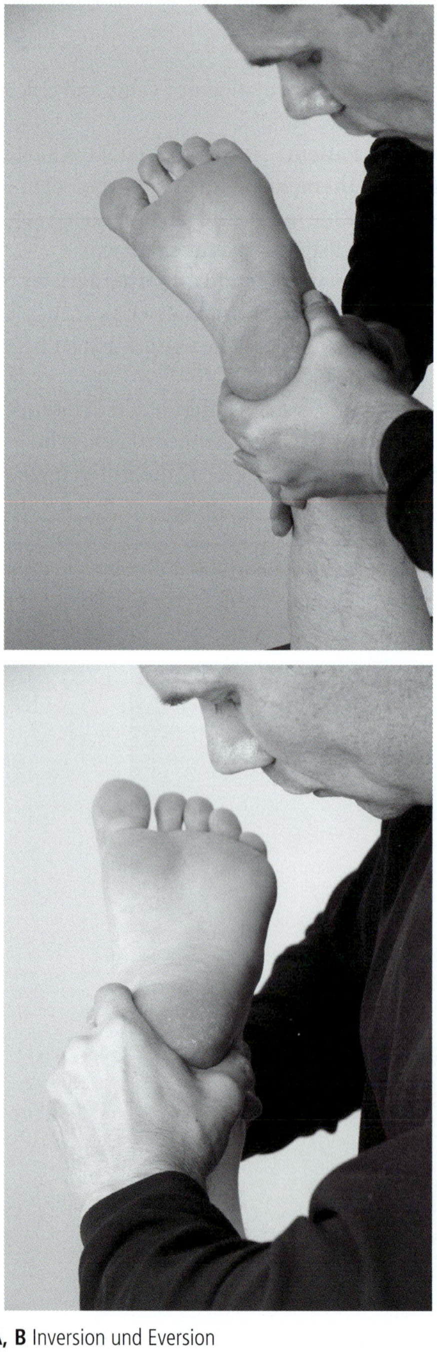

Abb. 9.18 A, B Inversion und Eversion

Ausgangsstellung Therapeut Im Stand neben dem Knie des Patienten, das rechte Knie auf die Behandlungsliege gesetzt, um das linke Schienbein des Patienten zu unterstützen
Lokalisation der einwirkenden Kräfte (Handgriffe)

- Die linke Hand umfasst von posterior den Calcaneus.
- Der Daumen liegt lateral und die übrigen Finger liegen medial an.
- Die rechte Hand greift von anterior um den Talus, mit dem Daumen lateral und dem Zeigefinger medial anliegend.

Anwendung der Technik Beide Arme rotieren gleichzeitig und gleichmäßig in dieselbe Richtung, z. B. in Inversion (➤ Abb. 9.18A). Auf diese Weise wird die Inversion auf das STG und das TCG übertragen und Bandbreite, Qualität und Symptomreaktion der Bewegung werden getestet. Bei einer Symptomreproduktion kann zwischen STG und TCG differenziert werden, indem das gleiche Prinzip wie bei der Rotation angewandt wird. Derselbe Test wird in Richtung der Eversion wiederholt (➤ Abb. 9.18B).

9.9.5 Passive Zusatzbewegungen des Rückfußes

Zusatzbewegungen des Rückfußes sind Longitudinalbewegungen nach kaudal (Distraktion) und kranial (Kompression), Transversalbewegungen nach medial und lateral sowie anteroposteriore (AP) und posteroanteriore (PA) Bewegungen. Im Untersuchungs- und Differenzierungsprozess ist es sinnvoll, die Zusatzbewegungen des Rückfußes in der Stellung zu untersuchen, in der die Bewegungseinschränkung besteht.

Distales Tibiofibulargelenk

Die Zusatzbewegungen des distalen Tibiofibulargelenks sind PA, AP und Kompression. Hypothetisch kann das distale Tibiofibulargelenk auch longitudinal bewegt werden. Allerdings muss die Bewegung mit der Hebelwirkung des Rückfußes ausgeführt werden. Die Techniken für PA, AP und Kompression für das distale Tibiofibulargelenk werden unten beschrieben.

Posteroanteriore Bewegung

(➤ Abb. 9.19)

Richtung Bewegung der Fibula in Bezug zur Tibia in posteroanteriore Richtung
Symbole PA ↓
Ausgangsstellung Patient Bauchlage mit 90° Knieflexion
Ausgangsstellung Therapeut Im Stand neben dem Knie des Patienten, das rechte Knie auf die Behandlungsliege gesetzt, um das linke Schienbein des Patienten zu unterstützen
Lokalisation der einwirkenden Kräfte (Handgriffe)

- Der Hand- oder Daumenballen der linken Hand wird an den posterioren Rand des Malleolus lateralis angelegt. Der Daumen zeigt nach unten, die übrigen Finger zeigen in Richtung der Zehen.
- Der rechte Handballen wird am anterioren Rand des Malleolus medialis angelegt. Die Finger zeigen in Richtung Ferse.

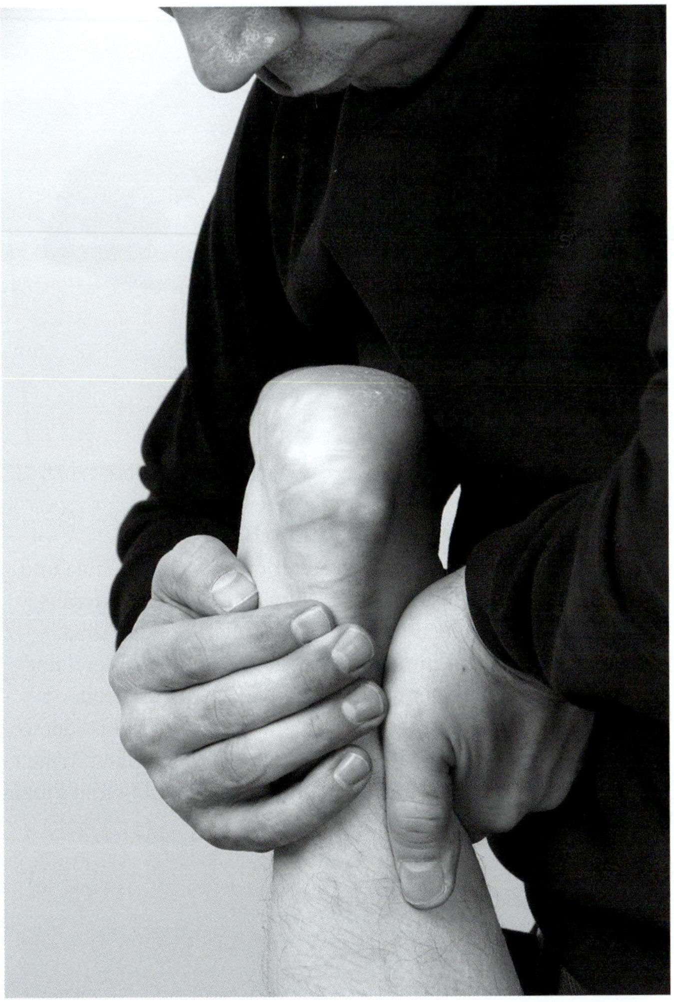

Abb. 9.19 Bewegung der Fibula in Bezug zur Tibia in posteroanteriore Richtung

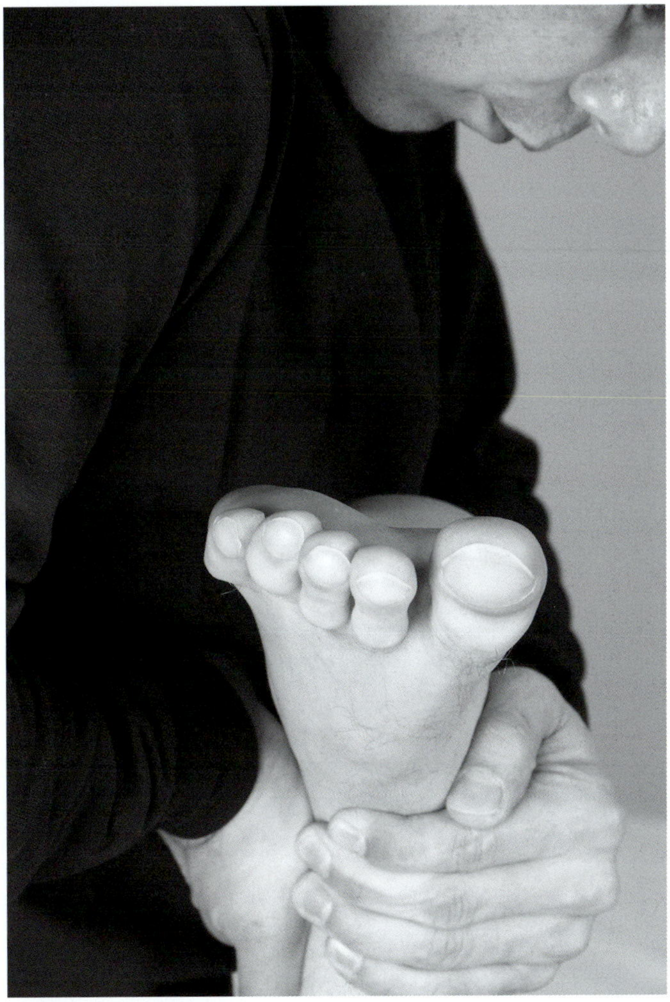

Abb. 9.20 Bewegung der Fibula in Bezug zur Tibia in anteroposteriore Richtung

Anwendung der Technik Beide Unterarme werden einander gegenüber ausgerichtet. Die Bewegung wird mit dem linken Arm erzeugt. Der rechte Arm hält die Stellung der Tibia aufrecht.

Anteroposteriore Bewegung

(➤ Abb. 9.20)

Richtung Bewegung der Fibula in Bezug zur Tibia in anteroposteriore Richtung
Symbole AP ↕
Ausgangsstellung Patient Bauchlage mit 90° Knieflexion
Ausgangsstellung Therapeut Im Stand neben dem Knie des Patienten, das rechte Knie auf die Behandlungsliege gesetzt, um das linke Schienbein des Patienten zu unterstützen
Lokalisation der einwirkenden Kräfte (Handgriffe)

- Der rechte Handballen wird an die anteriore Fläche des Malleolus lateralis gelegt. Der Daumen zeigt nach unten, die übrigen Finger sind posterior um den Knöchel gespreizt.
- Der linke Handballen wird gegen die posteriore Fläche des Malleolus medialis gelegt; die Finger sind anterior um den Knöchel gespreizt.

Anwendung der Technik Die Unterarme werden einander gegenüber ausgerichtet; die Bewegung wird mit dem rechten Arm erzeugt. Der linke Arm hält die Stellung der Tibia aufrecht.

Kompression

(➤ Abb. 9.21)

Richtung Bewegung der Fibula in Richtung der Tibia
Symbol ≻•≺
Ausgangsstellung Patient Bauchlage mit 90° Knieflexion
Ausgangsstellung Therapeut Im Stand am Ende des Behandlungstisches, Blickrichtung entlang des Beins des Patienten
Lokalisation der einwirkenden Kräfte (Handgriffe)

- Der linke Handballen wird auf den Malleolus lateralis gelegt und der rechte Handballen auf den Malleolus medialis.
- Die Finger sind entlang der Achse des Unterschenkels ausgestreckt, in Richtung Knie zeigend.

Anwendung der Technik Die Unterarme sind einander gegenüber ausgerichtet. Die Bewegung wird durch gleichzeitige und gleiche Aktion beider Arme entlang der Achse der Unterarme erzeugt.

9

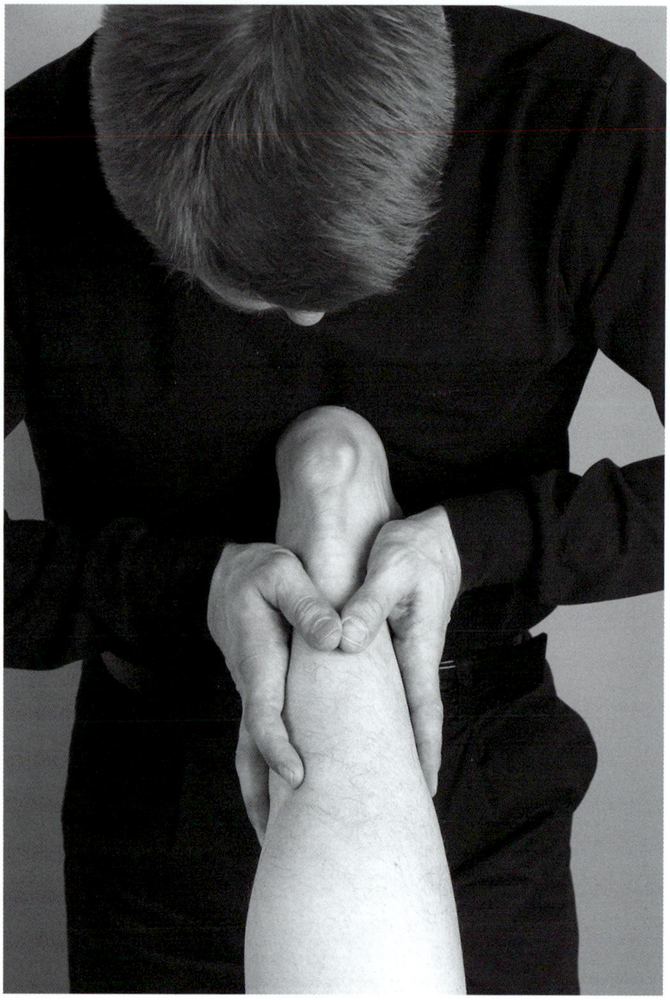

Abb. 9.21 Kompression: Bewegung der Fibula in Richtung der Tibia

Talokruralgelenk

Die Zusatzbewegungen des oberen Sprunggelenks sind PA, AP, Distraktion und Kompression. Hypothetisch kann das TCG auch in eine transverse Richtung bewegt werden, aber die Bewegung ist sehr klein, weil die distale tibiofibulare Syndesmose den Talus medial und lateral einschließt. Daher werden in diesem Text die Techniken von PA, AP, Kompression und Distraktion für das TCG beschrieben.

Posteroanteriore Bewegung

(➤ Abb. 9.22)

Richtung Posteroanteriore Bewegung des Talus in Bezug zu Tibia und Fibula
Symbole PA↧
Ausgangsstellung Patient Bauchlage mit 90° Knieflexion
Ausgangsstellung Therapeut Im Stand neben dem Knie des Patienten, das rechte Knie auf die Behandlungsliege gesetzt, um das linke Schienbein des Patienten zu unterstützen

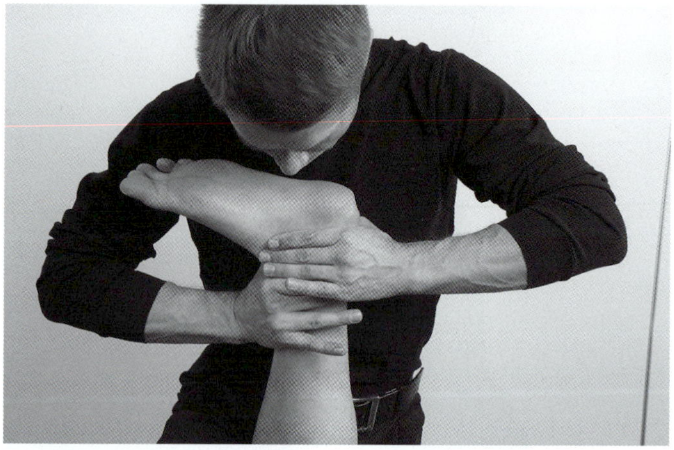

Abb. 9.22 Posteroanteriore Bewegung des Talus in Bezug zu Tibia und Fibula

Lokalisation der einwirkenden Kräfte (Handgriffe)

- Die rechte Hand wird gegen die anteriore Fläche von Tibia und Fibula gelegt, mit dem Daumen lateral am Malleolus lateralis und den übrigen Fingern medial am distalen Teil der Tibia.
- Die linke Hand liegt hinter dem Talus, der Daumen lateral und Zeige- und Mittelfinder medial, knapp distal der Malleoli.

Anwendung der Technik Die Unterarme werden einander gegenüber ausgerichtet. Die Bewegung wird mit dem linken Arm erzeugt, während die rechte Hand die Position von Tibia und Fibula aufrechterhält.

Anteroposteriore Bewegung

(➤ Abb. 9.23)

Richtung Anteroposteriore Bewegung des Talus in Bezug zur Tibia und Fibula
Symbole AP↥
Ausgangsstellung Patient Bauchlage mit 90° Knieflexion
Ausgangsstellung Therapeut Im Stand neben dem Knie des Patienten, das rechte Knie auf die Behandlungsliege gesetzt, um das linke Schienbein des Patienten zu unterstützen

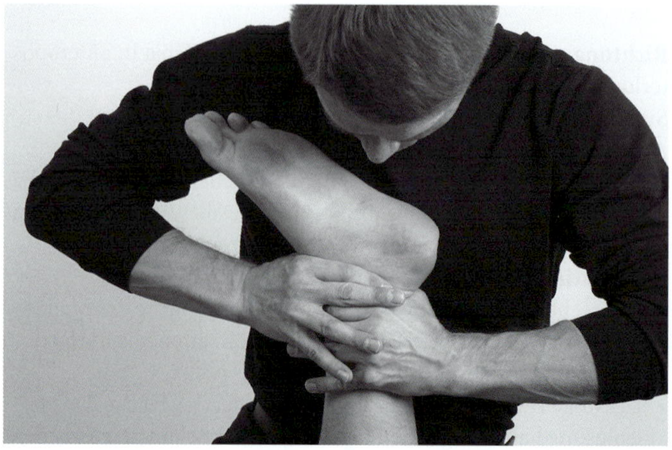

Abb. 9.23 Anteroposteriore Bewegung des Talus in Bezug zu Tibia und Fibula

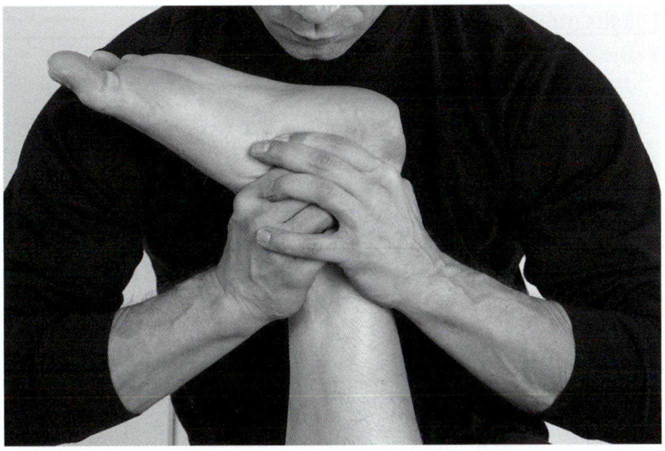

Abb. 9.24 Distraktion: Bewegung des Talus in kaudaler Richtung entlang der Achse der Tibia

Lokalisation der einwirkenden Kräfte (Handgriffe)

- Die linke Hand liegt der posterioren Fläche von Tibia und Fibula an, mit dem Daumen lateral am Malleolus lateralis und den übrigen Fingern medial am distalen Teil der Tibia.
- Die rechte Hand liegt vor dem Talus, der Daumen lateral und Zeige- und Mittelfinger medial, knapp distal der Malleoli.

Anwendung der Technik Die Unterarme sind einander gegenüber ausgerichtet. Die Bewegung wird mit dem rechten Arm erzeugt, während die linke Hand die Position von Tibia und Fibula aufrechterhält.

Distraktion

(➤ Abb. 9.24)

Richtung Bewegung des Talus in kaudaler Richtung entlang der Achse der Tibia
Symbol ↔
Ausgangsstellung Patient Bauchlage mit 90° Knieflexion
Ausgangsstellung Therapeut Im Stand neben dem Knie des Patienten, das rechte Knie auf die Behandlungsliege gesetzt, um das linke Schienbein des Patienten zu unterstützen
Lokalisation der einwirkenden Kräfte (Handgriffe)

- Die rechte Hand liegt vor dem Talus, die linke Hand hinter dem Talus.
- Die Gewebe des ersten interossären Raums werden in Kontakt mit dem Talus gebracht.
- Die Daumen sind lateral positioniert, die übrigen Finger medial über den Rückfuß.

Anwendung der Technik Die Unterarme sind möglichst vertikal ausgerichtet. Beide Arme heben gleichzeitig den Talus in Richtung Decke, während das linke Knie die Position des Oberschenkels des Patienten hält.

Kompression

(➤ Abb. 9.25)

Die Kompression des TCG schließt immer die Kompression des STG ein. Daher wird diese Technik auch als Kompression des Rückfußes bezeichnet. Die Kompression kann aber mit anderen Bewegungen des Rückfußes kombiniert werden.

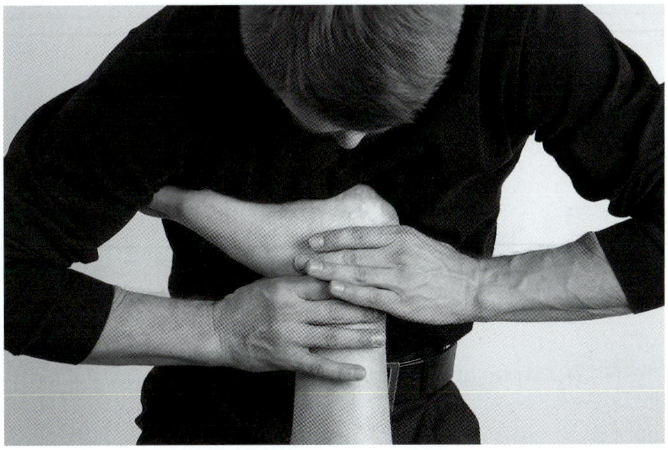

Abb. 9.25 Kompression des Rückfußes

Richtung Bewegung des Rückfußes in kraniale Richtung entlang der Achse der Tibia
Symbol ↔
Ausgangsstellung Patient Bauchlage mit 90° Knieflexion.
Ausgangsstellung Therapeut Im Stand neben dem Knie des Patienten
Lokalisation der einwirkenden Kräfte (Handgriffe) Die Hände unterstützen den Knöchel in Neutralstellung.
Anwendung der Technik Der Therapeut platziert sein Sternum über dem Rückfuß des Patienten. Die Kompression wird durch das Gewicht des Oberkörpers des Therapeuten erzeugt.

Bewegungen unter Kompression

Die Kompression des Rückfußes kann mit physiologischen oder Zusatzbewegungen kombiniert werden. Die Lokalisation der Kräfte wird mit demselben Griff ausgeführt, der für Bewegungen ohne Kompression verwendet wird. Die Kompression wird mit dem Gewicht des Oberkörpers des Therapeuten erzeugt.

Subtalargelenk

Beim unteren Sprunggelenk sind alle Zusatzbewegungen möglich. Die Kompression wurde bereits oben beschrieben. Andere Zusatzbewegungen des STG sind PA, AP, Distraktion und Transversalbewegungen nach medial und lateral.

Posteroanteriore Bewegung

(➤ Abb. 9.26)

Richtung Posteroanteriore Bewegung des Calcaneus in Bezug zum Talus
Symbole PA ↕
Ausgangsstellung Patient Bauchlage mit 90° Knieflexion

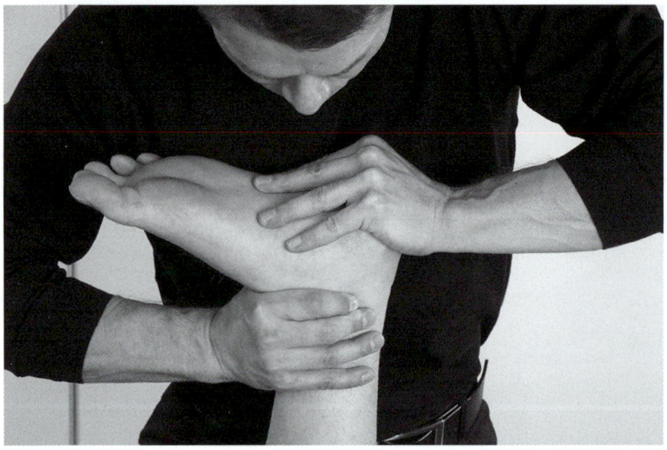

Abb. 9.26 Posteroanteriore Bewegung des Calcaneus in Bezug zum Talus

Ausgangsstellung Therapeut Im Stand neben dem Knie des Patienten, das rechte Knie auf die Behandlungsliege gesetzt, um das linke Schienbein des Patienten zu unterstützen

Lokalisation der einwirkenden Kräfte (Handgriffe)

- Die rechte Hand liegt der anterioren Fläche des Talus an, der Daumen ist lateral und die übrigen Finger sind medial positioniert.
- Die linke Hand umschließt die posteriore Fläche des Calcaneus, Daumen und Zeigefinger spreizen sich über und um den Calcaneus.

Anwendung der Technik Die Unterarme sind einander gegenüber ausgerichtet. Die Bewegung wird mit dem linken Arm erzeugt, während die rechte Hand die Position des Talus aufrechterhält.

Anteroposteriore Bewegung

(➤ Abb. 9.27)

Richtung Anteroposteriore Bewegung des Calcaneus in Bezug zum Talus

Symbole AP↑

Ausgangsstellung Patient Bauchlage in 90° Knieflexion

Ausgangsstellung Therapeut Im Stand neben dem Knie des Patienten, das rechte Knie auf die Behandlungsliege gesetzt, um das linke Schienbein des Patienten zu unterstützen

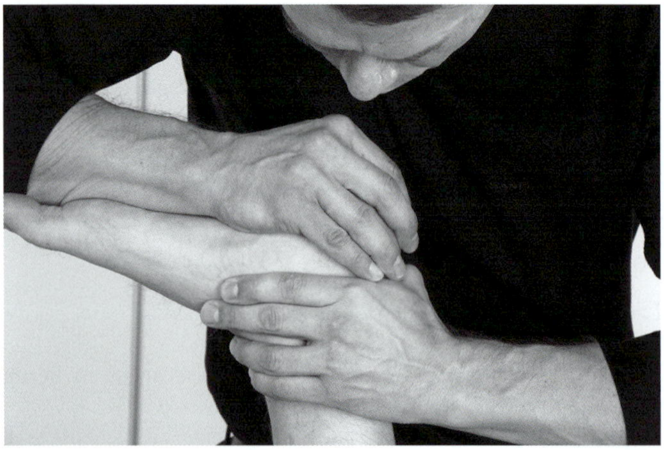

Abb. 9.27 Anteroposteriore Bewegung des Calcaneus in Bezug zum Talus

Lokalisation der einwirkenden Kräfte (Handgriffe)

- Die linke Hand liegt der posterioren Fläche des Talus an, mit dem Daumen lateral unter dem Malleolus lateralis und Zeige- und Mittelfinger medial unter dem Malleolus medialis. Die rechte Hand umschließt den Calcaneus anterior und von der plantaren Seite der Ferse.

Anwendung der Technik Die Unterarme sind einander gegenüber ausgerichtet. Die Bewegung wird mit dem rechten Arm erzeugt, während die linke Hand die Position des Talus hält.

Distraktion

(➤ Abb. 9.28)

Richtung Bewegung des Calcaneus in kaudaler Richtung entlang der Achse der Tibia

Symbol ←•→

Ausgangsstellung Patient Bauchlage mit 90° Knieflexion

Ausgangsstellung Therapeut Im Stand neben dem Knie des Patienten, das rechte Knie auf die Behandlungsliege gesetzt, um das linke Schienbein des Patienten zu unterstützen

Lokalisation der einwirkenden Kräfte (Handgriffe)

- Die rechte Hand wird vor dem Talus platziert.
- Der erste Geweberaum der linken Hand liegt über der posterosuperioren Ecke des Calcaneus.

Anwendung der Technik Der linke Unterarm wird möglichst vertikal ausgerichtet, der rechte Arm horizontal. Der linke Arm hebt den Calcaneus in Richtung Decke, während die rechte Hand die Position des Talus aufrechterhält.

Transversalbewegung nach medial

(➤ Abb. 9.29)

Richtung Transversalbewegung des Calcaneus nach medial in Bezug zum Talus

Symbole —•→, ←•—

Ausgangsstellung Patient Bauchlage mit 90° Knieflexion

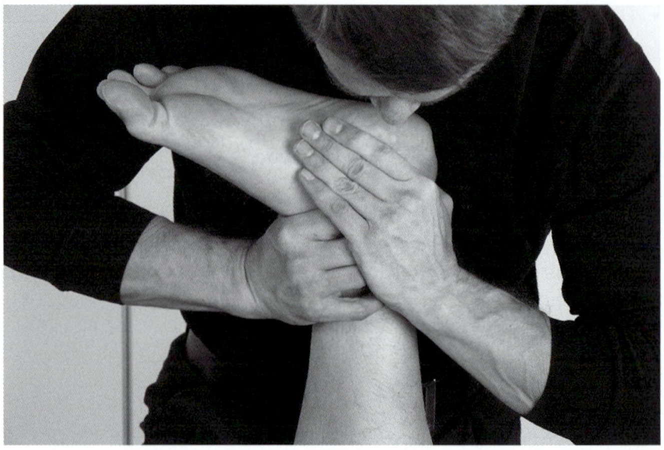

Abb. 9.28 Distraktion: Bewegung des Calcaneus in kaudaler Richtung entlang der Achse der Tibia

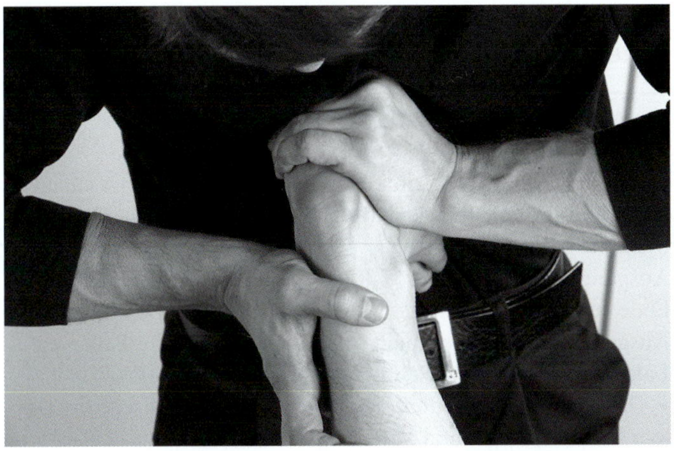

Abb. 9.29 Transversalbewegung des Calcaneus nach medial in Bezug zum Talus

Ausgangsstellung Therapeut Im Stand am Ende der Behandlungsliege, mit Blick entlang des Beins des Patienten

Lokalisation der einwirkenden Kräfte (Handgriffe)

- Die rechte Hand liegt medial auf dem Talus und der distalen Tibia, die Finger zeigen in Richtung Knie.
- Die linke Hand umschließt den Calcaneus von der lateralen Seite, die Finger spreizen sich über den Calcaneus.

Anwendung der Technik Die Unterarme sind einander gegenüber ausgerichtet. Die Bewegung wird mit dem linken Arm erzeugt, während die rechte Hand die Stellung des Talus hält.

Transversalbewegung nach lateral

(➤ Abb. 9.30)

Richtung Transversalbewegung des Calcaneus nach lateral in Bezug zum Talus

Symbole →•→, ←•←

Ausgangsstellung Patient Bauchlage mit 90° Knieflexion

Ausgangsstellung Therapeut Im Stand am Ende der Behandlungsliege, mit Blick entlang des Beins des Patienten

Lokalisation der einwirkenden Kräfte (Handgriffe)

- Die linke Hand liegt lateral auf dem Talus und der distalen Fibula, die Finger zeigen in Richtung Knie.
- Die rechte Hand umschließt den Calcaneus von der medialen Seite, die Finger spreizen sich über den Calcaneus.

Anwendung der Technik Die Unterarme sind einander gegenüber ausgerichtet. Die Bewegung wird mit dem rechten Arm erzeugt, während die linke Hand die Stellung des Talus hält.

9.9.6 Passive Zusatzbewegungen des Vorfußes

Wenn passive physiologische Bewegungen des Vorfußes die Symptome des Patienten reproduzieren oder Bewegungsstörungen aufdecken, wird eine weitere Differenzierung zwischen den Gelenken mit Zusatzbewegungen vorgenommen. Die Differenzierung sollte mit den transversalen Gelenkreihen – MTG, Intertarsalgelenke und Tarsometatarsalgelenke bilden die drei transversalen Reihen im Vorfuß – beginnen. Eine Differenzierung zwischen den longitudinalen Strahlen, d. h. den Intermetatarsalräumen, sollte ebenfalls ausgeführt werden.

Zwei Beispiele für Zusatzbewegungen zwischen transversalen Gelenkreihen sind unten beschrieben: AP des MTG und transversale Bewegungen medial vom MTG.

Anteroposteriore Bewegung der MTG

(➤ Abb. 9.31)

Richtung Anteroposteriore Bewegung der Ossa naviculare und cuboideum in Bezug zu Talus und Calcaneus

Symbole AP ↑

Ausgangsstellung Patient Bauchlage mit 90° Knieflexion

Ausgangsstellung Therapeut Im Stand neben dem Knie des Patienten, das rechte Knie auf die Behandlungsliege gesetzt, um das linke Schienbein des Patienten zu unterstützen

Lokalisation der einwirkenden Kräfte (Handgriffe) Die linke Hand liegt an der plantaren und anterioren Fläche des Calcaneus,

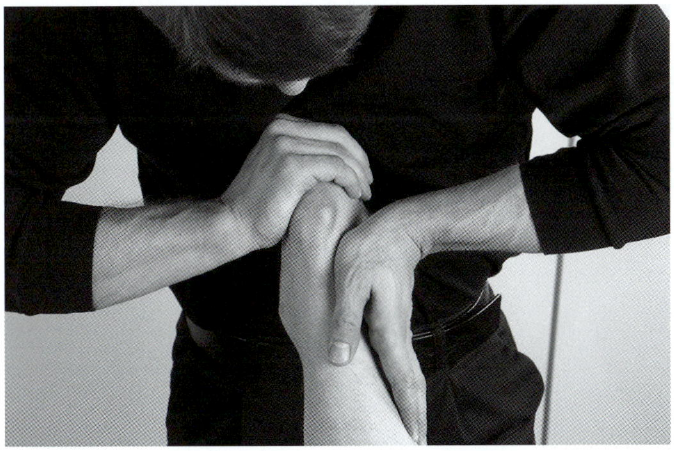

Abb. 9.30 Transversalbewegungen des Calcaneus nach lateral in Bezug zum Talus

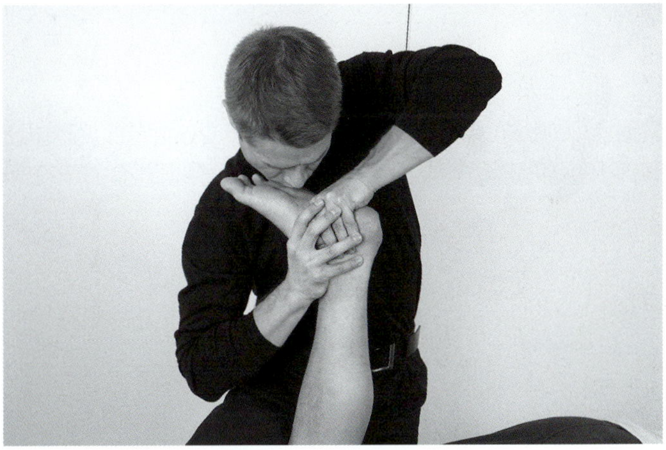

Abb. 9.31 Anteroposteriore Bewegung der MTG

proximal neben dem MTG. Die linke Hand hält den Rückfuß in Neutralstellung. Die distale rechte Hand ist der dorsalen Fläche der Ossa naviculare und cuboideum angelegt.

Anwendung der Technik Die Unterarme sind einander gegenüber ausgerichtet. Die Bewegung wird mit dem rechten Arm erzeugt, der sich nach oben bewegt, während die linke Hand die Position von Calcaneus und Talus aufrechterhält.

Transversalbewegung der MTG nach medial

(➤ Abb. 9.32)

Richtung Transversalbewegung der Ossa naviculare und cuboideum nach medial in Bezug zu Calcaneus und Talus

Symbole ⟶, ⟵

Ausgangsstellung Patient Bauchlage in 90° Knieflexion

Ausgangsstellung Therapeut Im Stand am Ende der Behandlungsliege, mit Blick entlang des Beins des Patienten

Lokalisation der einwirkenden Kräfte (Handgriffe)

- Die rechte Hand umschließt den Calcaneus und den Talus medial, die Finger spreizen sich über die laterale Seite des Calcaneus.
- Die rechte Hand liegt proximal neben dem MTG platziert.
- Die linke Hand umfasst die Ossa naviculare und cuboideum von der lateralen Seite des Fußes aus.
- Der Zeigefinger liegt auf der Dorsalseite der Ossa naviculare und cuboideum, distal neben dem MTG, der Daumen auf der Plantarseite der Ossa naviculare und cuboideum.

Anwendung der Technik

- Die Unterarme sind einander gegenüber ausgerichtet. Die Bewegung wird mit dem linken Arm erzeugt, während die rechte Hand die Position von Calcaneus und Talus aufrechterhält.
- Wenn die unterstützte Bewegung der transversalen Gelenkreihe die Symptome des Patienten reproduziert oder Bewegungsstörungen aufdeckt, kann eine weitere Differenzierung erfolgen, indem die Zusatzbewegung mit einem einzelnen Gelenk ausgeführt wird. Ein Beispiel davon ist unten beschrieben.

Anteroposteriore Bewegung des mittleren Os cuneiforme

(➤ Abb. 9.33)

Richtung Anteroposteriore Bewegung des mittleren Os cuneiforme in Bezug zum Os naviculare

Symbole AP ↕

Ausgangsstellung Patient Rückenlage; die Ferse ragt über das Ende der Behandlungsliege.

Ausgangsstellung Therapeut Im Stand am Fuß des Patienten

Lokalisation der einwirkenden Kräfte (Handgriffe)

- Der Daumen der rechten Hand liegt auf der Dorsalseite des Os naviculare, Zeige- und Mittelfinger halten das Os naviculare von der Plantarseite.
- Der Daumen der linken Hand liegt auf der Dorsalseite des mittleren Os cuneiforme, Zeige- und Mittelfinger halten das mittlere Os cuneiforme von der Plantarseite.

Anwendung der Technik

- Die linke Hand bewegt das mittlere Os cuneiforme, während die rechte Hand die Position des Os naviculare unterstützt.

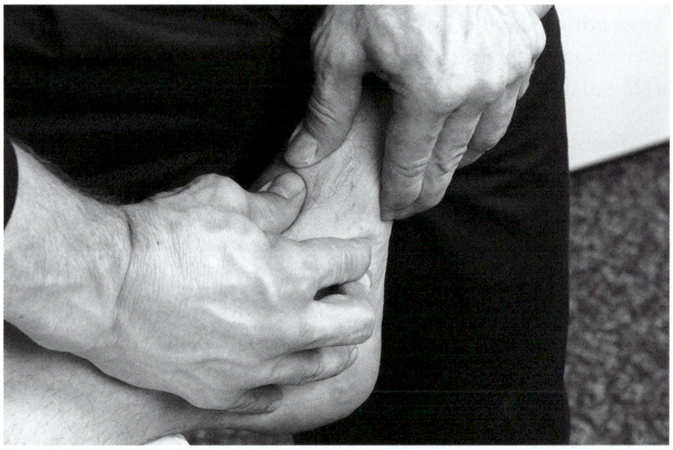

Abb. 9.33 Anteroposteriore Bewegung des mittleren Os cuneiforme

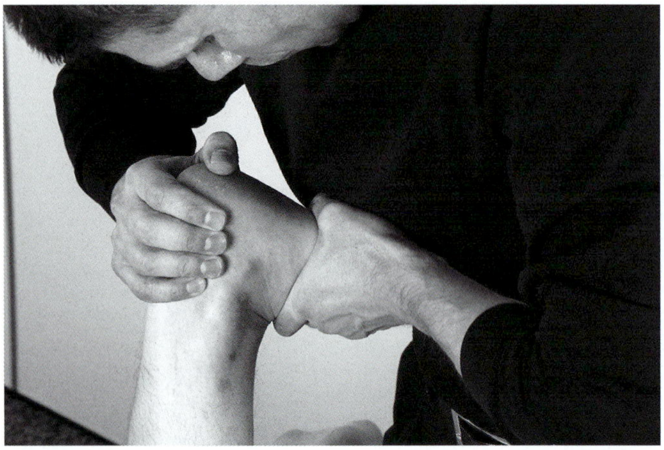

Abb. 9.32 Transversalbewegung der MTG nach medial

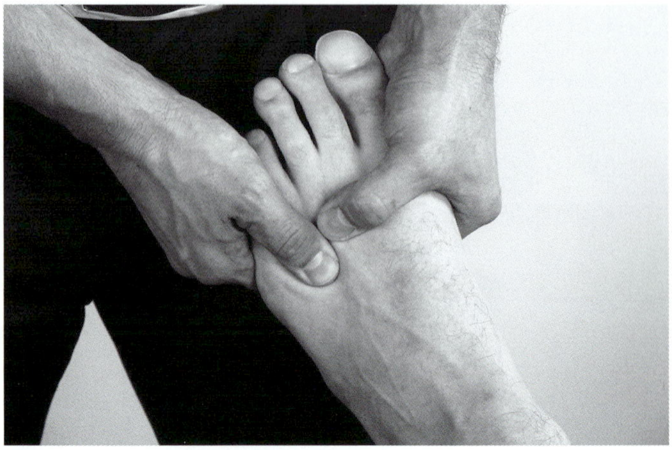

Abb. 9.34 Anteroposteriore Bewegung des vierten Strahls

- Mit Zusatzbewegungen kann zwischen den Intermetatarsalräumen, d. h. den Strahlen, differenziert werden, z. B. mit AP-Bewegungen, wie unten beschrieben.

Anteroposteriore Bewegung des vierten Strahls

(➤ Abb. 9.34)

Richtung Anteroposteriore Bewegung des vierten Strahls in Bezug zum dritten Strahl
Symbole AP↕
Ausgangsstellung Patient Rückenlage; die Ferse ragt über das Ende der Behandlungsliege
Ausgangsstellung Therapeut Im Stand am Ende der Behandlungsliege; Blick auf das Bein des Patienten
Lokalisation der einwirkenden Kräfte (Handgriffe)

- Der linke Daumen liegt auf der Dorsalseite, Zeige- und Mittelfinger auf der Plantarseite der drei mittleren Strahlen.
- Die linke Hand steht senkrecht zu den Mittelfußknochen.
- Der rechte Daumen liegt auf der Dorsalseite des vierten Strahls parallel zum Mittelfußknochen, Zeige- und Mittelfinger liegen auf der Plantarseite des vierten Strahls.

Anwendung der Technik Die rechte Hand bewegt den vierten Strahl, während die linke Hand die Stellung der drei mittleren Strahlen unterstützt.

9.9.7 Kombinierte Bewegungstechniken

Kombinierte Bewegungstechniken können in der Behandlung von Bewegungsstörungen von Fuß und Knöchel erforderlich sein. Der Gebrauch dieser Techniken ist gerechtfertigt, wenn die passive Bewegungsuntersuchung eine Beeinträchtigung in einer Richtung aufdeckt, die (mit anderen Bewegungen) kombiniert oder im Verlauf der Behandlung eingesetzt werden kann.

Dorsalextension und posteroanteriore Bewegung des unteren Sprunggelenks (STG)

(➤ Abb. 9.35)

Richtung Kombinierte Dorsalextension des Rückfußes und posteroanteriore Bewegung des Calcaneus in Bezug zum Talus
Symbole Rückfuß DE + STG PA
Ausgangsstellung Patient Bauchlage mit 90° Knieflexion.
Ausgangsstellung Therapeut Im Stand neben dem Knie des Patienten, das rechte Knie auf die Behandlungsliege gesetzt, um das linke Schienbein des Patienten zu unterstützen
Lokalisation der einwirkenden Kräfte (Handgriffe)

- Die rechte Hand liegt der anterioren Fläche des Talus an, der Daumen ist lateral positioniert und die übrigen Finger medial.

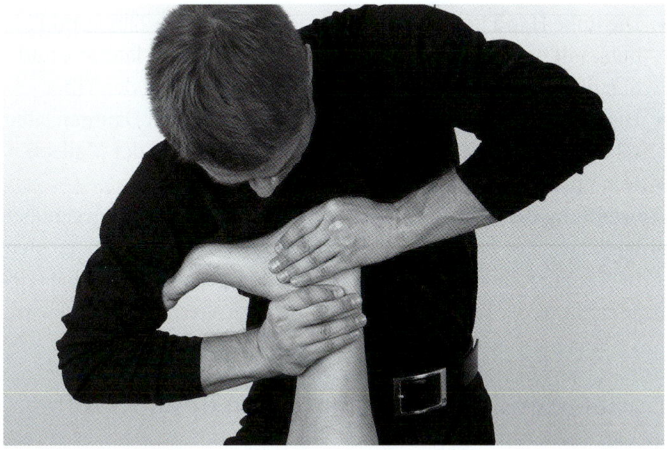

Abb. 9.35 Dorsalextension und posteroanteriore Bewegung des STG

- Die linke Hand liegt hinter dem Calcaneus, der Daumen ist lateral positioniert und die übrigen Fingern medial um den Calcaneus herum.

Anwendung der Technik Die Unterarme sind einander gegenüber ausgerichtet. Die posteroanteriore Bewegung wird mit dem linken Arm erzeugt, während beide Arme den Rückfuß gleichzeitig in Dorsalextension führen. Die Dorsalextension des Rückfußes kann durch eine Flexion des Knies gefördert werden.

Dorsalextension und anteroposteriore Bewegung des oberen Sprunggelenks (TCG)

(➤ Abb. 9.36)

Richtung Kombinierte Dorsalextension des Rückfußes und anteroposteriore Bewegung des Talus in Bezug zu Tibia und Fibula
Symbole Rückfuß DE + TCG AP
Ausgangsstellung Patient Bauchlage mit 90° Knieflexion
Ausgangsstellung Therapeut Im Stand neben dem Knie des Patienten, das rechte Knie auf die Behandlungsliege gesetzt, um das linke Schienbein des Patienten zu unterstützen
Lokalisation der einwirkenden Kräfte (Handgriffe)

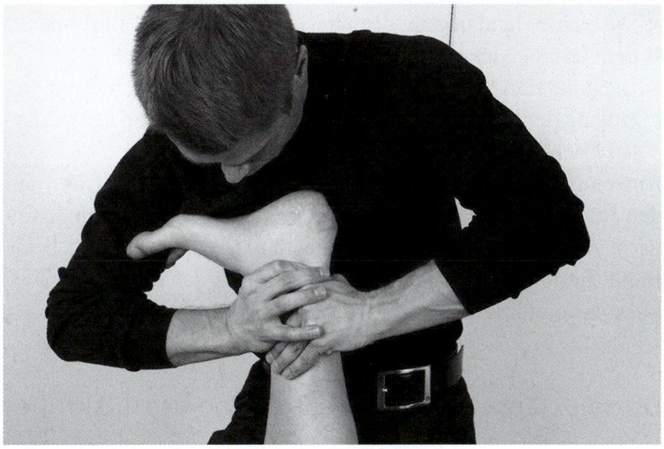

Abb. 9.36 Dorsalextension und anteroposteriore Bewegung des TCG

- Die linke Hand liegt um die posteriore Fläche von Tibia und Fibula, mit dem Daumen lateral über dem Malleolus lateralis und den übrigen Fingern medial über dem distalen Teil der Tibia.
- Die rechte Hand wird vor den Talus gelegt, mit dem Daumen lateral und Zeige- und Mittelfinger medial, gleich distal der Malleoli.
- Der Vorfuß wird durch die rechte Axilla unterstützt.

Anwendung der Technik Die Unterarme sind einander gegenüber ausgerichtet. Die anteroposteriore Bewegung wird mit dem rechten Arm erzeugt, während die Dorsalextensionsbewegung durch eine seitliche Drehung des Körpers des Therapeuten nach rechts ausgelöst wird.

Dorsalextension und Kompression des Rückfußes

(➤ Abb. 9.37)

Richtung Kombinierte Dorsalextension und Kompression des Rückfußes
Symbol ≻•≺
Ausgangsstellung Patient Bauchlage mit 90° Knieflexion
Ausgangsstellung Therapeut Im Stand neben dem Knie des Patienten

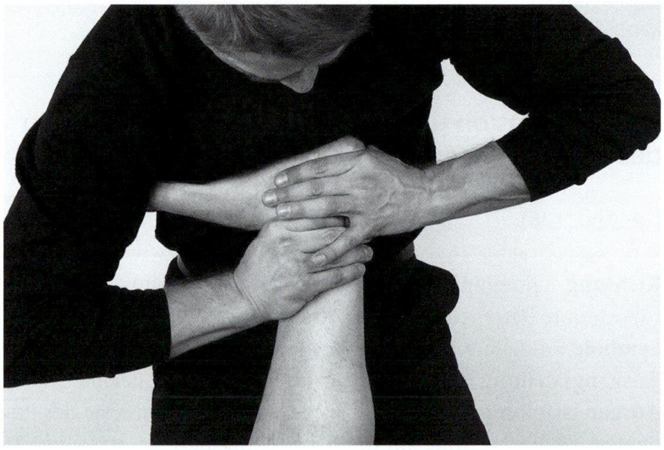

Abb. 9.37 Dorsalextension und Kompression des Rückfußes

Lokalisation der einwirkenden Kräfte (Handgriffe)

- Die rechte Hand liegt an der anterioren Fläche des Talus, mit dem Daumen lateral und den übrigen Fingern medial.
- Die linke Hand umgreift die Ferse von hinten, mit den Daumen entlang der lateralen Fläche und den Fingern entlang der medialen Fläche der Ferse.

Anwendung der Technik Der Therapeut legt das Sternum auf den Rückfuß des Patienten. Die Kompression wird mit dem Gewicht des Oberkörpers des Therapeuten erzeugt, während beide Hände und Arme gleichzeitig und gleichmäßig den Rückfuß in Dorsalextension führen.

Dorsalextension und Außenrotation des Rückfußes

(➤ Abb. 9.38)

Richtung Kombinierte Dorsalextension und Außenrotation des Rückfußes
Symbole Rückfuß DE + LR
Ausgangsstellung Patient Bauchlage mit 90° Knieflexion
Ausgangsstellung Therapeut Im Stand neben dem Knie des Patienten, das rechte Knie auf die Behandlungsliege gesetzt, um das linke Schienbein des Patienten zu unterstützen
Lokalisation der einwirkenden Kräfte (Handgriffe)

- Die linke Hand greift von posterior um den Calcaneus; der Daumen liegt lateral und die übrigen Finger medial.
- Die rechte Hand umgreift den Talus anterior, mit dem Daumen lateral und dem Zeigefinger medial.

Anwendung der Technik Beide Arme rotieren gleichmäßig nach außen, während sie gleichzeitig den Rückfuß in Dorsalextension führen.

Dorsalextension und anteroposteriore Bewegung des Talokruralgelenks sowie Distraktion

(➤ Abb. 9.39)

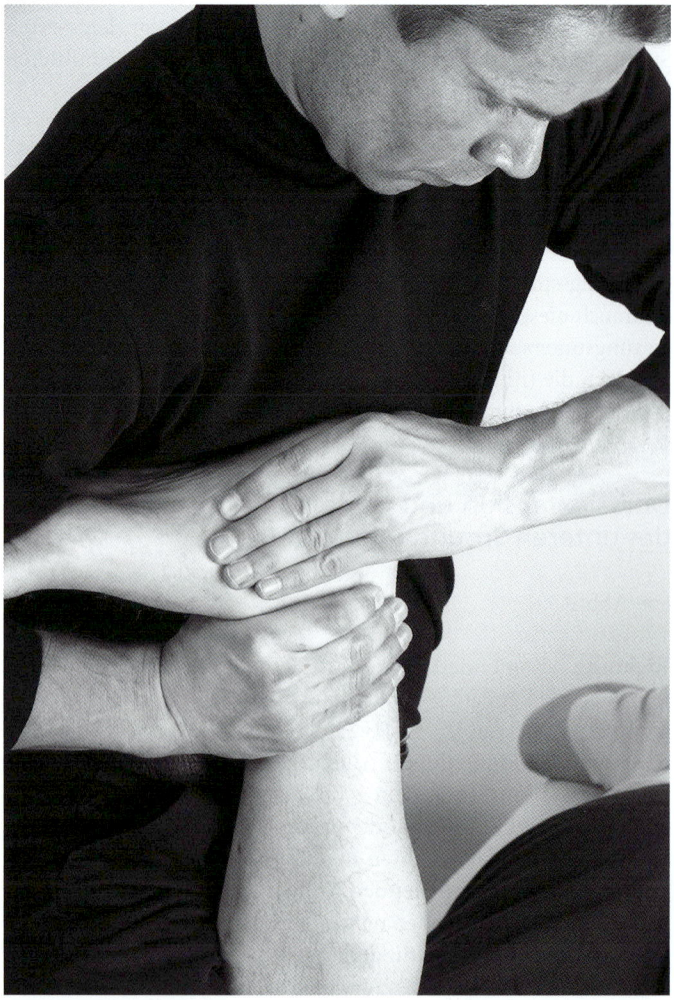

Abb. 9.38 Dorsalextension und Außenrotation des Rückfußes

9

Richtung Kombinierte Dorsalextension des Rückfußes und anteroposteriore Bewegung des Talus in Bezug zu Tibia und Fibula sowie Distraktion des Rückfußes
Symbole Rückfuß DE + TCG AP
Ausgangsstellung Patient In Rückenlage, die Ferse über das Ende des Behandlungstisches und mit dem medialen und lateralen Malleolus auf dem Behandlungstisch unterstützt
Ausgangsstellung Therapeut Steht beim Fuß des Patienten
Lokalisation der einwirkenden Kräfte (Handgriffe)

- Die rechte Hand liegt an der anterioren Fläche des Talus, der Daumen lateral und die übrigen Finger medial.
- Die linke Hand umschließt die Ferse von hinten und der Vorfuß ist gegen den linken Unterarm gedrückt.

Anwendung der Technik Die linke Hand zieht die Ferse in kaudaler Richtung entlang der Achse der Tibia, während die rechte Hand eine anteroposteriore Bewegung des Talus erzeugt. Der linke Unterarm drückt gleichzeitig gegen den Vorfuß und erzeugt die Dorsalextensionsbewegung.

Plantarflexion und anteroposteriore Bewegung des Subtalargelenks

(➤ Abb. 9.40)

Richtung Kombinierte Plantarflexion des Rückfußes und anteroposteriore Bewegung des Calcaneus in Bezug zum Talus
Symbole Rückfuß PF + STG AP
Ausgangsstellung Patient Bauchlage mit 90° Knieflexion
Ausgangsstellung Therapeut Im Stand neben dem Knie des Patienten, das rechte Knie auf die Behandlungsliege gesetzt, um das linke Schienbein des Patienten zu unterstützen
Lokalisation der einwirkenden Kräfte (Handgriffe)

- Die linke Hand liegt an der posterioren Fläche des Talus, der Daumen lateral unter dem Malleolus lateralis sowie Zeige- und Mittelfinger medial unter dem Malleolus medialis.
- Die rechte Hand umschließt den Calcaneus anterior und von der Plantarseite der Ferse.

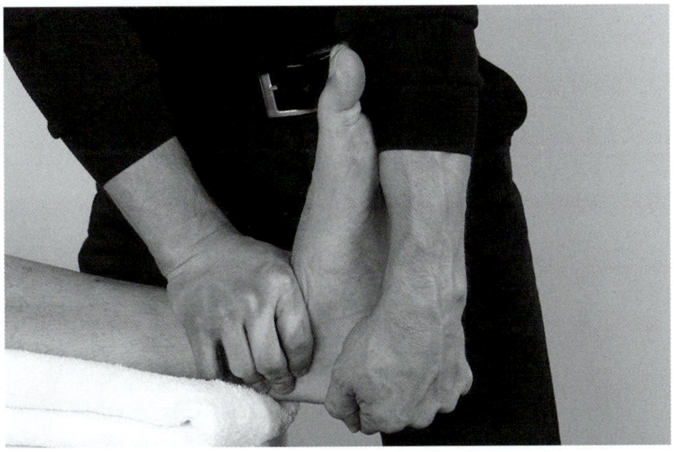

Abb. 9.39 Dorsalextension und anteroposteriore Bewegung des Talokruralgelenks und Distraktion.

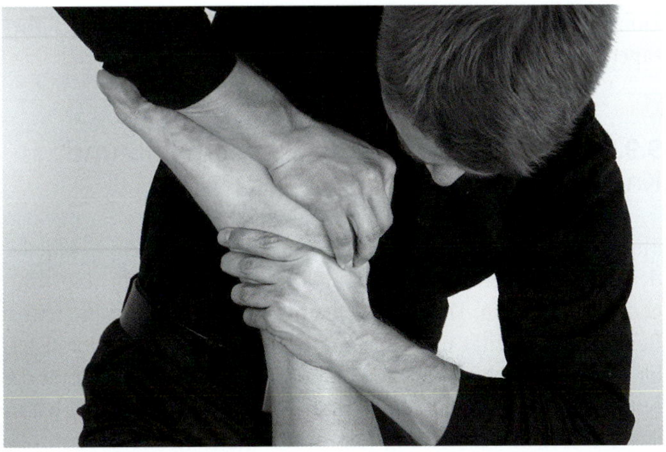

Abb. 9.40 Plantarflexion und anteroposteriore Bewegung des Subtalargelenks

Anwendung der Technik Die Unterarme sind einander gegenüber ausgerichtet. Die anteroposteriore Bewegung wird mit dem rechten Arm erzeugt, während die Plantarflexion durch eine seitliche Drehung des Körpers des Therapeuten nach links hervorgerufen wird.

Plantarflexion and Inversion

(➤ Abb. 9.41)

Richtung Inversion
Symbol Inv
Ausgangsstellung Patient Bauchlage mit 90° Knieflexion
Ausgangsstellung Therapeut Im Stand neben dem Knie des Patienten, das rechte Knie auf die Behandlungsliege gesetzt, um das linke Schienbein des Patienten zu unterstützen
Lokalisation der einwirkenden Kräfte (Handgriffe)

- Die linke Hand greift von posterior um den Calcaneus; der Daumen liegt lateral und die übrigen Fingern medial.
- Die rechte Hand umgreift von anterior den Talus, mit dem Daumen lateral und dem Zeigefinger medial gelegen.

Anwendung der Technik Beide Arme drehen sich gleichzeitig und gleichmäßig in Richtung der Inversion, während die Plantarfle-

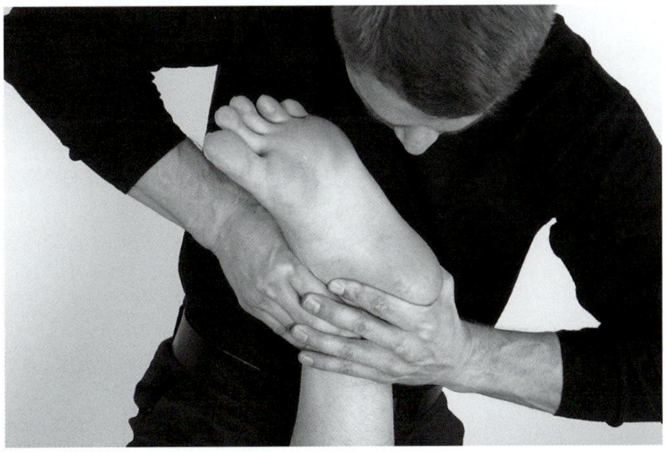

Abb. 9.41 Plantarflexion und Inversion.

xionsbewegung durch eine seitliche Drehung des Körpers des Therapeuten nach links erzeugt wird.

9.9.8 Therapeutische Übungen von Fuß und Knöchel

Therapeutische Übungen von Fuß und Knöchel sind ein Eckpfeiler der Bewegungsintervention bei muskuloskeletalen Fuß- und Knöcheldysfunktionen. Die Übungen sind erforderlich, um die aktive Bewegungskapazität und -leistung des Patienten wiederherzustellen. Therapeutische Übungen können die erste Intervention für die Fuß- und Knöcheldysfunktion darstellen oder sie können der passiven manuellen Behandlung folgen, um die motorische Kontrolle von Fuß und Knöchel zu normalisieren.

Der Physiotherapeut sollte alle Faktoren in Erwägung ziehen, die zur Fuß- und Knöcheldysfunktion des Patienten beitragen, wenn er die Übungen plant und ausführt. Zum Beispiel kann ein Patient mit einer Störung der Dorsalextension des Rückfußes Übungen benötigen, um das Knöchelgelenk zur Erhaltung der Mobilität nach der passiven Mobilisation zu mobilisieren, die Wadenmuskulatur zu dehnen, das neurale Gewebe zu mobilisieren, ein normales entspanntes Bewegungsmuster wiederzuerlangen und die Rückzugsaktivität abzubauen oder um durch eine abgestufte Belastung in die Dorsalextension der Bewegung wieder zu vertrauen.

Die Auswahl der Übungen basiert auf der Erkennung der Richtung der Beeinträchtigung. In den folgenden Beschreibungen werden Übungen auf der Grundlage der Funktion von Fuß und Knöchel erklärt.

9.9.9 Mobilitätsübungen

Mobilisierung des Knöchels in Dorsalextension

(➤ Abb. 9.42)

Richtung Dorsalextension
Ausgangsstellung Patient Im Stand mit dem linken Fuß am Boden und dem rechten Fuß auf einem Stuhl. Der rechte Fuß ist in Neutralstellung und das untere Bein steht senkrecht oder leicht zurückgelehnt. Der Oberkörper lehnt gegen den rechten Oberschenkel (➤ Abb. 9.42A). Mit der rechten Hand greift der Patient um die Zehen, um diese in Dorsalextension und die Strahlen in Plantarflexion zu bringen, d. h., um das Fußgewölbe anzuheben. Dadurch wird die Bewegung des MTG und des Vorfußes blockiert und die Bewegung auf den Knöchel gerichtet. Am besten kann die richtige Position eingenommen werden, indem die Basis der Handfläche die Zehen abstützt und die Finger unter die Köpfe der Ossa metatarsales gelegt werden. Mit der linken Hand kann der Patient den Rückfuß nach unten drücken, um die Ferse auf dem Stuhl zu halten. Mit der linken Hand kann der Patient die Stellung des Rückfußes überwachen (➤ Abb. 9.42B)
Ziel der Übung Den Knöchel in Richtung der Dorsalextension zu mobilisieren. Die gewünschte Wirkung der Mobilisation hängt von den Faktoren ab, welche das physiologische Bewegungsausmaß einschränken. Die einschränkenden Faktoren können körperlicher (d. h. Festigkeit des Gewebes oder überaktiver Rückzugsreflex, der Kompression und Steifheit im Knöchelgelenk verursacht) oder psychologischer (d. h. Furcht vor Bewegungsschmerz) Natur sein. Abhängig von dem Mechanismus, der zu der Störung führt, kann der Fokus des Patienten während der Bewegung stark variieren. Einige Patienten empfinden vielleicht ein Gefühl von Gewebedehnung, während andere sich darauf konzentrieren müssen, den Knöchel während der Bewegung entspannt zu halten.
Ausführung der Übung Der rechte Fuß auf dem Stuhl wird mobilisiert. Die Position des Fußes wird während der Bewegung mit den Händen gehalten. Der einzige Teil, der sich bewegt, ist der rechte Unterschenkel. Der Unterschenkel neigt sich nach vorn, wodurch der Schwerpunkt verlagert wird. Die Verlagerung wird durch die Aktivität der linken unteren Extremität und durch die Bewegung des Körpers kontrolliert, der gegen den rechten Oberschenkel lehnt. Es ist entscheidend, dass der rechte Knöchel während der Mobilisation entspannt bleibt. Durch die entspannte Bewegung wird das volle Potenzial des physiologischen Bewegungsausmaßes in Dorsalextension erreicht. Die Bewegung wird im Wechsel zwischen dem verfügbaren Ausmaß der Dorsalextension und der Startposition ohne Pause durchgeführt. Gewöhnlich wird die Übung 15- bis 20-mal wiederholt (➤ Abb. 9.42C und ➤ Abb. 9.42D).

Mobilisation des Knöchels in Dorsalextension

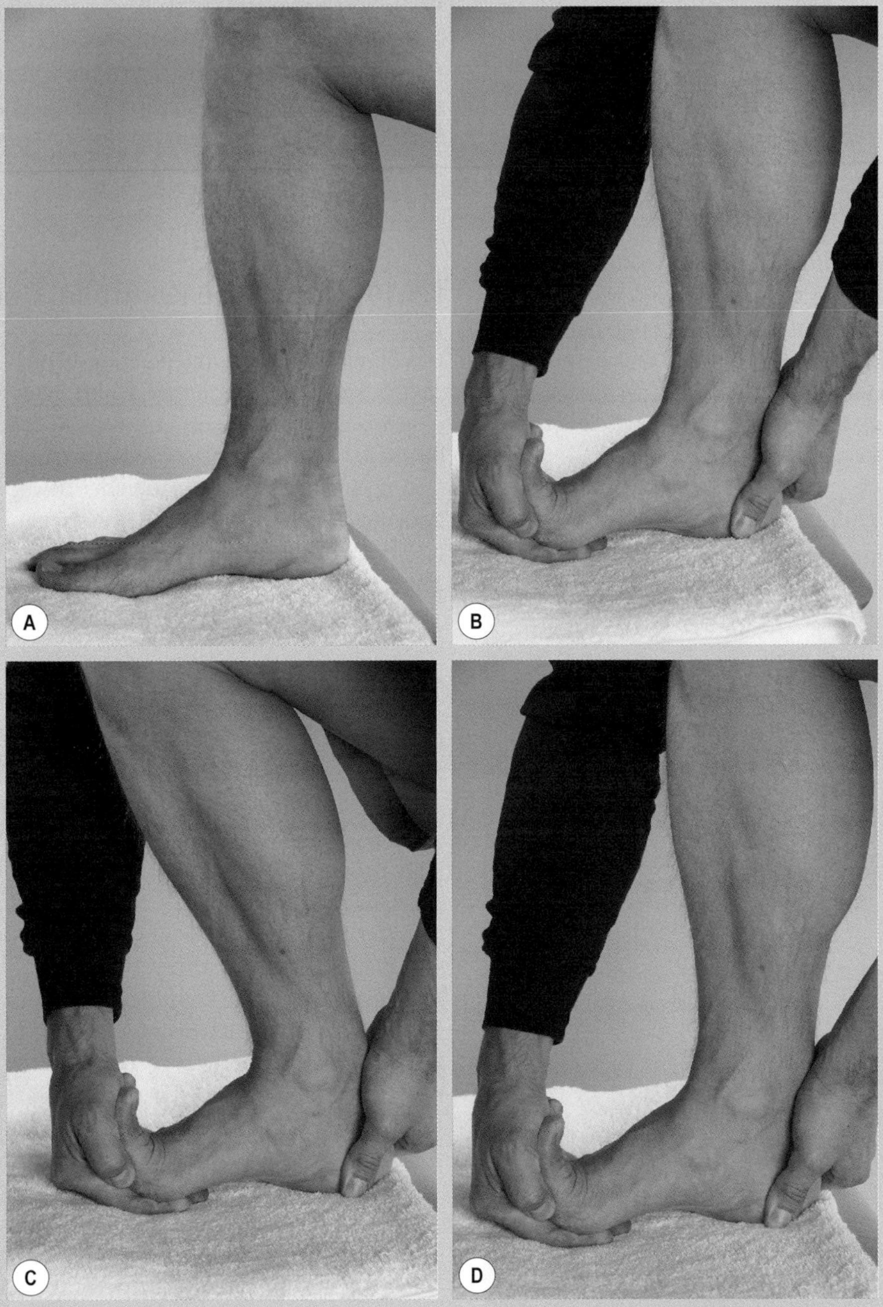

Abb. 9.42 **A** Startposition. **B** Mit der rechten Hand greift der Patient um die Zehen, um diese in Dorsalextension und die Strahlen in Plantarflexion zu bringen, d. h., um das Fußgewölbe anzuheben. **C** Die Position des Fußes wird während der Bewegung mit den Händen gehalten. Der einzige Teil, der sich bewegt, ist der rechte Unterschenkel. **D** Der Unterschenkel neigt sich nach vorn, wodurch der Schwerpunkt verlagert wird. Die Verlagerung wird durch die Aktivität der linken unteren Extremität und durch die Bewegung des Körpers kontrolliert, der gegen den rechten Oberschenkel lehnt.

Mobilisierung der oberen und unteren Sprunggelenke in verschiedene Richtungen mit einem Balance Board

(➤ Abb. 9.43)

Richtung Jede Richtung des Fußes und Knöchels oder Bewegungskombinationen
Ausgangsstellung Patient Im Sitz, der rechte Fuß steht auf dem Balance Board in der Mitte des Bretts
Ziel der Übung Die Übung wird hauptsächlich bei Patienten mit Bewegungseinschränkungen eingesetzt, bei denen Angst vor Bewegungsschmerzen zum Fuß- und Knöchelschmerz und der Störung beiträgt. Das Ziel der Übung ist, den Fuß und den Knöchel abgestuft der beeinträchtigten Bewegungsrichtung auszusetzen, das Vertrauen in die gestörte Bewegung zurückzugewinnen und das normale physiologische Bewegungsausmaß wiederherzustellen.

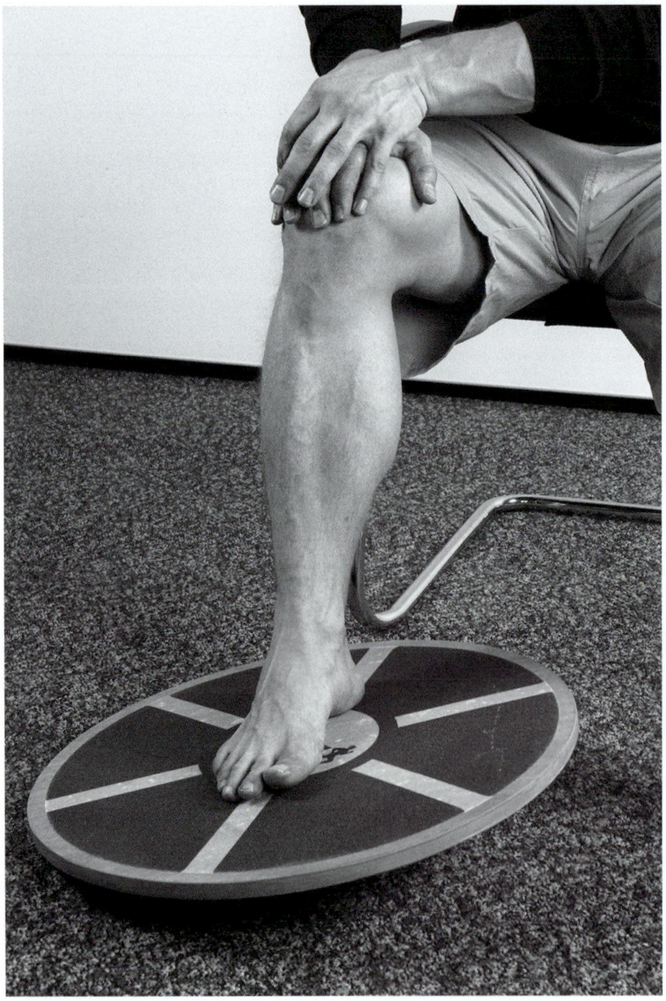

Abb. 9.43 Mobilisierung des Knöchels in unterschiedliche Richtungen mit dem Balance Board

Ausführung der Übung Der Patient wird ermutigt, sich allmählich in Richtung der Einschränkung zu bewegen. Der Rand des Boards wird genutzt, um die Bewegung zu begrenzen. Dem Patient wird bewusst gemacht, dass die Bewegung nicht über das normale physiologische Bewegungsausmaß hinausgehen kann. Vorfußaktivierung kann eingesetzt werden, um die unabhängige Bewegungskontrolle zwischen Vorfuß und Rückfuß zu unterstützten. Vorfußaktivierung erhöht das Kontrollgefühl und erlaubt dem Rückfuß, sich freier zu bewegen.

9.9.10 Motorische Kontrolle: Übungen im Sitzen

Gewöhnlich wird eine Interventionsübung zur motorischen Kontrolle in sitzender Position eingeführt, in der die meisten Patienten damit beginnen können, Fuß und Knöchel zu aktivieren, ohne Schmerz vermeiden zu müssen. Daher kann von Anfang an bei der Übung eine ideale Koordination der Bewegungen erreicht werden. Patienten können zudem ihr Bewusstsein für die motorische Kontrolle verschiedener Regionen von Fuß und Knöchel wiedererlangen, bevor sie mit der Belastung fortschreiten.

Aktivierung des Vorfußes

(➤ Abb. 9.44)

Die erste Aktivierungsstrategie wird im Detail beschrieben. Variationen werden auf Fotos vorgestellt.

Ausgangsstellung Patient Im Sitzen mit dem Fuß auf dem Boden. Der Unterschenkel steht vertikal und der Fuß ist in einer entspannten Position (➤ Abb. 9.44A).
Ziel der Übung Die Köpfe des ersten und fünften Os metatarsale gegen den Boden zu aktivieren
Ausführung der Übung

- In der ersten Phase bringt der Patient seine große Zehe (erstes MTP) ungefähr in 20° Dorsalextension. Danach beginnt der erste Strahl mit der Plantarflexion, was zu einer verstärkten Unterstützung am Boden unter dem Kopf des ersten Os metatarsale führt. Der Patient setzt die Dorsalextension der großen Zehe fort und behält den Kontakt unter den Köpfen des ersten und fünften Os metatarsale bei. Die vertikale Ausrichtung des Unterschenkels wird gehalten. Die Dorsalextension der großen Zehe wird fortgesetzt, bis die Längsgewölbe des Fußes aufgerichtet sind. Da der aktive Vorfußkontakt erhalten bleibt, wird der Fuß verkürzt (➤ Abb. 9.44B).
- In der zweiten Phase der Übung wird die Unterstützung von erstem und fünftem Os metatarsale gegen den Boden aufrechterhalten, während die große Zehe hinuntergedrückt wird und sich alle Zehen entspannen (➤ Abb. 9.44C). Nach der Entspannung

der Zehen sollten die Längsgewölbe aufgerichtet, der Fuß verkürzt und die prätibialen Muskeln entspannt sein.

- In der dritten Phase der Übung ist der Vorfuß entspannt. Dies führt dazu, dass die Fußgewölbe abgesenkt werden und sich der Fuß verlängert, d. h. Rückkehr zur Startposition der Übung (➤ Abb. 9.44D).
- Zusammengefasst sind die Phasen dieser Übung: Aktivierung des Vorfußes, Aufrechterhaltung der Aktivierung, während die Zehen entspannen, und Entspannung des Vorfußes.
- Dieselbe Übung und dieselben Phasen können durch Dorsalextension der zweiten bis fünften Zehen (➤ Abb. 9.44E) oder mit allen Zehen (➤ Abb. 9.44F) ausgeführt werden. Auf einem fortgeschrittenen Level ist der Patient in der Lage, die Köpfe des ersten und fünften Os metatarsale auch ohne Dorsalextension der Zehen direkt gegen den Boden zu aktivieren (➤ Abb. 9.44G).

Aktivierung des Vorfußes

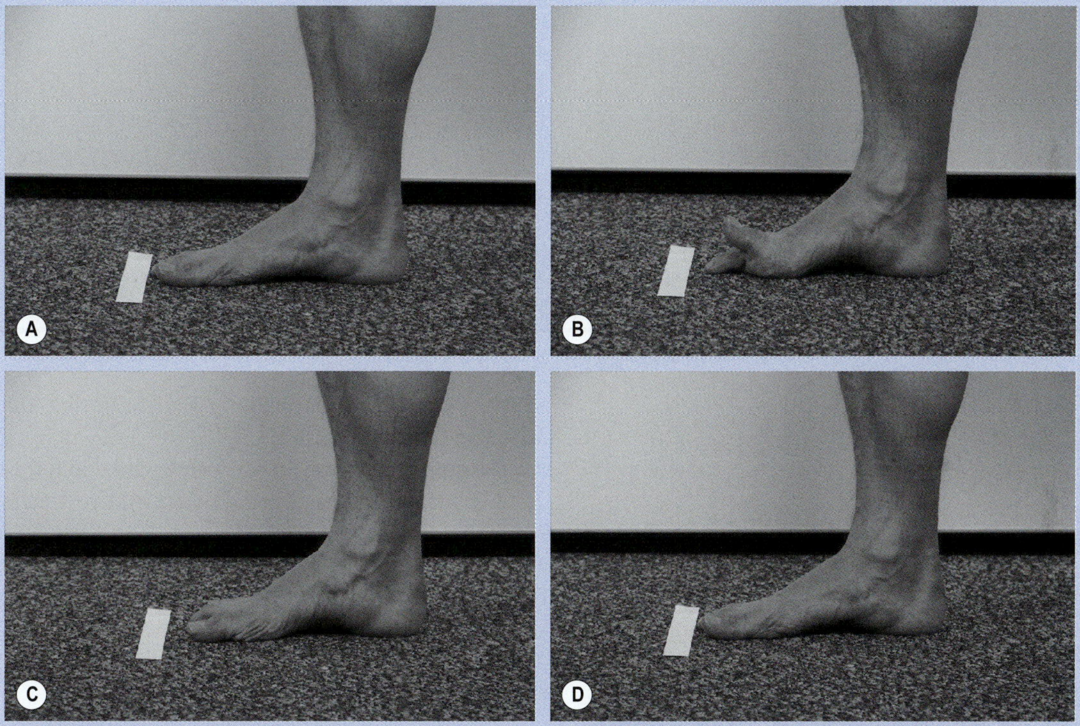

Abb. 9.44 **A** Startposition des Patienten. **B** Der Patient setzt die Dorsalextension der großen Zehe fort und behält den Kontakt unter den Köpfen des ersten und fünften Os metatarsale bei, bis sich die Längsgewölbe des Fußes aufgerichtet haben; da der aktive Vorfußkontakt gehalten wird, verkürzt sich der Fuß. **C** Die aktive Unterstützung des ersten und fünften Os metatarsale gegen den Boden wird gehalten, während die große Zehe heruntergedrückt wird und alle Zehen entspannen. **D** Der Vorfuß ist entspannt. Dadurch werden die Gewölbe abgesenkt und der Fuß verlängert sich. d. h. Rückkehr in die Startposition der Übung.

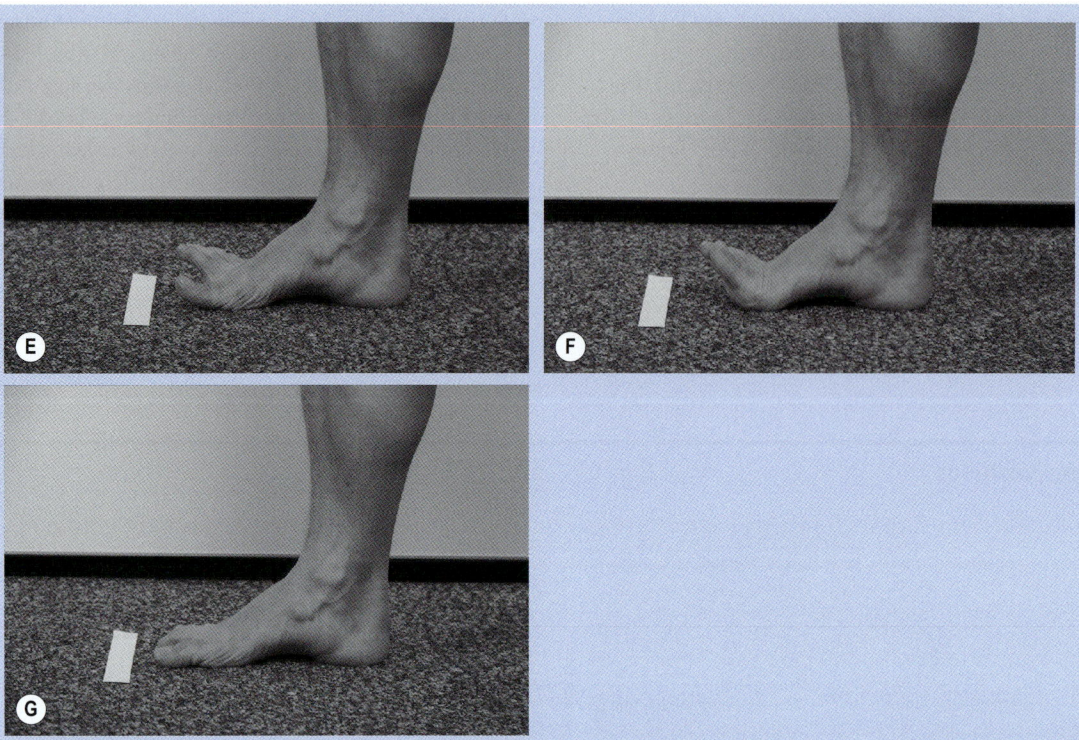

Abb. 9.44 E Dieselbe Übung und dieselben Phasen können durch Dorsalextension des zweiten bis fünften Zehs ausgeführt werden. F Alternativ können die Übungen und Phasen durch Dorsalextension aller Zehen durchgeführt werden. G Auf einem fortgeschrittenen Level ist der Patient in der Lage, die Köpfe des ersten und fünften Os metatarsale auch ohne Dorsalextension der Zehen direkt gegen den Boden zu aktivieren.

Dissoziative Rückfußsupination

(➤ Abb. 9.45)

Ausgangsstellung Patient Im Sitz mit dem Fuß auf dem Boden. Der Unterschenkel steht vertikal und der Fuß ist in einer entspannten Position.

Ziel der Übung Wiederherstellung uns Stärkung der unabhängigen Bewegungskontrolle zwischen Vorfuß und Rückfuß. Diese Übung kann eingesetzt werden, wenn die mittlere Belastung des Rückfußes gestiegen, die seitliche Belastung des Rückfußes eingeschränkt oder die Gegenrotation zwischen Vorfuß und Rückfuß in diese Richtung gestört ist.

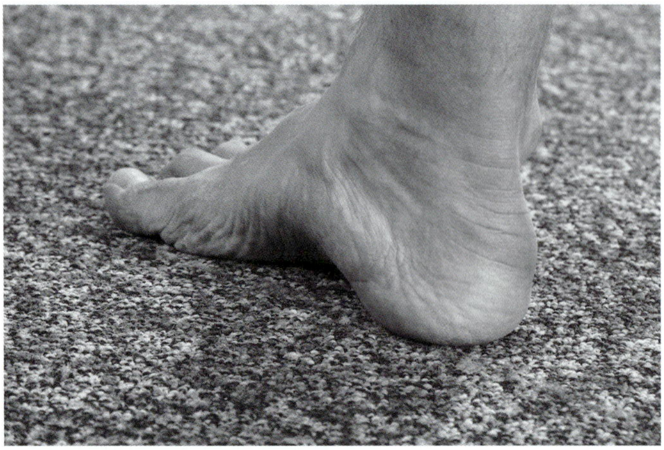

Abb. 9.45 Dissoziative Rückfußsupination

Ausführung der Übung Der Vorfuß wird durch Dorsalextension der zweiten bis fünften Zehe aktiviert. Aktive Unterstützung des ersten und fünften Os metatarsale wird gegen den Boden aufrechterhalten. Der Rückfuß wird Richtung Supination bewegt. Unter der Ferse wird das Gewicht auf die äußeren Teile des Fersenballens verlagert. Gleichzeitig sollte im Vorfuß die aktive Unterstützung des ersten Os metatarsale ansteigen. Dies führt zu einem Anheben und einer Verkürzung des mittleren Längsgewölbes.

Dissoziative Rückfußpronation

(➤ Abb. 9.46)

Ausgangsstellung Patient Im Sitz mit dem Fuß auf dem Boden. Der Unterschenkel steht vertikal und der Fuß ist in einer entspannten Position.

Ziel der Übung Wiederherstellung und Stärkung der unabhängigen Bewegungskontrolle zwischen Vorfuß und Rückfuß. Diese Übung kann eingesetzt werden, wenn die seitliche Belastung des Rückfußes gestiegen, die mittlere Belastung des Rückfußes eingeschränkt oder die Gegenrotation zwischen Vorfuß und Rückfuß in diese Richtung gestört ist.

Ausführung der Übung Der Vorfuß wird durch Dorsalextension der ersten Zehe aktiviert. Die aktive Unterstützung des ersten und

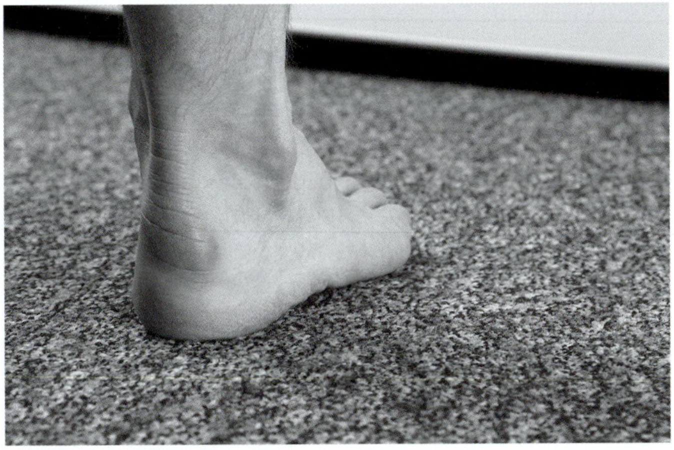

Abb. 9.46 Dissoziative Rückfußpronation

fünften Os metatarsale wird gegen den Boden aufrechterhalten. Der Rückfuß bewegt sich in Richtung Pronation. Unter der Ferse wird das Gewicht auf den inneren Teil des Fersenballens verlagert. Gleichzeitig sollte die aktive Unterstützung im Vorfuß unter dem ersten und fünften Os metatarsale verstärkt werden. Es ist entscheidend, dass die aktive Unterstützung unter dem fünften Os metatarsale aufrechterhalten wird. Dies führt zu einem Anheben und einer Verkürzung des lateralen Längsgewölbes.

Integrative Plantarflexion des Rückfußes

(➤ Abb. 9.47)

Ausgangsstellung Patient Im Sitz mit dem Fuß auf dem Boden. Der Unterschenkel steht vertikal und der Fuß ist in einer entspannten Position.

Ziel der Übung Integration der Fersenanhebung in die aktive und unabhängige Unterstützung des Vorfußes. Dies fördert die unabhängige Bewegungskontrolle zwischen Vorfuß und Rückfuß.

Ausführung der Übung Der Vorfuß wird aktiviert und die aktive Unterstützung des ersten und fünften Os metatarsale wird gegen den Boden aufrechterhalten. Die Bewegung wird durch das Anheben der Ferse Richtung Decke ausgeführt und aktiviert den Vorfuß am Boden. Die Krafteinwirkung wird gleichmäßig in beide Richtungen erzeugt. Zu Beginn wird die Bewegung innerhalb des Ausmaßes ausgeführt, in dem die Vorfußaktivität gegen den Boden aufrechterhalten werden kann. Es ist wichtig, die Bewegung vertikal zu führen, im Vorfuß in Richtung Boden und im Rückfuß in Richtung Decke. Im mittleren Bewegungsausmaß wird der fünfte Os metatarsale vom Boden abgehoben. Danach wird die Bewegungskontrolle durch die aktive Unterstützung des ersten Os metatarsale aufrechterhalten. Der herausforderndste Teil dieser Übung ist die Rückkehr und Aufrechterhaltung der Vorfußaktivität auf dem Boden, wenn die Bewegungsrichtung des Knöchels in Richtung Dorsalextension wechselt. Die aktive Vorfußkontrolle wird aufrechterhalten, bis die Ferse auf dem Boden steht. Während der Knöchelbewegung sollten Zehen und Prätibialmuskeln entspannt sein.

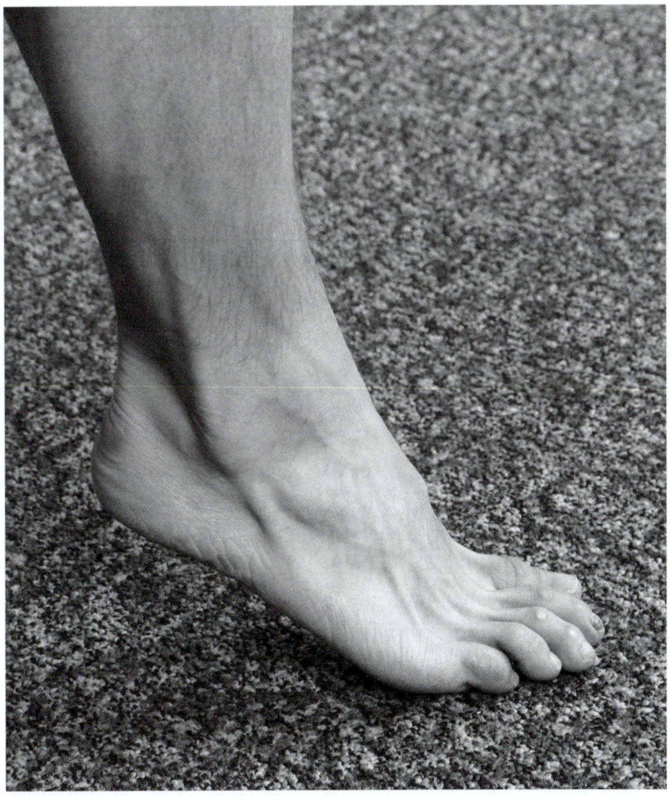

Abb. 9.47 Integrative Plantarflexion des Rückfußes

9.9.11 Motorische Kontrolle: Übungen im Stand

Alle Übungen, die für die sitzende Position beschrieben wurden, können im Stand wiederholt werden. Übungen im Stand stellen eine Progression der Übungen im Sitz dar. Der Patient kann dann daran arbeiten, die Übungen auch im Einbeinstand durchzuführen. Im Stand ist es entscheidend für den Patienten, den Unterschied zwischen Vorfußbelastung und aktiver Vorfußunterstützung gegen den Boden zu erkennen. Aktive Unterstützung des Vorfußes ist eine Voraussetzung von Fuß und Knöchel, die Gewölbe des Fußes zu halten, Belastungen in die knöchernen Strukturen, die der Gewichtsbelastung dienen, zu leiten, eine stabile Basis für die Knöchelbewegungen zu liefern und Gegenrotation zwischen Vorfuß und Rückfuß zu ermöglichen.

Eine wichtige Übung im Stand ist das Hocken. Eine gestörte Dorsalextension des Knöchels ist wahrscheinlich der häufigste Befund bei Fuß- und Knöcheldysfunktionen.

Hocke (Betonung auf Fuß- und Knöchelkontrolle)

(➤ Abb. 9.48)

Ausgangsstellung Patient Im Stand in entspannter Position mit den Füßen ungefähr schulterbreit auseinaner.

Ziel der Übung Unterstützung der aktiven Vorfußkontrolle während der Hocke und Erreichen des vollen Bewegungsausmaßes der Knöchelbewegungen in die Dorsalextension

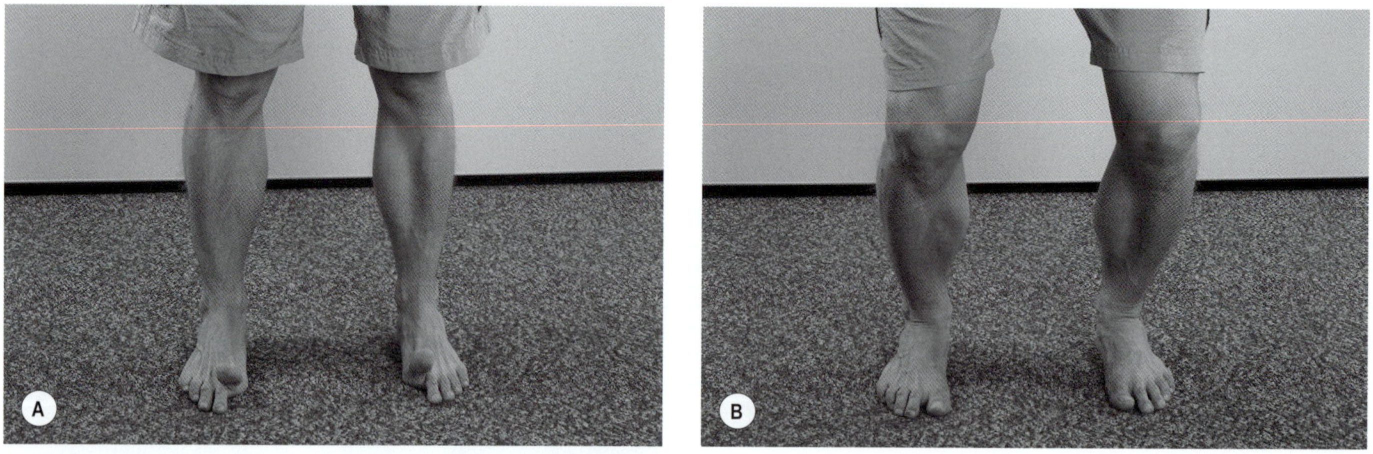

Abb. 9.48 A, B Hocke (Betonung auf Fuß- und Knöchelkontrolle)

Ausführung der Übung Die Vorfüße sind aktiviert und die aktive Unterstützung des ersten und fünften Os metatarsale wird gegen den Boden aufrechterhalten (➤ Abb. 9.48A). Vorfußaktivität ist notwendig, um unabhängige Bewegungskontrolle zwischen Vorfuß und Rückfuß und die volle Dorsalextension des Knöchels zu erreichen. Der Patient hockt sich hin und kontrolliert die Bewegung der Unterschenkel mit den Wadenmuskeln. Der Patient wird angeleitet, freie Knöchelbewegungen zuzulassen. Aktivität der prätibialen Muskeln wird bei der Knöchelbewegung vermieden (➤ Abb. 9.48B). Gleichzeitige Aktivität der Waden und Prätibialmuskeln würde Kompression und Steifheit in den Knöchelgelenken erzeugen. Zu Beginn wird die Bewegung innerhalb eines Ausmaßes ausgeführt, in dem der Patient die Vorfußkontrolle aufrechterhalten kann. Die Bewegung wird dann stufenweise in das volle Ausmaß der Knöcheldorsalextension geführt.

LITERATUR

Acland RD: Acland's Video Atlas of Human Anatomy, 2010, New York: Lippincott, Williams & Wilkins.

Arndt A, Westblad P, Winson I, et al: Ankle and subtalar kinematics measured with intracortical pins during the stance phase of walking, Foot Ankle Int 25(5):357–364, 2004.

Bennett MI: Diagnosing neuropathic pain in clinical practice. In: Bennett MI, editor: Neuropathic Pain, 2006, Oxford Pain Management Library, pp 25–35.

Beynnon BD, Renström PA, Alosa DM, et al: Ankle ligament injury risk factors: a prospective study of college athletes, J Orthop Res 19:213–220, 2001.

Blake R, Beames T: Management of cervical disorders: a neuro-orthopaedic perspective, Chapter 4. In Hengeveld E, Banks K, editors: Maitland's Vertebral Manipulation: Management of Neuromusculoskeletal Disorders (vol 1), Edinburgh, 2014, Elsevier Butterworth-Heinemann.

Boersma K, Linton SJ: Psychological processes underlying the development of a chronic pain problem, Clin J Pain 22(2):160–166, 2006.

Bogduk N: Clinical Anatomy of the Lumbar Spine and Sacrum, Edinburgh, 1997, Churchill Livingstone.

Bronfort G, Haas M, Evans R, et al: Effectiveness of manual therapies: the UK evidence report, Chiropr Osteopat 18:3, 2010. Doi:10.1186/1746-1340-18-3.

Butler DS: The sensitive nervous system, Adelaide, 2000, Noigroup Publications.

Campbell CM, Edwards RR: Mind-body interactions in pain: the neurophysiology of anxious and catastrophic pain-related thoughts, Transl Res 153(3):97–101, 2009.

Crawford F, Thomson CE: Interventions for treating plantar heel pain, Cochrane Database Syst Rev (3):Art. No.:CD000416, 2003. DOI: 10.1002/14651858.CD000416.

de Noronha M, Refshauge KM, Herbert RD, et al: Do voluntary strength, proprioception, range of motion, or postural sway predict occurrence of lateral ankle sprain? Br J Sports Med 40:824–828, 2006.

de Noronha M, Refshauge KM, Kilbreath SL, et al: Loss of proprioception or motor control is not related to functional ankle instability: an observational study, Aust J Physiother 53:193–198, 2007.

De Vera Barredo R, Menna D, Farris JW: An evaluation of research evidence for selected physical therapy interventions for plantar fasciitis, J Phys Ther Sci 19(1):41–56, 2007.

de Vries JS, Krips R, Sierevelt IN, et al: Interventions for treating chronic ankle instability, Cochrane Database Syst Rev (4):Art. No.: CD004124, 2006. DOI: 10.1002/14651858.CD004124.pub2.

El-Metwally A, Salminen JJ, Auvinen A, et al: Risk factors for traumatic and non-traumatic lower limb pain among preadolescents: a population-based study of Finnish schoolchildren, BMC Musculoskelet Disord 7:3, 2006. doi:10.1186/1471-2474-7-3.

Elveru RA, Rothstein JM, Lamb RL, et al: Methods for taking subtalar joint measurements – a clinical report, Phys Ther 68(5):678–682, 1988.

Elvey RL, O'Sullivan PB: A contemporary approach to manual therapy. In: Boyling JD, Jull GA, editors: Grieve's Modern Manual Therapy – The Vertebral Column, Edinburgh, 2004, Elsevier Churchill Livingstone, pp 471–493.

Gaida JE, Alfredson H, Kiss ZS, et al: Asymptomatic Achilles tendon pathology is associated with a central fat distribution in men and a peripheral fat distribution in women: a cross sectional study of 298 individuals, BMC Musculoskelet Disord 11:41, 2010. http://www.biomedcentral.com/1471-2474/11/41 (accessed 30 April 2013).

Hamill J, Holt KG, Derrick TR: Biomechanics of the foot and ankle. In: Sammarco GJ, editor: Rehabilitation of the Foot and Ankle, St Louis, 1995, Mosby, pp 25–44.

Hermans JJ, Beumer A, de Jong TAW, et al: Anatomy of the distal tibiofibularsyndesmosis in adults: a pictorial essay with a multimodality approach, J Anat 217:633–645, 2010.

Herrmann TJ: The foot and ankle in football. In: Sammarco GJ, editor: Rehabilitation of the Foot and Ankle, St Louis, 1995, Mosby, pp 259–268.

Hill CL, Gill TK, Menz HB, et al: Prevalence and correlates of foot pain in a population-based study: the North West Adelaide health study, Journal of Foot and Ankle Research 1:2, 2008. Doi: 10.1186/1757-1146-1-2.

Hubbard TJ, Kramer LC, Denegar CR, et al: Correlations among multiple measures of functional and mechanical instability in subjects with chronic ankle instability, J Athl Train 42(3):361–366, 2007.

Hubbard TJ, Hicks-Little CA: Ankle ligament healing after an acute ankle sprain: an evidence-based approach, J Athl Train 43(5):523–529, 2008.

Irving DB, Cook JL, Menz HB: Factors associated with chronic plantar heel pain: a systematic review, J Sci Med Sport 9:11–22, 2006.

9

Jones M: Clinical reasoning: from the Maitland Concept and beyond, Chapter 2. In Hengeveld E, Banks K, editors: Maitland's Vertebral Manipulation: Management of Neuromusculoskeletal Disorders (vol 1), Edinburgh, 2014, Elsevier Butterworth-Heinemann.

Kaikkonen A, Kannus P, Järvinen M: Surgery versus functional treatment in ankle ligament tears, Clin Orthop Relat Res 326:194–202, 1996.

Kangas J, Dankaerts W, Staes F: New approach to the diagnosis and classification of chronic foot and ankle disorders: identifying motor control and movement impairments, Man Ther 16:522–530, 2011.

Kannus P, Renström PAFH: Treatment for acute tears of the lateral ligaments of the ankle, J Bone Joint Surg 73-A(2):305–312, 1991.

Kaufman KR, Brodine SK, Shaffer RA, et al: the effect of foot structure and range of motion on musculoskeletal overuse injuries, Am J Sports Med 27(5):585–593, 1999.

Kerkhoffs GMMJ, Handoll HHG, de Bie R, et al: Surgical versus conservative treatment for acute injuries of the lateral ligament complex of the ankle in adults, Cochrane Database Syst Rev (2):Art. No.: CD000380, 2007. DOI:10.1002/14651858.CD000380.pub2.

Kleipool RP, Blankevoort L: The relation between geometry and function of the ankle joint complex: a biomechanical review, Knee Surg Sports Traumatol Arthrosc 18:618–627, 2010.

Konradsen L, Bech L, Ehrenbjerg M, et al: Seven years follow-up after 581 ankle inversion trauma, Scand J Med Sci Sports 582 12: 129–135, 2002.

Lentz TA, Sutton Z, Greenberg S, et al: Pain-related fear contributes to self-reported disability in patients with foot and ankle pathology, Arch Phys Med Rehabil 91:557–561, 2010.

Linton SJ: Why does chronic pain develop? A behavioral approach. In: Linton SJ, editor: New Avenues for the Prevention of Chronic Musculoskeletal Pain and Disability. Pain Research and Clinical Management (vol 12), 2002, Elsevier, pp 67–82.

McDermott MM, Greenland P, Guralnik JM, et al: Depressive symptoms and lower extremity functioning in men and women with peripheral arterial disease, J Gen Intern Med 18:461–467, 2003.

Menz HB, Jordan KP, Roddy E, et al: Characteristics of primary care consultations for musculoskeletal foot and ankle problems in the UK, Rheumatology 49(7):1391–1398, 2010.

Nester CJ, Findlow A, Bowker P: Scientific approach to the axis of rotation at the midtarsal joint, J Am Podiatr Med Assoc 91(2):68–73, 2001.

Norkus SA, Floyd RT: The anatomy and mechanics of syndesmotic ankle sprains, J Athl Train 36(1):68–73, 2001.

O'Sullivan P: Diagnosis and classification of chronic low back pain disorders: maladaptve movement and motor control impairments as underlying mechanisms, Man Ther 10:242–255, 2005.

Pacey V, Nicholson LL, Adams RD, et al: Generalized joint hypermobility and risk of lower limb joint injury during sport: a systematic review with meta-analysis, Am J Sports Med 38(7):1487–1497, 2010.

Pensri P, Janwantanakul P, Chaikumarn M: Biopsychosocial factors and musculoskeletal symptoms of the lower extremities of saleswomen in department stores in Thailand, J Occup Health 52:132–141, 2010.

Perry J: Gait Analysis: Normal and Pathological Function, 1992, SLACK Incorporated.

Pijnenburg ACM, van Dijk CN, Bossuyt MM, et al: Treatment of ruptures of the lateral ankle ligaments: a meta-analysis, J Bone Joint Surg 82-A(6):761–773, 2000.

Powlson AS, Coll AP: The treatment of diabetic foot infections, J Antimicrob Chemother 65(3):3–9, 2010.

Roukis TS, Scherer PR, Anderson CF: Position of the first ray and motion of the first metatarsophalangeal joint, J Am Podiatr Med Assoc 86(11): 538–546, 1996.

Schuenke M, Schulte E, Schumacher U: Atlas of Anatomy: General Anatomy and Musculoskeletal System, Stuttgart, 2006, Thieme.

Tropp H: Commentary: Functional Ankle Instability Revisited, J Athl Train 37(4):512–515, 2002.

Turk DC, Wilson HD: Fear of pain as a prognostic factor in chronic pain: conceptual models, assessment, and treatment implications, Curr Pain Headache Rep 14:88–95, 2010.

Tweed JL, Campbell JA, Thompson RJ, et al: The function of the midtarsal joint: a review of the literature, The Foot 18:106–112, 2008.

van Rijn RM, van Ochten J, Luijsterburg PAJ, et al: Effectiveness of additional supervised exercises compared with conventional treatment alone in patients with acute lateral ankle sprains: systematic review, BMJ 341:c5688, 2010. doi:10.1136/bmj.c5688.

Vlaeyen JWS, Linton SJ: Pain-related fear and its consequences in chronic musculoskeletal pain. In: Linton SJ, editor: New Avenues for the Prevention of Chronic Musculoskeletal Pain and Disability. Pain Research and Clinical Management (vol 12), 2002, Elsevier, pp 83–103.

Weissman-Fogel I, Sprecher E, Pud D: Effects of catastrophizing on pain perception and pain modulation, Exp Brain Res 186:79–85, 2008.

Werner RA, Gell N, Hartigan A, et al: Risk factors for foot and ankle disorders among assembly plant workers, Am J Ind Med 53(12):1233–1239, 2010.

Young CC, Niedfeldt MW, Morris GA, et al: Clinical examination of the foot and ankle, Primary Care: Clinics in Office Practice 32:105–132, 2005.

Zusman M: Forebrain-mediated sensitization of central pain pathways: "non-specific" pain and a new image for MT, Man Ther 7(2):80–88, 2002.

Anhang

A1 Selbstmanagementstrategien: Compliance und Verhaltensänderung

Elly Hengeveld

Wie bereits mehrfach in diesem Buch erwähnt, kann die passive Mobilisation bei vielen klinischen Beschwerdebildern als eine Art „Kickstart" für die aktive Bewegung dienen. Daher empfehlen Manualtherapeuten häufig Selbstmanagementstrategien ergänzend zur passiven Mobilisation, sobald sie die Quelle der Bewegungsdysfunktionen und die Mechanismen der nozizeptiven Prozesse ermittelt haben.

Selbstmanagementstrategien sollten die klinischen Stadien und Syndrome, wie in Kap. 1 umrissen, widerspiegeln und können verschiedene Zwecke erfüllen:

- Selbsthilfestrategien zur Schmerzkontrolle und zur Unterstützung eines Gefühls des Wohlbefindens
- Prävention von neuen Episoden der Symptome
- Steigerung der generellen Fitness und Normalisierung des Aktivitätsniveaus
- Steigerung des Körperbewusstseins und der Entspannung
- Rehabilitation von Bewegungsbeeinträchtigungen wie z. B. Gelenkmobilität, Neurodynamik und Muskelfunktion

Die angebotenen Instruktionen, Vorschläge und Übungen sind insbesondere im Rahmen der Sekundärprävention schmerzbedingter Behinderungen relevant. Derzeit erhält dieses Konzept viel Aufmerksamkeit bei der Behandlung von Störungen an der Wirbelsäule, denn über einen Zeitraum von zwei Jahrzehnten, bis Ende der 1990er-Jahre, stieg die Prävalenz chronischer Behinderungen aufgrund von Kreuzschmerzen in den Industrieländern erheblich an (Waddell 2004). Es wird angenommen, dass sowohl psychosoziale Faktoren (z. B. Angstvermeidungsverhalten, bestimmte Erwartungen und Überzeugungen) als auch verwirrende Informationen klinisch tätiger Therapeuten zu dieser Entwicklung beigetragen haben (Kendall et al. 1997).

Vor allem ein Gefühl der Hilflosigkeit, das leicht in Hoffnungslosigkeit umschlägt, kann einen wichtigen beitragenden Faktor darstellen, dem bei akuten Schmerzzuständen vorgebeugt werden sollte (Harding et al. 1998). Daraus folgt als grundlegende Forderung, den Patienten in einer frühen Phase der Behandlung durch Selbstmanagementstrategien ein *Gefühl der Kontrollfähigkeit* über ihr Wohlbefinden zu vermitteln (Roberts et al. 2002).

Eine wachsende Anzahl von Studien integriert Variablen wie den „Locus Of Control" (Kontrollinstanz; Rotter 1966) oder die Selbstwirksamkeit („Self-Efficiacy"; Bandura 1989) in die Physiotherapie-Forschung (Crook et al. 1998, Frost et al. 2000, Roberts et al. 2002).

Der Therapeut muss sich darüber im Klaren sein, dass sich das Gefühl der Kontrollfähigkeit während der Zeit ändern kann, in der ein Patient unter Schmerzen und eingeschränkter Funktionsfähigkeit leidet. Ein Gefühl der Hilflosigkeit kann durch andauernde Schmerzzustände und Behinderungen gesteigert werden. Es ist entscheidend, dass der Physiotherapeut in einer frühen Phase der Untersuchung erkennt, ob die Patienten (noch) ein Gefühl der Kontrolle über ihren Schmerz und die wahrgenommenen Einschränkungen im Alltag haben oder nicht und welche Strategien sie anwenden, um dies zu erreichen.

Physiotherapeuten verfügen aufgrund ihrer spezifischen Fachkompetenz über zahlreiche Möglichkeiten, Patienten ein Gefühl der Kontrolle über ihren Schmerz oder das Wohlbefinden zu vermitteln, z. B.:

- Wiederholte Bewegungen
- Automobilisationen
- Entspannungsstrategien
- Körper- und propriozeptives Bewusstsein
- Übungen zur Förderung der motorisch-dynamischen Kontrolle
- Andere Verfahren zur Schmerzkontrolle (z. B. heiße oder kalte Packungen)

A1.1 Compliance

In dem Prozess, in welchem der Physiotherapeut dem Patienten Selbstmanagementstrategien vermittelt, spielt die Förderung der Compliance eine wichtige Rolle.

Compliance (Therapietreue) beschreibt den Grad der Übereinstimmung zwischen dem Verhalten eines Klienten und den Empfehlungen des Klinikers (Schneiders et al. 1998). Manchmal wird dafür auch der Begriff „Adhärenz“ verwendet. Beide Ausdrücke klingen jedoch recht plump, da sie zu stark auf eine autoritäre, eindimensionale Therapeut-Patienten-Beziehung verweisen, in welcher der Patient passiv den Anweisungen des Klinikers folgen muss (Kleinmann 1997). Im vorliegenden Buch liegt der Fokus auf der Veränderung von ungünstigen (Bewegungs-)Verhaltensweisen im Alltag. Dies erfordert das Einnehmen einer kognitiv-verhaltenspsychologischen Herangehensweise, wobei der Begriff „Compliance“ mit einer aktiveren Rolle des Patienten einhergeht.

A1.1.1 Barrieren für Compliance

Je nach Studiendesign wird eine Variabilität zwischen 15 % und 94 % in der Compliance zu medizinischen oder physiotherapeutischen Interventionen beschrieben (Sluys und Hermans 1990, Ferri et al. 1998). Es gibt verschiedene Meinungen darüber, warum sich Patienten nicht an die Ratschläge, Empfehlungen oder Übungsanweisungen eines Physiotherapeuten halten. Viele Physiotherapeuten schreiben dies einem Mangel an Motivation oder Disziplin zu (Kok und Bouter 1990).

Eine umfassende Studie ermittelte dagegen mehrere Kategorien von Barrieren, die *Patienten* von der Durchführung der vorgeschlagenen Verhaltensweisen abhalten (Sluys 1991):

- Probleme, die Empfehlungen und Übungen in den Alltag zu integrieren (z. B.: Übungen in Rückenlage können am Arbeitsplatz nicht ausgeführt werden; keine Zeit, um jeden Tag für 30 Minuten zu trainieren; direktive Zielsetzung, wie *„Sie sollten sich mehr Zeit für sich selbst nehmen“*; zu viele Instruktionen und Vorschläge in einer Behandlungssitzung)
- Fehlendes positives Feedback (Unsicherheit, ob die Übungen richtig ausgeführt werden; keine Erfahrung, ob die Übungen wirklich hilfreich sind)
- Gefühl von Hilflosigkeit (der Patient macht nicht die *Erfahrung*, dass er in der Lage ist, die Situation positiv zu beeinflussen)

A1.2 Kognitiv-verhaltensbezogener Ansatz

Aufgrund dieser von den Patienten wahrgenommen Barrieren wird empfohlen, dass der Therapeut einen kognitiv-verhaltensbezogenen Ansatz bei der Schulung des Patienten verfolgt, mit einem Informationsplan als festem Bestandteil des generellen Behandlungsplans (Sluys 2000). Bei diesem Ansatz wird angeraten, den Fokus auf die *Veränderung wenig hilfreicher Gewohnheiten* im Bewegungsverhalten zu legen (Harding und Williams 1995).

Allerdings scheinen Physiotherapeuten häufig einen ziemlich eindimensionalen Behandlungsansatz zu wählen (➤ Abb. A1.1), in dem keine spezifischen Verhaltens- oder Kommunikationsstrategien verfolgt werden. Bei einem eindimensionalen Ansatz wird oft angenommen, dass Schmerzreduktion und Normalisierung der lokalen Bewegungsstörungen direkt das Vertrauen in Alltagsbewegungen sowie das Aktivitäts- und Partizipationsniveau verbessern. Des Weiteren scheint es, dass Therapeuten erwarten, dass eine ein-

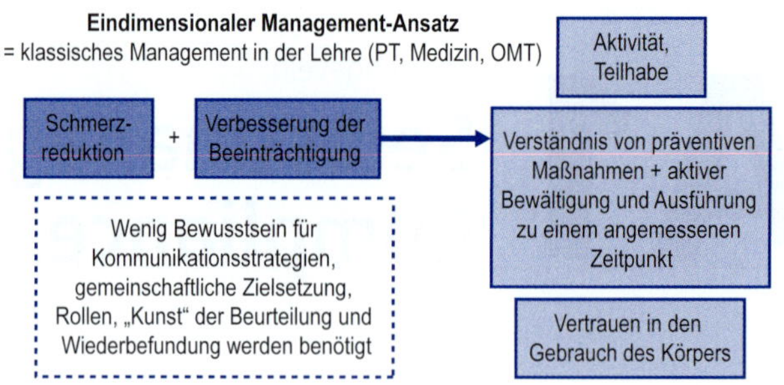

Abb. A1.1 Eindimensionaler Behandlungsansatz (Wiedergabe mit freundlicher Genehmigung von Hengeveld 2003)

zelne Instruktion einer Übung zu einer dauerhaften Verhaltensänderung führt, bei der die empfohlenen Interventionen jederzeit durchgeführt werden, wenn es notwendig erscheint (Hengeveld 2000). In diesem Zusammenhang wird kritisiert, dass Physiotherapeuten es offenbar vorziehen, einem Patienten zu *erzählen,* wie er sich im Alltag bewegen soll, statt ihn anzuleiten, dies zu *erfahren* (Treves 1998). Dies kann einige Patienten daran hindern, wieder Vertrauen in die Aktivitäten des täglichen Lebens zu gewinnen.

A1.3 Gewohnheiten ändern sich nicht über Nacht – Phasen der Verhaltensänderung

Gewohnheiten ändern sich selten über Nacht. Menschen durchlaufen Phasen, in denen sie *die Absicht haben,* ihr Verhalten zu ändern, aber Ablenkungen und Anforderungen des Alltags sowie andere Gewohnheiten sie daran hindern, das vorgeschlagene Verhalten unverzüglich automatisch und konsequent umzusetzen.

Es wurde postuliert, dass Menschen bei einer Verhaltensänderung verschiedene Motivationsphasen erleben (Prochaska und DiClemente 1994, Van der Burgt und Verhulst 1997, Dijkstra 2002; ➤ Tab. A1.1). Aus allen Modellen lässt sich zusammenfassen, dass eine Person verschiedene Phasen durchläuft, bevor sie in der Lage ist, die empfohlenen Verhaltensweisen erfolgreich in die Alltagsroutine zu integrieren:

- Motivationsentwicklung.
- Kurzfristige Compliance: Das Verhalten wird so lange ausgeführt, wie der Kontakt zwischen Physiotherapeut und Patient besteht.
- Langfristige Compliance: Der Patient behält die Verhaltensweisen nach Abschluss der Behandlung bei.

Motivationsphase

- In dieser Phase benötigt der Patient häufig Schulungs-und Informationsstrategien, die ihm z. B. die positiven Effekte von Bewegung auf osteoarthrotische Prozesse oder Bandscheibenprobleme einsichtig machen. Aufklärung und Informationen zu neurophysiologischen Schmerzmechanismen können in dieser Phase ebenfalls erforderlich sein.

Tab. A1.1 Phasenmodelle für Verhaltensänderungen und vorgeschlagene Interventionen für Physiotherapeuten

Prochaska und DiClemente (1994) – Phasenmodell der Veränderung	Van der Burgt und Verhulst (1997)	Dijkstra (2002)
1. **Präkontemplation:** In dieser Phase wird eine Verhaltensveränderung nicht in Betracht gezogen. 2. **Kontemplation:** Eine Verhaltensveränderung wird in Betracht gezogen; jedoch existieren keine konkreten Pläne. 3. **Vorbereitung:** Pläne werden aktiv entwickelt, um das Verhalten kurzfristig zu verändern. 4. **Handlung:** In dieser Phase wird das gewünschte Verhalten ausgeführt. 5. **Konsolidierung:** Das gewünschte Verhalten wird beibehalten und Rückfällen im Verhalten wird vorgebeugt.	1. **Offenheit:** *Interventionen des PT: Untersuchung von Überzeugungen und Erwartungen. Information über den Nutzen von Bewegung, z. B. bei Bandscheibenproblemen oder Osteoarthrose* 2. **Verstehen und Begreifen der Information:** *Wird in der Physiotherapie häufig vernachlässigt: Hat der Patient die Information verstanden und erachtet er sie als nützlich?* 3. **Intention:** *Entwicklung von Plänen* 4. **Befähigung:** sich imstande fühlen. *Die Übungen sollten einfach sein und möglichst ein Erfolgserlebnis vermitteln.* 5. **Handlung:** Veränderung des Verhaltens in Hinblick auf die Einbeziehung von Übungen und Vorschlägen in den Alltag 6. **Beibehaltung des Verhaltens:** Fortführung des Verhaltens nach Abschluss der Therapie	1. **Unmotiviert:** *In dieser Phase benötigt ein Patient Informationen und Schulung, wie Übungen sein Wohlbefinden fördern. Patienten müssen direkt erfahren, dass die Übungen zu ihrem Wohlbefinden beitragen. Die Qualität der Schulungsverfahren muss beachtet und die kognitiven Ziele müssen wiederbefundet werden – d. h.: Hat der Patient verstanden, was der PT ihm erklären wollte?* 2. **Überlegung,** ob die vorgeschlagene Verhaltensweise nützlich ist *(Geben Sie dem Patienten Zeit, um Fragen zu den Informationen aus den vorherigen Sitzungen zu stellen.)* 3. **Vorbereitung** (Entwicklung eines Plans und eindeutigen Absichten): Klare Anweisungen sind nötig, wann die Übungen im Alltag ausgeführt werden sollen. Es muss gefragt werden, wann es möglich war, die Übungen durchzuführen, und wann Schwierigkeiten auftraten. Es muss überwacht werden, ob die vorgeschlagenen Übungen die gewünschten Ergebnisse brachten. 4. **Experimentieren** mit den Handlungsvorschlägen in verschiedenen Alltagssituationen 5. **Handlung:** Veränderung des Verhaltens in Hinblick auf die Einbeziehung der Übungen und Empfehlungen in den Alltag

Adaptiert nach: Prochaska und DiClemente (1994), Van der Burgt und Verhulst (1997), Dijkstra (2002)

- Um die Schulungsstrategien erfolgreich anbieten zu können, muss der Therapeut zunächst die Überzeugungen des Patienten in Bezug auf Bewegung ermitteln und sich vergewissern, ob dieser empfänglich für neue Informationen ist.
- Überdies ist es empfehlenswert, dass der Therapeut zu Beginn mit dem Patienten eine gemeinsame Auftragserklärung durchführt, bevor er mit Erklärungen und Schulungen beginnt (Brioschi 1998).
- Nach jeder Schulung sollte der Therapeut überprüfen, ob der Patient die Informationen begriffen und ihren Sinn verstanden hat.
- Anschließend muss dem Patienten über mehrere Sitzungen hinweg ausreichend Zeit zur Verfügung gestellt werden, um Fragen zu stellen und sich Klarheit zu verschaffen.
- In dieser Phase ist es unumgänglich, dass der Patient *erfährt*, dass Bewegung und Entspannung zum Wohlbefinden beitragen können. Erfolgserlebnisse und das Gefühl, ein Ziel erreicht zu haben, sind für die Compliance zu den Übungen von besonderer Bedeutung (Courneya et al. 2004).
- Die Wiederbefundung der subjektiven Befunde und der Funktionstests tragen zum Erfolgserlebnis bei.

Kurzzeit-Compliance

- Die Phase der Kurzzeit-Compliance beginnt, sobald der Patient mit einigen einfachen Übungen in seinem Alltag experimentiert.
- Der Therapeut sollte nicht erwarten, dass der gewünschte Effekt sofort erlebt wird oder der Patient die Übungen im Alltag auch ausführt, wenn sie eigentlich gerade nötig wären.
- Häufig ist es besser, mit einer oder zwei Übungen zu beginnen und zu überprüfen, ob sie hilfreich sind, bevor andere Übungen in das Selbstmanagementprogramm aufgenommen werden.
- Regelmäßiger Kontakt zwischen dem Physiotherapeuten und dem Patienten ist wesentlich. Dabei kann der Patient Fragen stellen und der Physiotherapeut Korrekturen oder Empfehlungen vornehmen.
- Der Physiotherapeut muss den Patienten möglicherweise motivieren, an den Übungen „dranzubleiben", auch wenn noch keine Erfolgserlebnisse erfahren wurden.

Während der subjektiven Wiederbefundung in den nachfolgenden Sitzungen muss der Physiotherapeut herausfinden, ob der Patient in der Lage war, die Übungen auszuführen, und dies zum passenden Zeitpunkt geschah. Patienten machen die Übungen bisweilen zu festen Tageszeiten. In Momenten jedoch, in denen der Schmerz zunimmt, verfallen sie oft in gewohnte Verhaltenmuster, ruhen oder nehmen Medikamente ein, anstatt die vorgeschlagene Übung zu versuchen. Der Physiotherapeut sollte dies nicht als fehlende Motivation deuten, sondern als ein Hilfesuch-Verhalten, das noch nicht zur Gewohnheit geworden ist. Die Art und Weise der Kommunikation kann diesen Prozess des Lernens und Experimentierens mit Übungen in den verschiedenen Alltagssituationen erheblich beeinflussen.

Langzeit-Compliance

- Der Patient behält das Verhalten nach Abschluss der Therapie bei (Langzeit-Compliance).
- Diese Phase muss gut vorbereitet werden.
- Die Phase zur Vorbereitung der Langzeit-Compliance beginnt üblicherweise gegen Ende der Behandlungsserie und endet mit der abschließenden, analytischen Beurteilung.
- Zusammen mit dem Physiotherapeuten muss der Patient überlegen, in welchen Situationen der Schmerz in Zukunft wahrscheinlich wiederkehren könnte.
- Der Physiotherapeut und der Patient diskutieren und wiederholen die Verhaltensweisen, die nützlich sein können, um die Beschwerden in erneuten Schmerzsituationen zu bessern.
- Eine Wiederholung der prophylaktischen Maßnahmen ist häufig auch in dieser Phase hilfreich.

A1.4 Strategien zur Steigerung der Compliance

Um für einen Patienten ein sinnvolles Übungsprogramm zu entwickeln, kann der Physiotherapeut einem Algorithmus aus Handlungen und Entscheidungen folgen:

- Finden Sie die Ursache der Bewegungsdysfunktion in den Untersuchungs- und Wiederbefundungsverfahren.
- Treffen Sie gemeinsam mit dem Patienten eine Entscheidung in Bezug auf Behandlungsziele und Interventionen.
- Entscheiden Sie bei der Auswahl der Maßnahmen, welche Interventionen (z. B. passive Mobilisation) der Physiotherapeut vornehmen wird und welche Selbstmanagementstrategien der Patient ausführen soll.
- Bei der Auswahl von Selbstmanagementstrategien sollte der Physiotherapeut berücksichtigen, ob der Patient die Übungen über einen begrenzten oder einen unbegrenzten Zeitraum durchführen soll.
- Ist Schmerz die Hauptbeschwerde, sollte der Patient zunächst Schmerzbewältigungsstrategien erlernen, bevor der Therapeut Interventionen gegen beitragende Faktoren (z. B. Haltung, generelle Fitness) einleitet.
- Mit diesen Schmerzbewältigungsstrategien können Patienten ein Gefühl von Erfolg und Kontrolle über ihr Wohlbefinden entwickeln. Sie erhalten dadurch die Möglichkeit, Vertrauen zu Übungen aufzubauen, die sie ursprünglich als schädlich betrachteten.

A1.4.1 Auswahl von Bewältigungsstrategien für die Schmerzkontrolle und Besserung des Allgemeinbefindens

- Die Auswahl von Bewältigungsstrategien orientiert sich gewöhnlich an den Schwierigkeiten des Patienten bei Alltagsaktivitäten.
- In diesem Fall sind Informationen aus der subjektiven Untersuchung häufig für die Entscheidungsfindung von größerer Bedeutung als die Daten aus der Inspektion oder aktiven Bewegungstests.
- Vor allem die Informationen aus dem „24-Stunden-Verhalten" der Symptome und manchmal zu den auslösenden Faktoren aus der Entwicklungsgeschichte des Problems des Patienten können sehr aufschlussreich sein (Kap. 1). Für den Therapeuten ist es wichtig zu wissen, auf welche Weise der Patient in der Lage ist, schmerzhafte Alltagsaktivitäten zu beeinflussen.
- Um sinnvolle Bewältigungsstrategien auswählen zu können, muss der Physiotherapeut in den oben genannten Phasen der subjektiven Untersuchung gezielt nach Informationen suchen.

Beispiel

Eine Frau arbeitet in einer Fabrik als Näherin. Nach 6 Stunden Arbeit treten Schmerzen im Thoraxbereich auf. Obwohl die körperliche Untersuchung eine abgeflachte BWS-Kyphose zeigt, bestehen ihre Selbstmanagementstrategien, mit denen sie den Schmerz beeinflusst, aus verschiedenen wiederholten Extensions- und Rotationsbewegungen.

A1.4.2 Integration der Übungen in den Alltag

- Es kann sein, dass der Patient neue Verhaltensweisen entwickeln muss, die sein Wohlbefinden beeinflussen, und dieses Verhalten über einen sehr langen Zeitraum, manchmal sein Leben lang, beibehalten muss.
- Daher ist es erforderlich, ihm einfache, praktikable Übungen zur Verfügung zu stellen, die er mühelos in Alltagssituationen integrieren kann, damit sie Teil seines gewohnten Bewegungsverhaltens werden.
- Leider erhalten Patienten häufig bestimmte Übungen, die in Rückenlage ausgeführt werden sollen, obwohl ihre Schmerzproblematik am Arbeitsplatz auftritt, z. B. in sitzender Haltung. In diesen Fällen kann sich allmählich ein Gefühl der Hilflosigkeit entwickeln, da der Patient kein Erfolgserlebnis unmittelbar in der Arbeitssituation empfindet („*Ich habe Physiotherapie ausprobiert, aber nichts hat wirklich geholfen*").
- Es ist wesentlich, nicht eine einzelne Intervention zu unterrichten, sondern mit dem Patienten zusammen an Modifikationen der Übung zu arbeiten, um den Erfordernissen der verschiedenen Alltagssituationen gerecht zu werden. Der Patient muss wissen, dass die Adaptionen keine anderen Übungen darstellen, sondern „Variationen desselben Themas".
- In postoperativen Behandlungen, bei denen die Übungen gewöhnlich nur für einen begrenzten Zeitraum intensiver durchgeführt werden müssen, kann ein „Heimprogramm" aufgestellt werden, wofür der Patient in seinem gewohnten Tagesplan auch Zeit einräumen sollte, insbesondere wenn er noch nicht voll arbeitsfähig ist. Bevor er jedoch seine tägliche Alltagsroutine wieder aufnimmt oder an seinen Arbeitsplatz zurückkehrt, ist es häufig nützlich, gemeinsam mit dem Therapeuten Variationen der Übungen des „Heimprogramms" zu entwickeln, die in den betriebsamen Alltag integriert werden können.

Basierend auf einer Literaturstudie wurden die folgenden Aspekte zur Verbesserung der Compliance zusammengestellt, um den Patienten optimal bei einer dauerhaften Veränderung seines Bewegungsverhaltens zu unterstützen (Hengeveld 2003):

- Der Therapeut sollte eine kognitiv-verhaltenspsychologische Perspektive wählen. Er sollte dabei berücksichtigen, dass sich Verhaltensweisen nicht über Nacht und nicht mit einer einzelnen Intervention ändern lassen. Die verschiedenen Phasen der Verhaltensveränderung müssen beachtet werden.
- Die Überzeugungen des Patienten bezüglich der Notwendigkeit von Aktivitäten und Bewegungen in der Schmerzbehandlung müssen ermittelt werden.
- Der Therapeut sollte einem Instruktions- und Schulungsplan folgen, wobei er sich bewusst ist, welche und wie viele Instruktionen und Empfehlungen er während einer Sitzung gibt. Er sollte die Anweisungen daher in verschiedenen Sitzungen wiederholen. Informationen sollten besser „häppchenweise" als „in einem Stück" vermittelt werden.
- Eine gemeinsame Zielsetzung und bewusst gestaltete Kommunikationsverfahren sind erforderlich.
- Eines der wichtigsten Ziele der Selbstmanagementstrategien ist, die Patienten zu einem Gefühl der Kontrolle über ihr Wohlbefinden zu führen (Harding et al. 1998).
- Glaubt ein Patient, Bewegung sei schädlich, wenn bestimmte Aktivitäten und Arbeitssituationen Schmerz auslösen, sollte der Physiotherapeut gezielte Schulungsstrategien ergänzend zu passiven Mobilisationen und anderen Selbstmanagementstrategien einsetzen. Die folgenden Axiome können dabei möglicherweise hilfreich sein:
  - „Es ist nicht entscheidend, *was* du bewegst, sondern *wie* du es bewegst" (Sahrmann 1999).
  - „Es ist nicht notwendigerweise die Arbeitsbelastung, sondern die *Art und Weise der Ausführung,* welche die Symptome auslöst" (Watson 1999).
- Der Therapeut sollte sich Zeit nehmen, um die Übungen anzuleiten, anstatt dem Patienten in den letzten paar Minuten einer Sitzung zu sagen, was er tun soll. Er sollte genügend Zeit reservieren, dass der Patient Fragen stellen kann.
- Positives Feedback wird durch eine Wiederbefundung nach der Übung gefördert (wobei manchmal nur das Schmerzempfinden oder das Wohlbefinden abgefragt werden – „augenblicklicher Schmerz").
- Der Therapeut sollte den Patienten in der Folgesitzung im Rahmen der subjektiven Wiederbefundung fragen, ob er in der Lage war, die Übungen auszuführen, und wie die Wirkung war. Die Frage sollte so formuliert werden, dass der Patient gegebenenfalls zugeben kann, dass er die Übungen vergessen hat. Wenn dies passiert, sollte es nicht gleich als mangelnde Motivation oder Disziplin ausgelegt werden.
- Schriftliche Informationen als Gedächtnisstütze können das Verständnis fördern. Dies könnten Patienten gegebenenfalls auch selbst machen. In bestimmten Fällen kann das Führen eines „Schmerz-, Aktivitäten- und Übungstagebuchs" sinnvoll sein.
- Es muss sichergestellt werden, dass die Übungen in den Alltag implementiert werden können. Patienten müssen häufig mit Variationen derselben Übung versorgt werden und sollte diese auch als solche verstehen. Dies ist besonders in Situationen wichtig, in denen ein Patient ein neues (Bewegungs-)Verhalten lange, vielleicht sogar lebenslang, beibehalten muss.
- Antizipierung auf eventuelle Schwierigkeiten: Nachdem eine Übung ausgewählt und gelehrt wurde, muss der Physiotherapeut mit dem Patienten erörtern, ob und wo Schwierigkeiten damit zu erwarten sind. Bestimmte Übungen können sehr nützlich sein, passen aber nicht in eine bestimmte Arbeitssituation. Für eine solche Situation ist eine gemeinsame Problemlösung erforderlich und Modifikationen der Übung müssen ausgearbeitet werden.
- Zum Abschluss einer Behandlungsserie sollte über mögliche zukünftige Rückfälle und den Umgang damit nachgedacht werden, um die Langzeit-Compliance zu fördern.

A1.5 Zusammenfassung

Bevor der Physiotherapeut dem Patienten eine Übung vermittelt, sollte er folgende Schritte und Fragen bearbeiten:

- Was sind die Ziele dieser Übung?
- Wann sollte die Übung im Alltag angewandt werden?
- Habe ich dem Patienten die Ziele dieser Übung erklärt?
- Habe ich kontrolliert, ob der Patient sie verstanden hat?
- Wurden die Übungen gleich nach ihrer Ausführung wiederbefundet? Trugen sie zu einem Erfolgserleben bei?
- Habe ich gemeinsam mit dem Patienten vorausgeplant, wann und wie die Übungen ausgeführt werden sollen, falls die Beschwerden zurückkehren?

Dieser Anhang basiert auf: Hengeveld, E. 2003. Compliance und Verhaltensänderung in Manueller Therapie. *Manuelle Therapie,* 7(3), 122–132, mit freundlicher Genehmigung.

LITERATUR

Bandura A: Perceived self-efficacy in the exercise of personal agency, Psychologist 10:411–424, 1989.

Brioschi R: Kurs: die therapeutische Beziehung. In Brioschi R, Hengeveld E, editors: Leitung, Fortbildungszentrum Zurzach, Mai, 1998.

Courneya KS, Friedenreich CM, Sela RA, et al: Exercise motivation and adherence in cancer survivors after participation in a randomized controlled trial: an attribution theory perspective, Int J Behav Med 11:8–17, 2004.

Crook P, Rose M, Salmon P, et al: Adherence to group-exercise: physiotherapy-led experimental programmes, Physiotherapy 84:366–372, 1998.

Dijkstra A: Het veranderingsfasenmodel als leidraad bij het motiveren tot en begeleiding van gedragsverandering bij patienten, NTvF 112:62–68, 2002.

Ferri M, Brooks D, Goldstein RS: Compliance with treatment – an ongoing concern, Physiother Can 50:286–290, 1998.

Frost H, Lamb SE, Shackleton C: A functional restoration programme for chronic low back pain, Physiotherapy 86:285–293, 2000.

Harding VR, Williams ACDC: Extending physiotherapy skills using a psychological approach: cognitive-behavioural management of chronic pain, Physiotherapy 81:681–688, 1995.

Harding VR, Simmonds MJ, Watson PJ: Physical therapy for chronic pain, Pain, Clinical Updates (IASP) VI:1–4, 1998.

Hengeveld E: Psychosocial Issues in Physiotherapy: Manual Therapists' Perspectives and Observations. MSc Thesis, London, 2000, Department of Health Sciences, University of East London.

Hengeveld E: Compliance und Verhaltensänderung in Manueller Therapie, Manuelle Therapie 7:122–132, 2003.
Kendall NAS, Linton SJ, Main CJ, et al.: Guide to Assessing Psychosocial Yellow Flags in Acute Low Back Pain: Risk Factors for Long-Term Disability and Work Loss, Wellington, New Zealand, 1997, Accident Rehabilitation & Compensation Insurance Corporation of New Zealand and the National Health Committee.
Kleinmann A: In Fadiman A, editor: The Spirit Catches You and You Fall Down – A Hmong Child, her American Doctors and the Collision of Two Cultures, New York, 1997, Farrar, Strauss and Giroux.
Kok J, Bouter L: Patientenvoorlichting door fysiotherapeuten in de eerste lijn, NTvF 100:59–63, 1990.
Prochaska J, DiClemente C: Stages of change and decisional balance for twelve problem behaviours, Health Psychol 13:39–46, 1994.
Roberts L, Chapman J, Sheldon F: Perceptions of control in people with acute low back pain, Physiotherapy 88:539–548, 2002.
Rotter J: Generalized expectancies for internal versus external control of reinforcement, Psychol Monogr 80:1–5, 1966.
Sahrmann S: Course on the assessment and treatment of movement impairments, Zurzach, Switzerland, 22–25. August 1999, 1999.
Schneiders A, Zusman M, Singer KP: Exercise therapy compliance in acute low back pain patients, Manual Therapy 3:147–152, 1998.
Sluys E: Patient education in physiotherapy: towards a planned approach, Physiotherapy 77:503–508, 1991.
Sluys E: Therapietrouw door Voorlichting – Handleiding voor Patiëntenvoorlichting in de Fysiotherapie, Amsterdam, 2000, Uitgeverij SWP.
Sluys E, Hermans J: Problemen die patienten ervaren bij het doen van huiswerkoefeningen en bij het opvolgen van adviezen, NTvF 100:175–179, 1990.
Treves KF: Understanding people with chronic pain following whiplash: a psychological perspective. In Gifford L, editor: Topical Issues in Pain – Whiplash: Science and Management. Fear-Avoidance Beliefs and Behaviour, Adelaide, 1998, NOI Group.
Van der Burgt M, Verhulst H: Van therapietrouw naar zelf-management: voorlichting op maat, Fysiopraxis 12:4–7, 1997.
Waddell G: The Back Pain Revolution, ed 2, Edinburgh, 2004, Churchill Livingstone.
Watson P: Psychosocial Assessment, IMTA Educational Days, Zurzach, Switzerland, 1999.

A2 Dokumentation

Elly Hengeveld

Aufzeichnung, Wiederbefund/Wiederbefundung, SOAP-Schema

A2.1 Allgemeine Überlegungen

Die Beurteilung und die Behandlung erfordern in jeder Sitzung detaillierte schriftliche Aufzeichnungen über die Befunde und Ergebnisse. Im Idealfall gibt die systematische, konsequente und leicht zu überblickende Dokumentation dem Physiotherapeuten einen Referenzrahmen für den gesamten therapeutischen Prozess an die Hand. Systematische Aufzeichnungen sind eine Gedächtnisstütze und ein Kommunikationsmittel im Kontakt mit anderen Fachkollegen. Sie helfen dem Physiotherapeuten dabei:

- Entscheidungen zu reflektieren,
- Maßnahmen zu kontrollieren und
- ggf. die Therapie rasch einer veränderten Situation anzupassen.

Schriftliche Aufzeichnungen sind daher für eine dauerhafte Qualitätssicherung unerlässlich.

Es heißt, viele Physiotherapeuten sähen in der Dokumentation von Therapiesitzungen ein notwendiges Übel. Infolgedessen wirkten Aufzeichnungen oft oberflächlich und unvollständig (Cohen 1997). Wahrscheinlich hegen diejenigen, die eine Ausbildung in der „Kunst der Physiotherapie“ anstreben, keine besonders positiven Erwartungen an das Thema „Dokumentation“. Es gibt jedoch eine Reihe von Gründen, weshalb Physiotherapeuten sich über die Aufzeichnung der von ihnen gestalteten Sitzungen Gedanken machen sollten:

- Aufzeichnungen dienen dem Physiotherapeuten als Gedächtnisstütze zu allem, was getan, gedacht und geplant wurde.
- Systematische Aufzeichnungen dienen dem Clinical Reasoning und dem Lernprozess: Der Therapeut ist gezwungen, genauer zu überlegen und sich der eigenen Argumentation bewusst zu werden, wenn er seine Überlegungen schriftlich festhält. Das fördert die Reflexionsfähigkeit und die kontinuierliche Überprüfung seiner Entscheidungen und Maßnahmen.
- Es stellt an sich eine wertvolle Lernerfahrung dar, wenn man die wesentlichen Inhalte einer Untersuchung und Behandlung zu Papier bringt. Es zwingt dazu, die wirklich wesentlichen Dinge herauszufiltern, sie zu protokollieren und die weniger wichtigen Informationen auszuklammern.
- Das schriftliche Abfassen der Gedanken in Form systematischer Aufzeichnungen hilft dabei, die Gedanken zu ordnen, indem Informationen und Eindrücke organisiert und strukturiert werden.
- Das Aufzeichnen von Patienteninformationen, Maßnahmen und Planungsschritten unterstützt die Entwicklung von klinischen Mustern im Gedächtnis. Daher kann dieser Prozess für den Auf-

bau eines auf Erfahrung gestützten Wissens („Experiential Knowledge Base") wesentlich sein (Higgs und Titchen 1995; Nonaka und Takeuchi 1995).
- Im Idealfall dokumentieren die Aufzeichnungen den Weg, den die Beurteilung und die Behandlung nehmen.
- Umfassende, systematische Patientendokumentationen können als Basis für klinische Fallstudien verwendet werden.
- Die Aufzeichnungen dienen evtl. auch dem Patienten als Gedächtnisstütze. Manchmal vergisst ein Patient, wie sich die Störung unmittelbar nach einer Behandlung gebessert hatte. Wenn die Symptome einige Tage später aus anderen Gründen wieder auftreten, hält er seinen Zustand womöglich für unverändert. Wenn der Therapeut nun gemeinsam mit dem Patienten in der nächsten Sitzung den Verlauf seit der letzten Behandlung bis zum Wiederauftreten des Schmerzes analysiert, kann besser eruiert werden, wieso die Symptome wieder aufgetreten sind.
- Die Aufzeichnungen fördern die Kommunikation im Team der Fachkollegen. Wenn nachvollziehbare Aufzeichnungen vorliegen, kann bei Verhinderung des Therapeuten die begonnene Behandlung von einem Kollegen fortgeführt werden.
- Aufzeichnungen aus juristischen Gründen: In vielen Ländern ist der Physiotherapeut verpflichtet, Patientenunterlagen eine gewisse Zeit lang zu archivieren. Bei Rechtsstreitigkeiten werden solche Aufzeichnungen u. U. herangezogen.
- In zunehmender Anzahl betrachten die Berufsverbände die Dokumentation als integralen Bestandteil des physiotherapeutischen Prozesses (ÖPV 1998; WCPT 1999; Heerkens et al. 2003).

A2.1.1 Aufzeichnungen nach dem SOAP-Schema

Die Aufzeichnungen von Therapiesitzungen müssen detaillierte Informationen enthalten, gleichzeitig aber knapp abgefasst sein, um einen schnellen Überblick zu ermöglichen. Unter diesem Gesichtspunkt wurde das sog. SOAP-Schema eingeführt (Weed 1964; Kirk 1988). Das Akronym SOAP bezieht sich auf die verschiedenen Phasen des Beurteilungsprozesses:

1. **S**ubjektive Informationen erheben
2. **O**bjektive Informationen erheben
3. Eine Beurteilung (**A**ssessment) vornehmen
4. Einen **P**lan ausarbeiten und formulieren

Es müssen nicht unbedingt die im vorliegenden Buch verwendeten Leitlinien und Abkürzungen übernommen werden. Unverzichtbar ist dagegen eine Methode, die den Kommentaren des Patienten und dem Gedankengang des Therapeuten gerecht wird. Die Grundelemente von SOAP liefern ein brauchbares Format, in dem alle Schritte des therapeutischen Prozesses kurz, aber erschöpfend erfasst werden.

Es wurde eingewandt, der Ausdruck „objektiv" im SOAP-Schema sei ungeschickt gewählt, da der Physiotherapeut doch die *subjektiven* Erfahrungen des Patienten bewerte, während er die Testbewegungen ausführt. Weiterhin wird angeführt, der Physiotherapeut als „Messinstrument" werde vor allem auf solche Aspekte eines Tests achten, die ihm zum gegebenen Zeitpunkt als besonders relevant erschienen. Daher könne es bei diesen Testverfahren keine echte Objektivität geben (Grieve 1988). Aus diesem Grund wurde der Ausdruck „objektive Untersuchung" durch „körperliche oder Funktionsuntersuchung" (Physical Examination) ersetzt.

Ein weiterer Kritikpunkt war, dass nach dem SOAP-Schema angelegte Notizen in problemorientierten medizinischen Aufzeichnungen (POMR) die Aufmerksamkeit des Physiotherapeuten auf biomedizinische Daten fixieren würden (French 1991). Wenn der Physiotherapeut jedoch auf Schlüsselwörter und spezifische Schlüsselsätze des Patienten achtet, die Aufschluss über sein individuelles Krankheitserleben geben, kann er diese in Klammern gesetzt in die Aufzeichnungen übernehmen und somit zum Bestandteil der Dokumentation machen.

Patientenakten sollten immer sowohl die Befunde als auch die Planungsschritte einschließen – so wird nachvollzogen, was getan *und* was gedacht wird. Die Aufzeichnungen enthalten idealerweise:

- Informationen über die Untersuchung und Beurteilung
- Therapeutische Interventionen und Resultate (Wiederbefundung)
- Planungsschritte und Hypothesen
- Wichtige Schlüsselwörter oder Schlüsselsätze des Patienten

A2.1.2 Asteriske

Während der subjektiven Untersuchung äußert sich der Patient vielleicht über seine Behinderung, die sich als wertvolle Parameter für die Wiederbefundung erweisen können. Sie sollten in den Aufzeichnungen *sofort* markiert werden, etwa mit einem „Asterisk" (*, Sternchen).

Die Verwendung solcher Asteriske ist nicht obligatorisch, kann den Ablauf aber beschleunigen. Asteriske sparen Zeit, sie sind Gedächtnisstützen und verweisen auf Fakten, die für eine bestimmte Person besonders wichtig sind. Werden solche Merkzeichen für die Beurteilung durch einen großen unübersehbaren Asterisk hervorgehoben, verstärkt das nicht nur das Bewusstsein für deren Relevanz, sondern beschleunigt auch die Wiederbefundung und macht sie einfacher, vollständiger und damit nutzbringender.

Asteriske eignen sich sowohl für die Parameter der körperlichen (Funktions-) als auch für die Parameter der subjektiven Untersuchung. Es empfiehlt sich im Übrigen, sie schon sofort *während* der Funktionsuntersuchung und *nicht* erst *danach* zu setzen. Das gilt natürlich auch für die nachfolgenden Sitzungen.

Gelegentlich scheint es, als sei der Ausdruck „Asterisk" zum Therapeutenjargon geworden. So ist er aber nicht gemeint. Wer nach dem Maitland-Konzept unterrichtet und arbeitet, wird im Zusammenhang mit der subjektiven und der Funktionsuntersuchung häufig von „Asterisken" sprechen. Meist sind damit Informationen zu Parametern der subjektiven und der Funktionsuntersuchung gemeint, die in regelmäßigen Intervallen während des gesamten therapeutischen Prozesses wiederbefundet werden, um die Rehabilitationsfortschritte und die Auswirkungen der Behandlung zu überwachen (Box A2.1).

Box A2.1

Verwendung von Asterisken

Asteriske sind ein überaus wertvolles Hilfsinstrument für die Beurteilung. In den Aufzeichnungen dienen sie der Hervorhebung von:

- Primärsymptomen oder Aktivitätseinschränkungen
- Zeichen, welche die Symptome eines Patienten reproduzieren
- Anderen wichtigen vergleichbaren Zeichen, denen im Zuge der Wiederbefundung nachgegangen werden soll
- Anderen wichtigen Informationen
- Schlüsselthemen, denen nachgegangen werden muss
- Die Devise „Setze Asteriske *sofort* während der Arbeit" signalisiert, wie wichtig es ist, relevante Befunde, sobald sie erhoben werden, zu markieren und nicht erst im Nachhinein. Wenn die Befunde sofort vermerkt werden, beeinflusst das den Therapeuten bei nachfolgenden Untersuchungen und Beurteilungen.

A2.2 Anforderungen

Manche Therapeuten bevorzugen vielleicht andere Formen der Dokumentation. Für welche Methode sich der Therapeut auch entscheidet, sie muss einige Bedingungen erfüllen. Die Aufzeichnungen müssen:

- gut strukturiert,
- klar verständlich,
- umfassend,
- einfach (wieder) zu lesen,
- präzise und im Telegrammstil geschrieben sowie
- homogen und konsequent abgefasst sein.

A2.3 Anmerkungen zur Dokumentation

Es ist wichtig, einschlägige Informationen aufzuzeichnen, selbst wenn aus den Befunden auf einen Normalzustand zu schließen ist. Wenn sie notiert sind, lässt sich später nachvollziehen, welche Fragen gestellt oder welche Funktionstests im Rahmen der Untersuchung vorgenommen wurden.

Es geht schnell und ist einfach, normale Befunde auf einem „Befundblatt" zu vermerken. Wenn z. B. ein Patient unter Schmerzen im Schulterbereich leidet und der Therapeut das Akromioklavikulargelenk *umfassend* untersucht und dabei normale schmerzfreie Bewegungen festgestellt hat, braucht er nur zu vermerken:

A/C ✓✓

Entscheidend ist: *Es muss vermerkt werden.*

Die Aufzeichnungen aus der Erstkonsultation werden sehr viel umfangreicher ausfallen als die aus nachfolgenden Sitzungen. Dabei ist jedoch genauso detailliert zu verfahren, und deshalb können dieselben Symbole und Abkürzungen verwendet werden. Jeder hat seine eigenen Vorlieben und Abneigungen; das spielt aber keine Rolle, solange die Anforderungen, die an ein vollständiges Verlaufsprotokoll gestellt werden, erfüllt sind.

Sowohl Fragebogen als auch „Spickzettel", wie sie oft genannt werden, haben Vor- und Nachteile. Vorrangig ist, dass sie nicht reglementierend sind oder bestimmte Details vorgeben. Fragenkataloge, die nur abgehakt und angekreuzt werden müssen, sollten nicht verwendet werden. Sie unterbinden beim Untersucher das unabhängige Denken und machen es ihm völlig unmöglich, sich auf den Gedankengang des Patienten einzulassen oder irgendwelche Hypothesen eingehender zu verfolgen.

A2.4 Dokumentation von Befunden aus der subjektiven Untersuchung

Für jeden Patienten müssen viele Fragen und Antworten aufgezeichnet werden, selbst wenn damit nur dokumentiert wird, dass eine wichtige Frage in der Tat gestellt und beantwortet wurde.

Um sicherzugehen, empfiehlt es sich, die subjektiven Untersuchungsbefunde *mit den Worten des Patienten* aufzuzeichnen. Wenn sich z. B. ein Patient über ein Ziehen im Arm beklagt, sobald er den Arm über den Kopf hebt, muss in der Aufzeichnung die Aussage des Patienten stehen und nicht die Formulierung des Physiotherapeuten („Symptome oder Schmerz bei Flexion"), weil das den Gedankengang des Physiotherapeuten unmittelbar einengen könnte.

Schlüsselwörter und Schlüsselsätze mit Hinweischarakter auf das individuelle Krankheitserleben können in Anführungszeichen gesetzt werden. Wie schon betont wurde, enthalten solche Schlüsselwörter und Schlüsselsätze u. U. richtungweisende Informationen für die Gestaltung des therapeutischen Prozesses. Entsprechend sorgsam müssen sie notiert werden.

Die Informationen müssen den Hauptkategorien der subjektiven Untersuchung zugeordnet werden. Das ist wesentlich, damit der Therapeut den Überblick über den Prozess der subjektiven Untersuchung behält. Wenn er Fragen nach dem „Hauptproblem" stellt, gibt der Patient in seiner Antwort möglicherweise Informationen zur Geschichte, vermischt z. B. mit Bruchstücken zum Symptomverhalten. In solchen Fällen muss ausreichend Platz auf dem Papier zur Verfügung stehen, um die Informationen in den Abschnitten „Geschichte" oder „Verhalten" notieren zu können, anstatt jedes Detail in chronologischer Reihenfolge niederzuschreiben. Das hilft dem Physiotherapeuten, den Überblick über den Gesamtprozess der subjektiven Untersuchung zu behalten, selbst wenn er als Kommunikationstechnik das „Parallelisieren" gewählt hat.

A2.4.1 Körpertabelle

- Nachdem das Hauptproblem des Patienten erfasst ist und der Therapeut dessen eher allgemeine Aussage über die wahrgenommene Behinderung erhalten hat, werden Bereich, Tiefe und Charakter, Verhalten und Zusammenhang der Symptome abgeklärt und in einer „Körpertabelle" vermerkt (➤ Abb. A2.1).
- Durch Rückgriff auf solch eine Körpertabelle ruft sich der Therapeut die Symptome des Patienten und dessen Hauptproblem schnell und deutlich ins Gedächtnis.

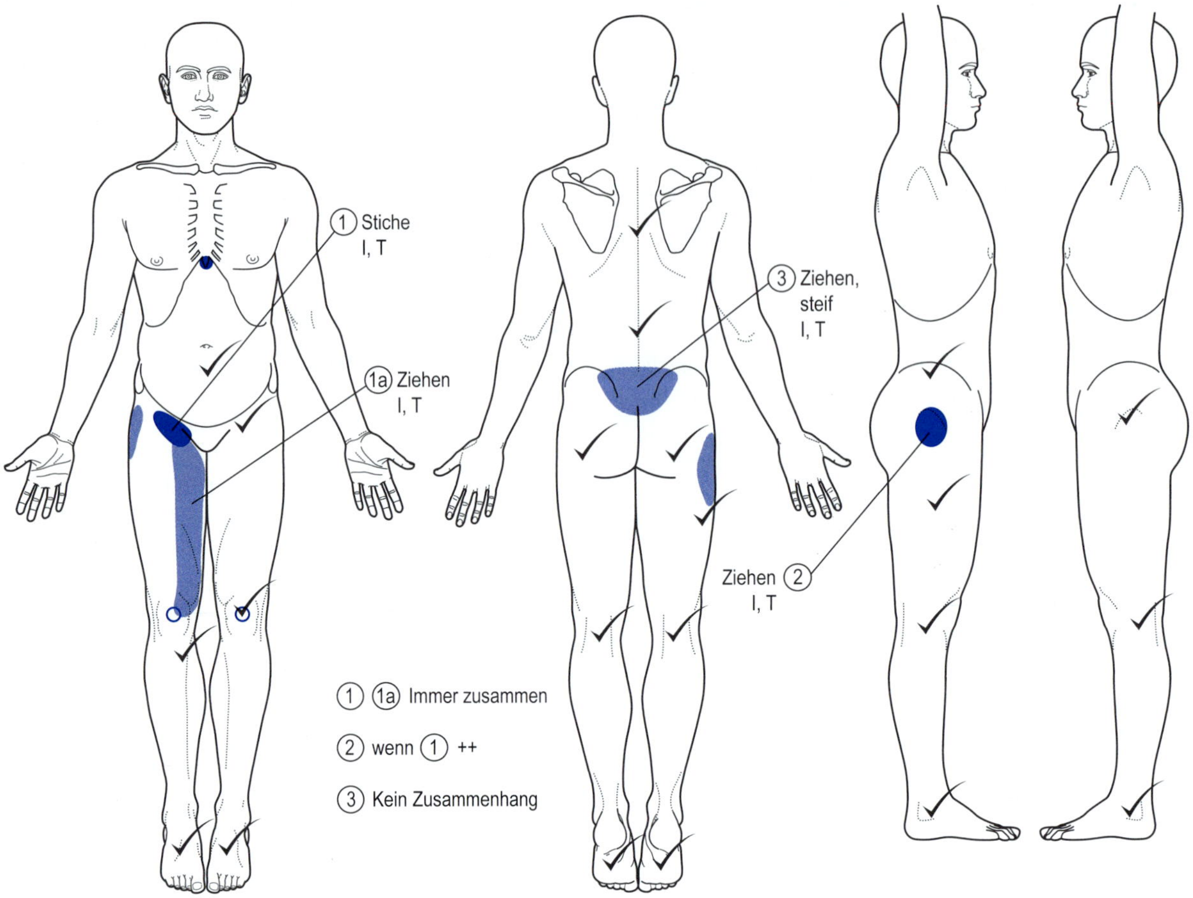

Abb. A2.1 Beispiel einer Körpertabelle

- Eine gut gezeichnete Körpertabelle hilft, Hypothesen zu den Ursachen der Bewegungsdysfunktion oder der Symptome wie auch zu den neurophysiologischen Schmerzmechanismen zu formulieren. Außerdem lassen sich erste Hypothesen zu Vorsichtsmaßnahmen und Kontraindikationen aufstellen.
- Im Prinzip legt der Physiotherapeut die Körpertabelle zur Dokumentation und als Gedächtnisstütze an.
- Gelegentlich, vor allem bei chronischen Schmerzzuständen, wird der Patient gebeten, die Körpertabelle selbst zu zeichnen. Werden unterschiedliche Farben als Metapher für den Schmerz benutzt, um das Schmerzerleben auszudrücken, können sie als Orientierungshilfe für die Wiederbefundung verwendet werden.
- Es regt die Selbstkontrolle deutlich an, wenn die Informationen konsequent am gleichen Ort in der Körpertabelle vermerkt werden. Falls der Physiotherapeut vergisst, bestimmte Fragen zu stellen, fällt das bei der erneuten Durchsicht der Aufzeichnungen eher auf.
- Die Verwendung von eingekreist gesetzten arabischen Ziffern hilft bei der Unterscheidung der Symptombereiche und vereinfacht spätere Aufzeichnungen: Wenn auf die Symptombereiche Bezug genommen werden muss, notiert der Therapeut die Ziffern und muss nicht umständlich die Symptombereiche beschreiben.

> Es sollte immer dieselbe Information an der derselben Stelle in der Körpertabelle vermerkt werden. Das optimiert die Selbstkontrolle – bei erneuter Durchsicht der Angaben ist leichter zu erkennen, ob bestimmte Details fehlen.

A2.4.2 Symptomverhalten und Aktivitäten

Informationen zum „Symptomverhalten" sind für die Formulierung vieler Hypothesen essenziell. Außerdem dienen sie der Wiederbefundung in späteren Sitzungen, weshalb sie mit der gebotenen Ausführlichkeit aufgezeichnet werden müssen.

Wenn der Therapeut Aktivitäten oder Körperhaltungen bemerkt, welche die Symptome des Patienten verstärken, muss das penibel vermerkt werden. Dasselbe gilt für lindernde Faktoren: Auch sie sind sofort und in derselben Zeile wie die symptomprovozierende Aktivität niederzuschreiben. Das mag pedantisch erscheinen, aber auf diese Weise erhält der Physiotherapeut unmittelbar einen Überblick über Tätigkeiten und Positionen, die der Patient sich als hilfreiche Bewältigungsstrategien zurechtgelegt hat, und darüber, bei welchen anderen er evtl. Unterstützung benötigt.

- ① ↑ Gartenarbeit, Unkraut zupfen in der Hocke; nach 10 min P_1 ①, nach 20 min ①↑
  ↓ steht auf, geht umher (einige Schritte, schüttelt Bein): ①↓ 100 % sofort, kann Gartenarbeit fortsetzen
- ① ↑ Socken anziehen, im Stand – Aktivität möglich wie gewohnt
  ↓ ① ↓ 100 % sofort, sobald Bein abgesetzt ist
- ① ↑ Liegen im Bett – Bauchlage, rechtes Bein angezogen. Wacht gegen 3:00 h auf ①↑
  ↓ findet keine Entspannung, steht auf, geht herum, ca. 20 min ① „akzeptabel"

A2.4.3 Entstehungsgeschichte des Problems

Manchmal ist es schwierig, den Überblick über alle Informationen zur Geschichte eines Problems zu behalten und zu überprüfen, ob alle relevanten Daten erhoben wurden. Das dürfte insbesondere dann der Fall sein, wenn es über viele Jahre mehrere Episoden und Rezidive gegeben hat.

Es ist zwar nicht obligatorisch, aber der Physiotherapeut kann eine Zeitleiste erstellen, an der sich der Verlauf ablesen lässt, um sich einen Überblick über die aktuelle und die frühere Geschichte zu verschaffen (➤ Abb. A2.2, ➤ Abb. A2.3).

A2.5 Dokumentation der Befunde aus der Funktionsuntersuchung

Die Befunde aus der Funktionsuntersuchung müssen ausreichend detailliert und systematisch aufgezeichnet werden, damit bei späteren Wiederbefundungen schnell darauf zurückgegriffen werden kann.

Die Verwendung der Symbole beschleunigt den Vorgang und erleichtert die Bezugnahme (➤ Tab. A2.1).

A2.5.1 Aktive Bewegungen

Für das Protokollieren des Ausmaßes und der Qualität von Bewegungen und der symptomatischen Reaktion darauf sollte sich der Therapeut auf eine bestimmte Form der Aufzeichnung festlegen. Dadurch kann er mehr Fakten erinnern und gewinnt Zeit, um andere Details zu registrieren. Aktive Bewegungsbefunde werden z. B. folgendermaßen aufgezeichnet:

Sup ✓, ✓$_{\text{IV++}}$

Das bedeutet: Die Supination (Sup) hat normales Bewegungsausmaß und normale Bewegungsqualität (erster ✓). Unter Überdruck tritt keine abnormale Schmerzreaktion auf (zweiter ✓).

Es empfiehlt sich, den ersten Haken (✓) für Bewegungsreaktionen wie Ausmaß und Qualität zu reservieren und den zweiten Haken (✓) für Symptomreaktionen, die während der Testbewegung auftreten. Durch Hinzufügen der Gradierung IV–, IV oder IV+ wird

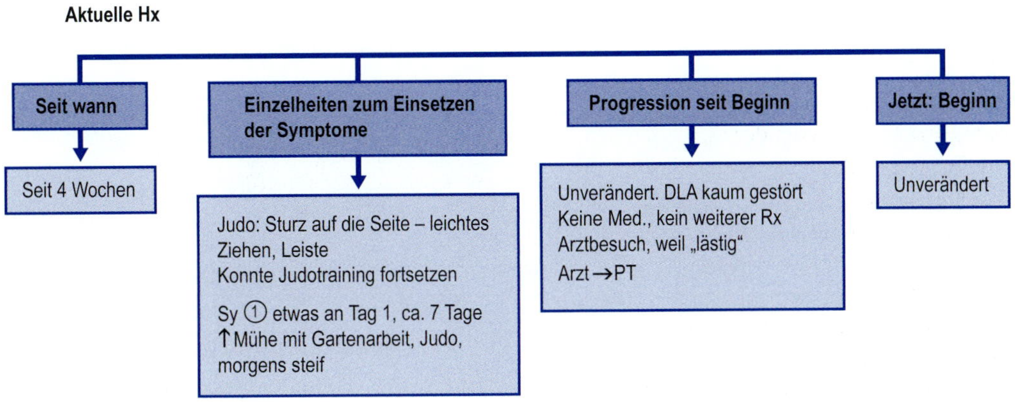

Abb. A2.2 Zeitleiste: aktuelle Geschichte

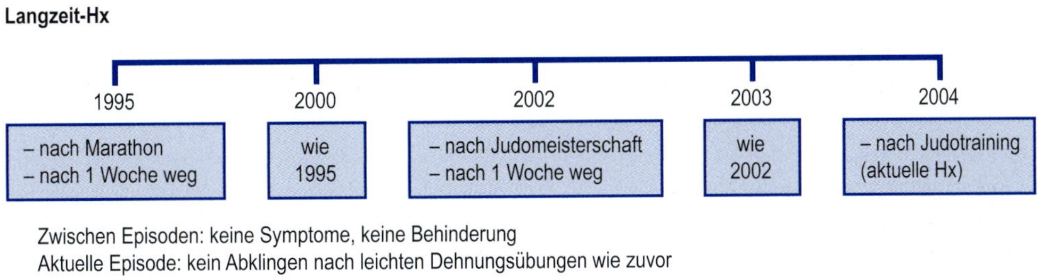

Abb. A2.3 Zeitleiste: frühere Geschichte

Tab. A2.1 Symbole und Abkürzungen

Periphere Gelenke		Wirbelsäule	
F E	Flexion Extension	↧	Zentrale posteroanteriore Bewegung (PA) ↧ mit Ⓛ Inklination
Ab Ad	Abduktion Adduktion	↥	Zentrale anteroposteriore Bewegung (AP)
↻	Innenrotation	┌•	Unilaterale PA auf Ⓛ mit medialer Inklination
↺	Außenrotation	┌•	Unilaterale AP auf Ⓛ
HF HE	Horizontalflexion Horizontalextension	←•	Transversalbewegung nach Ⓛ
HBB	Hand hinter den Rücken (*„Hand Behind Back"*)	↻	Rotation nach Ⓛ
Inv	Inversion	↰	Lateralflexion nach Ⓛ
Ev DF	Eversion Dorsalflexion	←•→	Longitudinalbewegung (angeben, ob kranial oder kaudal)
PF	Plantarflexion	┌•	Unilaterale AP auf dem Winkel von Ⓡ auf 2. Rippe
Sup Pron	Supination Pronation	•──┐	Weiter lateral auf Ⓡ auf 2. Rippe
El	Elevation	•─┘↑	Unilateraler Druck auf Ⓡ
De	Depression	CT & ↗	Zervikaltraktion in Flexion
Protr	Protraktion	CT & ↑	Zervikaltraktion in Neutralstellung (Sitz)
Retr	Retraktion	IVCT & ↑	Im Sitzen
Med Lat	Medial Lateral	IVCT & ↗	Im Liegen
ÜD (OP)	Überdruck *(Overpressure)*		
PPIVM	Passive physiologische Intervertebralbewegungen	IVCT & ↗ 10 3/0 15	Intermittierende variable Zervikaltraktion in gradueller HWS-Flexion. Zugkraft 10 kg mit 3 Sek. Halten, keine Ruheperiode, Behandlungszeit 15 min
PAIVM	Passive akzessorische Intervertebralbewegungen		
ULNT	Neurodynamische Tests für die obere Extremität *(Upper Limb Neural Tests)*		
LLNT	Neurodynamische Tests für die untere Extremität *(Lower Limb Neural Tests)*	LT	Lumbaltraktion
Q	Quadrant	LT 30/15	Lumbaltraktion mit Zugkraft von 30 kg, Behandlungsdauer 15 min
Lock	Sperrposition *(Locking Position)*		
F/Ab	Flexion/Abduktion	LT crk 15/5	Lumbaltraktion bei flektierten Hüften und Knien: 15 kg, 5 min
F/Ad	Flexion/Adduktion		
E/Ab	Extension/Abduktion	IVLT 50 0/0 10	Intermittierende variable Lumbaltraktion, Zugkraft 50 kg, kein Halten, keine Ruheperiode, Behandlungsdauer 10 min
E/Ad	Extension/Adduktion		
Distr	Distraktion		
↧	Posteroanteriore Bewegung		
↥	Anteroposteriore Bewegung		
—•→	Transversalbewegung in die angezeigte Richtung		
↕	Gleiten angrenzender Gelenkflächen		
>—•—<	Kompression		

Tab. A2.1 Symbole und Abkürzungen *(Forts.)*

Periphere Gelenke		Wirbelsäule	
kran	Longitudinalbewegung#: kaudal		
kaud	Longitudinalbewegung#: kaudal		

Als Longitudinalbewegung wird die Ausrichtung einer Gelenkbewegung bezeichnet, die entsprechend der Längsachse des Körpers in seiner anatomischen Position verläuft. Wenn **dieselbe** Bewegung in einer anderen als der anatomischen Position ausgeführt wird, bezeichnet man sie dennoch als Longitudinalbewegung, wenngleich sie dann nicht mehr in der Körperlängsachse liegt.

Angaben zur Wirbelsäule nach Maitland GD, Hengeveld E, Banks K, English K (2001). Maitland's Vertebral Manipulation. 6th ed. Oxford: Butterworth-Heinemann, mit frdl. Genehmigung

angezeigt, wie kräftig der Überdruck ausgeführt wurde. Das ist insbesondere in solchen Fällen wichtig, in denen der Physiotherapeut die Bewegungen mit einem gewissen Überdruck testen will. Es gibt jedoch einschränkende Faktoren in Bezug auf die „Natur des Problems", die ihn daran hindern, mit maximalem Überdruck zu arbeiten.

Eine Bewegung kann nur als normal eingestuft werden, wenn das ganze normale Bewegungsausmaß (aktive und passiv) schmerzfrei möglich ist. Der zusätzliche Überdruck am Ende der Bewegung sollte keinen anderen Schmerz als das normale endgradige Gefühl der Bewegung hervorrufen.

Ein abnormaler Befund kann folgendermaßen notiert werden:

*Ab 170°, Dev. ventr. 120–170°, ①$_{\text{akt. EOR}}$

Korr. Dev. 130°, ①$_{\text{akt. EOR}}$

Diese Notation besagt: Das Bewegungsausmaß der Abduktion (Ab) beträgt 170° mit einer Bewegungsabweichung in ventraler Richtung zwischen 120° und 170° Abduktion. Symptomreproduktion am Ende des aktiven Bewegungsbereichs ohne Überdruck. Nach Korrektur der Bewegungsabweichung verringert sich das Bewegungsausmaß bis auf 130° Abduktion, und der Schmerz nimmt eindeutig zu.

*Hüfte F 130°, lok. P Leiste$_{\text{IV-}}$, ①$_{\text{IV+}}$

In diesem Beispiel beträgt das Gesamtausmaß der Hüftflexion 130°, ohne irgendwelche Abweichungen in der Bewegungsqualität. Lokale Symptome werden mit leichtem Überdruck („IV−") hervorgerufen, eine Symptomreproduktion mit stärkerem Überdruck („IV+").

A2.5.2 Passive Bewegungen

Mithilfe von passiven Bewegungen wird das Verhalten von Schmerz, Widerstand und motorischen Reaktionen (Spasmen) überprüft. Den Physiotherapeuten interessiert vor allem, wie sich diese Komponenten verhalten und zueinander in Beziehung stehen. Dieses Untersuchungsverfahren geht stark ins Detail und darf als Bestandteil der „Kunst der Manualtherapie" gelten. Am einfachsten ist es – wenngleich nicht obligatorisch –, ein Bewegungsdiagramm zu zeichnen (Einzelheiten dazu im Anhang in Kap. A1, Kap. A2 und Kap. A3 von Band 1). Im Übrigen kann der Therapeut abnormale Befunde hinsichtlich des Verhaltens von P_1 und P', von R_1 und R_2 einschließlich ihrer wechselseitigen Beziehungen wörtlich notieren.

Wenn bestimmte passive Bewegungen als normal eingestuft werden, wird dieselbe Methode (✓, ✓) verwendet wie bei aktiven Bewegungen. Wenn jedoch relevante abnormale Befunde vorliegen, ist diese Methode nicht aussagekräftig genug.

BEISPIEL

SLR Ⓡ: R_1: 50°, L = R_2 70°; P_1 Ziehen im Bereich der ischiokruralen Muskeln ca. 55°, P' nur gering (3/10)

Diesem Beispiel zufolge spürt der Physiotherapeut zunächst ein Ansteigen des Widerstands bei ca. 50° SLR, die Bewegung wird durch den Widerstand bei ca. 70° SLR begrenzt; im Bereich der ischiokruralen Muskulatur wird nur ein geringfügiges Ziehen provoziert. ➤ Abb. A2.4 zeigt das entsprechende Bewegungsdiagramm.

A2.6 Dokumentation der therapeutischen Interventionen

Bevor eine Behandlungstechnik ausgeführt wird, sollten die Planung und die Argumente für ihre Auswahl notiert werden. Anschließend sind die Behandlung und ihre Auswirkungen schriftlich festzuhalten. Dies muss ausreichend detailliert geschehen, damit in späteren Stadien darauf Bezug genommen werden kann, wenn eine retrospektive Beurteilung erfolgt.

Im Behandlungsprotokoll für eine passive Mobilisation sollte verzeichnet sein:

- Lagerung des Patienten
- Ausgangsstellung des Gelenks
- Ausgewählte Behandlungstechnik(en), einschließlich der Inklination der Bewegung

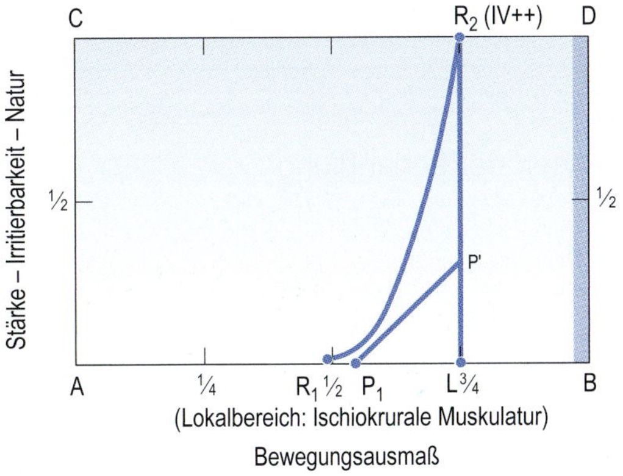

Abb. A2.4 Bewegungsdiagramm

- Gradierung der Technik
- Rhythmus, in dem die Technik ausgeführt wurde
- Dauer (Anzahl der Wiederholungen oder Zeiteinheiten)
- Symptomatische Reaktionen und die Reaktionen des Patienten während der therapeutischen Intervention („Beurteilung während der Behandlung“)
- Wiederbefund unmittelbar nach Beendigung der Technik (Vergleichsangaben oder Aussagen dazu, welche Parameter Verbesserungen zeigen und welche unverändert bleiben, sind gewöhnlich hilfreich)

In jedem Fall gilt es nicht nur, die Behandlung durch passive Bewegung in allen Einzelheiten zu dokumentieren, sondern auch aktive Verfahren, Übungen oder physikalische Anwendungen (Ultraschall z. B. ist genauso gründlich zu protokollieren).

Auf die Behandlung folgt der Wiederbefund, wobei der Patient gebeten wird, vergleichende Angaben zu allen Symptomveränderungen oder zur Befindlichkeit aufgrund der Technik zu machen. Daran anschließend werden die betroffenen Tests aus der Funktionsuntersuchung wiederbefundet. Im Idealfall enthalten die Aufzeichnungen der Befunde aus der Funktionsuntersuchung eine kurze Einschätzung der Ergebnisse im Vergleich zu der unmittelbar vor Durchführung der Technik vorgenommenen Beurteilung.

Abschließend sollte der Therapeut am Ende der Behandlungssitzung seine Überlegungen dazu schriftlich niederlegen, wie die Behandlung für die nächste Sitzung zu modifizieren ist. Solch eine Analyse zwingt ihn nicht nur dazu, sein Clinical Reasoning zu reflektieren, sie ruft auch die Erinnerung an die letzte Behandlungssitzung wieder ins Gedächtnis.

Beispiel

- **Passive Bewegung:**

• Rx: G/H, Rückenlage • In: 150° F (vor P1) • Ausführen: ↓, ↻, IV– bis IV gleichm. Rhythmus, rel. rasch Insges. ca. 6 min, „angenehm“; nach 4 min R1 bis L, insb. mit ↓ Nach ca. 6 min keine weiteren Veränderungen bei P oder R	• C/O: „gleich“ • P/E: F 160°, ① IV++ ☺ („fühlt sich viel freier an, ich komme höher“) • HBB: Beweg.ausmaß & P ISQ • Plan: Rx wiederholen; wenn HBB ISQ bleibt, akt. Bew. in EOR HBB ausführen

Andere Arten der Behandlung

- **Übungen**

Im Sitzen: F/Ad, Hüfte R und L 5 ×, ca. 10 Sek., bis leichtes Ziehen im Gesäß „angenehm“	• C/O: „Stehen ist einfacher als vorher“ • P/E: Lx F: 2 cm, ✓ akt EOR ☺ • Hüfte F: 130°, ① IV+ ☺ • Plan: Übung bei Arbeit; mind. 3 ×/Tag UND bei Einsetzen von Schmerzen im Gesäß. 1–2 Serien, 5 ×/30 Sek. pro Bein

- **Ultraschall**

• Sitz, Knie extendiert • Rx: US 3 MHz, großer Schallkopf; 1 : 2 int. • 1,0 W/cm²; 3'; an empfindlicher Stelle, medial am Knie • Kein Schmerz	• C/O: „jetzt nicht empfindlich“ • P/E: Hocke: volles Bewegungsausmaß ✓ ☺ • E/Ab: ✓, ① IV+ ☺ *(Häufig empfiehlt es sich, die Ergebnisse zu vergleichen und zu kennzeichnen, welche Elemente nach der Intervention möglicherweise gebessert sind.)*

A2.7 Informationen, Instruktionen, Übungen, Warnungen am Ende der Sitzung

Auch alle Informationen oder Instruktionen, die während der Behandlung gegeben wurden, alle Übungen, die der Patient ausführen soll, sowie alle Selbstbehandlungsverfahren müssen protokolliert werden.

Es ist ratsam, einen Patienten zu Beginn einer Behandlungsserie diplomatisch auf mögliche Exazerbationen vorzubereiten. Auch dies muss protokolliert werden.

- Mögl. Schmerzverstärkung angesprochen. Jedoch: Wenn sich Stelle dabei verkleinert, möglicher Hinweis auf Verbesserung
- Pat. sollte beobachten *und* vergleichen:
  - Morgendliches Aufstehen – veränderte Steifigkeit?
  - Gartenarbeit – anders als zuvor?
  - Nachts – Schlafmuster irgendwie verändert?
  - Wirkung der Übung, wenn Schmerzen auftreten?
- Instruktion (Erinnert sich der Pat. z. B. an besonderes Vorkommnis beim Sturz während des Judotrainings?)

A2.8 Dokumentation nachfolgender Sitzungen

In den Aufzeichnungen der nachfolgenden Sitzungen sollte als Erstes wörtlich festgehalten werden, wie sich der Patient zur Wirkung der vorangegangenen Behandlung äußert. Dieses Zitat muss als „Vergleich“ und nicht als „Sachaussage“ formuliert werden. Anschließend wird die subjektive Wiederbefundung abgeschlossen, wobei der Physiotherapeut diejenigen Aktivitäten abklärt, die als Parameter dienen und die in den Aufzeichnungen vorangegangener Sitzungen mit einem Asterisk (*) markiert wurden.

Im Anschluss an die subjektive Wiederbefundung vermerkt das Protokoll die Tests der Funktionsuntersuchung, die wiederbefundet wurden. Auch dies wird als Vergleich mit früheren Befunden abgefasst.

Veränderungen gegenüber früheren Befunden der Funktionsuntersuchung stimmen hoffentlich mit den Befunden der subjektiven Beurteilung überein und verstärken einander somit. Dadurch wird die gesamte Beurteilung zuverlässiger.

Während der Wiederbefundung der Funktionsuntersuchungstests müssen evtl. Schlüsselwörter und Schlüsselsätze vermerkt werden. Für die Rehabilitation z. B. eines Schulterproblems kann es ein gutes Zeichen sein, wenn der Patient spontan sagt: *„Der Arm gehört wieder zu mir."*

Für das Protokoll von Anschlusssitzungen wird folgendes Schema vorgeschlagen:

- Datum, Tageszeit, Rx 3, D8 (entsprechend: 3. Sitzung am 8. Tag seit Erstkonsultation)
- C/O spontane Information: „besser", „fühlte sich leichter an als vorher"
- C/O erneutes Aufgreifen subjektiver Parameter: Socken anziehen heute im Vergleich mit gestern: schmerzfrei (= ungewöhnlich! Erstmalig seit 3 Wochen!)
- Aktueller Schmerz
- P/E: Wiederbefundung der Parameter der Funktionsuntersuchung (einschließlich vergleichender Aussagen zur Situation nach/vor der letzten Behandlung)
- P/E: zusätzliche Tests wie geplant
- Plan: z. B. Plan befolgen, wie nach Rx 2 formuliert
- Rx 3a (wie oben) …
- Rx 3b (wie oben) …
- Plan

A2.9 Retrospektive Beurteilung

Die Aufzeichnungen über die retrospektive Beurteilung müssen sich von denen der anderen Teile der Behandlung abheben, damit sie leicht auffindbar sind, wenn sich der Therapeut in späteren Sitzungen einen Überblick über die Fortschritte verschaffen will. Das ist besonders wichtig, wenn bei einem Patienten eine ausgedehnte Störung vorliegt und aufwendig behandelt werden muss. Im Praxisalltag ist Zeit ein wichtiger Faktor, aber das darf nicht zulasten der wichtigen Details und Genauigkeit gehen.

Insbesondere für die retrospektive Beurteilung sollten die Aufzeichnungen drei Anforderungen erfüllen:

1. Sie müssen sich von anderen Daten abheben (Markierung, damit sie bei Durchsicht der Aufzeichnungen sofort ins Auge fallen).
2. Sie müssen erkennen lassen, in welchem Zeitrahmen der Vergleich steht (z. B. Rx 5 vgl. Rx 1).
3. Spontane Informationen müssen hervorgehoben sein.

Aufzeichnungen zur retrospektiven Beurteilung sollten folgende Informationen und vergleichenden Aussagen enthalten:

- Allgemeinbefinden im Vergleich mit der Situation z. B. vor vier Sitzungen
- Symptomvergleich mit der Situation vor z. B. vier Sitzungen (Indikatoren der Veränderung kennen)
- Aktivitätenniveau im Vergleich
- Bisherige Wirkung der Interventionen (P/E und passive Bewegungen)
- Bisheriger Effekt von Instruktionen, Empfehlungen und Übungen
- Was hat der Patient bisher gelernt – was war für ihn besonders relevant?
- Vergleich aller relevanten Parameter der Funktionsuntersuchung mit denen der z. B. viertletzten Sitzung
- Welche Interventionen erbrachten welche Resultate? (Bestimmte Befunde der Funktionsuntersuchung verbessern sich aufgrund mancher Interventionen vielleicht mehr als andere)
- Zielsetzung für die nächsten Behandlungsphasen (kooperative Zielformulierung: Neudefinition oder Bekräftigung abgestimmter Behandlungsziele, Interventionen und die Parameter, anhand derer gemessen wird, ob die Ziele erreicht wurden)

A2.10 Schriftliche Aufzeichnungen des Patienten

Gelegentlich ist es wichtig, dass ein Patient fortlaufend schriftlich kommentiert, wie sich die Symptome verhalten. Falls z. B. ein Patient kein gutes Gedächtnis hat, muss er u. U. gebeten werden aufzuschreiben, wie er sich unmittelbar nach der Behandlung fühlt, wie in der darauffolgenden Nacht und wie beim Aufstehen am folgenden Morgen. Man mag einwenden, dadurch werde der Patient zu stark auf seine Symptome fixiert. Wenn er jedoch aufgefordert wird, nicht nur sein Befinden zu notieren, sondern auch den Grad seiner Aktivitäten, die Arzneimitteleinnahme und mögliche Selbstmanagementstrategien, können diese Aufzeichnungen zu einem wertvollen Lernmittel werden, das sowohl für den Patienten als auch für den Physiotherapeuten aufschlussreich ist.

Es gibt eine Reihe von Vordrucken, die sich zu diesem Zweck eignen. Sie müssen allerdings unbedingt Platz für folgende Informationen einräumen:

- Symptome
- Aktivitäten vor und während der Symptomzunahme
- Aktivitäten während des Tages/der Woche
- Selbstmanagementstrategien, die eingesetzt wurden, um das Befinden zu beeinflussen, einschließlich ihrer Auswirkungen

Wenn der Manualtherapeut schriftliche Aufzeichnungen des Patienten benutzt, ist folgende Reihenfolge ratsam:

1. Er legt die Notizen, nachdem der Patient sie ihm überreicht hat, zunächst beiseite.
2. Der Patient wird gefragt, welchen allgemeinen Eindruck er von der Wirkung der letzten Behandlung hat.
3. Die subjektive Beurteilung der Wirkung der letzten Behandlung wird abgeschlossen.
4. Die Aufzeichnungen des Patienten werden dann beurteilt und Diskrepanzen ggf. geklärt.

A2.11 Schlussfolgerung

Die Dokumentation von Untersuchungsbefunden, therapeutischen Interventionen und Ergebnissen sowie der regulären Therapieplanung ist vielleicht nicht der interessanteste Teil einer Ausbildung, aber ein für die Qualität des gesamten therapeutischen Prozesses unverzichtbares Element. Diese Aufzeichnungen liefern dem Physiotherapeuten im gesamten Ablauf ein Kontrollinstrument und gestatten es ihm, Interventionen ggf. unverzüglich anzupassen. Wenn die Aufzeichnungen genau und treffend sind und von anderen Lesern korrekt interpretiert werden können, stellen sie für den Selbstunterricht ein Lernmittel von unschätzbarem Wert dar. Sie unterstützen den Physiotherapeuten nicht nur auf dem Weg zum Expertentum, sondern auch dabei, seine erworbene Erfahrungskompetenz beizubehalten.

LITERATUR

Cohen L: Documentation. In Wittink H, Michel TH, editors: Chronic Pain Management for Physical Therapists, Boston, 1997, Butterworth-Heinemann.
French S: Setting a record straight, Therapy Weekly 1:11, 1991.
Grieve GP: Critical examination and the SOAP mnemonic, Physiotherapy 74:97, 1988.
Heerkens YF, Lakerveld-Hey K, Verhoeven ALJ, et al: KNGF – Richtlijn Fysiotherapeutische Verslaglegging, Amersfoort, 2003, KNGF.
Higgs J, Titchen A: The nature, generation and verification of knowledge. Physiotherapy 81:521–530, 1995.
Kirk D: Problem Orientated Medical Records: Guidelines for Therapists, London, 1988, Kings Fund Centre.
Nonaka I, Takeuchi H: The Knowledge-Creating Company, New York, 1995, Oxford University Press.
ÖPV: Broschüre Berufsbild Physiotherapeut, Vienna, 1998, Österreichischer PhysiotherapieVerband.
WCPT: Description of Physical Therapy, London, 1999, World Confederation of Physical Therapy.
Weed L: Medical records, medical education and patient care, Ir J Med Sci 6:271–282, 1964.

Register

N

O

P

Q

R